Schriften der Mathematisch-naturwissenschaftlichen Klasse
der Heidelberger Akademie der Wissenschaften
Nr. 13 (2004)

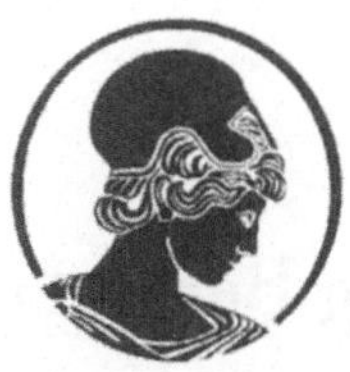

Springer-Verlag Berlin Heidelberg GmbH

Jürgen Peiffer

Hirnforschung in Deutschland 1849 bis 1974

Briefe zur Entwicklung
von Psychiatrie und Neurowissenschaften
sowie zum Einfluss des politischen Umfeldes
auf Wissenschaftler

Mit 11 farbigen Abbildungen

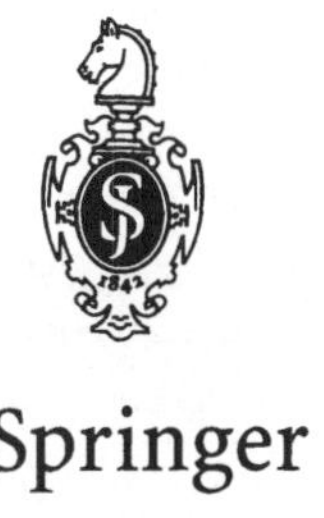

Springer

Dr. med. Jürgen Peiffer
o. em. Univ. Professor
Nervenarzt und Neuropathologe
Haldenbachstr. 17
72074 Tübingen

ISBN 978-3-642-62221-2 ISBN 978-3-642-18650-9 (eBook)
DOI 10.1007/978-3-642-18650-9

Bibliografische Information der Deutschen Bibliothek
Die Deutsche Bibliothek verzeichnet diese Publikation in der Deutschen Nationalbibliografie; detaillierte bibliografische Daten sind im Internet über <http://dnb.ddb.de> abrufbar

springer.de

Ursprünglich erschienen bei Springer-Verlag Berlin Heidelberg New York 2004
Umschlaggestaltung: E. Kirchner, Heidelberg

08/3150 hs 5 4 3 2 1 0

Unsere letzte Forderung
für die Praxis und die Theorie
wird immer die Humanität sein.*

* Rudolf Virchow: Autorität und Schulen.
Archiv pathol. Anatomie und Physiol. 5: 1–12, 1853

Inhaltsverzeichnis

Teil I. Einleitung

Teil II. Das Spektrum der Themen und Problemkreise

Teil III. Briefbestand

Teil IV. Kurzbiographien

Teil I

Einleitung

Kapitel 1

Zur Begriffsbildung und Methodik

Zeitschriften und Buchpublikationen liefern gewöhnlich abgeschlossene Erkenntnisse. Briefe erlauben es dagegen, die Wege zu verfolgen, die im Austausch mit Fachkollegen zu solchen Erkenntnissen führten. Auslöser dafür, mit der vorliegenden Sammlung von Briefen deutscher Hirnforscher zu beginnen, war die mir vor einigen Jahren durch Herrn Prof. Dr. Wolfgang Schlote gebotene Möglichkeit, das noch unausgewertete und nur teilweise geordnete Archiv des Neurologischen (Edinger-) Institutes der Universität Frankfurt am Main durchzusehen, in dem der Nachlass des Neuroanatomen und Nervenarztes Ludwig Edinger verwahrt wird. Es zeigte sich dabei, dass die dort liegenden Briefe nicht nur einen Einblick in die Entwicklung wissenschaftlicher Ideen gewähren, sondern auch Beispiele geben für die enge internationale Verflechtung der Wissenschaftler schon im 19. Jahrhundert. Nach der Emeritierung 1988 frei von dienstlichen Verpflichtungen und ohne Zugriff auf ein Labor, reizte mich der Versuch, die Briefe Edingers bei seinen Briefpartnern aufzuspüren. Hieraus entwickelte sich mit zunehmender Einsicht in die Bedeutung solcher Dokumente der Plan, möglichst viele derartige Briefe auch außerhalb des Edingerschen Korrespondentenkreises zu suchen und zu kommentieren. Diese Kommentierung sollte aber selbstverständlich keine Ideengeschichte der Neurowissenschaften ersetzen wie sie für die erste Hälfte des 19. Jahrhunderts beispielsweise von Clarke und Jacyna (1987) oder – über diesen Zeitraum hinausreichend – von M. Hagner (1997) vorliegt.

Der **Zeitraum**, aus dem die meisten Briefe gesammelt wurden, reicht ungefähr von 1870 bis 1970, letzteres Datum wegen der archivrechtlichen Schutzfristen von 30 Jahren, ersteres wegen der sich nach 1850 bildenden Umwälzungen: Die Zeit der romantischen Medizin war im Ausklingen, die Lehren vom Seelenorgan eines Samuel Thomas Soemmerring (1755–1830), von der Kraniologie oder Phrenologie eines Franz Joseph Gall (1758–1828) und Johann Caspar Spurzheim (1776–1832), von der Physiognomie eines Johann Caspar Lavater (1741–1801) oder der „wissenschaftlichen Kranioskopie“ von Carl Gustav Carus[1] wichen einer experimentell orientierten Naturwissenschaft und Medizin[2] (Hagner 1997), letztere in Deutschland verkörpert in Johannes Müller mit seinem Berliner Schülerkreis, auf den später eingegangen werden wird.

---

[1] Zwei Beispiele der romantischen Sicht Lavaters bei Betrachtung von Schädeln seien zitiert: „Sicherlich eines Verständigen Schädel; ein Mann – was die Stirn zeigt. Festen Charakters wars, vielfassend der Mann, der da lebte“ (1799; LAV XXI/313/3996, S. 130) sowie aus dem Jahre 1997: „Wer in den Schädeln Charakter nicht sieht, dess Auge wird nicht sehn“ (S. 119). C. G. Carus, nicht unkritisch gegenüber Gall und Lavater, versucht in seiner „Physis“ (1851) einen eigenen, eher naturwissenschaftlichen, auf den damaligen Erkenntnissen der Hirnforschung beruhenden Weg zu finden.

[2] Hagner 1997

Durch Du Bois-Reymond – mit seinem Brief vom 2.12.1849 beginnt die Serie – und durch Helmholtz erfolgten weite Schritte vom Galvanismus und Mesmerismus der vergangenen Jahrhundertwende hin zum Beginn einer modernen Elektrophysiologie und -therapie[3]. Methodisch ebenso bedeutungsvoll war der Übergang vom noch auf Kerze und Sonnenlicht angewiesenen monokularen Mikroskop, mit dessen Hilfe ein Christian Gottfried Ehrenberg (1795–1876) 1834 vor der Berliner Akademie der Wissenschaften das erste mikroskopische Bild einer Nervenzelle demonstriert hatte, zu binokularen Mikroskopen mit elektrischer Beleuchtung und ausgefeilter Optik. In gewisser Weise als Verlust mag dagegen das Aufgeben der eigenhändigen Aquarelle und Zeichnungen am Mikroskop gelten, die selbst manche der Briefe von Adolf Wallenberg, Ludwig Edinger und Oskar Kohnstamm schmücken und die nach 1900 langsam durch die genauer erscheinende Photographie ersetzt wurden.

Nicht minder bedeutungsvoll waren die grundlegenden Akzentverschiebungen in der klinischen Psychiatrie und Neurologie, wofür hier nur die Namen von Wilhelm Griesinger (1817–1868), Moritz Heinrich Romberg (1795–1873) oder Carl Wernicke (1848–1905) stehen sollen. In einigen Briefen erweisen sich die Verbindungsstränge, die aus der Zeit vor 1850 trotz allem Neuen in das späte 19. Jahrhundert hinüberreichen –, so von der Schädellehre Galls bis zu den Elitegehirnforschungen eines Oskar Vogt.

Der **Begriff der Hirnforschung** als Thema der Briefsammlung wurde von mir bewusst weit gefasst. Er reicht daher von der zoologisch beeinflussten vergleichenden Neuroanatomie bis zur Psychopathologie und der sich mit Bewusstsein und Gedächtnis befassenden medizinischen Psychologie, ja bis zu der mit dieser in Verbindung stehenden Philosophie eines Karl Jaspers, Nicolai Hartmann und Martin Heidegger.

Innerhalb der Zoologie und vergleichenden Neuroanatomie gebrauchte man den Begriff Hirnforschung früher als im medizinischen Bereich. Hier bürgerte er sich erst im Zusammenhang mit neuartigen Institutionen ein: Während Oskar Vogt noch 1899 in seinem Antrag zur Schaffung einer neurologischen Centralstation von einem „medizinisch-psychologischen Institut“ oder von einem „neurobiologischen Laboratorium“ gesprochen hatte[4], Carl Wernicke ein „Institut für Gehirnforschung“ empfahl, forderte – wie im Kapitel über die Institutionen zu zeigen sein wird – bereits wenige Jahre später der Leipziger Anatom Wilhelm His die Schaffung von nationalen Hirnforschungsinstituten[5]. Im englischsprachigen Raum wurde erst ab 1958 von Neurosciences gesprochen, als Ralph Waldo Gerard vom Michigan's Mental Health Research Institute diesen Begriff prägte, der dann bereits 1962 das unter der Leitung von Francis O. Schmitt stehende „Neurosciences Program“ benannte[6].

---

[3] Zu den Verbindungslinien von den frühen, unter oft makabren Umständen an frisch Enthaupteten vorgenommenen galvanischen Reizversuchen wie sie noch Hoche ausführte (Hoche 1934, S. 229) zu den späteren neuropathologischen Untersuchungen an Tötungsopfern siehe M Hagner 1997, S. 186 und Peiffer, J, 2000 a.

[4] Geheimes Staatsarchiv – Preußischer Kulturbesitz Berlin, Sign. I HA Rep. 76 Kultusministerium, Va Sekt. 2, Tit. X Nr. 11 adh. Bd. 1, dort auch mit den überwiegend kritischen, vom Ministerium eingeholten Gutachten

[5] Unterlagen siehe Archiv der Berlin-Brandenburgischen Akademie der Wissenschaften Sign. II–XII, 21., ferner hierzu Helga Satzinger 1998, J Richter 1996, 2000.

[6] Internet-Mitteilung der International Society of the History of Neurosciences vom 5.5.2001 durch Joe Spear (Richmond) und D. George Joseph (Yale Univ. Boston).

Die **Zielsetzung für die Auswahl der Briefe** sollte ursprünglich nur die Entwicklung neuer wissenschaftlicher Ansätze und die Auseinandersetzung mit Fachkollegen über solche neuen Ideen wie die der Neuronenlehre oder der Edinger'schen Aufbrauchtheorie sein, sollte allerdings auch das Steckenbleiben in wissenschaftlichen Sackgassen (z. B. das Nissl'sche Grau, die Kolloidchemie als Erklärung der konzentrischen Sklerose) darstellen. Briefe erlauben aber nicht nur, der Entwicklung wissenschaftlicher Ideen nachzuspüren, sie bieten auch Einblicke in die Persönlichkeiten der Korrespondenzpartner. Zwar gibt es eine Reihe von Autobiographien auch seitens einiger unserer Briefsteller, die solche Einblicke erlauben (so A. v. Koelliker 1899, W. His 1903, W. v. Waldeyer-Hartz 1920, P. Flechsig 1927, A. E. Hoche 1934, A. Forel 1935, O. Bumke 1952, M. Nonne 1971, E. Kraepelin 1983), doch ergibt sich beim Lesen der Briefe dieser Autoren vielfach ein Bild, das noch deutlicher als solche Selbstdarstellungen die Schwächen wie die Stärken eines Autors erkennen läßt. Mancher Wissenschaftler, über den man sich ein festes Urteil gebildet zu haben glaubte, zeigt in seinen Briefen neue und oft sehr positive Seiten, so z. B. der Neurologe Max Nonne im Blick auf sein nobles Verhalten gegenüber seinen jüdischen Mitarbeitern.

Als nicht minder interessant als die Entwicklung der wissenschaftlichen Ideen erwies sich auch das Verhältnis der Wissenschaftler zueinander, der wechselnde Briefstil mit seinen – wie damals auch in Kongressdebatten und Publikationen üblich – manchmal recht polemischen und spitzzüngigen Formulierungen, den Plagiatsvorwürfen oder den Auseinandersetzungen über die Grenzen der Fächer und über Institutionen wie den Hirnforschungsinstituten. Hinter formaler Höflichkeit lassen sich manchmal tiefe Aversionen herauslesen, so zwischen Oskar Vogt und Walter Spielmeyer oder Kurt Schneider und Viktor von Weizsäcker.

Die **wissenschaftliche Thematik** wechselte – bei breiten Überlappungen – ihren Schwerpunkt im Lauf der Jahrzehnte von einer zunächst stark vergleichend-anatomischen Richtung unter dem Einfluss von Darwin zu einer klinisch-neuropathologischen Phase, dann zur morphologisch fundierten Nosologie und über die Histo- und Neurochemie bis zum Beginn der hier nicht mehr zu berücksichtigenden Molekularbiologie. Parallel dazu ging die ebenfalls stark von methodischen Fortschritten abhängige Neurophysiologie über die diagnostisch wie therapeutisch einsetzbaren galvanischen und faradischen Ströme bis zum Elektroenzephalo- und -myogramm, zunehmend in engem Kontakt mit der neuroradiologischen Technik, die vom Luftenzephalogramm zur funktionellen Magnetresonanz-Tomographie führte. Vieles hiervon spiegelt sich in den Briefen, wobei nur auffällig ist, wie wenig die Kreislaufphysiologie Erwähnung findet. Dies hängt aber gewiss auch mit meiner Auswahl der Briefsteller zusammen, die anfangs vorwiegend auf die morphologische Forschung ausgerichtet war. Bemerkenswert ist, wie von 1933 bis etwa 1950 die wissenschaftliche Diskussion gegenüber institutionellen und personellen Erörterungen in den Briefen an Gewicht verliert.

Die Auswahl wissenschaftlicher Schwerpunkte hängt nun nicht nur von der wissenschaftsinternen Entwicklung ab, sondern wird auch durch äußere Faktoren beeinflusst. Hierzu gehören beispielsweise Seuchen wie die noch im frühen 19. Jahrhundert grassierende Cholera oder die sich gegen Ende dieses Jahrhunderts seuchenähnlich verbreitende syphilitisch bedingte Tabes dorsalis und progressive Paralyse. Die von Economo'sche Enzephalitis epidemica („Hirngrippe") mit ihren Spätfolgen des Parkinsonismus bildete einen weiteren äußeren Anstoß, sich mit ihrer Genese und damit zusammenhängend verstärkt mit den degenerativen Systemerkrankungen der Stammganglien zu befassen. HIV-Infektion und Prionen-Erkrankungen des Gehirns sind Beispiele aus unserer Zeit. Doch auch Kriege mit neuen Anforderungen an die Behandlung von Nerven- und Hirnverletzungen oder an die Antisepsis, revolutionäre Situationen wie nach Ende des ersten Weltkrieges oder die Zeit des Nationalsozialismus mit seinem nun virulent werdenden Antisemitismus beeinflussten unmittelbar die Wissenschaft, nicht zuletzt deren ethische Grundlagen. Schon Goethe sagte: „Den echten Dichter wird niemand kennen, als wer dessen Zeit kennt"[7]. Dies gilt in gleicher Weise für den Wissenschaftler.

Häufig gaben solche äußeren Anstöße den Anlass bzw. die willkommene Gelegenheit, die eigenen Forschungsrichtungen mit ihren speziellen Methoden nun umzulenken auf die akuten, mit Aussicht auf staatliche finanzielle Förderung verbundenen Anforderungen, – so nach 1933 im Zuge der „Rassenhygiene"[8] oder bei der Trennung in Heilbare und Unheilbare mit den Konsequenzen der Tötung der Letzteren. Diese Tendenzen spiegeln sich selbstverständlich auch in den Briefen. Als Dokumente der Zeitgeschichte konnten sie hier nicht ausgeklammert werden. Es wird aber versucht werden, bei der Bewertung von Äußerungen oder gar bei Schuldzuweisungen differenziert vorzugehen und eine Schwarz-Weiß-Zeichnung zu vermeiden.

Bereits **publizierte Briefeditionen** gibt es von einzelnen der Neurologen, Psychiater und Hirnforscher, die uns in dieser Sammlung begegnen (so von H. Eulner und H. Hoepke zu Rudolph Wagner und Jacob Henle 1979, von Chr. Groeben und K. Wenig zu Anton Dohrn und Rudolf Virchow 1992, von Chr. Andree zu Rudolf Virchow 1976, von Estelle du Bois-Reymond zu Emil du Bois-Reymond und Karl Ludwig 1927, von Chr. Groeben und K. Vierholzer zu Emil du Bois-Reymond und Anton Dohrn 1985, von Chr. Kristen zu Hermann v. Helmholtz und Emil du Bois-Reymond 1986, von L. Belloni zu Albert Kölliker und Camillo Golgi 1975 sowie von H. H. Walser zu August Forel 1968).

Nur in wenigen Ausnahmefällen haben wir solche bereits publizierten Briefe übernommen, aber nur in Form von Ausschnitten und unter Hinweis auf die Vorpublikation[9]. Dort, wo umfangreiche Briefeditionen in wissenschaftlicher Bearbeitung waren wie bei dem Briefwechsel von Karl Jaspers[10], wurden in Übereinstimmung mit den Autoren nur kurze Zitate von Relevanz für unsere Fragestellungen verwendet. Noch nicht aufgearbeitet war zum Zeitpunkt meiner Briefsammlung der im Medizinhistorischen Institut der Universität Bonn liegende Nachlass von Viktor von Weizsäcker, ebenso die im Nachlass von L. Binswanger enthaltenen Briefe, von denen nur einzelne von und an Hoche verwendet wurden[11]. Die umfangreiche Sammlung der Briefe von Sigmund Freud und seinem Schülerkreis (S. Freud 1950; E. Freud, L. Freud 1980; I. Meyer-Palmedo 1982) habe ich nicht berücksichtigt, da ich die psychoanalytische Richtung nicht zur Hirnforschung zählte, wohl wissend allerdings, dass von Sigmund Freud eine

[7] Johann Wolfgang Goethe: Von Knebels Übersetzung des Lucrez. Hamburger Ausgabe, Band 12, S. 306. dtv München 1982.
[8] C. Sachse, B. Massin 2000).
[9] So aus Hans H. Walser (Hsg): August Forel Briefe. 1968.
[10] M. Bormuth, D. v. Engelhardt, R. Wiehl, E. Wolgast in Vorbereitung. Bedeutungsvoll auch mit vielen Briefzitaten M. Bormuth 2002.
[11] Der Nachlass L. Binswanger liegt im Universitätsarchiv Tübingen. Ich danke Herrn Prof. Dr. G. Fichtner für den Hinweis.

Reihe neuropathologischer Arbeiten aus seiner Frühzeit vorliegt[12]. Die Freud-Rezeption wird allerdings in einigen Briefen anklingen, so bei Eugen Kahn.

Eine Sondersituation betraf den Kraepelin-Briefwechsel sowie den im Universitätsarchiv Leipzig liegenden Briefwechsel zwischen Wilhelm Erb und Adolf von Strümpell, der nur in ungedruckten Diplomarbeiten von A. Lesser und J. Drobner bearbeitet worden war, ferner den Briefwechsel von W. Wundt mit Kraepelin, jüngst herausgegeben von H. Steinberg (2002). Die Briefe Kraepelins wurden von der Münchner Gruppe W. Burgmair, M. M. Weber, J. W. Engstrom und E. J. Hoff parallel zu meinen Untersuchungen erschlossen. Die außerordentlich verdienstvolle Edition,von der 2002 der dritte Band erschienen ist (weitere sind in Vorbereitung), spiegelt den Lebensweg des jungen Kraepelin und überschneidet sich zeitlich mit den hier vorgelegten Briefen, wobei nur ganz vereinzelte Briefe in beiden Editionen erscheinen.

Aus dem Internet (http://www.medicalarchives.jhmi.edu/sgml/AMG-IC.htm) erfuhr ich, dass sich in der Adolf Meyer-Collection eine umfangreiche Korrespondenz befindet, darunter auch Briefe deutscher und Schweizer Neuropsychiater. Eine Auflistung der an der Cornell University gesammelten Korrespondenz von B. G. Wilder ist im Internet über http://rmc.library.cornell.edu/EAD/htmldocs/RMA00095.html abrufbar. Da eine Reise in das entsprechende Archiv aus finanziellen Gründen leider nicht möglich war, konnten diese Briefe nicht berücksichtigt werden. Überraschend war für mich der intensive **internationale Gedankenaustausch** mit Wissenschaftlern aus Frankreich (wie Pierre Marie, J. J. Dejerine oder J. Soury), Großbritannien (wie W. Gowers, V. Horsley, Ch. S. Sherrington, W. H. Gaskell oder Elliot Smith), Italien (C. Golgi, G. Mingazzini), Russland (W. Bechterew, L. O. Darkschewitsch, E. de Cyon) oder den USA (nicht nur Adolf Meyer, sondern Cl. L. und Ch. J. Herricks, M. A. Starr, R. M. Yerkes oder G. E. Coghill). Wegen dieser engen Verbindungen mit deutschen Forschern vor allem gegen Ende des 19. Jahrhunderts wurde auch eine Reihe derartiger Briefe aufgenommen. Dies galt vor allem auch für Briefe deutscher Wissenschaftler, die während der NS-Herrschaft aus ihrer Heimat vertrieben worden waren, sofern diese aus ihren ZufluchtsländernVerbindungen nach Deutschland aufrechterhielten oder nach 1945 wieder aufnahmen.

Zum **Bestand der Briefsammlung** ist zu sagen, daß ursprünglich etwa 2.500 Briefe und Postkarten aufgespürt und im Computer erfaßt wurden. Das Auffinden der Briefe war in mancher Weise vom Zufall abhängig. Dies einmal, weil durch die Kriegsereignisse, aber auch durch unverständliches Vernichten von Akten in den Nachkriegsjahren – und unter dem Motto Raummangel bis in die Gegenwart – wertvolle Unterlagen vernichtet wurden, zum anderen, weil nur sehr beschränkte Informationen über mögliche Fundorte vorlagen. So erbrachte das zentrale Autographenverzeichnis der Staatsbibliothek-Preußischer Kulturbesitz Berlin nur wenige Hinweise, doch gelang es, bei der Suche nach einigen Briefpartnern an unvermuteter Stelle wichtige Bestände zu entdecken. Dies gilt z. B. für den in der Psychiatrischen Universitätsklinik Bern liegenden, bisher nicht bearbeiteten Nachlass von Ernst Grünthal.

Glücklicherweise fanden sich außer dem Nachlass von Ludwig Edinger auch umfangreiche Briefbestände im Staatsarchiv Hamburg (Nachlass Max Nonne), im Universitätsarchiv Freiburg/Br. (Nachlass Richard Jung), in der Stadt- und Universitäts-

[12] L. C. Triarhou, M. del Cerro 1987.

bibliothek Frankfurt am Main (Nachlass Max Fürbringer) und im Archiv des Max-Planck-Institutes für Psychiatrie in München (E. Kraepelin, H. W. Gruhle). Gut EDV-mäßig aufgearbeitet ist der große Briefbestand des Cecile und Oskar Vogt-Institutes für Hirnforschung der Universität Düsseldorf.

Bei den etwa 20.000 Briefen, die der Briefwechsel von Rudolf Virchow der Berlin-Brandenburgischen Akademie der Wissenschaften umfasst, beschränkte ich mich wie bei der umfänglichen Sammlung Darmstaedter in der Handschriftenabteilung der Staatsbibliothek -Preußischer Kulturbesitz Berlin auf die thematisch relevanten Briefpartner.

Ganz vereinzelt wurden in der Chronologie auch auf Dokumente wie die Gutachten zur Bildung der International Brain Commission verwiesen, weil sie einen wichtigen Kontext zu den Briefen bildeten.

Während der Auswertung ergab sich die Zweckmäßigkeit, nachträglich Dokumente auszuscheiden, die im Wesentlichen nur Glückwünsche, Terminvereinbarungen oder belanglos erscheinende Inhalte enthielten. Dennoch wurden einzelne Glückwunschbriefe z. B. zur Eröffnung des Edingerschen Institutes aufgenommen, weil sich durch sie die enge internationale Verknüpfung zwischen den Wissenschaftlern dokumentieren ließ.

Die *Wahl der Themen*, nach denen Briefe aus den größeren Beständen ausgewählt wurden, war verständlicherweise nicht frei von subjektiver Einschätzung. Wie erwähnt, wandelte sich mein Interesse von der rein wissenschaftlichen Ideengeschichte zu eher soziologisch einzustufenden Gesichtspunkten des Verhältnisses von Wissenschaftlern zueinander und zum Einfluss der politischen Rahmenbedingungen.

Insgesamt verblieben **2.188 Briefe** und Postkarten. Sie wurden unter chronologischer Reihung und mit einer Nummer versehen in eine Regesten-ähnliche **Tabelle** (S. 169–680) aufgenommen, aus der sich die archivarische Herkunft, der Briefpartner, die Frage, ob hand- oder maschinengeschrieben, und vor allem durch eine kurze Zusammenfassung, manchmal unter Zitierung originaler Formulierung der Inhalt erkennen läßt. In dieser Tabelle wurde auch durch ein **+-Zeichen** darauf hingewiesen, daß bestimmte - 277 - Briefe im Teil III, Kap. 2 (S. 681–1046) in **Originalfassung** vollständig wiedergegeben wurden. Durch das Ausscheiden des einen oder anderen Dokumentes noch nach Abschluss der Tabellen bestehen in der fortlaufenden Nummerierung einzelne Lücken. Einige ebenfalls zuletzt auf Grund neuer Informationen noch aufgenommene Briefe wurden chronologisch richtig eingeordnet, erhielten aber in der fortlaufenden Nummerierung einen alphabetisch ansteigenden Buchstaben an die letzte Nummer angehängt.

Methodische Kriterien. Die in die Sammlung aufgenommenen Briefe wurden im Original nachgelesen und kopiert. Nur die aus dem Medizinhistorischen Institut der Universität Wien und die aus der Retzius-Sammlung der Königlichen Schwedischen Akademie der Wissenschaften in Stockholm stammenden Briefe lagen mir lediglich in Kopien vor, die uns auf unsere Bitten hin von den dortigen Kollegen bzw. Bibliothekaren freundlicherweise übersandt worden waren.

So wie das Ausscheiden wenig aufschlußreich erscheinender Briefe nicht frei von subjektiver Bewertung war, so auch die Antwort auf die Fragen, welche Briefe in Abschriften der Originalfassung vollständig wiedergegeben werden sollten und bei welchen eine kurze inhaltliche Zusammenfassung in den Regesten ausreichte.

Grundsätzlich ist ohne Zweifel eine Wiedergabe des Originaltextes vorzuziehen, weil spätere Leser aus dem Kontext neue Informationen entnehmen können. Angesichts der großen Zahl aufgefundener Briefe wurde eine Zwischenlösung insofern gewählt, als manchmal auch umfangreichere Zitate in die Tabellen aufgenommen wurden. Die tabellarische Zusammenstellung der Briefe nach Art von Regesten sollte dem Leser die Möglichkeit bieten, bedeutungsvoll erscheinende Dokumente selbst auszuwählen und deren Fundorte zu erkennen.

Auf die Wiedergabe der Originalbriefe wurde dort verzichtet, wo es sich um Komplexe von beschränktem Allgemeininteresse handelte, so z. B. bei dem etwas absurden Streit um die dichtenden oder rechnenden Hunde und Pferde, in den Edinger sich eingelassen hatte, oder bei den sehr speziellen Ausführungen zur Entwicklungsgeschichte oder Palaeoneurologie durch H. Kuhlenbeck oder Tilly Edinger.

Zur Methodik ist noch zu bemerken, dass sich unter den handgeschriebenen Briefen einige befanden, bei den einzelne Worte oder ganze Passagen unleserlich waren, auch wenn ich mich bei den Entzifferungsversuchen der freundlichen Hilfe erfahrener Archivare oder auch meines Tübinger Kollegen, des Medizinhistorikers Gerhard Fichtner, dankbar erfreuen durfte. Bei solchen schwer leserlich bleibenden Stellen wurde entweder hinter das zweifelhafte Wort ein [?] gesetzt oder eine nicht entzifferbare Stelle durch [...] bzw. durch eine in eckige Klammer gesetzte Bemerkung markiert.

In manchen Briefen war das Datum schwer leserlich oder unvollständig, manchmal fehlte es ganz. In solchen Fällen wurde zu Beginn der Brief-Zusammenfassung ein „[Ohne Datum] gesetzt,in der Datenspalte aber für einen fehlenden Tag eine 31, für fehlende Tages- und Monatsangabe der 31.12. und bei fehlendem Jahr das Jahr, das sich aus dem Kontext als wahrscheinlich ergab. Wurden in einem Originalzitat Stellen ausgelassen, so wurden diese durch nicht in Klammern gesetzte Punkte ... gekennzeichnet. Die Schreibweise innerhalb der vollständigen Briefabschriften und der wortgetreuen Zitate wurde unverändert übernommen (so z. B. bei Kraepelin blos, wol, ergiebt), während im übrigen Text die neue Schreibweise angewendet wurde. Soweit in den Briefen Patientennamen erwähnt wurden, erscheinen in unserem Text nur die Initialen, ebenso dort, wo aus anderen Gründen Datenschutzbestimmungen zu beachten waren. Thematisch bedeutungsvolle Namen wurden durch Fettdruck hervorgehoben.

Die Signaturen wurden in der ersten Spalte der Regesten-Tabelle bei den Quellenangeben vermerkt. Wo keine differenzierteren Signaturen vorlagen, wurde die Herkunft im Tabellenkopf mit den Erläuterungen zu den Quellen benannt. Englische Texte wurden im Original zitiert, vereinzelt auch französische, meist aber in deutscher Übersetzung, die ich Herrn Prof. Dr. W. Schlote und seiner Ehefrau verdanke.

Kommentierung, Auswahl der Themen und Zielgruppen. Selbstverständlich habe ich mich gefragt, für welchen Leser eine derartige Briefedition von Interesse sein kann. Dies wird in erster Linie der Wissenschaftshistoriker und der an der Entwicklung der Hirnforschung interessierte Fachwissenschaftler sein. Darüberhinaus bieten die Briefe aber auch dem Zeitgeschichtler, dem Soziologen und dem Politikwissenschaftler da und dort aufschlussreiche Einblicke. Das Namens-und Stichwortverzeichnis erleichtert dabei ebenso die Suche nach bestimmten Personen und Themenstellungen wie die Darlegung des Spektrums der Themen und Problemkreise im einführenden Kommentarteil II, S. 15–142.

Dadurch wird es dem Leser ermöglicht, bestimmte, ihn weniger interessierende Komplexe wie die vergleichende Entwicklungsgeschichte des Gehirns oder die morphologischen Grundlagen bestimmter Krankheiten zu überschlagen. Als übergeordnete Sachgebiete boten sich an

- die wissenschaftsgeschichtliche Ausgangsposition in der Mitte des 19. Jahrhunderts,
- die Auseinandersetzungen um die Neuronen- und die Aufbrauchtheorie,
- die Lokalisationsproblematik,
- die Differenzierung der verschiedenen Zellelemente des Nervensystems mit Hilfe der jeweils neuen Methoden,
- die vergleichende Neuroanatomie mit ihren Bezügen zur Zoologie,
- die Neuropathologie umstrittener Krankheiten wie der Progressiven Paralyse, der Tabes dorsalis, der Pseudosklerose oder der Amaurotischen Idiotien,
- aber auch die bis ins Philosophische reichenden Diskussionen um Psychopathologie oder Psychoanalyse.

Diese Kommentierung skizziert auch das Umfeld dieser Briefe, nicht zuletzt im Hinblick auf die politischen Rahmenbedingungen. Da innerhalb eines Briefes unterschiedliche Themenkomplexe behandelt werden können, ist es unvermeidlich gewesen, gelegentlich denselben Brief in verschiedenen Kapiteln der Kommentierung zu erwähnen.

An die Kommentierung schließt sich – im inneren Zusammenhang mit dieser – als **Kapitel 9** eine **persönliche Stellungnahme zum Problem der Bewertung von Wissenschaftlern in der Zeit des Nationalsozialismus an.**

Zu bedenken ist abschließend, daß in einer Zeit, in der Telefonate, Fax-Mitteilungen und E-Mail Briefe weitgehend ersetzen, die historische Forschung wichtige Dokumente verliert. Dies wird noch dadurch verstärkt, dass selbst noch vorhandene Korrespondenzordner in den Universitätsinstituten und anderen wissenschaftlichen Einrichtungen aus Raummangel oder Uneinsichtigkeit nicht den zuständigen Archivaren zugeleitet, sondern vernichtet werden. Eine Briefdokumentation wie die vorliegende soll auch einen Beitrag dazu liefern, sich solche Wegwerf-Aktionen wie sie bei Umzügen oder Emeritierungen üblich geworden sind, genauer zu überlegen und zumindest zeitgeschichtlich bedeutungsvoll erscheinende Dokumente vor der Vernichtung zu bewahren.

Danksagung. Die Archive, denen ich Briefe verdanke, haben mir die Genehmigung zur Wiedergabe erteilt, einzelne mit dem Hinweis auf Genehmigungen, die von den Inhabern von Rechten an den Briefen einzuholen wären. Dies wurde dort getan, wo es möglich war, Familienangehörige in Erfahrung zu bringen und zu befragen. Den Angehörigen schulde ich besonderen Dank, zumal die Korrespondenz mit ihnen mir wiederholt neue bedeutsame Informationen brachte. Nicht in jedem Fall gelang es leider, noch Familienangehörige ausfindig zu machen, vor allem bei Korrespondenten aus dem Ausland. In diesen Fällen wurden die Briefe wurden trotzdem aufgenommen, wenn sie nach meiner Auffassung zeitgeschichtlich bedeutungsvolle Dokumente darstellten.

In den zahlreichen Archiven, in denen ich nach Briefen suchte, in den verschiedenen Kliniken und Instituten, in denen manchmal die Suche erstmals die Aufmerksamkeit auf vorhandene Bestände richtete, habe ich ausnahmslos eine ungewöhnliche Bereitschaft zur Unterstützung der Arbeit gefunden, angefangen bei den Bibliothekarinnen und Archivangestellten bis zu den Direktoren der jeweiligen Einrichtungen. Es ist unmöglich, sie alle hier zu nennen. Ich danke ihnen allen. Besonders erwähnen möchte ich nur Herrn Prof. Wolfgang Schlote und Herrn Dipl. Soziol. Gerald Kreft vom Frankfurter Edinger-Institut, ferner Herrn Prof. Dr. Eckart Henning und Frau Dr. Marion Kazemi vom Archiv zur Geschichte der Max-Planck-Gesellschaft sowie Herrn Priv. Doz. Dr. Mathias M. Weber und Herrn Wolfgang Burgmair von dessen Außenstelle am Münchner Max-Planck-Institut für Psychiatrie sowie Herrn Prof. Dr. Georg Kreutzberg vom Max-Planck-Institut für Neurobiologie in München. Die Drucklegung wäre nicht möglich gewesen ohne Zuschüsse, die die Heidelberger Akademie der Wissenschaften, die Deutsche Forschungsgemeinschaft und die Prof. Dr. Walter Artelt- und Prof. Dr. Edith Heischel-Artelt-Stiftung großzügig gewährten. Ihnen gebührt mein Dank wie den Mitarbeitern des Springer Verlages, insbesondere Herrn Helmut Schwaninger. Bei der Abschrift der Briefe half mir cand. med. Hanne Scherer und Kamil Czarkowski, bei der Korrektur meine Frau, Dr. Hanna Peiffer. Für wertvolle Ratschläge danke ich Herrn Priv. Doz. Michael Hagner vom Berliner Max-Planck-Institut für Wissenschaftsgeschichte und dem emeritierten Medizinhistoriker, Herrn Prof. Dr. Gerhard Fichtner, meinem langjährigen Tübinger Fakultätskollegen.

Teil II

Das Spektrum der Themen und Problemkreise

Kapitel 1

Die Ausgangssituation um die frühen Briefe[13]

Der erste Brief unserer Sammlung (Nr. 1) stammt vom 2. Dezember 1849. Der Physiologe **Emil du Bois-Reymond** (1818–1896) schreibt aus Berlin nach Dorpat an **Karl Bogislaw Reichert** (1811–1883), um diesen auf den durch einen Ruf an **Johannes Evangelista Purkinje** (1787–1869) nach Prag freigewordenen Breslauer Physiologie-Lehrstuhl aufmerksam zu machen. Du Bois-Reymond wie Reichert sind Schüler von Johannes Müller, einer überragenden Persönlichkeit. Aus seinem Arbeitskreis kamen – wie in der Einleitung erwähnt – u. a. der Physiker und Physiologe Hermann v. Helmholtz (1821–1894), der Physiologe Ernst W. Brücke (1819–1892), der Pathologe Rudolf Virchow oder der Neuroanatom Robert Remak, ferner seine Doktoranden bzw. „Hülfsassistenten" E. G. Jakob Henle (1809–1885) und Theodor Schwann (1810–1882). Zu deren Freundeskreis wiederum gehörte der Botaniker Matthias Jakob Schleiden (1804–1881), – wie die Vorgenannten mit den Problemen der Zellenlehre befasst[14].

Reichert hatte als Nachfolger von Henle von Johannes Müller die Berliner Prosektur übertragen bekommen. Er wurde 1843 Ordinarius für menschliche und vergleichende Anatomie in Dorpat und übernahm – worauf der Brief Nr. 1 anspielt – von 1853 bis 1858 den Lehrstuhl für Physiologie in Breslau, um dann als Nachfolger Müllers auf den Anatomielehrstuhl in Berlin berufen zu werden. Dafür, dass er ein schwieriger Vorgesetzter war, sprechen die Briefe Nr. 7, 8, 9 seines Assistenten und späteren Berliner Physiologie-Professors Gustav Fritsch an Rudolf Virchow. Der junge Medizinstudent Alfred Erich Hoche hörte noch Reicherts Vorlesungen, beurteilte seinen Lehrer aber ziemlich hart als „grotesk greisenhaft" (Hoche 1923).

Unser erster Brief nennt damit einen Strauß die Zeit prägender Wissenschaftler, noch unter der Einflusssphäre des „in solchen Dingen immer noch allgewaltigen" **Alexander von Humboldt**[15], an den Reichert sich wenden solle. **Jan Evangelista Purkinje** (1787–1869), nach einem Besuch bei Goethe 1822 von diesem wegen seiner optischen Arbeiten protegiert und an Alexander von Humboldt empfohlen[16], wurde auch gefördert von seinem späteren Schwiegervater, dem Berliner Anatomen **Karl Asmus Rudolphi** (1771–1832), Vorgänger von Joh. Müller. Purkinje hatte nach der noch unvollkommenen mikroskopischen Erstbeschreibung von Nervenzellen als Ganglienkugeln durch **Christian Gottfried Ehrenberg** (1795–1876) und deren Darstellung durch

[13] Siehe hierzu auch Clarke und Jacyna 1987, F. Clifford Rose 1999, F Clifford Rose 1982, Webb Haymaker und Francis Schiller 1970.

[14] Zu Schleiden A Wartenberg und G Chr Hirsch, zu Henle W Artelt, alle 1963, zur Berliner Situation dieser Zeit Rheinberger und Hagner 1993, ferner Peiffer 2000c.

[15] Der 1767 geborene Bruder, Wilhelm von Humboldt, war bereits 1835 verstorben.

[16] E v. Skramlik 1963.

Gabriel Gustav Valentin (1810–1883) die deutlich differenziertere Beschreibung und Zeichnung einer Nervenzelle der Kleinhirnrinde vorgelegt gehabt[17]. Ehrenberg, zunächst als Pilzforscher hervorgetreten, hatte enge Beziehungen zu Alexander von Humboldt gehabt, den er auf dessen Sibirienexpedition begleitet hatte Die neben Reichert auf der Vorschlagsliste für die Purkinje-Nachfolge genannten Schwann und Remak gehörten zu den bedeutendsten jüngeren Neuroanatomen der Zeit. **Robert Remak** (1815–1865) hatte bei Müller promoviert und wurde durch Kabinettsorder des preußischen Königs Friedrich Wilhelm IV. 1847 der erste Privatdozent jüdischen Glaubens an der Berliner Universität. Er beschrieb erstmals den Achsenzylinder und die später nach ihm benannten marklosen Nervenfasern der Spinalnerven und des Rückenmarkes[18]. Theodor Schwann (1810–1882) hatte nach der Promotion bei Müller als Hilfsassistent in dessen anatomischem Labor gearbeitet und dort grundlegende Arbeiten zur Entwicklung der Zellenlehre publiziert, die ihm bereits 1839 den Ruf auf den Anatomie-Lehrstuhl in Löwen und 1848 in Lüttich brachten. Die Markscheide der Nervenfasern wurde mit seinem Namen verbunden. Bei einem anderen Schüler von Johannes Müller, dem Physiologen **Ernst Wilhelm Brücke**, arbeitete **Sigmund Freud** in seinen jungen Jahren, beeinflusst auch von Theodor Meynert, dem anderen großen Wiener Hirnforscher. Von ihnen aus besuchte Freud die marin-zoologische Station Triest, um dort an Fischen und Krebsen zu arbeiten, wobei er bereits lebendes Fisch-Nervengewebe unter dem Mikroskop zu untersuchen versuchte[19].

Es ist die große Zeit der Entdeckungen in dem Feld der Neuroanatomie und Neurophysiologie. Im Vordergrund stehen vergleichend-anatomische Untersuchungen zur Entwicklungsgeschichte des Nervensystems und zur Differenzierung von dessen Zellelementen. **Rudolf Virchow** (1821–1902), nach einem wissenschaftlich sehr fruchtbaren Intermezzo zwischen 1849 und 1856 in Würzburg neben Albert v. Kölliker (1817–1905) als Pathologe nach Berlin berufen, ist – obwohl selbst nicht primär an der Hirnforschung, wohl aber an der Entwicklungsgeschichte interessiert – die zentrale Figur. Sein Briefwechsel mit dem Zoologen **Anton Dohrn** (1840–1909) spiegelt nicht nur das gegenseitige Vertrauensverhältnis zweier sehr vielseitiger Wissenschaftler von großer persönlicher Ausstrahlungskraft und entsprechender Prägung eines zahlreichen Schülerkreises, er gibt auch wie überhaupt die Briefe Dohrns einen Einblick auf die Bedeutung der Untersuchung von Meerestieren für die Entwicklungsgeschichte. Schon vor Dohrn hatte Carl Vogt (von ihm die Briefe Nr. 145 und 172) versucht, ein Laboratorium an der Mittelmeerküste einzurichten. Erst Dohrn gelang dies 1874 mit tatkräftiger Unterstützung durch Virchow und zahlreicher Gönner bis hinauf zum deutschen Kaiser, befürwortet auch von Charles Darwin[20]. Die Briefe Nr. 2, 20, 27, 38, 54, 64, 266 und 370, die Dohrn zwischen 1862 und 1900 an Virchow richtet, befassen sich zwar häufig mit Bitten um politische Unterstützung bei der Finanzierung der Station, zeigen aber auch den methodischen Einfallsreichtums Dohrns bei der Erforschung der Mittelmeer-Fauna und -flora durch Einsetzen von Tauchern oder durch Versenken von Zementblöcken, die zu verschiedenen Zeiten gehoben werden sollten, um die Ent-

[17] C G Ehrenberg 1833, 1836, J E Purkinje 1837, B Kisch 1954, W J Schmidt 1963, R Jahn und H Landsberg 2000, J Peiffer 2000 c.
[18] Schmiedebach 1995.
[19] L C Triaihou, M del Cerro 1987.
[20] Vgl. W E Ankel 1963, Ch Groeben und K Hierholzer 1985, Ch. Groeben und K Wenig 1992.

wicklung von Meerestieren zu verfolgen (Brief Nr. 20). Dohrn weicht scharfen Auseinandersetzungen mit namhaften Wissenschaftlern wie dem Anatomen **Carl Gegenbaur** (1826–1903) oder auch seinem ehemaligen Jenenser Kollegen **Ernst Haeckel** (Brief Nr. 64, 370) nicht aus, wobei Virchow ihn zur Zurückhaltung mahnt (Brief Nr. 2). Das Vorkommen arktischer Tierformen im Mittelmeer, seine Versuche, bereits 1879 die Bedeutung des Haemoglobins für die Hirndurchblutung zu erforschen, seine Beiträge zur Wirbeltiermorphologie und seine Fähigkeit, internationale Kontakte zu knüpfen, machten Dohrns Station bald zu einem Mekka der vergleichenden Neuroanatomie. Stellungnahmen zum deutsch-französischen Krieg von 1870/71 oder zu den Garibaldi-Aktivitäten, seine Pläne, die Aquarien gegen Entgelt dem Publikum zur Verfügung zu stellen oder seine Hinweise auf mögliche ökonomische Folgerungen aus seinen Forschungen zeigen Dohrn als einen Wissenschaftler, der realpolitisch zu denken versteht.

Virchow, von dem in der Berlin-Brandenburgischen Akademie der Wissenschaften eine Unzahl leider oft schwer entzifferbarer Briefe erhalten geblieben ist, pflegte einen regen Briefwechsel auch mit seinem Schüler **Julius Cohnheim** (1839–1884), dem die Bedeutung der Auswanderung weißer Blutkörperchen aus den Blutgefäßen in das Gewebe als Zeichen der Entzündung zu verdanken ist und der sich u. a. der Muskelpathologie gewidmet und erstmals die Gefrierschnittmethode am unfixierten Gewebe angewendet hatte. Sein Brief Nr. 3 (27.11.1868) nach seiner Berufung nach Kiel zeigt die Schwierigkeit der Aufbauphase der Pathologie, aber auch die Bedeutung der Durchsetzungsfähigkeit eines Wissenschaftlers. Cohnheims Brief vom 15.4.1874 (Nr. 5) – inzwischen Ordinarius in Breslau –, in dem er Virchow neu entdeckte Schädel aus einem Kirchengewölbe bei Montreux anbietet, erweist das noch immer bestehende Interesse an Schädeln, nun nicht mehr im Sinne der lokalisatorischen Vorstellungen Galls, sondern eher der Pathologie und Ethnologie zugewandt. Noch 1882 hatte der Würzburger Psychiater Konrad Rieger eine Monographie über die Schädellehre und deren Beziehungen zur Psychiatrie verfasst.

Ein an Virchow für dessen Archiv gesandtes Manuskript über einen Hypophysentumor spricht für die Hinwendung von der vergleichenden Anatomie zur pathologischen Anatomie des Gehirns (Brief Nr. 10 vom 23.7.1875).

Als ein weiterer Korrespondenzpartner Virchows ist **Gustav Theodor Fritsch** (1838–1927) in die Sammlung aufgenommen worden. 1870 hatte er gemeinsam mit Julius Eduard Hitzig (1838–1907), dem Enkel des mit Adalbert von Chamisso befreundeten Kriminalisten am Berliner Kammergericht, die Arbeit „Über die elektrische Erregbarkeit des Großhirns“ verfasst[21]. Beide waren nicht unbeeinflusst von Virchow und Du Bois-Reymond, ohne allerdings deren unmittelbare Schüler gewesen zu sein. Die unterschiedlichen Reaktionen auf lokale Rindenreizung zeigten mit der Entdeckung der motorischen Rindenregion, dass die Flourens'sche Lehre von der Gleichwertigkeit der verschiedenen Hirnregionen unrichtig war. Fritsch war aber auch wie die meisten seiner wissenschaftlichen Zeitgenossen an der vergleichend anatomischen und physiologischen Forschung über die elektrischen Fischorgane, insbesondere über die als Objekte besonders beliebten Selachiern beteiligt, außerdem führte er die Photographie in die wissenschaftliche Methodik ein, nicht zuletzt auf seinen zahl-

[21] Reicherts und Dubois-Reymonds Archiv 1870, Heft 3.

reichen Expeditionsreisen (Brief Nr. 6 vom 19.9.1874). Als Assistent des Berliner Anatomen Reichert hatte er es offenbar nicht leicht trotz der bedeutungsvollen Einführung der mikrophotographischen Technik. 1877 konnte er die mikroskopische Abteilung im Physiologischen Institut übernehmen, zunächst unter Du Bois-Reymond, später weiter unter dessen Nachfolger **Theodor Wilhelm Engelmann** (1843–1909)[22]. Auch Fritsch bot Virchow einen Türkenschädel an (Brief Nr. 7 vom 8.4.1875), den er von seiner anthropologischen Expedition nach Isfahan mitgebracht hatte.

Wie Cohnheim widmete sich Engelmann auch den Muskelfasern zur Erklärung der Querstreifung, wobei das Fehlen elektrischer Mikroskopbeleuchtung polarisationsoptische Untersuchungen mangels Sonnenlicht erschwerten (Brief Nr. 11). Die Klärung der Reizleitung im peripheren Nerven war um 1877 ein Hauptproblem der Physiologen, worauf sich der Brief Nr. 14 bezieht. Der in diesem genannte **Johannes Gad** (1842–1926) war damals Assistent von Du Bois-Reymond in Berlin, gründete zusammen mit dem Wiener Sigmund Exner 1887 das Zentralblatt für Physiologie und wirkte seit 1895 als Ordinarius für Physiologie in Prag.

Nicht nur die Berliner Gruppe um Johannes Müller[23] und dessen Schüler Helmholtz, Du Bois-Reymond, Schwann oder Remak bildeten für die Forschung am Nervensystem ein Zentrum[24], sondern auch in München hatte sich um **Bernhard von Gudden** (1824–1886), in Frankfurt am Main um Carl Weigert (1845–1904) und Ludwig Edinger (1855–1918) ein außerordentlich fruchtbarer Kreis von Forschern versammelt, darunter in München August Forel (1848–1931), Emil Kraepelin (1856–1926), Paul Mayser (1853–1922), Constantin v. Monakow (1853–1930), Sigbert Ganser (1844–1918), Anton Bumm (1849–1903) und Franz Nissl (1860–1919). **Paul Mayser** hatte sein Laboratorium in das Schloss Fürstenried verlagert, solange er dort in Vertretung Guddens den Prinzen Otto, den schizophrenen Bruder des bayerischen Königs Ludwig II., betreute. Wie Forel, dem er später nach Zürich folgte, arbeitete er unter v. Gudden vergleichend neuroanatomisch an Fischen und niederen Säugetieren, bevorzugt am Sehsystem. Gudden hatte nach der Tätigkeit in der Anstalt Werneck (1855–1869), wo er die Arbeitstherapie eingeführt hatte[25], 1869 den Ruf nach Zürich und 1872 nach München angenommen. 1874 erschien seine noch in Werneck entstandene Arbeit „Experimentaluntersuchungen über das Schädelwachstum", in der er am Kaninchen die Beziehungen zwischen Schädel- und Hirnwachstum aufdeckte, – ein wesentlicher Schritt über die spekulativen Gedankengänge des „Phrenologen" Franz Joseph Gall (1758–1828) hinaus.

Die Entfernung eines Auges am neugeborenen Tier und die Verfolgung der Degeneration der Sehbahnen führte zur Klärung der Sehnervenkreuzung. Der Brief Nr. 19 (29.12.1878) erwähnt dies und die von Gudden ausgearbeitete und durch Mayser angewandte Exstirpation von Teilen der Hirnrinde am unausgereiften Tier, – eine für die Lokalisationsforschung und die Untersuchung der sekundären Degeneration bahnbrechende Methode. C. v. Monakow arbeitete an diesen Fragestellungen weiter (Brief Nr. 78), ebenso Paul Mayser, der die Technik des Ausrisses eines Hirnnerven und der

[22] Benda 1908.
[23] Siehe auch B. Lohff: Facts and Philosophy in Neurophysiology. The 2000th Century of Johannes Müller (1801–1858). J. Histor. Neurosci. 10: 277–292, 2001.
[24] B Lohff 2001.
[25] L Bösch 2000.

Untersuchung des zugehörigen Kerngebietes verfeinerte (Brief Nr. 98), – eine Methode, die seit Franz Nissl (1892) ihre Bedeutung bis zu den Arbeiten von Georg Kreutzberg in den letzten Jahrzehnten behielt.

Von Bernhard v. Gudden stammt der wohl auch ein wenig kritisch auf die Physiologen Hermann Munk, Gustav Fritsch und J E Hitzig zielende Ausspruch: „Zuerst Anatomie und dann Physiologie. Wenn aber zuerst Physiologie, dann nie ohne Anatomie"[26]. Dies war ein Leitsatz für seine ganze Schule, die vor allem in Forel und Nissl hervorragende, international anerkannte und ihrerseits mit ihren Schülern die Hirnforschung befruchtende Nachfolger stellte. Ich sehe in der frühen Beschäftigung mit der vergleichenden Anatomie auch ein didaktisches Moment der Erziehung zu Genauigkeit, Selbstkritik und logischem Denken wie es für die Schule v. Guddens wirksam wurde.

August Forel (1848–1931) hatte die Makrotomtechnik und neue Fixierungsmethoden entwickelt und das Gefriermikrotom in die neuroanatomische Arbeitsweise eingeführt, Nissls Aufstieg begann mit seiner Dissertation über eine neue Färbemethode der Nervenzellen mittels Magentarot.

In Frankfurt am Main hatte der aus der Schule von Julius Cohnheim kommende **Carl Weigert** (1845–1904) ebenfalls eine Spezialfärbung für Markscheiden und für die Gliazellen erarbeitet, von ihm selbst als noch unvollkommen bezeichnet (Brief Nr. 44, 56, 58, 59, 211). Er arbeitete eng mit **Ludwig Edinger** (1855–1918) zusammen, dessen Schwerpunkt auf der vergleichenden Neuroanatomie lag. Frankfurt wurde unter ihnen ein Kristallisationspunkt für die deutsche Hirnforschung. Eine große Zahl in- und ausländischer Wissenschaftler fanden sich hier, darunter Franz Nissl (1860–1919), Alois Alzheimer (1864–1915), Max Bielschowsky (1869–1940), Adolf Wallenberg (1862–1949), Kurt Goldstein (1878–1956), Friedrich Heinrich Lewy (1885–1950), um nur wenige zu nennen, die mit Briefen in unserer Sammlung vereint sind. Für viele von ihnen, die das Jahr 1933 noch erlebten, war die Emigration das bittere Ende[27]. Nissl und Alzheimer blieben in Deutschland die einflussreichsten Neuropathologen. Es ist interessant, dass Walter Spielmeyer, der ihre Nachfolge antrat, sich in seiner Anfangszeit, als er bei Hoche in Freiburg noch ausschließlich mit der Weigert- oder Marchi-Methode arbeitete, diese als reine Methoden der Faseranatomie bezeichnete und nicht als solche der Histopathologie, die erst mit der Nisslschen Methode begonnen habe (so in seinem selbstverfassten Lebenslauf, der im Archiv der Max-Planck-Gesellschaft liegt). Spielmeyer, selbst ein Meister der Färbetechnik, konnte dann in München die Histopathologie des Nervensystems zu ihrer Blüte bringen.

---

[26] Danek, A.,Gudden, W., Distel,H.:The Dream King's Psychiatrist Bernhard von Gudden (1824–1886). A Life Committed to Rationality. Arch. Neurol. 46: 1349–1353, 1989

[27] Siehe hierzu Kapitel 6, S. 98

Kapitel 2

Hypothesen und Konzeptionen

Die klinikbezogene **Aufbrauch-Theorie** Edingers, von ihm selbst auch als Ersatz-Theorie“ oder „Funktions-Theorie“ bezeichnet, findet ihren Niederschlag in zahlreichen Briefen. 1894 hatte Edinger, auf Gedanken von Carl Weigert aufbauend, „Eine neue Theorie über die Ursachen der Nervenkrankheiten, insbesondere der Neuritis und der Tabes“ vorgestellt, wobei zu bemerken ist, dass er zeitentsprechend unter Neuritis jede Erkrankung des peripheren Nervensystems verstand, dass außerdem die Tabes noch ein klinischer Begriff war, wobei zwar statistische Hinweise auf einen ätiologischen Zusammenhang mit einer Syphiliserkrankung wiesen, ein solcher Zusammenhang aber noch nicht bewiesen worden war.

Ausgangspunkt von Edingers Theorie von den „Aufbrauchkrankheiten“, von ihm 1904 und 1905 ausführlich wiederholt[28], war die Erfahrung, „dass es Nervenkrankheiten gibt, die dadurch entstehen, dass unter bestimmten Umständen den normalen Anforderungen, welche die Funktion stellt, nicht ein entsprechender Ersatz innerhalb der Gewebe gegenüberstehe“. 1904 spricht er von einer „Funktionstheorie“.

Besonders empfindlich reagierten Gewebe, speziell die des Nervensystems, bei denen durch Gifte, Infektionen, Traumata oder angeborene Minderentwicklung eine manchmal noch subklinische erhöhte Empfindlichkeit bestehe. Jede ungewöhnliche körperliche Belastung in Beruf oder Sport könne dann zur Manifestation von Schäden führten, wobei Edinger insbesondere Fälle von Tabes mit ihrem sehr unterschiedlichen klinischen Verlauf als Beweis für seine Hypothese heranzieht, interessanter Weise auch das Post-Poliomyelitis-Syndrom. Selbst die Amaurotische Idiotie – seinerzeit noch Sammelbegriff für zahlreiche inzwischen differenzierbare Stoffwechselkrankheiten – wird von Edinger mit seiner Theorie zu erklären versucht, – immerhin nicht so unverständlich bei derartigen bestimmte Nervenzellregionen bevorzugenden Speicherkrankheiten.

Ohne Vorläufer war Edingers Gedanke natürlich nicht: Schon R. Virchow schrieb 1859[29]: „dass gerade diejenigen Vorgänge des Lebens, die wir als die höchsten und edelsten betrachten, Nerven- und Muskelthätigkeit nur unter Zersetzung des organischen Stoffes, unter chemischer Veränderung des Zelleninhaltes vor sich gehen. Unter einer jeden lebendigen Verrichtung zerstört sich der Körper in gewissen seiner Theile, und ohne eine solche Zerstörung ist die Verrichtung unmöglich“.

[28] Edinger, L.: Die Aufbrauchkrankheiten des Nervensystems. Dtsch. Med. Wschr. 30: 1633–1636, 1800–1803, 1921–1924 (1904), 31: 4–6, 135–38 (1905)
[29] Virchow, R. in F Krafft 1971, S. 85.

William R. Gowers hatte 1902 ähnliche Vorstellungen über eine „Abiotrophie" geäußert, wonach infolge eines angeborenen Defektes einzelne Teile des Nervensystems besonders leicht erkrankten, so bei progressiven Muskelatrophien, kombinierten Systemerkrankungen oder der spastischen Spinalparalyse und Friedreichschen Krankheit. Bei Gowers fehlt aber die Bedeutung der Funktion und des unzureichenden Ersatzes von verbrauchten Stoffen, die für die Funktionsfähigkeit der Nervenzellen erforderlich wären. Edinger geht so weit, zu schreiben: „Den Symptomenkomplex schafft sich der Kranke selbst, weil er mit abnormem Nervensystem arbeitet". Er äußert sich 1904 weiter: „Die Ersatztheorie will nur dem altbekannten ein neues Element zufügen, welches geeignet ist, viele Differenzen zu erklären, Differenzen in der Lokalisation und solche in der Intensität" und „Die Funktion selbst ist unter Umständen eine Schädigung, diese Umstände sind gegeben, wenn ihr nicht der normale Ersatz gegenüber steht". Bedeutungsvoll auch im Sinne der Neuronentheorie ist dabei der Satz: „Es ist sehr wahrscheinlich geworden, dass in der Zelle selbst der Ausgang dieses auf Erschöpfung beruhenden Nervenschwundes liegt".

1908 fasst Edinger seine früheren Arbeiten zusammen unter Berücksichtigung der Einwände seiner Kritiker, nennt aber auch die zahlreichen zustimmenden Stimmen (z.B. J. Grober, Brief Nr. 471 vom 1.2.1905). Man trifft hier die meisten Namen derjenigen, von denen wir Briefe finden konnten. Noch in jüngster Zeit haben Edingers Gedanken eine Wiederholung gefunden, wenn A. R. Damasio (1999) die Frage nach unzumutbaren Belastungen für unsere Neurone aufwirft.

Unmittelbar nach der Zusendung des Manuskriptes im Juli 1894 antwortet W. Erb Edinger noch zurückhaltend („aber Ihre Theorie bietet auch noch sehr vielen Einwänden Raum und ich behalte mir deshalb ein definitives Urtheil über dieselbe für später vor". Brief Nr. 187). Ähnlich reserviert zeigen sich A. Wallenberg (Nr. 207), A. Eulenburg (Nr. 203), der 1906 nochmals differenzierter seine Kritik äußert (Nr. 500).

Anders als bei der anschließend zu besprechenden Neuronentheorie spitzt sich die Auseinandersetzung nicht auf zwei Antipoden wie Nissl und Edinger zu, vielmehr provoziert der Vortrag von 1894 zahlreiche Neurologen zu durchaus auch zustimmenden Erfahrungsberichten, so durch Karoly Schaffer (Nr. 472) oder K. Heilbronner, wenn letzterer aus der Breslauer Klinik Carl Wernickes Beispiele aus seinem klinischen Alltag schildert, deren atypisches Bild erst durch die Edingersche Hypothese eine Erklärung finde (Brief Nr. 199). Insbesondere zeigen sich auch Ophthalmologen interessiert (Nr. 200, 924).

Erb begründet dagegen später seine Vorbehalte (Nr. 293) („Wenn die Thiere durch intensive Bewegungen Degenerationen bekommen, warum erkranken dann nur die Hinterstränge und nicht die motorischen Neurone I. und II. Ordnung". Nach Erscheinen der zweiten Arbeit 1904 melden sich positive Stimmen aus England wie R. Brown (Nr. 482) und der führende britische Neurologe G. Holmes in einem langen Brief (Nr. 454), indem er sich in Grundsätzen der Edingerschen Ersatz-Theorie anschließt, allerdings nicht ohne auf deren Grenzen hinzuweisen. Kritik kommt von J. Loeb im Hinblick auf die Herzmuskulatur (Nr. 476), ferner von C. Ceni (Nr. 477), während sich E. Masing in St. Petersburg für Edingers Theorie einsetzt (Nr. 501). Ein Hauptthema war diese 1908 auf der Baden-Badener Neurologen-Tagung, worüber W. Erb an A. v. Strümpell (Nr. 609), F. Apelt an M. Nonne berichtet (Nr. 606).

Die Theorie war hier z.B. durch Hoche und Nonne offenbar starkem Widerspruch ausgesetzt. Selbst in Frankreich wurde Edingers Hypothese intensiv diskutiert (Soury

Nr. 626). Etwas resigniert, wenn auch von seiner Meinung nach wie vor überzeugt, schrieb Edinger noch 1914 an seinen Münchner Freund Georg Hirth (Nr. 803): „Ich selbst habe 1896 meine Aufbrauchtheorie publicirt und obgleich sie überall SEHR günstig besprochen wurde, obgleich ich sie so und so oft besprochen habe, bin ich sehr weit von dem Ziele, dass diese einfache so Vieles klärende Auffassung nun auch gebraucht würde".

Die Geschichte der **Neuronentheorie** ist länger als die der Aufbrauchtheorie[30]. Ihre Entwicklung ist verbunden mit den Namen Golgi, Ramon y Cajal, Forel (1887), Koelliker, His, v. Lenhossék, Waldeyer und Edinger. In unseren Briefen findet sie erstmals Erwähnung am 6.1.1887 in einem Schreiben von Wilhelm His sen. an August Forel (Nr. 67, später auch 283), darüber hinaus in Briefen von Wilhelm Erb an Adolf von Strümpell (Nr. 255), vor allem in den an Ludwig Edinger gerichteten Briefen von Gustav Fritsch (Nr. 227), Albrecht Bethe (Nr. 290), Michael v. Lenhossék (Nr. 309), Franz Nissl (s. u.) und Gustav Retzius (Nr. 448, 487, 493, 657, 659) sowie in Edingers Briefen an Retzius (Nr. 375, 380, 450, 486, 502, 658).

Bidder und Reichert hatten zwar 1847 – wie im gleichen Jahre Rudolph Wagner, A. W. Volkmann und C. H. Robin – bereits bipolare Nervenzellen in Fisch-Spinalganglien beobachtet, doch erst Otto Friedrich Karl Deiters (1834–1863) hatte festgestellt, dass alle Nervenzellen einen unverästelten Achsenzylinderfortsatz (Neurit) und mehrere Protoplasmafortsätze (Dendriten) besitzen (W Waldeyer 1891). Die bisherigen Färbemethoden (meist Gerlachs Carmin-Färbung, später mannigfaltig ergänzt durch die Haemalaun- und Haematoxilin-Methoden des bei Anton Dohrn in Neapel arbeitenden Paul Maier) genügten nicht, die Nervenzellfortsätze im Schnitt sichtbar zu machen. Der Durchbruch gelang erst 1873 durch den Lombroso-Schüler **Camillo Golgi** (1843–1926) mit seiner unter primitivsten Bedingungen in der veralteten psychiatrischen Anstalt Abbiategrasso erarbeiteten Reazione nera, einer Gewebsimprägnation mit Kaliumbichromat und Silbernitrat, ausführlicher dargestellt 1885 und – in deutscher Übersetzung – 1894 (schon 1872 war Gerlach eine allerdings nicht befriedigende Goldsalz-Imprägnation von Zellfortsätzen gelungen). Wenn auch hinsichtlich der Ausdehnung des imprägnierten Abschnittes offensichtlich dem Zufall überlassen, ließen sich mit dieser Golgi-Methode die Nervenzellfortsätze in ungewohnter Klarheit darstellen[31].

Bereits 1887 erhielt Golgi in Pavia Besuch des Würzburger Anatomen **Albert von Koelliker** (1817–1905), der sich von der Golgi-Methode überzeugen ließ und diese nun in Deutschland ebenso zur Anerkennung führte[32] wie die von **Ramon y Cajal** 1890 vorgestellte Methode.

Von C. Golgi enthält unsere Sammlung nur zwei Briefe und eine Postkarte (Nr. 362, 663, 666). Sie tragen zwar nichts zu der Diskussion um die Neuronentheorie bei, beleuchten aber die schlechte materielle Situation Golgis und die begrenzten Möglichkeiten zur Abhaltung eines für 1900 geplanten internationalen wissenschaftlichen Kongresses in Pavia, obwohl Golgi 1875 eine Professur in Pavia erhalten hatte und 1881 dort als Ordinarius für Pathologie berufen worden war. Dank der Initiativen von

[30] s. H Spatz 1952, J-H Scharf 1960, W Kirsche 1960, A Andreoli 1961, vor allem G M Shepherd 1991.
[31] G. Pilleri 1963.
[32] R Hildebrand 1989.

Waldeyer und Koelliker führte dieser Kongress zu einem Triumph für Golgi. Ich nahm diese Briefe auf, um die engen internationalen Kontakte dieses Wissenschaftlers zu beleuchten, der dann 1906 gemeinsam mit Ramon y Cajal den Nobelpreis erhielt.

Golgi war auf Grund seiner Methode überzeugt, dass es sich bei den von ihm dargestellten Fasern um ein kontinuierliches Netzwerk handele, doch Cajal konnte mit Hilfe seiner eigenen Imprägnationsmethode demonstrieren, dass Nervenzellen und Fortsätze kein kontinuierliches Netz bilden, sondern ein Bauwerk aus hintereinander geschalteten Neuronen. Der Begriff „Neuron" für die Einheit von Nervenzellkörper, Axon und dendritischen Fortsätzen war 1891 von dem Berliner Anatomen **Wilhelm v. Waldeyer-Hartz** (1836–1921)[33] geprägt worden [34].

Nicht nur die Methoden-abhängigen Darstellungsarten der Nervenzellkörper und deren Fortsätze waren Bausteine der Neuronentheorie, also der Auffassung, dass die Funktion des Nervensystems von der Hintereinanderschaltung neuronaler Einheiten aus Nervenzellkörpern (Kern und Perikaryon) und deren Fortsätzen abhänge, sondern auch die vielfältigen experimentellen Untersuchungen über die Folgen einer Nervendurchschneidung, also die sekundäre Degeneration. Ihr Nachweis unterstützte die Auffassung, dass im Zellkörper ein trophisches Zentrum liege, von dem die Zellfortsätze abhängig sei. Trotz der überzeugenden Darstellungen Cajals und dieser Erkenntnisse über die Degenerationsvorgänge im Nerven blieb die Neuronentheorie Thema eines langanhaltenden Streites zwischen ihren Anhängern (darunter His, Koelliker, Waldeyer, Retzius, Bielschowsky)[35] und Gegnern (Golgi, Nissl, Bethe, Apathy, Held bis zu Ph. Stöhr jr. 1951, K. F. Bauer 1953 und Haug 1958)[36]. Es waren die Imprägnationsversuche von Stephan von Apathy (1897) und Albrecht Bethe (1903) am Nervensystem von Hirudo bzw. vom Taschenkrebs, die – in Fortsetzung eines erstmals von Joseph v. Gerlach vorgeschlagenen plasmatischen Netzes – dafür zu sprechen schienen, dass im Zentralnervensystem ein kontinuierliches diffuses fibrilläres Elementargitter bestehe[37, 38].

Unter die Kämpfer gegen die Neuronentheorie reihte sich mit einer gewissen Verbissenheit und Uneinsichtigkeit **Franz Nissl** ein. Er ging von der richtigen Beobachtung aus, dass bei einem Übereinander-Projizieren der mit den bis dahin bekannten Färbungs- und Imprägnationsmethoden darstellbaren Zellelemente der ganze Raum des Nervengewebes noch nicht ausgefüllt sei, es also einer zusätzlichen Substanz bedürfe, die er als das *Nervöse Grau* bzw. Graue Substanz bezeichnete. Die Diskussion um dieses nervöse Grau (von späteren Autoren auch als Grundsubstanz bezeichnet)

---

[33] R Lerner 1963.

[34] E P Sparrow und S Finger (2001) sind der Meinung, dass Edward Albert Schäfer (Sharpey-Schafer) bereits einen Beweis für die Neuronentheorie geliefert habe. Auch Ross Granville Harrison gehört mit seinen Arbeiten über das Auswachsen peripherer Nerven bei Knochenfischen und vor allem in der Beobachtung von Froschlarvengewebe im hängenden Tropfen zu den Pionieren der Beweisführung, dass das Neuron mit seinen Protoplasmafortsätzen zu einer einzigen Zelle gehört (J. M. Oppenheimer 1963)

[35] Siehe W Kirsche 1960

[36] Siehe H Spatz 1952

[37] zu Apathy s. A Abraham 1963, zu Gerlach K F Bauer 1963.

[38] Mit der Frage der überwiegend am peripheren Nerven und an den Bahnen des Rückenmarkes untersuchten sekundären Degeneration war auch die Frage der Regenerationsfähigkeit zentraler Nervenfasern verbunden, – eine Frage, die mit deren Unfähigkeit zu Regeneration beantwortet wurde. Erst Bielschowsky wies 1909 dieses Dogma zurück unter Verweis auf seine Untersuchungen zum – wenn auch frustanen – Auswachsen von Nervenzellfortsätzen in der Umgebung zerebraler Herde.

und dessen mögliche Funktion war eines der Themen in dem umfangreichen Briefwechsel mit Ludwig Edinger (Nr. 307, 308, 312–315, 323), wobei manchmal einem seitenlangen Brief am selben Tag ein weiterer folgte, so intensiv bewegten Nissl seine Gedanken. Nissl erkannte strikt nur das an, was er mit den damals vorhandenen mikroskopischen und färberischen Methoden beobachten konnte. Er lehnte Spekulationen über mögliche funktionelle Bedeutungen - und hierzu zählte er die Neuronentheorie - ab. Der persönlich durchaus freundlich gehaltene, aber sachlich harte Disput zwischen den beiden Wissenschaftlern (leider wurden die Antwortbriefe Edingers vernichtet) geht Nissls Monographie von 1903 voraus und hat diese sicher ebenso beeinflusst wie die zahlreichen, jeweils modifizierten Neuauflagen der Edingerschen Vorlesungen (1885, 1889). Die Diskussion muss im Zusammenhang mit der noch nicht allgemein anerkannten Zellenlehre Virchows gesehen werden, mit der Frage nach der Bedeutung des Zellkernes, den unscharfen Definitionen von Protoplasma und Elementarorganismen[39] und den Überlegungen, ob Fibrillen Zellbestandteil sind oder auch extrazelluär vorkommen, was Nissl annahm.

Nissls „Nervöses Grau" ist eine der nicht so seltenen Konzeptionen hochqualifizierter Wissenschaftler, die sich letztlich als Sackgassen erweisen, auch wenn sie einen begründbaren Ansatz haben und für die wissenschaftliche Diskussion befruchtend wirken. Nissls „nervöses Grau" darf im übrigen nicht verwechselt werden mit der heute üblichen Unterscheidung von grauer und weißer Substanz, aber auch nicht mit den fibrillären Netzwerken v. Apathys und Bethes.

Obwohl die Neuronentheorie sich im Grunde bald durchsetzte, gab es kritische Stimmen zur Frage der Grundsubstanz bis 1959. Erst mittels der Elektronenmikroskopie gelang es nachzuweisen, dass eine solche Grundsubstanz nicht existiert[40].

Die Neuronentheorie setzte eine Signalkette hintereinander geschalteter Neurone voraus. Offen waren die Fragen nach den zentralen Endigungen dieser - afferenten wie efferenten - Kette, ihrer intrazerebralen Assoziationsbahnen und vor allem ihrer Verbindungen untereinander. Dieses Problem der Kontaktzonen zwischen den Neuronen wurde 1897 durch den britischen Neurophysiologen **Charles S. Sherrington** gelöst (mit M. Foster). Sherrington führte 1906 den Begriff der *Synapse* ein, wobei er allerdings in George J. Romanes (1848–1894) und Edward A. Schäfer wie in der Neuronentheorie Vorläufer hatte[41, 42]. Eine hypothetische Beschreibung dieser Kontaktzonen war im übrigen bereits von Sigmund Freud während seiner initialen neuropathologischen Arbeitsphase gegeben worden[43]. Beweise lieferten später Elektronenmikroskopie und Neurochemie.

[39] Siehe z. B. C. Heitzmann 1883 und R. Altmann 1894

[40] K Niessing und W Vogell 1957, H Hager 1959.

[41] E P Sparrow und S Finger 2001.

[42] CH S Sherrington 1906. Sie auch S E Black 1981, vor allem aber M Tansey 1997. Tansey wies nach, dass der Begriff Synapse auf Anfrage M. Fosters von dem Cambridger Gräzisten Verrall vorgeschlagen wurde anstatt junction, conjunction oder syndesm.

[43] Freud hatte sich eindeutig für die Richtigkeit der Neurontheorie eingesetzt (so in seinem Artikel in A. Villarets Handwörterbuch der gesamten Medizin 1888, Bd. I, S. 820) mit der Feststellung, dass jede Zelle ein nervöses Element bilde, „welches mit anderen Elementen nicht zusammenfliesst, sondern nur durch Kontakt zu ihnen in Beziehung tritt". In dem Nachtragsband zu den Gesammelten Werken (Angela Richards und Ilse Grubrich-Simitis, Hsg., Fischer Verlag, Frankfurt/M 1987) spricht Freud im Teil I des „Entwurfes einer Psychologie"auf S. 391–393 diese Kontaktzonen und -schranken ausführlicher an, außerdem findet sich erstaunlicherweise eine Erwähnung im Blick auf mögliche elektrische Übertragungsmechanismen in Josef Breuer und Sigmund Freud: Studien zur

Offen blieb angesichts des Neuronengeflechtes die *Frage eines hypothetischen zentralen Konvergenzzentrums*. Wie H Satzinger 1998 ausführt, wurde für das Verständnis des zerebralen Funktionsaufbaues von Paul Flechsig der Vergleich mit einem monarchischen Prinzip herangezogen. Die jüngsten neurobiologischen Theorien gehen aber von einer solchen Vorstellung ab zugunsten der Annahme eines „distributiv organisierten Systems", also eines komplexen Beziehungsgeflechtes[44]. Hier vollzog sich im letzten Jahrzehnt ein wirklicher Paradigmenwechsel im Sinne von Thomas Kuhn (1922–1996) mit unmittelbarem Bezug auf die Problematik der zerebralen Lokalisation von Funktionen.

Die **Lokalisationslehre**, d. h. die Auffassung, dass für bestimmte Funktionen, sei es eine Willkürbewegung, sei es eine akustische oder optische Empfindung, eine bestimmte, umschriebene Region des Gehirns verantwortlich sei, ist ein bis in die Gegenwart aktuelles Thema, nun allerdings durch das Ergebnis funktioneller bildgebender Verfahren mit ganz neuen Erkenntnissen[45]. Waren es anfangs Unterschiede des Schädelbaus, dann des Hirngewichts, später der Windungsprofile, die Anlass zu meist spekulativen Erörterungen gegeben hatten, so spitzte sich die Diskussion in den ersten Jahrzehnten des 20. Jahrhunderts auf die besondere Anordnung der Nervenzellen innerhalb der Großhirnrinde zu, gefördert insbesondere durch Cècile und Oskar Vogt, Korbinian Brodmann, Constantin von Economo oder Constantin von Monakow, diese untereinander allerdings keineswegs gleicher Meinung. Was spekulativ bereits von antiken Autoren wie Alkmaion von Kroton, von Galen oder später von Descartes zum Sitz der Seele erörtert worden war, fand Konkretisierungen erst ab den Beobachtungen von Broca (1861), in Deutschland vor allem seit 1874 durch die Aphasie-Studien von Carl Wernicke (1848–1905), ferner durch die reizphysiologischen Untersuchungen von Gustav Fritsch und Julius Eduard Hitzig 1870 mit der Entdeckung der motorischen Zentren in der Großhirnrinde. Damit war die Lehre von Marie Jean Pierre Flourens (1794–1867) von der Gleichwertigkeit der verschiedenen Teile des Großhirns in Frage gestellt. Das Problem der Lokalisation von Funktionen im Gehirn blieb aber Anlass von Diskussion über Franz Nissl (1898[46]), Korbinian Brodmann (1909), Karl Kleist (1959), Willibald Scholz (1937), Kurt Goldstein (1911)[47] bis in die letzten Jahrzehnte[48].

Der Widerhall, den nach Broca die Untersuchungsergebnisse von Wernicke sowie Fritsch und Hitzig in Deutschland gefunden hatten, spiegeln sich in dem Brief des Hamburger Ophthalmologen Hermann Wilbrand (1851–1935) vom 8.4.1884 an Edinger (Nr. 46), wenn er schreibt: „Bei den hohen Wogen, welche die Frage der Lokalisation der Gehirnfunktionen zur Zeit aufschlägt, ist jeder Fall von Hemianopsie nicht allein von Interesse, sondern ein nothwendiges Beweismaterial. Auch gegenüber den Franzosen, welche sämtliche in der absolut falschen Ansicht Charcots... befangen sind

---

Hysterie (1895) mit dem Passus: „In einer Nervenfaser, welche per continuitatem oder contiguitatem zwei sensorische Zellen verbindet, muss ein Spannungszustand bestehen..." (Fischer Taschenbuchverlag Frankfurt/M 1987, S. 212).

[44] W Singer 2002.

[45] zur Geschichte R Janzen 1972, T Kaitaro 2001.

[46] Hier der Satz: „Es genügt, darauf hinzuweisen, dass die Lehren der Lokalisation der Funktionen der Großhirnrinde bei den verschiedenen Autoren mit der Anatomie der Großhirnrinde nichts oder so gut wie nichts zu thun haben". (F Nissl 1898).

[47] s. D Y v. Cramon 1998.

[48] A Hopf 1961, H Jacob 1982.

und die abenteuerlichsten Schemata erfinden, wird jeder Fall von Hemianopsie mit Sectionsbefund freudvoll begrüßt werden". Wilbrand war die Klärung des kortikalen Sehzentrums zu verdanken[49]. Es war die große Zeit der lokalisationsbezogenen Neurologie.

Nicht um die Lokalisation von Funktionen in der Großhirnrinde geht es in dem Brief des bedeutenden amerikanischen Neurologen und Neuroanatomen Moses Allen Starr vom 11.10.1885 (Nr. 61), sondern um die Bahnen in Rückenmark und in der Medulla oblongata zur Leitung der sensorischen und motorischen Impulse.

Doch auch die Hörverbindungen zum temporalen Cortex und die Frage eines Raumsinnes werden im Rahmen der Lokalisationslehre diskutiert. Am 15.8.1894 taucht das Thema in einem Brief des jungen Oskar Vogt an August Forel auf (Nr. 192), nun allerdings zunächst in kritischer Betrachtung im Vergleich zur Bedeutung der Psychologie, von der Vogt um diese Zeit durch den Leipziger Wilhelm Wundt stark beeinflusst ist. „Die Gehirnanatomie wird noch für lange Zeit für die Psychologie absolut wertlos sein... Alle heutigen klinischen Beobachtungen haben keinen wissenschaftlichen Wert, weil sie der Methode, d. h. der Anwendung von Messapparaten entbehren". In diesen Worten kündigt sich eine für die bisherige, morphologisch orientierte Hirnforschung neue methodische Richtung an, die von der *experimentellen Psychologie*, sicher aber auch von den Messmethoden der Physiologie beeinflusst ist.

Dafür, dass sich Lokalisationslehre im Sinne Wernickes nicht ohne Widerstände durchsetzte, spricht der Brief von Edinger an Gustaf Retzius vom 7.5.1905 (Nr. 480), in dem jener zwar auf die ablehnende Haltung von Friedrich Leopold Goltz (1834–1902) hinweist. aber voraussagt, dass sie sich letztlich ebenso durchsetzen werde wie die Neuronentheorie. Edinger geht die Lokalisationsfrage der inzwischen mittels eingeführten Degenerationsmethode an (Nr. 608 vom 5.6.1908). Retzius befasst sich 1910 mit dem kurz zuvor herausgekommenen Buch von Brodmann (Nr. 659), wenn auch nicht ohne Vorbehalte gegenüber dieser neuen zytoarchitektonischen Richtung: „Es stecken gewiss manche beachtenswerte Befunde darin, falls sie genau und kritisch wahrgenommen werden. Sie sind aber doch einseitig aufgebaut, nur die Zellenschichten und Zellformen". Nissl (Nr. 807 vom 5.7.1914) äußert sich dagegen zu dem Anatomen Max Fürbringer (1846–1920) zu derartigen Lokalisationsstudien durchaus positiv „mit dem Ziel, das Zusammenwirken der Einzelelemente bei einem pathologischen Prozess zu verfolgen". Am 12.1.1915 – inzwischen ist der erste Weltkrieg ausgebrochen – wendet Oskar Vogt sich an Forel (Nr. 834), nachdem er die Ergebnisse seiner Reizversuche zusammengestellt hat: „Für die Psychologie kommt zunächst *nichts* Neues heraus. Wir zeigen, dass die Lokalisation im bisherigen Sinne im Princip richtig ist, dass aber die bisher lokalisierten Funktionen in vielmehr Spezialfunktionen zerlegt werden müssen, dass diese an ganz scharf begrenzte Felder gebunden sind, dass die sogenannten stummen Zonen Sitze solcher höherer Detailfunktionen sind, dass das Ineinandergreifen dieser Detailfunktionen viel komplizierter ist (d. h. unterbewusst verläuft), ja dass die Introspektion die Detailfunktionen vielfach gar nicht aufdeckt". Diese im Grunde selbstkritische Einstellung des Forschers, der sich vor Anderen um die scharfe lokalisatorische Abgrenzung von Rindenfeldern bemüht, findet in späteren Jahren mit zunehmender Einsicht in die gegenseitige Verflochtenheit von örtlich oft

[49] s. auch M Nonne 1971, S. 272.

weit voneinander entfernten Regionen des Gehirns eine weit stärkere Bedeutung bis in unsere Zeit, in der mit Hilfe der funktionellen bildgebenden Verfahren erst der Beweis für diese Verflochtenheit geführt werden konnte. Am 29. März 1915 betont Vogt gegenüber Emil Kraepelin (1856–1926), „Als Programm unseres Institutes gilt auch nach seiner Vergrößerung die Vertiefung der menschlichen Lokalisationslehre", wobei er gegenüber seinen früheren Jahren auf vergleichend-neuroanatomische Forschung nun verzichtet (Nr. 850). Über die Lokalisationslehre des Menschen gibt es auch noch Jahre danach unterschiedliche Auffassungen[50], wenn z. B. Hugo Spatz (1888–1969) im Brief Nr. 1052 am 28.6.1924 an seinen Freund Julius Hallervorden Kritik an dem neuen Buch von Alfons Maria Jakob (1844–1931) über die extrapyramidalen Krankheiten übt wegen dessen zu ausgeprägter Tendenz, klinische Symptomatologie und Lokalisation zu verbinden. So sei z. B. das unterschiedliche klinische Bild einschließlich der Athetosen kaum mit einer Schädigung nur der Substantia nigra vereinbar.

Verbunden mit der gegen Ende des ersten Weltkrieges seuchenartig sich ausbreitenden Encephalitis epidemica (s. u.) verstärkte sich das Interesse an der Substantia nigra und deren lokalisatorische Bedeutung für verschiedene Krankheiten (Brief Nr. 1142 vom 23.12.1929) in ähnlicher Weise wie überhaupt das Interesse an den Beziehungen zwischen bestimmten Hirnregionen und Funktionsstörungen wie sie nach verschiedensten kriegsbedingten Hirnverletzungen zu beobachten waren. Die Folgerungen, die daraus – allerdings überwiegend auf Grund nur makroskopischer Untersuchung der Gehirne – gezogen werden konnten, fanden ihre zusammenfassende Darstellung in dem 1922 bzw. 1934 erschienenen und bald weit verbreiteten Buch von **Karl Kleist** (1879–1960), einem Schüler u. a. von Carl Wernicke und Gabriel Anton (1858–1933) in Halle, seit 1920 Direktor der Frankfurter Univ. Nervenklinik. Das Buch von Kleist forderte allerdings sehr kritische Stimmen aus dem Lager der histopathologisch arbeitenden Neuropathologen wie der Kliniker heraus, weil die makroskopische Betrachtung durch Kleist die nur mikroskopisch fassbaren Veränderungen in der weißen Substanz wie in den Stammganglien nicht berücksichtigte und daher zu falschen Schlüssen führen musste. Hierauf beziehen sich die Briefe Nr. 1567 (Hallervorden an Spatz am 3.8.1936) und Nr. 1696 (Kurt Schneider an Karl Jaspers am 24.6.1942). Schneider schreibt hier: „Man darf sagen, dass die Kleistsche Lokalisationslehre vollkommen neben der klinischen Psychiatrie steht... Es handelt sich eben um eine richtige Hirnmythologie" (Nr. 1696).

Neben dieser kritischen Auseinandersetzung mit den Kleistschen Gedankengängen verlief die oben bereits erwähnte Diskussion um die zytoarchitektonisch begründete Lokalisationslehre von Oskar Vogt und dessen Mitarbeiter **Korbinian Brodmann**. Vogt war hierbei zwar auch durchaus dogmatisch, sah aber die Probleme weitsichtiger, wenn er z. B. am 22.8.1928 an den in die USA verzogenen Kraepelin-Schüler Adolf Meyer (1866–1950) schrieb: „Die architektonische Hirnforschung wie wir sie unternommen haben, hat einerseits wohl heute gezeigt, dass sie eine wichtige Etappe auf dem Wege der Hirnforschung darstellt. Auf der anderen Seite sind aber ihre Probleme so umfangreich, dass sie nicht in einem einzelnen Institut, sondern nur durch eine Reihe in enger Arbeitsgemeinschaft miteinander stehender Institute gelöst werden können". Vogt regt Adolf Meyer an, an dessen Institut eine entsprechende Abteilung

[50] B Holdorff 1996.

für Zytoarchitektonik einzurichten. Im Grund nimmt Vogt mit diesen sehr modern wirkenden Gedanken den Begriff der späteren Sonderforschungsbereiche der Deutschen Forschungsgemeinschaft vorweg.

Oskar Vogt ist selbst Objekt kritischer Betrachtung auf zwei unterschiedlichen Gebieten, zum einen der Elitegehirn-Forschung, zum anderen der Pathoklise-Theorie.

Pathoklise und vasaler Faktor. Die von **Oskar Vogt** 1925 formulierte Hypothese von der *Pathoklise*, also der besonderen Verletzlichkeit bestimmter, architektonisch abgrenzbarer Nervenzellareale („isolierte Erkrankung topistischer Einheiten") auf Grund einer unterstellten zellspezifischen physikochemischen Besonderheit führte zu einer Kontroverse zwischen Vogt und dem Münchner Histopathologen **Walter Spielmeyer.** Vogt unterschied durchaus die über die topistische Einheit hinausreichenden Schädigungen als auslösende Ursachen von der physikochemischen Organisation der topistischen Einheit als ortsbestimmendem Faktor. Bestimmte Areale der Hirnrinde, der von Cecile Vogt wie von Gabriel Anton beschriebene Status marmoratus[51] der Stammganglien oder auch die Ammonshornformation waren bevorzugte Objekte der Vogtschen Beweisführung. Ihr stimmte Spielmeyer nur bedingt zu, wenn er 1926 schrieb[52]: „Auch ich denke daran, dass hier eine besondere Vulnerabilität und Giftaffinität oder ein besonderer Physicochemismus ortsbestimmend wirken mag. Aber sicher nur für einen Teil der umschriebenen Veränderungen hat dieser Faktor, den man jetzt Pathoklise nennt, Geltung. Und ich fürchte, dass dieser Begriff leicht dazu verführt, sich daran genügen zu lassen. An anderer Stelle stellte Spielmeyer 1928 fest: „Die örtliche Auswahl, mit der sich manche Prozesse im Gehirn lokalisieren, lässt sich nicht einheitlich erklären" und fährt fort, „dass die Vulnerabilität also sehr verschiedene Ursachen haben kann". Ausgehend von den Systemkrankheiten, den Erfahrungen bei der progressiven Paralyse und der Epilepsie rechnete er vor allem mit einem systemischen und einem vasalen Faktor. Den systemischen Faktor vergleicht er mit dem von Vogt postulierten hypothetischen Begriff der Pathoklise, für den vasalen Faktor, der für Spielmeyer zunehmende Bedeutung gewinnt, vermag er Beweise vorzulegen: Für die unterschiedliche Vulnerabilität bestimmter Nervenzellareale im Ammonshorn gab es nämlich für Spielmeyer eine beweiskräftigere, weil nicht auf einer Hypothese beruhende Begründung, hatte doch sein Mitarbeiter Yushi Uchimura 1928 die erhöhte Vulnerabilität des sogen. Sommerschen Sektors durch eine *Besonderheit der Gefäßversorgung dieses Ammonshornareales* erklären können. Der Brief Nr. 1043 von **Hugo Spatz** an Julius Hallervorden vom 27.1.1924 stammt aus dem Zeitraum dieser Untersuchungen. Spatz, der zu dieser Zeit wegen seiner ungeklärten Position in der Münchner Psychiatrischen Univ. Klinik nicht gut auf Spielmeyer zu sprechen ist, steht 1924 den Spielmeyerschen Auffassungen offenbar noch kritisch gegenüber. O. Vogt stand um diese Zeit mit H. Spatz im Briefwechsel und schrieb ihm am 11.10.1924 im Zusammenhang mit Beobachtungen über Ammonshornschäden bei Keuchhusten-Toten: „Wir haben bei verschiedenen Krankheiten genau dieselbe gesteigerte Vulnerabilität festgestellt... Wir sind heute geneigt, in dieser Stelle eine scharfe areale Grenze zu sehen im Gegensatz zu der früheren Einteilung in ein dorsales und ein ventraler Blatt,

[51] Vogt, C., Vogt, O.: Zur psychiatrischen Würdigung der Antonschen Entdeckung und Wertung des Status marmoratus striati. J. Psychol. Neurol. 37: 387–393, 1928.

[52] W Spielmeyer 1926 nach einem 1925 gehaltenen Vortrag.

sodass innerhalb des dorsalen Blattes die schärfste architektonische Trennung liegt" (Nr. 1057). Vogt wie Spielmeyer beobachten also dasselbe Phänomen, deuten es nur unterschiedlich. Spielmeyer selbst bekräftigt seine durchaus differenzierte Beurteilung in seinem Brief an Hallervorden am 20.11.1925 (Nr. 1065): „Sie werden nach diesen Darlegungen denken, dass ich mich nun restlos der vaskulären Theorie für die Erklärung elektiver Ausfälle verschrieben habe. Davon kann - soweit ich ein Urteil über mich habe - keine Rede sein". Vogt hatte seinerseits offenbar versucht, zu einer Einigung mit Spielmeyer zu kommen (Brief Nr. 1076) und hatte diesen zu einem Gespräch über die Pathoklise und speziell die Ammonshornbefunde eingeladen. Spielmeyer blieb zunächst skeptisch hinsichtlich einer Einigungsmöglichkeit, schrieb dann aber bald darauf nach einem erneuten Einigungsangebot Vogts einen überaus herzlichen und offenen Antwortbrief an diesen (Nr. 1083 vom 4.7.1927). Nichtsdestoweniger blieb ein Dissenz auch in späteren Publikationen bestehen und eine gewisse Animosität zwischen den beiden Schulen, die ich selbst noch während meiner Assistentenzeit bei Spielmeyers Nachfolger Willibald Scholz nicht verkennen konnte.

Max Bielschowsky (1869–1940), der dritte große deutsche Neuropathologe, fügte der Diskussion um die Pathoklise insofern ein neues Moment bei als er auf die Bedeutung genetischer Faktoren hinwies (Brief Nr. 1183 vom 6.1.1931). In seinem nächsten Brief an Hallervorden bekräftigt er diese Meinung (Nr. 1184 vom 9.1.1931), indem er noch kritisch hinzufügt, „dass mit der vergleichend-histologischen Methode eine tiefere Ergründung pathogenetischer Fragen nicht erzielbar ist". Spielmeyer bleibt allerdings auch dieser Betonung der genetischen Abhängigkeit gegenüber zurückhaltend (Brief Nr. 1189 vom 16.3.1931). Betrachtet man aus heutigem Wissen die damaligen Hypothesen, so muss man sagen, dass Vieles von dem, was Vogt wie Bielschowsky oder auch Spielmeyer seinerzeit zur Frage der speziellen örtlichen Vulnerabilität bestimmter Nervenzellgruppen und -arten diskutierten, inzwischen durch biochemische und molekulargenetische Untersuchungen eine Konkretisierung erfahren hat. Was Vogt mit Besonderheiten eines „Physikochemismus" und seiner Hypothese von der Pathoklise zu erklären versucht hatte, fand eine weitgehende Erhellung.

Die Gegenüberstellung von Vogt und Spielmeyer - hie Pathoklise, dort vaskuläre Genese - vereinfacht allerdings zumindest die Einstellung von Spielmeyer, der sich wiederholt zugunsten einer multifaktoriellen Genese aussprach, so auch 1928.

Elitegehirn-Forschung. Die Frage nach Besonderheiten der Hirnarchitektonik lag nahe bei Sonderbegabungen auf mathematischem, musikalischem und allgemein intellektuellem Gebiet, kurz bei Elitegehirnen und deren Gegenstück, den Gehirnen von Verbrechern und anderweitig Abnormen. Das Interesse an Elitegehirnen war keineswegs auf Vogt beschränkt und bestand schon lange vor seiner Zeit, Teilaspekt der Schädelsammlungen wie derjenigen von Gall oder dem Freiburger Anatomen Alexander Ecker (1816–1887)[53]. So erwähnt der St. Petersburger Neurologe Wladimir Bechterew (1857–1927), Schüler der Leipziger Wilhelm Wundt und Paul Flechsig, im Brief Nr. 97 an Ludwig Edinger, wahrscheinlich aus dem Jahre 1890, die Untersuchung der Gehirne von Mendelejew und Rubinstein. Der Berliner Pathologe David von Hansemann (1858–1920) obduzierte das Gehirn des Physiologen v. Helmholtz (B Ostertag 1937),

[53] M Hagner 1997, 2002.

doch wurde nur die linke Hemisphäre in Gips abgeformt, also keine genauere Untersuchung durchgeführt (Briefe Nr. 193 und 196). Von Hansemann sträubte sich gegen die von Virchow gewünschte Publikation des Hirn-Befundes. Edinger berichtet Retzius über die Untersuchung eines Mathematiker-Gehirnes (Brief Nr. 328), doch auch im Brief Nr. 441 des Königsbergers R. Zander geht es um die Frage des Gehirnes von Helmholtz und anderer Geistesgrößen, wobei darauf hingewiesen wird, dass das Gehirn von Bismarck entgegen anderer Nachrichten nicht obduziert worden sei. Die Befunde an Gehirnen Hingerichteter interessierten Vogt[54], aus anderen Gründen aber auch Walter Spielmeyer, dem es allerdings bei seiner neuropathologischen Ausrichtung mehr um die Folgen akuter Durchblutungsstörungen des Gehirns gegangen sein wird, denn an architektonischen Fragen war er nicht interessiert. Immerhin erwähnen mehrere Briefe, die 1928 zwischen Spielmeyer und Vogt gewechselt wurden, methodische Probleme[55] bei Hirnbefunden an Hingerichteten (Nr. 1093, 1094, 1095), während ethische Probleme ausgeklammert bleiben. Selbst das Gehirn von Ludwig Edinger wurde von seinen in die USA emigrierten Schülern Walter Riese (1890–1976) und Kurt Goldstein (1878–1965) untersucht und der Befund 1950 publiziert. Das klassische Beispiel für die Untersuchung eines „Elitegehirnes" blieb die von Oskar Vogt in einem hierfür eigens geschaffenen Moskauer Forschungsinstitut vorgenommene und zytoarchitektonisch ausgerichtete Erforschung des Gehirns von Lenin[56]. Auf die von Vogt dort beschriebenen übergroßen Nervenzellen dieses „Assoziationsathleten" Lenin geht zwar keiner der aufgefundenen Briefe unmittelbar ein, doch klingt der politische Aspekt im Brief Nr. 1376 (Spielmeyer an Hallervorden am 30.8.1933) an (einige weitere Briefzitate siehe auch J Peiffer 1997). Im Zusammenhang mit den Nürnberger Kriegsverbrecherprozessen bemühte Vogt sich – allerdings vergebens – um die Gehirne der Hingerichteten[57].

Genetik und Rassenhygiene. Auch die Probleme der Genetik sind vielfach mit dem Namen von Cècile und Oskar Vogt verbunden. Sie klingen in unseren Briefen erstmals in dem Brief des jungen **Ernst Rüdin** (1874–1952) an seinen Lehrer August Forel vom 11.11.1898 (Nr. 318) an, in dem er schreibt: „Vor allem drängt es mich, den bis jetzt noch sehr schlecht umschriebenen Begriff der Heredität (Anlage, Disposition etc.) in palpable Faktoren zu zerlegen... Ich fühle einen tiefen Drang, Unglück und Krankheit an ihrer Wurzel auszurotten, den Drang, der mich seiner Zeit zum Abstinenten und Socialisten werden ließ und noch macht". Es ist ein Lebensprogramm, dem Rüdin folgen wird. Abstinenz und Sozialismus waren Ziele, die um die Wende zum 20. Jahrhundert von vielen Gleichgesinnten verfolgt werden. Das Ziel, „Krankheit an der Wurzel auszurotten", barg allerdings bei konsequenter Verfolgung die Gefahr, nicht nur bei der Zwangssterilisierung, sondern auch bei der „Euthanasie" unheilbar erscheinender Kranker zu enden. Auf diese Frage wird weiter unten eingegangen werden.

Eine sehr viel speziellere Auffassung von genetischen Störungen zeigt sich in der von Ostertag gegenüber Alfred von Braunmühl (1901–1957) aufgeworfenen Frage

[54] M Hagner 2003.
[55] Zur Methodik der Untersuchung von Elitegehirnen siehe v. Economo 1929.
[56] J Richter 1996, 2000, H Satzinger 1998, zum ganzen Komplex der Elitegehirnforschung vor allem M Hagner 2003).
[57] M Hagner 2003.

nach der Bedeutung eventueller pleiotroper oder gekoppelter Gene bei der Entstehung pathologischer Gliaformen (Nr. 1173 vom 6.11.1930), vergleichbar mit der o. a. Bemerkung Bielschowskys (Nr. 1184), die sich auf eine Arbeit v. Braunmühls bezieht wie auch die Erwiderung Spielmeyers, wenn dieser Bielschowsky am 16.3.1931 schreibt, er müsse doch bemerken, „dass ich Ihre Einwände resp. das, was Sie und Hallervorden Braunmühls vergleichend anatomischen Erklärungsversuchen nun an genetischen Hinweisen entgegenstellen, nicht annehmen kann. Sie schreiben von B[raunmühl)s Sachen, dass sie recht dubiöser Art seien. Aber finden Sie wirklich nicht, dass die genetischen Dinge, die Sie von O. Vogt übernehmen, in diesem Zusammenhang mindestens so dubiös sind?" (Nr. 1189). Es klingt hier neben der Verteidigung neuropathologisch gewinnbarer Erkenntnisse eine gewisse Animosität Vogt gegenüber an, der durch sein seit der Jugendzeit gepflegtes Hummel-Sammeln ähnlich der Ameisen-Forschung August Forels praktisch-genetische Erfahrungen gewonnen hatte, die auch in seine Hirnforschung einflossen (Vogt 1926). Vogt hatte außerdem inzwischen den qualifizierten jungen Zoologen und Genetiker **Nikolai Wladimirovich Timoféeff-Ressovsky** (1900–1981) von der Moskauer Universität an sein Berliner Institut nach Berlin-Buch geholt und damit einen hervorragenden Wissenschaftler gewonnen[58]. Spielmeyer nimmt seine abwehrende Haltung gegenüber der Genetik, die wohl auch mit seinem gespannten Verhältnis zu dem am selben Institut wirkenden Rüdin zusammenhing, allerdings in einem späteren Brief (Nr. 1194 vom 23.3.1931) etwas zurück, indem er schreibt: „Ich glaube auch, dass ich unverdächtig sein sollte, die Bedeutung der genetischen und genealogischen Forschung zu gering einzuschätzen... ich habe mich ja auch ziemlich viel mit der Heredodegeneration beschäftigt und oft genug betont, wie sehr wir hier nicht nur die Ergänzung, sondern auch die Führung durch die Erbwissenschaften brauchen".

Eine andere Akzentuierung erfährt die Genetik ab 1933 mit dem politisch favorisierten Schwenk zur Rassenhygiene. Schon mit dem im 18. und 19. Jahrhundert sich manifestierenden Kolonialismus richtete sich das Interesse mancher Wissenschaftler auf Schädel und Skelette außereuropäischer Völker, – insofern auch nicht ganz ohne rassenhygienischen Hintergrund, als man glaubte, durch eventuelle Abweichungen vom europäischen Schädelbau Grundlagen für die Annahme einer intellektuellen Minderwertigkeit farbiger Völker zu gewinnen. Schließlich schreibt bereits der Frankfurter Anatom **Samuel Thomas Soemmerring** (1755–1830) nicht nur über das „Organ der Seele", sondern 1784 auch „Über die körperliche Verschiedenheit des Mohren vom Europäer"[59], und R. Virchow ist mit seiner Deutschen Anthropologischen Gesellschaft an der Sammlung außereuropäischer Schädel interessiert, beide allerdings ohne Tendenzen, die man später als rassenhygienisch bezeichnete.

Bei Vogt heißt es 1929: „Die praktischen Ziele der Hirnforschung betreffen die Pflege und die Höherzüchtung des menschlichen Gehirns". Dieser Begriff der Höherzüchtung gehört zu den Inhalten der eugenischen Ideen, die sich seit Galton und Gobineau verbreiteten und schließlich als Rassenhygiene in das Programm des Nationalsozialismus einflossen, ab 1933 verstärkt nicht zuletzt durch das Wirken von Ernst Rüdin. Während der Hamburger Psychiater **Wilhelm Weygandt** 1934 gerne ein eigenes „Insti-

[58] Hoßfeld 2001.
[59] M Hagner 1997.

tut für die Erforschung von Rassegehirnen" eingerichtet hätte[60], lag eine solche Zielsetzung nicht im primären Interesse Oskar Vogts. Man darf Vogt nicht zu den eigentlichen Rassenhygienikern zählen. Immerhin hatten C. und O. Vogt in der zitierten Arbeit von 1929 einschränkend bemerkt: „Es scheint uns höchst unwahrscheinlich, dass es auf eugenischem Wege gelingen wird, die vorhandenen erblichen Erkrankungen und Minderwertigkeiten des Nervensystems auszumerzen". Eine derartige Ausmerzung war aber das politische Ziel der ab 1933 herrschenden Partei. Sie versuchte, die eugenischen und rassenhygienischen Gedankengänge mit Intensität zu verbreiten, nicht zuletzt durch Fortbildungskurse der Ärzte.

An entsprechenden erbbiologischen Kursen beteiligen sich 1936 auch Karl Bonhoeffer und Julius Hallervorden. Die Vorträge der Beiden enthalten allerdings keine dem nationalsozialistischen Jargon entsprechenden rassenhygienischen Formulierungen. Insbesondere Bonhoeffer appelliert an die Verantwortlichkeit der Gutachter, weist auf die schwachen Stellen der psychiatrischen Diagnostik insbesondere bei Schizophrenie und Schwachsinn hin und mahnt zu diagnostischer Sauberkeit, stellt allerdings das Sterilisierungsgesetz nicht in Frage. Hallervorden gibt Beispiele für Erbkrankheiten wie die Chorea Huntington, stimmt im übrigen aber den zurückhaltenden Darlegungen Bonhoeffers zu, verweist sogar auf Unsicherheiten der pathologisch-anatomischen Untersuchungen bei Schwachsinns-Fällen. Er erwähnt am 16.3.1934 in seinem Brief an Spielmeyer (Nr. 1407) einen ersten von ihm besuchten Kurs, der ihn „außerordentlich interessiert" habe. Bei Spielmeyer im Zeitverzug mit der Ablieferung zweier Handbuchkapitel erläutert er entschuldigend: „Das Sterilisierungsgesetz und so mancherlei von aussen herantretende Anforderungen, die man jetzt noch nicht übersehen kann, werden wohl mehr Zeit in Anspruch nehmen als mir für die wissenschaftliche Vertiefung lieb ist, andererseits will und kann ich nicht diesen Ansprüchen mich entziehen". Spielmeyer selbst kommt allerdings am 6.3.1934 (Nr. 1406) sicher nicht ohne Blick auf die stark angewachsene Bedeutung seines Münchner Kollegen E. Rüdin zu dem resignativen Schluss: „*Hirnpathologie ist eben keine Rassenhygiene*". Hallervorden jedoch berichtet Bielschowsky (Nr. 1414), er habe nun Beziehungen zu Rüdin geknüpft und ihm sein anatomisches Material als Ausgangspunkt erbbiologischer Untersuchungen angeboten. Am 15.6.1935 bekräftigt er Spatz gegenüber sein Interesse an der Genetik („ein kolossal interessantes Kapitel") (Nr. 1504). Das Thema der Rassenhygiene und Eugenik wird uns bei der Behandlung der sogen. Euthanasie nochmals beschäftigen.

Kolloidchemie, Synhärese und Thixotropie. Eine letzte Hypothese beherrscht die deutsche Hirnforschung um die Mitte des vergangenen Jahrhunderts, nämlich die Bedeutung der Kolloidchemie für Hirnerkrankungen. **Raphael Eduard Liesegang** (1869–1947), ein von der Photographentechnik herkommender und sich ohne akademischen Abschluss mit physikalisch-chemischen Problemen beschäftigender Hobby-Wissenschaftler, hatte über Fällungserscheinungen in Gelen gearbeitet, die der Chemiker Wilhelm Ostwald (1853–1932) später nach ihm Liesegangsche Ringe nannte. Liesegang kam 1908 nach Frankfurt, um am Senckenbergischen Museum in Zusammenarbeit mit Ludwig Edinger (Brief Nr. 645, 783, 881) über Gele und Silberfällungen

[60] M Hagner 2003.

zum Zwecke der Imprägnation von Hirngewebszellen nach C. Golgi weiterzuforschen. 1921 wurde Liesegang Mitarbeiter am Kaiser-Wilhelm-Institut für Biophysik in Frankfurt am Main und ab 1937 Leiter eines eigenen Institutes für Kolloidforschung. Edinger rühmt am 24.6.1911 gegenüber Retzius eine Arbeit Liesegangs (Nr. 695, auch 710 vom 29.12.1911) und Retzius freut sich, dass mit dieser physikalischen Arbeit eine These Möllgaards widerlegt werden konnte (Nr. 697). Die von ihm erzeugten eigenartigen mehrschichtigen, achatähnlichen Ringe, auch die durch Ausfällungen anorganischer Salze erzeugbaren Gebilde beeindruckten Edinger wegen deren Ähnlichkeiten mit Ganglienzellen (Nr. 810). Liesegang selbst begründet in einem Brief an Edinger vom 1.1.1916 (Nr. 881) seine Motivation, Wissenschaft zu betreiben und schreibt: „Der Zufall warf mir das Ring-Phänomen in die Hände. Ich ahnte bald die Möglichkeit, es auf mineralogische Probleme anzuwenden". Jahre danach waren es nicht mineralogische Fragestellungen, sondern eigenartige Ähnlichkeiten der Ringbildungen mit morphologischen Bildern, die für die 1940 von dem ungarischen Pathologen Joseph von Baló (1895–1979) beschriebene konzentrische Sklerose charakteristisch sind. Jahre nach Edinger war Hallervorden, der von Baló Präparate erhalten hatte, deren Charakteristika einem eigenen Fall entsprachen, nun von diesen achatähnlichen Strukturen und deren mögliche Erklärung durch kolloidchemische Vorgänge fasziniert (Brief vom 1.7.1931 an H. Spatz, Nr. 1208, ferner Nr. 1212, 1213, 1216, 1222). Spatz findet: „Ich bin auch der Überzeugung, dass bei dem Zustandekommen der Veränderungen der Encephalitis concentrica kolloidchemische Bedingungen eine Rolle spielen" (Nr. 1214). Über Jahre hinweg ist nun die von den Liesegangschen Ringen ausgehende Anregung Thema der Hallervordenschen Arbeiten zur konzentrischen und multiplen Sklerose (Nr. 1262, 1264), allerdings ganz im Spekulativen bleibend und von Analogieschlüssen geleitet. Am 7.3.1932 schreibt er an **Hugo Spatz**, seinen eng verbundenen Briefpartner, nach Erläuterungen über die mögliche Pathogenese der Sklerose selbstkritisch: „Dies in der manischen Phase, in der depressiven kommt dann die Kritik" (Nr. 1266). Hallervorden nimmt Beziehungen zu Liesegang auf (Nr. 1267, 1273) und erweitert seine Modellvorstellungen auch auf andere zentralnervöse Strukturanomalien wie den Status spongiosus und die Hirnatrophien (Nr. 1276), bemüht sich aber auch, sich in Fachkollegs physikalisch-chemisch und mathematisch fortzubilden, um diese Phänomene besser verstehen zu können (Nr. 1280, 1304). Spatz spricht von den „Hexenringen" und ergänzt: „Man könnte höchstens noch an ein ringförmiges Wachstum eines hypothetischen Erregers denken" (Nr. 1305) und nähert sich damit den Vorstellungen des später aus Heidelberg emigrierten **Gabriel Steiner** (1883–1965), der 1930 eine Spirochaeta myelophtorica für die Multiple Sklerose verantwortlich machen zu können glaubte, was sich aber ebenso wenig beweisen ließ wie die späteren Virushypothesen (G Schaltenbrand 1943). Hallervorden versucht, den kolloidchemischen Vorgängen durch Behandlung von Kaninchenhirn in Silbernitratlösungen näher zu kommen (Nr. 1312, 1313) und diskutiert deren mögliche Beziehungen zu Hirnschwellung und Hirnödem (Nr. 1322), spekuliert auch über kolloidchemische Prozesse bei der Hirnerschütterung (Nr. 1324), wobei von ihm in diesem Brief vom 31.12.1932 hierfür erstmals der Begriff der Thixotropie verwendet wird. Er vermutet, dass auch elektrische Stromeinwirkungen möglicherweise in diese Zusammenhänge gehörten, schließt aber: „Phantasien sind bekanntlich keine Grenzen gesetzt und man soll sie hübsch bei sich behalten, besonders auf wissenschaftlichem Gebiet".

Nicht nur Hallervorden, sondern auch **A. v. Braunmühl**, ein anderer Spielmeyer-Schüler, verwendet Kolloid-Gedanken, was Bielschowsky unterstützt (Nr. 1303). A. v. Braunmühl bringt den Terminus der *Synhärese* ein, den er nun auch auf Altersatrophien des Gehirns anwendet (Nr. 1328). Hallervorden bleibt im Spekulativen, wenn er bei den entzündlichen und synhäretischen Vorgänge wieder an eine gemeinsame Virusätiologie denkt (Nr. 1349). Sicherer ist er sich inzwischen über die Bedeutung der kolloidchemischen Vorgänge bei der Hirnerschütterung (Nr. 1356, 1362, 1363, 1366), hält aber selbst eine experimentelle Überprüfung für notwendig. Erst eine Begegnung mit dem Chemiker Ettisch macht ihm die Problematik seiner Vorstellungen deutlich (Brief Nr. 1374 an B. Ostertag vom 10.8.1933, auch Nr. 1377 an Bielschowsky). Bereits aus der Emigration in die Niederlande bestätigt Bielschowsky Hallervorden, dass sich auch dort namhafte Wissenschaftler mit kolloidchemischen Problemen beschäftigen (Nr. 1386), während Hallervorden wieder darauf zurückkommt, dass Liesegangs Beobachtungen von Ringbildungen an Palmwurzeln ihn auf die Analogie mit der Balóschen Krankheit gebracht hätten (Nr. 1385). Noch am 9.11.1934 sucht Hallervorden nach Traumafällen, die seine Hypothesen stützen könnten (Nr. 1442), glaubt, auch bei dem Breslauer Neurologen Otfrid Foerster Verständnis zu finden (Nr. 1456), doch endet im Januar 1945 diese Diskussion um Kolloidchemie und Thixotropie (Nr. 1751, 1754), die sich im wesentlichen zwischen Hallervorden und Spatz abgespielt hatte. Zwei Jahrzehnte beschäftigte die Hypothese den Kreis um Hallervorden, um sich dann als rein spekulativ und unbeweisbar zu erweisen.

Kapitel 3

Naturwissenschaftliche Grundlagen der vergleichenden Entwicklungsgeschichte des Nervensystems und seiner Funktionen

Vergleichend-neuroanatomische Forschung und Entwicklungsgeschichte des Nervensystems

Die vergleichend-anatomische Untersuchung des Nervensystems von Invertebraten und Vertebraten beherrscht die letzten Jahrzehnte des 19. Jahrhunderts und bildet die Grundlage der späteren Entwicklung der Hirnforschung. Sie ist das Thema der meisten Briefe vor Ausbruch des ersten Weltkrieges. Es werden daher hier nur einzelne Komplexe hervorgehoben, ohne auf alle einschlägigen Briefe zu verweisen. Mollusken, Quallen, Fische und Amphibien sind das Material der von Anton Dohrn geleiteten *zoologischen Station in Neapel*, die sich seit den 70er-Jahren des 19. Jahrhunderts zum Mekka der internationalen Entwicklungsforschung am Nervensystem herausbildet (Nr. 20). Daneben ist es das *Laboratorium von Ludwig Edinger in Frankfurt* am Main, das – begünstigt auch durch die *internationalen Verbindungen* mit Carl Weigert – Wissenschaftler aus aller Welt anzieht, mit denen Edinger in lebhafter Korrespondenz verbunden bleibt. Dies gilt für den Schweden Gustaf Retzius[61], dessen Mitarbeiter Emil Holmgren[62] wie für die Engländer W. H. Gaskell[63], Victor Horsley (414), Elliot Smith[64], die Franzosen Pierre Marie (156, 171), J. Soury (u. a. 151), E. Catois (394, 398), die Amerikaner M. A. Starr (55, 61), C. L. Herrick (141, 146, 147, 295), C. J. Herrick (612, 617, 681), R. M. Yerkes (625) und G. L. Streeter (Nr. 433), die Ungarn M. v. Lenhossék (82, 158), Karoly Schaffer (Nr. 115, 123, 178, 705, 844) oder die Holländer G. Jelgersma (Nr. 86), Cornelis Winkler (Nr. 800), Ariens Kappers (Nr. 652), L. Bolk (642) und R. M. Magnus (917), um nur einige zu nennen neben zahlreichen Italienern (u. a. C. Golgi Nr. 362, 663, 666, L. Gianelli Nr. 443) und Russen (Bechterew Nr. 97, Darkschewitsch Nr. 130, 176, 251).

Forschungsobjekte und -ziele

Der Inhalt der Briefe streut verständlicherweise innerhalb des Generalthemas der vergleichenden Neuroanatomie und – später – vergleichenden Physiologie und Psychologie erheblich, doch lassen sich einige Schwerpunkte hervorheben, die angesichts des breiten Spektrums und des wohl derzeit nur begrenzten Interesses an diesen Forschungen zur Entwicklungsgeschichte des Nervensystems tabellarisch aufgeführt werden:

---

[61] u. a. Nr. 335, 371, 426, 448, 481, 487, 504, 515, 540, 603, 659, 791, 812)
[62] Nr. 732, 741, 819, 858, 862, 863, 891, 919, 926
[63] Nr. 62, 63, 75, 330, 332, 506, 630
[64] 423, 432, 446, 478, 560, 763

Objekt	Untersuchungsziel	Autor	Brief-nummer
Vögel		G Retzius	118
Vögel		H W H Jensen	273
Vögel		A Wallenberg	341
Vögel		A v Koelliker	400
Hühnerembryone		M v Lenhossék	158
Frösche		R Wlassak	165
Frösche		R Gaupp	260, 270
Alligatoren		E Holmgren	891
Kaninchen		C Weigert	346
Affen		W v Waldeyer	84, 113
Affen		L Edinger	534
Halbaffen		G Schwalbe	845
Halbaffen		E Holmgren	862
Halbaffen		O Vogt	966
Elephanten		H Dexler	614
Amphibien		B Haller	664
Delphine		A Kappers	652
	Radialwanderung	R Burckhardt	226, 484
Arthropoden	Kleinhirn	A Bethe	322
Fische und Säugetiere	Homologisierungsfragen	C L Herrick	117
"	"	R Burckhardt	132
"	"	Elliot Smith	478
Wirbeltiere	"	L Edinger	135
"	Kritik an Edinger	W H Gaskell	330, 332
"	"	G Retzius	371
"	Hörorgan, Labyrinth	G Retzius	791
Hund	Rindenreize	Fr Goltz	144
Hund	"	A Bickel	274
	Hirnentwicklung	J L Herrick	295
	Verhaltensbeobachtung	J W H Jensen	183
	"	H Dexler	614
	Verhältnis Anat. /Physiol.	J Loeb	253
Frösche	Stimmverhalten	M Verworn	780
Katzen	Plastizität des NS	E Holmgren	919
Fische (Teleostier)		L Edinger	466, 480
Fische (Selachier)		G Retzius	264
Fische	Schädel-Hirnbeziehung	R Gaupp/F Keibel	508
Fische	Schwimmblasen	Thilo	416
Fische	Embryonalentwicklung	W His	91
Fische	Nervenregeneration	G Fritsch	227
Fische	Markscheidenbildung	Th Kaes	229
Amphibien	"	H Braus	922
Fische	Pinealnerv	G Retzius	485
Fische		R Fernandez-Markinowski	886
Fische	Stammganglien	P Flechsig	923
Fische	Sinnesorgane	B G Wilder	464
Fische	"	A Kappers	652
Fische	Hörvermögen	G Retzius	603
Kaimanfisch und Amia	Liquorfunktion	L Edinger	514
Amphioxus, Petromyzon, Myxine		L Edinger	502, 507
"		G Retzius	540
"		De Cyon	605
"	Alt- und Neumund	L Edinger	517
Myxine, Proteus, Hypogeophis	Kleinhirn	L Edinger	408
"	"	G Retzius	540, 659
Mormyrus	"	L Edinger	667, 792

Alle diese an den erwähnten Projekten beteiligten frühen Neuroanatomen sind hervorragende Kenner der zoologischen Systematik und sind auch selbst als Entdecker neuer Arten und Varianten bekannt geworden unabhängig von ihrer eigentlichen Berufstätigkeit, so A. Forel mit seiner Ameisensammlung, O. Vogt mit seiner Hummelsammlung.

Probleme der Homologisierung und der Nomenklatur

Eng verknüpft mit der allgemeinen Embryologie sind die Anmerkungen von **Rudolf Burckhardt** über die *Radialwanderung von Zellen zur Rinde* (Nr. 226 vom 30.10.1895) oder zu der Unterscheidung von Übergangszuständen und -gliedern (Nr. 484). Bethe bestätigt eine Vermutung Edingers, dass ein Teil des Gehirns der Arthropoden dem Kleinhirn der Vertebraten funktionell entspreche (Nr. 322). Dass es allerdings bei der *Homologisierung der Befunde* an niederen Tieren wie Fischen und an Säugergehirnen Probleme geben kann, wird mehrfach angesprochen Edinger schreibt am 4.1.1893 an Retzius: „Mehr und mehr drängt sich eben die Überzeugung auf, dass das Nervensystem nur zu verstehen ist, wenn man endlich abgeht von der einseitigen Betrachtung desjenigen der Wirbelthiere" (Nr. 135). Recht grundsätzlich ist die am 13.3.1899 formulierte Kritik von W. H. Gaskell an Edingers Vorstellungen von der Entwicklung des Nervensystems von niederen zu höheren Tieren (Nr. 330, etwas zurückgenommen dann in Nr. 332). Auch G. Retzius berichtet am 15.10.1900 über Zweifel am Stammbaum der Mammalia und Promammalia (Nr. 371), begründet mit der Entwicklung von Cochlea und Labyrinth (Nr. 791).

Die Abhängigkeit von den methodischen Fortschritten

Viele Fortschritte auf dem Gebiete der Hirnforschung waren selbstverständlich abhängig von den technischen Möglichkeiten der Gewebefixierung, der Schnitt-Technik vom Großflächenschnitt bis zur Elektronenmikroskopie, wie bei dieser von den Einbettungsmethoden, den Methoden der Zellfärbung und -imprägnation sowie der Befunddokumentation von Zeichnung und Aquarell über die Mikrophotographie bis zur Zeitraffer-Filmaufnahme von Zellkulturen. Auch dies spiegelt sich in den Briefen: Die Fixierung durch Osmium 1880 (Nr. 25), durch Chlorzinklösungen (Nr. 35), Alkohol (Nr. 1126) oder Formol (Nr. 188, 1028), die Einbettung in Gelatine (Nr. 1022), die Darstellung der Glia durch C. Weigert in immer neuen Varianten (Nr. 44, 59, 66, 80, 169, 242, 321, 338, 440), die Methoden der Imprägnation durch C. Golgi (Nr. 168, 336), Ramon y Cajal (Nr. 448), Hortega (Nr. 1036, 1201, 1207, 1352, 1604) und Max Bielschowsky (Nr. 493, 1169) waren in gleicher Weise bedeutend wie die Färbungsmethoden, die in der Hirnforschung mit der Magentarot-Färbung durch F. Nissl begannen, der damit die von B. v. Gudden formulierte Preisaufgabe der Münchner Medizinischen Fakultät gewonnen, die Methode aber später mit anderen basischen Anilinfarben wie Thionin und Toluolidin verbessert hatte.

Paul Ehrlich hatte für die Entwicklung solcher Farben eine wesentliche Bedeutung (Nr. 110). Wie bedeutungsvoll und wissenschaftlich fruchtbar die Bemühungen um spezifische Färbungen waren, lässt sich am besten an seinem Beispiel zeigen: Aus seinen primären Arbeiten über basische Anilinfarben, so seiner Dissertation 1878, entwickelte sich das Problem der spezifischen Farbstoffbindung und hieraus wiederum die Forschung über spezifische Rezeptoren, von ihm zunächst als Seitenketten bezeichnet. Aus der parallel zu J N Langley 1897 entwickelten Seitenketten-Theorie[65] mit spezifischer Toxinbindung (ab 1900 spricht Ehrlich von Rezeptoren) führten die Forschungen Ehrlich mit seinem Mitarbeiter Wassermann zur Bedeutung von Antikörpern als Basis unserer heutigen Immunologie und Rezeptorenforschung auf molekularbiologischer Ebene. Der andere fruchtbare Forschungsansatz von Ehrlich war auf der Grundlage der Farbstoffanalysen und -bindungsmöglichkeiten die Entwicklung von Pharmaka wie dem Lues-Therapeutikum Salvarsan (hierzu sei auf den bedeutenden Brief Ehrlichs an Darmstaedter vom 4.1.1905, Nr. 469 verwiesen).

Ein wichtiger Fortschritt für die Neuropathologie war auch die Anfärbungsmöglichkeit der Gliafasern durch Holzer (Nr. 1352). Dass Färbemethoden allein aber noch keinen wissenschaftlichen Fortschritt bedeuten, darauf wies J. Gaule bereits 1892 hin: „Ich erblicke aber trotzdem in der Verbindung mit dem Experiment das einzige Heil für die Histologie und den einzigen Verlass für die Interpretation der mikroskopischen Bilder... So wenig wie die Physiologie etwas zu leisten im Stande ist, wenn sie blos Kurven zeichnet, die im besten Fall gewisse Oberflächenänderungen widerspiegeln, so wenig kann die Histologie etwas leisten, wenn sie die durch die Reagenzien erhaltenen Formen färbt und abmalt: Das ist beides nur gedankenlose Handwerkstechnik, aber keine Wissenschaft“ (Nr. 133). Diese Feststellung gilt auch für die Gegenwart, erleben wir doch, wie jede neue histochemische Methode, jedes neue Antiserum, neuerdings auch die molekularbiologischen Methoden dazu führen, immer neue Publikationswellen über deren Anwendung an Zellen des Nervensystems bei verschiedensten Krankheiten auszulösen.

Vorteilhaft wirkte es sich um die Jahrhundertwende aus, dass die meisten namhaften Psychiater und Neurologen über eigene Erfahrungen in der experimentellen und vergleichenden Neuroanatomie verfügten. So konnte auch Hoche, der später in Freiburg wirkende Psychiater, auf in Straßburg gewonnene Methodenkenntnisse bauen, hatte er doch dort über die Glia bei Hunden (Nr. 338) gearbeitet ähnlich wie Carl Wernicke (Nr. 49, 50 vom 2. und 5.7.1884), der ebenfalls über experimentell- neuroanatomische Grundlagen verfügte. P. Flechsig, der als Neuroanatom den Leipziger Lehrstuhl für Psychiatrie sogar ohne eigene klinische Erfahrungen übertragen bekommen hatte, blieb im Wesentlichen neuroanatomisch tätig und befasste sich mit der Entwicklung der Markreifung sowie mit der *Bedeutung der Windungen und Furchen des Großhirns* (Nr. 830), die auch von A. Wallenberg und L. Edinger diskutiert werden (Nr. 847). Ob Nissl, Alzheimer, Edinger oder Bumke, – sie alle hatten eine gründliche morphologische Ausbildung hinter sich, so auch der Niederländer G. Jelgersma, (Nr. 86 vom 9.4.1890)). Dieser schreibt aus Arnheim an Ludwig Edinger über die Entstehung des optischen und des olfaktorischen Systems, flicht aber in seinen Brief auch humanpathologische Beobachtungen ein, so die kontralaterale Atrophie des Kleinhirns bei einseitiger Großhirn- Hemisphärenatrophie. Er schließt: „Unsere Kenntnisse vom Kleinhirn [sind] aber äußerst dürftig“. Zum Kleinhirnbefund eines Falles des Wiener Klinikers H. Obersteiner meldet Edinger in diesem Sinne einige Bedenken an (Nr. 811).

---

[65] A-H Maehle, C-R Prüll und R. Halliwell 2002.

Kritisch äußert sich F. Nissl über Thalamus-Studien von A. Wallenberg (Nr. 781). Nissl arbeitet selbst über den Thalamus (789, 965), an dessen Verbindungen und an Gliederungsprobleme, die auch P. Flechsig (Nr. 923 und nach dem zweiten Weltkrieg vor allem R. Hassler beschäftigen. M. Bielschowsky schreibt am 21.10.1929 selbstkritisch an W. Scholz, „dass wir mit unserer heutigen Technik noch nicht tief genug in die Struktur der Grundsubstanz der basalen Stammganglien und der Rinde eindringen und dass uns deswegen vielleicht wichtige Veränderungen verborgen bleiben" (Nr. 1134). Ähnlich äußerte Bielschowsky sich am 19.3.1931 gegenüber W. Spielmeyer: „Ich habe Ihnen ja schon vor Jahren ganz offen gesagt, dass die Histopathologie, wenn sie nicht durch neue Methoden eine wesentliche Verlängerung ihres Aktionsradius erhält, bald am Ende ihrer Leistungen sein wird" (Nr. 1191). Die Erkenntnisse über die Neurotransmitter und deren Rezeptoren sowie die bildgebenden Verfahren der Gegenwart haben hier inzwischen erhebliche Fortschritte gebracht, zu deren Erringung den damaligen Hirnforschern die geeigneten Methoden noch fehlten.

Neurophysiologische Untersuchungen

Neurophysiologische Untersuchungen ergänzten die anatomischen. Sie hatten das Interesse der neurologisch orientierten Nervenärzte und Internisten seit den Entdeckungen Galvanis und Faradays geweckt. Der Wechsel von eher spekulativen Überlegungen zu naturwissenschaftlicher Methodik lässt sich in Deutschland – wie eingangs erwähnt – u. a. mit den Namen von Emil du Bois-Reymond und Theodor Engelmann verbinden. Der Erstgenannte schreibt Engelmann am 15.2.1976 (Nr. 11) über Ableitungen an den Muskel-Sehnen-Übergängen und dieser antwortet am 17.2.1876 aus Utrecht über *Veränderungen der Querstreifung* der Muskelfasern unter polarisationsoptischer Betrachtung, die allerdings bei noch nicht vorhandener elektrischer Spezialbeleuchtung von dem in den Spiegel fallenden Sonnenlicht abhängig war, das in seiner Leipziger Zeit offenbar nicht hell genug leuchtete (Nr. 12). Engelmanns Reizversuche an peripheren Nerven erfolgten in Auseinandersetzungen mit Gad und dem Russen Tschiriew mit Hilfe außerordentlich exakter Messungen (Nr. 14 vom 16.6. 1877).

In der vergleichenden Hirnforschung kommen ebenfalls nicht nur morphologische Methoden in Anwendung, sondern auch *elektrische Reizversuche*, beginnend mit den grundlegenden Arbeiten von Gustav Fritsch (1838–1927) und Julius Eduard Hitzig (1838–1907) aus den Jahren 1870 bzw. 1874 über Hirnrindenreizungen, auf die Fr. Goltz 1893(Nr. 144) sowie A. Bickel (Nr. 274) eingehen[66]. Sehr interessant ist in diesem Zusammenhang der Satz von J. L. Herrick in seinem Brief vom 15.3.1898 an L. Edinger: „All growing cells of the body are functioning in the ridst of a neural „field" in somewhat sense that we speak of an electrical field" (Nr. 295), – eine Auffassung, die außerordentlich modern wirkt.

Neben Anatomie und Physiologie sind auch *Verhaltensbeobachtungen an Tieren* schon früh ein wissenschaftliches Thema. Dies entspricht der Auffassung von J. Loeb, der betont, dass in der vergleichenden Hirnforschung Anatomie und Physiologie ver-

[66] Vergleiche Fußnote 3 mit Hinweis auch auf Hoche (1934).

eint sein müssen (Nr. 253). Auf diese Beziehungen zwischen den anatomischen Befunden und den Verhaltensweisen sowie der Tierpsychologie wird weiter unten in einem eigenen Abschnitt eingegangen werden.

Interessant ist die Beobachtung von Holmgren über die *Plastizität des Nervensystems*: Er sah nach Trainingsversuchen an Katzen eine Verbreiterung der Lendenmarkauftreibung mit Zunahme der Vorderhornzellen und eine Vergrößerung der motorischen Rinde (Nr. 919 vom 10.3.1917), – auch dies eine Vorstufe von Ergebnissen jüngster Forschung z.B. über die Verbesserung der Regenerationsfähigkeit nervösen Gewebes und deren Nachweis mit Hilfe des funktionellen Computertomogramms und der Magnetelektroenzephalographie.

Zusammenarbeit der Wissenschaftler und Weiterentwicklung dieses Forschungszweiges

Bemerkenswert ist die damals offenbar selbstverständliche Bereitschaft, Informationen und Präparate auszutauschen und anderen Kollegen Untersuchungsobjekte anzubieten (z.B. Burckhardt Nr. 148; E. J. Osborn aus den USA mit Alligatorenhirnen Nr. 157; Semon an M. Fürbringer Nr. 162; M. Fürbringer und E. Haeckel an O. Vogt Nr. 281, 282; M. Fürbringer an Edinger Nr. 651; Bethe Nr. 317; der livländische Baron v. Liphart als höchst sachverständiger Hobby-Wissenschaftler an Edinger Nr. 459; B. G. Wilder Nr. 464; Retzius an Cori Nr. 504 und 638; C. A. Boulanger vom Britischen Museum Nr. 646; O. Vogt mit Lemuren an M. Fürbringer Nr. 864; Ariens Kappers Nr. 652). Der russische Embryologe Voeltikow schlägt M. Fürbringer ein Sammlungszentrum für embryologische Präparate vor (Nr. 494).

Zur Thematik des Austausches gehört auch die Verständigung über Nomenklaturprobleme bei der Bezeichnung von Bahnen und Kerngebieten. Sie klingen bei W. His sen. und Edinger an (Nr. 181, 182, 215, 452), ferner bei C. J. Herrick (Nr. 612), Retzius (Nr. 426, 487), L. Bolk (Nr. 642) und Edinger (Nr. 534). So schreibt Edinger am 6.5.1904 an den Wiener Psychiater und Heinrich Obersteiner: „Was mich besonders interessiert ist: Nomenclatur für neue und nicht gleich zu homologisirende Dinge, Publicationsart und vor Allem eine Correspondenzeinrichtung unter den wirklich Arbeitenden. Wir müssen auch sehen wie wir die Fabrikarbeiter los werden, die nur Tafeln ohne Text oder mit geistlosem Text gefüllt publiciren" (Nr. 452).

Nach einer durch den Krieg und die Unterbrechung der internationalen Kontakte, aber auch durch eine Erschöpfung der verfügbaren Methoden bedingten Zeitspanne wissenschaftlicher Ebbe auf dem Gebiet der deutschen vergleichenden Hirnforschung und der Paläoneurologie[67] gibt es nach dem Ende des zweiten Weltkrieges lokal einige neue Forschungsansätze, auf die im Abschnitt über die Nachkriegsforschung eingegangen werden wird[68].

Sie ranken sich um die Figur von Hugo Spatz, der sich 1938 noch einmal am Objekt der Selachier in Neapel der vergleichenden Hirnforschung zugewandt hatte (Nr. 1603, 1607). Ihn interessierte hierbei die Anwendung neuerer Gliazell-Darstellungen wie der

[67] T Edinger setzte wie E Grünthal diesen Forschungszweig in der Emigration fort
[68] H Spatz nahm die schon 1905 formulierte Hypothese eines Zusammenhangs zwischen Frontalhirn-Entwicklung und „Moralphysiologie" auf (siehe Kapitel 6, S. 116)

Hortega-Methode und der Gliafaser-Färbung nach Holzer, der ihn auch in der Zoologischen Station Neapel besucht.

Die Differenzierung von Kerngebieten und Bahnenverbindungen sowie von deren Funktion

Bereits das Ende des vorangegangenen Kapitels zeigt, dass es kaum möglich ist, eine systematische Grenze zwischen vergleichend-neuroanatomischer Forschung und der Entwicklung des menschlichen Gehirns einschließlich seiner Erkrankungen zu ziehen. Dies gilt in noch stärkerer Weise für den folgenden Themenkreis um die Lokalisation von Kerngebieten und die Klärung von deren Funktion sowie um die Bahnenverbindungen zwischen Rückenmark, Klein- und Großhirn. Von Bedeutung waren diese z.B. für die Klärung von Krankheiten wie der Tabes dorsalis (s. u.). Längere Zeit sind die Hirnnerven und ihre Kerngebiete ein Diskussionspunkt (Schaffer Nr. 115, 123; Adolf Wallenberg Nr. 208; Pierre Marie Nr. 156; A. Bethe, Nr. 317, 319, 322, 327, 329, 333, letzterer allerdings an Haien in Neapel; L. Bach, Nr. 334; G. Schwalbe, Nr. 368, Edinger an Goldstein am 5.10.1905, Nr. 492; Kohnstamm, Nr. 524, 528, 753, C. J. Herrick, Nr. 681, Edinger über Gaskell, Nr. 685).

Die *Ausrissmethode von Hirnnerven*, die der Gudden-Schüler P. Mayser am Vagusnerven (Nr. 98, 102), Adolf Wallenberg am Okulomotorius und N. facialis entwickelt hatte (Nr. 188, 208, 230, 238), fand ihre Fortsetzung bis in die Gegenwart durch die grundlegenden Untersuchungen von Georg Kreutzberg am Facialisnerv und -kerngebiet über die Reaktion der Nervenzelle und der umgebenden Glia auf derartige Schädigungen der Zellfortsätze.

Der Vestibularis wurde von R. Ewald in Verbindung mit der Totenstarre gebracht (Nr. 245), während allgemein *Tonusprobleme und die Funktionen des Kleinhirns* insbesondere von R. M. Magnus (Nr. 917), C. Winkler (Nr. 802) sowie Ch. S. Sherrington (Nr. 549, 744) diskutiert werden. Das Kleinhirn und seine Beziehungen zu den Oliven und dem Vestibularis ist auch Gegenstand einer Auseinandersetzung zwischen O. Marburg und Edinger (Nr. 677 vom 18.8.1910) und im Jahre 1913 von Stellungnahmen des Physiologen A. Kreidl (Nr. 747), des Prager Psychiaters Arnold Pick (Nr. 761), des Berliner Anatomen W. v. Waldeyer (Nr. 762) sowie von Edinger (Nr. 770), K. Schaffer (Nr. 844) und aus Lima von M. Bartels (Nr. 778).

Verständlicherweise sind die Beziehungen zwischen den Augen, dem Hirnstamm und der Hirnrinde bis heute ein beliebtes Forschungsobjekt, in unseren Briefen beginnend mit den Untersuchungen A. Koellikers (Nr. 386) über die mesodermale Herkunft des Glaskörpers gegenüber der ektodermalen der Retina als einem vorgeschobenen Hirnteil. Das Thema wird durch B. v. Gudden 1978 angeschlagen (Nr. 19) und weitergeführt von J. Stilling (Nr. 80), G. Jelgersma (Nr. 86), K. v. Monakow (Nr. 78) sowie H. Sachs (Nr. 244). Auf die Entwicklung der Stauungspapille geht schließlich der Kieler Ophthalmologe Behr (Nr. 924) ein.

Über die *Bahnenverläufe im Rückenmark* und über dessen Kerngebiete gehen die Auffassungen zunächst stark auseinander (v. Lenhossék gegen Edinger am 18.6.1889, Nr. 82; K. Schaffer Nr. 178; R. Wiedersheim, Nr. 302; Retzius, Nr. 335). Mit dem Ungarn Karol Schaffer besteht ein enger Gedankenaustausch auch über methodische Fragen – Schaffer entwickelt eine Nelkenöl-Methode – und über die Möglichkeiten von gezielten Hirn- und Nervenschädigungen durch Gifte wie Antimon, Blei und Arsen (25.11.1892, Nr. 134). Eine Reihe von Briefen ist von Skizzen begleitet, die dazu verhelfen, Missverständnisse auszuräumen oder Korrekturen vorzuschlagen (so Gaskell am 2.4.1886, Nr. 63; Schaffer, Nr. 844; K. v. Monakow, Nr. 889).

Die wichtigste Methode, sich über Bahnenverläufe klar zu werden, ist die Beobachtung der Nervendegeneration nach experimenteller lokaler Schädigung. Der erste sich hiermit befassende Brief unserer Sammlung stammt vom 26.5.1886, ergänzt am 10.6. 1886 (Nr. 65, 66). Er wurde von dem neuroanatomisch bei N. Friedreich in Heidelberg gut ausgebildeten Bonner Psychiater und Neurologen **Friedrich Schultze** (1848–1934), einem Freund von Wilhelm Erb, an Max Nonne gerichtet, für den er Untersuchungen nach Quetschung des Halsnervengeflechtes eines Patienten durchführte. Er rät Nonne, damals noch in Kiel tätig, angesichts des Fragmentarischen der methodisch problematischen Färbungsergebnisse nach der Weigertschen Markscheidentechnik zur Zurückhaltung bei der Publikation der Ergebnisse. „Dass bei intaktem Achsenzylinder durch die Degeneration des Markes allein keine sekundäre Degeneration bewirkt wird, entspricht vollständig dem analogen Verhalten bei multipler Sklerose (s. Neurol. Centralblatt Jahrg. 1884, Nr. 12)".

Alfred Erich Hoche, damals noch wie die meisten angehenden Nervenärzte ebenfalls neuroanatomisch arbeitend, übersandte Edinger am 10.12.1895 aus Straßburg Markscheiden-gefärbte Rückenmarksschnitte eines Falles mit Halswirbelbruch und Schädigung der 2. und 3. zervikalen Hinterwurzel, der 20 Tage überlebt hatte. In seinem Brief setzt er sich mit den Arbeiten von Flechsig, Schaffer, Burdach und Gowers auseinander, die wesentliche Arbeiten zur Rückenmarksanatomie geschrieben hatten.

Der renommierte britische Neurologe und Neuropathologe **Alexander Bruce** (1854–1911) bat Edinger am 3.10.1896 aus Edinburgh um Unterlagen zu einer in Edingers „Vorlesungen" vermerkte Bahn mit aufsteigender, d.h. hier von den Hinterwurzeln in Richtung Hirn fortschreitender Degeneration, für die er die experimentellen Beweise suchte (Brief Nr. 250).

Am 8.7.1894 dankt **Adolf Wallenberg** Edinger aus Danzig für dessen Anteilnahme an seiner Arbeit und für *methodische Ratschläge*, darunter erstmals die Verwendung von *Formol zur Fixierung von Gewebe*. Wallenberg arbeitet an der Anatomie der Hirnnervenkerne und deren Faserverbindungen (ihm verdanken wir später die Beschreibung des Wallenberg-Syndroms). Er hat schon die Erfahrung gemacht, dass die Guddensche Methode der operativen Entfernung von Rindenteilen bei neugeborenen Tieren für Degenerationsuntersuchungen nicht brauchbar ist (die Bemarkung ist noch nicht abgeschlossen, eine Degeneration daher im Markscheidenschnitt noch nicht erkennbar), weswegen er nur 1–3 Monate alte Tiere verwendet. Für Zelluntersuchungen allerdings verwendete er die Alkoholfixierung für die – ursprüngliche – Methode Nissls, die dieser bei Gudden in München entwickelt hatte. Wallenberg steht vor dem – noch Jahrzehnte später nicht optimal gelösten – Problem, wie er Färbungen der Nerven- und Gliazellen mit Markscheidendarstellungen verbinden könne. Ihn interessieren speziell die Bahnen, die für den Cornealreflex verantwortlich sind. Für die operative Unterbrechung der sensiblen Trigeminusäste hat er eine eigene Technik entwickelt.

Die Frage nach De- und Regeneration gewinnt eine neue Bedeutung im Laufe des ersten Weltkrieges mit den häufigen Verletzungen peripherer Nerven (Nr. 930 vom 28.6.1917, auch W Spielmeyer 1915). Edinger versucht die *Nervenregeneration* zu verbessern, indem er Leitschienen für die auswachsenden Axone in Form von Agargefüllten Röhrchen anbietet (Nr. 911 vom 21.12.1916). Der Chirurg **August Bier** berichtet Edinger am 26.7.1917 über seine früheren Untersuchungen mit Hilfe von Nährmedien, wobei nach seiner Erfahrung verschiedene Gewebe je eigene Nährmedien benötigten (Nr. 935). Der Pathologe **Walther E. Berblinger** (1882–1966), in Straßburg Schüler von F. v. Recklinghausen, nun in Marburg (1937 wegen der jüdischen Herkunft seiner Frau aus dem Jenenser Ordinariat gestoßen und in die Schweiz emigriert), hatte Edingers Methode der Nervenlücken-Überbrückung durch Agar und Kalbsarterien wiederholt und äußert in seinem Brief vom 16.11.1917 an Edinger die Auffassung, dass nicht die Schwannschen Zellen allein für die Wiederbemarkung verantwortlich seien, sondern „beim Menschen die Regeneration von dem mit der Ganglienzelle in Connex gebliebenen centralen Segment ausgeht" (Nr. 951). Berblinger betont die Bedeutung des auswachsenden Neuriten. Während des zweiten Weltkrieges tauchen erneut solche Fragen der Regeneration geschädigter peripherer Nerven auf (Nr. 1747 vom 3.1.1945).

Parallel zu den praktischen Erfahrungen der Kriegschirurgen laufen vergleichendneuroanatomische Experimente über den Einfluss des Rückenmarkes auf die periphere Nervenbemarkung und die Bedeutung der Schwannschen Zellen hierfür, so durch H. Braus (Nr. 922 vom 19.3.1917).

Kapitel 4

Die Beziehungen zwischen Neuroanatomie und Neuropathologie sowie die Bemühungen, Brücken zur klinischen Krankheitslehre und zur Pathogenese zu schlagen

Die bisher erwähnten anatomischen Beziehungen führten bereits mehrfach unmittelbar zu klinischen Fragestellungen. Dies gilt in besonderem Maße auch für die Behandlung der *Stammganglien.* Wissenschaftler wie W. H. Gaskell (Nr. 75), der Belgier A. Mahaim (Nr. 202), der Italiener L. Gianelli (Nr. 443) und der Hamburger A. M. Jakob befassen sich mit diesem Komplex, wobei allerdings Jakobs Darlegungen über das extrapyramidal-motorische System nicht nur auf Zustimmung stießen (Nr. 1043, 1052, 1053).

1884 hatte H. Wilbrand bereits das Problem angesprochen, morphologische Hirnbefunde mit klinischen Symptomen zu koordinieren (Nr. 46, Chr. Jakob 1884, Nr. 47). Auf folgende wichtige klinische Krankheitsgruppen beziehen sich Briefe:

Systematrophien

Derartige *Systemkrankheiten* hängen mit der Frage zusammen, was unter einer Degeneration, speziell einer Systemdegeneration zu verstehen ist. Schon 1893 fordert der Wiener Psychiater Rudolf Wlassak während eines Aufenthaltes in der Zoologischen Station Neapel, dass die ganze Degenerationsfrage dringend einer erneuten Bearbeitung bedürfe (Brief Nr. 165).

Zu solchen Systemdegenerationen wird die *olivopontozerebellare Atrophie (OPCA)* gezählt, mit der sich Spatz als einer Sammelgruppe am 25.7.1927 auseinandersetzt (Nr. 1084). Die große Bandbreite der Befunde wird von Bielschowsky auch am 27.3.1933 gegenüber Hallervorden im Hinblick auf die Friedreichsche Krankheit betont (Nr. 1350). Bielschowsky hat sich um diese Zeit intensiv mit der Frage der Heredodegenerationen speziell des Kleinhirns befasst (Nr. 1402, 1417), wie er am 4.2. und 20.5.1934 aus dem Niederländischen Exil an Hallervorden schreibt. **Max Nonne** betont am 12.12.1934 gegenüber G. Stiefler, dass er die nach Pierre Marie benannte *Ataxie cerebelleuse hereditaire* schon ein Jahr vor Pierre Marie beschrieben habe (Nr. 1454) und Hallervorden berichtet Spatz am 3.12.1935 über eine von ihm beobachtete Kombination einer Huntingtonschen Krankheit mit einer olivopontozerebellären Atrophie (Nr. 1532). Noch am 25.11.1937 ist dieses Thema bei Hallervorden aktuell bei der Beobachtung einer Kombination der Kleinhirnatrophie mit Friedreichscher Krankheit (Nr. 1592). Mit „systematisch" werde das wichtigste Merkmal, nämlich die Prozessausbreitung angesprochen, mit „Atrophie" die Art des Prozesses. In unserer Zeit wurden für die genannten unterschiedlichen Varianten und Kombinationen inzwischen verschiedene Gendefekte geklärt[69].

---

[69] W Paulus 2002.

Die *lokalisierte neuroaxonale Dystrophie (Hallervorden-Spatzsche Krankheit)* findet erstmals in dem Brief von Spatz an Hallervorden vom 4.8.1922 Erwähnung (Nr. 1024), ebenso im Hinblick auf die Zwillinge Alma und Martha am 7.8.1922 (Nr. 1025), wobei auf die Probleme bei der Interpretation der Pigmente und der Pseudokalk-Niederschläge verwiesen wird. 1930 beobachtete Neubürger einen neuen Fall in der Anstalt Eglfing-Haar (Nr. 1156).

Das Problem Pseudosklerose-Morbus Wilson berührt die Definition einer Systemkrankheit und deren Beziehung zu den Stoffwechselkrankheiten. 1883 beschrieb Carl Westphal ein Krankheitsbild, das 1898 durch A. von Strümpell eine Ergänzung erfuhr. Der Name leitete sich von einer gewissen klinischen Ähnlichkeit mit der Multiplen Sklerose ab, von dieser allerdings deutlich unterscheidbar durch das Fehlen einer temporalen Abblassung am Augenhintergrund, durch fehlenden Nystagmus und durch die allgemeine, auch mimische Versteifung, die zwar zu Sprechstörungen, nicht aber zu dem bei der Multiplen Sklerose beschriebenen Sakkadieren führt. Grobschlägiger Tremor, athetoide Bewegungsstörungen und psychische Veränderungen standen im Vordergrund. Mit sich mehrenden Beobachtungen – so schon 1888 durch Gowers[70] – zeigte sich eine erhebliche Variationsbreite des klinischen Bildes, der hereditären Verhältnisse, des Erkrankungsalters (ab 7. Lebensjahr) und der Verlaufsdauer. Diese Varianten galten auch für das Vorkommen des 1902 von *Kaiser*, 1903 von Fleischer beschriebenen *Cornealringes* und der gewöhnlich *grobknotigen Leberzirrhose*. Die grundlegende neuropathologische Beschreibung gaben v. Hößlin und Alzheimer 1911: Bei Fehlen jeder MS-typischen Veränderungen standen abnorme Gliazellformen mit Schwerpunkt in Striatum, Thalamus, Regio subthalamic und Nucleus dentatus des Kleinhirns im Vordergrund. 1912 folgte durch Wilson die Beschreibung einer progredienten Linsenkerndegeneration, die sich morphologisch durch ausgeprägten Status spongiosus und Schwerpunkt im Striatum auszeichnete, begleitet von erheblichem Nervenzelluntergang. Die Veränderungen waren manchmal schon makroskopisch erkennbar. Durch mehrere Jahre zog sich der Streit hin, ob es sich bei der Wilsonschen Krankheit und der Pseudosklerose um – wie heute angenommen – dieselbe Krankheit handele.

Die Priorität Wilsons in der Beschreibung der striären Veränderungen wurde von O. Vogt in Frage gestellt (s. Brief an Dr. Grünewald, Nr. 1019 vom 16.3.1922, ferner im Brief Nr. 1031 vom 5.10.1922). Vogt schreibt: „Ich glaube, dass meine Frau bereits 1911 – also vor dem Erscheinen der ersten Wilsonschen Arbeit – unter Anlehnung an die bis dahin einzige mit modernen Methoden durchgeführte Untersuchung von Gabriel Anton eine wichtigere Grundlage für den Ausbau der Lehre von den striären Erkrankungen geschaffen hat als Wilson bis auf den heutigen Tag" (Nr. 1017 und im selben Sinn 1019). Das Striatum hatte für die Vogts insofern eine besondere Bedeutung, als Cècile Vogt hier spekulativ einen anatomischen Ort zur Erklärung hysterischer Symptome feststellen zu können geglaubt hatte – nicht zuletzt zu sehen als Abwehr gegen die These, Hysterie sei eine typisch weibliche Äußerungsform[71].

Neue Fälle (A. Westphal 1913, 1919, C. v. Economo 1918) hatten Spielmeyer 1920 eine kritische histopathologische Überprüfung der Befunde erlaubt. Er setzte sich sowohl mit dem Status spongiosus auseinander, den er durch einen ungewöhnlich raschen Nervenzelluntergang bei Insuffizienz der örtlichen Glia zur Faserbildung zu erklären versuchte, als auch mit der eigenartigen, von Alzheimer und ergänzend 1930

[70] Übersicht bei W-J Eicke 1957.
[71] H Satzinger 1998, S. 194, 278.

durch Opalski an Spielmeyers Institut beschriebenen Glia-Anomalität mit den vielfältig gelappten, riesenhaften Zellleibern und den Kernatypien. Spielmeyer beschrieb die Eigenart der hier anzutreffenden Pigmentgranula und bildete Nervenzellen ab, die heute als apoptotisch gekennzeichnet würden. Seine eindeutige Auffassung, dass es sich um ein einheitliches Krankheitsbild mit allerdings großer klinischer wie morphologischer Variationsbreite handele, wurde bald allgemein akzeptiert. Spielmeyer (1922) zählte die Krankheit nicht zu den Systematrophien. Vogt akzeptierte zwar Spielmeyers Meinung, glaubte aber als Reaktion auf dessen Arbeit „Die histopathologische Zusammengehörigkeit der Wilsonschen Krankheit und der Pseudosklerose" anmerken zu müssen, dass Spielmeyer die lokalisatorische Seite zu gering bewertet habe (Nr. 1011 vom 20.7.1921). Spielmeyer meinte selbstkritisch, „da ich zu sehr histopathologisch interessiert bin und zu wenig von der normalen Anatomie dieser complizierten Gegend verstehe", wolle er gerne einen Mitarbeiter auf die lokalisatorische Untersuchung ansetzen (Nr. 1012). Diese Aufgabe übernahm offenbar Hugo Spatz, der die Vogtsche Auffassung der Priorität von Cecile Vogt bekräftigte (Nr. 1030) und dem Vogt antwortete: „Wir halten vom pathophysiologischen Standpunkt aus den Status marmoratus für wesentlich wichtiger als die Wilsonsche Erkrankung, wenigstens in der schweren Form wie sie Wilson selbst nur beschrieben hat" (Nr. 1031).

Das Wilson-Thema blieb noch lange aktuell, was sich aus dem Briefwechsel zwischen Spielmeyer, Bielschowsky, Ostertag und Hallervorden, diesem und Spatz sowie Eicke ablesen lässt[72]. Der Brief Nr. 1684 erwähnt die Arbeit von Eicke aus dem Jahr 1941.

In die Diskussion um den Morbus Wilson fügt sich auch die Auseinandersetzung über die pathogenetische Bedeutung der *Leberveränderungen* (Nr. 1249) und über die Entstehung des *Status spongiosus* (Nr. 1186, 1178). Schließlich gab Scholz 1951 eine Erklärung für den *Status marmoratus* als Folge perinataler Hypoxie-Schäden (Nr. 1961). Offen blieb lange die Pathogenese, wobei sowohl toxische Einflüsse – meist seitens der Leber –, vereinzelt wegen der auffallenden gemeinsamen klinischen Züge mit der bald bekannt werdenden Encephalitis epidemica (v. Economo) auch entzündliche Prozesse diskutiert wurden bis 1948 der auffallend hohe Kupfergehalt der Gewebe im gestörten Kupferstoffwechsel die Erklärung und gleichzeitig mit der B. A. L.-Behandlung einen therapeutischen Ansatz bot[73]. Die Cu-Bindung erfolgt über den Darm an Coeruleoplasmin zur Zelle, wo es in unlöslicher Form intralysosomal, aber auch zytosolisch an Metallothionein gebunden wird. Die Ursache liegt in Mutationen am ATP7B-Gen, welches für eine Kupfer-pumpende ATPase kodiert.

Riechhirn, limbisches System, Krampfkrankheiten

Riechen und Schmecken

Schon früh war für die vergleichende Neuroanatomie die Bedeutung von Riechen und Schmecken sowie die Analyse des Riechhirns und seiner Verbindungen ein vieldisku-

[72] Nr. 1142, 1143, 1161, 1172, 1177, 1179, 1182, 1183, 1189, 1245, 1249, 1602, 1684.
[73] Cumings 1951, N Breitbach-Faller und K Harzer 2002.

tiertes Thema (Adolf Meyer, Nr. 137 und 204, C. L. Herrick Nr. 146, 147, 617; J. Soury Nr. 151; H. Rabl-Rückhard, Nr. 177; W. Nagel, Nr. 217). Die zahlreiche Briefe beinhaltende Diskussion über die Entwicklung des Riechhirns in der Tierreihe ist dabei ein gutes Beispiel dafür, wie grenzüberschreitend der Gedankenaustausch zwischen Neurowissenschaftlern in der damaligen Zeit war: Paul Mayser, Gudden-Schüler wie der Schweizer August Forel, wandte sich am 12.5.1883 an diesen wegen Maysers Untersuchungen an Fischen (Nr. 42), der Holländer Gerbrandus Jelgersma am 9.4.1890 an Ludwig Edinger wegen seiner Olfactorius-Untersuchungen an Vogelgehirnen (Nr. 86). Während der Schweizer Carl Vogt (1817–1895), der die von Alexander von Humboldt aus Südamerika mitgebrachten und zunächst dem Valentinschen Institut übergebenen Schlangen untersucht hatte und als überzeugter Vertreter des Darwinschen Materialismus wegen seiner Auseinandersetzung mit dem Anatomen Rudolf Wagner bekannt geworden war (Carl Vogt 1855), das Thema Riechorgan-Hirn nur spöttisch streifte (er sei mit seiner Influenza „nicht mehr als ein wandernder Beweis für den Zusammenhang zwischen Geruchsempfindung und Gehirn"), geht der Amerikaner Clarence Luther Herrick (1858–1904), Gründer des J. of Comparative Neurology, in seinen Briefen vom 3.6. und 26.6.1893 (Nr. 146 und 147) sehr ins Einzelne hinsichtlich der Beziehungen zwischen Olfactorius und Hippocampus und der missverständlichen Bezeichnungen möglicher Homologe von Fornix, Hippocampus und Occipitallappen bei Insekten bis zu Alligatoren. In den Briefen bestätigt **C. L. Herrick** die Bedeutung von Edingers Darlegungen für die Brückenbildung zwischen Riechempfindungen und den Funktionen der Hippocampusregion einerseits, deren Verbindungen zu psychischen Vorgängen andererseits: „The way in which all these suggestions have been wrought into a consistent theory of psychogenesis in your paper seems to me a masterly illustration of morphological and phylogenetic reasoning". Ähnlich intensiv wie die Verbindung zu Herrick sind die Kontakte zu dem Pariser Medizinhistoriker **Jules Soury** (1842–1915)[74], wobei dieser auf die von Goltz dezerebrierten Hunde eingeht, bei denen der Geruchssinn erhalten blieb, möglicherweise, weil Teile des Uncus hippocampi erhalten geblieben waren. Soury bemängelt, dass Goltz bei seinen Versuchen die psychologische Komponente vernachlässigt habe. Das Riechhirn war auch Inhalt einer Kontroverse zwischen dem Anatomen Johann Joseph H. Rabl-Rückhard (1839–1905) und dem Prager Studnicka über die Frage, ob die Selachier ein unpaares Großhirn haben – was Rabl-Rückhard im Hinblick auf das paarig angelegte Riechhirn verneint – und welche Beziehungen zwischen Tractus olfactorius und Hirnmantel (Pallium) bzw. den Tela chorioidea bestehen (Brief Nr. 177 vom 10.3.1894). Der Wiener Physiologe **Sigmund Exner** (1846–1926), ein Schüler von Helmholtz, schreibt Edinger am 1.3.1895: „Seit vielen Jahren pflege ich auf die elementare Lebhaftigkeit der an Gerüche geknüpften Ideenassociationen in meinen Vorlesungen aufmerksam zu machen und daran die Vermutung zu knüpfen, dass diese auf den phylogenetischen ältesten und ausgebreitesten Verbindungen mit dem Cortex beruhen möge"(Nr. 213).

Aus den USA, seinem neuen Wirkungskreis, schreibt der Schweizer Adolf Meyer (1866–1950), der nach seinem Staatsexamen und der Promotion über das Reptilien-Vorderhirn 1892 in die USA ausgewandert war und dort eine eigene bedeutende Schule der Psychiatrie gegründet hatte. Er wendet sich am 17.4.1895 an L. Edinger, um die Rabl-Rückardschen Ansichten über eine tertiäre Riechbahn und eine Mantel-Stamm-

---

[74] Zu Jules Soury siehe Francis Schiller 1970.

Kommissur zu diskutieren, von welcher er nicht überzeugt ist (Nr. 216). Albrecht Bethe wiederum schreibt am 10.9.1895 aus Plymouth an Edinger, dass er sich intensiv mit Gedächtnis und Bewusstsein Wirbelloser befasse und auch Wirbeltiere einbeziehen wolle. Er wendet sich gegen Nagel, vermutlich den Waldeyer-Schüler Wilhelm Nagel (1856–1911) und dessen Werk über Geruch und Geschmack, und vor allem gegen die dort gemachte Angabe, wonach Carcinus solche Sinne abgingen. Diesen chemischen Sinn lokalisierte Bethe hauptsächlich in das Bauchmark (siehe Briefabschrift Nr. 222). Er warf im übrigen die Frage einer anderen Nomenklatur für derartige Sinnesempfindungen bei Wirbellosen auf. Aus Breslau berichtete Hugo Liepmann (1863–1925), ein Edinger- und Wernicke-Schüler, Edinger am 8.2.1896 über seine Arbeiten zur Riechstrahlung und seine Bedenken, diese bereits zu veröffentlichen, ohne sich über die gesamte Riechanatomie im Klaren zu sein (Nr. 237). Auch der Italiener F. Bottazzi arbeitet in der Zoologischen Station Neapel an Selachiern über das Riechorgan (Nr. 261 und 269 im Frühjahr 1897). Smith Elliot setzt sich aus Kairo am 13.9.1903 mit Edinger über Abgrenzung der Hippocampusregion auseinander (Nr. 423), B. G. Wilder am 24.8.1904 von der Cornell University Ithaca/USA über den Olfactorius von Fischen (Nr. 464), Gustaf Retzius schließlich aus Stockholm über Gehirn und Riechorgan der Myxine und das Fehlen eines Kleinhirns bei diesen (Nr. 540 vom 8.2.1907). Die Antwort Edingers vom 6.2.1908 postuliert beim Riechsinn schnauzenbetonte und geruchsstarke Tiere und eine eigene Schnauzen- und Zungensensibilität als Oralsinn neben dem Riechsinn (Nr. 599). Auf diese „sense organs of the snout" geht der Amerikaner Charles Judson Herrick (1868–1960) in seinem Brief vom 1.9.1908 ein (Nr. 617). Auch der Tierpsychologe R. M. Yerkes von der Harvard University beteiligt sich am 2.9.1908 und am 21.1.1909 an der Diskussion mit Edinger über das Verhältnis von vergleichend-anatomischem Befund zur vergleichenden Psychologie mit einer Reihe kritischer Einwände, so zur Differenzierung von Instinkt und Intelligenz bei Tieren, und mit einer Wendung gegen die Physiologen, die die psychologische Seite vernachlässigten (Nr. 618, 625). In einem Brief vom 22.11.1909 an den Anatomen Max Fürbringer geht Edinger nochmals auf Angriffe von Elliot Smith gegen seine Orallappentheorie ein (Nr. 653) und am 29.5.1913 ergänzt O. Polimenti aus der Zoologischen Station Neapel Edingers Olfactorius-Untersuchungen durch eigene Versuche am Hund nach Entfernung der Lobi olfactorii. Diese Hunde spürten auch nach Blendung Fleisch u. ä. sofort, was für einen solchen eigenen Oralsinn spreche (Nr. 779). Nicht zuletzt wohl durch den Ausbruch des ersten Weltkrieges bedingt tritt nun im internationalen Gedankenaustausch eine längere Pause ein, bis im Zusammenhang mit den Untersuchungen am Hippocampus und durch die Exstirpation-Ergebnisse von Klüver und Bucy diese Region mit ihren Beziehungen zum Geruchssinn, zu Erinnerungs- und Merkfähigkeit wie zur Emotionalität eine neue Aktualität gewinnt.

Durch diese Untersuchungen wurden Brücken geschlagen von der vergleichenden Neuroanatomie zur menschlichen Neuroanatomie, -pathologie und zur Klinik der ZNS-Erkrankungen einschließlich der Versuche, Einblicke in die Pathogenese dieser Krankheiten zu gewinnen und zu einer nosologischen Klärung von Krankheitseinheiten zu gelangen. Eine solche *Anwendung von Ergebnissen der vergleichenden und der experimentellen Neuroanatomie auf die menschliche Pathologie* bietet verständlicherweise Schwierigkeiten. So schreibt Franz Nissl am 11.6.1914 an L. Edinger: „Klinisches und Anatomisches lässt sich nicht zusammenbringen. Aber in der menschlichen Hirnpathologie ist eben das der Weg. Aber der vergleichende Anatom, die experimentelle Forschung, die Entwicklungsgeschichte muss mithelfen“ (Nr. 804). Die Kunst besteht darin, klinische Beobachtung mit kritischem Blick in Beziehung zu den experimentellen Ergebnissen zu setzen.

Eine bedeutende Rolle bei der Verknüpfung der beiden Forschungszweige spielt die Ammonshornformation und limbische System.

Das Ammonshorn und die Hippocampus-Formation

Adolf Meyer schreibt am 23.2.1893 – es ist kaum ein Jahr nach seiner Auswanderung aus der Schweiz in die USA – an L. Edinger über seine Eindrücke in der neuen Heimat, in der er sich noch schwer tut, vor allem, was seine Arbeiten über die Entwicklungsgeschichte des Ammonshornes und des Riechorgans betrifft (Nr. 137): „Die Schildkröten haben es überhaupt gleich von Anfang an mit mir verdorben weil der Tr. olf. nicht markhaltig war – wenigstens in meinen Exemplaren; diese zufällige Eigenschaft, dazu der Mangel an charakt. Zellgruppen in der Rinde und die ziemlich amphibiöse Gestalt der Ventrikel bildeten einen solchen Contrast zu meinen Erwartungen bei der Präparation, dass ich die ganze Sippe gleich auf gleiche Stufe mit den Amphibiengehirnen degradierte“. Als Schüler Edingers versucht **Adolf Wallenberg** in Danzig Ammonshornabtragungen (Brief Nr. 341 vom 14.9.1899). Die anatomische Einteilung der Hippocampus-Uncus-Region und die Nomenklatur ist Inhalt des Schreibens des Stockholmer **Gustaf Retzius** vom 31.10.1903 an Edinger (Nr. 426) und dessen Schreiben vom selben Tag (Nr. 427), beide von den Feststellungen von Elliot Smith über die Abgrenzung des G. pyriformis und die Trennung von Neo- und Archipallium abweichend. **Elliot Smith** hatte am 13.9.1903 gegenüber Edinger – mit vielen deutschen Zitaten aus Edingers Arbeit – festgestellt: „I have always taught that the lobus pyriformis extends right forward to the bulbus olfactorius: so that if you include the region X in your „lobus olfact.“ you must also include the region Y“... „The mesial boundary of the pyriform lobe is formed by the hippocampal fissure (see figure) only in a very small extent“(Nr. 423). Der in Kairo arbeitende Smith ergänzt am 23.11.1903: „The hippocampal formation consists of the fascia dentata the hippocampus (sensu stricto) and the transition-region (or subiculum). The alveus hippocampi denies fibres from both the hippocampus and the transition-region: it is for this reason that I would include the transition-region in the hippocampal formation rather than in the neopallium“(Nr. 432). Edinger ist mit den Anschauungen von Smith nicht einverstanden, was er am 7.5.1905 sehr ins Einzelne gehend an G. Retzius schreibt, wobei er auf einer Skizze die unterschiedlichen Nomenklaturen darstellt (G. paradentatus und Fiss. limbica bei Elliot Smith, G. hippocamp. und Fiss. hippocamp. in der alten Nomenklatur, die als Fiss. limbica bzw. rhinalis eine lateral des G. hippocamp. gelegene Einsenkung bezeichnet) (Nr. 480).

Auf die Kontroverse zwischen Oskar Vogt und Walter Spielmeyer über die Pathogenese der speziellen Empfindlichkeit bestimmter Abschnitte und bestimmter Zelltypen im Ammonshornband (Pathoklise contra Gefäßabhängigkeit) wurde im Kapitel über Hypothesen und Konzeptionen eingegangen.

Noch am 27.4.1937 begrüßt E. Grünthal aus Bern, dass O. Vogt den histopathologischen (also nicht nur zytoarchitektonisch-anatomischen) Methoden eine Bedeutung für die topistische Forschung zuzuerkennen geneigt ist und verweist dabei auf seine

Befunde an Gehirnen senil Dementer mit unterschiedlicher Vulnerabilität gegenüber den typischen Altersveränderungen und auch unterschiedlichem Fettgehalt der Zellen im Ammonshorn (Nr. 1581).

Zur Pathologie der Epilepsien

Nicht die anatomische Gliederung, sondern die *unterschiedliche Vulnerabilität* verschiedener Abschnitte der Hippocampusformation beherrscht die Diskussion zwanzig Jahre später, obwohl über die zytoarchitektonischen Abgrenzungen noch unterschiedliche Meinungen in der Literatur bestehen, die aber keinen Niederschlag in unseren Briefen finden. Walter Spielmeyer wendet sich am 24.7.1925 an den im Brandenburgischen Landsberg/Warthe wirkenden Anstaltspsychiater und Prosektor Julius Hallervorden, zuvor Gast im Münchner Institut, mit der Bitte, ihm Fälle mit *Ammonshornsklerosen*, also Vernarbungszuständen innerhalb des Ammonshorns zukommen zu lassen (Nr. 1062). Er fügt einige sich selbst und Hallervorden gestellte Fragen hinzu: 1) Gibt es bei traumatischer Epilepsie auch eine Ammonshornsklerose? 2) Gibt es bei symptomatischer Epilepsie durch herdförmige Prozesse eine Ammonshornsklerose? 3) Kommt sie bei Fällen von genuiner Epilepsie ohne Krämpfe vor? 4) Sind die Ammonshornveränderungen bei seniler Demenz und Alzheimerscher Krankheit auch an den charakteristischen Sektor gebunden? 5) Wie steht es damit bei der Arteriosklerose? Als Hallervorden ihm drei Fälle schickt, antwortet Spielmeyer am 10.8.1925, dass dessen Präparate ihn bestärkten „in der Meinung, dass die eigentlich, wenn ich so sagen darf, „epileptische" Ammonshornveränderung nur bei Fällen genuiner und symptomatischer Epilepsie vorkommt, und dass sie im Zusammenhang mit den Anfällen stehen muss". Diese Auffassung blieb nicht unumstritten, setzte sich aber letztlich durch[75].

Die Pathophysiologie von Krampfanfällen und deren Folgen führte zu zahlreichen Tierexperimenten: Über durch Strychnin ausgelöste Krämpfe berichtet der Physiologe **Max Verworn** am 25.11.1901 (Nr. 396), über Anfälle nach experimenteller Absinth-Überdosierung und deren Unterdrückung durch Schädigung des Corpus restiforme sowie dabei auftretende Schädigungen des Kleinhirns der Neurophysiologe **J. S. R. Russell** am 23.9.1899 (Nr. 342). Doch auch die Humanpathologie der Epilepsie ist Thema einiger Briefe: Der Straßburger Internist Adolf Kussmaul hatte bei seinem Tod ein umfangreiches, aber noch nicht druckfertiges Manuskript über seine Erfahrungen mit Epilepsie-Kranken hinterlassen, über dessen Drucklegung sich V. Czerny und L. Edinger in drei Briefen im Juni/Juli 1902 austauschen (Nr. 405–407), wobei sie sich darauf einigen, nur einzelne Abschnitte zu publizieren.

Erstmals wird am 1.6.1908 in einem Brief von **F. Apelt**, dem Liquorserologen an der Hamburger Klinik Nonnes, ein *neurochirurgischer Eingriff bei Epilepsie* durch Kotzenberg erwähnt (Nr. 606).

Offensichtlich beeinflusst durch die Erfahrungen in Kriegslazaretten und einer Arbeit seines alten Chefs Max Nonne schreibt **Alfred Hauptmann** diesem am 1.11.1917 über seine Erfahrungen zur *Differenzierung von echter Epilepsie und einer Hystero-*

[75] J Peiffer 1963, 1993.

epilepsie, also einem Ereignis, das eher an die Musterungsszene im Felix Krull von Thomas Mann denken lässt (Nr. 948). Das Thema war 1902 bereits von Hoche behandelt worden. Hauptmann sieht die Schwierigkeit ein, sich im Einzelfall anfänglich für die eine oder die andere Möglichkeit zu entscheiden, lehnt aber den Begriff einer Hysteroepilepsie ab, ebenso die Möglichkeit einer organischen Schädigung bei Hysterie, – dies wohl auf dem Hintergrund der Hypothese Hermann Oppenheims von der traumatischen Neurose. Es dürften allerdings nicht wirkliche Ursachen einer symptomatischen, hier meist traumatischen Epilepsie übersehen werden wie in der Beobachtung traumatischer Hirnnarben bei einem Fall klinisch diagnostizierter Hysteroepilepsie, den Hallervorden am 9.11.1934 schildert (Nr. 1442). Sicher symptomatisch war auch die Epilepsie in dem Fall mit Heterotopien, den Hallervorden am 7.3.1931 an Spielmeyer schickte (Nr. 1186). Es sind diese gegenüber Antikonvulsiva meist resistenten Fälle, für die sich in den letzten zwei Jahrzehnten die Epilepsie-Chirurgie als segensreich erwiesen hat und bei denen sich in den Resektionspräparaten häufig derartige lokale Fehlbildungen zeigen ließen. Voraussetzung für wirksame neurochirurgische Eingriffe war die Entwicklung des Elektroenzephalogramms (EEG) und neuer bildgebender Verfahren. R. Jung, einer der deutschen Pioniere auf diesem Gebiet, nennt in einem Brief vom 6.9.1950 an F A Gibbs, den führenden amerikanischen EEG-Forscher, sein Interesse am Ergebnis operativer Eingriffe bei psychomotorischer Epilepsie (Nr. 1943). Diese waren anfangs nicht unumstritten, zumal analog zu den Resektionsexperimenten von Klüver und Bucy (1938) auch bei operierten Menschen schwere mnestische Störungen beschrieben worden waren (Grünthal an seinen alten Chef Martin Reichardt am 1.11.1954, Nr. 2015). Grünthal geht auf diese Folgen neurochirurgischer Eingriff auch in seinem Brief vom 28.3.1953 an E. Kahn ein (Nr. 1990) mit einer kritischen Bemerkung über die Arbeit von Freeman und Williams zur *Psychochirurgie*. Zu dieser Arbeit äußert auch E. Kahn sich kritisch: „Freeman ist ein regelrechter Fanatiker der „Psychochirurgie“, der vielzuviele Gefolgsleute hat“ (1.4.1953 an Grünthal, Nr. 1991). Bei Pickscher Atrophie vermisste Grünthal mnestische Störungen, verweist dazu auch auf die früheren gemeinsamen Versuche mit Spatz zum Verhältnis Stirnhirn und Gedächtnis (Nr. 2000 vom 5.8.1953 und 2001 vom 13.8.1953).

Ein klinischer Fall von „*Sekunden-Gedächtnis*“ bei nahezu völliger Amnesie nach einer CO-Vergiftung war Thema einer Reihe kontroverser Publikationen, die sich 1950 in dem Briefwechsel zwischen dem Kieler Psychiater G. E. Stoerring und Eugen Kahn, dem in die USA Emigrierten sowie Ernst Grünthal, dem aus Würzburg in die Schweiz vertriebenen Psychiater und Neuropathologen spiegeln, wobei Stoerring wie H. Scheele ebenso wie der Grünthal-Mitarbeiter H. Heimann als weitere Nachuntersucher des Falles mit der Beurteilung durch den Würzburger Psychiater Heinrich Scheller nicht einverstanden sind (Nr. 1939, 1941, 1950, 1951). Wegen der Beziehungen zum Korsakow-Syndrom geht Stoerring am 4.8.1961 nochmals auf die Merkfähigkeitsstörungen ein, diesmal nicht mit Bezug auf den strittigen Fall, sondern im Hinblick auf von ihm beobachtete Besserungen der Merkfähigkeit, die er mit Ausheilungsvorgängen in der Hippocampus-Formation in Verbindung bringt (Nr. 2085)

Es lag nahe, nach Einführung der Krampfbehandlungen der endogenen Psychosen, nach denen auch vorübergehende mnestische Störungen zu beobachten waren, die *Frage nach Elektrokrampf-bedingten Hirnschädigungen* aufzuwerfen (Hallervorden an R. Jung am 7. und 14.10.1947, Nr. 1838, 1839), wobei die Pathogenese noch offen bleiben musste. In der Tat waren Schäden analog der Epilepsie nach der anfangs sehr intensiven Block-Behandlung nachweisbar[76]. Jung fand auch deutliche Korrelationen zwischen der Anfallshäufigkeit und dem Grad der EEG-Veränderungen (24.10.1947 an Hallervorden, Nr. 1840). Kallmann gegenüber berichtet Jung über die durch den Kriegsausbruch nicht weitergeführten Familien- und Zwillingsuntersuchungen am EEG Krampfkranker (9.11.1948, Nr. 1865). Kritisch äußerst sich Jung dem Psychiater G. Kloos gegenüber über dessen Lehrbuch mit der Nennung der epileptischen Wesensänderung. Diese sei ein Märchen (17.3.1952, Nr. 1974).

Entwicklungsstörungen und Perinatalschäden

Das Gegenteil der Alterskrankheiten, nämlich die Pathologie der prä- und perinatalen Hirnschäden findet eine stärkere Beachtung in den Briefen: Vor der ersten Beurlaubung Hallervordens zu einem Studienaufenthalt an der Spielmeyerschen Abteilung an der Deutschen Forschungsanstalt für Psychiatrie in München stimmt Spielmeyer sich mit ihm wegen der Arbeitsthematik ab. Er empfiehlt ihm, sich auf die Sammlung seiner foetalen Hirne zu konzentrieren, denn „auf diesem Gebiet ist noch viel Neues herauszubringen. Das Gleiche gilt hinsichtlich der senilen Erkrankungen" (Spielmeyer am 15.8.1921, Nr. 1013). Hallervorden befasst sich um diese Zeit mit Fällen von Porenzephalie (Spatz am 8.6.1922, Nr. 1022). Ein Brief Spielmeyers an Hallervorden vom 23.7.1928 lässt erkennen, dass Hallervorden sich weiterhin für die frühkindlichen Hirnschäden interessiert, wobei Spielmeyer an den von ihm beobachteten Fall einer Hemisphärenatrophie mit fehlender Degeneration der Pyramidenbahn erinnert (Nr. 1105). Hallervorden bietet Spielmeyer am 26.8.1930 an, das Handbuchkapitel über die *zerebrale Kinderlähmung*, die Littlesche Krankheit, zu übernehmen, wobei er auf das reichhaltige Untersuchungsgut verweist, das ihm aus der Brandenburgischen Idiotenanstalt Lübben zur Verfügung stehe: „Da würde dann auch das Geburtstrauma, welches übrigens keine unerhebliche Rolle zu spielen scheint, hineingehören, *Mikrogyrie*, *Porenzephalie*, *Hemiatrophia cerebri* etc." (Nr. 1166). Es ist und bleibt das bevorzugte Forschungsthema Hallervordens bis in die Zeit der Tötungsaktionen unter dem Namen der „Euthanasie", durch die ihm entsprechende Gehirne in großer Zahl zugeführt werden (siehe das Kapitel über die NS-Zeit und Peiffer 1997). Hallervorden bietet auch Spatz, der um diese Zeit noch in München arbeitet, Präparate aus seiner Sammlung für dessen Untersuchungen über Verkalkungsprozesse und Gliareaktionen an (Nr. 1215 vom 6.8.1931). Mit Spielmeyer setzt Hallervorden sich immer wieder über Fragen dieser Thematik auseinander, so über die Bedeutung der Ödeme für die frühkindlichen Hirnschäden (Nr. 1275 vom 3.5.1932), ebenso mit Bielschowsky – und zwar unbeeinflusst von dessen inzwischen erfolgter Emigration – über die Genese der Mikrogyrien (Nr. 1498 vom 16.5.1935). Am 7.4.1937 berichtet Hallervorden Spatz über die Demonstration eines Falles von Status marmoratus vor dem neuen Potsdamer Vorgesetzten Prof. Heinze (Nr. 1580). Auch der Nachfolger von Spielmeyer, W. Scholz, ist an den frühkindlichen Hirnschäden interessiert und schreibt am 8.2.1939 – wenige Monate vor Beginn der Tötungsaktionen – an den in Bremen wirkenden W. Kaldewey: „Ich trage Bedenken gegen die hypothetische Annahme einer gesteigerten Empfindlichkeit der Gehirne konstitutionell Schwachsinniger". Die Mikrozephalie sei abhängig

[76] J Peiffer 1963.

vom Zeitpunkt der Schädigung. Man müsse die exogenen Faktoren in den Vordergrund stellen (Nr. 1631). Die letztere Bemerkung ist von Interesse im Hinblick auf die Erbgesetze und die sich darauf stützenden Meldeauflagen Schwachsinniger und Behinderter, denn sie zeigt das Interesse daran, durch die Betonung der nicht-erblichen Faktoren in der Pathogenese der Hirnschädigungen den Behinderten wie z. B. auch den Epilepsiekranken Schonung vor Sterilisation u. a. Zwangsmaßnahmen zu bieten.

Seuchen und Infektionswellen

Mit dem Abklingen der Ruhr- und Choleraepidemien der Kriegs- und Hungerjahre während des 18. und frühen 19. Jahrhunderts – R. Virchow hatte sich mit ihnen intensiv befasst – trat eine andere, mit schlechten sozialen Lebensbedingungen verknüpfte Krankheit, nämlich

Tuberkulose

die Tuberkulose in den Vordergrund. Der Kieler Chirurg J. F. v. Esmarch schrieb am 6.11.1890 an Max Nonne, dass Robert Koch voraussichtlich in 5–6 Wochen seine Heilmethode veröffentlichen werde, wozu schon seit längerer Zeit Versuche an Menschen angestellt worden seien. Die hätten „anscheinend – ich selbst bin allerdings in diesem Punkt nicht ganz sicher orientiert – durchweg ein ausgezeichnetes Resultat gehabt" (Nr. 93). Zurückhaltender ist W. Erb in seinem Brief vom 3.3.1891 an A. v. Strümpell, wenn er über Wirkung und Erfolg des Tuberculins berichtet: „Das Bedenklichste an der Sache ist, dass sie zu gefährlich ist; ich habe auch eine ganze Reihe von Verschlimmerungen zu beklagen" (Nr. 100).

Progressive Paralyse und Tabes dorsalis

Ganz im Vordergrund stand um die Wende zum 20. Jahrhundert aber die Progressive Paralyse (PP) und die Tabes dorsalis (Td). Das klinische Bild mit der zunehmenden geistigen Verflachung bis zur tiefen Demenz war bei der Progressiven Paralyse (PP) seit den ersten Dekaden des 19. Jahrhunderts ebenso bekannt wie die Symptomatologie der Tabes dorsalis (Td) mit der Ataxie, der Opticusatrophie und den sekundären knöchernen Veränderungen. Die Paralyse-Kranken bildeten einen Großteil der in Nervenkliniken und Anstalten Untergebrachten. Schon 1857 hatten Esmarch und Jessen vermutet, dass die *Ursache der PP* die Syphilis sei. In seinen 1892 in London publizierten, bereits 1893 in deutscher Übersetzung vorliegenden drei Vorlesungen „Syphilis und Nervensystem" hatte W. R. Gowers festgestellt, „dass die Ursache der Syphilis ein Mikroorganismus ist, kann von demjenigen kaum bezweifelt werden, der auch nur aus der Ferne die Entdeckungen verfolgt hat, welche einen so großen Theil unserer Pathologie umgestaltet haben". In der deutschen Übersetzung von 1893 findet sich allerdings eine Fußnote, die sich auf Strümpell (1889) bezieht, dem Gowers nun folgt, indem er – zumindest auf die Spätmanifestationen bezogen – formuliert: „Es ist in der Tat höchst wahrscheinlich geworden, dass es sich um die Wirkung eines toxischen Stoffes handelt, der von den Organismen der Syphilis erzeugt und in dem

System zurückgelassen ist, – eines Stoffes, der wohl ein chemischer Körper und nicht ein „organisiertes Virus" ist".

Noch 1898 hatte Rudolf Virchow sich gegen die luetische Ätiologie von PP und Td gewandt[77]. Bis dahin bestanden zwar starke, aber nicht unumstrittene Argumente dafür, dass auch die vom gewöhnlichen Syphilis-Infektionsbild klinisch wie morphologisch stark abweichenden Krankheitsbilder der Td und der PP durch eine Luesinfektion hervorgerufen waren. Während es hinsichtlich der *Gummata* und der *Lues cerebrospinalis* als spezifischem entzündlichem Gefäßprozess wenig Differenzen in den Auffassungen gab, zog sich die Kontroverse um die Ätiologie von Td und PP über Jahrzehnte hin. Bereits 1904 hatte sich F. Lesser – den Auffassungen von Fournier und von Erb entsprechend – mit Nachdruck für die luetische Genese von Td und PP eingesetzt gehabt. Lesser wies allerdings auch auf die großen *statistischen Probleme* hin (Häufigkeitsschwankungen der Syphilis-Vorkrankheit zwischen 13 und 100 % bei Angewiesensein nur auf anamnestische Angaben). Der Heidelberger Neurologe Wilhelm Erb, der selbst statistische Untersuchungen zu der Zusammenhangsfrage vorgelegt hatte, war allerdings 1904 durchaus nicht einverstanden mit kritischen Einwänden gegen die Beweiskraft der Statistik. So schreibt er am 20.8.1898 (Brief Nr. 305) an A. v. Strümpell: „Sehr bedauerlich ist mir, dass Virchow neulich solch einfältigen Quatsch in der Sache geredet hat; die Ätiologie auf statistischem Wege bearbeiten, soll nicht wissenschaftlich sein! Ei, ei! Ist es etwa wissenschaftlicher, bis zur Stupidität Corpora amylacea auf Rück. M. Querschnitten zu zählen, wovon er viel zu halten scheint?". Erb fühlte sich durch Äußerungen des Pariser Neurologen Pierre Marie bestätigt (Brief Nr. 128 vom 3.7.1892), konnte im übrigen auf seine Erfahrungen an 1100 selbst untersuchten Tabes-Patienten (Brief Nr. 460 vom 10.7.1904) fußen, darunter familiäre Fälle, die die Frage nach einer familiären Disposition aufwerfen ließen. Solche familiären Sonderformen waren auch Inhalt eines Briefes Erbs an den Hamburger Neurologen Max Nonne (Nr. 678 vom 19.8.1910).

Die *Neuropathologie der Tabes* – von Fournier und Erb (Brief Nr. 173 vom 8.2.1894 sowie 412 vom 18.9.1903) gegen v. Leyden und A. Westphal zunächst nur hypothetisch als luetisch verstanden – ist beherrscht durch die Hinterstrangdegenerationen im Rückenmark. Entmarkungen können aber auch an Hirnnerven und peripheren Nerven beobachtet werden (s. Übersichtsarbeit von Gagel 1957). Der Berliner Neurologe Hermann Oppenheim hatte am 31.12.1895 gegenüber Edinger Prioritätsansprüche für die Beschreibung tabischer Veränderungen an den peripheren Nerven angemeldet (Brief Nr. 231). Der Locus minoris resistentiae im Rückenmark liegt in der Hinterwurzel-Eintrittszone und von dort zentral-, also spinalwärts der Redlich-Obersteinerschen Zone. Die Strangdegenerationen greifen dem Faserverlauf folgend weit über diese Zonen hinaus. Die Atrophie des Sehnerven gehört ebenfalls zum typischen Bild. Die Nervenzellen bleiben nicht gänzlich verschont (Hirnstamm), doch fehlt meistens die eine PP kennzeichnende Rindenbeteiligung.

Die Erfahrungen mit der klinischen Beobachtung wie mit der pathol.-anatomischen Untersuchung des Zentralnervensystems bei der Td waren für Ludwig Edinger der Schlüssel zu seiner Aufbrauchtheorie gewesen, auf die in dem Kapitel über die Konzeptionen näher eingegangen wurde. Gerade das von Edinger in den Vordergrund

---

[77] W L Bruetsch 1959

gerückte Beispiel der Td stieß aber nicht nur auf Zustimmung wie aus Ungarn von Karl Schaffer (Brief Nr. 300 vom 27.5.1898), aus England von Victor Horsley (Nr. 306 vom 14.9.1898), Gordon Holmes (Nr. 454 vom 15.5.1904) und trotz gewisser Einwände im Grundsatz auch durch A. Eulenburg (Nr. 203 vom 28.11.1894) oder K. Heilbronner (Nr. 199 vom 10.10.1894). Stärkere Bedenken äußerten nur Erb (Brief Nr. 187 vom 8.7.1894, Nr. 293 vom 20.2.1898) und Adolf Wallenberg (Brief 207 vom 24.1.1895).

1902 hatte Erb noch von der syphilitischen Spinalparalyse (statt von Tabes dorsalis) gesprochen (Brief Nr. 412 vom 18.9.1902). Trotz der Kenntnis der Hinterstrangdegeneration und der zahlreichen Arbeiten von Max Nonne (1903, vor allem seine Monographie „Syphilis und Nervensystem“1892) war der Angriffspunkt der Td am Rückenmark noch strittig. Der von Erb wie von Nonne vertretene ätiologische Zusammenhang von Syphilis und Tabes traf z. B. auf den erbitterten, in den Formulierungen reichlich polemischen Widerspruch von Nonnes Hamburger Kollegen J. A. Glaeser (1901, 1904, siehe Brief Nr. 460, 461, 678, 775). Lesser entkräftigte eine Reihe der 1901 von Glaeser vorgebrachten Argumente gegen die luetische Genese der von Lesser so bezeichneten quartären Syphilisform mit interstitieller Entzündung (nach dem Primäraffekt und der sekundären Form mit Papeln, Plaques muqueuses u. ä. sowie der tertiären Form mit Gummata). Lesser spricht von syphilitischen Viren wie selbst Levaditi und Marie noch 1923. Interessant ist hierzu die Beurteilung eines Manuskriptes Nonnes durch den mit Nonne befreundeten Dermatologen Arning (Nr. 1037 vom 31.12.1922). Die verschiedenen Formen der luetischen Erkrankungen des Nervensystems waren entsprechend ihrer zahlenmäßigen Bedeutung in Praxis und Klinik Hauptthema zahlreicher Kongresse gewesen, so 1908 (Erb an Strümpell 10.10.1908, Nr. 620), aber auch noch 1924 (Spatz an Hallervorden 6.12.1924 über eine Züricher Tagung, Nr. 1059).

Erhebliche Differenzen bestanden lange Zeit im Hinblick auf die Genese der Nervenzellausfälle und der Strangdegenerationen einschließlich der Opticusatrophie. Waren sie – wie Alzheimer annahm – Ausdruck eines vom entzündlichen Geschehen unabhängigen degenerativen Prozesses oder – wie Spielmeyer annahm – Ausdruck desselben, sich nebeneinander manifestierenden luetischen Prozesses? Erb hatte sich für die ätiologische Identität der entzündlichen wie der „degenerativen“ Veränderungen eingesetzt, dargestellt 1892 am Beispiel der syphilitischen Spinalparalyse[78]. Vor allem die degenerativen Vorgänge waren allerdings durch die Infektion schwer erklärbar, weswegen Alzheimer wie Nissl von zwei differenten histopathologischen Vorgängen ausgingen, dabei aber auf Widerstand z. B. durch Raecke stießen. Nissl zeigt in diesen Diskussionen eine gewisse Halsstarrigkeit ähnlich wie bei seinen Auseinandersetzungen mit Edinger um die Neuronentheorie (siehe Kapitel Konzeptionen). Man muss bei diesen Haltungen Nissls auf die Erfahrungen seiner Mitarbeiter mit ihm hinweisen: Gabriel Steiner geht darauf in seinem Syphilisreferat von 1929 ein. Es heißt hier: „Wer die **Forscherpersönlichkeit Nissl** gekannt hat, der weiß, wie sehr er sich gedanklich gerade mit den Grenzen der histopathologischen Wissenschaft vom Zentralnervensystem beschäftigt hat, wie er immer wieder von seinen Schülern und Mitarbeitern die strenge Unterscheidung der tatsächlichen, anschaulich gegebenen Feststellung von der daraus abgeleiteten Schlussfolgerung verlangt hat. Die hohe Ehrfurcht vor der Un-

[78] Erb, W: Über syphilitische Spinalparalyse. Neurol. Zbl. 1892

antastbarkeit des Befundes war ihm ebenso eigen, wie die tiefe Missachtung aller auf Schlüsse phantasievoll weiterbauenden Theorie. Ich glaube zwar, dass Nissl ... für sich selbst gern theoretische Schlussfolgerungen aus den experimentellen und histopathologischen Befunden seiner Arbeiten gezogen hat, er äußerte aber immer, dass man für sich Gedanken über die pathologischen und physiologischen Vorgänge im Zentralnervensystem wohl machen dürfe, dass aber von diesen ad usum proprium geschaffenen Gedankengängen erst dann etwas zur Drucklegung und zur Bekanntgabe an andere reif werde, wenn die Stütze des theoretischen Aufbaues durch Tatsachen genügend weit gediehen sei".

Hinsichtlich der *Neuropathologie der Progressiven Paralyse* hatten Nissl (1898) und Alzheimer (1904) die Bedeutung der bereits makroskopisch sichtbar verdickten, *fibrotischen Leptomeningen* über den frontal betont atrophischen Rindenregionen betont, außerdem auf die Eisen-positiven Pigmentablagerungen hingewiesen, mit denen sich H. Spatz 1924 auseinandersetzte (Brief Nr. 1036 vom 10.12.1922, Nr. 1043 vom 4.11.1923)[79]. Auf die als Folge eines entzündlichen Prozesses zu deutenden Veränderungen der Ependymschicht (*Ependymitis granularis*) in den liquorgefüllten Hirnkammern kam Carl Weigert bereits am 26.10.1899 zu sprechen (Nr. 346). Thema der Diskussionen waren ferner die von Siemerling erstmals beschriebenen disseminierten Entmarkungsherden und vor allem die *mikrogliöse Stäbchenzellproliferation* im Bereich der *stark gelichteten Nervenzellen*, begleitet von lockeren, manchmal seltenen *Plasmazellinfiltraten* (Spielmeyer am 29.10.1909, Brief Nr. 648, ausgeprägt bei der Lissauerschen Form der PP, wie Hallervorden am 8.2.1939, Nr. 1630) (Obwohl Lissauer Jude war, blieb das Eponym der Lissauerschen Paralyse auch während der NS-Zeit üblich). Spatz zitiert am 21.12.1931 (Nr. 1238) zwei von Lafora beobachtete, verschiedene Formen der juvenilen Paralyse. Eine der Entzündung entsprechende Liquorzellvermehrung mit relativ hohem Plasmazellgehalt wird von F. Apelt, dem an der Nonneschen Klinik neben Viktor Kafka wirkenden Liquor-Spezialisten erwähnt (1.6.1908, Nr. 606). Unklar blieben neben der entzündlichen Komponente die als degenerativ gedeutete Lichtung des Nervenzellbestandes, aber auch die Genese der inzwischen nie mehr beobachteten kolloiden Degeneration bei einigen Paralyse-Hirnen[80] und die ebenso selten vorkommenden, Spirochaeten-reichen Granulombildungen, die wahrscheinlich eher der Lues cerebrospinalis zuzuordnen sind (Spatz am 29.6.1929, Nr. 1128). Hallervorden beobachtete am Münchner Institut von W. Scholz der kolloiden Degeneration ähnelnde Bilder bei Strahlen-Spätschäden (20.10.1934, Nr. 1435).

Auch andere Fragen waren noch unbeantwortet: Die erheblichen Unterschiede in der *Inzidenz der Syphilis zwischen den Geschlechtern und auch in geographischen Regionen* wurden 1926 von dem Heidelberger Psychiater K Wilmanns und G Steiner hervorgehoben. Sie vertraten die Auffassung, dass das in verschiedenen Regionen und Zeiten sehr unterschiedliche, vor allem unter den zivilisierteren westlichen Kulturen deutlich zunehmende Vorkommen der PP und Td mit einer Tendenz des Seltenerwerdens der dermatotropen Form zugunsten der neurotropen Lues-Manifestation eine Folge der Therapie sei, möglicherweise durch Beeinflussung des Erregers („Paravariation"). Der Beantwortung dieser Fragen diente die deutsch-russische Syphilisexpedi-

---

[79] Spatz, H: Zur anatomischen Schnelldiagnose der progressiven Paralyse mittels der Eisenreaktion. Münchn. Med. Wschr. 1924

[80] J Peiffer 1959.

tion in die Burjato-Mongolei durch den Freiburger Psychiater K. Beringer. Sie konnte die Meinung von Wilmanns nicht bestätigen. Der Brief von Knack vom 21.3.1936 (Nr. 1553) aus Shanghai berichtet im Sinne solcher ethnographisch-epidemiologischen Studien über die Seltenheit spätsyphilitischer Erkrankungen in China.

Die große Wende kam 1905: Fritz Richard Schaudinn und Erich Hoffmann hatten die Ursache der Syphilis durch den *Nachweis einer Infektion mit der Spirochaeta pallida* geklärt. Schaudinn hatte in luetischen Primäraffekten Spirochäten nachgewiesen. Mittels der Levaditi-Methode war dann der Nachweis von Spirochaeten in extrazerebralen Gummata und Entzündungsherden gelungen. Doch auch diese Methode war im ersten Jahrzehnt des 20. Jahrhundert noch stark umstritten bis Benda sich 1907 für deren Relevanz aussprach. Die *Wassermannsche Reaktion* lieferte später eine Bestätigung der Auffassungen F Lessers (1921). Für seinen Schüler Wassermann hatte **Paul Ehrlich** sich am 17.7.1900 in einem Brief an den Physiologen Theodor Engelmann eingesetzt gehabt (Nr. 363). 1909 hatte Felix Plaut, 1912 Walter Spielmeyer eine Spirochaeteninfektion auch bei der PP und Td für wahrscheinlich gehalten, doch den Beweis konnte erst Noguchi 1913 antreten[81].

Die Begeisterung über den *Nachweis von Spirochäten nun auch im ZNS* der Paralytiker spiegelt sich in den Briefen von W. Erb an L. Edinger vom 10. bzw. 11.2.1913 (Nr. 767 bzw. 768). Erb hatte noch kurz zuvor mit dem Gedanken an Impfversuche mit frischem Paralysegewebe an Affen gespielt gehabt (Nr. 768), während an der Freiburger Klinik von Hoche ein Mitarbeiter sogar als Menschenversuch Trypanosomen-Aufschwemmungen zur Tabes-Erzeugung geschluckt hatte (Nr. 536 vom 14.1.1907). Mit dem Erregernachweis war im Grunde auch das Ende der *„Metasyphilis"-Theorie* gekommen, wonach PP und Td erregerunabhängige, aber spezifische zentralnervöse Nachkrankheiten seien. Trotzdem findet sich der Begriff „Meta-Lues" noch in einem Brief A. Hauptmanns vom 8.12.1937 an Max Nonne (Nr. 1598). Für Nissl war 1919 mit dem Spirochätennachweis auch im Paralytikergehirn allerdings noch keineswegs der degenerative Prozess und die Art der Einwirkung der Spirochäte auf die Nervenzellen geklärt. Außerdem wurden von Bielschowsky akute Paralysen mit starken exsudativen Symptomen auch ohne nachweisbare Spirochaeten beschrieben (Nr. 1307 vom 25.10.1932)

Eine Zusammenfassung der Geschichte dieser Krankheitsbilder findet sich bei E. Sträußler 1957 (dort auch hier nicht gegebene Literaturhinweise), und bei W. L. Bruetsch 1959. Noch in einem Brief vom 16.3.1919 an den Pathologen Lubarsch war Spielmeyer unsicher, wie er Td und PP in seinem geplanten Handbuch eingliedern solle: die Td als Systemkrankheit? die PP in die Anatomie der Geisteskrankheiten? (Nr. 977).

War die *Therapie der luetischen Infektionen* lange Jahrzehnte unbefriedigend gewesen – Gowers formulierte 1892 rigoros: „Syphilis ist eine unheilbare Krankheit" –, war mit dem von Paul Ehrlich aus Vorläufern entwickelten Salvarsan eine wirkungsvolle Behandlungsmethode der akuten Erkrankung gefunden (P. Ehrlich an L. Darmstaedter am 17.1.1910, Nr. 660), noch nicht allerdings eine Therapie der PP und Td. Erb beklagt, dass angesichts des Ehrlichschen Erfolges die Nervenpathologie zu kurz komme (23.8.1911, Nr. 699). *Erst mit der Erzeugung eines künstlichen Fiebers – 1887*

[81] Übersicht bei G Steiner 1929.

zunächst durch Tuberkulin, 1918 durch Malaria-Infektion – gelangen Wagner von Jauregg Behandlungserfolge auch bei Paralytikern. Spatz berichtet am 22.12.1924 Hallervorden über die Untersuchung des Gehirns eines Malaria-behandelten Paralytikers (Nr. 1060). Spatz versucht sich auch selbst mit einer Trypanblau-Therapie, deren Grundlage wohl seine Untersuchungen zur Blut-Hirnschranke mittels Trypanblau waren (27.1.1924, Nr. 1043). In seiner etwas sarkastischen Art äußert Hoche am 21.11.1929 gewisse Zweifel an dem Erfolge der Malariabehandlung, für die Wagner von Jauregg als erster Psychiater den Nobelpreis erhalten hatte (Nr. 1135). Mit der Penicillin-Ära kam es dann zum endgültigen therapeutischen Durchbruch.

Der Zusammenhang dieser kurzen Darstellung der PP- und Td-Geschichte mit unseren Briefen zeigt sich unerwartet noch an einer anderen Stelle: In einer Skizze über die Beziehungen zwischen Paralyse-Erkrankungen und Literatur verwies Hans Dieter Mennel 1999 auf das Krankheitsbild von Friedrich Nietzsche und die bemerkenswerte Phase hoher geistiger Produktivität in den Anfangsstadien der PP, verweisend auch auf die Bedeutung, die Nietzsche für Thomas Mann und für dessen Figur des Adrian Leverkühn hatte. In dem Briefwechsel zwischen Kurt Kolle und Karl Jaspers bringt überraschender Weise Kolle am 26.2.1962 Zweifel an der *PP-Erkrankung Nietzsches* vor, die aber von Jaspers – m. E. zu Recht – nicht akzeptiert werden (Brief Nr. 2095 und Jaspers Nr. 2114 vom 28.1.1964)[82].

Tropische Seuchen

Im Zusammenhang mit dem Kolonialismus wurde um die Jahrhundertwende die Aufmerksamkeit vermehrt auf tropische Seuchen gerichtet. In einem bereits oben erwähnten 11-seitigen, sehr grundsätzlichen Brief vom 4.1.1905 an den Chemiker L. Darmstaedter über die *Aufgabe von Toxikologie und Pharmakologie* bemängelte **Paul Ehrlich**, dass die Pharmakologen sich zu sehr mit toxikologischen Problemen und zu wenig mit der Analyse von Heilwirkungen befassten. Angesichts tropischer Krankheiten wie der Malaria oder der sich ausbreitenden (*Trypanosomen-bedingten*) Schlafkrankheit sei es „eine gebieterische Pflicht, seine Kräfte für die Bekämpfung dieser furchtbaren Seuche einzusetzen" (Brief Nr. 469). P. Ehrlich entwirft in diesem Brief ein Forschungsprogramm zur Prüfung mit Trypanrot und Arsenverbindungen gekoppelter Substanzen.

Encephalitis epiderma und Parkinsonismus

Trotz zahlreicher Luesinfektionen während des ersten Weltkrieges war nicht zuletzt dank der Forschungsergebnisse Paul Ehrlichs die Zahl der Paralyse- und Tabeskranken unter den Klinikinsassen im Laufe der Zwanziger-Jahre geringer geworden. Stattdessen brachte die verheerende Grippe-Epidemie (Encephalitis epidemica) der letzten Kriegs- und ersten Nachkriegsjahre innerhalb Europas den Neurologen ein ebenfalls mit Schlafstörungen einhergehendes, neues Krankheitsbild, das der schon länger bekannten und damals eher seltenen eigentlichen Parkinson-Krankheit, der Paralysis

[82] Zu diesem Komplex auch D Volz 1990.

agitans, ähnelte, aber weder klinisch noch pathologisch-anatomisch mit dieser identisch war. Um die Klärung dieses Krankheitsbildes als Enzephalitis-Spätfolge rankt sich der Inhalt zahlreicher Briefe, beginnend mit Konstantin von Economo, der darauf hinweist, dass er als Erster 1916/17 die neue Krankheit beschrieben und mit dem Namen Encephalitis lethargica versehen habe (Brief Nr. 998). In der Zeit, in der Hallervorden und Spatz eine eigenartige lokalisierte neuroaxonale Dystrophie mit Eisenpigmentablagerungen und Axonschwellungen im Hirnstamm beschrieben (s. S. 45) und damit die Aufmerksamkeit auf diese Hirngegend lenkten, war dort und speziell in der Substantia nigra auch der Hauptangriffspunkt der Encephalitis lethargica nachgewiesen worden. Offen war aber noch, inwieweit der postenzephalitische Parkinsonismus sich lokalisatorisch von der Paralysis agitans, dem Morbus Parkinson, unterschied. Hierauf und auf die bevorstehende Publikation des später nach Hallervorden und Spatz benannten Krankheitsfalles Alma bezieht sich der Brief von Spatz vom 17.9.1922 (Nr. 1028). Im Brief vom 18.12.1929 setzt Spatz sich mit dem 1929 erschienenen Buch des Hamburger Neuropathologen Alfons Maria Jakob auseinander (nach ihm und dem Kieler Psychiater Hans Gerhard Creutzfeldt, einem Spielmeyer-Schüler, ist eine in den letzten Jahren als Prionenkrankheit wieder neu ins Blickfeld geratene Krankheit benannt). Spatz übt Kritik daran, dass Jakob bei der Encephalitis lethargica ähnlich wie früher bei der Paralyse den Begriff der Metenzephalitis verwendet und konstatiert: „Ich leugne also mit Bestimmtheit das Vorhandensein eines vom Entzündungsprozess unabhängigen Vorganges", – also eines zusätzlichen degenerativen Prozesses (Brief Nr. 1140). Hallervorden bewundert zwar in seiner Antwort vom 23.12. 1929 den Handbuchartikel von Spatz über die Erkrankungen der Stammganglien, verweist aber hinsichtlich der Encephalitis epidemica letharica auf das diagnostische Problem der Abgrenzung von der Paralysis agitans, wenn keine oder nur sehr geringgradige entzündliche Infiltrate in der Substantia nigra nachweisbar sind (Nr. 1143). In diesem Brief erwähnt Hallervorden auch das von ihm jetzt gemeinsam mit Bielschowsky bearbeitete Thema der Pseudosklerose (s. S. 45). Besondere Befunde wie der eines postenzephalitischen Falles unter dem Bild der amyotrophischen Lateralsklerose wurden gegenseitig ausgetauscht, so zwischen dem Prager Eduard Gamper und Spatz (Brief Nr. 1150).

Ein wegen der Beziehung zu Alterungsvorgängen aufregender Befund wurde von Hallervorden *bei zwei kindlichen Postenzephalitis-Fällen* erhoben, bei denen er in der Substantia nigra die von Alzheimer beschriebenen *Neurofibrillenveränderungen* beobachtete. Hierauf und auf die möglichen Beziehungen zu den von A. v. Braunmühl postulierten Vorgänge der Synhärese bei vorzeitiger Hirnalterung verweisen die Briefe vom 4.–6., 10., 21. und 23. März 1933 (Nr. 1339–41, 1343–44, 1347). Bielschowsky, Spatz und Spielmeyer werden von Hallervorden informiert, wobei Spielmeyer Bedenken äußert, die Fibrillenveränderungen als Zeichen einer Metenzephalitis zu deuten (Nr. 1346). Alle Beteiligten beginnen nun, auch andere Fälle mit Entzündungen des Nervensystems (Poliomyelitis, Lyssa, Bornasche Krankheit) auf solche Fibrillenveränderungen hin zu untersuchen. Bestätigungen finden in späteren Briefen allerdings keinen Niederschlag, doch leiten die Überlegungen zu den oben erwähnten Hypothesen einer Thixotropie mit kolloidchemischen Veränderungen in Nerven- und Gliazellen nach Hirnerschütterungen und bei der Multiplen Sklerose (siehe Kapitel Hypothesen und Konzeptionen).

Entmarkungs- und Speicherkrankheiten

Multiple Sklerose

Die Frage nach dem Untergang von Markscheiden bzw. der diese bildenden Oligodendroglia- und Schwannschen Zellen, die bei den frühen Briefen und während des ersten Weltkrieges anklang, stand im Zentrum der Forschungen über die Multiple Sklerose (MS). Spielmeyer wies in seinem Brief vom 29.10.1909 an Max Nonne auf das Vorkommen von Entzündungszellen an den Entmarkungsherden (Nr. 648), ergänzt im Hinblick auf den Fettabbau bei der Entmarkung (17.6.1910, Nr. 674). **Gabriel Steiner** (1883–1965), damals in Heidelberg, 1936 in die USA emigriert, hatte 1917 zusammen mit Ph. Kuhn eine Spirochaeta argentinensis bzw. myelophtorica in MS-Herden beschrieben gehabt, die aber erst in den frühen 30er-Jahren zu lebhaften Diskussionen um die Verursachung der MS führte (Hallervorden über Bielschowskys kritische Stimme am 24.11.1931 an Spatz, Nr. 1226). Hallervorden selbst war zunächst beeindruckt von den Präparaten Steiners (17.6.1932, Nr. 1278), doch Bielschowsky schreibt ihm am 19.6.1932 (Nr. 1279): „Was Sie mir von Steiner und seinen Spirochaeten mitteilen, ist ja sehr interessant. Ich muss Ihnen aber offen bekennen, dass ich an die ätiologische Bedeutung seiner Spirillen nicht recht glaube. Spatz ist offenbar derselben Meinung". G. Schaltenbrand hielt die Steinerschen Spirochaeten für Artefakte durch feinste Glassplitterchen, möglicherweise von den Rändern der Objektträger. Für Hallervorden rückten andere Gedanken über die MS-Pathogenese in den Vordergrund, ausgehend zunächst von der Beobachtung, dass die Entmarkungsherde nicht selten um ein Gefäß herum angeordnet seien. Damit stellte sich die Frage des Durchtritts eines myelinschädigenden Faktors durch die Blut-Hirn-Schrankenstörung (Nr. 1266 vom 7.3.1932, Nr. 1270 vom 4.4.1932).

Konzentrische Sklerose

Das Vorkommen rhythmischer Strukturen in Entmarkungsherden (Nr. 1286 vom 18.7.1932), vor allem aber der Zwiebelschalen-ähnliche Wechsel entmarkter und noch bemarkter Herde bei der Balóschen Konzentrischen Sklerose erinnerte Hallervorden an Achatsteine und an ähnliche Bildungen in kolloidalen Lösungen, was bald zu einem Meinungsaustausch und einer Zusammenarbeit mit dem Physikochemiker Raphael Eduard Liesegang (1869–1947) führte (siehe Teil II, Kap. 2 über „Hypothesen und Konzeptionen" und die sich auf diesen Komplex beziehenden Briefe[83]).

Diffuse Sklerose, Leukodystrophien

Schwierigkeiten brachte auch die Beobachtung ausgedehnter diffuser Entmarkungen mit entzündlicher Reaktion (Schildersche diffuse Sklerose) und ihre Zuordnung zur MS oder zu nicht-entzündlichen diffusen Sklerosen, unter welchem Namen seinerzeit

[83] Nr. 1207–1210, 1214, 1221, 1222, 1231, 1238, 1244, 1246, 1266, 1273, 1274, 1282–1284, 1296, 1305, 1321.

die verschiedensten Leukodystrophien und auch Lipidosen zusammengefasst wurden, darunter unter dem Sammelnamen Amaurotische Idiotien die inzwischen biochemisch differenzierbaren Gangliosidosen und die zahlreichen genetisch unterscheidbaren Formen der Zeroidlipofuszinosen[84]. Selbst Spielmeyer ist sich über die beste Zuordnung der diffusen Sklerosen in seinem Handbuch nicht sicher (Nr. 1406 vom 6.3.1934), ordnet sie aber letztlich der MS zu (Nr. 1407). Erst 1956 beginnt mit der Entwicklung der Histo- und Neurochemie eine Klärung der Prozesse (Grünthal an Simma unter Hinweis auf Arbeiten des Holländers Edgar; Nr. 2036 vom 26.5.1956).

Die diffusen Sklerosen erfahren erst ab der 60er-Jahre eine weitgehende Aufklärung und Differenzierung. Am 26.11.1931 taucht in einem Brief Bielschowskys an Hallervorden der Begriff des *„Prälipoids"* auf, womit Lipidsubstanzen innerhalb der Abräumzellen bei Entmarkungsprozessen bezeichnet werden, die bei den üblichen Fettfärbungen nur eine stumpf-fahle Farbe zeigen. Gelegentlich wurden diese Anfärbungen auch innerhalb von geblähten Nervenzellen beobachtet.

Solche Nervenzellauftreibungen waren zunächst nur als Zeichen der *Amaurotischen Idiotie* gedeutet worden, doch tauchten Zweifel hinsichtlich der Abgrenzung dieses – wie sich später erwies – Sammeltopfes von Lipidspeicher-Krankheiten und den diffusen Sklerosen auf. Hierauf bezieht sich der Brief Bielschowskys an Hallervorden vom 15.6.1932. Er hatte bei W. Scholz an der Münchner Forschungsanstalt entsprechende Präparate sehen können, vermutlich von dem familiären Fall, über den Scholz sich 1925 in Tübingen bei Gaupp habilitiert hatte[85]. Bielschowsky fand es bemerkenswert, dass diese diffuse Sklerose „prälipoide Abbauprodukte in den Gliazellen produziert wie man sie sonst nur bei der infantilen Form der amaurot. Idiotie im Cytoplasma der Ganglienzellen antrifft" (Nr. 1277).

Über fast 50 Jahre hinweg wird dieser Befund die Neuropathologen bewegen, darunter bemerkenswerter Weise auch über die Zeiten der Emigration Bielschowskys und der Diffamierung des Berliner Pathologen Ludwig Pick hinweg, der sein Leben im KZ Theresienstadt beschließen wird. Ludo van Bogaert schickt Scholz einen vergleichbaren Fall (Roskam), auf den der Brief Nr. 1295 vom 24.9.1932 eingeht. Erst in den 50er Jahren wird es gelingen, mit histochemischen Methoden an Hand der hier genannten alten sowie mehrerer neuer Fälle die mit der Prälipoidnatur meist verbundene, sich bei Anwendung wässeriger Lösungen basischer Anilinfarbstoffe abweichend färbenden Substanzen als metachromatische Leukodystrophie zu klären[86], sie von den um diese Zeit ebenfalls differenzierbar werdenden amaurotischen Idiotien abzugrenzen und den zugrundeliegenden Enzymdefekt aufzudecken[87] (hierzu auch mein Brief Nr. 2088 vom 30.10.1961 an den Dänen L. Einarson).

Der Begriff *Leukodystrophie* für die diffusen Sklerosen wurde 1928 von Max Bielschowsky geprägt (Brief Nr. 1131 vom 24.7.1929). Bielschowsky weist auf die starke Beteiligung nicht nur der Nerven-, sondern auch der Gliazellen an Lipidaufnahme und -umbau hin (Nr. 1424) und diskutiert bereits 1921 eine trophische Störung der Glia durch Fermententgleisung und knüpft daran hypothetische Therapieansätze. Eine Sonderform, später als Krabbesche Krankheit bezeichnet und inzwischen als gene-

[84] H H Goebel, L Gerhard, E Kominami, M Haltia 1996, R B Wheeler et al. 2001.
[85] W Scholz 1925
[86] Th v. Hirsch, J Peiffer 1955, J Peiffer 1970.
[87] H Jatzkewitz 1958, H Jatzkewitz und E Mehl 1969.

tisch bedingte Galaktozerebrosidase-Störung aufgeklärt, beunruhigte Hallervorden wegen der die diffuse Entmarkung begleitenden Ansammlung eigenartiger perivaskulärer Zellen, die von ihm in seinem Brief von 6.8.1936 als Epitheloidzellen angesprochen wurden (Nr. 1569). Scholz hatte bei Greenfield in London einen ähnlichen Fall gesehen mit perivaskulären Riesenzellen offenbar mesenchymaler Genese (Nr. 1721 vom 25.11.1943), und auch H. Spatz erwähnt in seinem Brief vom 29.11.1944 einen bei dem Pathologen Hübner beobachteten und auf Grund dieser Riesenzellen als Morbus Gaucher gedeuteten Fall, der später von Hübner und Hallervorden gemeinsam publiziert wird, der aber auch erst später als Krabbe-Fall geklärt wird[88].

Ebenfalls zu den Leukodystrophien wurde die *Pelizaeus-Merzbachersche Krankheit* gezählt, mit deren Diagnose sich der Briefwechsel zwischen Spielmeyer und Hallervorden am 5.6.1930 (Nr. 1157), 16. und 18.11.1931 (Nr. 1223, 1224) und am 11.1.1932 (Nr. 1243) befasst.

Lipidosen

Noch häufiger taucht in den Briefen die *Amaurotische Idiotie (noch ohne Differenzierung als Morbus Tay-Sachs)* auf, damals noch als eigenständige Krankheit mit je nach der Manifestationszeit in unterschiedliche Verlaufstypen aufgefasst, inzwischen – wie oben erwähnt – als Sammelbegriff heterogener Krankheiten verstanden und durch andere Bezeichnungen wie z. B. die GM_2-Gangliosidose oder die Gruppe der Zeroid-Lipofuszinosen ersetzt. Klinisch war das gemeinsame Band eine progrediente Demenz mit Sehstörungen, oft familiär und bei den Gangliosidosen und einigen anderen Lipidosen bevorzugt bei jüdischen Familien aus dem polnisch-galizischen Raum auftretend. Morphologisch fanden sich makroskopisch eine Hirnatrophie, bei infantilen Formen mit ausgeprägter Kleinhirnatrophie, mikroskopisch stark geblähte Nervenzellen und lokal angeschwollene Nervenzellfortsätze (der sogen. Schaffer-Spielmeyersche Zellprozess) und ein Status spongiosus der Rinde[89]. Die Briefe Nr. 1160 vom 26.6.1930 sowie Nr. 1247 vom 3.2.1932 von Bielschowsky an Hallervorden weisen hin auf Meinungsverschiedenheiten zwischen **Karol Schaffer** und Bielschowsky, nicht nur über die Bedeutung der Hepatosplenomegalie für die Amaurot. Idiotie, sondern vor allem grundsätzlich über die Art des zugrundeliegenden Prozesses: Schaffer geht 1919 aus von einer primären Störung der Entwicklung als ektodermaler Keimblattschwäche und „Organisations-Minderwertigkeit", wobei er eine abnorme Zunahme des interfibrillären Protoplasma – er spricht dann von Hyaloplasma – annimmt mit erst sekundärer pathologischer Einlagerung von Lipiden. Unterschiedliche lokale Ausprägungen der Veränderung innerhalb des Thalamus und der Rinde („pithekoider Zug"). Demgegenüber betonen Bielschowsky wie Spielmeyer die primäre Stoffwechselstörung der Lipide mit Beteiligung auf mesodermaler Zellen in Milz und Leber bei allerdings noch unvollkommener Differenzierung der verschiedenen Speicherkrankheiten, aus denen sich gerade die Niemann-Picksche Krankheit und der Morbus Gaucher herauszuschälen beginnt.

Hallervorden wartet auf den Tod einer klinisch von ihm als Amaurotische Idiotie diagnostizierten Patientin (Nr. 1248), über deren Tod er dann Bielschowsky am

[88] O Hübner, J Hallervorden 1956.
[89] Übersicht bei N Breitbach-Faller und K Harzer in Peiffer 2002.

17.6.1932 informiert (Nr. 1278). Dieser klagt angesichts solcher frisch beobachteter Fälle darüber, dass nicht intra vitam noch biochemische Untersuchungen angestellt wurden: „Ich halte es für sicher, dass man bei ihnen aus Blutbeschaffenheit diagnostisch und pathophysiologisch wertvolle Hinweise erhalten hätte“ (Nr. 1279 vom 19.6.1932). Der Status spongiosus ist wiederholt Gegenstand des Gedankenaustausches auch mit Spielmeyer (Nr. 1425, 1434).

1931 beginnen die ersten neurochemischen Arbeiten auf diesem Gebiet, so von Epstein (Nr. 1185, 1463 und 1464). Daraus ergeben sich neue Erkenntnisse zur Abgrenzung der *Niemann-Pickschen Krankheit* als einer - im Gegensatz zu Bielschowskys Meinung (Nr. 1448) - von der klassischen amaurotischen Idiotie unabhängigen Erkrankung von Phospholipidverbindungen, später als Sphingomyelin analysiert. Analoges gilt von der Gaucherschen Krankheit mit ihrer Hepatosplenomegalie, die immer wieder zu differentialdiagnostischen Problemen geführt hatte (Nr. 1288) und als Sphingogalaktosid - später als Glukozerebrosidmangel definiert. In Köln ist es vor allem Klenk (Nr. 1462), der Wesentliches zur chemischen Klärung dieser Speicherkrankheiten beiträgt, in enger Zusammenarbeit mit Bielschowsky, Ludwig Pick und Hallervorden. Es ist bemerkenswert, dass diese Diskussion durch die erzwungene Emigration Bielschowskys in die Niederlande und die Kaltstellung Picks keine Unterbrechung erfährt und der Briefwechsel zwischen Hallervorden und Spatz sehr rege bleibt. Dieser bezieht sich auch auf einen von dem Würzburger Pathologen Letterer obduzierten neuen Fall mit Lipidspeicherung in verschiedensten Körperorganen, von dem Material zu Klenk gelangt (Nr. 1448, 1465, 1469, 1491, 1515). Diese nun auch erstmals chemisch wenigstens im Ansatz geklärten Befunde mit der besser unterbauten Auffassung, dass es sich um pathologische Speicherungsvorgänge handelt, widerlegten die von K. Schaffer immer noch vertretene Meinung, dass es sich vielmehr um Systemdegenerationen handele (Bielschowsky am 15.3.1935 an Hallervorden, Nr. 1483; gegen Hallervordens Bedenken in Nr. 1542 dann ausführlich Nr. 1544). Eine 1935 von Bielschowsky gewünschte Reise Hallervordens nach Holland ließ sich wegen der politischen Schwierigkeiten nicht realisieren (Nr. 1511). In den letzten Jahrzehnten des 20. Jahrhunderts finden die Speicherkrankheiten dann durch Klärung der Enzymdefekte einschließlich des Nachweises von Aktivatorproteinen[90] und durch molekulargenetische Befunde eine weitgehende Klärung.

Tumoren

Im Gegensatz zu den Heredodegenerationen, den Stoffwechselkrankheiten oder den Entmarkungsprozessen spielt die Differenzierung und Pathologie der Tumoren des Nervensystems bis etwa 1950 eine nur geringe Rolle im Inhalt der Briefe wie auch überhaupt in der deutschen Fachliteratur. Eine Ausnahme machen diejenigen raumfordernden Prozesse, bei denen Verbindungen zu degenerativen Prozessen und Entwicklungsstörungen bestehen wie bei der tuberösen Sklerose oder bei Missbildungstumoren (Hamartomen). Diese Hintanstellung eines Themas von hoher praktischer Bedeutung in Deutschland hängt wahrscheinlich mit der dominierenden Stellung von

[90] K Sandhoff, E Conzelmann 1979.

Walter Spielmeyer zusammen, der selbst nur eine kurze Zeit unter dem Pathologen Eberth in Halle gearbeitet hatte und von sich selbst anlässlich der Zusendung von Präparaten durch Nonne sagte: „Über die spezielle Art des Tumors zu reden, fehlen mir natürlich die Kompetenzen" (Brief Nr. 648 vom 29.10.1909), und im gleichen Sinn an Hallervorden noch am 25.2.1924: „Über Tumoren vermag ich selbst Ihnen nicht viel zu sagen. Um darüber etwas Gutes und Neues herauszubringen, muss man doch in der allgemeinen und speziellen Geschwulstlehre zuhause sein" (Nr. 1045). Diese war aber damals nur bei den Pathologen kompetent vertreten.

Die erste briefliche Erwähnung eines Hirn-, genauer eines Hypophysen-Tumors in unserer Sammlung erfolgt von dem Leipziger Pathologen J. Cohnheim an seinen Lehrer R. Virchow am 23.7.1875 (Nr. 10). Der Chirurg Ernst von Bergmann schlägt immerhin 1896 das Thema „Hirntumoren" für die Sitzung der Deutschen Gesellschaft der Naturforscher und Ärzte vor (Nr. 240). Noch 1905 lehnt der Neurologe Wilhelm Erb aber eine Arbeit über basale Hirntumoren für die Publikation ab (Nr. 496), da diese „so wenig Chancen bieten, Gesetzmäßigkeiten zu besitzen". Der von der Pathologie kommende Bielschowsky ist derjenige deutsche Neuropathologe, der sich den Hirntumoren zuwendet, allerdings auch dabei vor allem den Missbildungstumoren, wobei er am 17.4.1924 die Häufigkeit von Gliomen bei Epilepsiekranken betont (Nr. 1049) Es sind speziell die zentralen Neurofibromatosen und tuberösen Sklerosen (Nr. 1326) sowie Gangliogliome, die ihn im Austausch mit seinem Berliner Kollegen R. Henneberg sowie Hallervorden (Nr. 1298, 1330 mit der Frage der Beziehung zu Spongioblastomen) interessieren, dabei auch die von Lhermitte und Duclos[91] beschriebenen Kleinhirn-Missbildungstumoren (Nr. 1087, 1144, 1145). Spatz erwähnt am 5.10.1928 die Endotheliome der Basis (Nr. 1110). Hallervorden berichtet Spatz am 19.12.1934, dass er in Breslau Tumoren mit dem Neurologen Otfrid Foerster und dessen Oberarzt Gagel durchgesprochen habe (Nr. 1456). Foerster, der mit den amerikanischen Neurologen und Neurochirurgen Percival Bailey, dem Sherrington-Schüler Wilder Penfield sowie mit Harvey Cushing in enger Verbindung stand und auch selbst Hirntumoren operierte, war es, der neben Wilhelm Tönnis das Interesse der Neuropathologen zunehmend auf die Diagnostik der Hirntumoren lenkte, was nach dem Ende des zweiten Weltkrieges zu einem höchst erfolgreichen Aufblühen der Tumorforschung unter dem Foerster-Schüler Klaus Joachim Zülch und dessen Schule führte. Im Brief Hallervordens an Spatz vom 3.8.1936 wird Cushing erwähnt anlässlich der Beobachtung eines diffus wachsenden gliomatösen Tumors für den dieser den Begriff Medulloblastom verwende (Nr. 1567). Um diese Zeit arbeitet in Berlin B. Ostertag in Zusammenarbeit mit dem Chirurgen E. Heymann an einer eigenen Deutung der Entstehung der Hirntumoren, die sich auf bestimmte Phasen der Hirnentwicklung stützt und daraus die *Vorzugslokalisation bestimmter histologischer Tumortypen* ableitet[92]. Hallervorden meint, dass Ostertag dabei auf Erkenntnissen Bielschowskys aufbaue (Nr. 1543), was dieser bestätigt mit dem Vorwurf, nicht zitiert worden zu sein (Nr. 1548). Zu sachlichen Einwänden stellte Ostertag gegenüber dem früheren Mitarbeiter von Spatz, Richard Lindenberg, am 23.10.1974 fest: „Ich habe niemals gesagt, dass Hirntumoren aus Fehlbildungen entstehen (sie können es natürlich einmal, vor allen Dingen in den

---

[91] J Lhermitte, P Duclos 1920.
[92] B Ostertag 1941.

jungen Jahren), sondern nur gesagt, dass die Hirngewächse samt und sonders nur zu verstehen sind aus ihrem ontogenetischen Bildungsmaterial" (Nr. 2141). H. Kuhlenbeck, in die USA ausgewanderter deutscher Neuroanatom, beurteilte die Ostertagschen Ansichten über die Tumorgenese positiv (Nr. 1955) und der sehr renommierte amerikanische Neuropathologe L. J. Rubinstein bestätigte in einem Brief an Ostertag vom 19.7.1973, dass dieser 1932 als erster auf die Bedeutung von Nestern embryonaler Zellen im Kleinhirn als Ursprungsort der Medulloblastome hingewiesen habe (Nr. 2139).

Der seit seiner Flucht aus Deutschland 1934 mehrere Jahre in Antwerpen arbeitende Rössle-Schüler H.-J. Scherer[93], ein hervorragender Kenner der Hirntumoren, besuchte Hallervorden am 30.8. und 1.9.1942 (Nr. 1702), der von den Gesprächen mit ihm sehr angetan war. Ein von Hallervorden beobachteter Fall eines Oligodendroglioms am Ort einer früheren offenen Hirnverletzung mit der Fragestellung der Beziehung zwischen Trauma und Tumor war wohl der Inhalt des Briefwechsels mit Spatz im Januar 1945 (Nr. 1754, 1761).

Erstmals am 28.12.1946 erwähnt Richard Jung, der Freiburger Neurologe und Neurophysiologe, die vom Neurochirurgen Tr. Riechert unternommenen stereotaktischen Eingriffe mit *Hirnpunktion*[94], was Jung in seinen Überlegungen zu elektrokortikalen Ableitungen mit konzentrischen Nadeln bestärkt (Nr. 1804).

Mit Einführung der Bestrahlung von Hals- und Hirntumoren neben den hirnchirurgischen Eingriffen tauchen auch die ersten Beobachtungen von *Strahlenschäden* auf. Scholz stellte 1931 einen entsprechenden Fall vor (Nr. 1229), dessen Präparate sowohl von Hallervorden (Nr. 1435) als auch von Spatz (Nr. 1447) nachuntersucht werden. Die in der Diagnostik vorübergehend angewandten Untersuchungen mittels des kontrastgebenden, aber selbst strahlenden Thorotrast werden 1932/33 in den Briefen Nr. 1318, 1323 und 1353 erwähnt. R. Jung klagt noch 1950 über die geringe Erfahrung mit der Bestrahlung von Hirntumoren in Deutschland (Nr. 1945).

Alterskrankheiten

Es ist eigentlich erstaunlich, eine welch geringe Rolle die Alterskrankheiten im Vergleich zu den anderen genannten Krankheitsgruppen in den vorliegenden Briefen spielten, bedingt wahrscheinlich durch die Zufälligkeiten der erhaltenen Briefbestände, unter denen Briefe von Alzheimer fehlen. Zwar tauscht sich Spatz am 31.5.1927 mit Hallervorden über die bevorzugte Lokalisation der *Pickschen Krankheit* (benannt nach dem Prager Psychiater Arnold Pick) und die Erkennung der Pickschen Zellen im Nisslbild aus (Nr. 1080), doch ist selbst Spielmeyer wie Hallervorden 1927 noch unsicher, wohin er in seinem geplanten Handbuch diese Krankheit rubrizieren soll (Nr. 1090, 1091)[95]. Dies verwundert insofern, als Alzheimer schon 1904 und 1906 die

[93] Zu diesem J Peiffer 1997 sowie J Peiffer und P Kleihues 1999.

[94] A. Alzheimer schrieb 1913 zu derartigen Punktionen: „Ein so riskanter Eingriff kann nur vertreten werden, wenn therapeutische Eingriffe durch das Punktionsergebnis ermöglicht würden". Berliner Klin. Wschr. 19: 1–19, 1913. Über Hirnpunktionen zu diagnostischen Zwecken berichtete B Pfeifer schon 1912.

[95] Historische Übersicht s. A Karenberg 2000.

charakteristischen Neurofibrillenveränderungen beschrieben hatte und andere Mitarbeiter Nissls bzw. Kraepelins wie Perusini die senilen Plaques[96]. Die *Alzheimersche Krankheit* wird von Hallervorden erwähnt mit dem Hinweis, dass Neurofibrillenveränderungen auch in Mittelhirn und Medulla oblongata, selten im Striatum zu beobachten seien (Nr. 1414 vom 11.5.1934). Klinisch lasse sich die Picksche Krankheit von der Alzheimerschen nach Spatz dadurch unterscheiden, dass bei der Ersteren die Merkfähigkeit noch lange erhalten bliebe (Nr. 2000 vom 5.8.1953 an E. Grünthal). Aus morphologischer Sicht hatte aber Grünthal schon 1926 und 1930 darauf hingewiesen, dass die präsenile und die senile Demenz - damals vielfach nach diesen Verlaufsunterschieden getrennt - neuropathologisch nicht zu unterscheiden seien. Oskar Vogt wendet sich in seinen letzten Lebensjahren der Alterung von Nervenzellen zu und hält darüber 1953 ein Referat auf dem Wiesbadener Internistenkongress (Nr. 2005).

Muskelkrankheiten

Am 10.10.1890 berichtet Wilhelm Erb seinem Freund Adolf von Strümpell über eine größere Muskeldystrophie-Arbeit, mit der er sich befasse (Nr. 87). Hieraus entsteht die klassische Publikation zur Muskeldystrophie, aber sie plagt Erb: „Diese Dystrophie-Arbeit ist die reinste Taenie, die Glied um Glied erzeugt und gar nicht zu Ende zu bringen ist; sie wird sich noch durch 1 od. 2 Hefte hindurchschlängeln" (Nr. 100 vom 3.3.1891). Am 26.3.1891 kann Erb v. Strümpell endlich schreiben, dass die Arbeit abgeschlossen sei (Nr. 104). Schon am 20.10.1895 schreibt er nicht ohne Stolz von der „Malattia di Erb", von der man nun spreche (Nr. 225). Das Gebiet der Muskelkrankheiten, das Erbs Hauptthema bleibt, beunruhigt ihn aber weiter: „Die ganze Frage der *Muskelatrophien* scheint mir wieder düsterer und verwickelter zu werden" (Nr. 255 vom 26.12.1896). Nach der Hochblüte einer weitgehenden Klärung der Hauptgruppen von Muskelkrankheiten im ausgehenden 19. Jahrhundert verschwindet das Thema für längere Zeit zumindest aus der Diskussion in den Briefen. Erst im Zusammenhang mit dem politisch geförderten Interesse an der Genetik geraten sie wieder mehr in den Blickpunkt (Nr. 1711 vom 8.1.1943). Der als Pette- und Bodechtel-Schüler aus der internistischen Seite der Neurologie kommende F. Erbslöh weckt wie der Freiburger Physiologe Paul Hoffman und Richard Jung wieder das Interesse an dieser Krankheitsgruppe (Nr. 1940 vom 11.8.1950), deren Klärung dann in den letzten Jahrzehnten durch elektronenmikroskopische und molekulargenetische Untersuchungen eine starke Förderung erfährt.

[96] K und U Maurer 1998.

Kapitel 5

Von der vergleichenden Psychologie zur Psychiatrie

Reflex, Bewusstsein, Geist und Seele aus der Sicht der vergleichenden Psychologie

Die während der zweiten Hälfte des 19. Jahrhunderts im Vordergrund stehende vergleichend-anatomische Hirnforschung war zwar überwiegend morphologisch orientiert, doch finden sich durchaus auch Briefe, die auf die vergleichende Physiologie, das Verhalten der Tiere unterschiedlicher Entwicklungshöhe und auf experimentell-psychologische Untersuchungen eingehen sowie zur Frage Bewusstsein und Gedächtnis Stellung nehmen (so der Baseler vergleichende Anatom R. Burckhardt, Brief Nr. 132 vom 21.10. 1892 oder der Psychiater P. J. M. Möbius am 22.9.1892 an Edinger, Nr. 131). Es lag nahe, dass sich aus der Abfolge der Entwicklungsschritte mit einer Erweiterung bzw. einer Änderung des Leistungsspektrums einer Spezies eine Schichtenlehre entwickelte, verbunden mit der Fragestellung, wo die Grenze zwischen reflektorischem und bewusstem Handeln zu ziehen sei, wo von Seele zu sprechen und wie diese zu definieren sei. Morphologisch war der Ausgangspunkt die Frage, in welcher Weise (Gewicht, Umfang, Fältelung der Hirnoberfläche, Entwicklung neuer Bahnenverbindungen, Zelldichte) sich das menschliche Gehirn von dem der Primaten unterscheidet und ob solche Differenzen spezifische geistige bzw. seelische Eigenschaften des Menschen zu erklären vermögen. Dazu gehörte allerdings auch die Frage, ob diese Eigenschaften überhaupt menschenspezifisch sind und ob nicht bisher nur dem Menschen zugesprochene Leistungen der Intelligenz und des Bewusstseins auch beim Tier nachweisbar sind, es also auch eine Tierseele gebe.

In seinen noch unveröffentlichten Erinnerungen[97] schreibt Edinger zum Problem Hirnanatomie und Psychologie: „Die philosophische Spekulation über die Art, wie etwa das Seelenleben auf das materielle, ihm zugrundeliegende, zu beziehen sei, hat uns wenig vorangebracht, aber auch die Versuche der Anatomen und Psychiater, die das menschliche Gehirn etwas kannten, haben nur wenig Brauchbares geschaffen. Die Aufgabe, den menschlichen Geist aus dem Bau des Gehirns irgendwie besser zu erklären, war viel zu hoch gefasst... Wenn es etwa als Aufgabe der Hirnanatomie gedacht werden kann, dass sie die Möglichkeit zu einzelnen Handlungen aus dem Bau der Maschine selbst abzuleiten gestatte, dann muss man sich zunächst an Tierformen halten, bei denen nur unendlich einfachere Handlungen von einem irgendwie durchsichtigen Apparate geleistet werden könnten. Die Psychologie hat hier nicht oben zu beginnen,

[97] zitiert bei H Emisch 1991, S. 135–136.

sondern ganz unten. Es ist dann zu untersuchen, ob nicht etwa mit dem Auftreten neuer Hirnteile neue Funktionen sich den älteren zugesellen". Auf die Annahme eines **Bewusstseins** sei nach Möglichkeit zu verzichten. „Wir sehen also ab von den Begriffen des Bewusstseins und der Intelligenz und stellen die beantwortbare Frage so: wie weit können wir die Handlungen und das gesammte Wesen eines Thieres aus der Kenntnis der anatomischen Unterlagen und ihrer Eigenschaften heraus erklären?". Im Fortschreiten werde man „an einen Punkt kommen, wo die Annahme eines Bewusstseins nothwendig wird, aber zweifellos rückt dieser Punkt immer weiter hinaus... Erst dann aber, wenn wir ohne Annahme eines speciellen Bewusstseins einzelne Handlungen nicht mehr erklären können, erst dann wird die Zeit gekommen sein, wo man das dann näher zu Präcisierende, heute noch Mystische, wieder abwärts in der Reihe wird verfolgen können,". Dementsprechend geht Edinger vor mit Vergleichen zwischen den Entwicklungsstufen des Gehirns und dem Verhalten von Tieren. So entwickelt er seine Gliederungen **vom Urhirn (Palaeoenzephalon) bis zum Neopallium des neenzephalen Primaten**, wobei er die Funktionen den **Entwicklungsschichten** zuordnet, so Receptiones und Motus, also die Empfänger von Sinneseindrücken und reflexartigen Bewegungsreaktionen dem Urhirn, Gnosien und Praxien mit der Entwicklung von Assoziationszentren, Riechvermögen („Oralsinn") und einfachen Gedächtnisleistungen dem Archipallium (Ammonshorn, mediobasaler Schläfenlappen) und schließlich das eigene „Intellegere", die „Fähigkeit, die Handlungen und Empfindungen klar oder weniger klar aufzufassen, einzusehen", ja vorauszusehen, dem Neopallium[98]. Gnosie bedeutet für Edinger die Wahrnehmung und Verarbeitung von Sinnesreizen durch Assoziationen mit der Folge sinnvollen Handelns, der Praxie. Mit der Entwicklung des Menschenhirns durch den Neuerwerb von Assoziationsgebieten vor allem im Stirn- und Scheitellappen sei auch die Sprachentwicklung verbunden. Für Edinger blieb ein Wahlspruch: „Hirnanatomie allein betrieben wäre eine sterile Wissenschaft. Erst in dem Momente, wo man die Frage nach dem Verhältnis der anatomischen Struktur zu der Funktion aufwirft, gewinnt sie Leben[99].

Verhaltensbeobachtungen waren bereits auf der von Anton Dohrn gegründeten meeresbiologischen Station in Neapel ein die morphologischen Untersuchungen ergänzendes Forschungsziel gewesen, aber keineswegs nur dort. Diese Untersuchungen hingen auch zusammen mit der durch Pawlow entwickelten *Reflexlehre*, die dazu führte, Grenzen dessen zu erschließen, was noch als Reflex aufgefasst werden kann. Erst jenseits dieser Grenze könne von bewusstem Handeln gesprochen werden. Viele der Briefe, die sich mit diesen Problemen und allgemein mit der Tierpsychologie befassen, hängen mit der Persönlichkeit von Ludwig Edinger zusammen. Ihr geistiger Hintergrund ist die vor allem von dem Nobelpreisträger Wilhelm Ostwald, einem Physikochemiker, und von dem Jenenser Anatom und Zoologe Ernst Haeckel, einem begeisterten Darwin-Anhänger, geleitete Bewegung der monistischen Naturphilosophie und die Auseinandersetzung mit dem Dualismus, so z. B. bei dem Leib-Seele-Problem.

---

[98] Näher ausgeführt in Edinger, L.: Zur Methodik in der Tierpsychologie. Der Hund H.; Zschr. Psychologie 70: 101–124, 1914; ferner L. Edinger: Zur Methode der psychologischen Untersuchung an Säugetieren. Beobachtungen am Hund. Bericht IV. Kongr. experim. Psychologie Göttingen 15.–18.4.1914. In: F. Schumann (Hsg) Leipzig 1914, S. 74–75.

[99] Einleitung zu Edinger, L.: Vorlesungen über den Bau der nervösen Zentralorgane des Menschen und der Tiere. Bd. 2, 7. Auflage Leipzig 1908.

Der in Freiburg als vergleichender Physiologe wirkende **Willibald Nagel** schreibt am 27.6.1895 an Edinger: „Wenn von der Reaction irgend eines Tieres auf einen Reiz nachgewiesen werden kann, dass dieselbe infolge bestimmter präformierter Verbindungen unter den einzelnen Teilen seines Nervensystems, eventuell noch durch Gewöhnung geebnet und durch Bahnung begünstigt, zwangsmäßig gerade so, wie sie auftritt, und nicht anders, auftreten muss und auch thatsächlich auftritt, finde ich damit noch lange nicht gegeben, dass diese Reaction nun nicht als eine Art psychischer Thätigkeit aufgefasst und bezeichnet werden dürfe. Sind doch auch die unbestreitbar psychischen Willenshandlungen des Menschen in Wahrheit zwangsmäßige Erfolge des sie bedingenden inneren und äußeren Reizes einerseits und der Structur des Gehirns andererseits, und kann doch von einem freien Willen in dem Sinne nicht mehr die Rede sein, als ob der Willen, als ein metaphysisches Prinzip, irgendeine Herrschaft über die Körperfunctionen habe. Ich glaube, dass der Widerspruch gegen die Annahme **„psychischer" Prozesse bei Tieren** zum großen Teil darin seinen Grund hat, dass man den betreffenden Autoren (und mir wenigstens sehr mit Unrecht) die Meinung zutraut, dass in das sonst durch mechanische Gesetze bestimmte Geschehen im Organismus die Psyche als eine fremde Macht eingreife, das die Psyche *überhaupt irgendwie* als Ursache eines physiologischen Prozesses auftreten könne. Das Gegenteil ist meine Meinung. Was ich verlange, ist die Anerkennung der Thatsache, dass die Bindeglieder zwischen Reiz und Reizerfolg (Reaction) im Tierkörper in einer gewissen Kategorie von Fällen so complizierter Natur sind, dass unser mechanisches Verstehen derselben noch in weitem Felde liegt, und dass damit, dass man diese Thatsachen in den großen Topf der „Reflexe" mischt, nichts gewonnen ist, im Gegenteil, denn jene Vorgänge sind, obgleich später wohl auch mechanisch zu erklären, noch weit complizierter als das, was im wahren Sinne „Reflex" genannt wird. Und diese complizierten Vorgänge nenne ich psychische, bis sich aus weiteren Forschungen eine passendere Bezeichnung für sie ergibt, und eine rein physiologische Erklärung" (Nr. 219).

Nagel hatte seine Auffassungen in einer Monographie über Geruch und Geschmack in der Tierreihe niedergelegt, fand aber lebhaften Widerspruch durch **A. Bethe** (Nr. 222). Bewusstsein und Gedächtnisleistungen auch schon bei Wirbellosen sind Thema nicht nur in diesem Brief, in dem Bethe unter Hinweis auf den feinen chemischen Sinn der Krebse (Carcinus) vorschlägt, bei den Wassertieren nicht von Riechen oder Schmecken zu sprechen, „da diese Ausdrücke für uns immer die bewusste Wahrnehmung einschließen, bei diesen Tieren aber von Bewusstsein gar nicht die Rede sein kann. Ebenso sind die Worte „fühlen" und „Gefühle", „wahrnehmen", „empfinden" usw. nach meiner Ansicht durch neue, welche die Beteiligung des Bewusstseins nicht in sich schließen, zu ersetzen. Glauben Sie, dass es gut sein würde, diese Worte als Composition von **„Reflex" und „Reflektion"** zu bilden? Ich meine etwa so: „Chemoreflexe", „Chemoreflektion" für „riechen" und „schmecken" und „Tangoreflex" und „Tangoreflektion" oder dergleichen für „fühlen"?" (Nr. 222 an L. Edinger).

Der Zoologe **H. E. Ziegler** geht in seinem an Edinger gerichteten Brief vom 24.7.1895 ebenfalls auf die Frage der Willensfreiheit ein und glaubt, „dass für den Naturforscher die Annahme der Existenz einer solchen nicht nothwendig ist. Die Begriffe, welche die Theologen und Philosophen aufgestellt haben (z. B. Seele, Bewusstsein, Wille etc.), sind nicht zu brauchen, wenn man das psychische Leben aus anatomischen und physiologischen Thatsachen erklaeren will. Es schwebt mir das Ideal vor, die psychischen Vorgaenge aus der anatom. Anordnung der nervoesen Zellen und Fasern und der in diesen stattfindenden physiol. Vorgaengen abzuleiten und dann diese physiol. Vorgaenge auf chemische zurueckzufuehren" (Nr. 220).

Oskar Pfungst, Berliner Psychologe, schreibt Edinger am 27.2.1913 über Bewusstsein, Erkennen und Verstehen: „In der Hauptsache herrscht Übereinstimmung: Psychologisch nichts zu supponieren, was vor Hirn-Anatomie und Physiologie unhaltbar ist". Pfungst zitiert den Berliner Philosophen und Psychologen Benno Erdmann (1851–1921)[100] „dass jede Analyse dieser Art (nämlich des entwickelten Bewusstseins) keine der gesicherten Tatsachen über Bau und physiologisch feststellbare Funktionen des Nervensystems unberücksichtigt lassen darf und jede wohlfundierte Hypothese dieser Herkunft zur Prüfung und Verifikation der psychologischen Ergebnisse heranziehen muss, versteht sich von selbst" (Nr. 771).

Die Frage des Bewusstseins hatte Edinger bereits 1895 interessiert (siehe den Brief Bethes an Edinger, Nr. 222). Der Breslauer Pädagoge **Wilhelm Ostermann**, ein Schüler des Philosophen und Medizinpsychologen Rudolph Hermann Lotze, schloss Beziehungen zwischen materiellen Vorgängen im Nervensystem und dem Bewusstsein als Erklärung für Letzteres aus, nicht aber für das Verständnis des Zustandekommens von Sinnesempfindungen und der Wechselwirkungen zwischen Geist und Außenwelt (Nr. 402). Er fühlte sich hierbei im Einvernehmen mit Edinger, wobei er dessen Arbeit über Hirnanatomie und Psychologie zitierte[101]. Ostermann schrieb Edinger am 18.5.1902, dass es bei der gegenwärtigen Verquickung des Psychologischen mit dem Naturwissenschaftlichen nicht mehr möglich sei, Pädagogen und Psychologen ohne alle anatomischen und physiologischen Vorkenntnisse fortzubilden. Im übrigen stellte er fest: „Die Bewusstseinseinheit, wie sie z. B. in dem einfachsten logischen Denkakt a ist nicht = b als psychisches Phänomen ganz zweifellos gegeben ist, kann ich mir schlechterdings nicht erklären ohne die Annahme, dass als Noumenon eine wirkliche (für unser Denken vielleicht ganz unfassbare) Einheit zugrunde liegt, die nicht mit einer Vielheit von Hirnelementen identisch sein kann". Der sehr ausführliche Brief setzt sich auch mit dem Haeckelschen Monismus kritisch auseinander[102]. H. K. Corning (Brief Nr. 693 vom 28.5.1911) fasst am kürzesten im Sinne des **Monismus** zusammen: „Genügt nicht zur Erklärung aller einschlägiger Bestimmungen die Annahme, dass das Centralorgan ein Apparat zur Entwicklung zweckmäßiger motorischer bzw. vasomotorischer Reactionen auf einwirkende Reize ist? Gibt es eine Thatsache, die hierdurch nicht zu erklären ist, sondern noch überdies fordert, dass das Centralorgan als Träger „höherer seelischer Funktionen" angesehen werde?"

Beziehungen zwischen reflektorischen Reaktionen auf Sinneseindrücke, Bewusstsein und Sprachentwicklung werden von **Leopold Besser** berührt (Briefe Nr. 296 vom 20.3.1898 sowie 297 vom 27.3.1898). Auch den Linzer Tierpsychologen **Karl Camillo Schneider** bewegte die Bedeutung des Bewusstseins: „Biologisch wichtig ist die Rezeption der Außenwelt und die Assoziation der Eindrücke, geistig wichtig dagegen die Stellung der Persönlichkeit zur Natur, die Beherrschung des Energetischen durch den Geist. Letzteres kann sich nicht im Somatischen spiegeln, denn es ist im Prinzip gar

---

[100] Erdmann, B. Erkennen und Verstehen. Sitzungsbericht Preuß. Akademie Wiss. 12912, 2. Halbband, S. 1240 ff.

[101] Edinger, L.: Hirnanatomie und Psychologie. Berliner klin. Wchschr. 37: 561–564, 600–604, 1900; ferner: Hirnanatomie und Psychologie. Eine Entgegnung an Herrn E. Storch. Zschr. Psychol. Physiologie der Sinnesorgane 24: 445–448, 1900

[102] Hierzu auch L. Edinger in Ostwald: Das monistische Jahrhundert. Heft 1, 1912, S. 263–264.

nicht ans Soma – ans Extensiv-Fänomenale [sic!] gebunden, weil es eben intensiver Natur ist. In Hinsicht aufs Gehirn unterscheidet sich daher der Mensch nur insoweit vom Tier als er reicher veranlagt ist; die wahre Differenz kommt im Gehirn gar nicht zum Ausdruck. Ganz verkehrt ist der Schluss der heutigen Fysiologie aus dem Bau des Gehirns aufs Wesen des Menschen. Ganz verkehrt ist auch ein anderer Gedanke der heutigen Fysiologie: Dass sie ein Bewusstseinsorgan im Gehirn sucht, wo doch notwendigerweise alles Biologische Bewusstsein sein muss. Bewusstsein, dass deshalb nicht bloßer Nervenvorgang wird, weil es dem Subjekt unbewusst sein kann, denn das Subjekt ist eben ein phylogenetisch entwickeltes komplexes Gebilde und ins Zentralbewusstsein tritt nur Bestimmtes ein. Gott sei Dank, dass wir eine Freudsche Psychoanalyse haben, die endlich einmal das Unbewusste rational entwickelt" (Nr. 772). Die Volte zur Freudschen Psychoanalyse ist für die damalige Zeit ungewöhnlich.

Erheblichen Einfluss auf die Überlegungen zur Hirnentwicklung und der Zuordnung von Funktionen hatten die Untersuchungen des 1872 aus Halle nach Straßburg berufenen Physiologen **Friedrich Leopold Goltz**, der **bei einem Hund die Großhirnrinde weitgehend entfernt** und anschließend das Verhalten des Hundes beobachtet hatte. Das Ergebnis dieser Untersuchung war Inhalt des ersten von 29 in den Jahren 1893–1909 an Edinger gerichteten Briefes von **Jules Soury** (1842–1915). Soury, ursprünglich Philosoph und mit vergleichender Religionswissenschaft befasst, wandte sich in Paris als erster der Geschichte der Neurologie und Psychiatrie und der Geist-Hirn-Beziehungen zu[103]. 1899 war sein voluminöses Werk erschienen, das leider nie in andere Sprachen übersetzt wurde[104]. In diesem ersten Brief über den Goltzschen Hund vermutet Soury, dass der bei dem Hund erhaltene Geruchssinn damit zusammenhänge, dass Goltz die mediobasalen Temporallappenanteile (Uncus) nicht vollständig entfernt habe. Soury fährt fort: „Goltz sagt, dass dieser Hund ohne Großhirn gelernt hat, aus freiem Willen zu fressen. Goltz hat noch nicht gelernt, psychologische Zusammenhänge zu verstehen. Jede Aktion aus freiem Willen setzt eine vorausgehende bewusste Intention der durchzuführenden Bewegung voraus. Da die Großhirnrinde Sitz dieser Intentionen ist, kann Goltz nicht behaupten, dass ein Tier ohne Großhirn aus freiem Willen Bewegungen ausführt". Soury weist darauf hin, dass der Hund sondenernährt war, also einer bewussten Nahrungsaufnahme gar nicht fähig, vielmehr seinen Reflexen ausgeliefert (Nr. 151 vom 26.7.1893). In einer Arbeit von Edinger aus dem Jahre 1913 ist zu ersehen, dass Edinger diesen Goltzschen Hund persönlich beobachtet und dessen Gehirn aufgearbeitet hatte. Dabei musste er Sourys Vermutung bestätigen[105]. 1913 vergleicht er diesen Befund mit dem von ihm an einem vierjährigen Knaben mit extremer multizystischer Enzephalopathie an der Grenze zur Hydranenzephalie erhobenen Befund, wobei er hier allerdings bemerkt, dass bei dem Goltzschen Hund die Hemisphären total gefehlt hätten[106]. Noch mehrmals setzt Soury sich mit Goltz und mit Fragen der Tierpsychologie auseinander (Nr. 155, 622, 679), wobei diese Diskussion nicht ohne Einfluss auf Edinger war.

---

[103] Schiller, F.: Jules Soury (1842–1915). In: Haymaker,W, Schiller, F (Hsg) Founders of Neurology, 2. Auflage, Ch. C. Thomas Publ., Springfield, Ill. S. 573–575.

[104] Soury, J.: Le systéme nerveux centrale, dtructure et functions: histoire critique des théories et des doctrines. Paris, Carré et Naud 1899.

[105] Edinger, L.: Ueber die Bedeutung der Hirnrinde. In: Verhandlg. 12. Kongress Inn. Med. Wiesbaden 1893, S. 350–358.

[106] Edinger, L., Fischer, B.: Ein Mensch ohne Großhirn. Arch. ges. Physiol. 152: 1–27, 1913

Bei den Beobachtungen an den Gehirnen, aber auch am Verhalten von Fischen und Reptilien, die Edinger gemeinsam mit Adolf Wallenberg und Gordon Holmes machte, standen der **Oralsinn** und das **Gedächtnis** dieser Tiere, insbesondere der Fische im Vordergrund. Zum *Gedächtnis der Fische* nimmt der Philosoph und Psychologe **Karl Groos** am 14.11.1899 kritisch Stellung, indem er zu Edinger meint: „Die Erscheinung, um die es sich hier hauptsächlich handelt, ist, wie ich glaube, die des von bewussten Gedächtnisbildern freien „Wiedererkennens“ und hat gerade so wie Sie es schildern (in dem engen Connex von Reiz und Reaction) Analoga beim Menschen. Wenn ich unter verschiedenen Gegenständen meinen Federhalter herausfinde, so vergleiche ich ihn nicht etwa mit einem Erinnerungsbild desselben, sondern auf den Reiz folgt ohne weiteres die Reaction. Dem Anblick kommt psychisch höchstens die „Qualität der Bekanntheit“ zu... Allerdings kann aber... der ganze Prozess auch *rein* physiologisch ablaufen“(Nr. 349). Der Genfer vergleichende Anatom **Eduard Claparède** beteiligt sich auch an dieser Diskussion um das Gedächtnis der Fische (Nr. 387), einer Diskussion, die unter dem Begriff „impliziertes Gedächtnis“[107] die Hirnforscher bis heute bewegt[108], nämlich die Zugriffsmöglichkeit auf bewusst nicht weckbare, dennoch auf Handeln und Denken Einfluss nehmende Gedächtnisinhalte.

Der Prager Veterinärmediziner **Hermann Dexler**, ein Schüler des Wiener H. Obersteiner, wendet sich am 23.7.1908, über die „Stupidität der Vet. Anatomen hinsichtlich der komparativen Anatomie des Nervensystems“ klagend, an Edinger und weist auf die Schwierigkeit hin, eine Tierpsychiatrie zu schreiben. „Auch von den abstrakten Philosophen hat man fast gar nichts, weil sie die Tiere nicht kennen“ (Nr. 614).

Die Position von **Ludwig Edinger** in den Überlegungen über Bewusstsein und Seele im Vergleich zur vergleichenden Hirnanatomie wird deutlich z. B. in seinem Brief vom 22.1.1915 an den Naturphilosophen **Hans Driesch** (Nr. 837) (siehe die Abschrift des Briefes, aus dem folgende Passage wegen ihrer Bedeutung zitiert sei: „Für mich und viele meiner Freunde existiert dieses Problem gar nicht mehr. Es ist geboren – wie wir glauben und wie Sie vielleicht nicht zugeben werden – aus den falschen Begriffen Körper und Seele. Wie diese zueinander stehen, das haben wir gar nicht zu untersuchen. In früheren Zeiten mag das ein Problem gewesen sein. Was wir untersuchen können, das sind die Funktionen des Großhirns. Eine Frage, deren Beantwortung noch in weitem Felde steht, ist es: Wie kommt es denn, dass wir von diesem erfahren? Auf dieses einfache Problem spitzt sich meines Erachtens die ganze Arbeit zu, welche das nächste Jahrhundert auf diesem Gebiete zu leisten hat. Faktisch hat sich der Begriff mehr und mehr auf das zugespitzt, was das Großhirn leistet. Schon längst errechnet man die Reflexbewegungen und was drum und dran hängt, zu den Seelenäußerungen und Sie werden zugeben, dass mit dem Fortschritt der Hirnpsychologie noch mehr vielleicht von der vergleichenden Hirnanatomie immer weitere Gebiete, wie etwa das der Lautgebung, des sogenannten unbewussten Sehens und unbewussten Hörens wieder aus Ihrem Seelenbegriff herausgenommen werden können. Bleibt schließlich nur, was mit Bewusstsein vorgeht. Wenn es gelingt nachzuweisen, dass diesem Intellegere, und weiter ist es nichts, wieder ganz bestimmte Hirnteile zugrunde liegen, dann hat-

---

[107] Schacter, D. L.: Implicit Memory: History and Current State. J. Exp. Psychol., Learning, Memory, and Cognition 13: 501–518, 1987

[108] Draaisma, D.: Gehirn und Gedächtnis. In: Lewandowsky, V., Grünbein, U.: Gehirn und Denken. Kosmos im Kopf. Hatje Cantz Verlag Ostfildern-Ruit 2000, S. 178–189

ten wir, das müssen Sie gewiss zugeben, in dem Sinn Seele, wie eben besprochen, doch weit zurückgerückt. Aber auch für den Fall, dass andere Teile des Nervensystems, etwa durch eine intensive oder andersartige Funktion, das, was sie leisten, zu unserem Bewusstsein bringen können, immer ist das Problem auf eine viel einfachere Fragestellung gebracht. Weiter werden Sie mir zugeben, dass der Geist von zahlreichen, überaus gescheiten Menschen, die nun seit zweitausend Jahren das Problem Seele und Leib behandeln, bis heute zu keiner Auffassungsart geführt hat, die auch nur der Nächstfolgende annehmen konnte. Weist das nicht schon darauf hin, dass das Problem ein unlösbares oder die Frage falsch gestellt ist? Ich glaube das Letztere. Ich sehe zwar noch nicht, wie das Problem sich lösen wird, wohl aber sehe ich einen Weg vor mir, auf dem es gelöst werden könnte. Das Wichtigste scheint mir jene, wie Sie neulich lächelnd mit anhörten, an Professor Cornelius gerichtete Frage: Was zwingt eigentlich, ein Bewusstsein anzunehmen? In der Tat, in dem Moment, wo wir Bewusstsein mit Intellegere identifizieren, werden wir nicht mehr annehmen, dass von da bis zu den unbewussten Akten und möglicherweise bis zu Holz und Fels hinunter, ähnliche Vorgänge spielen. Dadurch vereinfacht sich die Sache außerordentlich und was zwingt uns eigentlich zu einer anderen Annahme? Nichts ist in meinem Bewusstsein, aber vieles kann hineingerufen werden. Auch hier wäre vielleicht mit der einfachen Hypothese, dass gewisse Hirnteile dies leisten können, ein Arbeitsweg gefunden".

Ausführlich antwortet Hans Driesch (Nr. 838), er halte den **Dualismus** nicht für so gründlich tot wie Edinger dies tue. „Alles bisher gegen ihn (auch von mir) Vorgebrachte zeigte doch immer nur die große Unwahrscheinlichkeit dieser Lehre, aber nicht die volle Unmöglichkeit... Ich gehe nicht von „dem Bewusstsein" aus, sondern von der Urtatsache „ich habe bewusst Etwas". Jedes Etwas, das ich habe, nenne ich, insofern es von mir gehabt ist, ein „seelisches Ding", mag auch durch das von mir Gehabte ein naturwirkliches Ding „gemeint" sein. Dass ich „etwas bewusst habe", ist das allersicherste von Allem; es ist auch das allerursprünglichste, viel ursprünglicher z. B. als dass es Gehirne „giebt". Driesch geht ausführlich auf die Frage nach der Plausibilität des Parallelismus ein und fährt fort: „Das Hirn wird von der Seele (*natur*wissenschaftlich gesprochen vom „Psychoid" als einer Form der Entelechie) „benutzt". *Also* ist es für die Handlung als naturwirkliches Phänomen *auch wichtig*, und zumal gerade mit Rücksicht auf die von Ihnen so klar aufgedeckten Verschiedenheiten seines Baues in den verschiedenen Tierklassen ... Hauptsache also: Unbefangenes Ausgehen von der Urtatsache „ich habe etwas". Ist das Ihr „Intellegere"? Oder vielmehr „intelle*go*"? Daraus wird erst secundär „Das Bewusstsein"... Inwiefern hängt ein Handlungseffekt als Naturwirklich *auch* vom Hirn ab? Nicht also *denkt* „das Gehirn"; sondern ein *Handlungs*affekt als *Natur*geschehen hängt vom Hirnbau und einem Etwas, das denkt... ab".

Der Wernicke-Schüler und spätere Direktor der Berliner Anstalt Herzfelde **Hugo Liepmann** geht in seinem Brief vom 28.12.1905 an Edinger ebenfalls auf die Beziehungen zwischen Hirnsubstrat und Bewusstsein ein: „Für das objektive Verhältnis von Mensch und Tier muss ja doch die materielle Reihe allein die vollständigen Bedingungen enthalten. Allerdings sind uns beim jetzigen Stand unserer Kenntnis von der materiellen Reihe nur Reiz und Handlung gegeben. Was dazwischen an materiellen Prozessen liegt, ist uns ja leider nicht zugänglich. Da müssen wir uns nun damit behelfen, das Dazwischenliegende uns psychisch Gegebene zu analysieren und danach die materiellen Begleitvorgänge hinzu zu construieren... Eine greifbare Differenz tritt erst mit der Frage auf: Für welche Leistungen ist der Cortex unerlässlich, für welche genügen subcorticale Apparate?... Wir wissen doch, dass je höher wir in der Tierreihe hinaufsteigen, desto mehr Verrichtungen von den phylogenetisch älteren zu den jüngeren Territorien wandern... Sie selbst berufen sich auf die Sprache. In der Tat giebt es kaum etwas, was beim redegewohnten Menschen so wenig bewusstseinsbestrahlt abläuft wie bei der Artikulation, denn wir wenden ja unsere ganze Aufmerksamkeit dem Inhalt der Rede, nicht dem eigentlichen Sprechakt zu, – und doch ist der Sprechact, meist für immer unvollziehbar, wenn die Brocasche Windung, ein Rindenstück, zerstört ist. Warum artikuliert der subcorticale Apparat nicht weiter... Es muss also doch das Gedächtnis – ganz materiell gefasst – für diese Handlungen im Cortex repräsentiert sein" (Nr. 498). Beispiele wie das Klavierspiel-Erlernen oder die Pupillareaktion bei Erblindeten werden von Liepmann als Beweis für die Bedeutung des Cortex auch bei den menschlichen Gedächtnisleistungen herangezogen. Wir sehen in dem hier nur auszugsweise zitierten Brief eine Brücke geschlagen von der vergleichend-anatomischen Forschung über die Funktionsanalyse bis zur Psychologie. Dies entspricht auch der Äußerung Edingers vom 25.1.1911: „Im Ganzen tendiere ich, älter werdend, immer mehr dazu, das, was ich anatomisch finde, zur Begründung einer wirklichen vergleichenden Psychologie zu benutzen" (Nr. 685 an G. Retzius).

In einem weiteren Brief vom 1.10.1911 kehrt Liepmann zu der Thematik zurück: Ich gebe einerseits zu, „dass **Gnosie und Praxie** beim Erwachsenen zum großen Teil automatisiert sind und z. T. unter der Schwelle des Bewusstseins oder mindestens außerhalb des Aufmerksamkeitsfocusses vor sich gehen, dass ferner die höchsten intellektuellen Funktionen erst oberhalb Gnosie/Praxie beginnen. Schließlich, dass jeder nervösen Funktion ein Bewusstseinsäquivalent zu geben, von der Erfahrung durchaus nicht gefordert wird. Abweichen möchte ich nur darin, dass ich doch nicht Gnosie/Praxie so scharf von Intelligenz und Bewusstsein trenne wie Sie" (Nr. 702). Auch **Berger** (Brief vom 2.12.1914 aus Klosterneuburg an Edinger, Nr. 829) befasst sich mit Gnosie und Praxie in deren Verhältnis zum Bewusstsein. Berger möchte darunter nur diejenigen „außerhalb des Lichtes des Intellektes" liegenden Hirnleistungen verstehen, nicht wie Edinger auch die *im* Lichte des Intellektes verlaufenden. „Zwischen der unbewussten (apsychischen) Gnosie und der bewussten Wahrnehmung, wie zwischen der unbewussten Praxie und der bewussten Handlung liegt m. E. etwas durchaus Wesentliches. Dieses Wesentliche ist die Bewusstwerdung. Eine Gnosie als solche kann... niemals Gegenstand jener Funktion, die Sie so treffend „das Intellegere" nennen, werden, wenn sie nicht zuvor selbst bewusst geworden ist... Nun ist aber m. E. die Bewusstwerdung selbst bereits das Ergebnis eines besonderen *intentionalen* Aktes, des Wahrnehmungsaktes. Was das Intellegere überhaupt erst möglich macht, ist also schon eine intentionale Leistung, d. h. ein Tätigkeitsergebnis der von mir sog. intentionalen Sphäre". Berger verlagert seine intentionale Sphäre in die corticalen „Zwischenfelder" außerhalb der motorischen bzw. sensorischen Rindenfelder (Nr. 829). Es bestehen hier Verbindungslinien zu dem an anderer Stelle zitierten Brief von Oskar Vogt an Forel vom 12.1.1915 (Nr. 834), in dem Vogt ausführt, dass „wir zeigen, dass die Lokalisation... im Princip richtig ist, dass aber die bisher lokalisierten Funktionen in viel mehr Spezialfunktionen zerlegt werden müssen, dass diese an ganz scharf begrenzte Felder gebunden sind, dass die sogenannten stummen Zonen Sitze solcher höherer Detailfunktionen sind, dass das Ineinandergreifen dieser Detailfunktionen viel komplizierter ist (d. h. unterbewusst verläuft) als die Introspektion vermuten lässt... Die subjektive Widerspiegelung in unserem Bewusstsein wird diesen Details in keiner Weise gerecht".

Mit Ausbruch des ersten Weltkrieges trat diese Thematik in den Hintergrund, um erst wieder in den Briefwechseln zwischen Kurt Schneider, Nikolai Hartmann und Karl Jaspers anzuklingen (s. u.). Für Edinger brachte der Gedanke an eine Tierseele allerdings noch eine spezielle, im Folgenden behandelte Auseinandersetzung, die angesichts der Teilnahme angesehener Wissenschaftler als doch recht merkwürdig anmutet.

Edinger und die rechnenden Pferde und Hunde

Ludwig Edinger, selbst Hundefreund, war der international angesehene Meister der vergleichenden Anatomie des Nervensystems. Ihn, den Goethe-Liebhaber und vielseitig musisch interessierten Menschen bewegte verständlicherweise die Frage nach der – wie Max Scheler dies später benannte – Stellung des Menschen im Kosmos. Die Tierpsychologie bildete eine Brücke zur Psychologie des Menschen, die wiederum mit dessen spezieller Hirnentwicklung in Verbindung zu bringen war. So war es folgerichtig, dass Edinger sich für Sonderleistungen von Tieren interessierte. Solche schienen bei einem Pferd „der kluge Hans" vorhanden gewesen zu sein, das durch Klopfsignale des Hufes auch kompliziertere Rechenaufgaben lösen zu können schien, worüber 1904 Veröffentlichungen des Pferdebesitzers, des Mathematik- und Zeichenlehrers Wilhelm von Osten, berichteten. Die Vorgänge und kontroversen Stellungnahmen zu diesem Pferd, zu weiteren „Elberfelder Pferden" des neuen Besitzers, des Kaufmanns und Juweliers Karl Krall, sowie eines Mannheimer Hundes Rolf sind in der Dissertation von Heidemarie Emisch 1991 ausführlich dargestellt worden. Sie hat auch bereits die sich auf diese Thematik beziehenden Briefe aus dem Bestand des Edinger-Institutes heranziehen können und daraus ausgiebig zitiert. Dennoch werde ich auf diese in den Tabellen aufgeführten Briefe kurz eingehen.

Der Erstbesitzer des „klugen Hans" war ein Anhänger der Gallschen Schädellehre gewesen und hatte aus der hohen Stirnwölbung des Pferdeschädels auf die besondere geistige Leistungsfähigkeit des Pferdes geschlossen, das nach dem Tod von Ostens in den Besitz von Karl Krall übergegangen war und nun zusammen mit zwei Araber-Abkömmlingen die drei „Elberfelder Pferde" bildete. 1904 hatte eine Untersuchungskommission unter Federführung des Berliner Sinnesphysiologen **Willibald Nagel** und des Berliner Psychologen **Carl Stumpf** festgestellt, dass die Leistungen des Pferdes offenbar ohne Tricks und Beeinflussungen durch den Pferdebesitzer erfolgten, sodass die Befunde eine „ernsthafte und eingehende wissenschaftliche Untersuchung" verdienten. Diese erfolgte auch einige Monate durch den Psychologen Oskar Pfungst, einem Stumpf-Schüler, der mit seinen Mitarbeitern 1907 zu dem ernüchternden Ergebnis kam, dass sich die Leistungen unter methodisch strengen Bedingungen nicht reproduzieren ließen.

Karl Krall war nach wie vor von den ungewöhnlichen Fähigkeiten des „klugen Hans", mehr noch von denen seiner beiden selbst geschulten anderen Pferde überzeugt. Edinger war auf die Pferde durch den ihn besuchenden Krall aufmerksam gemacht worden und besuchte diese 1911 selbst. Er war von ihren vorgeblichen Lese- und Rechenfähigkeiten offenbar beeindruckt und bestätigte dies in einem Brief vom 4.12.1911, der mir nicht vorlag, den aber Krall in seiner Zeitschrift „Tierseele" ohne vorherige Zustimmung Edingers publiziert hatte (siehe Emisch 1991). Edinger schrieb hier: „Entweder ist der Eintritt in die Tierseele gefunden, oder es existiert noch eine uns völlig unbekannte Art der Gedankenübertragung, die zu studieren kaum minderes Interesse bieten wird als das Studium der Tierseele".

Am 23.3.1912 berichtete er über seine Eindrücke in einem Artikel „Unterrichtete Tiere" in der Frankfurter Zeitung, in dem er zwar auf die kritischen Äußerungen zu dem „klugen Hans", hinwies, selbst aber doch von seinen Beobachtungen so angetan war, dass er seinen Artikel schloss: „Herr Krall und Herr Schöller haben uns die Möglichkeit eröffnet, in die Tierseele einzudringen, indem sie einem Tier das Ausdrucksmittel der Schriftsprache gegeben haben... Es gibt wohl zunächst kein wichtigeres Problem in der Tierseelenkunde als die restlose Erklärung dessen, was man an den Elberfelder Pferden beobachtete". Die Zeitungsredaktion fühlte sich allerdings verpflichtet, in ihrer Fußnote ihre Skepsis zum Ausdruck zu bringen. Diese fehlte jedoch insofern auch bei Edinger nicht, als er eben eine Suche nach Erklärungen für nötig hielt. Edinger war allerdings nicht der Einzige, der zunächst von der Demonstration der Pferdeleistungen durch Krall beeindruckt war. Dies galt auch für andere angesehene Wissenschaftler wie den Zoologen Heinrich Ernst Ziegler, die Schweizer Eduard Claparède (Brief Nr. 723, auch Publikation von 1913) und Paul Saratin (Nr. 901), Karl Gruber (Nr. 796) oder J. Plate (beide auch mit Arbeiten von 1913). Andere waren deutlich skeptischer, so Max Ettlinger (Nr. 724) und natürlich der Berliner O. Pfungst (Nr. 720, 765), ferner Adolf Koelsch. Edingers Antwort an Koelsch - undatiert, aber wahrscheinlich vom März 1912 - sandte er in Abschrift an Ettlinger, wobei er die Notwendigkeit methodisch kritischerer Überprüfungen zugab (Nr. 719).

Krall hatte über seine Beobachtungen 1912 eine Monographie „Denkende Tiere" verfasst und Edinger gesandt, die von Wilhelm Ostwald, dem mit dem Nobelpreis ausgezeichneten Physikochemiker und führenden Kopf der Monistenbewegung, in deren Zeitschrift „Das monistische Jahrhundert" positiv besprochen worden war. Ostwald hatte Edinger ebenfalls um einen Kommentar gebeten, den dieser in der genannten Zeitschrift unter dem Titel „Die denkenden Tiere" veröffentlichte (1913, S. 263–264). Edinger drückt sich nun gegenüber der sehr interessierten Öffentlichkeit bereits vorsichtiger aus, denn es sei noch ganz unmöglich, feste Stellung zu nehmen. „Einmal führt die Kenntnis der Verwandtschaft des Tiergehirnes mit dem des Menschen zu der Überzeugung, dass von beiden Apparaten nicht prinzipiell, sondern nur graduell Verschiedenes geleistet werden kann, dann lehrt die Untersuchung des Gehirnes vieler unserer großen Säuger, dass das, was sie leisten könnten, keineswegs voll bekannt sein kann". Der von Krall eingeschlagene Weg sei ein möglicher, aber „die unglaublichen Rechenkunststücke, das Beibringen philosophischer, ästhetischer, grammatikalischer Begriffe machen überaus stutzig und lassen immer wieder den Gedanken aufkommen, dass irgendeine Form der Übertragung vorliegen müsse... Die wenigen derartigen Versuche, die ich selbst dort anstellen durfte, misslangen alle". Krall (Brief Nr. 715 vom 6.2.1912) sah allerdings einen anderen Grund für das gelegentliche Misslingen der Versuche. Manchmal störe schon die Anwesenheit eines Beobachters, der dem Pferd unsympathisch sei.

Pfungst hatte sich in einem Vortrag, zu dem außer Edinger auch der Psychiater Hugo Liepmann, der Neuropathologe Richard Henneberg, Kalischer und die Zoologen Dexler, Heck und Heinroth geladen waren, mit den gegen Krall vorzubringenden Einwänden auseinander gesetzt (Nr. 765). Krall verteidigte jedoch seine Position (Nr. 722) und kritisierte seinerseits Pfungst und dessen Vorschlag einer Prüfungskommission mit Pfungst als Mitglied (Nr. 773). Krall war überzeugt von der selbständigen Denktätigkeit der Pferde, setzte für das Gelingen der Versuche allerdings die „Willigkeit" der Tiere voraus (Nr. 786, 787). Am 5.12.1913 stellt er resigniert fest, dass beide Pferde „nicht mehr wollten", wohl aber noch der Mannheimer Hund (Nr. 790).

Dieser Hund Rolf, dessen angebliche Leistungen inzwischen die Zeitungsspalten gefüllt, aber auch einige Wissenschaftler zu kontroversen Stellungnahmen veranlasst hatte, sollte durch Schlagen der Pfote gegen einen Pappdeckel mit Hilfe einer Buchstabentafel auf komplizierte Fragen antworten können, ja sollte ganze Briefe, so einen Kondolenzbrief zum Todes eines seiner Hundejungen an dessen Hundefreundin diktiert haben.

Edinger hatte, um sich über methodische Wege im Klaren zu werden, seine eigene Schäferhündin H. 1 1/2 Jahre lang konsequent beobachtet, woraus 1914 die Arbeit „Zur Methodik in der Tierpsychologie. Der Hund H." entstand. Er versuchte an der Hündin das Verhalten zu analysieren und mit den Begriffen Receptio, Motu und Intellectus, Gnosie und Praxie die Leistungen zu präzisieren. Er stellte eine „sehr feine Beobachtungsfähigkeit" fest, aber schloss: „Das Tier, welches durch sein ganzes Verhalten auf Jedermann den Eindruck eines recht begabten Hundes machte, erreichte das durch die Fülle seiner Gnosien, trotz ganz geringer Intelligenz". Der Zoologe H. E. Ziegler war von der Schilderung sehr angetan und verglich sie mit seinen Erfahrungen mit dem eigenen Hund (Nr. 820).

Inzwischen hatten sich an der Diskussion über den Mannheimer Hund namhafte Wissenschaftler aus dem In- und Ausland beteiligt, doch nun überwogen die kritischen Stimmen, denen sich auch Edinger anschloss. Während Ziegler nach wie vor von der Richtigkeit der Demonstration der Fähigkeiten dieses Hundes überzeugt war, vermochte ein Badener Arzt, Dr. Neumann, die Hundebesitzer der Fälschung zu überführen (Nr. 895). Auch hierzu gab Edinger nun in der Frankfurter Zeitung vom 1.8.1916 sein Votum ab, wobei er sich ganz auf die Seite Neumanns stellte. Ziegler war hierüber stark verstimmt (Nr. 898, 899), erwiderte in einem offenen Brief in der Frankfurter Zeitung und ließ sich auch durch einen Vermittlungsversuch Edingers (Nr. 900) nicht beruhigen, mit dem auch Neumann sich nicht zufrieden erklärte (Nr. 897, 902, 903). Dabei hatte sich Edinger in dem Zeitungsartikel gegenüber einer Bewertung der von ihm anfangs als glaubhaft angesehenen Leistungen der Elberfelder Pferde recht zurückhaltend geäußert, indem er die Situation für noch nicht ganz geklärt hielt, solange deren Besitzer eine Kontrolle nicht zulasse. Am 8.1.1914 wollte dann aber der Hund - wie Claparède bei einem Besuch bei Krall feststellt - auch nicht mehr (Nr. 794). Im Mai 1915 spricht Edinger endlich klar von dem „Unsinn mit dem Mannheimer Hund" (Nr. 803).

Wenn Edinger ursprünglich von den Elberfelder Pferden beeindruckt gewesen war, allerdings kritischere Methoden für die Überprüfung für notwendig hielt und auch seine eigenen Kenntnisse des Pferdegehirns für unzureichend[109], so zeigt seine abschließende Bewertung der Pferde und des Mannheimer Hundes, dass er sich als Wissenschaftler vielleicht auch gegen eigene Hoffnungen, neue Erkenntnisse gewinnen zu können, der Objektivität und Wahrheit verpflichtet fühlte. Bei allen Beweisen, dass bei

[109] H Emisch 1991.

den Tieren eine Beeinflussung durch Menschen vorlag, bleibt dem Leser der Briefe und Dokumente im übrigen die Feststellung der ganz ungewöhnlichen Beobachtungsgabe und Deutungspotenz der Tiere, die aus dem Menschen kaum wahrnehmbaren mimischen und gestischen Äußerungen Schlussfolgerungen zu ziehen in der Lage waren, die ihnen Belohnung einbrachte.

Die Tierpsychologie blieb auch nach dieser Episode ein Edinger wie seine Zeitgenossen bewegendes Thema. Hierzu gehören Vergleiche zwischen menschlichen und tierischen Intelligenzleistungen wie sie sich Wolfgang Köhler (1887–1967) als Aufgabe stellte. Er schrieb aus Teneriffa über seine Beobachtungen an Schimpansen und speziell über seine Intelligenzprüfungen an diesen, „dass von allen Fragen, die die Verwandtschaft mit den Menschen nahe legt, diese die dringendste" sei. Köhler schildert in seinem Brief vom 31.3.1914 – vor der Publikation seiner Ergebnisse – genau sein Vorgehen bei diesen Intelligenzprüfungen mit der Aufgabe, ein sonst den Affen mit ihren Armen nicht erreichbares Ziel mit selbstgewählten Hilfsmitteln zu erreichen, wobei starke „Intelligenz"-Unterschiede bestünden und junge Tiere den Älteren überlegen seien (Nr. 797). Zu Beginn der Untersuchungen seien die Fragestellungen viel zu anthropomorph gewesen. „Dinge, die man für so selbstverständlich hielt, dass sie eigentlich gar nicht zu der „Aufgabe" gerechnet wurden, waren einfach absolute Hindernisse, und anderes, was man ihnen nicht zugetraut hätte, fanden sie im Handumdrehen". Jedes gelöste Problem sei für die Tiere eine große Erleichterung zukünftiger Problem. „Was wir unter Menschen als Intelligenz bezeichnen, ist doch gar nicht zum großen Teil spontane Neuschöpfung. Die wenigen Menschen, die in ihrem Leben etwas Neues erfinden, was sie also nicht anderen absehen etc., können nicht zum Vergleich mit den Tieren herangezogen werden". Köhler legte manche Versuche eigens an, um auch die Fähigkeit der Tiere, ihnen vorgemachte Lösungen nachzuvollziehen, zu prüfen.

Schon 1902 hatte Jakob von Uexküll seine Arbeit „Im Kampf um die Tierseele" publiziert und darin auch das Prinzip der Subordination nervöser Zentren vertreten. Geradezu als prophetisch muss man bezeichnen, wenn v. Uexküll sich damals vorstellte, „wir vermöchten mit Hilfe von verfeinerten Röntgenstrahlen die Erregungsvorgänge im Nervensystem des Menschen in Form von beweglichen Schattenwellen auf einen Schirm vergrößert zu projizieren...". Genau dieses gelang ein Jahrhundert später durch die funktionelle Kernspin-Tomographie und vergleichbare neuroradiologische Verfahren.

Zwischen Psychologie, Psychiatrie und deren Grenzgebieten

Die „klassische" Psychiatrie beginnt in unserer Sammlung am 18.1.1881 mit dem von **Emil Kraepelin**, damals Assistent von B. v. Gudden an der Kreisirrenanstalt München, an den Leipziger Psychologen **Wilhelm Wundt** (1832–1920) gerichteten Brief (Nr. 30), in dem er sein starkes Interesse an der *experimentellen Psychologie* Wundts bekundet und die Frage stellt, ob Wundt eine Anwendung seiner Methoden, mit denen Kraepelin sich vertraut machen möchte, auf die Psychiatrie für aussichtsreich ansieht. Schon ein Jahr zuvor hatte sich Kraepelin mit einem Manuskript über seine Gedanken zur *Strafrechtsreform* an Wundt gewandt gehabt, der hierauf am 2.4.1880 ausführlich eingeht, trotz einiger kritischer Bemerkungen, aber doch im Grundsatz zustimmend[110] (Nr. 26). Wundt vermag Kraepelins Auffassung, dass Ethik auf Egoismus gründe, nicht zu teilen und verweist auf die Bedeutung des Altruismus. Auch hinsichtlich der Entscheidung Determinismus oder Indeterminismus ist Wundt zurückhaltender und verweist auf das Spekulative solcher Ideen. Er hebt den Gedanken des Schutzes der Gesellschaft als wesentlichen Strafzweck hervor, vergleicht dann auch den „unheilbaren Verbrecher" mit dem unheilbar Geisteskranken, steht aber Dauerverwahrungen mit großer Zurückhaltung gegenüber.

Auch bezüglich der Frage einer eigenen Zeitschrift für Psychologie gibt es bereits am 17.12.1880 einen Briefwechsel zwischen Wundt und Kraepelin (Nr. 28). Auf Kraepelins Fragen vom 18.1.1881 antwortet Wundt bereits am 23.1.1881 mit sehr vorsichtigen Formulierungen hinsichtlich der Frage, ob bei Geisteskranken die Methoden der Psychologie bzw. Psychophysiologie fruchtbar anwendbar seien (Nr. 31). Wundt schlägt Kraepelin vor, sich um eine Assistentenstelle bei dem Leipziger Psychiater **Paul Flechsig** (1847–1929) zu bewerben. Zwar hat Kraepelin noch Bedenken wegen seiner geringen mathematischen Kenntnisse, doch hat er bereits klare Vorstellungen über seine Arbeitsziele, wobei er vor allem mit Hilfe der Wundtschen Methoden dem unscharfen, aber damals beliebten diagnostischen Begriff der neuropathischen Konstitution eine Präzisierung zu verschaffen erhofft (Nr. 32 vom 27.1.1881). In diesem Brief trägt er Bedenken gegenüber dem Vorschlag Wundts, zu Flechsig zu gehen, begründet durch die äußerst kritische Einstellung seines Chefs v. Gudden gegenüber Flechsig. Dieser akzeptiert Kraepelin aber, macht ihm auch Aussicht auf baldige Habilitation (1.8.1881, Nr. 33), doch schon sehr bald kommt es zu unerfreulichen **Auseinandersetzungen zwischen Flechsig und Kraepelin** und zu dessen Entlassung. Wundt und andere Leipziger Kollegen setzen sich für Kraepelin ein (Wundt am 1.9.1882, Nr. 34, Kraepelin über den Streit am 19.1.1883, Nr. 39), dessen Habilitation nach der Rehabilitierung erfolgt. Er arbeitet im Januar 1883 bereits an seinem Lehrbuch (Nr. 39). Mit einer Arbeit über das Komische, deren Manuskript er Wundt geschickt hat, ist dieser trotz seiner hohen Wertschätzung Kraepelins nicht einverstanden (Wundt am 23.2. und 26.3.1884, Nr. 43, 45). Er wünscht sich eine überzeugendere Begründung der Thesen Kraepelins, vor allem aber eine weniger dogmatische Behandlung (Nr. 45), wobei er wohl eine in der Tat etwas schwache Seite Kraepelins trifft. Mit geradezu freundschaftlicher Hilfe versucht Wundt jedoch, ihm auszureden, sich in eine Privatirrenanstalt zurückzuziehen (23.6.1884, Nr. 48). Der Beruf eines Anstaltsarztes und Anstaltsdirektors sei für ihn doch nur ein transitorischer, man werde ihn für eine akademische Stelle gewinnen, „wenn erst die jetzige mechanische Periode der Psychiatrie durch die *physiologische*, die nothwendig kommen muss, abgelöst sein wird" (Nr. 52 vom 3.9.1884).

Interessant ist in dem Brief Wundts seine Einschätzung der sozialen Situation eines Arztes in einer privaten Irrenanstalt, wenn er warnt, sich in „eine persönliche Sklaverei zu begeben. Denn darüber dürfen Sie sich ja keinen Illusionen hingeben, dass, wenn Sie erst einmal auf eine solche Stellung hin einen Hausstand gegründet haben, der Leiter der Anstalt Sie vollständig in seiner Macht hat, welche Verabredungen Sie auch vorher getroffen haben mögen".

[110] Die Kraepelin vor allem in seinen ersten Berufsjahren stark beschäftigenden Fragen der Strafrechtsreform und der forensischen Psychiatrie sind mit den hieraus sich ergebenden Arbeiten zusammengefasst bei Burgmair, W. et al. 2000

In einem Brief vom 5.11.1890 äußert Wundt sich nochmals kritisch über Flechsig (Nr. 92), am 22.11.1890 unterstützt er Kraepelins Plan, nach Heidelberg zu gehen (Nr. 95). Es vergehen fünf Jahre, bis der Briefwechsel wieder aufgenommen wird, nachdem Kraepelin einen Sammelband seiner psychologischen Arbeiten, die nun in der Psychiatrischen Klinik entstanden waren, an Wundt schickt. Kraepelin kommentiert dies in seinem Brief vom 2.2.1895, in dem er sich über die Trägheit seiner Fachkollegen auslässt, die es ihm schwer machen, diese aufzurütteln. „Aber ich rechne auch nicht auf den Beifall von heute, sondern ich wende mich an die Jugend und die Jugend wird mir, wird uns gehören" (Nr. 208). Er hofft, es „in nicht zu ferner Zeit zu erreichen, dass endlich auch die Irrenärzte, wenn auch zunächst in kleiner Zahl, in unserem Vaterlande sich dessen erinnern, dass es auch noch ein Seelenleben und dass es Hülfsmittel giebt, dieses Seelenleben kennen zu lernen". Wundt antwortet bereits vier Tage später (Nr. 209) und bedauert, dass die in den psychologischen Universitätsinstituten betriebene Psychologie der Praxis zu fern stehe, „wenn ich auch gewiss annehmen darf, dass dieser wenige so verständnislos entgegenstehen wie mein Spezialkollege Flechsig". Am 21.11.1912 kann Kraepelin, inzwischen längst in München, dann über seine **Pläne zur Errichtung eines Forschungsinstitutes für Psychiatrie** berichten, für die Harnack, der Präsident der Kaiser-Wilhelm-Gesellschaft, Verständnis zeigte (Nr. 751). Erst nach dem verlorenen ersten Weltkrieg schreibt Kraepelin am 23.3.1919 nochmals an Wundt unter dem Eindruck, dazu verdammt zu sein, tatenlos zuzusehen, „wie die Erregung der Volksseele sich austobt, ohne helfen zu können. Der einzige Trost ist es, dass ja unmöglich in wenigen Monaten alle Vernunft und Tüchtigkeit aus unserem Volke geschwunden sein kann... Vielleicht müssen wir die Schule des Leidens erst durchmachen, um uns selbst wiederzufinden. Es ist ja möglich, dass noch Jahrzehnte darüber hingehen, bis die bittere Erfahrung den Massen wieder den Geist Schillers und der Freiheitskriege einhaucht" (Nr. 977a). Neun Monate später hofft Kraepelin am 27.12.1919, dass es nicht mehr lange dauere, bis er die volle Freiheit von der Bürde des Berufes erreicht habe (Nr. 991).

Hirnanatomie und Psychiatrie

1883 hatte Kraepelin in der Einleitung zur ersten Auflage seines damals noch als Compendium der Psychiatrie benannten Lehrbuches festgestellt, nur „durch die innige Verknüpfung der Hirnpathologie mit der „Psychopathologie" kann es gelingen, die Gesetze der Wechselbeziehungen zwischen somatischen und psychischen Störungen aufzufinden und somit zu einem wirklichen tieferen Verständnis der Erscheinungen des Irreseins zu gelangen" (K Kolle 1961). Auch P. Flechsig hatte in seiner Rektoratsrede 1894 ausgeführt: „Die Hirnanatomie bleibt neben der Pathologie und Chemie die fundamentalste Hülfsdiszciplin der Psychiatrie und ist für deren wissenschaftliche Begründung absolut unentbehrlich"[111].

Franz Nissl, selbst gleichzeitig bedeutender Neuropathologe und klinischer Psychiater, war 1898 deutlich skeptischer: „Eine der allergrößten Gefahren für eine gedeihliche Entwicklung unserer Kenntnisse von den Geisteskrankheiten ist ohne jeden

[111] P Flechsig 1896.

Zweifel in dem weit verbreiteten Irrtum zu suchen, dass der Irrenarzt notwendig Hirnanatom sein und Hirnanatomie nach Kräften fördern müsse" und ähnlich: „Nach dem heutigen Stand unserer Erkenntnis wird ein nüchterner und ernsthafter Forscher wohl kaum zu behaupten wagen, dass selbst von jenen anatomischen Untersuchungen, die für die klinische Auffassung von Gehirnerkrankungen von der allergrößten Wichtigkeit sind, erhofft werden kann, dass sie ein Eindringen in das Wesen des Irreseins ermöglichen". Es ist interessant, dass Nissl hier unterscheidet zwischen der Möglichkeit der neuropathologischen Klärung organischer Hirnerkrankungen und der Unmöglichkeit einer solchen Klärung mit pathol.-anatomischen Methoden bei den reinen Geisteskrankheiten, dem „Irresein".

Die **Psychiatrie im engeren Sinne** findet in den Briefen einen vergleichsweise geringen Widerhall. Zwar erwähnt Paul Mayser am 12.5.1883 gegenüber seinem ehemaligen Münchner Kollegen August Forel das geplante Thema seines Habilitationsvortrags in Zürich, „Die Kahlbaumsche Katatonie"(Nr. 42), doch sind die klassifikatorischen Arbeiten von Emil Kraepelin oder Eugen Bleuler kein Thema der Briefe. K. Heilbronner, der von Edinger zu **Carl Wernicke** nach Breslau gewechselt war, vorher aber Psychiatrie in München kennengelernt hatte, tut sich schwer, sich an die ihm noch fremde Denkart der Wernickeschen Psychiatrie einzuleben (Nr. 180), ist aber von deren Ansatz fasziniert.

Ein Einfluss der Hysterie-Lehre Charcots und seines Pariser Kreises ist in Breslau nicht zu erkennen, wohl aber mit der Übernahme und Propagierung der **Hypnose-Technik** bei August Forel und dessen Schüler **Oskar Vogt**. Vogt erwägt am 28.1.1896 eine Niederlassung als Psychotherapeut in Paris (Nr. 234), verwirft diesen Plan aber rasch, um dann nach Berlin zu gehen, um dort eine Verbindung zwischen Hirnanatomie und Psychologie zu schaffen und als Nervenarzt (Nr. 310) sich speziell mit Hypnose und Suggestionslehre zu befassen, ohne sich aber an der Berliner Fakultät habilitieren zu wollen (Nr. 298 vom 6.4.1898). Als Arbeitstherapie zog Vogt seine Patienten zur Herstellung der histologischen Präparate heran. Um diese Zeit wandte **Sigmund Freud** sich von der Neuropathologie, auf deren Gebiet er bemerkenswerte Arbeiten verfasst hatte, ab, um sich ganz der von ihm entwickelten Psychoanalyse zu widmen. In die Diskussion um Bewusstein, Geist und Seele wird nun zunehmend der Begriff des Unter- und Unbewussten aufgenommen. Vogt schreibt Forel am 30.1.1911, er habe zwar stets die *Priorität von Breuer und Freud* anerkannt, doch unterscheide sich seine Methode nicht von der Freudschen und er wehre sich dagegen, dass die Freudianer ihm, der sich beinahe so lange wie Freud mit den fraglichen Problemen beschäftige, das Recht absprächen, hier mitreden zu dürfen (Nr. 687).

Dem Hypnotismus Vogts steht der Berliner Psychiater Emanuel Mendel höchst kritisch gegenüber. Er bemüht sich, diese auch die Person Vogt betreffende Kritik L. Edinger gegenüber zu begründen (Nr. 267 vom 14.4.1897). Der Hypnotismus ist wie **Traum und Schlaf** ein Phänomen, mit dem sich Veronese auseinandersetzt (am 14.4.1910 an Edinger, Nr. 668), der ein lokalisierbares Schlafzentrum ablehnt und stattdessen von einem komplementären Prozess spricht, „durch welchen erst die Funktion der Rinde feste Spuren und dadurch die Fähigkeit des Gedächtnisses und des Bewusstwerdens erhält", – eine aktuellen Auffassungen erstaunlich nahekommende Feststellung. Der Traum – für Freud eine wesentliche Erkenntnisquelle – beschäftigt auch den Freiburger Psychiater Hoche in einem langen, lesenswerten Brief an den Internisten B. Naunyn am 13.6.1919 (Nr. 981), in dem er eigenartiger Weise auf das Fehlen gefühlsbetonter Erinnerungen in seinen Träumen hinweist und dabei von Verdrängung spricht, also einem Begriff aus dem Repertoire Freuds, den er doch entschieden ablehnt. Hoche ermahnt Bumke in der Frage der Nachfolge auf dem Kraepelinschen Lehrstuhl dringend, dass die „paar klaren Köpfe", zu denen er Bumke zählt, Front machen sollten „gegenüber der gefährlichen Verschwommenheit und intellektuellen Viecherei" (Nr. 1018 vom 16.2.1922). Die hierbei anklingende Aversion Hoches gegenüber der Psychoanalyse wird auch deutlich in der sich über viele Jahre - von 1915 bis 1943 - erstreckenden Korrespondenz Hoches mit Ludwig Binswanger über das Traumerleben (vgl. die Briefe Nr. 845a, 1018a, 1018b, 1019a, 1019b, 1037a, 1038a, 1100a, 1100b, 1712 a, der letztgenannte sich auch mit A. Forel beschäftigend)[112].

Der erste Weltkrieg führt zu einer lebhaften Auseinandersetzung über die **Kriegsneurosen**, über Hysterie und Simulation, zugespitzt in der Diskussion zwischen **Hermann Oppenheim** und seiner „*traumatischen Neurose*" sowie dem Hamburger Neurologen **Max Nonne** als Vertreter der Gegenseite: Erstmals klingt das Thema in dem Brief von Georg Stertz an seinen Lehrer Nonne an. Aus dem Felde schreibt er: „Ich stehe ganz auf Ihrem Standpunkt, dass man nicht ernst genug dahin streben kann, die ganze dahin gehende Richtung möglichst im Keime zu bannen" (Nr. 854 vom 29.4.1915). Für Jemanden, der Stertz, meinen eigenen Doktorvater und Lehrer, gut kannte, ist kaum zu verstehen, dass dieser damals zu Formulierungen wie der folgenden kommen konnte: „Ich kann mich - unter uns gesagt - von den Bedenken nicht ganz frei machen, dass das systematische Konservieren der minderwertigen Volkselemente nur unerwünschte Ergebnisse zeitigen könne". Der Satz zeigt, wie sehr der Zeitgeist Einfluss auf Wortwahl und Einstellung hat.

Hermann Oppenheim hatte postuliert, dass den Kriegsneurosen - im Vordergrund stehend die *Kriegszitterer* - eine in das Gehirn zu lokalisierende organische Ursache zu Grunde läge. Immerhin hatte selbst Franz Nissl zeitweise geglaubt, für die Hysterie ein pathologisch-anatomisches Substrat nachweisen zu können was sich aber nicht bestätigen ließ[113]. Die meisten Truppenärzte und beratenden Psychiater der Armeen standen im Gegensatz zu Oppenheim. Sie rückten den Nutzgewinn und die Begehrungsvorstellungen der „Drückeberger", darunter nicht wenige aktive Offiziere, in den Vordergrund (Nr. 867). Es wurden brachiale Methoden der Abschreckung in der Behandlung der *Kriegszitterer* propagiert, so die 1916 von F. Kaufmann propagierte Methode der schmerzhaften elektrischen Reizung. Der Wiener Psychiater R. Wagner von Jauregg wurde 1918 sogar wegen der exzessiven Anwendung der Faradisation in seiner Klinik vor Gericht angeklagt, wobei S. Freud am 14.10.1920 als entlastender Gutachter auftrat [114].

Der abgewogener urteilende Nonne hatte eine Methode der hypnotischen Behandlung angewandt, die zu guten Erfolgen führte, sofern man die Wiederherstellung der Einsatzfähigkeit im Krieg als Erfolg bewertet wie dies in allen Armeen üblich war und ist. So erreichten Nonne Briefe von zahlreichen Ärzten mit Einschätzungen der unterschiedlichen Erfolge gerade auch bei der Hypnosebehandlung und zur Frage, ob die Soldaten möglichst frontnahe oder in rückwärts gelegenen Speziallazaretten behandelt werden sollten, - eine Frage, die auch während des zweiten Weltkrieges wieder

[112] Hierzu auch Hoche, A. E.: Das träumende Ich. Verlag G. Fischer, Jena 1927
[113] G W Schimmelpenning 1998.
[114] P Riedesser, A Verderber 1985; Freud-Gutachten in Psyche 1972.

aufgeworfen wurde (Nr. 913, 955). Die Hypnosebehandlung, obwohl sicher die schonendste Methode, war offenbar unter den betroffenen Soldaten in Verruf geraten (Nr. 909). Hermann Oppenheim war selbst über die geringe Erfolgsrate seiner eigenen Behandlungsmethoden bedrückt und frug bei Edinger an, ob die überraschenden Erfolge Nonnes auch durch andere Nervenärzte erreicht würden (Nr. 878). A. Hauptmann, ein Schüler Nonnes, schrieb diesem am 4.12.1918, dass nun wohl alle Gewaltmethoden - hiermit meinte er wohl die Kaufmannsche - eingestellt werden müssten und nur noch die Nonnesche Hypnosebehandlung angewendet werden könne (Nr. 970). Zuvor war auf einer Sitzung der Gesellschaft Deutscher Nervenärzte in München 1916 eine gründliche Diskussion um die Oppenheimsche traumatische Neurose gelaufen, die mit einer allgemeinen Ablehnung der Thesen Oppenheims geendet hatte (Nr. 905, 908, 1409). Oppenheim hatte dies bis zu seinem Tode am 22.5.1919 nie mehr verwunden. Die Auseinandersetzung prägte aber die Begutachtungspraxis noch über den zweiten Weltkrieg hinaus in der Haltung vieler Ärzte, insbesondere der Amtsärzte und der Ärzte der Versorgungsinstitutionen mit ihrer Tendenz der Ablehnung aller Ansprüche, bei denen Begehrungswünsche unterstellt werden konnten. Selbst Hoche wandte sich am 19.11.1932 an Nonne gegen die Ansicht, dass Hysterie gleichzusetzen sei mit Spekulation auf irgendeinen Gewinn. Diese „schematisierende Denkweise ist durch die Unfall-Gutachten auf dem Wege des Kurzschlusses so allgemein geworden" (Nr. 1316). Erst seit wenigen Jahren hat sich, nicht zuletzt unter dem Eindruck der Erlebnisse ehemaliger KZ-Häftlinge, zumindest außerhalb Deutschlands die Auffassung verbreitet, dass stark belastende psychische Eindrücke durchaus somatische Krankheitsfolgen nach sich ziehen können. Immerhin wies „Der Nervenarzt" bereits in dem ersten Nachkriegsheft 1947 einen Leitartikel von K. Bonhoeffer auf, in dem er auf diese Frage einging. Dafür, dass selbst bei den Wiedergutmachungsverfahren bei NS-Verfolgten die Frage psychischer Dauerschäden eine Rolle spielte, spricht der Brief Nr. 2058 von Ernst Grünthal an Hans Goldmann aus Brissago (Tessin) [dessen Identität konnte ich nicht klären].

Beziehungen der Psychiatrie zur Philosophie

Etwa ein Jahrzehnt nach den Diskussionen um die Hirnentwicklung wertet der damals noch als Oberarzt an der Kölner Univ. Nervenklinik arbeitende Psychiater **Kurt Schneider** die Frage nach dem Bewusstsein als ein Problem der Unterscheidung seelischer und geistiger Akte. Zunächst macht er in seinem Brief an **Karl Jaspers** vom 10.8.1922 Vorschläge zu einer geänderten Gliederung von dessen Allgemeiner Psychopathologie und unterscheidet hierbei rein deskriptiv anschauliche und unanschauliche Akte des Gegenstandsbewusstseins mit ihren verschiedenen Erlebnis- und Erscheinungsformen (Nr. 1026). Im selben Brief - es wird auf die Abschriften der Briefe in Teil III, Kapitel 2 verwiesen, aus denen hier nur kurze Passagen zitiert werden, um die Gedankengänge nachvollziehbar zu machen - versucht Schneider auch einen besonderen Begriff von Verstehen, den Jaspers im Kapitel über Ausdruckspsychologie der Erstauflage verwendet hatte, zu präzisieren. Hier „wird nichts *Seelisches* aus seelischem Verstehen abgeleitet, sondern man versteht hier Wahrnehmungen, Körperliches, d.h. man erfasst in den Ausdrucksphänomenen dahinterstehendes statisch verständliches. Ich glaube nun, dass sich von diesem Denken aus symptomatische und

Ausdruckspsychologie nicht scharf trennen lassen. Auch die körperlichen Erscheinungen im Sinne der symptomatischen Psychologie sind „Zeichen". In dem Angstschweiß, in der Pupillarerweiterung bei Erregung, im Zittern nimmt der Beobachter eben auch Verständliches wahr".

Im Briefwechsel mit **Nikolai Hartmann** geht es Kurt Schneider um die Anwendungen von dessen **Schichttheorie** und um die **Unterscheidung von Geist und Seele** (Nr. 1211, 1331): „Sehr problematisch ist für mich nach wie vor die Trennung der seelischen von der geistigen Schicht und Sie sagen ja selbst, dass diese nur vom subjektiven Geist aus schwer zu begreifen ist. Das Psychologische wird doch auf ein Minimum eingeengt; es bleiben eigentlich nur gewisse vitale Triebarten übrig... Es ist mir auch klar geworden, dass ich in meiner Arbeit über Trieb und Wille Ihre kategorialen Gesetze doch eigentlich nur bildlich und nicht in Ihrem Sinne angewendet habe ... Allerdings wüsste ich, abgesehen von Trieb und Wille, augenblicklich nur noch ein Thema, das sich vielleicht auch so betrachten ließe: Die Beziehung der geschlechtlichen Liebe zur Sexualität. Auch hier eine Überformung des in die höhere Schicht aufgenommenen Stoffes, auch hier die Gültigkeit des Gesetzes der Stärke und die Unmöglichkeit, das Obere aus dem Unteren zu erklären, das kategoriale Novum, das Gesetz der Freiheit" (Nr. 1315 vom 16.11.1932).

K. Schneider schreibt am 8.12.1932:"Ich bin nicht der Meinung, dass wir innerhalb der aufweisbaren Bewusstseinsakte eine reinliche Grenzscheide zwischen geistigen und seelischen Akten aufweisen könnten" (Nr. 1319). Jetzt geht es nicht mehr wie bei Edinger um die Beziehung Gehirn-Seele und um die vergleichend-anatomisch nachweisbaren Entwicklungsreihen des Gehirns und deren Beziehung zum Bewusstsein, sondern um die Kategorien Geist-Seele, unabhängig von deren materiellen Grundlagen, die allerdings Schneider durchaus nicht fremd sind. Auf die geistig-seelischen Erlebnisweisen, aber auch auf Fragen der Sinngebung und Sinnerfüllung, auf Gott und den teleologischen Determinismus gehen die Briefe Nr. 1331, 1482, 1490, 1551, 1552 und 1610 ein, die letzteren auch zur Bedeutung der Angst als Zugang zum Sein.

K. Schneider gibt N. Hartmann am 29.3.1935 zu bedenken: „Ich habe den Eindruck, dass die neuere deutsche Philosophie bei ihrer Betrachtung des Menschen immer von einer irgendwie ausgezeichneten Elite ausgeht. Das Modell des Menschen ist, wie bei Ihnen, jenes seltene Exemplar, das sein Leben überhaupt in sittlicher Verantwortung und Entscheidung lebt. Oder es ist, wie bei Jaspers, das seltene Exemplar des geistigen Menschen, in dem sich der ganze Stand der zeitgenössischen Bildung widerspiegelt... Es ist sicher kein Wunder, dass unsereiner, der täglich mit Dutzenden von moralisch Minderwertigen, Primitiven, Schwachen, Kranken und Narren zu tun hat, kurz, mit dem „Schutt der Weltgeschichte", nicht so leicht den Blick frei bekommt auf die höchsten Möglichkeiten des Menschen. Es scheint mir (trotz allem) ein Vorzug von **Heideggers** Existentialanalyse, den Menschen umfassender und breiter genommen zu haben" (Nr. 1490). Heideggers „Dasein und Sosein" hatte K. Schneider „ganz besonders gefesselt. Wohl weil ich selbst (natürlich sehr grob) diese Fragen vor Jahren auch auf die Psychose anzuwenden versucht habe. Auch hier kann man das auf die körperliche Noxe zurückzuführende Dasein von dem auf andere Momente (z. B. Konstitution, Erlebniserinnerungen etc) ursächlich zurückgehenden Sosein der speziellen Symptomatik unterscheiden. Das ist für die Betrachtung des Aufbaues des *Bildes* einer Psychose von großer Bedeutung. Auch ob man das Dasein einer Psychose „verstehen" kann, hat mich damals stark beschäftigt" (Nr. 1551 vom 10.3.1936). Noch am 4. Januar 1945 schreibt K. Schneider an N. Hartmann: „Ich kann der Gemeinschaft und der Geschichte zum mindesten nicht im gleichen Sinne Realität zuerkennen wie dem Individuum. Was in ihnen real ist, das sind eben die Individuen und das von ihnen Objektivierte. Objektivierter „Geist" möchte ich der idealistischen Tradition wegen nicht sagen. Denn das ist eben selbst kein Geist, es ist „gefrorener" Ausdruck der Individuen, der von anderen Individuen „aufgetaut", d.h. gelesen und verstanden werden kann" (Nr. 1749).

Alle diese Äußerungen sind auf dem Hintergrund des Zeitgeschehens - erster Weltkrieg, Nachkriegszeit, zweiter Weltkrieg - zu sehen, so Kurt Schneider am 12.12.1941: „Nie hebt sich das Ewige der Philosophie so überzeugend ab, wie mitten im stürmischen Zeitgeschehen" (Nr. 1693); oder auch: „Mit nichts kann man den Druck der Zeit besser überwinden und den Druck des eigenen Ichs" (Nr. 1701). Dies ist kein Sichzurückziehen in den Elfenbeinturm, aber bewusste Distanzierung, Konzentration auf das Wesentliche. Auch im Rückblick sieht dies Nikolai Hartmann so, wenn er nach seiner Umsiedlung von Ostdeutschland nach Göttingen am 20.1.1946 an Kurt Schneider schreibt: „Wichtiger als alles war mir die Freiheit der Lehre, in der allein ich wirken kann" (Nr. 1773).

Auf diese Briefe, die in den Tabellen auch nur mit kurzen Hinweisen vertreten sind (so Nr. 1818, 1831, 1832, 1846,1847, 1848) gehe ich hier nicht näher ein, da sie sich zu weit vom Thema Hirnforschung entfernen, auch wenn bei Kurt Schneider die Öffnung der Psychiatrie zur Philosophie hin deutlich wird, die sich auch in den Briefen von Eugen Kahn findet.

Kapitel 6

Einflüsse des politischen Umfeldes auf Wissenschaftler

Friedensjahre, 1. Weltkrieg und Weimarer Republik

Dass Wissenschaftler Bürger ihrer Zeit sind, ist eine banale Feststellung. Und doch lohnt es sich, spezielle Aspekte herauszuheben, die in der Briefsammlung deutlich werden und die auch Einfluss auf Nervenheilkunde und Hirnforschung nehmen oder von diesen auf die Gesellschaft rückwirken. Dass R. Virchow als Abgeordneter des Preußischen Parlamentes (ab 1861) und als Mitglied des Deutschen Reichstages (1880–1893) politisch, vor allem sozialpolitisch sehr aktiv war, ist weithin bekannt[115]. Äusserungen von Emil du Bois-Reymond über die Studentenunruhen von 1882 (Brief Nr. 37) erinnern fast an 1968. Die Auseinandersetzung mit der politischen Realität beginnt meist angesichts der Abhängigkeiten der finanziellen Versorgung von politischen und wirtschaftlichen Vorgaben, von staatlichen Sparmaßnahmen, von staatlichen Einflüssen auf die Berufungspolitik, reicht allerdings über zeitabhängige Tendenzen wie Kriegsbegeisterung und Nationalismus bis zur Eugenik, zu kaum reflektierten Menschenversuchen, zur Entrechtung und Vertreibung Unerwünschter, ja bis zur Massentötung unter dem Motto der Euthanasie. Dies alles scheint zunächst gar nichts mit Briefen zur Forschungssituation zu tun zu haben. Die Briefe zeigen aber, wie eng die Forschungsentwicklung mit eben solchen Einflüssen verknüpft ist. Blicke auf die speziell deutsche Situation über die Zeit zweier Weltkriege und der erzwungenen Emigration vieler deutscher Wissenschaftler aus der Sicht des Auslands ergeben zusätzliche Aufschlüsse.

Zweck- und anwendungsbezogene Forschung

Bereits 1879 beklagt Anton Dohrn sich bei R. Virchow darüber, dass die Finanzierung seiner zoologischen Station in Neapel davon abhänge, ob seine Forschungen eine unmittelbar praktische Folge für die Fischzucht und ähnliche ökonomische Zwecke hätten (Nr. 20). Die Forderung nach zweck- und anwendungsgebundener Forschung findet sich erneut 1882 anlässlich der Haushaltsberatungen im Reichstag (Nr. 38), erstaunlicher Weise aber auch in der Abhängigkeit von ideologischen Forderungen, erschien Dohrn doch die Finanzierung seiner Forschungsstation gefährdet, wenn er die darwinistische Position von der Abstammung des Menschen zu sehr betone (Nr. 64

[115] S. Selberg und H. Hamm 1993.

vom 10.4.1886 an R. Virchow). Nach dem Ende des ersten Weltkrieges erreichte O. Vogt die Unterstützung seines Institutes nur, indem er vorübergehend für die Schatten-Reichswehr 1919 eine Abteilung für Hunde- und Brieftaubenforschung in sein Institut einbaute[116]. Es ist nicht nötig, weitere Beispiele zu bringen, denn ähnliche Abhängigkeiten bestehen bis in unsere Zeit.

Sparauflagen

Die Mahnungen zur Sparsamkeit sind bei den wissenschaftlichen Institutionen ebenso ein Dauerthema wie die Auseinandersetzungen mit den übergeordneten Verwaltungsorganen und deren bürokratischen Vorschriften. Beispiele finden sich in unseren Korrespondenzen ab 1883 (Nr. 41, zum Professorentitel für K. Brodmann Nr. 654), kulminieren aber in der Zeit nach dem ersten Weltkrieg, vor allem während der Weltwirtschaftskrise 1931. Für die preußische Tugend, Einschränkungen als notwendig zu akzeptieren, spricht der Brief Hallervordens vom 20.7.1931, in dem er eine angekündigte Reise nach München zu Spatz absagt, da er „unter diesen Umständen der Provinz nicht zumuten" könne, die erforderlichen Gelder zu geben (Nr. 1212).

Forschung an den Universitäten

Die Entwicklung der Forschung an den Universitäten wurde schon 1900 kritisch beobachtet, wobei wie heute Konkurrenzbefürchtungen ein nicht zu unterschätzendes Motiv waren (Nr. 716). Ein Beispiel dafür war das Verhalten der Berliner Medizinischen Fakultät zu den Bestrebungen von Oskar Vogt, ein selbstständiges Hirnforschungsinstitut zu schaffen. Auf diese Vorgänge wird im Teil II, Kap. 7, S. 124 über die Institutionen näher eingegangen werden. Nur im Hinblick auf die Finanzierungsüberlegungen sei ein Satz des Anatomen Wilhelm von Waldeyer-Hartz vorweggenommen: „Ohnehin gehen die Universitäten zu sehr auseinander, und anderentheils liegt die Gefahr nahe, dass unsere Anstalten das an Unterstützungen einbüssen werden, was derartige Stationen gebrauchen. Die Anforderungen für gelehrte Institute steigern sich von Jahr zu Jahr derart, dass in der That in solchen Sachen Vorsicht geboten ist" (Nr. 356). Dies erinnert an die unter der Fiktion „Kostenneutralität" stehende Hochschulpolitik unserer Tage.

Abstinenzbewegungen

Abstinenzbewegungen (Antialkoholismus und Kampf gegen die Nikotinsucht) waren dem Kreis um **August Forel**, insbesondere **Ernst Rüdin** und Oskar Vogt eine Herzenssache (Nr. 318, 413). Rüdin beklagt sich am 25.12.1900 bitter bei Forel, dass er in Heidelberg vergebens versucht habe, „meine Collegen für Abstinenz-Propaganda zu ge-

[116] Archiv zur Geschichte der Max-Planck-Gesellschaft, I. Abt., Rep. 1A, Nr. 1641, Bl. 11 und 44. Vogt, O.: Über zwei wichtige Aufgaben der Erforschung des Hundes und der Brieftaube. J. Psychol. Neurol. 25: 219, 1920

winnen. Sie sind entweder müde oder, wie Nissl, ganz ablehnend" (Nr. 382). Auch Carl Weigert (Nr. 413) und G. Retzius sind zwar gegen Alkoholismus, vertreten ihre Forderungen aber nicht so sektiererisch und sozialutopisch wie Rüdin, dessen Neigung zur Ideologie später höchst unangenehme Folgen zeitigen wird. Eine vernünftige gesundheitliche Vorbeugungstendenz verfolgt dagegen Edinger in Übereinstimmung mit Felix Plaut und Emil Kraepelin im Kampf gegen die Geschlechtskrankheiten (Nr. 839)

Frauenstudium

Nicht frei von Ideologie ist die Missachtung der Frauen an den Universitäten: Waldeyer wehrt sich zwar am 16.6.1895 in seinem Brief an Max Fürbringer (1846–1920) (Nr. 218) dagegen, wegen seiner Einstellung zur Frauenfrage angegriffen zu werden, „die Leute haben nur wieder viel mehr darin zu finden vermeint, als darin in der Tat ist und die enragierten Anhänger der Frauen-Emanzipation haben mich schon arg verketzert. Die Sache ist ein Wespennest, in das ich nicht gern mehr hineingreifen mag". Die Ehefrauen von Carl Weigert, Gustaf Retzius und Ludwig Edinger engagieren sich dagegen 1898 und 1903 stark zugunsten der Frauen-Gleichberechtigung und für die Aufnahme von Mädchen in Gymnasien (Nr. 324, 419). Aber noch 1915 schreibt Waldeyer: „Sie schreiben von dem femininen Angesicht, welches die Hörsäle Ihnen anbieten; dieselbe Erfahrung machen wir hier – möge der Aspekt bald wieder mehr maskuliner werden. Ich bin nie ein Freund des medizinischen Frauenstudiums gewesen und werde es auf meine alten Tage auch nicht mehr werden" (Nr. 860). Und als der Psychiater August Bostroem (1886–1944) anlässlich seiner Hochzeit 1919 an Max Nonne schreibt, meint er zu seiner Entschuldigung, „Dass Ihnen die „Medizinerin" einige Sorge machen würde, hatte ich mir wohl gedacht. Dass sie als meine Frau nicht mehr arztet, ist für sie wie für mich selbstverständlich. Dass die Medizinerei kein dem weiblichen Geschlecht angepasster Beruf ist, ist sicher, dazu kommt noch, dass die meisten Medizinerinnen von vorneherein etwas unweibliches haben.... Keine Jüdin!" (Nr. 987). Auf das Thema des Antisemitismus werde ich zurückkommen.

Der Einfluss von Kriegen, Pazifismus, Patriotismus und Chauvinismus

Kriege stören unvermeidlicherweise die internationale Zusammenarbeit von Wissenschaftlern. Wie stark dabei aber nationale Emotionen den Blick verengen, wie eher selten dagegen zur Mäßigung ratende, ja pazifistische Stimmen sind, davon geben die Briefe manchmal erschreckende Einsichten. Eine Ausnahme macht sicher schon 1895 der junge Albrecht Bethe, wenn er an Edinger schreibt: „Ich muss Ihnen doch bei Zeiten das für mich sehr freudige Ereignis, dass ich nämlich dauernd untauglich für den Militärdienst bin, mitteilen" (Nr. 222). Trotz des Krieges von 1870/71 klingen beruhigend die positiven Nachrichten, die Virchow Dohrn über seine Erfahrungen in Frankreich gab und die mit Dohrns eigenen Erlebnissen übereinstimmten. Nach wie vor besteht trotz dieses für Frankreich unglücklich ausgegangenen Krieges ein reger und überwiegend freundlicher Verkehr zwischen deutschen und französischen Wissenschaftlern. Durch Jean Marie Charcot (1825–1893), Jules Joseph Déjerine (1849–1917), Pierre Marie (1853–1940), Joseph Francois Félix Babinski (1857–1932) und viele andere wie Jules Soury (1842–1915) ist Paris ein Anziehungspunkt für die meisten großen deutschsprachigen Wissenschaftlern von Sigmund Freud bis zu Max Nonne. Ähnliches gilt für England mit den großen Neurologen Victor Horsley (1857–1916), Gordon Holmes (1876–1965), Schüler von Weigert und Edinger, oder Charles Scott Sherrington (1857–1952). Auch zu den anderen europäischen Ländern bestehen enge Verbindungen, ob dies Arthur van Gehuchten (1861–1914) in Louvain, Giovanni Mingazzini (1859–1929) in Rom, Alarik Frithiof Holmgren in Upsala, Gustaf Retzius in Stockholm, der Flechsig-Schüler Wladimir Bechterew (1857–1927) in St. Petersburg oder in den USA Clarence Luther Herrick (1858–1904), Charles Judson Herrick (1868–1960), Moses Allen Starr oder Harvey Cushing (1869–1939) sind, um nur wenige zu nennen, die auch in unseren Briefen auftauchen. Nur innerhalb Russlands gab es offenbar Spannungen zwischen den Altrussen und den aus den baltischen Provinzen stammenden Ärzten (Ernst Masing, 1839–1898, im Brief Nr. 465 vom 18.10.1904).

Noch am 11.10.1900 hofft Dohrn für das deutsch-französische Verhältnis: „Möge eine weise und geschickte Politik dahin führen, dass wir naeher und naeher aneinander rücken!“ (Nr. 370). Die Hoffnung war vergebens. In den ersten Augusttagen des Jahres 1914 erfolgen die Kriegserklärungen, die den *Ersten Weltkrieg* auslösen. Am 22. August 1914 schreibt der holländische Neuroanatom und Neurophysiologe Cornelis Winkler (1855–1941) an Ludwig Edinger: „In dieser schrecklichen Zeit nutze ich doch ein paar Zeilen an Sie zu schreiben. Unsere ruhige Friedensarbeit ist durch das ärgste was die Wissenschaft treffen kann - Krieg zwischen Deutschland und England - getroffen worden und es wird mutmaßlich lange Jahre dauern, ehe sich Europa von diesem fürchterlichen Schlage wieder aufrichten kann“ (Nr. 814). Er hatte nur allzu recht. Leider dauerte es nur wenige Wochen, bis von deutscher Seite weniger friedliche Töne zu hören waren: Der Anatom **Max Fürbringer** rief die Professoren auf, auf alle englischen Orden und wissenschaftlichen Ehrungen zu verzichten (Nr. 816, 817), fand allerdings auf seinen offenen Brief am 31.8.1914 einen ebenfalls offenen Widerspruch durch den Naturphilosophen **Hans Driesch** (1867–1940): „Ich kann mich dem geplanten Kollektivschritt nicht anschließen, denn ich kann mich nicht überzeugen, dass er eine patriotische Tat bedeutet, und ich halte ihn andererseits geradezu für kulturfeindlich“ (Nr. 815). Er wird in diesem Appell unterstützt durch den Chemiker und Nobelpreisträger Wilhelm Ostwald (Nr. 822), der auch darauf hinweist, dass in Heidelberg höchstens die Hälfte der Kollegen der Aufforderung Fürbringers folgten. Der Neurologe Adolf Wallenberg (1862–1939) begrüßt zwar wie Edinger den Zug zur Einheit und die Opferbereitschaft, fügt aber etwas skeptisch an: „Hoffentlich hält der hohe ethische Aufschwung nach dem Frieden an, dann wäre es eine Lust, im Vaterlande zu leben“ (Nr. 795). Retzius beklagt aus Schweden den Ausbruch dieses „furchtbaren Weltkrieges“, der „so viele Ernten der mühsam errungenen Zivilisation und Kultur zerstört“ (Nr. 823).

Unangenehmer klingen zahlreiche Briefe des Neurologen **Wilhelm Erb**, die man getrost als chauvinistisch bezeichnen kann, wenn er schon am 30.10.1914 vom „unsäglichen Hass auf das verfluchte, verlogene, räuberische und feige England“ spricht (Nr. 826), von „nichtswürdigen, verlogenen, vertierten Seeräubern“ (Nr. 828, 870) oder 1915 vom „verlogenen Geheul der Ententepresse“ (879, ähnlich 894, 912, 952, 958 mit antisemitischen Äußerungen, schließlich gegen Frankreich gewendet: „glauben Sie wirklich, dass wir uns jemals wieder mit der moralisch verkommenen, gänzlich vertierten, verlogenen französischen Volksseele vertragen werden?“, Nr. 959). Glücklicherweise ist Erb kein typischer Repräsentant, eher ein Beispiel dafür, wie ein hervorragender Wissenschaftler jedes Maß in der Beurteilung einer politischen Situation verlieren kann, auch wenn man weiß, dass in diesen Jahren drei seiner vier Söhne sterben. Weit zurückhaltender sind andere Stimmen wie die von Paul Flechsig am 12.12.1914: „Mit der mit dem Kriege beginnenden Altersperiode wird wie ich fürchte für das Gehirn vielleicht wenig Interesse mehr vorhanden sein. Für derartige prometheische Anstrengungen sind ruhige, geordnete Verhältnisse von Nöten" (Nr. 830) oder auch am 13.8.1915, an die eigenen Forschungen denkend,: „Ich fürchte, nach dem Kriege wird keine Kulturnation mehr Geld für solch närrische Probleme übrig haben" (Nr. 866). Oskar Vogt schreibt an Forel: „Möge der Krieg so enden, dass wir Ihnen und unserem Ideal dann näher sind als wir es bei Beginn dieser Tragödie waren" (Nr. 834). Kritische Stimmen aus Holland sind verständlich, weniger die deutschen Reaktionen darauf wie die von Gustav Schwalbe (Nr. 835). Edinger schreibt am 16.1.1915 an Retzius: „Sie müssen die zerrissenen Maschen des Netzes internationaler Wissenschaft wieder knüpfen helfen. Auch Winkler aus Amsterdam meint, dass bald solche Pflichten an die Gelehrten aus neutralen Ländern herantreten würden; hier ist Waldeyer ganz bereit, mitzutun" (Nr. 836). Solche Sorgen über die Einschränkung bzw. Unterbrechung der wissenschaftlichen Kontakte mit dem Ausland während des 1. Weltkrieges vermisst man während des 2. Weltkrieges.

Der Holländer Ariens Kappers, der bei Edinger gearbeitet hatte, weist auf die heikle Lage seines Landes hin, bleibt aber seinen alten Bindungen treu. Interessant ist, dass er aus England noch Hirne zu vergleichend-anatomischen Untersuchungen erhält und diese mit Fällen Edingers vergleicht, dass hier also neben dem Kriegsgeschehen die wissenschaftlichen Beziehungen über die neutralen Ländern wie auch über Schweden aufrecht erhalten bleiben (Nr. 841, 853, 858). Max Fürbringer aus Heidelberg oder Otto Marburg (1875–1948) aus Wien schlagen Ende 1915 bereits weniger martiale Töne an (Nr. 872, 874). Georg Stertz (1878–1959) befürchtet am 15.5.1916 den Mangel an gut ausgebildeten Ärzten nach Kriegsende (Nr. 893) und Wilhelm Waldeyer meint zu Edinger: „Für den Krieg, von dem ich wie Sie sage, dass es Zeit wäre, dass er bald ein Ende fände, bin ich nicht Optimist... an die Erfüllung der Annexionspläne unserer Alldeutschen vermag ich nicht zu glauben... Und dann hoffe ich, dass wir, wenn die gegenwärtig streitenden Völker sich beruhigt haben und sie dem fürchterlichen Katzenjammer, der diesem Kriege in Europa folgen wird, ihre Dummheit eingesehen haben, zu einem europäischen Staatenbunde kommen werden, der den Vereinigten Staaten, England mit seinen Kolonialreichen und Russland, dem eine große Zukunft bevorsteht, das Gleichgewicht halten kann"(Nr. 916). Der Anatom H. Braus schreibt an den Psychiater H. W. Gruhle am 5.10.1916: „Die Leute sind hauptsächlich deshalb deprimiert, weil der Glaube an den Frieden im Herbst sehr verbreitet war... Alles das, was anfangs in der Hurrastimmung so leicht zu überwinden war, muss jetzt durch Geduld erworben werden, und es wird sich zeigen, ob wir wirklich „durchhalten" können" (Brief Nr. 905a).

Der Abwendung Italiens von den Verbündeten Deutschlands folgt für die Wissenschaft der Ausschluss von Mingazzini aus dem Preisrichterkollegium für die Erb-Medaille (Nr. 936). Ende 1917 kommt es durch Max Wertheimer (1880–1943) und Hans Delbrück (1848–1929), unterstützt u. a. durch Waldeyer und Harnack, zu einem Appell für einen Verständigungsfrieden (Nr. 946, 947). Selbst Erb glaubt, von Russland her einen Friedensschimmer zu spüren (Nr. 953), der sich kurz darauf bestätigt (Nr. 954).

Aber Robert Gaupp schreibt am 28.1.1918 im Zusammenhang mit seinen Berufungsverhandlungen von Tübingen nach Heidelberg: „Gäbe es bald Frieden, so wäre die Regierung vielleicht auch bald besser im Stande zu übersehen, was sie künftig würde bieten können. Aber wer glaubt noch an baldigen Frieden? Es müssen erst noch einige Hundertausend abgeschlachtet werden, ehe man begreifen lernt, dass man den Weltkrieg nicht im Schützengraben beendet" (Brief Nr. 960a). Depressiver noch klingen jedoch die Worte Brodmanns in seinem Brief vom 14.8.1918: „Die weiteren Folgen des Krieges, besonders in geistig kultureller und moralischer Hinsicht sind gar nicht abzusehen und erschreckende". Er zitiert den Bayerischen Kultusminister, der von der zunehmende Verelendung der Beamtenschaft, aber auch von deren drohender Korruption sprach (Nr. 963). Tief trifft der Zusammenbruch Wilhelm Erb (Nr. 968, 971), aber auch Max Nonne und Alfred Hauptmann sowie dessen Chef Hoche (Nr. 969–972). Auch Hoche hat wie Nonne seinen – einzigen – Sohn verloren so wie Hunderttausende von Vätern und Müttern. Diesen Opfern doch noch einen Sinn zu geben und dadurch die eigene Verzweiflung zu dämpfen, war wohl ein nicht zu unterschätzender Moment für Viele, sich nationalistischen Gedankengängen zu öffnen (dies im Unterschied zum Ende des zweiten Weltkrieges, an dem die deutsche Schuld zu eindeutig, die Erkenntnis der eigenen Fehlbarkeit letztlich doch zu drückend war).

Auch E. Kraepelin schreibt unter dem Eindruck der Zeit an W. Wundt am 23.3.1919: „Das Schicksal unseres Volkes ist so hart und schwer, dass man sich scheut, darüber Worte zu machen. Ich weiß ja, dass auch Sie tief darunter leiden, und dass wir unter den gegenwärtigen Verhältnissen leider dazu verdammt sind, tatenlos zuzusehen, wie die Erregung der Volksseele sich austobt, ohne helfen zu können. Der einzige Trost ist, dass ja unmöglich in wenigen Monaten alle Vernunft und Tüchtigkeit aus unserem Volke geschwunden sind" (Nr. 977a). Multiplikatoren für die sich bald verbreitende Übereinstimmung in einer revisionistischen und nationalistischen Anti-Weimar-Haltung unter deutschen Akademikern waren in den Studentenverbindungen, Freikorps, Reserveoffiziers-Crews oder Herrenclubs wie den Rotariern zu finden, nach 1933 in Dozentenlager-Gemeinschaften[117].

Versailler Vertrag und Nachkriegswirren

Die Art des Kriegsendes mit den Folgen des Versailler Vertrages prägt eine ganze Generation. Dies spiegelt sich in vielen Briefen, die leider auch einen *Widerwillen gegen die neue parlamentarische Demokratie* verraten und sich in vielfach emotionsgeladenen Worten äußern (Erb in Nr. 974, 975, 983, 1000, 1002, 1016). Auch Hugo Spatz schreibt am 8.11.1922: „Verfluchter Saudollar, verfluchter. Elende Mistregierung, die nicht ein noch aus weiß!" (Nr. 1033). Anders der Nonne-Schüler Alfred Hauptmann: Ich glaube, „es bleibt der einzige Ausweg, wenn man versucht, jetzt mit an der Gestaltung unseres neuen politischen Lebens zu arbeiten" (Nr. 972). Ähnlich ist die Haltung des Wiener Emil Redlich (1866–1930), der an seinen Kollegen Heinrich Obersteiner schreibt: „Mit Ihnen habe ich die Hoffnung und Überzeugung, dass der Wiederaufbau unseres unglücklichen Vaterlandes gerade von der idealen Seite her, darunter mit vom Neurologischen Institut ausgehen muss" (Nr. 989).

---

[117] s. auch H. Mommsen 2001.

Walter Spielmeyer, der 1919 von der Zerstörung des Besitzes seiner jüdischen Schwiegereltern durch Ukrainer erfährt (Nr. 976), steht vor dem Problem, für ein geplantes Handbuch neue Autoren zu gewinnen und ist immerhin noch so beeinflusst, dass er im März 1919 an den Pathologen Otto Lubarsch (1860–1933) schreibt: „Cerletti ist Italiener und ich bin nicht der Meinung, dass man den mit ihm geschlossenen Vertrag aufrecht erhalten soll" (Nr. 977). Obersteiner verweist demgegenüber auf die Deutschfreundlichkeit Giovanni Mingazzinis und wünscht diesen weiterhin als Erb-Medaillen-Preisrichter (Nr. 997).

Die kommunistisch-anarchistischen Unruhen nach Kriegsende lassen weiten Teilen der Beamtenschaft und des Bildungsbürgertums den Kommunismus, vielfach wenig unterschieden empfunden von der Sozialdemokratie, als Schreckgespenst erscheinen (Forel an O. Vogt am 16.6.1919, Nr. 982). Die Tatsache, dass **Kurt Goldstein** sich in der Schweiz mit Kurt Eisner getroffen und „politische Minierarbeit" gemacht habe, „um Deutschland zu renovieren", veranlasst Spielmeyer zu der Frage an den Verleger Ferdinand Springer, ob es ein glücklicher Griff sei, ihn zum Mitherausgeber zu wählen. Ähnlich kritisch stehe ihm Kraepelin gegenüber (Nr. 1007). Bumke, dessen Nachfolge in Breslau ansteht, äußert sich noch weit kritischer zu dem in der Wahl stehenden Goldstein, „bekanntlich Unabhängiger Sozialdemokrat..., der im Winter 1918/19 in der Schweiz mit Kurt Eisner zusammen Deutschland begeifert haben soll". Es sind diese Stimmen, die über ein Jahrzehnt später dazu beitragen, den Boden für den Nationalsozialismus zu bereiten.

Antisemitismus

Der Antisemitismus hat eine lange Geschichte, auf die hier nur in Verbindung mit den vorliegenden Briefen eingegangen werden kann:

Schon bei Emil Kraepelin finden sich deutlich antisemitische Äußerungen (K Kolle 1956). Eugen Kahn ist 1956 der Meinung, dass Kraepelins Abneigung gegen die Psychoanalyse nicht zuletzt darin zu begründen ist, dass Sigmund Freud Jude war. Derartige Animositäten waren keineswegs auf die Medizin beschränkt: Auch im Bereich der Literatur gibt es zahlreiche Beispiele dafür, von Wilhelm Raabe über Gustav Freytag bis zu Theodor Fontane[118]. Der Antisemitismus und dessen Folgen für die Betroffenen spiegelt sich in vielen Briefen. Bereits 1891 klagt Wilhelm His (1831–1904) gegenüber August Forel, dass der Cohnheim-Mitarbeiter Carl Weigert, „ein Mann von bestem Charakter", in Leipzig keine selbständige Position erhalten konnte: „In Deutschland ist ihm seine jüdische Abstammung bis jetzt im Wege gewesen, und es ist nicht unwahrscheinlich, dass seiner Zeit auch unser Ministerium daran Anstoß genommen hatte" (Nr. 114). Solche Klagen vermisst man allerdings bei Wilhelm Erb: Wie immer mit drastischen Formulierungen rasch bei der Hand, kritisiert Erb die Auffassungen von Leyden zur Tabes-Genese und meint zu Strümpell: „Ich glaube auch die Hand des „Meisters" in der stupenden Publication des Dioskurenpaares „Isaac und Koch" über Tabes-Syphilis zu erblicken. Sie haben das Zeug (in Lassars Dermatol. Zeitschr.) wohl auch gelesen; natürlich werde ich die „Herren" gänzlich ignorieren, obgleich diese

[118] H Mayer 1998.

ebenso kritiklosen wie unverschämten jüdischen Lausbuben wohl eine derbe Züchtigung verdient hätten" (Nr. 173). An anderer Stelle (Nr. 609 vom 7.6.1908) schreibt er anlässlich eines Dermatologenkongresses von den „Felljuden".

Edinger beklagt sich 1911 über den von den Fakultäten ausgehenden Antisemitismus (Nr. 710), bestärkt durch Paul Ehrlich, der über Goldmann erfahren hat, dass dieser in Freiburg in skandalöser Weise behandelt und unterdrückt" werde (Nr. 764)[119]. Erb schreibt dagegen: „Es ist alles daran zu setzen, dass die Verjudung uns. Gesellschaft nicht noch größere Dimensionen annimmt" (Nr. 757) und Friedrich Schultze klagt, „dass die Neurologie so sehr überwiegend dem Stamme Sem's verfallen" sei (766). Im selben Sinne wieder Erb (Nr. 958), während sich der Wiener Julius Ritter von Wagner-Jauregg in der Frage der Nachfolge Obersteiners zwar primär für seinen Schüler Konstantin von Economo einsetzt, aber gerecht auch über den zweiten Bewerber, Heinrich Karplus (1905–1965) urteilt: „Karplus ist Semite, aber weder in seiner Erscheinung noch in seinem Auftreten den Semiten verratend. Persönlich und seinem Charakter nach schätze ich ihn". (Nr. 962). Max Nonne, der Hamburger Neurologe, war in der Frage der Kriegsneurosen ein vehementer Gegner von Hermann Oppenheim (1858–1919), der sich für eine „traumatische Neurose" mit organischem Hintergrund eingesetzt hatte, mit seiner Auffassung aber letztlich unterlegen war. Als Oppenheim 1919 – wenige Jahre nach der entscheidenden Auseinandersetzung während einer Neurologentagung 1916 – starb, schrieb Nonne der Witwe einen Kondolenzbrief. Dieser liegt mir zwar nicht vor, aber die Antwort der Witwe Oppenheims zeugt von der noblen Gesinnung Nonnes gegenüber seinem jüdischen Kollegen (Nr. 980).

Nonne, im Herzen konservativ, zeigte Hamburger Liberalität auch durch seine Zustimmung zu einer Initiative zur Abschaffung des § 175. Erb war bereit, ihm darin zu folgen, stieß sich aber doch an dem Initiator Magnus Hirschfeld. In der Nachfolge-Diskussion zu Erb 1920 heißt es bei diesem wieder: „Semiten ausgeschlossen!" (Nr. 993). Auch über Bumke hieß es bei Spatz: „Bumke hat nicht gerne Juden als Assistenten, jedenfalls keine ungetauften" (Nr. 1153). Dass Kurt Goldstein Jude war, spielte bei den Angriffen auf ihn ohne Zweifel auch eine Rolle.

Auf diesem Hintergrund eigenartig erscheinende Freundschaften gab es dennoch, so zwischen dem Pathologen Julius Cohnheim (1839–1884) und dem so antisemitisch eingestellten Wilhelm Erb, der nach Cohnheims Tod über Jahre freundschaftlich mit der Witwe Martha Cohnheim und mit dem Juristen Karl Binding verbunden war (Briefe Nr. 154, 173, 509, 828, 851, 894, 979, 1000). Der Sohn Cohnheims, der den Namen Otto Kestner angenommen hatte, war eine zeitlang Assistent bei Erb und lebte nach seiner 1898 bei Kühne in Heidelberg erfolgten Habilitation als Physiologe in Hamburg bis zu seiner Emigration 1935[120]. Erb, Frau Cohnheim und Binding verbrachten mehrere Reisen zusammen (Nr. 851, 894) und Erb trauert um ihren Tod 1919 (Nr. 979) wie um den seines Freundes Binding 1920 (Nr. 1000). Binding hatte schon 1913 die ersten Gedanken zur „Euthanasie" vorgebracht[121] und sie dann 1920 gemeinsam mit Hoche publiziert, – giftträchtiger Nährboden für die späteren Tötungsaktionen.

[119] Wahrscheinlich handelt es sich um E. Goldmann, der bekannt wurde durch seine Monographie „Vitalfärbungen am Zentralnervensystem. Beiträge zur Physiologie des Plexus chorioideus". Berlin 1913.

[120] Van den Bussche 1989.

[121] W Müller-Seidel 1999.

1933–1945, Jahre der nationalsozialistischen Verführung

Jüdische Kollegen

Das Verhalten gegenüber jüdischen Kollegen und anderen Verfolgten wird nach der Machtergreifung Hitlers zum moralischen Prüfstein. Der Nationalsozialismus lässt antisemitischen Gefühlen freien Lauf, verstärkt sie und bringt diejenigen Wissenschaftler, die keine derartigen Emotionen haben, vielmehr ihre zahlreichen jüdischen Mitarbeiter schätzen, in zunehmende Schwierigkeiten. 1933 und 1934 verlieren zahlreiche Psychiater wie G. Aschaffenburg oder K. Wilmanns ihre Lehrstühle, hoffnungsvolle Dozenten müssen ihre Hoffnungen begraben und die Universitäten oder gar das Land verlassen, manche wie **W. H. Gruhle** wählen den Rückzug in eine Heil- und Pflegeanstalt. Für Gruhle, der vor einer Berufung stand, setzt sich sein alter Lehrer Aschaffenburg ein, ebenso W. Mayer-Gross oder auch Robert Gaupp. Aschaffenburg schreibt Gruhle am 2.5.1935: „Durch einen Brief von Weygandt erfahre ich, dass Sie tatsächlich nach Weissenau gehen. Es gehört schon Ihr Heroismus dazu, so etwas auf sich zu nehmen ohne vorher alle erreichbaren Gegenstände in der Umgebung zu zertrümmern, aber ich kenne ja Ihren Gesichtspunkt, der Sie dazu veranlasst. Seien Sie versichert, dass ich alles aufbieten werde, zu verhindern, dass Sie dort bleiben müssen" (Nr. 1473 a), und zwei Tage später: „Wenn unsere wissenschaftliche Psychiatrie nicht ganz zu Grunde gehen soll, dann müssen Leute wie Sie an die Spitze und deshalb werde ich, und ich weiß in diesem Falle sind viele Andere der gleichen Meinung, alles tun, was geschehen muss, um Sie an die richtige Stelle zu bringen" (Nr. 1473 b). Es bleibt bei den guten Wünschen, – nicht verwunderlich seitens eines selbst wegen seiner jüdischen Vorfahren entlassenen, hochangesehenen Psychiaters. Aber selbst ein so national eingestellter Kollege wie der Tübinger Psychiater Robert Gaupp bleibt erfolglos: „Seit Jahren habe ich mich bemüht, wenn ich gefragt wurde, Sie für ein Ordinariat in unserem Fache zu empfehlen. Es ist mir bisher nicht gelungen, dabei Erfolg zu haben. In der neuen Zeit ist die Lage noch viel ungünstiger geworden, und vor allem ist mein eigener Einfluss gleich null. Ich habe einmal versucht, bei Rüdin eine Sinnesänderung in bezug auf Sie zu erreichen, weil ich seinen ungeheueren Einfluss auf die Besetzung von Stellen sehr wohl kenne. Ich habe dabei eine Abfuhr erlitten. Solange er diese überragende Bedeutung behält, werden Sie auch weiterhin mit seinem Veto zu rechnen haben" (Nr. 1445 a vom 20.11.1934). **Ernst Rüdin** ist inzwischen Nachfolger von Walter Spielmeyer als geschäftsführender Direktor der Deutschen Forschungsanstalt für Psychiatrie (Kaiser-Wilhelm-Institut) in München. Spielmeyer bemüht sich am 3.4.1933 mit einem ausführlichen, drängenden Brief an den Direktor der benachbarten Heil- und Pflegeanstalt Eglfing-Haar, Dr. Ast, die Entlassung seines dort wirkenden Prosektors, Prof. **Karl T. Neubürger** (1890–1972), zu verhindern (Nr. 1354, auch 1361) und macht sich Sorgen auch um andere Mitarbeiter. Bei Neubürger gelingt es ihm unter Hinweis auf dessen Verdienste im ersten Weltkrieg einen Aufschub zu erreichen. Spielmeyer schreibt hierzu am 30.8.1933 an Hallervorden: „Schließlich sind jetzt solche Sachen wichtiger als die Entdeckung einer neuen Gliaform" (Nr. 1376). Friedrich Schultze, wie Max Nonne Mitherausgeber der Deutschen Zeitschrift für Nervenheilkunde, betont am 5.2.1934, dass in den letzten Heften überwiegend Arbeiten Nicht-Deutscher aufgenommen wurden, „obwohl wir uns ja an der schroffen Ausrottung alles Semitischen nicht beteiligt haben (s. Marburg und Wallenberg)" (Nr. 1403). **Max**

Nonne ist kein Philosemit, urteilt sogar hart über den Freiburger Neurologen Robert Wartenberg (1887–1956), der 1922 sein Assistent gewesen war: „Herr Wartenberg ist mir ein besonders unsympathischer Herr. Er war fast 1 Jahr Volontär auf meiner Abteilung und war so jüdisch wie man überhaupt nur sein kann. Dieses sollte jedoch mein Urteil über die Annahme oder Nichtannahme der Arbeit keineswegs beeinflussen" (12.2.1934, Nr. 1404). Was auch immer Nonne unter dem typisch Jüdischen verstanden haben mag, – er bemühte sich, objektiv zu bleiben, gerade in dieser für Juden zunehmend schwierigen Zeit. Aber nicht nur dies: Nonne setzt sich intensiv für seine jüdischen Kollegen ein oder spricht ihnen – wo dies unmöglich erscheint – in herzlichen Worten seine Anteilnahme aus, so gegenüber K. Löwenstein (Nr. 1378), Viktor Kafka (1881–1955) (Nr. 1639), Alfred Hauptmann (u. a. Nr. 1459, 1598), Otto Marburg (1874–1948) (Nr. 1620), Friedrich Wohlwill (1881–1958) (Nr. 1458, 1536, 1627), oder Adolf Wallenberg (1862–1939)(Nr. 1578). Wie von Herzen getragen das Verhältnis Nonnes zu diesen Kollegen sein konnte, dafür zeugen die Briefe von **Alfred Hauptmann**, der z. B. am 30.12.1934 nach einem für ihn schmerzlichen Besuch eines Fachkongresses an Nonne schreibt: „Als ich in München und vor allem später auf der Zugspitze mit Ihnen zusammen war, da zog endlich wieder ein Gefühl in mir ein, das ich fast zwei Jahre nicht mehr gekannt hatte: das Gefühl ein Mitmensch zu sein, nicht nur ein Schemen mit Menschenantlitz" (Nr. 1459, auch 1598).

Es sind oft nur kleine Bemerkungen in den Briefen, die die Situation der plötzlich Verfemten beleuchten, so, wenn Hauptmann sich bei Nonne bedankt, dass dieser nach wie vor Hauptmanns Namen und dessen Arbeiten auf Kongressen oder in Publikationen erwähnt (Nr. 1598). Das Verhältnis Nonnes zu **Georg Stertz** (Nr. 1460, 1588, 1590), der sein Amt als Psychiatrie-Ordinarius in Kiel wegen seiner Ehe mit der Tochter Alzheimers hatte aufgeben müssen, war ebenso von Anstand und Treue geprägt.

Wie eng der Kontakt vieler emigrierter Kollegen untereinander in ihren Gastländern war, dafür spricht der Brief von E. F. Müller (Nr. 1411 vom 10.4.1934) an Nonne. Auch von nicht emigrierten ausländischen Kollegen erhält Nonne Stimmungsberichte, so aus Cordoba (Argentinien) von Carlos Meyer-Pellegrini: „Das Deutschland, das ich von Kindheit an zu lieben und zu verehren gelernt habe,... ist uns plötzlich fremd geworden und wir können es nicht mehr verstehen. Macht ist an sich nichts wert, wenn es die Heiligtümer nicht schützt, die die Größe des Volkes kennzeichnen: Gerechtigkeit, Edelmut – und Gedankenfreiheit. Ich weiß wohl, dass das Volk selbst sich nicht geändert hat und sich einmal nach diesem Winterschlaf wieder finden wird. Aber während des Schlafes können wir uns nicht verstehen" (Nr. 1628). Auch der portugiesische Neurologe Pinto, der **Friedrich Wohlwill** aufgenommen hatte, schreibt am 11.10.1939 an Nonne: „Was in Deutschland in der Judenfrage vorgeht, ist geradezu haarsträubend. Man sollte glauben, dass sie die Greuelthaten der französischen Revolution oder die Gehässigkeit der Nordamerikaner gegen die Neger nachahmen wollen" (Nr. 1648). Pinto war im Herbst 1939 durchaus informiert über die Untaten gegen die jüdische Bevölkerung. Noch 1939 bemüht Nonne sich wieder einmal bei seinem früheren Schüler H. H. Reese in New York um einen jungen jüdischen Kollegen (Nr. 1625a).

Die Kenntnis der deutschen Emigranten über die Verhältnisse in Deutschland spiegelt sich bereits am 11.11.1934 in dem selbstironischen Brief von **Willy Mayer-Gross** aus dem Londoner Maudsley-Hospital an H. W. Gruhle: „Ich denke nach wie vor, dass Sie den Lehrstuhl bekommen, trotz der Nachbarschaft des Herrn De Crinis und anderer dunkler Einflüsse. Es ist erstaunlich, wie viel über deutsche akademische Verhältnisse über Südamerika, Palästina, Holland usw. zu uns dringt. Man erfährt via Kapstadt, dass Herz in Frankfurt eine große Praxis habe, oder aus New York, dass sich ein Internist irgendwo erschossen habe. Seltsamerweise ist manches davon bei Nachprüfung wahr! Jedenfalls erstreckt sich das deutsche Akademikertum jetzt ringsum den Erdball, die Eroberung der Welt durch den jüdischen Intellektualismus hat eingesetzt dank..." (Nr. 1443 a).

Dass auch **Spielmeyer** sich für seine jüdischen Mitarbeiter Felix Plaut und Karl Neubürger einsetzte, wurde schon erwähnt. Spielmeyer bemüht sich auch, als rassistisch und diffamierend interpretierbare Zeitschriften-Referate wie eines von B. Ostertag über den seit 1922 in den USA lebenden jüdischen Kollegen Arthur Weil zu unterdrücken (Nr. 1427). Und er schreibt am 7.12.1934 an Hallervorden: „Was Sie mir zu Pick[122] mitzuteilen haben, kann ich nur bestätigen... Es ist schade, dass alle solche Leute, die in Deutschland stolz und treu ihre Heimat sehen, und die sie im Kriege verteidigt hatten, nicht nur als Rasse letzter Ordnung diffamiert, sondern neuerdings als „Tiere" betrachtet werden. Aber wir sind wohl die „Ewiggestrigen", wenn wir uns über solche Sachen noch aufregen resp. uns überhaupt darüber unterhalten" (Nr. 1452). Bemerkenswert ist hier die offene Sprache Spielmeyers gegenüber **Hallervorden**, der sich seinerseits freundschaftlich um **Max Bielschowsky** und dessen Frau kümmert bis zu deren zweiter Emigration 1939 und den Bielschowsky ohne Bedenken am 22.8.1938 bitten kann, sich um den in Berlin zurückgebliebenen Pick anlässlich dessen 70. Geburtstag zu kümmern (Nr. 1616). Welcher Kontrast zu dem ursprünglich Schweizer **Ernst Rüdin**, der nach dem Besuch eines Schweizer Psychiaterkongresses am 14.12. 1934 dem Reichsministerium des Inneren denunziatorisch berichtet, dass „die Mehrzahl der Teilnehmer der Versammlung der Art des Vorgehens in Deutschland ungünstig und zum Teil direkt feindlich gegenüberstanden, was sich... zum größten Teil damit erklärt, dass sich die Zuhörer über die Hälfte aus Nichtarien, Emigranten und Psychoanalytikern zusammensetzte" (Nr. 1455).

Ausgerechnet Rüdin, dieser am stärksten vom Geist nationalsozialistischer Rassenlehre erfüllte Mann, versuchte andererseits 1935 seinen ihm fachlich am engsten verbundenen Erbforscher Franz Kallmann (1897–1956) an die katholische Anstalt Branitz zu vermitteln, damit er dort seine Schizophrenie-Forschungen fortsetzen könne (Nr. 1533, 1534). Ich unterstelle nicht, dass es sich bei Rüdin um vorausschauende Sicherung durch einen „Renommierjuden" handelte. 1936 muss Kallmann dennoch in die USA emigrieren, wo der ebenfalls aus München emigrierte I. H. Page sich für ihn einsetzt (Nr. 1565). Eine antisemitische Einstellung war im übrigen auch in der Schweiz keineswegs unbekannt, liest man nur den Brief des Schweizer Psychiaters J. Klaesi vom 19.9.1935 (Nr. 1523).

Gewiss nicht antisemitisch eingestellt war Hallervorden, der dann doch später in den begründbaren Verdacht einer zu nahen Verbindung zum Nationalsozialismus, ja zu dessen medizinischen Verbrechen kommen wird. Hallervorden wie Spatz praktizierten – wie eingangs erwähnt – eine ununterbrochene Freundschaft zu jüdischen

[122] Ludwig Pick, geb. 31.8.1868, gestorben am 3.2.1944 im Konzentrationslager Theresienstadt, war Leiter des Pathologischen Institutes der Landauschen Klinik und des Städt. Krankenhauses Berlin-Friedrichshain gewesen. Als Eponym erscheint sein Name in der Niemann-Pickschen Krankheit. Siehe hierzu auch die Monographie von Hans H. Simmer 2000.

Kollegen, so gegenüber Max Bielschowsky oder Friedrich Wohlwill, dem sie auf dessen Bitten ihre Sonderdrucke nach Lissabon in die Emigration schicken (Nr. 1507, 1509). Hallervorden schreibt am 31.12.1935 an Spatz: „Die „Beurlaubung von Plaut und Neubürger musste ja kommen, aber trotzdem hat es mich tief ergriffen“ (Nr. 1537).

Ausgerechnet der Mann, den Rüdin als seinen Stellvertreter als „Reichsleiter“ in den Vorsitz der neugegründeten Gesellschaft deutscher Neurologen und Psychiater berufen wollte, nämlich der Greifswalder Neurologe **Walter Jacobi** (1889–1937), Parteigenosse und SS-Mitglied, musste überraschend sein Amt räumen, nachdem bekannt geworden war, dass er die jüdische Herkunft seiner zweiten Ehefrau verschwiegen habe (Nr. 1508, 1520). Verzweifelt wendet er sich um Hilfe an Rüdin, die ihm aber nicht gewährt wird.

Am 6.2.1935 war Walter Spielmeyer plötzlich gestorben. Ein erschütterndes Beispiel für das Fallenlassen dieses vorher hochangesehenen Kollegen – auch seitens der Kaiser-Wilhelm-Gesellschaft – bietet die Schilderung, die A. von Braunmühl am 11.2.1935 von Spielmeyers Beerdigung gibt (Nr. 1475): „Bei eisigem Ostwind marschierte ein kleiner Zug von Leuten bis ans hinterste Eck des Nordfriedhofes; die Leute selbst sahen blass wie zu Tode erstarrt aus. Keine Reden; es war fast zu trostlos. Ein Heulen des Windes um die Friedhofmauer, hinter der Buben lustig schrien und spielten... 6 Leichenträger erwiesen über dem Grab den deutschen Gruß“. Der Präsident der Kaiser-Wilhelm-Gesellschaft ließ sich vertreten, vermutlich ausgerechnet durch Ernst Rüdin. Wie tief depressiv Spielmeyer wenige Wochen vor seinem Tode angesichts der politischen Entwicklung in Deutschland und der speziellen Entwicklung an der Forschungsanstalt unter deren neuem Direktor Rüdin gewesen war, zeigt sein Brief an Andrew H. Woods, Psychiater an der Universität von Iowa, in dem es heißt: „But now I could not keep humor up for any length of time as I cannot stand the climate any longer and am suffering from it“ (Nr. 1531a).

Willibald Scholz (1889–1971), Schüler und Nachfolger Spielmeyers, hatte nun die Herausgabe der Nervenbände des Handbuches der speziellen pathologischen Anatomie (Henke-Lubarsch) übernommen gehabt. Mit Ferdinand Springer steht er vor dem Problem für die mit Druckverbot versehenen bzw. emigrierten Mitarbeiter wie Friedrich Heinrich Lewy (1885–1950), Hans-Joachim Scherer (1906–1945) oder Wohlfahrt Ersatz zu finden (Nr. 1554). Besonders an dem inzwischen nach Holland emigrierten Bielschowsky liegt ihm und er fragt, ob dieser mitarbeiten dürfe, falls ein „arischer“ Holländer als Koautor genannt würde oder der Belgier Ludo van Bogaert bei Scherer eine Garantie übernehme (Nr. 1562, 1556).

Ein beispielhaftes Kapitel stellt die schon mehrfach erwähnte *Beziehung zwischen Hallervorden und Bielschowsky* sowie zwischen diesem und Spielmeyer dar. Der Briefwechsel zwischen ihnen füllt drei Ordner. Auf ihn kann nicht im einzelnen eingegangen werden, auch nicht auf die unerfreulichen Umstände der Entlassung Bielschowskys aus dem Vogtschen Hirnforschungsinstitut im Frühjahr 1933, die nicht primär mit der jüdischen Religion von Bielschowsky zusammenhing, sondern mit dem Verhältnis von Vogt zu seinem immerhin seit 1904 mit ihm verbundenen Mitarbeiter (siehe u. a. Nr. 1220, 1359, 1361, 1376, 1395). Unzweifelhaft erleichterte die allgemeine politische Stimmung es Vogt aber, Bielschowsky durch die Kaiser-Wilhelm-Gesellschaft fristlos entlassen zu lassen. In Nr. 1382 schreibt Hallervorden an Spielmeyer, der noch Vermittlungsversuche unternommen hatte, verschlüsselt, dass Bielschowsky sich „auf eine größere Reise“ vorbereite.

Die Vertreibung jüdischer Kollegen

Wir sind damit bei dem mit dem Antisemitismus zusammenhängenden Problem der Emigration. Den wenigstens gelang es wie dem Freiburger Internisten und Hirnlipid-Forscher Siegfried Thannhauser (1885–1962) dank des Einfallsreichtums seiner Frau praktisch seinen ganzen Besitz in die USA transferieren zu können. Aber es ist charakteristisch für viele seiner Mit-Verfolgten, was er aus den USA, dem Aufnahmeland, schreibt: „Das Härteste, was mich je in meinem Leben getroffen hat, war der Verlust der Heimat... Niemand kann ermessen, was es für einen Mann von fünfzig Jahren bedeutet, heimatlos zu werden, zumal wenn er ein Patriot und innerlich verbunden mit seinem bayerischen Vaterland war"[123]. Zu diesem Erleben schreibt Paul Hoffmann, Tübinger Germanist (1917–1999), zurückgekehrt aus dem Exil in Neuseeland: „Auch wer sich vom Judentum losgesagt hatte, oder wem seine jüdische Herkunft bedeutungslos geworden war, dem Bewusstsein entglitten, vergessen, verdrängt – plötzlich holte ihn das Schicksal ein als offenkundiges, brutales Faktum. Völlig ungerührt von individueller Distinktion und individuellen Lebensentwürfen, veränderte es das Leben des Einzelnen bis auf den Grund, warf es auf den Haufen, der Ächtung, der Qual, der Vernichtung preisgegeben"[124].

Anfang November 1933 traf dieses Schicksal **Max Bielschowsky**. Er muss in die Niederlande auswandern, findet dort auch freundliches Entgegenkommen, kann bei Brouwer in Amsterdam und später in Utrecht bei Boeke und Boumann arbeiten (Nr. 1386, 1396), aber dennoch: „Mir geht es hier so wie es einem Mann mit meiner Vergangenheit auf fremdem Boden gehen kann. Sie wissen, wie sehr ich meine Heimat liebe, und dass mir alle Freundlichkeit und Hilfsbereitschaft der holl. Kollegen das, was ich aufgeben musste, nicht ersetzen kann" (Nr. 1389 an Hallervorden). Die Chancen, Bielschowsky, zurückzuholen, die Spielmeyer zunächst sah (Nr. 1392), scheiterten, als Ostertag, der sich später als der große Freund Bielschowskys darstellte, sich weigerte, ihm einen Arbeitsplatz in seinem Institut bereitzustellen, um dort seine Handbuchartikel abschließen zu können (Nr. 1390, 1393). Die zu seinem Arbeitsmaterial gehörenden Präparate waren von Zoll oder Gestapo noch nach einem halben Jahr nicht über die Grenze gelassen worden (Nr. 1420). Kritischer als ihr Mann beurteilt Else Bielschowsky ihre Situation in den Niederlanden im engen Briefkontakt mit ihrer früheren Freundin Frau Lewy, Ehefrau des ebenfalls emigrierten Berliner Neurologen **Friedrich Heinrich Lewy**, dem die Wissenschaft z. B. die Beschreibung der nach ihm benannten Nervenzelleinschlüsse bei Parkinson-Erkrankungen verdankt (Nr. 1432, 1480, 1519). Bielschowsky selbst bleibt in engem wissenschaftlichen Kontakt mit Hallervorden und anderen deutschen Kollegen. Nach einem Schlaganfall kehrt das Ehepaar Bielschowsky nochmals für wenige Jahre nach Berlin zurück. Deprimierend für ihn die Auflagen, keine „Arier" mehr in sein früher gastfreies Haus einladen zu dürfen, woran sich Hallervorden und Spatz allerdings nicht halten (Nr. 1503, 1612 vom 9.7.1938). Auch **Alfred Hauptmann**, vertrieben aus seinem Breslauer Lehrstuhl und nun vorübergehend wieder in Freiburg, seiner früheren Wirkungsstätte unter Hoche, leidet unter den abgebrochenen Kontakten und vermerkt dankbar die selbstverständliche gastliche Aufnahme im Hause Nonne in Hamburg (8.12.1937, Nr. 1598). Biel-

[123] N Zöllner, A F Hoffmann 2000.
[124] P Hoffmann 2001, S. 57.

schowsky schreibt im Februar 1939 wehmütig an Hallervorden (Nr. 1629): „Gestatten Sie mir, da ich Sie persönlich nicht zu mir bitten darf, eine Anfrage" und bittet um Hilfe bei der Verwendung seiner umfangreichen Bibliothek, die er nicht mehr mitnehmen kann, als er kurz vor Kriegsausbruch zum zweiten Mal Deutschland verlässt (Nr. 1642), diesmal ohne Geld und Eigentum, um in London Zuflucht zu suchen, wo er am 15.8.1940 stirbt, begraben an der Seite des Berliner Freundes, des ebenfalls vertriebenen Neurologen Paul Schuster.

Wenige Hellsichtige wie Adolf Meyer (Nr. 137) oder der frühere Nonne-Schüler H. H. Reese (Nr. 1522, 1535,1546, 1595) waren schon vor 1933 in die USA gegangen und konnten den nach 1933 aus Deutschland Vertriebenen helfen. Auch Friedrich Wohlwill gelang nach längerem Aufenthalt in Lissabon der Sprung dorthin, wo bereits Otto Marburg (Nr. 1620) aufgenommen worden war, während andere wie Viktor Kafka in Skandinavien Zuflucht fanden.

Die Reaktionen der Daheimgebliebenen; Zwangssterilisation und „Euthanasie"

Wie hatten nun diejenigen, die ihren jüdischen Kollegen nicht wie Nonne, Hallervorden oder auch O. Vogt ihre Freundschaft bewahrt hatten, die Zeit des Nationalsozialismus abgesehen von dessen antisemitischen Auswüchsen erlebt und wie weit zogen selbst jene, die nicht wie Rüdin zu den Rasse-Ideologen gehörten, mit der neuen Bewegung mit, soweit sich dies aus Briefen erschließen lässt[125]?

Das bereits am 14. Juli 1933 erlassene „Gesetz zur Verhütung erbkranken Nachwuchses" war die erste die Nervenärzte unmittelbar betreffende nationalsozialistische Verordnung[126]. Sie regelte zunächst die *Zwangssterilisation*. Hans Roemer, damals Geschäftsführer des Deutschen Verbandes für psychische Hygiene, Psychiatrie-Referent für Baden und als Reformer bekannter Direktor der Anstalt Illenau, schreibt, offensichtlich vorinformiert, am 1.6.1933 an Rüdin: „Ich bin keineswegs ein grundsätzlicher Gegner der Zwangssterilisation... Die Zwangssterilisierung als gesundheitspolizeiliche Maßnahme wird in Bälde durchgeführt sein, einerlei, ob sich manche Leute dagegen sperren oder nicht". Er fährt allerdings später einschränkend fort: „Wenn ein Kommissar neulich erklärt hat, man dürfe nicht überängstlich sein und müsse lieber einen Fall zu viel als zu wenig sterilisieren, so ergibt sich hieraus schon, dass unser Verband aus der Überlegung des wirklich Sachverständigen heraus heute unbedingt die Pflicht hat, unklaren Übertreibungen gegenüber in Bälde zu warnen" (Nr. 1360). Dies trifft in etwa die Einstellung, die Bonhoeffer und Hallervorden bei ihren erbbiologischen Kursen vertraten (Nr. 1407, 1414, 1504) oder auch diejenige von **Robert Gaupp**, dem Tübinger Psychiatrie-Ordinarius, der am 24.1.1934 an Rüdin schreibt:

[125] Rückblickend und unter dem Eindruck des Verhaltens nach 1945 schreibt Karl-Sigbert Rehberg im Jahre 2000 (Westdeutsche Soziologie nach 1945): „Ohne Protest erduldete die übergroße Mehrheit der Hochschullehrer alle Angriffe, verzögerte Maßnahmen zuweilen, wenn sie Kollegen betrafen, seltener schon, wenn es um Studenten ging... Viele Professoren traten am 1. Mai 1933 in die NSDAP ein, verhielten sich hinhaltend, mit halber Bejahung, nationalistische Hoffnungen mit antikomunistischer Zuschauerempathie verbindend. Aber: kein Protest, fast keine mutige Tat gegen die Durchsetzung des „Gesetzes zur Wiederherstellung des Berusbeamtentums", also gegen jene große Berufsverbots- und Vertreibungswelle, die – vor allem jüdische – Wissenschaftler ihrer Arbeitsmöglichkeiten beraubte".

[126] B Holdorff 1998.

„Seit 9 Jahren habe ich für diese Sterilisierung gekämpft", der aber auf Grund der inzwischen gemachten Erfahrungen urteilt: „Ich glaube jetzt schon annehmen zu dürfen, dass nicht psychiatrisches Sachverständnis, sondern nur Parteizugehörigkeit dabei in Betracht kommt... Sie wissen ja, dass augenblicklich in den Parteikreisen ein fast systematisches Kesseltreiben gegen uns Professoren vor sich geht" (Nr. 1398). Schon der Brief Roemers gefiel Rüdin offenbar nicht, denn 1934 musste Roemer als Kongressreferent abgelöst werden (Nr. 1440). Folgt man dem Brief des Psychiaters Fleck vom 12.12.1934 (Nr. 1453), so verhielt sich Nonne gegenüber den Bestimmungen zurückhaltend, sehr im Gegensatz zu seinem Hamburger Kollegen, dem Psychiater **Wilhelm Weygandt**, der 1936 den Zwang zur Sterilisation für unumgänglich hielt und der - schon am 27.6.1933 - schrieb: „Ich möchte noch weitergehen und auch Kastration nicht nur für Geschlechtsverbrecher, sondern auch für degenerative Gewalttätigkeitsverbrecher, auch rückfällige Affektverbrecher, vorschlagen" (Nr. 1364). Nicht gerade ablehnend wirkt auch der Brief Bumkes vom 15.7.1935, in dem er Rüdin schreibt: „Ich darf doch nur betonen, dass die Vertreter der eigentlichen Freudschen Psychoanalyse ebenso wie ihre Abkömmlinge - Adler usw. - das Sterilisierungsgesetz in der Praxis notwendig sabotieren müssen, einfach, weil sie ja nicht mit der erblichen, sondern mit der psychologischen Entstehung vieler von diesem Gesetz getroffenen Krankheiten rechnen" (Nr. 1512). **Alfred Erich Hoche,** 1934 mit Erreichen des 68. Lebensjahres trotz möglicher Weiterarbeit auf eigenen Wunsch emeritiert, schreibt dagegen am 1.12.1936 an Bumke: „Jedenfalls bin ich heilsfroh, dass ich mit der neuen Entwicklung, namentlich mit der unter dem Zeichen von Rüdin, nichts mehr zu tun habe" (Nr. 1573)[127]. Missbilligende Reaktionen auf die Zwangssterilisationen tauchen - mit der Ausnahme von Kurt Schneider - in den Briefen selten auf, allenfalls als Reaktion der „Manager", so, wenn Rüdin an den Rassenhygieniker K. Thums über den Inhalt eines Briefes von Max Nonne schreibt: „woraus leider eine gewisse Ranküne gegen die Erbkrankheits-Fanatiker hervorzugehen scheint" (Nr. 1718 vom 29.9.1943).

Nicht Geist, sondern Ungeist hatte sich schon bald nach 1933 in Form von **Denunziationen und herabsetzenden Äußerungen** der „Hundertfünfzig-Prozentigen" gegenüber kritischeren Kollegen gezeigt: Selbst die „Eigenen" wurden nicht verschont, wenn z.B. Rüdin am 1.12.1933 Paul Nitsche fragt, ob „wir damit rechnen könnten, innerlich und äußerlich Herrn Carl Schneider auch zu den Unsrigen zu zählen" (Nr. 1391). Carl Schneider seinerseits urteilt über Viktor von Weizsäcker: „Steht der Bewegung kühl gegenüber, verhält sich aber selbstverständlich vollkommen loyal" (Nr. 1461), während Letzterer in seinem Briefwechsel mit Nonne im Zusammenhang mit der von ihm angestrebten Berufung als Nonne-Nachfolger in Hamburg eher linientreuer erscheint (Nr. 1405, 1413). Zu Ernst Kretschmer bemerkt H. W. Kranz am 14.1.1935 wiederum zu Rüdin, gewissermaßen der Spinne im Netz: „Soweit ich orientiert bin, stand Professor Kretschmer vor der nationalen Erhebung besonders auf rassenpolitischem Gebiete in starkem Gegensatz zum Nationalsozialismus. Nach der Machtübernahme hat er sich zurückgehalten und ist weniger in Erscheinung getreten. Er gehört weder der Partei noch dem NSDÄrztebund an. Da er sich jedoch neuerdings bemüht, im Sinne des Dritten Reiches zu arbeiten, glaube ich, dass kein Hinderungsgrund besteht, ihn... in den betreffenden Ausschuss hineinzunehmen" (Nr. 1466).

[127] Zu der sehr interessanten Persönlichkeit Hoches sei auf die differenzierten Schilderungen von G W Schimmelpenning 1990 sowie W Müller-Seidel 1999 verwiesen.

Auch der Frankfurter **Karl Kleist** wird als etwas unsicherer Kantonist betrachtet. Hier ist es Rüdin, der seinen Vorstandskollegen am 11.9.1935 darüber informiert, er habe „von Regierungsseite gehört, dass man mit seiner Gutachtertätigkeit nicht zufrieden“ sei. Rüdin regt eine Rücksprache mit dem Gauleiter an, zumal die nächste Fachtagung in Frankfurt bei einer Absetzung Kleists gefährdet sei. Er empfiehlt, dass Kleist seine Vortragsmanuskripte vorher dem Gauleiter zur Prüfung vorlegen solle, denn offenbar hatte Kleist sich kritisch zu den Sterilisationsmaßnahmen geäußert (Nr. 1521). Darüber, dass das methodische Vorgehen am Rüdinschen Institut von dem Erbbiologen Lenz auf einer Tagung kritisiert worden sei, informiert K. Thums seinen Chef (Nr. 1575). Prompt beschwert Rüdin sich bei Ministerialdirektor Dr. Gütt im Reichsministerium des Inneren über das „hinterlistige“ Vorgehen des „in seiner kleinlichen Rachsucht vor nichts zurückschreckenden“ Lenz und dessen „hinterhältige und feige Art“ (Nr. 1576). Hoche findet eine treffende Bezeichnung für diese Art von Kollegen: „Diese Wesen sind wie die Wanzen: sie stechen im Dunklen“ (Brief Nr. 1510 vom 2.7.1935 an Gruhle).

Es herrscht, wie in diktatorischen Systemen üblich, ein Klima der Unsicherheit und der Denunziationsbereitschaft, um sich selbst als zuverlässig zu demonstrieren. Dass auch aus den Kreisen der bewusst sich nicht Anpassenden Urteile abgegeben werden, wenn auch sehr viel vorsichtiger, ist verständlich. Ein Beispiel ist die Bemerkung Spielmeyers über Max Planck (Nr. 1452). Nur als Zeichen der Senilität kann man wohl verstehen, was der Berliner Chirurg August Bier (1861–1949) am 3.6.1940 mit 78 Jahren an Nonne schrieb: „Was für ein gewaltiger Kerl ist doch unser Hitler! Ich reihe ihn unter die paar ganz Großen, die man den Fingern einer Hand abzählen kann – Alexander von Mazedonien, Cäsar und Friedrich II. von Preußen“ (Nr. 1664). Tragisch, dass Biers Ehefrau nach dem 20. Juli 1944 wegen staatsfeindlicher Äußerungen verhaftet wurde[128].

Nach den Revolutionsunruhen in München und Berlin war der **Antikommunismus** in den akademischen Kreisen weit verbreitet. Diejenigen, welche die Möglichkeiten hatten, sich in Russland vor Ort zu informieren, kamen allerdings zu unterschiedlichen Urteilen: Oskar Vogt, im Zusammenhang mit Lenins Tod nach Moskau berufen, schildert am 17.6.1923 Forel: „Vom Kommunismus haben wir in Russland nichts mehr gesehen. Er ist dort abgeschafft und wird anscheinend nur noch im Ausland propagiert. Ein Werturteil über die historischen Leistungen der Bolschewisten für den menschlichen Fortschritt wird wohl erst eine künftige Generation abgeben können“ (Nr. 1039). Nach einem Brief Hoches hatte der Pathologe Ludwig Aschoff (1866–1942) dagegen zur selben Zeit durchaus andere Eindrücke. Er habe „darüber allerhand berichtet, was das Gesamtbild doch zu dem eines Zuchthauses abrundet“ (Nr. 1040). Diese Erfahrung passte auch mehr zu dem Erlebnisbericht über die Schrecken der russischen Revolution durch Masing (Nr. 501 vom 28.1.1906) und zu den Erinnerungen von Bumke (unpubliziert im Besitz der Enkel).

Innenpolitisch wurde 1929 auf Grund einer Entscheidung des Reichsversicherungsamtes eine Reform der Sozialversicherung diskutiert (Bumke und Hoche Nr. 1135, 1136). Für Spatz dagegen waren – wie er nach dem Anhören eines entsprechenden Referates des Psychiaters Johannes Lange 1928 an Hallervorden schrieb – die Entartungsfragen „wichtigste Probleme“ (Nr. 1101).

---

[128] C Levacher 1986.

Im November 1933 stellt Spatz fest: „Nein, die Zeiten sind nicht wissenschaftsfreundlich". Wissenschaft sei nicht von Zeitströmungen abhängig (was sich leider nicht bestätigte). „Wir müssen halt – jeder an seinem Platz – versuchen, daran zu arbeiten, dass wir Deutsche nicht ins Hintertreffen kommen. Wir haben allerhand zu verlieren" (Nr. 1388). Damit hatte er nur allzu recht. Schon im November kündigt Joseph H. Globus (1885–1952), seit 1905 aus Witebsk in die USA ausgewandert, Spielmeyer die Mitarbeit an dessen Handbuchprojekt. Spielmeyer berichtet Ferdinand Springer: „Die politischen Verhältnisse in der deutschen wissenschaftlichen Publizistik halten ihn davon ab, an einem deutschen Handbuch mitzuarbeiten". Weniger hellhörig waren in Deutschland gebliebene Wissenschaftler, die – wenn auch sicher unwillig – wie Bumke erst im Reichsministerium des Inneren nachfragen mussten, ob eine Satzungsänderung hinsichtlich der Zusammensetzung des Vorstandes der Gesellschaft deutscher Nervenärzte dem Ministerium genehm sei (Nr. 1421). Inzwischen herrschte auch in den wissenschaftlichen Gesellschaften das **Führerprinzip.** Mit dem von oben verordneten Zusammenschluss der Gesellschaft deutscher Nervenärzte und des Deutschen Vereins für Psychiatrie (siehe den Abschnitt über Institutionen) waren mit Ernst Rüdin, Paul Nitsche, Maximilian De Crinis, Carl Schneider und Hermann Hoffmann die Linientreuen an der Spitze. Bonhoeffer hatte sein Amt als Vorsitzender des Deutschen Vereins für Psychiatrie aufgegeben, das nun Rüdin für sich usurpierte (Nr. 1433). Unliebsame Kollegen wie Stertz und Römer wurden als Kongressreferenten abgelöst und durch Zuverlässige wie den Direktor der Anstalt Eglfing-Haar, Fritz Ast (1937 pensioniert) und den Tübinger Ordinarius Hermann Hoffmann (1891–1944) ersetzt (Nr. 1440).

Viele dieser Namen tauchen später in den Untersuchungen zur **Euthanasie** auf[129]. In den Briefen trifft man auf dieses Wort nur zweimal: Zum einen am 8.1.1944, wenn Ernst Rüdin an Hermann Paul Nitsche schreibt: „Ich habe schon vor längerer Zeit Kollegen Heinze gebeten, mir einen Archivartikel zu schreiben über Tatsache und Begründung eutanatischer [sic!] Maßnahmen bei den von ihm so gründlich untersuchten Kindern. Hat er das vergessen oder darf das nicht veröffentlicht werden, oder will er es aus irgendeinem Grund noch nicht?" (Nr. 1723, am 8.1.1944). Zum anderen in dem Brief Rüdins an einen Ministerialbeauftragten Schütz am 23.10.1942. Hier heißt es zu Fragen besonders dringlicher Kriegsforschung: „Rassenhygiene von hervorragender Wichtigkeit, weil bedeutsam als Grundlage zu einer humanen und sicheren Gegenwirkung gegen kontraselektorische Vorgänge jeder Art in unserem Volkskörper wäre die Erforschung der Frage, welche Kinder *(Kleinkinder)* können, als Kinder schon, klinisch und erbbiologisch (sippenmäßig) so einwandfrei als minderwertig eliminationswürdig charakterisiert werden, dass sie mit voller Überzeugung und Beweiskraft den Eltern bzw. gesetzlichen Vertretern sowohl im eigenen Interesse als auch in demjenigen des deutschen Volkes zur Euthanasie empfohlen werden können?" (Nr. 1708, Unterstreichungen im Original). Deutlicher lässt sich die Zustimmung zu den Tötungsaktionen kaum ausdrücken. Der **Versuch, Heilbare von Unheilbaren zu separieren,** hat allerdings eine lange Vorgeschichte. Schon 1817 wollte der Zwiefaltener Anstaltsdirektor Elser die „Thiermenschen" als unheilbar von den Besserung versprechenden Kranken institutionell trennen[130] und auch in der von dem sehr reformbe-

[129] E Klee 1985.
[130] D Kaufmann 1995.

reiten B. v. Gudden geleiteten Anstalt Werneck gab es 1859 eine solche Trennung, zusätzlich noch innerhalb der Unheilbaren, bei denen es sich allerdings eher um chronisch Kranke handelte[131], nach denen aus „höheren Ständen" oder „den unteren zugehörig". Man dachte allerdings nicht wie 1913 Binding bzw. 1920 Binding und Hoche an Tötung der „Lebensunwerten" und „Ballastexistenzen". Wie bei Behandlung der Kriegsneurosen erwähnt, konnte 1915 selbst ein so zurückhaltender und humaner Mann wie Stertz das „Konservieren minderwertiger Volkselemente" in Frage stellen (Nr. 854).

Am 7.7.1933 heißt es dann bei H. Simon im Brief an Rüdin: „Alles Leben in der Natur hält sich unter Einwirkung dieser beiden Gegenkräfte: überreiche Erzeugung, schonungslose Ausmerzung des Untüchtigen" (Nr. 1372) und vier Tage später an den Hamburger Psychiater Wilhelm Weygandt[132], er vermisse in dem Programm für den Internationalen Kongress 1935 in Paris das Wichtigste: „Die Verweichligung der Kulturvölker in Kulturfortschritt und Civilisation und den Kotau vor allem Kranken und Minderwertigen". Ganz in diesem Sinn berichtet **Paul Schröder**, Leipziger Lehrer von Paul Nitsche vom Pariser 9.8.1937 an Rüdin: „Ich glaube aber auch, dass diese Arbeit, so wie sie in Leipzig betrieben wird, sehr stark im Interesse der Allgemeinheit liegt: Rücksichtsloses Ausscheiden alles dessen, was charakterologisch als wertlos erkannt wird, aber alle Hilfe denjenigen Kindern, die entweder aus ihrem Charaktergefüge heraus in die Umgebung nicht passen... oder den Vielen, die lediglich milieugeschädigt sind" (Nr. 1586). Man darf sich fragen, ob wohl die von Rüdin erwähnten und von seinem Thüringer Freund Astel vorbereiteten Karteikarten-Aktionen zur „Erfassung" der Geisteskranken (Nr. 1431 vom 27.9.1934, also lange vor der am 18.8.1939 erlassenen Meldepflicht) nicht der Vorbereitung der „Ausmerzung" galten.

A. von Braunmühl, Abteilungsleiter in der Oberbayerischen Heil- und Pflegeanstalt Eglfing (unter Pfannmüller) schreibt am 29.7.1940 an H. W. Gruhle nach einer kritischen Besprechung der Stauderschen Epilepsie-Arbeit: „Bleiben Sie auch sonst der deutschen klinischen Psychiatrie ein Mentor. Kritisch: Solche kritische Leute sind unbeliebt... Wie oft habe ich Ihre Arbeits- und Forscherkraft auf den Posten eines Direktors in Eglfing gewünscht – aber ach, die Psychiatrie, ehedem der Exponent der Humanität, entschleiert in furchtbarer Weise den Geist des neuen Abendlandes. Was wir hier sehen, gibt zu denken; man braucht da andere „Psychiater", solche, bei denen dieser schöne Name in verderblicher Weise gebraucht wird" (Nr. 1666 a). Dieser Brief ist offensichtlich unter dem Eindruck der Tötungsmaßnahmen auch in Eglfing geschrieben.

Ansonsten wird das Thema vor 1946 in den Briefen nicht angesprochen, doch gibt es Andeutungen, die – ohne Beweischarakter zu haben – eine Kenntnis der geplanten und dann auch ausgeführten Tötungsaktionen nahe legen. Hierzu gehört die Bemerkung von Spatz gegenüber Hallervorden nach einem Besuch bei diesem: „Was wir einst in Landsberg besprachen, beschäftigt mich immer sehr" (Nr. 1568 vom 5.8.1936) sowie am 10.7.1937: „Unsere letzte Unterredung beschäftigt mich sehr" (Nr. 1584). Hallervorden hatte sich schon seit längerer Zeit bevorzugt mit der Erforschung peri-

[131] L Bösch 2000.

[132] Weygandt hatte sich in seinem Buch „Der jugendliche Schwachsinn" (F. Enke Verlag Stuttgart 1936) für die Tötung von „Ballastexistenzen" ausgesprochen gehabt, war auch ein Verfechter der Zwangssterilisation (S. 166) und von Sammlungen von „Rassegehirnen" (siehe Weygandt 1931, 1934, auch M Hagner 2002).

nataler Hirnschädigung befasst (siehe das Abschlusskapitel „Zur Bewertung des Verhaltens von Wissenschaftlern in der Zeit des Nationalsozialismus). Seit seiner Zusammenarbeit mit Hans Heinze, der am 1.5.1934 die Leitung der ursprünglich in Potsdam, seit 1938 in Görden bei Brandenburg untergebrachten Heil- und Pflegeanstalt übernommen hatte, war diese Thematik in den Vordergrund der Arbeit Hallervorden gerückt. Er erhielt von Heinze in großer Zahl Gehirne vorher klinisch gut untersuchter Kinder, die in der nach wie vor Hallervorden unterstellten Prosektur obduziert oder in das Institut für Hirnforschung der Kaiser-Wilhelm-Gesellschaft in Berlin-Buch transferiert wurden, an dem Hallervorden seit 1.7.1937 die Leitung der Histopathologischen Abteilung übernommen hatte. Hallervorden und Heinze schätzten sich gegenseitig sehr (Briefe Hallervordens Nr. 1470, 1530, 1563, 1608, aber kein erhaltener Brief von Heinze). Über die Aktionen zur Tötung behinderter Kinder ab Herbst 1939 waren Hallervorden wie Spatz in der Reichskanzlei informiert worden (Nr. 1686, 1995). Zum Umfang der neuropathologischen Untersuchungen an Gehirnen Getöteter schrieb Hallervorden am 8.5.1944 an Nitsche, den medizinischen Leiter der Tötungsaktionen: „Insgesamt habe ich 697 Gehirne erhalten einschl. derer, die ich einmal in Brandenburg selbst herausgenommen habe“[133]. Die Arbeiten wurden durch das Reichserziehungsministerium und die Deutsche Forschungsgemeinschaft finanziell gefördert (Brief Nr. 1675, 1709 a, b)[134]. Die wissenschaftliche Auswertung erfolgte noch Jahre nach Kriegsende ohne Nennung der Herkunft der Gehirne[135]. Dass die Tötungsaktionen mit Kriegsausbruch begannen, war sicher kein Zufall. Insofern wären sie eigentlich im folgenden Abschnitt zu behandeln gewesen, der sich aber der eigentlichen Kriegsforschung widmet.

Die Involvierung Hallervordens in die sogen. Euthanasie wurde bald nach Kriegsende bekannt. Am 14.6.1945 erscheint in Dillenburg, dem hessischen Ort, in den die Abteilung Hallervorden 1944 ausgelagert worden war, der amerikanische Major und Ermittlungsoffizier **Leo Alexander**, vor seiner Emigration Oberarzt von Karl Kleist an der Frankfurter Univ. Nervenklinik und ein guter Kenner der deutschen Psychiatrie. Er unterhält sich mit Hallervorden, der ihm auch unbefangen über seine Untersuchungen an „Euthanasie“-Opfern berichtet (Nr. 1770, 1767). Alexander ist als Sachverständiger für die Vorbereitung der Nürnberger Ärzteprozesse tätig. Gegen Hallervorden wird aber nicht offiziell ermittelt; er wird auch nie angeklagt. Zwar gelangen – inhaltlich unrichtige – Berichte eines französischen Prozessbeobachters, die Hallervorden in Verbindung mit KZ-Menschenversuche bringen wollten, in die Presse, doch erhält Hallervorden auf seine Proteste beim Nürnberger Militärgericht hin eine ihn entlastende Erklärung (Nr. 1778, 1779, 1788). Alexander äußert sich aber 1949 in einer weit verbreiteten Publikation sehr kritisch über Hallervorden mit Zitaten aus seinem Gespräch mit diesem. Diese Arbeit und einige spätere Mitteilungen und Briefe Alexanders führen zu einer internationalen Distanzierung von Hallervorden, die sich 1953 anlässlich der Vorbereitung des Internationalen Neuropathologenkongresses in

[133] Bundesarchiv R 96 I-2, auch „Heidelberger Dokumente“ T 2021, Roll 12, Nr. 127898.

[134] Siehe Antrag von Spatz an das Reichserziehungsministerium, Herrn Prof. DeCrinis, vom 14.11.1940 und dessen Befürwortung vom 19.11.1940 (Brief an Min. Rat Dr. Breuer) sowie den Antrag von Spatz an die DFG vom 11.3.1941 sowie den Antrag von Hallervorden an die DFG vom 8.12.1942 (Bundesarchiv R 73 – 11 449).

[135] J Peiffer 1997, 1999.

Lissabon zuspitzt, als Kollegen aus den USA, den skandinavischen Staaten, den Niederlanden und Israel drohen, den Kongress zu boykottieren, falls Hallervorden als Referent auftritt[136]. Hallervorden zieht seine Anmeldung zurück (Nr. 1986, 1989), ebenfalls Spatz.

Rückblickend stellt E. Kahn am 25.7.1949 in einem Brief an E. Grünthal fest: „Die Arbeit von Platen-Hallermund über die Tötung der Geisteskranken in Deutschland hat mich empört, angeekelt und traurig gemacht. Diese feige Verbrecherbande! Ich finde übrigens die Darstellung sehr ruhig und objektiv. Also Herr Nitsche, ein früherer Assistent Kraepelins, war auch dabei... Und in Eglfing-Haar haben sie sich parteitreu benommen. Dass die Berliner Hirnanatomen - Spatz, Hallervorden, B. Schulz - in völliger wissenschaftlicher Versunkenheit allerlei Gehirne untersuchten, habe ich vor einigen Jahren irgendwo anders gelesen... Was die Sache so schlimm macht, ist die Gewissheit, dass alle, die dabei waren, es heute mit derselben „Begeisterung" wieder tun würden, und mit demselben „Idealismus" würden sie dann nachher wieder alle Verantwortlichkeit abwälzen" (Nr. 1897). H. Spatz selbst schreibt dagegen einsichtlos am 6.6.1947 an H. W. Gruhle: „Völlig haltlose Gerüchte über Buch werden immer wieder ausgestreut, ohne dass man die Möglichkeit hat, ihnen entgegenzutreten" (Nr. 1828 a).

Forschung im zweiten Weltkrieg

Bereits am 25.3.1938 beantwortet Rüdin eine im Auftrag des Generals von Reichenau an die Militärärztliche Akademie gerichtete Anfrage nach dem zweckmäßigen Verhalten gegenüber Psychopathen in der Wehrmacht (Nr. 1605), im übrigen nicht gerade das Spezialgebiet des Erbforschers. Im selben Jahr berichtet Hallervorden Spatz, dass seine Abteilung im Kriegsfall in den Dienst des Heeres gestellt werden solle (3.10.1938, Nr. 1619). Dies geschieht auch als Sonderstelle der Militärärztlichen Akademie mit Kriegsausbruch, während die Spatzsche Abteilung als Außenabteilung für Gehirnforschung des luftfahrtmedizinischen Forschungsinstitutes dem Reichsluftfahrtministerium unterstellt wird[137], wobei Spatz durch Noell, Nötzel, Welte und Lindenberg unterstützt wird, zeitweise auch von Wilhelm Krücke. Spatz selbst wird zur Luftwaffe eingezogen und leitet mit kurzen Unterbrechungen, die ihn wieder nach Berlin-Buch führen, Speziallazarette der Luftwaffe in Neuhausen/Ostpeußen sowie in Belgien (Nr. 1643, 1670, 1675), dies in enger Zusammenarbeit mit dem Neurochirurgen Wilhelm Tönnis (Nr. 1670, 1675). Die militärärztliche Tätigkeit ist aber auch mit wissenschaftlichen Untersuchungen verbunden, die nicht nur den Verletzungen von zentralem und peripheren Nervensystem gelten, sondern auch dem Höhentod (Nr. 1643), der wie die Folgen von Sauerstoffmangel von dem Mitarbeiter von Spatz, Gerd Peters, in Freiburg bei Franz Büchner als Luftgaupathologen gemeinsam mit Altmann und Schubothe auch experimentell untersucht werden. Dafür, dass zeitweise auch Beziehungen der Spatzschen Abteilung zu den unethischen KZ-Versuchen an Menschen in Dachau durch Rascher und Romberg zu bestanden, sprechen zwei Briefe von Rascher[138]. Während seines Wirkens als Luftwaffenpathologe in Brüssel gelingt es Spatz,

[136] J Peiffer 1997.
[137] Bundesarchiv, Abteilung Freiburg (Militärarchiv), RL 4/420.
[138] J Peiffer 1997, 2000a.

das Institut seines belgischen Fachkollegen in Antwerpen, Ludo van Bogaert, vor der Beschlagnahme zu bewahren (Nr. 1675), was dieser ihm nicht vergessen wird.

Noch unmittelbar vor Kriegsausbruch erreichte Richard Jung ein Brief des britischen Neurophysiologen E. A. Carmichael, in dem es heißt: „I reciprocate your feelings to the full and look forward to the time when between interested in sciences there will be no barrier of any sort" (Nr. 1626). Diese Barrieren wurden nun weit rigoroser aufgestellt als während des ersten Weltkriegs. Es gab mit Ausnahme weniger neutraler oder auch besetzter Länder keine internationale Kommunikation mehr unter Wissenschaftlern. Männer wie Rüdin boten sich der SS-Organisation „Ahnenerbe" an, um psychologische und anthropologische Forschungen in den Ostprovinzen und dem besetzten Polen durchzuführen (Nr. 1658). Eine offizielle *Umfrage nach den Zielen der Kriegsforschung* nannte die Hirnverletzungen, die Entwicklung der Neurochirurgie, aber auch die *Elektroschock-Therapie* (Nr. 1706). Letztere war wie die *Insulintherapie*[139] ein Anliegen des medizinischen Leiters der Tötungsaktionen, Paul Nitsche, der sich wie der Reichsgesundheitsführer Leonardo Conti für eine bevorzugte Bereitstellung von Konvulsatoren der Firma Siemens einsetzte (Nr. 1720), was auf dem Hintergrund seiner klaren Scheidung zwischen Heilbaren und Unheilbaren seine Logik hatte. Die Untersuchungen zum Höhentod betrafen Physiologen wie Pathologen und Neuropathologen (Nr. 1731). Über die Ergebnisse wurde auf den Tagungen der Militärärztlichen Akademie berichtet (Nr. 1725). Die Antwort Rüdins auf die Umfrage des Dekans über die besonders dringlichen Forschungsprojekte während des Krieges erwähnt am 23.10.1942 ausgerechnet die „Erb-Auffrischungszucht beim deutschen Menschen" mit Empfehlung der „Euthanasie" bei den „einwandfrei als minderwertig eliminationswürdig" erklärten Kindern (Nr. 1708). Rüdin selbst tritt während der NS-Zeit wissenschaftlich nicht mehr mit wegweisenden Arbeiten auf, beschränkt sich vielmehr im Wesentlichen auf seine parteiabhängigen Ämter, auf aufklärerische Schriften in Wochenzeitschriften und auf Zusammenfassungen der Arbeiten seiner Mitarbeiter[140].

In den Forschungsinstituten wurde aber nach Möglichkeit auch nicht zweckgebundene Forschung betrieben. So setzte Spatz Mitarbeiter an die Forschung über die Morphologie und die Funktionen des Hypothalamus, wobei hierzu auch Verbindungen zu Oskar Vogt aufgenommen wurden (Nr. 1736, 1737), – Forschungen, die wie die Auswertung der Hirne der Tötungsaktionen bis in die Nachkriegszeit fortgeführt wurden. Oskar Vogt selbst, boshafter Weise als 69-Jähriger noch als einfacher Soldat bzw. Gefreiter für einige Wochen zur Wehrmacht einberufen, hatte sich in seinem hohen Alter nochmals einem neuen Interessensgebiet zugewandt, nämlich dem Aufbau und der Funktion der Zellorganellen, beeinflusst durch die Schweden Hydén und Casperson mit ihren neuen Methoden, die er nach Kriegsende anzuwenden bemüht war (Nr. 1729, 1736). Die Arbeit in Berlin-Buch war durch die sich häufenden Bombenangriffe gestört, weswegen die Abteilung Hallervorden schon im Sommer 1944 in das hessische Dillenburg verlagert worden war, wo sie mit dem Herannahen der Westfront allerdings auch bald die Kriegswirkungen zu spüren bekam. (Nr. 1755, 1762). Vogt wie Spatz hatten sich gegenseitig Angebote gemacht, im Falle von Bombenschäden Platz

[139] M Hamann-Roth 2000.
[140] Z. B. E Rüdin 1941.

für den Kollegen bereitzustellen (Nr. 1729, 1734). Der Verlust Ostpreußens bewegte Spatz wie Hallervorden stark und drückte auf die Stimmung (Nr. 1753, 1754). Bei dem Neurologen und Neurophysiologen Richard Jung ging nach Rückkehr von seiner Zeit als Sanitätsoffizier die Forschung trotz der deprimierenden äußeren Bedingungen weiter, nun - am 18.4.1945! - mit der Frage nach Transmitter-Substanzen und Chemorezeptoren (Nr. 1765).

Lange vorher hatten dem Regime distanziert gegenüber stehende Wissenschaftler wie Kurt Schneider in Briefen ihre Depression über die Entwicklung zum Ausdruck gebracht (Nr. 1666, 1667, 1679). Am 8.8.1940 schreibt Kurt Schneider seinem Philosophen-Freund Nikolai Hartmann auf offener Karte (damals nicht ungefährlich): „Nun frägt man auch wieder nach Sinn und Dauer und Ende des Ganzen" (Nr. 1667). Die Frage der Kriegsneurosen, gleichzeitig eine Frage nach der Bereitschaft, sich für diesen Krieg einzusetzen, spielte im Gegensatz zum 1. Weltkrieg mit der intensiven Auseinandersetzung zwischen Hermann Oppenheim und Max Nonne um Oppenheims „traumatische Neurose" eine verhältnismäßig geringe Rolle. Immerhin gab es nun unterschiedliche Meinungen über dem Umgang mit den Kranken, worauf sich der Brief des Neurologen Erich Müller vom 8.12.1944 an Richard Jung bezieht, der sich mit Viktor von Weizsäcker, aber auch auf Grund der zahlreichen Hirnverletzungen mit der Lokalisationslehre von Karl Kleist und Kurt Goldstein auseinandersetzt (Nr. 1741).

Andere Zeiteinflüsse auf die Psychiatrie

Die *Psychoanalyse* wurde während der 20er-Jahre zu einem beliebten Angriffsziel der deutschen und auch oesterreichischen Psychiatrie. Wagner v. Jauregg schrieb Nonne am 6.7.1923: „Ich kann die psychoanalytische Bewegung überhaupt nicht für eine wissenschaftliche Lehre sondern für eine Glaubenslehre ansehen. Dementsprechend haben sie auch ihre Jünger (nicht Schüler), welche die Dogmen weiterverbreiten, die ganze Unduldsamkeit einer Glaubenslehre, die sich aufs Ärgste befehden etc." (Nr. 1039a).

Oswald Bumke, Schüler von Hoche, spricht am 15.7.1935 von dem „gerade heute wild gewachsenen psychiatrischen Dillettantismus" mit unqualifizierten Arbeiten aus dem Kreis der **Psychoanalytiker**, wobei er - wie schon auf S. 100 erwähnt - betont, dass die Psychoanalytiker ja die neuen Erbgesetze sabotieren müssten, weil sie nicht mit der erblichen, sondern mit der psychologischen Entstehung vieler von diesem Gesetz getroffenen Krankheiten rechnen (Nr. 1512, 1513).

Kurt Schneider setzt sich in einem Brief an Karl Jaspers, in dem er auch das Thema Wahn berührt, mit der 2. Auflage der Monographie von Bumke (1949) über die Psychoanalyse auseinander, in dem er schreibt: „Ich halte jede Psychologie, die über das Beschreiben von Erlebnissen hinausgeht, für eine Dichtung. Dichtungen kann man weder beweisen noch widerlegen, man kann sie nur mögen oder nicht. Ich persönlich mag diese psychoanalytischen Dichtungen jeder Variation nicht. Kritisch wäre zu der Schrift von Bumke zu sagen, dass er die Psychoanalyse an einem Wissenschaftsbegriff misst, den sie gar nicht beansprucht... Zu den Psychotherapeuten habe ich nicht das geringste persönliche oder literarische Verhältnis... Es sind tatsächlich alles Heilslehren, nach denen ich kein Bedürfnis habe". K. Schneiders keineswegs affektfreie Kritik richtet sich schon damals auch gegen die Daseinsanalyse von **Ludwig Binswanger**:

„Die Arbeit von Binswanger über Ideenflucht verstehe ich nicht oder vielmehr: diese Art der Akrobatik ist mir so widerlich, dass ich nach wenigen Seiten schon erliege. Zu der ganzen Interpretationsart, die m. E. außerhalb der empirischen Psychologie und Psychopathologie liegt und die mit den Namen Straus, v. Gebsattel, Binswanger, Kunz zu belegen ist, habe ich mich mehrfach in meinen Referaten in den Fortschritten der Neurologie geäußert" (Nr. 1694). Nicht anders ist das Verhältnis K. Schneiders zu C. G. Jung: „Das „kollektive Unbewusste" erscheint mir, soweit man es gelegentlich kasuistisch illustriert bekommt, ausgesprochen komisch" (Nr. 1696 vom 24.6.1942).

Eine zentrale, bis heute nicht von allen Psychiatern einmütig beantwortete Frage in der Psychiatrie war die nach der Einheitspsychose[141], also einer Abkehr von der durch Kraepelin erfolgten Zweiteilung in den manisch-depressiven und den schizophrenen Formenkreis und damit zusammenhängend überhaupt die Frage, inwieweit von Krankheitseinheiten gesprochen werden könne[142]. Kurt Schneider schrieb Jaspers hierzu am 24.6.1942: „Zuerst muss ich gestehen, dass mir Ihre Anschauung, dass die Krankheitseinheit eine „Idee" sei, nie eingeleuchtet hat. Warum sollte die Krankheitseinheit nicht eine empirische Wirklichkeit sein können?" (Nr. 1696).

Kritisch verhielt K. Schneider sich im übrigen auch gegenüber den Antipoden der Psychoanalyse, nämlich extremen Vertretern der Lokalisationslehre wie Karl Kleist und dessen „Gehirnpathologie" von 1922 bzw. 1934. So schreibt Schneider am 24.6.1942 an K. Jaspers: „Man darf sagen, dass die Kleistsche Lokalisationslehre[143] vollkommen neben der Psychiatrie steht. Sie wird zwar gelegentlich mit Bewunderung genannt, aber eigentlich nie ausgewertet. Es handelt sich eben um eine richtige Hirnmythologie ... Kleist hat in dieser Hinsicht ein völlig röhrenförmiges Gesichtsfeld, d. h. er sieht überhaupt nur das, was er sehen will und was zu seinen Theorien passt" (ebenfalls in Nr. 1696).

Bemerkenswert ist das positive Urteil, mit dem K. Schneider am 30.6.1942 in einem Brief an K. Jaspers den nach Heidelberg berufenen **Carl Schneider** würdigt, über dessen Verwicklung in die Tötungsaktionen unter dem Motto der Euthanasie K. Schneider zu diesem Zeitpunkt informiert gewesen sein dürfte: „Das neue Buch von Carl Schneider[144] halte ich für sehr einfallsreich. Dinge, an die noch niemand gedacht hat. „. In diesem Brief äußerst Kurt Schneider auch eine gewisse Selbstkritik, wenn er schreibt: „Ich bin niemals eigentlich ein hingerissener Forscher gewesen. An meinem Beruf war mir die ärztlich menschliche, auch organisatorische Seite einer Klinik und auch der Unterricht mehr... Und dann ist eben die Zeit der Humanität vorüber. Man kann einwenden, das habe doch mit der Forschung nichts zu tun. Aber die Trennung kann man nicht machen – ich jedenfalls kann das nicht" (Nr. 1697).

Eine solche Einsicht vermisst man bei Ernst Kretschmer, der sich nach der unter dem Einfluss von Rüdin erfolgten Zusammenlegung der beiden großen wissenschaftlichen Gesellschaften um eine institutionelle Sicherung der Psychotherapie bemüht. Hierauf wird weiter unten in dem Abschnitt über die Institutionen eingegangen.

---

[141] Siehe hierzu M. Schöningh: Studien zu deutschen Lehrbüchern der Psychiatrie aus der Zeit des Nationalsozialismus. Studien zur Geschichte der Nedizin im Nationalsozialismus. Bd. 4. GWAB-Verlag Wetzlar 2001.

[142] S. dazu M Schöning 2001.

[143] K Kleist: Gehirnpathologie, vornehmlich auf Grund der Kriegserfahrungen. In: Handbuch ärztl. Erfahrungen im Weltkrieg 1914/18, J. A. Barth Verlag Leipzig, Bd. 4, 343–1408.

[144] C Schneider 1942.

Bumke hatte in seinem Lehrbuch den Schizophreniebegriff in einer Weise ausgeweitet, mit der Hoche nicht einverstanden war, der im übrigen aber froh war, mit der neuen Entwicklung „unter dem Zeichen von Rüdin" nichts zu tun zu haben (Nr. 1573, 1680). Hoche, der wegen seiner 1920 gemeinsam mit dem Leipziger Strafrechtler Binding verfassten Schrift als Wegbereiter der „Euthanasie" angesehen wird, hatte bereits im Frühjahr 1933 angesichts der neuen Entwicklungen die Konsequenz gezogen und seine vorzeitige Emeritierung eingeleitet. Er distanzierte sich auch später in seinen Erinnerungen von seinen früheren Vorschlägen[145].

Die Resignation Hoches war auch Kurt Schneider nicht fremd, der unter dem Eindruck der seit 1939 anlaufenden Tötungsaktionen in den deutschen psychiatrischen Kliniken und Anstalten am 30.12.1940 an Richard Jung schrieb: „Die Entwicklung der Psychiatrie bedeutet [für] mich in meinem Urteil (neben einigen anderen) das Ende des Faches und des Standes. Es ist fast unwürdig, jetzt noch wissenschaftlich über Psychiatrie zu reden, wenn einem nicht erlaubt ist, von der anderen Seite zu sprechen" (Nr. 1679). Ganz ähnlich offenbart K. Schneider sich gegenüber dem Philosophen Nikolai Hartman am 6.9.1942: „Wissenschaftliche Psychiatrie gibt es kaum mehr. Sie kommt und geht mit der Humanität" (Nr. 1701). Am 1.12.1943 bekräftigt er die „verhagelte Lage der Psychiatrie" (Nr. 1722) oder er schreibt Hartmann am 4.4.1943: „Die Entwicklung in der Psychiatrie hat einen sehr mutlos gemacht. Und dann ist ja richtig: Was soll Psychiatrie in solchen Sturm- und Notzeiten? Alle Jüngeren wenden sich der Neurologie zu, soweit überhaupt noch wissenschaftlicher Trieb besteht" (Nr. 1715).

Zur Neurologie schrieb er in diesem Brief „Ich habe keine Ahnung von wissenschaftlicher Neurologie, vollends nicht von ihren anatomischen und physiologischen Grundlagen - obschon ich auch Professor für Neurologie genannt werde. Ich kann praktisch einigermaßen diagnostizieren und „Fälle" vorstellen, wenn ich mich vorbereite, aber von „Wissenschaft" keine Rede. Und dann nach der Psychologie hin wird es auch sehr bald dünn".

Trotz seiner resignativen Grundstimmung unter dem Eindruck der Psychiatrie während der 40er-Jahre arbeitet Kurt Schneider aber - soweit er nicht als beratender Psychiater zur Wehrmacht eingezogen ist - wissenschaftlich weiter an den Neuauflagen seiner psychopathologischen Schriften oder als Ratgeber für Karl Jaspers bei der geplanten Neuauflage von dessen „Allgemeine Psychopathologie" (Nr. 1682 vom 14.6. 1941 oder Nr. 1683 vom 17.6.1941, hier mit einer langen Ausführung zu Selbstschilderungen von Psychopathen). Im letztgenannten Brief führt Kurt Schneider aus: „Die pathologische Physiologie der Psychosen hat inzwischen Ergebnisse gezeitigt, die man nicht mehr übersehen kann. Auch bei den Psychopathien gibt es Ansätze zu einer pathologischen Physiologie".

Ein ganz anderer Bereich betraf vor den Weltkriegen die **Ethno-Psychiatrie**. Gustav Fritsch hatte bereits an einer Expedition nach Isfahan teilgenommen, über deren Vorbereitung er in dem Brief vom 8.4.1875 an R. Virchow berichtet, wobei er interessante Angaben über die photographische Ausrüstung machte (Nr. 7). Kraepelin beantragte 1903 eine längere Beurlaubung, um einer Einladung nach Java folgen zu können, um dort die Eigenart von Geistesstörungen bei fremden Völkern zu studieren (Nr. 428).

Ludwig Merzbacher, der nach Argentinien ausgewandert war, schickte von dort 1929 mehrere Arbeiten über ethnographische Forschungen an Nonne (Nr. 1141), und

[145] G W Schimmelpenning 1990, W Müller-Seidel 1999.

A. Knack berichtete Nonne 1936 über seine Erfahrungen an der katholischen Missionsklinik in Peiping (Nr. 1553). Sibirien und die Mongolei war Zielort der deutsch-russischen Expedition zur Erforschung der syphilitischen Erkrankungen des Nervensystems, insbesondere der progressiven Paralyse und Tabes dorsalis, an unbehandelten Kranken. Kurt Beringer berichtete darüber in einem langen Brief, der vor allem auf die Pflanzen- und Tierwelt eingeht (Nr. 1102a). 1963 bemühte E. Grünthal sich um ein ethnographisches Buch mit internationalen Beiträgen (Nr. 2110).

Nachkriegszeit, Entnazifizierung und Auseinandersetzung mit der Vergangenheit

Mit Kriegsende im Mai 1945 standen zunächst die Zusammenführung der Familien und eine Bestandsaufnahme in den wissenschaftlichen Einrichtungen mit ihren weithin verstreuten Auslagerungsteilen im Vordergrund. Zur selben Zeit kehrten die in der NS-Zeit in Konzentrationslager Verbrachten aus ihren Lagern zurück und es erschienen die ersten Veröffentlichungen darüber, was in diesen Lagern unter dem Deckmantel medizinischer Forschung vor sich gegangen war. Die amerikanische Militärregierung ordnete in ihrer Besatzungszone den „automatischen Arrest" für alle „Räte" und Direktoren an, darunter auch für Hugo Spatz als ehemaligen Direktor eines Kaiser-Wilhelm-Institutes. So war Spatz, der für kurze Zeit zu seiner Familie in München zurückgekehrt war und vergeblich ein wissenschaftliches Unterkommen in der dortigen Deutschen Forschungsanstalt für Psychiatrie bei Willibald Scholz gesucht hatte (das Gebäude war großenteils von der UNNRA beschlagnahmt gewesen) verhaftet und bis Juni 1946 in amerikanischen Lagern festgehalten, dort auch misshandelt worden (Nr. 1949, 1973). In diesen Lagern kam es zu eigenartigen Begegnungen, über die A. Schwenninger am 12.11.1945 aus Wiesloch an H. W. Gruhle schreibt. Er war mit einigen Feldmarschällen und Funktionären aus der unmittelbaren Umgebung Hitlers zusammengekommen: „Z[u] H[itler] steht fest, dass der Symptomenkomplex, dessen Veröffentlichung Wilmanns s. Z. seine Absetzung eintrug, seit Juli 1944 grob sichtbar in Form eines grobschlägigen Tremors im linken Arm zusammen mit einer Parese des re Beines u. d. re. Gesichtshälfte wieder in Erscheinung getreten war. Interessant war auch, dass der Leibarzt tgl. 5 Inj. Testviron verabreichte, um die für das Auftreten in der Öffentlichkeit notwendigen Lebensgeister zu wecken" (Nr. 1771 a). Bemerkenswert an dieser Schilderung ist die Erwähnung von Paresen und eines Wiederauftretens bereits früher beobachteter neurologischer Ausfallserscheinungen bei Hitler.

In einem Lager bei Garmisch-Partenkirchen war nun auch H. Spatz interniert. Zahlreiche Kollegen setzten sich für seine Entlassung ein, darunter sogar mit dem Angebot eines Austausches (Selbach Nr. 1781). Der Schweizer Nobelpreisträger W. R. Hess wurde um Intervention gebeten, ebenso Max Planck (1771, 1776).

Nach seiner Entlassung aus der amerikanischen Haft war Spatz von 1.7.1946 bis 15.2.1947 bei dem AAF Aero Medical Center in Heidelberg beschäftigt (Nr. 1785, 1798), gemeinsam mit Strughold, der bald darauf im Rahmen der sogen. Paperclip-Aktion in die USA geht, um dort seine luftfahrtphysiologischen Untersuchungen fortzusetzen. Eine Zeitlang rechnet auch Spatz mit einer entsprechenden Einladung, doch kommt es dazu nicht (Nr. 1822), sodass er sich nun gemeinsam mit Hallervorden dem Wiederaufbau seines Institutes, zunächst in Gießen, später in Frankfurt am Main widmet. Im Auftrag der Amerikaner beteiligen beide sich an den von Georges Schaltenbrand herausgegebenen Referaten über die Forschungsergebnisse während des Krieges, den sogenannten FIAT-Berichten (Nr. 1790, 1791, 1793).

Spatz sah sich in den folgenden Jahren dem Vorwurf ausgesetzt, die Nachfolge des vorzeitig entlassenen Oskar Vogt nur dank parteipolitischer Unterstützung erlangt zu haben. Er wehrte sich gegen diesen Vorwurf und erhielt schließlich sogar von Vogt selbst Entlastung (Nr. 1794, 1852, 1938, 1942, 2056, 2063, 2064, 2069, 2071, 2080). Eine gewisse Distanzierung blieb allerdings zwischen den beiden Wissenschaftlern bestehen.

Nürnberger Ärzteprozesse

Die Nürnberger Ärzteprozesse führten zur Aufdeckung zahlreicher unethischer Menschenversuche und zu Erkenntnisses über den Umfang der Tötungsmaßnahmen an Geisteskrankheiten. Berichte erfolgten 1947 durch Alice v. Platen-Hallermund sowie durch Alexander Mitscherlich und Fred Mielke als offiziellen Beobachtern der Hessischen Ärztekammer. Diese Berichte fanden zunächst wenig Widerhall, stießen sogar auf offene Kritik (1800, 1801, 1803, 1807) und wurden von Wissenschaftlern, deren Namen im Mitscherlich-Buch genannt worden waren, auch mit juristischen Mitteln bekämpft, so durch Franz Büchner. Es gab aber auch einige namhafte Persönlichkeiten, die den Autoren den Rücken stärkten und sie als Heidelberger Kollegen in Schutz nahmen, so der Jurist Gustav Radbruch, Karl Jaspers, Alfred Weber und Viktor von Weizsäcker (Nr. 1826–1829). Selbst unbelastete Wissenschaftler wie Richard Jung blieben Mitscherlich gegenüber allerdings auch in späteren Jahren kritisch (Nr. 1803, 1913), möglicherweise dank der engen Beziehungen zum Freiburger Kollegen Büchner.

Es ist verständlich, dass die Wiederaufnahme der Beziehungen mit deutschen Kollegen durch das Bekanntwerden der Untaten nicht unbeeinflusst blieb. Am 17.4.1947 schrieb der kanadische Neurophysiologe Herbert Jasper an Richard Jung: „I must say that I was very much moved by your letter and saddened to think of the terrific cost of the political nonsense"(Nr. 1821). Wesentlich schärfer war die Antwort des belgischen Neurophysiologen J. Bremer, mit dem Jung noch unmittelbar vor Kriegsausbruch, am 3.7.1939, in engem Kontakt gestanden hatte (Nr. 1641) und der noch am 9.6.1949 einen harschen Brief endet mit: „Tant que les intellectuels allemands ne comprendont pas ces sentiments, les „inhibitions" persisteront, hélas"(Nr. 1895). Richard Jung beklagt sich am 18.10.1948 bei dem britischen Kollegen Grey Walter darüber, dass dieser keine Arbeiten in deutscher Sprache und nur wenige deutschsprachige Autoren in seiner Zeitschrift aufnehme (Nr. 1860), unterschätzt dabei aber offensichtlich die noch bestehenden Empfindlichkeiten. Der Schweizer Nobelpreisträger W. R. Hess muss ihm noch 1949 zur Frage der Teilnahme an internationalen Kongressen sagen: „Wie man mir mitteilt, ist die Einstellung noch nicht so weit, dass die Kollegen aus den Ländern, welche unter der Besatzung gelitten haben, sich einer Teilnahme der deutschen Kollegen nicht widersetzen würden". Und Hess fährt fort: „Leider machen es die deutschen Kollegen z. T. sehr schwer, dass man eine Vermittlung wieder einleitet" (Nr. 1886). Selbst 1951 ist eine Einladung zu einem internationalen EEG-Symposium noch nicht möglich, und Hess schreibt: „Eine gemeinsame deutsch-schweizerische EEG-Gesellschaft stößt auch noch auf Schwierigkeiten" (Nr. 1954). Immerhin ist der briefliche wissenschaftliche Austausch mit Herbert Jasper in Montreal zu diesem Zeitpunkt wieder aufgenommen (Nr. 1958) wie überhaupt **Richard Jung** in diesen Nachkriegsjahren eine außerordentlich fruchtbare Arbeit leistet und gemeinsam mit seinen Schülern wie Otto Creutzfeldt oder Baumgartner mit Unterstützung durch den Ingenieur Toennies methodisch vorbildlich die Grundlagen der Neurophysiologie und deren Anwendung auf die Pathogenese der Epilepsie erweitert. Seine Kontakte zu dem deutschfreundlich gebliebenen R. Gjessing (Oslo), zu Frederic A. Gibbs (Chicago) oder zu dem Nobelpreisträger John C. Eccles (Neuseeland) sind eng (Nr. 1835, 1868, 1892, 1874, 1895, 1975, 1978). In Jungs Brief an Gjessing vom 27.4.1949 bemerkt Jung zu dem Problem, dass die Engländer keine Sonderdrucke schicken: „Die Beziehungen sind noch auffallend kühl, während mit Amerika alles weitgehend normalisiert ist... Ich verstehe durchaus, dass man von den im Kriege besetzten Ländern aus noch sehr zurückhaltend gegen Deutsche ist, aber ich kann schwer verstehen, wie dies alte persönliche Beziehungen trüben kann. Und das ist vor allem bei den Engländern der Fall" (Nr. 1892). Auch Spatz versucht, wieder Fäden in die USA (Friedrich Hiller, Karl Neubürger, Adolf Wallenberg, Stanley Cobb, Webb Haymaker) und in die Schweiz zu knüpfen (Nr. 1872), vor allem mit Tilly Edinger, der Tochter von Ludwig Edinger, die nun eine hervorragende Forscherin auf dem Gebiet der Palaeoneurologie und Entwicklungsgeschichte ist, einem Gebiet, für das sich Spatz zunehmend interessiert.

Der politisch unbelastete Oskar Vogt stellt am 8.6.1950 gegenüber Otto Hahn, dem Präsidenten der neugeschaffenen Max-Planck-Gesellschaft als Nachfolge-Organisation der Kaiser-Wilhelm-Gesellschaft, fest: „Ich habe dabei ganz den Standpunkt Plancks geteilt, dass man bei der Auswahl der Mitarbeiter Race, Religion und politische Anschauung ignorieren müsse. Diesen Standpunkt vertrete ich auch gegenüber ehemaligen Mitgliedern der NSDAP, soweit diese nicht *würdelos* dem Nazismus gedient haben. Ich glaube, dass ich mit diesem Standpunkt der Wiedereingliederung der deutschen Wissenschaftler in den internationalen Kreis am besten diene und bin daher bereit, die aus diesem Standpunkt entspringenden katastrophalen Folgen für unser Institut und unsere Arbeiten in Kauf zu nehmen"(Nr. 1932)[146].

Die Reaktionen der Vertriebenen

Wilhelm Mayer-Gross, früher Heidelberger Oberarzt und nun als angesehener Psychiater und Psychopathologe in London tätig, schreibt am 27.11.1947 an Richard Jung, der ihn offenbar auf einen Vortrag des Generals Montgomery aufmerksam gemacht hatte, dieser sei „ein schlechtes Beispiel für die These, die offenbar augenblicklich überall in Deutschland die Köpfe verwirrt: dass der Rest der Welt kein Jota besser sei als die Nazis". Mayer-Gross verteidigt Montgomery in der Sache wie im Sprachstil, der sich grundlegend von dem der NS-Generale abhebe (Nr. 1842, 1844). Er urteilt zwar in einem Brief vom 30.1.1949 zurückhaltend über Leo Alexander, sagt aber deutlich. „Leider haben sich ja nicht nur SS-Führer, sondern auch namhafte Wissenschaftler an diesen Experimenten beteiligt, Geisteskranke verschickt und vergast usw. usw. Dieser

[146] Zu der Grundstimmung an den Universitäten siehe E. Wolgast 2001.

Verrat der Wissenschaft an die Staatsmacht ist es, was, wenigstens hier, viele Kollegen nicht verzeihen können" (Nr. 1878, 1879). Skeptisch frägt Mayer-Gross am 10.3.1949 auch angesichts der Mitteilung, dass auffallend wenig Neurotiker in den Deutschen Sprechstunden erschienen, ob dies nicht eine Folge des Misstrauens gegen die sterilisierenden deutschen Psychiater sei (Nr. 1884). Richard Jung verneint dies und antwortet erstaunlicher Weise, „Jetzt sieht man allmählich auch positive Seiten dieses Sterilisationsgesetzes" (Nr. 1888). Im übrigen beklagt Mayer-Gross in einem Schreiben vom 21.9.1949 über Kurt Schneider und die deutsche Psychiatrie, dass die Heidelberger Fakultät es bisher nicht für nötig empfunden habe, Gabriel Steiner, Erwin Straus und ihm die Rechte als Privatdozenten zurückzugeben (Nr. 1909). Bemerkenswert für die Nachwirkungen der NS-Zeit ist, dass A. von Braunmühl als Nachkriegsdirektor der Anstalt Eglfing-Haar sich dem Wunsch von Richard Jung widersetzt, einem Assistenten Kurt Beringers, der sich in Freiburg habilitieren will, Krankengeschichten der „Euthanasie"-Fälle aus Haar zur Einsichtnahme zu überlassen (Nr. 1906).

Wiedergutmachungsverfahren

Die Frage der Wiedergutmachung wird von E. Grünthal in seinem Brief vom 13.4.1959 an Hans Goldmann (Nr. 2058) berührt, wenn er schreibt: „Der Fall ist ziemlich typisch für die Verhältnisse bei der deutschen Wiedergutmachung. Die Durchschnittspsychiater sind dort der Meinung, dass psychische Reaktionen nach Aufhören der Ursache auch aufhören müssen. Leute, die aber jahrelang unter den geschilderten, bedrückenden und entwürdigenden Umständen gelebt haben, können durch solche langdauernden Reaktionen auch dauernd in ihrer Persönlichkeit geschädigt sein. Es gibt aber auch einige einsichtige Psychiater, die das anerkennen", wobei Grünthal Walter v. Bayer und Kurt Kolle nennt[147]. Probleme mit der Wiedergutmachung hatte auch W. Mayer-Gross, der noch am 5.3.1954 laut seinem Brief Nr. 2006 a an H. W. Gruhle darum kämpft: „Auch ich wurde vom Badischen Kultusministerium abschlägig beschieden und habe jetzt Klage beim Landgericht Stuttgart eingereicht".

Juristische Konsequenzen für Belastete wie den in Sachen Rassenhygiene stark engagierten Psychiater Pohlisch ließen dagegen auf sich warten, worüber sich der Bonner Anatom Ph. Stöhr mehrfach kritisch auslässt (Nr. 1772 a, 1805 a), um am 8.4.1947 angesichts der Verhältnisse an den rheinischen Universitäten den Schluss zu ziehen: „Wenn die Leute hier doch nicht alle so freundlich wären! Das ist's, was ich so hasse, dies bis in den Grund Verlogene, was unsere Universitäten heute auszeichnet!" (Nr. 1818 a). Auch Robert Gaupp urteilt am 29.6.1946 bitter: „Es gibt noch kein freies, offenes und mutiges demokratisches Denken wie es die guten Amerikaner und Engländer haben. Wir sind noch nicht reif, auch moralisch nicht, es gibt bereits eine Korruption auf politischer Grundlage. Wahlschacher, Ämterschacher macht sich bemerkbar... Wir bleiben Menschen, sündige Menschen. Peccatis intra muros et extra" (Nr. 1783 a).

Eugen Kahn, der 1928 in Lewandowskys Handbuch den Artikel über Psychopathien geschrieben hatte und nach 1933 in die USA geflohen war, nun sich aber für länge-

---

[147] Die Frage der Dauerschäden nach außergewöhnlichen psychischen Belastungen wird inzwischen allgemein bejaht. Einen Überblick über jüngste Literatur bieten Th. Elbert und M. Schauer 2002.

re Zeit in der Schweiz aufhält, unterhält einen lebhaften Briefwechsel mit **Ernst Grünthal**, dem früheren Oberarzt von Martin Reichardt in Würzburg, nun Oberarzt an der Berner Universitätsklinik Waldau. Beide waren gemeinsam Assistenten von Kraepelin in München gewesen. Eugen Kahn schreibt Grünthal am 21.8.1947: „Niemand hat den geringsten Zweifel, dass alle Deutschen durch und durch sich zum Nazismus „bekannt" hätten, wenn sie den Krieg hätten gewinnen können" (Nr. 1834, ähnlich auch am 25.7.1949 in Nr. 1897). Am 12.1.195o berichtet Kahn Grünthal: „Stertz hat mir vor kurzem geschrieben, ich solle einmal zu Besuch nach München kommen. Ich habe ihm geantwortet, dass ich innerlich noch nicht so weit sei. Ich könnte es nicht über mich bringen, über die deutsche Grenze zu gehen, – sicher nicht „vorläufig" und später??" (Nr. 1918). Stertz selbst formulierte abgeklärt in einem Brief vom 11.1.1952 an Max Nonne, seinen neurologischen Lehrer: „Von vielem muss man ja resigniert sagen: Ich besass es auch einmal, was so köstlich ist. Aber auf der anderen Seite ist es auch wieder ein Gewinn, dass ich meiner Natur entsprechend mich ohne Hass vor der Welt verschließen kann" (Nr. 1972).

So wie Kahn es weiß, dass Stertz selbst verfolgt worden war, so urteilt er aus guter Kenntnis auch über andere Kollegen: „Der von mir besonders geschätzte Kurt Schneider hat inzwischen seine ausgezeichnete neue Auflage seiner psychopathischen Persönlichkeiten herausgebracht. In unmissverständlicher, ich möchte sagen in weisester Weise ist er immer beim Deskriptiven geblieben und hat ungeachtet der Klarheit seiner Schilderungen seiner kritischen Skepsis stets freien Raum gegeben" (Nr. 1952). In der Frage der Stertz-Nachfolge sagt er am 4.11.1952 über dessen früheren Oberarzt: „Kolle ist mir recht für München. Nach allem, was ich gehört habe, hat er sich während der allerfinstersten Zeit anständig benommen", zu Bumke aber: „Er hat sich gegen mich einwandfrei benommen, solange ich in München war. Was später kam, bleibt besser begraben. Immerhin hat er mir nie etwas zuleide getan" (Nr. 1982). Kahn, der durchaus sehr spitze Urteile über seine Kollegen wie Erwin Straus oder Erich Fromm (Nr. 2106) Adolf Meyer (Nr. 2130), Jürg Zutt (Nr. 2108), Ludwig Binswanger und Viktor von Gebsattel (Nr. 2093) oder auch die Bewunderer von Sigmund Freud (Nr. 2035) abgibt, bewertet einen Anderen am 8.7.1969 freundschaftlich: „Hugo Spatz war einer der wenigen animae candidae, die man gern in Walhalla wieder träfe, wenn dieser Platz für uns zugänglich wäre" (Nr. 2135). Weniger freundlich ist im Rückblick und in der Kenntnis der Autobiographie sein Urteil über seinen Lehrer Emil Kraepelin: Diese Erinnerungen sind „zum Teil ungemein interessant, zum Teil geradezu belämmernd. Kraepelins Bemerkungen über die Juden machen es unzweifelhaft, dass er – trotz Dr. h. c. Loeb etc. – ein strammer Nazi geworden wäre" (Nr. 2008), worauf Ernst Grünthal antwortet, dass „es als ein Glück anzusehen sei, dass dieser Mann die Folgen der allgemeinen deutschen Anfälligkeit für solche Dinge nicht mehr zu erleben brauchte" (Nr. 2012). Kurt Kolle nimmt selbst zu seiner Vorgeschichte Stellung (Nr. 1967, 2126), zitiert im übrigen in dem Brief vom 25.4.1966 an Karl Jaspers ein Erlebnis auf dem Deutschen Internistenkongress, auf dem ihm vorgeworfen wurde, freundschaftliche Beziehungen zu dem nach Basel ausgewanderten Jaspers zu unterhalten, einem Mann, der „sein eigenes Nest beschmutzt" (Nr. 2126). Diesen Spruch konnte man übrigens in den Nachkriegsjahren ständig hören, wenn man auf die NS-Vergangenheit zu sprechen kam.

Die Heyde-Sawade-Affaire

Die Heyde-Sawade-Affaire brachte verständlicherweise gerade die vertriebenen Kollegen ebenso auf wie die Berufung des die Euthanasie-Aktionen befürwortenden Pädiaters W. Catel. Unter dem Decknamen Sawade hatte Heyde - erster medizinischer Leiter der „Euthanasie"-Aktionen und Ordinarius für Psychiatrie in Würzburg - sich nach dem Krieg in Schleswig-Holstein einen Namen als Gutachter gemacht, wobei seine Identität mit Heyde einer Reihe von Juristen und Kieler Kollegen bekannt war. Hierüber gibt es eine briefliche Auseinandersetzung zwischen dem späteren Kieler Psychiater G. E. Stoerring und Grünthal (Nr. 2062, 2068, 2082–2084), ebenso um die Berufung des Pädiaters Catel nach Kiel, einem Gutachter und Befürworter der Tötungsaktionen (Nr. 2070, 2072). So schrieb Grünthal dem Kieler Psychiater G. E. Stoerring am 19.1.1961 (Nr. 2070): „Warum hat man ihn [Catel] in die Fakultät aufgenommen, wo es doch bekannt sein musste, dass er ein militanter Nazi war? Ich jedenfalls wusste es. Ein solches Verhalten ist menschlich und politisch nicht richtig. Man fragt sich, wie alle diese Affären ausgehen".

Grünthal erwähnt in seinen Briefen aber auch Psychiater, die er wegen deren Vergangenheit nicht zu den Mitarbeitern seiner Monatsschrift zählen möchte (Nr. 2110). In einem Brief an Kolle geht er auf die Habilitationsschrift von Heyde ein, der in Würzburg Nachfolger seines Lehrers Reichardt gewesen war, und auf die Widersprüche zwischen dessen dort niedergelegten Sätzen zur Sterilisation und seinem späteren Verhalten (Nr. 2115).

Berthold Ostertag gehörte zu den Opportunisten, die mit Hilfe von SA und Partei Karriere machten. Auf höchst ungute Art hatte er seinen Verbindungsbruder, den aus einer hochangesehenen jüdischen Berliner Familie stammenden Rudolf Jaffé, Pathologe am Krankenhaus Moabit, aus dem Amt gedrängt[148]. Nach dem Kriege versuchte er den aus Venezuela nach Deutschland zu Besuch kommenden Jaffé davon zu überzeugen, dass er, Ostertag, selbst ein Verfolgter gewesen sei. Jaffé schreibt ihm darauf: „Du hast ganz recht, wenn Du vermutetest, dass ich gegen Dich eingenommen war. Ich hatte so viel von Deiner Begeisterung für den Nazismus und zwar von verschiedensten Seiten (Buch, Moabit, verschiedene Kollegen usw.) gehört, dass ich annehmen musste, dass etwas Wahres daran sein musste. So ist mir Deine ausführliche Erklärung von heut sehr lieb, und ich will alles, was ich gehört habe, vergessen" (Nr. 2111). Jaffé war gutwillig. Ob er Ostertag wirklich glaubte, muss dahingestellt bleiben.

Der Berliner Pathologe Froboese, unbelastet durch die Zeit gekommen, hatte übrigens bereits am 29.11.1946 auf der Suche nach Wiederaufnahme der Kontakte mit Friedrich Wohlwill und Gabriel Steiner in einem Brief an Rudolf Jaffé geschrieben: „Ich selbst bin ebenso wie Rössle und Herr Koch noch in meiner alten Stellung, fast sämtliche Anderen mussten mehr oder weniger weichen, insbesondere natürlich Leute wie Ostertag, Benoit etc... Die Leute verlassen also einfach ihre alte Wirkungsstätte, wo sie nur allzu bekannt sind und gehen an einen anderen Platz, wo sie sich durchmogeln können"(Nr. 1801).

Ohne Belastung war die herzliche Beziehung zwischen dem nach London emigrierten früheren Bonner Alfred Meyer und Willibald Scholz geblieben, dem Direktor der

[148] J Peiffer 1997.

Deutschen Forschungsanstalt für Psychiatrie und wie Alfred Meyer Schüler Spielmeyers (Nr. 2138).

Nicht immer glücklich waren dagegen die Reaktionen anderer Deutscher nach dem Kriegsende. Wenn z. B. Hugo Spatz in langen Briefen an Alfred Döblin[149] (Nr. 1949) oder an Ernst Grünthal von seiner Haftzeit bei den Amerikanern schreibt „Ich war im KZ, – aber auf der falschen Seite" (Nr. 1973), so wirkt dies peinlich, auch wenn nicht abzustreiten ist, dass Spatz in dem Internierungslager entwürdigend behandelt worden war. An Grünthal schreibt er immerhin auch am 2.1.1952: „Ihre Zurückhaltung ist mir verständlich. Ich halte dafür, dass man die furchtbaren Dinge, die geschehen sind, nicht durch Hinweis auf die Schuld anderer verkleinern darf" (Nr. 1971).

Forschung in der Nachkriegszeit

Neuroanatomie und Neuropathologie

Nach 1945 ist Hallervorden eher fördernder Lehrer und Nutzer seiner Sammlung. Der wissenschaftlich aktivere ist Hugo Spatz. Nicht die Neuropathologie ist nun allerdings sein Thema, sondern die vergleichende Neuroanatomie (Briefe Nr. 1815 und 1837). Hier sind es vor allem zwei Themenkreise, nämlich einmal die Entwicklung des Menschenhirns und zum anderen das Hypophysen-Hypothalamus-System.

Die *Hypophyse als Forschungsobjekt* taucht erstmals in einem Brief von L Edinger vom 25.1.1911 an G. Retzius auf, in dem er Injektionsversuche an Gefäßen beschreibt (Nr. 685, hierzu auch 1913, Nr. 793), – ein Thema, das wiederum nach dem zweiten Weltkrieg eine besondere Zuwendung durch Hugo Spatz gewinnt. Seit der Beobachtung einer *Pubertas praecox* Ende 1939 wächst dessen Interesse an der *Beziehung zwischen Hypophyse, Hypothalamus und Zwischenhirn* (Nr. 1881, 1889, 1908), dabei in fruchtbarem Gedankenaustausch z. B. mit seinen Schülern R. Jung (Nr. 1870) und R. Lindenberg (Nr. 1872), dem Psychiater O. Bumke (Nr. 1889) und B. Ostertag (Nr. 1881, 1908). Die von dem Anatomen Bargmann zur Verfügung gestellten Zwischenhirnschnitte mit der neu eingeführten Gomory-Färbung waren für Spatz von hohem Interesse (Nr. 1912). Zwei neue Fälle einer Pubertas praecox führten ihn 1949 zum Ausgangspunkt seiner Untersuchungen zurück (Nr. 1907).

So nimmt er frühere Untersuchungen auf, nun auch methodisch auf neuen Wegen mit der Bargmannschen Methode der Darstellung der Sekretgranula (Nr. 1816, 1871, 1880, 1881, 1889). Ihn bewegt vor allem die Frage der Gefäßverbindungen von Adeno- bzw. Neurohypophyse und dem Zwischenhirn sowie deren Funktion für den hormonellen Austausch und die nervöse Steuerung (Nr. 1816, 1871, 1872, 1880, 1882, 1901, 1953, 1971). Dieses neue Thema mit seinen Beziehung zu den Sexualzentren und in

[149] Alfred Döblin war 1905 mit der Arbeit „Gedächtnisstörungen bei der Korsakoffschen Psychose" von A. E. Hoche in Freiburg/Br promoviert worden. Nach Ende des 2. Weltkrieges kehrte er als französischer Offizier und Zuständiger für Literatur- und Kunstfragen der französischen Besatzungsmacht zurück, um über die Freiburger Nervenklinik, in der er seine Arbeit begonnen hatte, sein Leben in der Heil- und Pflegeanstalt Emmendingen als Patient zu beenden (Siehe Hans Zimmerman 1986.

Verbindung zu der moderneren Hormonforschung kündigte sich bereits am 6.11.1944 in einem Brief von Spatz an O. Vogt an (Nr. 1736, später Nr. 1743, 1747, 1971).

Wie schon die vergleichenden Anatomen des ausgehenden 19. Jahrhunderts interessierte H. Spatz sich neuroanatomisch darüber hinaus zunächst für die Selachier-Gehirne, seit Anton Dohrn beliebtes Forschungsobjekt. Sie werden gemeinsam mit dem späteren Würzburger Neurochirurgen Gerlach bearbeitet. Die Forschungen zur Entwicklungsgeschichte von Schädel und Hirn, insbesondere der basalen Rinde, spiegeln sich in den Briefen Nr. 1747, 1785, 1836, 1837, 1855a oder 1887. Mit Ostertag besteht ein Briefwechsel über die Gliederung der Infundibularregion und über die Entwicklung des Hirnmantels (Nr. 1855a, 1881). Die Probleme der Hirnalterung bringen ihn auch wieder in Kontakt zu Oskar Vogt, den inzwischen Hochbetagten, aber immer noch in Neustadt im Schwarzwald arbeitenden Hirnforscher (Nr. 2005), der sich nun mit einem neuen Gebiet, der Bedeutung des Nukleolarapparates widmet (Nr. 1882, 2005), während seine zytoarchitektonische Forschung an Bedeutung zurücktritt, wenn auch nicht aufgegeben wird[150].

Das Spatz am stärksten bewegende Thema – vielleicht auf dem Boden der unmittelbaren Vergangenheit – sind aber seine Spekulationen über die Bedeutung des basalen Neokortex für die *Weiterentwicklung des Menschenhirns* (Nr. 1887, 1919)[151]. Am 30.1.1950 formuliert er in seinem Brief an den Amerikaner J. H. Globus: „Ich glaube, dass die progressive Evolution der basalen Rinde zu einer ethischen Vervollkommnung des Menschengeschlechts führen wird“ (Nr. 1919). Ähnlich äußert er sich gegenüber dem in der NS-Zeit gerühmten Schriftsteller E. G. Kolbenheyer (Nr. 1924). Als Thema taucht die basale Rinde bei Spatz übrigens bereits am 26.1.1936 in seinem Brief an Hallervorden auf (Nr. 1540). Dass er später bei seinen Kollegen bei Kollegen wie A. Pentschew (Nr. 2022) oder dem Freiburger Psychiater Beringer auf Skepsis stößt, betrübt ihn (Nr. 1836).

Spatz arbeitet also nun auf den Spuren Ludwig Edingers und dessen Tochter Tilly, mit der er auch im Briefwechsel steht. So interessieren ihn die Untersuchungen an Elephanten- und Affengehirnen von **Ernst Grünthal** und dessen Mitarbeitern (Nr. 2021, 2036, 2081, 2002), die dem Thema der vergleichenden Neuroanatomie treu geblieben waren. Grünthal, aus Deutschland Vertriebener wie Tilly Edinger, die Tochter von Ludwig Edinger, steht mit dieser in einem engen Briefwechsel[152] und auch Spatz bemüht sich um Kontaktaufnahme (Nr. 1837).

Tilly Edinger, mit Not noch in die USA emigrierte Tochter von Ludwig Edinger (der einzige Sohn Edingers wurde ein Opfer der sogen. Euthanasie), hatte sich dort für Paläoneuroanatomie spezialisiert (s. z. B. Nr. 2006, 2017, 2028, 2032, 2038, 2079) und ein hohes Ansehen gewonnen. Sie blieb von ihrer neuen Heimat aus in Korrespondenz mit dem in die Schweiz emigrierten Ernst Grünthal, wobei die Thematik sich überwiegend auf das Fachliche, speziell auf die Eigenarten der Delphin-Gehirne bezieht, auch auf das Verhalten und die Gedächtnisleistungen der Delphine und die Stimmaufzeichnungen dieser Tiere (Nr. 1855, 1858, 1864, 1922, 1935, 1937, 1977, 1983, 1984, 2002, 2076). In-

[150] M Hagner 2002.

[151] Schon 1905 hatte P. Flechsig die in der Entwicklungsreihe zunehmende Größe des Frontallappens mit der Verstärkung der „Moralphysiologie“ in Verbindung gebracht (zitiert nach M. Hagner 1999, S. 191.

[152] Nr. 1859, 1864, 1866, 1900, 1922, 1937, 1977, 1983, 1984, 2124.

teressant sind ihre persönlichen Erinnerungen an ihren Vater, so, dass dieser Linkshänder war, aber beidhändig zeichnete (Nr. 1905) und dass er auf seinem Ölportrait von Lowis Corinth das Gehirn selbst gemalt habe (Nr. 1922). Dieses Bild war ihr vor der Emigration wie ihr sonstiger Besitz von den Nazis geraubt worden, tauchte dann nach dem Krieg in einem Stuttgarter Auktionskatalog auf (Nr. 1999) und wurde nach weiteren Umwegen (Nr. 2011) schließlich von der Stadt Frankfurt am Main angekauft. Tilly Edinger äußert sich aber auch zu ihren dunklen Erfahrungen, so im Brief vom 26.2.1961 an Wilhelm Krücke, der nun Direktor des Edinger-Institutes ist: „Im rückblickenden Teil erwähnten Sie, dass Sie sich hier das „Verbrechen" unserer Verpflanzung klarmachten (und dachten dabei kaum daran, dass wir mit zehn Mark herausgeworfen wurden). Während des ersten Monats hier war ich ständig versucht, Selbstmord zu begehen, musste mir immer wieder sagen, ich darf es nicht, nachdem mein Chef hier sich solche Mühe gemacht hatte, mich zu retten; als das abklang, merkte ich, dass ich auch noch andere Symptome echter Depression gehabt hatte – der einzigen meines Lebens" (Nr. 2073). Bitter ist ihre Erinnerung an den ersten Besuch in der alten Heimat: Als widerlich empfand sie in Frankfurt das „dortige mir-die-Füße-lecken" (Nr. 2011). Sehr kritisch stellt sie sich zu Konrad Lorenz, den sie in Boston gehört hatte (Nr. 2016). Die Briefe von Tilly Edinger sind allein schon wegen ihres eigenwilligen Stiles lesenswert, hier denen Eugen Kahns ähnlich.

Mit entwicklungsgeschichtlichen Fragen befasst sich auch der Briefwechsel zwischen dem emigrierten und in Philadelphia wirkenden Neurobiologen **Hartwig Kuhlenbeck** (1897–1984) und Berthold Ostertag (Nr. 1957 zur Entwicklung der Augenanlage, Nr. 1976, 2104 und 2137 zu den Matrixphasen). Ostertag interessiert sich weiterhin für Entwicklungsgeschichte und steht seinerseits in Korrespondenz mit W. Brandt (Birmingham) (Nr. 1960, 1965) sowie mit dem Genetiker Hans Nachtsheim, mit dem er sich über die Syringomyelie und spastische Lähmungen bei Kaninchenstämmen auseinander setzt und darüber dem Berner Veterinärpathologen und bildenden Künstler **Ernst Frauchiger** (1903–1975) berichtet (Nr. 2027).

Im Bereich der *klinisch orientierten Neuropathologie* zeigte sich eine thematische Kontinuität von den 20er-Jahren bis in die 60er-Jahre, nicht zuletzt bedingt durch die Weiterarbeit der verschiedenen Autoren an den von Spielmeyer begonnenen (s. u.) und von W. Scholz weitergeführten Nervenbänden des Henke-Lubarsch-Handbuches der speziellen Pathologie mit entsprechenden monographischen Darstellungen wie der von Scholz über die Krampfschäden bei Epilepsie. Als neues Gebiet boten sich unter dem Einfluss der ersten Nachkriegsjahre und der Eindrücke aus Kriegsgefangenschaft heimkehrender Soldaten ein Kapitel über Mangelernährungsfolgen und Hungerdystrophie an.[153]

Mit Einführung der *Elektronenmikroskopie* und der *Neurochemie* in den 50er- und 60er-Jahren eröffneten sich neue Erkenntnismöglichkeiten. Was früher unter den Sammeltöpfen der Amaurotischen Idiotie oder der Diffusen Sklerosen (seit Bielschowsky als Leukodystrophien bezeichnet) beschrieben war, erwies sich als ganz heterogene Gruppe. Das Münchner Max-Planck-Institut, die alte Deutsche Forschungsanstalt für Psychiatrie unter Willibald Scholz leistete hier wesentliche Grundlagen, ergänzt durch den Neurochemiker Horst Jatzkewitz (Nr. 2088).

---

[153] Hierzu G Wilcke 1954.

Neurophysiologie

Früher als in der Neuropathologie erschlossen Neurophysiologen wie **Richard Jung** mit seiner Freiburger Abteilung neue, bald international anerkannte Wege. So wandte seine Arbeitsgruppe erstmals konzentrische Reizelektroden an, um Ableitungen von einzelnen Nervenzellen der Katzenrinde vorzunehmen und damit Einblicke in die Bahnungs- und Hemmungsprizipien der Großhirnrinde zu gewinnen (Nr. 1804). Jung befasste sich aber auch mit der anatomischen Grundlage einer traumatischen Ageusie (Nr. 1799), mit Nystagmus und Vestibularis (Nr. 1857), mit der Funktion von Dendriten und Rezeptoren (Nr. 1926), der Bedeutung der Rindensuppression (Nr. 1870) sowie den Grundlagen der Epilepsie, speziell der Temporallappen-bezogenen Anfallsformen (Nr. 1840, 1861,1974). Die Neurophysiologie verschiedener Rindenfelder an Hand der genannten Einzellableitungen aus der Rinde waren weitere Forschungsobjekte Jungs und seiner Mitarbeiter, darunter Otto Creutzfeldt (Nr. 1862, 1863, 2118, 2121, 2122, 2140), alles im Gedankenaustausch mit den internationalen Spitzenforschern wie Lord Adrian (Nr. 2140), F. A. Gibbs (Nr. 1649), John Eccles (Nr. 1975, 1978) oder Grey Walter (Nr. 1860).

Psychiatrie

Die nun überall eingeführte *Krampfbehandlung der Psychosen*[154] führte zur Frage nach eventuellen Nebenwirkungen (Nr. 1838), noch mehr die Methode der *Leukotomie*. Schon der Norweger R. Gjessing hatte sich Richard Jung gegenüber am 16.9.1947 kritisch sowohl zur Elektrokrampfbehandlung wie zur Leukotomie geäußert (Nr. 1835). Zu einer scharfen Auseinandersetzung kam es über die Leukotomie zwischen R. Jung und S. Haddenbrock, der diese Methode nicht zuletzt im Blick auf die jüngste deutsche Vergangenheit als bedenklich ansah (Nr. 1902, 1903, 1904). Selbst Max Nonne warf am 31.12.1951 die Frage an den amerikanischen, ursprünglich deutschen Neurologen Reese auf: „Ob die Leukotomie in absehbarer Zeit unter die „Verbrechen gegen die Menschlichkeit" fallen wird?" (Nr. 1970). Kahn schreibt am 3.6.1953 an Grünthal: „Freeman ist ein regelrechter Fanatiker der „Psychochirurgie", der vielzuviele Gefolgsleute hat" (Nr. 1991). Wer selbst die Gehirne Leukotomierter untersuchen konnte, kann nur allzu sehr einstimmen in diesen Chor der Kritiker[155]. Frühe Versuche mit stereotaktischen Eingriffen in das Gehirn (Nr. 2037) waren wegen der hohen Rate an Zwischenfällen zunächst auch umstritten, etablierten sich erst später nach verbesserter Methodik als Vorstufe mikrochirurgischer Eingriffe.

Anthropologie und Daseinsanalyse

In der Psychiatrie waren es Diskussionen um Anthropologie, Daseinsanalyse, Psychopathologie und Psychoanalyse sowie um die alte Jaspersche Unterscheidung von Erklären und Verstehen, welche die 50er- und 60er-Jahre bestimmten. Sie finden ihren

[154] A Hirschmüller 2001.
[155] U Benzenhöfer 1997; U Benzenhöfer und Th Oelschläger 2002.

Niederschlag in dem Briefwechsel zwischen Kurt Schneider und Karl Jaspers bzw. Nikolai Hartmann oder Richard Jung und Willy Mayer-Gross (Nr. 1812, 1818, 1914, 1917, 1928, 1929, 1930, 1934) wobei das Verhältnis zu Heidegger einen wesentlichen Inhalt bildet, so in dem Briefwechsel zwischen Eugen Kahn und Ernst Grünthal sowie Kurt Kolle, nicht selten mit mokanten Formulierungen über Kollegen[156,157]. Zur Qualität der deutschen Psychiatrischen Universitätskliniken nimmt Kahn am 19.12.1963 Stellung (Nr. 2112). Kahn stellt am 20.12.1965 fest: „Was mir noch aufgestoßen ist, ist, dass der Umstand, dass wir wohl den Psychopathen zuliebe die Reichweite der sogenannten Normalen mehr als nötig eingeschränkt haben. Wenn ich je noch einmal etwas über die Psychopathen von mir geben würde, wäre das ein Punkt, über den ich mich äußern würde" (Nr. 2123). Kahn hatte bereits 1919 die Münchner Revolutionsführer zu begutachten gehabt. Damals schrieb er: „Wenn ein Psychopath auf der Straße einen Haufen Menschen um sich sammelt, wird er sie schreiend überzeugen, während der Besonnene, der beruhigend und belehrend wirken will, gar nicht gehört wird. Darin liegt das Geheimnis der revolutionären Erfolge von Psychopathen!"(1919b). 1928 hatte Kahn dann seinen grundlegenden Handbuchartikel über Psychopathen geschrieben. Er stand außerdem in engem Gedankenaustausch mit Kurt Schneider, der wie sein Heidelberger Freund Karl Jaspers seit 1923 die wesentlichsten Beiträge zur Psychopathie-Frage geliefert hatte. Nicht zuletzt die Erfahrungen während der NS-Periode dürften ihn zu dieser Grenzverschiebung veranlasst haben.

Der Einfluss der Philosophie Heideggers auf die deutsche Psychiatrie

Einen besonders starken Einfluss übte nach dem Ende des zweiten Weltkriegs **Martin Heidegger** aus. Zwischen ihm und Karl Jaspers, den ich hier noch zu den Psychiatern zähle, hatte es schon vorher eine nicht widerspruchsfreie Auseinandersetzung gegeben. H. W. Gruhle hatte am 9.3.1945 an Jaspers anlässlich der Neuauflage von dessen Psychopathologie geschrieben: „Wenn ich selbst immer wieder einmal auf das stoße, was man moderne Philosophie nennt, und wofür außer Ihnen immer Heidegger und Nic Hartmann angeführt werden, so steigert sich leider, wenn sich der Tag geneigt hat, immer mehr meine Hilflosigkeit. Nichts scheint mir verbindlich, nichts förderlich... Ich habe immer erstaunt zugehört, wenn etwa Kurt Schneider oder jemand anders, den ich nicht für klüger halte als mich selbst, über Existentialphilosophie redeten. Ich habe nie verstanden, was das ist" (Nr. 1760).

[156] Den ausgedehnten Briefwechsel zwischen Karl Jaspers und Hans Walther Gruhle, einem weiteren bedeutenden Psychiater, habe ich nicht herangezogen, weil er derzeit im Rahmen einer Gesamtausgabe der Medizin- und Psychiatrie-bezogenen Jaspersschen Briefe von Prof. Wiehl (Heidelberg), Prof. D. von Engelhardt (Lübeck), Prof. E. Wolgast (Heidelberg) und Dr. Bormuth (Tübingen) herausgegeben wird.

[157] Zur Daseinsanalyse und den sich damit befassenden Psychiatern siehe die Briefe Nr. 1894, 2018, 2035, 2039, 2107, auf Heidegger bezogen in Nr. 1928–1930, 2112, zu S. Freud (Nr. 2035), zu Nikolai Hartmann in Nr. 1959, zu Max Scheler in Nr. 2091, 2092 und 2093, zu psychiatrischen Kollegen wie Jürg Zutt, Erwin Straus (Nr. 2106), Werner Leibbrandt (Nr. 2107, 2108), Adolf Meyer (Nr. 2130), Victor Frankl (Nr. 2046), Oswald Bumke (Nr. 1982), Erich Fromm (2106) oder Kurt Kolle (Nr. 1982, 2050, 2130)

Richard Jung, der damals noch junge Neurologe und Neurophysiologe, hatte Kurt Schneider 1947 eine Arbeit im Manuskript geschickt[158], die im Zusammenhang mit den Empfindungen von krampfbehandelten Patienten die Angst in den Vordergrund rückte und auf diese die von Heidegger gegebene Deutung als Grundbefindlichkeit anwendete. Jungs Erfahrungen mit den Erlebnissen der Angst, des Grauens, des nackten, hintergrundslosen Daseins der Patienten während der Aufwachphase wiesen ihn auf das, was Heidegger als „Hineingehaltensein in das Nichts" bezeichnete. Diese Sichtweise auf die Schockbehandlung fehlt innerhalb der „klassischen" Psychiatrie[159]. Kurt Schneider antwortete R. Jung am 8.3.1947 zu dessen Arbeit: „Sympathisch ist mir schon, dass sie die ganze prachtvolle Weite der Psychiatrie zeigt: Vom Physiologischen bis zum Existenzphilosophischen. Und ich finde eigentlich alles „schlüssig". Interessiert hat mich auch der „kanonisierte" Abschnitt Heidegger. Man weiß ja eigentlich (außen) seit Jahren nichts mehr von seiner Philosophie und manchmal höre ich, dass Alles,was er drucken ließ, nichts mehr gelte. Nun sehe ich aber, dass im Wesentlichen doch noch von ihm anerkannt wird, was früher als seine Lehre galt" (Nr. 1812).

Es verwundert, wenn ausgerechnet **Ludwig Binswanger** an Richard Jung am 24.11.1947 schreibt: „dass wir uns hüten sollen, Philosophie in die Psychiatrie hineinzutragen" (Nr. 1841), denn gerade die von ihm entwickelte Daseinsanalyse ist ohne die stete Bezugnahme auf Heideggersche Gedankengänge kaum denkbar. Kurt Schneider befasst sich ebenfalls mit Heidegger, was aus seinem Brief vom 23.9.1949 an Richard Jung hervorgeht, dem er außer einem Sonderdruck ein Manuskript beigibt (Nr. 1910). Hierzu heißt es: „An dieser Arbeit liegt mir einiges[160], gegen jenen Daseinsaufsatz[161] habe ich aber manche Bedenken. Es ist im Grunde nur ontologisch sich gebende Psychologie. Das Existential, mit dem erst das Ontologische erreicht wird, ist eben „die Angst", die alle diese drei Urängste erst möglich macht. Diese sind immer noch Ontisches, und wenn jemand z. B. auch noch „die Schande" zu ihnen rechnen wollte, könnte man kaum etwas dagegen einwenden. Auch kann man ja fragen, ob die Bevorzugung der einen oder anderen Urangst mit der präpsychotischen Wertwelt zusammenhängt, und so nur zu einer „Enthüllung des Charakters in der Psychose" (Mayer-Gross) kommen. Also zu eindeutiger individualisierender Psychologie".

Hier zeigt sich die in der Tat enge Beziehung zwischen Philosophie und Psychiatrie, auf die W. Szilasi in einem Brief an R. Jung vom 30.5.1950 hinweist (Nr. 1931), wenn er schreibt: „Vielleicht liegt der Zusammenhang zwischen Philosophie und Psychiatrie in derselben Tiefe wie der Zusammenhang zwischen Philosophie und konkreter Erforschung des Strukturzusammenhanges des Psychischen". Der starke Einfluss der Philosophie auf die Psychiatrie zeigt sich beispielhaft in der Arbeit des vorübergehend bei Kurt Schneider arbeitenden Nikolai Hartmann-Schüler Paul Matussek (1948). Es sei aber hier auch daran erinnert, dass die Gedanken, die Edinger zur Entwicklungsge-

[158] Es handelt sich um die Arbeit von Richard Jung: Gedanken zur psychiatrischen Schockbehandlung. In: Kranz, H. (Hsg): Arbeiten zur Psychiatrie, Neurologie und ihrem Grenzgebieten. Scherer Verlag, Heidelberg 1947, S. 99–120., auf die sich auch der Brief von W. Szilasi vom 30.5.1950 bezieht (Nr. 1896)

[159] M Hamann-Roth 2000.

[160] Möglicherweise bezieht Kurt Schneider sich hier auf seine Arbeit: Notiz über Ichstörungen und Entfremdungen. Fortschr. Neurol. 17: 343–347, 1949.

[161] Gemeint ist wahrscheinlich die Arbeit von Kurt Schneider: Die Aufdeckung des Daseins durch die cyklothyme Depression. Der Nervenarzt 21: 193–194, 1949.

schichte des Gehirns mit dem Fortschreiten von einem Urhirn, dem Palaeoenzephalon über ein neenzephales Archipallium zum Neopallium ausgeführt hatte und die 1965 von Hugo Spatz wieder aufgenommen worden waren, Beziehungen zu der Lehre von den kategorialen Schichten haben, die insbesondere durch Nikolai Hartmann, den Freund Kurt Schneiders, entwickelt wurde.

Heidegger und die Binswangersche *Daseinsanalyse* sind – wie erwähnt – ständiger Gesprächsstoff zwischen Eugen Kahn und Ernst Grünthal (Nr. 1928, 1929, 1930, 1959): „Fängt man bei Heidegger mit dem Zitieren erst einmal an, so ist kein Ende abzusehen. Das Ganze ist ein oft freilich faszinierendes Spiel mit Begriffen und offenbar der scholastischen Methode abgesehen. Immerhin scheint das Wort „Daseinsanalyse" ein Ansporn und Stachel für die empirisch arbeitende Psycho-Pathologie werden zu wollen, mithin anregend zu wirken" (Grünthal 30.5.1950, Nr. 1930). Kahn klagt am 26.8.1955: „Ich kann mir nicht helfen: einige der Heidegger-Nachbeter sind einfach nicht ehrlich... ich sehe aber doch, dass wir einiges von den D[aseins]-A[nalys-]isten übernehmen, anstatt es noch einmal zu dem Entweder-Oder kommen zu lassen, dank dem, wenigstens hierzulande[162], die „dynamische" Richtung in die Majorität gekommen ist. Dass allem Anschein nach Heidegger längst nicht mehr ganz zu dem steht, was er 1927 im ersten (!!) Teil von „Sein und Zeit" hat drucken lassen, macht die ganze Geschichte noch saftiger" (Nr. 2023).

Trotz Heidegger und Daseinsanalyse blieben einige Wissenschaftler auf der alten, von Edinger angezeigten Richtung, so Hugo Spatz, wenn er an E. G. Kolbenheyer am 17.4.1950 schreibt: „Dass Naturwissenschaft und Philosophie Hand in Hand gingen, wäre heute nötiger denn je. Als Naturwissenschaftler muss man auf die Probleme hinweisen, deren sich die Philosophie annehmen sollte. Doch die modernen Philosophen (einschließlich Jaspers) haben bisher nicht viel Interesse an den Fragen der Hirnentwicklung gezeigt, die übrigens auch nur einen merkwürdig kleinen Kreis von Fachleuten beschäftigen" (Nr. 1924). Hierzu drängt sich allerdings die Bemerkung auf, dass Spatz und sein Freundeskreis während der Zeit des Nationalsozialismus dem Bereich Ethik der Philosophie durchaus mehr Aufmerksamkeit hätten zuwenden dürfen.

Nicht nur Psychotherapie und Daseinsanalyse sind Gegenstand von Kontroversen. Auch die Psychosomatik und speziell die Arbeiten Viktor v. Weizsäckers sind nicht unumstritten. Jaspers urteilt z. B. gegenüber H. W. Gruhle am 10.1.1950 (Nr. 1917): „Was sagen Sie dazu, dass die Mediziner in solchem Umfang der unverschämten Schwindelei der „Psychosomatischen Medizin" auf den Leim gehen? Auf dem Internistenkongress in Wiesbaden scheint – nach Bericht in der „Psyche" – nur Ihr Bonner Martini wirklich vernünftig gesprochen zu haben. Weizsäcker kennen wir ja. Er wirkt anscheinend so, dass andere Mediziner Sorge haben, sie könnten dumm oder befangen erscheinen, wenn sie ihm nicht irgendwie anerkennend folgen. Freud kommt mir angesichts dieses Weizsäcker-Betriebes noch reell vor. Es ist ein erstaunliches Phänomen: dieses Absinken wissenschaftlichen Selbstbewusstseins und natürlicher Kritik bei den Medicinern! Oder irre ich mich? Ich weiß ja jetzt nur durch Lektüre davon".

Mit Paul Matussek, einem Schüler von Nikolai Hartmann und Kurt Schneider begann 1948 eine erneute, wenn auch kritische Zuwendung zu Freud und der Psycho-

[162] Eugen Kahn war inzwischen wieder aus der Schweiz an seine amerikanische Baylor University, College of Medicin, Texas Medical Center, Houston, Texas, zurückgekehrt.

analyse, obwohl letztere auch weiterhin in der Psychiatrie trotz einiger Lehrstühle keine bestimmende Rolle spielte. In den folgenden Jahren, die eine Wendung von der klassischen Psychopathologie zur Sozialpsychiatrie und schließlich zur Psychopharmakologie brachten, war die deutsche Psychiatrie in starker Bewegung, doch liegen aus dieser Zeit keine Briefe mehr vor oder sie sind aus archivrechtlichen Gründen noch nicht zugänglich.

Die Briefsteller interessieren nach 1945 aber nichtsdestoweniger immer auch noch morphologische Probleme wie Bau, Verbindungen und Funktion des *Ammonshorns* mit seiner besonderen Vulnerabilität (Grünthal Nr. 1990, 1015), wobei auch dessen *Beziehungen zu Merkfähigkeitsstörungen* ein Thema waren, ausgehend von einem in der Literatur kontrovers diskutierten Fall eines Patienten mit einer globalen Amnesie, der von G. E. Stoerring, H. Scheller, H. Scheele und Grünthal beobachtet worden war (Nr. 1890, 1941, 2015, 2085).

Die Frage, ob der Berliner Psychiater Karl Bonhoeffer (1868–1948) sein früh publiziertes **Konzept der exogenen Reaktionstypen** später beibehalten oder modifiziert habe, beschäftigte den Münsteraner Psychiater F. A. Kehrer in seinem Briefwechsel mit dem Bonhoeffer-Schüler W. Betzendahl (Nr. 1873, 1875, 1876). In dem letztgenannten Brief gibt Betzendahl eine von Sympathie getragene Schilderung der Persönlichkeit Bonhoeffers.

Kapitel 7

Kampf um Institutionen und Publikationsorgane

Hirnforschungsinstitutionen

Zu Zeiten von Johannes Müller und Albert v. Koellicker waren Physiologie, Anatomie und meist auch die pathologische Anatomie in der Hand eines Lehrstuhls vereint, ebenso wie Innere Medizin und Neurologie, vielfach auch die Psychiatrie. Erst in der zweiten Hälfte des 19. und in den ersten Jahrzehnten des 20. Jahrhunderts differenzieren sich langsam die einzelnen Fächer, nicht ohne härtere Auseinandersetzungen (Eulner 1970). Für die Hirnforschung gab es im 19. Jahrhundert noch keine eigenen Institutionen, sieht man von spezielleren, meist vergleichend-anatomischen Forschungsstätten wie dem Dohrnschen Meereslaboratorium in Neapel ab. Das Konzept einer eigenen Institution für Hirnforschung mit Zusammenwirken mehrerer Fachrichtungen und Methodenansätze im Interesse eines gemeinsamen Zieles war von Oskar Vogt entwickelt worden. Bevor es wirklich eine Realisation fand, hatten Hirnforscher verschiedener Länder einschließlich der USA versucht, eine **International Brain Commission** zu bilden im Rahmen der 1899 in Paris beschlossenen International Association der Akademien der Wissenschaften. Diese Brain Commission war angeregt worden durch einen 1901 unter der Initiative von Wilhelm His sen. formulierten Antrag der Sächsischen Akademie der Wissenschaften (Nr. 422, 434, 446, 486). Die Commission konstituierte sich 1904 in London. Für die Anerkennung solcher interakademischer Hirnforschungs-Institute wurden bestimmte Kriterien festgelegt[163]. In Deutschland wurden als Gründungsmitglieder Waldeyer, Hermann Munk, Ehlers und Flechsig benannt und als erstes derartiges Hirnforschungsinstitut das von Flechsig geleitete in Leipzig anerkannt, in Österreich das bereits 1882 von Heinrich Obersteiner in Wien gegründete „Universitätsinstitut für Anatomie und Physiologie des Centralnervensystems“, das seit 1900 als „Neurologisches Institut“ geführt wurde, in der Schweiz das von C. v. Monakow geleitete Züricher Institut. In Frankfurt am Main folgte das von Edinger geleitete Institut, auf das sich einige der aufgenommenen Briefe beziehen (Nr. 440, 487, 505, 511, 594, 608). In Amsterdam wurde trotz Bedenken wegen einer Konkurrenzsituation zu einem nationalen Institut das Institut von Ariens Kappers gewählt (Nr. 632, 736,), in Ungarn das Budapester Institut von Karoly Schaffer (Nr. 718, 728). Als konkretes Projekt wird in Zusammenarbeit der Akademie-Institute die Anfertigung eines Hirnatlanten beschlossen, wenn auch nicht ohne methodische Beden-

[163] J Richter 1996, 2000, H Satzinger 1998.

ken (Nr. 727, 729, 736, 737). Auch der Austausch von Präparaten läuft vorübergehend über diese Institute (Nr. 734, 735).

Sehr früh fällt in der Frage, welche deutschen Institute anerkannt werden sollten, der Name von **Oskar Vogt**, von Anfang allerdings nicht ohne Vorbehalte (Nr. 422, 442, 479, 513). Oskar Vogt hatte sich 1898 in Berlin als Nervenarzt niedergelassen und seiner Praxis für Forschungszwecke eine durch die Familie Krupp finanziell unterstützte **„Neurologische Centralstation"** angegliedert. Für sie beantragte er am 3.10.1899 beim zuständigen Preußischen Ministerium eine Angliederung an die Berliner Universität (Nr. 344). Vorbild war für ihn das Pasteursche Institut in Paris unter seinem Lehrer Jules Joseph Dejerine. Das Ministerium holte zur Beurteilung des Vogtschen Antrages eine Reihe von Gutachten ein, nämlich vom Psychologen Stumpf (Nr. 351), vom Internisten von Leyden (Nr. 358), vom Neurologen Carl Wernicke (Nr. 376), dem Physiologen Engelmann (Nr. 372), dem Anatomen W. v. Waldeyer-Hartz (Nr. 361), den Psychiatern Moeli, Jolly und Siemerling (Nr. 369, 373, 379) sowie von Bismarcks Hausarzt Schweninger (Nr. 364), – alles hochangesehene Wissenschaftler und Ärzte. Sie lehnten den Antrag entweder klar ab (v. Waldeyer, Stumpf, v. Leyden, Siemerling) oder äußersten sich mehr oder weniger zurückhaltend[164]. Dank der Unterstützung durch die Familie Krupp gelang es 1902 dann wenigstens, die Vogtsche Centralstation formal dem Physiologischen Institut der Berliner Universität anzugliedern, auch wenn sie faktisch selbständig blieb, finanziell von der Familie Krupp gefördert. Die Berliner Medizinische Universität, im Gutachtergremium stark vertreten, blieb auch in Zukunft auf deutlicher Distanz zu Vogt. Die Gründe für die ablehnende Haltung der Fakultät lagen z. T. in der Beurteilung der Persönlichkeit Vogts, nicht zuletzt auch unter dem von diesem zwar abgestrittenen (Nr. 468), aber belegbaren Einfluss von Flechsig, zum Teil in Neidgefühlen über Vogts Beziehungen zur Familie Krupp sowie in der Befürchtung, durch die Angliederung seiner Centralstation in den eigenen staatlichen Mitteln beschnitten zu werden (Nr. 352, 356, 513), – letzteres noch heute ein aktuelles Thema bei allen Reformdiskussionen bei „Deckelung" der einer Fakultät zugewiesenen staatlichen Mittel.

Von Interesse sind einige Passagen aus den Gutachten zum Vogtschen Antrag, weil sie die Problemgeschichte der Hirnforschung beleuchten: **Carl Wernicke** führt aus: „Seine erste größere Publikation stammt aus dem Jahre 1896, sie ist in der von ihm herausgegebenen Zeitschrift für Hypnotismus erschienen und wesentlich polemischen Inhaltes, indem sie die „Landkarte" des Gehirns, welche Flechsig in seiner Rektoratsrede entworfen hatte, bekämpft.... Immerhin halte ich seine entschieden und einleuchtend begründete Stellungnahme gegen die Flechsig'sche Annahme besonderer Verstandescentren im Gehirn bis jetzt für sein Hauptverdienst". Wernicke hat offenbar Verständnis für Vogts Kritik an Flechsig. Wernicke verweist auf bereits bestehende Institute bzw. Laboratorien auch an Psychiatrischen Kliniken, hält im übrigen die Bezeichnung einer Neurologischen Centralstation für nicht glücklich und möchte

[164] Auf die Gutachten wird mit wenigen Ausnahmen nicht eingegangen, da es sich nicht um eigentliche Briefe handelt. Die Originale finden sich im Geheimen Staatsarchiv-Preußischer Kulturbesitz Berlin-Dahlem unter der Signatur IHA Rep. 76 Va, Sekt. 2, Tit. X, Nr. 11, adh. Bd. 1, Bl. 1–7, 34–52, 57–72, 124–156. Weitere Unterlagen im Archiv der Berlin-Brandenburgischen Akademie der Wissenschaften, Sign. XII/ 19–23. Eine ausführliche Darstellung findet sich bei J Richter 1996 und 2000, ferner bei H Satzinger 1998. Auf sie wird verwiesen.

diese durch „*Institut für Gehirnforschung*" ersetzt wissen. Er fährt in seinem Gutachten an anderer Stelle mit Sätzen fort, in denen er sich gegen Vogts *Haltung zu Psychologie und Psychotherapie* wendet: „Die seelische Einwirkung auf die Kranken hat meines Wissens mit psychologischer Vorbildung nichts zu thun. Sie ist ganz allgemein von dem Takt, der Geistes- und Herzensbildung des Arztes, nicht von psychologischen Kenntnissen abhängig. Die Konkurrenz mit den Homöopathen und den Kurpfuschern auf dem Boden der Psychotherapie aufzunehmen, halte ich aus zwei Gründen für nicht unbedenklich: Einmal neigen die Vertreter der Psychotherapie fast alle an einer Überschätzung der Leistungsfähigkeit ihrer Methode und infolgedessen zu einem absprechenden Urtheil über andere bewährte Methoden. Sie gehen beispielsweise so weit, dass sie die Ansicht vertreten (Strümpel) [sic!], die elektrische Behandlung erziele ihre unbestreitbaren Erfolge nur durch Suggestionswirkung, also auf psychischem Wege. Damit wird eine der hauptsächlichsten Errungenschaften der modernen Therapie in nicht zu rechtfertigender Weise diskreditiert. Der zweite wichtigere Grund, der sich gegen die Einweisung der Psychotherapie in den Studiengang des Mediziners geltend machen lässt, ist der, dass die gründliche Ausbildung in den klinischen Disziplinen mit dem naturwissenschaftlichen Rüstzeug, dessen sie sich bedienen, dann leicht vernachlässigt werden kann. Die Hauptwaffe des ärztlichen Standes gegen das Kurpfuscherthum muss aber eben diese naturwissenschaftliche Vorbildung bleiben". Ich denke, dass Wernicke hier die auch bei Vogt trotz dessen Forderung nach einer eigenen psychologischen Abteilung unzweifelhaft vorhandene Ausrichtung zur Naturwissenschaft verkannt hat. Nichtsdestoweniger ist Wernickes Stellungnahme gegen die Psychotherapie im Jahre 1900, also 12 Jahre nach der Praxiseröffnung Freuds in Wien und 7 Jahre nach Freuds ersten Arbeiten im Sinne der späteren Psychoanalyse von Interesse.

Das Gutachten von **Ernst Schweninger** (1850–1924) enthält auch einen bemerkenswerten Passus: „Die Fruchtbarkeit des Vogt'schen Gedankens gipfelt in der *Errichtung des Gehirnmuseums*, das gewiß überall größte Anerkennung finden würde. Wie man ethnographische Museen fordert, sollte man auch Museen für Individualitäten auf diesem Wege anbahnen. Die Schädelsammlungen allein thun es nicht, manchmal ist in so einem Schädel doch auch etwas drin, mehr als Lavater und Virchow glaubten, welche die ganze Seele mit Zettelchen auf den Hut des Gehirns klebten. Um nicht zu weit zu werden, breche ich hier ab und möchte nur noch darauf hinweisen, dass Vogt's Gedanke[n] viel Ähnlichkeit mit Dohrns biologischer Station in Neapel hat, welche sich der größten Anerkennung nach reichlicher Unterstützung durch Regierung, Monarchen und Private zu erfreuen hatte. So ist sie eine Zierde der Wissenschaft geworden. Ich glaube, dass auch Vogt's Centrale sich eines solchen Erfolges erfreuen könnte und kein vorurtheilsfreier Arzt oder Psychologe wird existieren, der nicht mit Freuden eine neurologische Centralstation erstehen sähe, wenn sie auch besser „*Biologisches Institut für Seelenkunde*" oder „*biologisches Museum für Gehirn- und Seelenkunde*" oder dergl. hieße". Der Verweis auf das Dohrnsche Institut mit Einführung des Begriffes „biologisch" entsprach durchaus Intentionen Vogts, der unter seiner Leitung Neuroanatomie, Neurophysiologie und Psychologie als „*Neurobiologisches Laboratorium*" zusammenfassen wollte[165]. Der heute aktuelle Begriff „Neurobiologie" scheint auf

[165] H Satzinger 1998, S. 82.

Oskar Vogt zurückzuführen sein, ebenso nach H Satzinger der Begriff „Neurophysiologie".

Waldeyer hatte ursprünglich den Plan, ein *deutsches Reichsinstitut für Hirnforschung* zu errichten, wofür er als Standort für Frankfurt, Flechsig für Leipzig plädierte, während bei der naheliegenden Lösung Berlin Vogt als Stein des Anstoßes galt (Nr. 513, 709). Der Holländer Cornelis Winkler befürwortete sogar ein internationaler Hirnforschungsinstitut (Nr. 802). Der Plan, ein gemeinsames Bibliothekszentrum zu schaffen (Nr. 811) ließ sich durch den Ausbruch des ersten Weltkrieges nicht mehr realisieren. Mit ihm versandete ohnehin - wie erwähnt - bald das ganze Projekt der internationalen Akademie-Institute (Nr. 814). Flechsig schreibt am 12.12.1914 an Edinger: „Neugierig bin ich, was aus der internationalen Association der Akademien und ihren Ablegern, speziell unserer Hirn-Commission werden wird. Waldeyer hält zwar offenbar an seinem unpolitischen Standpunkt fest; ich fürchte aber, er wird in maßgebenden Kreisen keine Gegenliebe finden" (Nr. 830, 866)[166]. Diese Einschätzung erwies sich als richtig, obwohl noch 1915 zwischen Kappers und Fürbringer ein Berliner Institut diskutiert wurde (Nr. 846).

Vogt blieb aber am Ball. Noch vor Ausbruch des Krieges war es ihm gelungen, am 21.3.1914 den Senat der vier Jahre zuvor gegründeten Kaiser-Wilhelm-Gesellschaft nicht zuletzt wohl dank der finanziellen Zusicherungen der Familie Krupp von seinen Plänen zu überzeugen (Nr. 850). Trotz spöttischer Invektiven von P. Flechsig (Nr. 866) war er seit 1915 Direktor eines Institutes für Hirnforschung der KWG. Erst 1931 wurde allerdings der Einzug in eigene Institusgebäude in Berlin-Buch möglich.

Franz Nissl, Nachfolger **Kraepelins** in Heidelberg und später in München, führte in einem 8-seitigen Brief vom 11.2.1913 im Zusammenhang mit der von ihm vorgesehenen Reihe „Beiträge zur Frage des Zusammenhangs zwischen klinischem Verlauf und anatomischem Befund bei Gehirn- und Nervenkrankheiten" (später als Nissl-Alzheimer-Arbeiten geläufig) ganz im Sinne Vogts aus: „Bei der heute durchgeführten Arbeitsteilung in unseren psychiatrischen Kliniken bildet zwar die klinische Tätigkeit das gemeinsame Band, das die hier tätigen Ärzte vereinigt, aber es ist unmöglich geworden, dass der auf einem besonderen Gebiet Arbeitende mit den übrigen Spezialdisziplinen des Faches in dauernder und inniger Fühlung verbleibt, zumal wenn direkte Zusammenhänge zwischen den einzelnen Zweiggebieten fehlen, wie z. B. zwischen Kriminalpsychologie und der Anatomie des Centralnervensystems" (Nr. 769). Aus solchen Gedankengängen, die sich mit denen Kraepelins deckten, entstand dann der Plan der **Deutschen Forschungsanstalt für Psychiatrie** in München, ab 1917 verwirklicht, aber noch in unzureichenden Räumlichkeiten.

Erst 1924 wurde auch diese Forschungsanstalt in die Kaiser- Wilhelm-Gesellschaft eingegliedert. Hier half nun die großzügige Unterstützung durch amerikanische Geldgeber wie James Loeb und die Rockefeller-Foundation. Walter Spielmeyer, inzwischen dem früh verstorbenen Korbinian Brodmann gefolgt, konnte 1925 endlich Hoffnung auf einen Institutsneubau schöpfen (Nr. 1066), doch erst 1928 wurde dieser Neubau in

[166] Im Geheimen Staatsarchiv (Preuß. Kulturbesitz) befindet sich unter der Signatur Rep. 76, Va Sekt. 2, Tit. X, Nr. 11, adh. Bd. 1, Bl. 55-58 ein Brief vom 15.1.1900, bei dem die Unterschrift herausgeschnitten ist. Dem Inhalt nach handelt es sich mit an Sicherheit grenzender Wahrscheinlichkeit um ein Schreiben von P. Flechsig. Er setzt O. Vogt in diesem Brief in bemerkenwert polemischer Weise herab. Da die Unterschrift des Briefes nicht mehr vorliegt, wurde er in die Sammlung nicht aufgenommen.

der Kraepelinstraße eröffnet. Kraepelin selbst erlebte dies nicht mehr. Vogt und Spielmeyer fanden sich in den Kuratorien beider Institute (Nr. 1098, 1099). Vogt warb für seine Konzeption und speziell für eine Abteilung für zytoarchitektonische Forschung auch in Boston bei dem Spielmeyer-Schüler Stanley Cobb (Nr. 1108). 1931 überlegte Vogt offenbar zeitweise, Hallervorden an sein Institut zu holen (Nr. 1238).

Auf die Erfolge beider KWG-Hirnforschungsinstitute ist hier nicht einzugehen. Die Entgleisungen während der NS-Zeit (s. oben) schadeten nach dem zweiten Weltkrieg verständlicherweise dem internationalen Ruf beider Institute, den sie früher zweifellos errungen hatten.

Die Zerschlagung der Kaiser-Wilhelm-Gesellschaft und die **Neugründung der Max-Planck-Gesellschaft** spiegelt sich in einigen Briefen (Nr. 1798, 1823, 1845, 1849, 1898, 1932). Speziell für die Neuropathologie, die bisher institutionell nur an den beiden KWG-Instituten und wenigen Universitäts-Laboratorien wie unter A. M. Jakob in Hamburg vertreten war, eröffnet sich in den Jahren nach dem Ende des 2. Weltkrieges langsam eine eigene Vertretung an den Universitäten unter Ablösung von den Psychiatrischen Kliniken wie den Pathologischen Instituten. Am 26.2.1947 lehnt Spatz, der inzwischen wieder Aussicht auf die Fortführung seines alten Institutes in Hessen hat (Nr. 2055), ein Angebot auf eine Extraordinariat in Kiel bei Büngeler ab (Nr. 1811). Gerd Peters erhält 1952 an der Bonner Universität den ersten Lehrstuhl für Neuropathologie, dem auf Grund der Empfehlungen des Wissenschaftsrates in den folgenden Jahrzehnten zahlreiche Ordinariate und Extraordinariate folgen (Nr. 2096–2098). Nur innerhalb der Max-Planck-Gesellschaft wird dem Fach weniger Bedeutung zugesprochen, folgt man den Eindrücken der Briefe von Spatz (Nr. 2034, 2041, 2109), der geradezu vom einem „horror cerebri" spricht, was allerdings den heutigen Verhältnissen nicht entspricht.

Offenbar kam seitens der Rockefeller Foundation 1952 die Anregung, in Freiburg ein Forschungs- und Fortbildungsinstitut für Psychiatrie zu gründen. R. Jung führte in den USA laut Mayer-Gross entsprechende Verhandlungen, die aber nicht zu einem Erfolg führten (Brief Nr. 1982 a).

Zunehmende Spezialisierung und Konkurrenz der Fächer

Schon 1890 zeichnet sich mit der zunehmenden Entwicklung der neurologischen Forschung und verbesserter Therapiemöglichkeiten auf dem Gebiet der Neurologie eine **Verselbständigkeitstendenz der Neurologie** ab. Diese hatte ihre Ursprünge sowohl in der Psychiatrie – Beispiele sind Carl Wernicke oder Carl Westphal – als auch in der Inneren Medizin[167]. Beispiele hierfür boten Adolph von Strümpell (Leipzig), Friedrich Schultze (Bonn) und Wilhelm Erb (Heidelberg). Vor allem Erb war es, der sich in manchmal fast paranoisch erscheinender Weise gegen eine Vereinnahmung der Neurologie durch die Psychiatrie stellte. Ich halte es für wahrscheinlich, dass Erbs Leipziger Erfahrungen mit Paul Flechsig seine Einstellung mitbestimmte. Für diese finden sich in seinen Briefen zahlreiche Beispiele, so, wenn er von dern „zunehmenden Usurpation der Nervenkrankheiten seitens der Psychiater" spricht (Nr. 87), von den „im-

[167] Siehe E. Lesky 1967 oder das informationsreiche Werk von H-H Eulner 1970.

mer zunehmenden Übergriffen der Psychiater" (Nr. 88) oder wenn er 1911 Edinger warnt: „Nur nicht an die Psychiatrie angliedern!" (Nr. 690) und an v. Strümpell schreibt: „Soll die Psychiatrie am Ende doch diesen fetten Bissen allein auffressen?" (Nr. 699). „Die Psychiater angeln bereits überall danach u. werden nach u. nach alle „Nervenkliniken" an sich reißen; und das halte ich für ein Unglück" (Nr. 757, ähnlich an anderen Stelle, wie Nr. 104, 826, 944). Am 4.7.1929 trägt andererseits Otfrid Foerster Max Nonne seine Sorge vor, dass der Münchner Internist Friedrich von Müller die Neurologie für die Innere Medizin reklamiere, obwohl er sich doch gleichzeitig darüber beklage, dass die Internisten heute nichts mehr von der Neurologie verstünden (Nr. 1129).

In Hamburg kommt es 1933/34 nochmals zu Konflikten anlässlich der Diskussion um den mit 73 Jahren emeritierten Max Nonne und den bei dem neuen Regime 1934 trotz seiner Übereinstimmung mit Rassenhygiene und anderen wesentlichen Zielen der NS-Politik in Ungnade gefallenen und zur vorzeitigen Emeritierung veranlassten Psychiaters **W. Weygandt** (zu dem nahezu kuriosen Zwist mit den Parteifunkionären wegen Weygandts Ziel einer Vorlesungsreihe über „Deutsche Rassenpflege des Geistes und der Nerven" siehe Hendrik van den Bussche 1989, sonst Brief Nr. 1418 mit den angeblichen Motiven humanitäre Freimaurerei, Schlaraffia, Vorliebe für jüdischen Assistenten). Weygandt hatte offenbar versucht, für seinen Nachfolger dessen Kompetenzen zu Lasten des zu berufenden Neurologen auszuweiten (Nr. 1380, 1381). Max Nonne, ursprünglich seit 1896 als Nachfolger Eisenlohrs Leiter der 2. Internistischen Abteilung in Hamburg-Eppendorf, auf Grund der Initiative von Brauer 1919 zunächst mit einem Lehrauftrag für Neurologie versehen, seit 1925 Ordinarius für Neurologie (Nr. 988), ist insofern zu Konzessionen bereit, als er zustimmt, dass die Psychiatrische Klinik den Zusatz „und Nervenklinik" erhält, allerdings unter Beibehaltung des Ordinariates für Neurologie einschließlich der neurologischen Poliklinik. Ludolph Brauer (1865–1951), Ärztlicher Direktor des Universitätsklinikums Hamburg-Eppendorf, präzisiert im Zusammenhang mit einem zur Diskussion stehenden Kandidaten für die Nachfolge Nonnes: „Im Wesentlichen will ich eine echte, gute Neurologie und nicht dieses verwaschene Geistreiche, diese halbe Psychiatrie" (Nr. 1165). Hierzu auch Stertz (Nr. 1377a).

Der **Streit um die Fächerspezialisierung**, der 1935 und vor allem in der Zeit nach dem zweiten Weltkrieg auch die Separierung von Neurochirurgie (Nr. 1526, 1547) und Neuropathologie (Nr. 1891, 1946, 1964) betrifft und zur Bildung eigener wissenschaftlicher Gesellschaften wie auch einer deutschen EEG-Gesellschaft (Nr. 1966) führen wird, gewinnt während der NS-Zeit eine eigene Note: Auf Weisung des Reichsministeriums des Inneren musste im November 1933 die Deutsche Gesellschaft für Nervenheilkunde, die immerhin 1932 den Psychiater Bumke an ihre Spitze gewählt hatte (Nr. 1299, 1300, 1301), mit dem Deutschen Verein für Psychiatrie zusammengeschlossen werden, was allerdings erst gelang, nachdem Bonhoeffer und Ilberg ihre Vorstandsämter zur Verfügung gestellt hatten (Nr. 1387, 1433, 1440). Die neue „Gesellschaft deutscher Neurologen und Psychiater" unter Ernst Rüdin, seit Juni 1933 „Reichskommissar für Rassenhygiene" (Nr. 1365), hielt im September 1935 ihre erste Tagung ab (Nr. 1514). Als schwierig erwies sich die Angliederung des Deutschen Verbandes für psychische Hygiene (Nr. 1368, 1369) und der Allgemeinen ärztlichen Gesellschaft für Psychotherapie (Nr. 1525, 1527, 1550) durch Divergenzen auch zwischen Ernst Kretschmer und den Berliner Psychotherapeuten Göring und Speer (Nr. 1594,

1681a), schwierig auch überhaupt das Verhältnis der niedergelassenen Nervenärzte zur Ausbildung in Psychotherapie (Kretschmer an Rüdin am 8.12.1937, Nr. 1597). In jüngster Zeit gewinnt mit dem steigenden Gewicht der Neurowissenschaften und ihrer Methoden das Problem der Trennung von Neurologie und Psychiatrie bzw. ihrer Zusammenführung neue Aktualität wie 2002 die Kontroverse zwischen W. Maier und H. Häfner zeigt.

Neue Publikationsorgane, Überfülle an Literatur, Hand- und Lehrbücher

Für Erb, seinen Schüler Nonne sowie Hermann Oppenheim war eine Konsequenz der sich immer stärker formierenden Neurologie, nun eine eigene Fachgesellschaft zu gründen und parallel dazu auch eine *eigene Fachzeitschrift* (Nr. 88 als „Zeitschrift für Nervenheilkunde"). Am 12.9.1906 bekräftigt Erb dieses Ziel (Nr. 526) und versucht 1907 bei der Vorbereitung zur ersten Tagung sogar „jugendliche Heißsporne" und „Stürmer" vor einer allzu rigorosen Abtrennung auch von der Inneren Medizin abzuhalten (Nr. 550, 551, wiederholt auch später in Nr. 650, 673). Als Namen der neuen Gesellschaft erwägt Erb mit v. Strümpell „Deutsche neurologische Gesellschaft" (Nr. 563), doch einigte man sich später auf den Namen „Gesellschaft Deutscher Nervenärzte", geändert erst 1950 in „Deutsche Gesellschaft für Neurologie"

Deutsche Zeitschrift für Nervenheilkunde

Als „Deutsche Zeitschrift für Nervenheilkunde" sollte das neue Publikationsorgan ab1890 die neue Neurologengesellschaft repräsentieren (Nr. 94, 550, 553, 566, 568), wobei die Herausgeberschaft Anlass zu Überlegungen gibt, übrigens bis in das Jahr 1934, als Friedrich Schultze ein Heft zu sehr unter dem Einfluss des neuen Mitherausgebers Viktor v. Weizsäcker zu stehen scheint („Ich verstehe seine Sachen nicht mehr", Nr. 1408).

Die Schaffung neuer Zeitschriften und deren Prägung durch die Herausgeber ist mehrfach Stoff für Briefwechsel (Nr. 69, 87, 90, 96, 128 „Es gibt nicht lauter Prima-Waare!", 179, 234). Oskar Vogt hatte sein eigenes Organ, seitdem Forel ihm 1895 seine Zeitschrift für Hypnose übergeben hatte (Nr. 214). Edinger ist 1904 gegen die Schaffung einer neuen Zeitschrift (Nr. 452).

Schließlich gibt es bereits um diese Zeit Klagen über die *Überfülle an Literatur*, die kaum noch zu bewältigen sei: „Sie wissen, dass ich in Ihre Jeremiade über die wachsende Insuffizienz unseres Wissens gegenüber dem immer größer werdenden Wissensstoff von Herzen einstimme" (Erb an v. Strümpell, Nr. 305, ähnlich Nr. 650, 805, 809). Dies gilt auch bereits für die Organisation wissenschaftlicher Kongresse (Nr. 489).

Bei Erb wird im Zusammenhang mit der Publikationswelle auch wieder seine antisemitische Ader angeschlagen: „Unsere neurologische Literatur wächst ja geradezu in's Phänomenale: haben doch die Herren Lewandowsky und Alzheimer in ca. drei Jahren nicht weniger als ca. 20 Bände herausgebracht! Das ist ja rein zum Verrücktwerden! Natürlich wieder die semitischen Streber!" (Nr. 757).

Vergleicht man die damaligen Klagen mit unserer Zeit, so müsste man verzweifeln ob der heutigen Publikationswut, der nur noch durch Superspezialisierung und mit Hilfe elektronischer Medien Herr zu werden ist.

Problemfall Handbücher

Für die Neurologie gemeinsam mit v. Strümpell ein Handbuch zu schreiben, wies Erb rigoros zurück: „Ich kann mir eine solche Arbeitslast nicht mehr aufladen; bei meiner letzten Tabesarbeit habe ich mir geschworen, es nie wieder zu tun; schließlich ist es ja nur ein Frondienst für den Herrn Verleger" (Nr. 601). Im Bereich der Neuropathologie mit Anlehnung an die Psychiatrie gab es bereits die von Nissl und Alzheimer herausgegebene Serie „Histologische und histopathologische Arbeiten über die Großhirnrinde mit besonderer Berücksichtigung der pathologischen Anatomie der Geisteskrankheiten", auf die sich die Briefe Nr. 769, 777, 781 und 813 beziehen, jedoch noch keine zusammenfassende Darstellung, abgesehen von einzelnen Artikeln in Handbüchern wie dem von Lewandowsky. Der „große Wurf" gelang erst Walter Spielmeyer mit seiner „Histopathologie des Nervensystems", erschienen 1921 als „Erster Band, Allgemeiner Teil", die für viele Jahre maßgebend blieb. Mit Ferdinand Springer, dem Verleger, trat er aber bereits im Januar 1911 in Verbindung wegen des Planes eines Handbuches der Pathologie des Nervensystems (Nr. 686, 688), wobei er die Notwendigkeit eines allgemeinen einleitenden Teiles hervorhob, aus dem sich dann später sein genanntes Buch entwickelte.

Springer hatte aber noch 1916 ein Handbuch im Blick (Nr. 884), zumindest als Ergänzung zum *Handbuch von Henke und Lubarsch*. Auch Alzheimer nahm zu dem Plan Stellung (Nr. 689), wobei er betonte, dass ihm mehr daran liege, einzelne Gebiete systematisch durchzuarbeiten als über große Gebiete Lehrbücher zu schreiben. Er werde dann auch auf die von ihm geplante Anatomie der Geistesstörungen verzichten. Ein anderer außer Nissl, Spielmeyer, Bielschowsky oder er selbst komme für einen solchen Plan ohnehin nicht in Frage, womit er offenbar Konkurrenzbefürchtungen Springers entgegnen wollte. Nach Kriegsende 1919 schreibt Spielmeyer an Springer, er habe selbst wieder Geschmack an der Sache bekommen, vielleicht angesichts eines Buches von A. M. Jakob, dessen Einteilung nach ätiologischen Gesichtspunkten wie sie auch Alzheimer in einem früheren Plan vorgeschlagen habe, Spielmeyer für grundsätzlich falsch hielt (Nr. 976). Die neue Gliederung müsse sich an histopathologischen Richtlinien orientieren (Nr. 977).

Nach Erscheinen seines Buches beginnt ein jahrelanges Zerren um die Nervenbände des Henke-Lubarsch'schen Handbuches, beginnend mit den ersten Mahnungen an säumige Autoren 1926 (Nr. 1069). Es wird bis in die Mitte der 50er-Jahre dauern, bis diese Nervenbände, inzwischen unter der Herausgeberschaft von Willibald Scholz, erscheinen werden. Zwar hoffte Spielmeyer 1927 noch, seinem Lehrbuch einen zweiten, speziellen Teil anfügen zu können (Nr. 1078), doch ist es dazu leider nicht mehr gekommen (Nr. 1116, 1117). Gliederungsprobleme und wechselnde Autorenschaften, nicht zuletzt durch den Ausschluss jüdischer Mitarbeiter führen zu langwierigen Schriftwechseln (Nr. 1106, 1117, 1139, 1158, 1255, 1390, 1458, unter Scholz nun 1493, 1495, 1549, 1554, 1556, 1558), die z. T. auch im Abschnitt Antisemitismus und Emigration erwähnt werden.

Gutachter und Übersetzer

Interessant ist, dass die Diskussion um die Berechtigung der Peer-Groups, die über die Aufnahme von Arbeiten in renommierte Zeitschriften entscheiden oder auch Referate fremder Arbeiten übernehmen, bereits 1913 in einem Brief von Nissl an Alzheimer, den Mitherausgeber seiner oben zitierten „Arbeiten“ anklingt, wenn Nissl schreibt: „Es ist leider heute so mit der Spezialisierung. Es lassen sich ausschließlich Arbeiten brauchbar referieren, wenn in der referierten Arbeit Gesichtspunkte, Ausblicke, Zusammenhänge enthalten sind, oder wenn bei rein beschreibenden Arbeiten (Pflastersteinbeschreibungen) der Referent Spezialist auf diesem Gebiet ist“ (Nr. 781).

Für die *internationale Verbreitung bedeutender Arbeiten* waren trotz der bei Gebildeten vorausgesetzten Kenntnisse in Französisch und Englisch **Übersetzungen** notwendig. Für sie stellten sich namhafte Wissenschaftler selbst zur Verfügung, so Darkschewitsch (Kasan) und P. Rosenbach (St. Petersburg) für die Übersetzung von Edingers Vorlesungen ins Russische (Nr. 129, 130, 176), Charles L. Herrick ins Englische (Nr. 147), während es Edinger nicht gelang, für seine Übersetzung des vergleichend-anatomischen Werkes von R. M. Yerkes ins Deutsche einen Verleger zu finden (Nr. 618). F. Botazzi übersetzte Edinger ins Italienische (Nr. 275).

Kapitel 8

Freunde, Kollegen, Konkurrenten

Es gehört zum Wesen von Forschung, dass es darum geht, Neues zu entwickeln, zu entdecken und zu formulieren. Ehrgeiz und Selbstbewusstsein sind hierbei selbstverständlich, Auseinandersetzungen mit Kollegen um Prioritäten nicht immer zu vermeiden. Auch in Bereichen der Wissenschaft, in denen es immer mehr auf Zusammen- und Zuarbeit ankommt, sind Konfliktmöglichkeiten nicht auszuschließen. Umso gewichtiger und auch wissenschaftlich fruchtbarer sind Freundschaften unter Wissenschaftlern und ein Vertrauen zueinander, dass niemand dem anderen Ideen wegnimmt oder sich gar unter Ausnutzung von politischen Angeboten Vorteile zu Lasten von Kollegen verschafft. Urteile über Kollegen und Bewertungen von deren Leistungen abzugeben, ist allerdings selbstverständlich, wenn es sich um Fragen von Berufungen oder um Empfehlungen von Schülern geht (z. B. Waldeyer Nr. 29). Beispiele hierfür zeigt schon unser Brief Nr. 1 aus dem Jahr 1849 von Emil du Bois-Reymond an Bogislaus Reichert.

Es ist eher erstaunlich, dass sich unter den morphologisch orientierten Hirnforschern mehrere Beispiele lebenslang bestehender **Freundschaften** finden, so zwischen Carl Weigert und Ludwig Edinger, zwischen Franz Nissl und Alois Alzheimer, Julius Hallervorden und Hugo Spatz, aber auch zwischen Max Bielschowsky und Julius Hallervorden, zwischen beiden und Ludwig Pick, zwischen den Klinikern Wilhelm Erb und Adolf von Strümpell, zwischen Waldeyer und Edinger (Nr. 246). Daneben gibt es enge Vertrauensverhältnisse zwischen Lehrern und Schülern wie zwischen Rudolf Virchow und Julius Cohnheim (Nr. 3) oder Anton Dohrn (Nr. 2), zwischen August Forel oder Max Fürbringer und Oskar Vogt, zwischen Walter Spielmeyer und Hallervorden, Wilhelm Erb und Max Nonne, Nonne und Alfred Hauptmann, – dies alles ohne Beeinflussung durch Judentum oder politischer Orientierung. Selten wird man Worte finden wie das von Spatz am 14.2.1936 an Hallervorden: „Unter Larven sind Sie die einzige fühlende Brust, die ich dort habe, der einzige Mensch, mit dem ich mich rückhaltlos aussprechen könnte“ (Nr. 1545) und in gleichem Sinne am 21.10.1942, wenn Spatz Hallervorden versichert, dass „Sie der einzige Faktor sind, der mich mit meinem Schicksal in Buch aussöhnt“ (Nr. 1707). Fast wortgleich schreibt Hallervorden am 13.43.1945 an Spatz: „Sie sind der einzige Mensch außer meiner Familie, an dem ich restlos hänge“ (Nr. 1763). Auch Bielschowsky, als Jude gedemütigt, hängt an Hallervorden, dem er am 22.8.1938 sagt: „Ihr letzter Brief hat mir gezeigt, dass ich Ihr wissenschaftliches und menschliches Gefüge immer richtig beurteilt habe, obgleich ich sonst auf diesem Gebiete große Irrtümer begangen habe“ (Nr. 1616). Von seltener Warmherzigkeit sind auch die beiden Briefe von Alfred Hauptmann an seinen Lehrer Max Nonne (Nr. 1459 und 1598).

Bei Empfehlungen zu **Berufungen** sind die **Kriterien der Bewertung** von Interesse, bei denen wissenschaftliche Qualifikation und Lehrbefähigung als selbstverständlich vorausgesetzt zu werden pflegen. Es kommt aber z. B. Wilhelm His bei einer Anfrage bei Max v. Pettenkofer auch noch auf anderes an: Natürlich ist „die Charakterfrage für uns von erster Bedeutung" (Nr. 4 vom 28.6.1871). Auch Erb fragt: „Ist er als Charakter geschätzt, anständig, liebenswürdig?"(Nr. 85). Man kann sich fragen, was jeweils unter Charakter verstanden wird, ob es darunter neben gerader Haltung, Anständigkeit und Ehrlichkeit im Wissenschaftsbetrieb auch um patriotische Einstellung, und damit um politische Haltung geht (Nr. 757, 962), schließlich auch um jüdische Abkunft („Herr X. ist auch Antisemit", Nr. 1564, siehe auch die Nicht-Berufung von Carl Weigert nach Leipzig, Nr. 468). Erb stellt zu den erwünschten Fähigkeiten und Eigenschaften auch recht spezielle, auf Praxis weisende Fragen: „Was liest er dort? Ist er als Lehrer angenehm und beliebt? Hat er practische Tätigkeit dort? Wie macht er sich dabei? Hat er Talent für eine größere Poliklinik? Geschicke im Umgang mit städtischen Behörden, Krankenkassen etc.?". Sehr interessiert sind Forscher wie Erb oder Nonne auch an der Nachfolge ihrer Position. Jeder, der lange im Wissenschaftsbereich tätig war, kennt hierbei zwei Möglichkeiten: Tendenzen, einen möglichst schwachen Nachfolger zu lancieren, damit das eigene Licht noch weiterleuchten kann, oder das Streben, einen höchstmöglich Qualifizierten zu gewinnen. Bei Erb und Nonne ging es um das Letztere, was für ihre eigene menschliche Qualität spricht (Nr. 522, 523, 530, zu Nonne 1203, 1380, 1381, 1405, 1426). Der letztgenannte Brief zeigt auch die Offenheit, in der Nonne einem Kollegen klar macht, warum er sich gegen dessen Empfehlung eines Mitarbeiters aussprechen wird. Auch hierin zeigt sich Charakter. Aus manchen Briefen zu Berufungsfragen spricht das Bedauern darüber, warum eine gewünschte Berufung eines Kollegen in der Fakultät nicht durchsetzbar ist, so bei der Frage einer Berufung Edingers nach Dorpat (nur als Neuropathologe angesehen. Nr. 81) oder bei der – nicht unbegründeten – Sorge von Erb, der von ihm hochgeschätzte Nissl würde von der Heidelberger Fakultät nicht als Nachfolger des nach München berufenen Kraepelin in Aussicht genommen (Nr. 435) (Tatsächlich erfolgte Nissls Berufung nach Heidelberg erst nach dem nur wenige Monate währenden Intermezzo mit Karl Bonhoeffer, der 1903 aequo loco mit Hoche vorgeschlagen worden war). Einen Einblick in die nicht selten den Berufungen vorausgehenden innerfakultären Intrigen erlaubt der Brief von O. Frank zur Nachfolge Kraepelins in München (Nr. 1672).

Die **Bewertung von Wissenschaftlern** spielt nicht nur bei Berufungen eine Rolle, sondern auch bei der Aufnahmen von Manuskripten in Zeitschriften, bei der fördernden Empfehlung eigener Mitarbeiter (Nr. 114, His über Weigert; Nr. 121, 404 Virchow über Oesterreich; Nr. 541 Paul Ehrlich über Oppenheimer, Nr. 846, 848, 849, 852 Ariens Kappers über Paul Röthig), vor allem aber im Austausch der Meinungen wie sie in Briefen vielfach unerwartet offen erfolgt. Die Anerkennung von Lehrern und prägenden Persönlichkeit gehört zu den positiven Wertungen, beginnend bei Anton Dohrn gegenüber Charles Darwin (Nr. 2 vom 23.8.1864) mit einer auch bei aller Höflichkeit der Form des so viel Jüngeren gegenüber dem alten Virchow erstaunlich offenen und freien Begründung seiner Einstellung, aber auch der verständigen Annahme des Ratschlages des Älteren. Selbst wenn es 1880 um die Anstellung des Sohnes Virchows am Dohrnschen Institut geht, bleibt Dohrn bei einer klaren Darlegung der Situation, die eher gegen eine Anstellung zu sprechen scheint (Nr. 27). Das Verhältnis von Julius Cohnheim zu seinem Lehrer Virchow ist von ähnlich hoher Anerkennung und freier

Darlegung der eigenen Meinung geprägt (Nr. 23), so auch das von Friedrich Schultze an Nonne (Nr. 65).

Man erkennt in den Briefen, was leere Komplimente sind, was echt gemeinte **Anerkennung der Leistungen des Briefpartners.** Dies gilt für viele Urteile, so von Max Fürbringer über Waldeyer (Nr. 122) oder Oskar Vogt (Nr. 353), Waldeyer über Edinger (Nr. 150) oder seinen Lehrer v. Recklinghausen, Heilbronner über Wernicke (Nr. 199), Eisenlohr über seinen Schüler Nonne (Nr. 239), Victor Horsley über Edinger (Nr. 365), Edinger über Kurt Goldstein (Nr. 466), Waldeyer über Ramon y Cajal (Nr. 691), Karoly Schaffer über Edinger (Nr. 718), W. Roux über Edinger (Nr. 756), Erb über Nonne (Nr. 933), Nonne über Julius Wagner v. Jauregg oder Heinrich Obersteiner (Nr. 2004), S. Exner zu Edinger (Nr. 214, 224), Kurt Schneider über den jungen Kurt Kolle (Nr. 1694), um nur einige zu nennen. Nissl schreibt Edinger: „Sie sind der erste und Alleinige, unter den vielen Kritikern, der kapiert hat, was wir wollen. Sie allein haben den Sinn unseres Unternehmens zum ersten Mal erfasst" (Nr. 804). Auch die Worte Kurt Schneiders über Karl Jaspers sind in ihrer Ernsthaftigkeit ungewöhnlich: „Ich stehe immer treu zu dem Unvergänglichen, was er für mein Fach und meine fachliche Entwicklung bedeutet, wenn sie auch mit den Jahren sich recht weit von ihm entfernte. Und seine klare und lautere Persönlichkeit, sein Ernst und sein Ethos ist mir auch dann verehrungswürdig, wenn er im Einzelnen anders denkt, vor allem weit „europäischer" als ich, der ich so tief im Deutschen die Heimat habe" (Nr. 1818). Und wenn Eugen Kahn seinem Lehrer Kraepelin nicht ohne Kritik gegenüber steht (Nr. 2040), so erkennt er doch an: „dass ich trotz allem nie vergessen werde, dass ich ein Schüler Kraepelins bin, und dass mein Respekt vor der Riesenarbeit, die er geleistet hat, mit den Jahren eher gewachsen als gleich geblieben ist" (Nr. 2023). Nicht zu vergessen ist auch der Brief von Karl Jaspers über Hans W. Gruhle, dem er so viel für seine „Psychopathologie" verdanke (Nr. 2101). Auch Beispiele für Fälle, in denen Hilfe nicht mehr möglich war, Wohlwollen und Verständnis aber ausgedrückt werden konnte, bieten sich in dem Abschnitt über Antisemitismus und Emigration.

Urteile über sich selbst finden sich, so von Kurt Schneider (Nr. 1715) oder wenn Erb an Edinger schreibt: „Wenn Sie mich für so bescheiden halten, ist mir das höchst erfreulich.; und ich weiß, dass Sie mich und meine Aufrichtigkeit genau genug kennen, um zu wissen, dass ich diese „Bescheidenheit" nicht etwa fingiere. Es ist mir wirklich noch immer nicht recht klar, warum ich in der Neurologie die mir von so vielen Seiten vindizierte Stellung einnehme"(Nr. 857). Zu Fürbringer bekennt Nissl eine fast anankastisch zu wertende Skrupelhaftigkeit als Grund, warum er einen wichtigen Bericht noch nicht abgeschickt habe. Dies sei nicht seine Bequemlichkeit, „sondern die mir angeborene Ängstlichkeit, ich könnte schließlich doch etwas schriftlich behaupten, was nicht vollkommen wissenschaftlich zu vertreten war" (Nr. 497). Sicher ungewöhnlich ist auch, dass Erb zu Lebzeiten seinen eigenen Nekrolog formuliert und diesen v. Strümpell übergibt, um diesem Arbeit zu ersparen (Nr. 995). In ähnlicher Weise hatte Johann Caspar Lavater seinen Tod vorbereitet in Form von 25 handgeschriebenen Briefen, die nach seinem Tode an seine Freunde geschickt werden sollten[168]. Hoche berührte diese Frage des selbstverfassten Nachrufes in seiner Selbstdarstellung von 1923.

---

[168] Katalog der Lavaterausstellung „Das Antlitz, eine Obsession", Kunsthaus Zürich 2001, Nr. 139, S. 79.

Zur Selbstreflektion, die ja durchaus nicht nur in Autobiographien, sondern auch in Briefen ihren Niederschlag finden kann, gehören auch Anwandlungen von Resignation. Sie waren weder Erb (Nr. 621) noch Spielmeyer oder Kurt Schneider fremd, wenn Ersterer z. B. am 19.4.1929 an Hallervorden schreibt: „Überhaupt ist es mit der Anatomie einmal wieder ganz schlimm, und man sollte eigentlich etwas Anderes machen oder vielleicht auch lieber gar nichts" (Nr. 1120) oder wenige Wochen danach: „Oftmals wünschte ich, mich für längere Zeit einmal zurückziehen zu können, um still für mich zu mikroskopieren, als das ewige Gerede tagtäglich zu haben und vor allem die unglaubliche Schmiererei, bei der doch gar nichts herauskommt" (Nr. 1126). Hugo Spatz zieht ein Resumee in anderer Weise, wenn er am 30.3.1947 folgert: „Ich beabsichtige, die Pathologie mehr oder weniger ganz Herrn Hallervorden zu überlassen und mich der Entwicklungsgeschichte zu widmen" (Nr. 1815, ähnlich 1854), – beide Briefe vermutlich nicht ohne Zusammenhang mit der Vergangenheit. Über sich und gleichzeitig gegen Viktor v. Weizsäcker schreibt Hugo Spatz, der eigentlich ein unverbesserlicher Optimist ist, weiter am 11.10.1950: „Wenn ich wieder anfangen würde, so würde ich doch wieder Hirnforschung wählen. Wir arbeiten noch an den Fundamenten im Keller, aber irgend einmal wird da ein stattliches Haus entstehen... Mit der Therapie habe ich mich nie ernsthaft beschäftigt; sie schien mir immer problematisch. Ich teile aber doch nicht den Pessimismus des Herrn v. Weizsäcker, der meint, dass durch die Erfolge der Tuberkulosebehandlung letzten Endes nur Unheil geschaffen werde" (Nr. 1946)

Zu solchen ans Autobiographische angrenzenden Äußerungen schreibt Georg Stertz am 12.1.1934 an Max Nonne: „Schwer denke ich es mir dabei, Dinge und Mensch in den Scheinwerfer des unbestechlichen Wahrheitswillens zu setzen, während wir doch im aktuellen Leben ohne Kompromiss nicht auskommen" (Nr. 1397). Georges Schaltenbrand entgegnet Angehörigen der Familie Nonnes, die nicht mit jeder Formulierung seines Nachrufes einverstanden waren: „Sie müssen aber Verständnis dafür haben, dass eine Biographie keine Apotheose sein darf..., sondern dass eine Biographie den Versuch machen muss, eine Persönlichkeit sub specie aeternitatis zu sehen" (Nr. 2103). Hoche, der selbst wie Bumke eine sehr spitze Feder führen konnte, ist nach Erscheinen seiner Autobiographie Thema einiger kritischer, aber auch verständnisvoller Bemerkungen von Friedrich Schultze, Max Nonne, Alfred Hauptmann und Viktor v. Weizsäcker (Nr. 969, 1408, 1436, 1437). Hoche, der sich selbst als „unheilbaren Skeptiker" (Brief Nr. 1712a vom 14.1.1943) bezeichnet, gibt viel über sich selbst in seinem Briefwechsel mit Ludwig Binswanger preis (Nr. 845a, 1018a, b, 1019a, b, 1037a, 1038a, 1100a,b, 1712a).

Selbstverständlich gibt es nicht nur positive Urteile unter Kollegen. Gekränktheiten, Animositäten, auch Häme schlagen sich in dem einen oder anderen Brief nieder. Besonders empfindlich wird reagiert, wenn Prioritätsstreitigkeiten vorliegen oder gar **Plagiatsvorwürfe** erhoben werden. Ein Beispiel für Letzteres sind die wohl angesichts ihrer Häufung nicht unberechtigten Vorwürfe gegen den wegen seiner Myelogenesestudien und seinen Untersuchungen zur Entwicklungsgeschichte des heranwachsenden Gehirns angesehenen Leipziger Hirnforscher **Paul Flechsig**. Nicht nur seitens seiner Assistenten Oskar Vogt („Lump und Dègenerée". Briefe Nr. 223, 247, 326, 439 und O Vogt (1896/97) sowie H Mädler, sondern auch von so angesehenen Wissenschaftlern wie Berard von Gudden (Nr. 19: „ein sauberer Herr, dieser Flechsig"), Emil Kraepelin (Nr. 39: „skandalöser Vorfall", auch in seinen Lebenserinnerungen 1983, S. 22 ff., ferner

Burgmair et al. 2002, S. 232 ff.), August Forel („schmutzige[r] Charakter dieses Menschen"; siehe Burgmair et al. 2002, S. 258), J. J. Dejerine (Nr. 284, 316), Franz Nissl (1898), Oswald Bumke (Nr. 1010) oder Max Fürbringer (Nr. 353) wurde Flechsig des Plagiats und unfairer Methoden beschuldigt. Emanuel Mendel versuchte in einem Fall mäßigend zu vermitteln (Nr. 233), hatte selbst aber mit Flechsig ein hartes Urteil über Oskar Vogt als Hypnotiseur (Nr. 267). Ausgerechnet Flechsig beschuldigt später Korbinian Brodman – wohl als Retourkutsche zu Vogt – des Plagiates bei der Abgrenzung seiner zytoarchitektonischen Felder (Nr. 830). Hatte Edinger offenbar einen entsprechenden Vorwurf auch gegenüber Michael v. Lenhossék ausgesprochen, so wehrte dieser sich dagegen (Nr. 309) zugleich mit einem scharfen Urteil über Nissl und seine Ablehnung der Neuronenlehre.

Bitter urteilt Korbinian Brodmann über seinen Chef Oskar Vogt (Nr. 963) und die Berliner Medizinische Fakultät (Nr. 647), die seine Habilitation – wohl aus Abneigung gegen Vogt – abgelehnt hatte, während Brodmann unmittelbar nach seinem Weggang aus Berlin in Tübingen sofort habilitiert wurde. Man sollte sich in diesem Zusammenhang einen Satz von Hugo Spatz vor Augen halten: Ich „meine, dass man einen schwierigen Charakter in Kauf nehmen kann, wenn man einen originellen Forscher gewinnen kann" (Nr. 1651).

Prioritätsstreitigkeiten gab es mehrfach, mit mehr oder weniger Berechtigung, denn damals wie heute lagen bestimmte Lösungen „in der Luft" und wurden unabhängig voneinander erarbeitet, wobei es bei den früher vielfach eher hypothetischen Gedanken besonders schwierig war, zu beweisen, dass eine Idee schon vorher von einem anderen formuliert worden war. Derartige Vorwürfe finden sich 1899 in den Lebenserinnerungen von A. Koellicker gegenüber R. Virchow, aber auch gegenüber der eingangs erwähnten Aufbrauchtheorie Edingers, die O. Rosenbach für sich in Anspruch nahm (Nr. 203, 205).

Rosenbach spricht übrigens am 11.12.1894 (Nr. 205) bereits von einer Molekularpathologie, doch hierbei wird etwas anderes darunter verstanden als wir es heute mit ganz anderen methodischen Voraussetzungen tun. Auch Hermann Oppenheim nennt Edinger, nachdem dieser eine Arbeit zu Therapievorschlägen für die Tabes zitiert hatte, einige früher erschienene Arbeiten von sich, allerdings ohne Edinger selbst Prioritätsverletzungen vorzuwerfen (Nr. 231). Sensitiv betont A. E. Kornmüller seine Priorität in der Ableitung bioelektrischer Potentiale im Gehirn gegenüber seinem Berliner Institutskollegen, dem Physiologen M. H. Fischer in dem Brief vom 10.11.1934 an den Nobel-Laureaten Lord Adrian (Nr. 1443). Kornmüller liegt 1940 auch in erbittertem Streit mit R. Jung über eine Publikation zu Hirnstromableitungen bei Epilepsie (Nr. 1663).

Das Nicht-Zitieren bestimmter Arbeiten wird mehrfach beanstandet, so sogar von Nissl gegenüber Edinger (Nr. 312) und von Béla Haller (Nr. 664) mit unfreundlichen Bemerkungen über Edinger. Oskar Vogt schreibt am 30.1.1911 – wie oben schon erwähnt – an August Forel: „Ich habe behauptet – und das thue ich noch jetzt noch – dass die Methode Freuds sich nicht von meiner unterscheidet, und ich habe dagegen protestiert, dass Freudianer mir, der ich beinahe so lange wie Freud mich mit den fraglichen Problemen beschäftige, das Recht absprechen, über diese Probleme mitreden zu dürfen" (Nr. 687). Im Interesse seiner Frau, Cécile Vogt, kämpft Oskar Vogt auch dafür, dass jene erstmals die Bedeutung der striären Schädigungen für bestimmte extrapyramidale Funktionsstörungen betont und den Begriff des Status marmoratus geprägt habe (Nr. 1017, 1019, 1030, 1031), dies gegen Gabriel Anton und die Verfechter der Wilsonschen Priorität bei der nach diesem benannten Krankheit. Selbst Walter Spielmeyer reagiert bei diesem Thema empfindlich: „Es gibt viel bedeutendere Leute als ich, die viel ängstlicher auf ihren Groschen sind; also will auch ich aus meinem Herzen keine Mördergrube machen" (Nr. 1161). Ein wenig pikiert zeigt auch Max Nonne sich, dass Viktor v. Weizsäcker ihn mit seinen - wirklich wesentlichen - Arbeiten nicht zitiert (Nr. 1405) oder wenn Nonne G. Stiefler darauf hinweist, dass er früher als Pierre Marie die nach diesem benannte hereditäre Kleinhirnatrophie beschrieben habe (Nr. 1454).

Eher witzig ist der Briefwechsel zwischen Carl Weigert und Friedrich Schultze über Prioritätsansprüche von Albert Adamkiewicz mit einem kleinen Spottgedicht auf diesen (Nr. 56–58, 60), ausgesprochen freundschaftlich locker auch das Geplänkel zwischen Heinrich Obersteiner und Edinger über die Priorität einer Beschreibung (Nr. 925). Und nicht ohne Süffisanz die Anmerkung von Spatz, Percival Bailey habe ihn in einem Brief darauf hingewiesen, dass in dem grundlegenden neurochirurgischen Tumorbuch von Bailey und Harvey Cushing die pathologisch-anatomischen Ausführungen Cushings von ihm, Bailey, stammten („Also, da menschelt's auch" schreibt Spatz. Nr. 1128). Wenig souverän wirkt der Brief v. Weizsäckers an Obersteiner, in dem er sich die Publikation des Lebenslaufes und des Schriftenverzeichnisses von Otfrid Foerster vorbehält (Nr. 1685).

Weit häufiger als anerkennende Worte finden sich **Beispiele einer negativen Beurteilung**, beginnend 1875 mit den Klagen von Gustav Fritsch über seinen damaligen Chef, den Anatomen B. Reichert (Nr. 7–9), den Urteilen von A. Dohrn über den Anatomen Gegenbaur und Ernst Haeckel (Nr. 38, 64), den oben zitierten vernichtenden Urteilen von Kraepelin, Vogt, oder Nissl über Flechsig oder der Polemik von Glaeser gegen Erb und Nonne bis zu der Unzufriedenheit von H. Spatz mit W. Spielmeyer (Nr. 1080). Wegen ihrer Häufigkeit seien nur wenige Komplexe herausgegriffen, so die schon im Kapitel über Genetik erwähnte Auseinandersetzung zwischen Walter Spielmeyer und Max Bielschowsky unter Beteiligung Hallervordens über den Stellenwert, den Vogt genetischen Untersuchungen zubilligt, ausgelöst durch eine Arbeit A. v. Braunmühls und deren Besprechung (Nr. 1189, 1190, 1191, 1192, 1194, 1195, 1199, 1200, 1208): „Sie schreiben von B.'s Sachen, dass sie recht dubiöser Art seien. Aber finden Sie wirklich nicht, dass die genetischen Dinge, die Sie von O. Vogt übernehmen, mindestens so dubiös sind?" (Nr. 1189). Bielschowsky antwortet Spielmeyer eher grundsätzlich: „Ich habe Ihnen ja schon vor Jahren ganz offen gesagt, dass die Histopathologie, wenn sie nicht durch neue Methoden eine wesentliche Verlängerung ihres Aktionsradius erhält, bald am Ende ihrer Leistungen sein wird" (Nr. 1191). Bielschowsky hatte mit dieser Einschätzung aus dem Jahre 1931 zweifellos recht, zumal er fortfährt: „Ich glaube, es ist wirklich nicht gesucht, wenn man hier, gestützt auf die Erfahrungen der experimentellen Genetik, genetische Gesichtspunkte zum Verständnis der Dinge heranzieht". In den Briefen wird durch Bielschowsky und Hallervorden nicht ohne Kritik, wenn auch wohlwollend zur Persönlichkeit Spielmeyers Stellung genommen, mit dem selbst Spatz zeitweise seine Probleme hatte, als 1927 seine Stellung an der Münchner Nervenklinik unsicher geworden war (Nr. 1080, 1084).

Vogt beklagt sich am 15.8.1894 bei Forel über Kraepelin, mit dem er in Heidelberg einen Disput gehabt habe. Kraepelin „entwickelte Ansichten, die ich in solcher Schroffheit wirklich nicht mehr in den Köpfen von Psychiatern wähnte: Die Hirnlokalisationslehre wird noch für lange Zeit für die Psychologie absolut wertlos sein; motorische und sensuelle Centren kenne ich, aber noch keine psychischen. Alle heutigen klinischen Beobachtungen haben keinen wissenschaftlichen Wert, weil sie der Methode, d.h. der Anwendung von Messapparaten entbehren". So ganz Unrecht hatte Kraepelin hier wohl nicht. Auch Bethes Kritik an Nagel hinsichtlich des Geruchs- und Geschmackssinnes bei Tieren hatte wohl ihre Berechtigung (Nr. 222), ebenso wie Erbs herbe Kritik an einem Buch von Leyden und Goldscheider (Nr. 225).

Karl Kleist stößt mit seiner Lokalisationslehre (siehe den Abschnitt hierzu) auf Einwände sowohl von Kurt Schneider (Nr. 1696) als auch von Mayer-Gross (Nr. 1878) ähnlich der Kritik, die an Kurt Goldstein mit seiner zu Kleist konträren Lehre durch Müller geübt wird (Nr. 1741). Recht kritisch kann sich Bielschowsky äußern, so über Kurt Goldstein („die sich als tiefe Weisheit ausgebenden Ganzheitsspekulationen", Nr. 1169)), nachfühlbar - wie auch bei Grünthal - über Oskar Vogt (Nr. 1220, 1395, 2013), über Karoly Schaffer (1355, 1483) oder B. Ostertag (Nr. 1548). Die anstehende Nachfolge Nonnes in Hamburg führt auch zu einigen aus der heutigen Perspektive merkwürdig erscheinenden Briefen, so von Ludolf Krehl, Viktor von Weizsäcker, Ludolph Brauer, Wilhelm Weygandt (Nr. 1163, 1165, 1380, 1381, 1384, 1413). Einen politischen Hintergrund - die früher engen Beziehungen zu sowjetischen Regierungsstellen im Gegensatz zu gegenwärtigen Anbiederungen bei NS-Stellen - haben die kritischen Bemerkungen Spielmeyers über Vogt vom 15.5.1933 (Nr. 1357), ähnlich die Bielschowskys über Ostertag (Nr. 1139).

Wenn sich schließlich der Neurologe E. Müller am 13.1.1949 über den „Hochmut der Ordinarien" äußert, über die „maßlose Eitelkeit unserer Herren, die sich nur sicher hinter ihrem Schreibtisch und in ihren heiligen Hallen fühlen", so spricht hier kein aufmüpfiger Student, sondern ein langjährig erfahrener Nervenarzt, der auch den Krieg miterlebte und aus dessen Erfahrung hinzufügt: „Die ungeheure Unsicherheit, die ich draußen beim Heer, wo sie Gleiche unter Gleichen waren, erleben durfte, hatte für mich etwas Erschütterndes. Außerdem hatte ich leider die Möglichkeit, in den jetzt laufenden Prozessen (Pohlisch, Kreuz usw.) die Haltung dieser Herren als Mensch und Charakter indirekt zu studieren" (Nr. 1877) [der Orthopäde L. Kreuz oder der Psychiater W. Creutz gemeint?]. Wohl vor ähnlichem Hintergrund urteilt Kurt Schneider, wenn er am 25.10.1949 - ebenfalls an Richard Jung gerichtet - schreibt: „Grundsätzlich bin ich dafür, junge Gelehrte reden zu lassen und ihnen die Möglichkeit zu geben, sich bekannt zu machen. Diese Bonzenpolitik, die bei uns jetzt wieder sehr groß ist, halte ich für schlecht"(Nr. 1914).

Sachliche Kritik mit dem Ziele der gegenseitigen Hilfe im Interesse der Wissenschaft sollte unter Forschern die Regel sein, ist es aber leider nicht immer. Aber es gibt gute Beispiele für Sachlichkeit bei gegenseitigem Respekt voreinander, so Michael v. Lenhossék zu Edinger über dessen Schema der Hirnbahnen (Nr. 186) oder Spatz am 26.3.1958 gegenüber Karl Jaspers (Nr. 2051). Auch Richard Jungs Anmerkung gegenüber G. Kloos hinsichtlich dessen Aufrechterhaltung einer epileptischen Wesensänderung (Nr. 1974) gehört hierzu. Sachlich sind auch die Bemerkungen von Edinger zu Heinrich Obersteiner (Nr. 811), von Jules Soury über Friedrich Leopold Goltz und die grundsätzlichen Anmerkungen von Smith-Elliot zu wissenschaftlicher Kritik (am 9.1.1913 an Edinger, Nr. 763). Von grundsätzlichen Charakter zur Frage von Kritik in der Wissenschaft sind die Zeilen von Adolf Wallenberg an Edinger vom 2.12.1915 (Nr. 875): „Lässt man alles Gefühlsmäßige weg, die echte Freude am Genialen und die Schadenfreude des Nur-Kritikus, dann gewinnt die Kritik einen ganz anderen Wert, ja, ich behaupte, sie wird dann zur Hefe, zur Brutstätte des Genialen. Alle großen Gedanken, alle welt-verwandelnden Ideen entstanden doch durch Kritik der bis dahin gültigen Gesetze und Dogmen. Die Kritik ist eine wesentliche Eigenschaft des Genialen, ohne die er weder schaffen noch das Erschaffene erhalten bzw. weiterführen kann... Wenn ich selbst gewagt habe, zu kritisieren, dann war es stets in der Absicht, zu fördern und nicht zu zerstören, ebenso denke ich dankbar Ihrer Kritik meiner bescheidenen Funde, die meine Arbeit stets gefördert hat". Ähnlich äußert sich C. L. Herrick am 9.4.1893: I am always glad for specific criticism by which I can profit and hope to corect the errors as time goes on" (Nr. 141). Wie anders die empfindlichen Reaktionen des Würzburger, später Heidelberger Chirurgen Eugen Enderlen gegenüber Edinger (Nr. 942, 943) im Zusammenhang mit Edingers Versuchen, Nervendefekte durch Agarröhrchen zu überbrücken und das Auswachsen sich regenerierender Nervenfasern durch diese hindurchzuleiten. Edinger hatte Enderlen offenbar um Unterstützung gebeten. Dieser arbeitete bereits mit Lobenhoffer über dasselbe Problem[169], dabei aber mit weniger überzeugenden Ergebnissen, worüber es zu Missverständnissen kam.

Zur Sachlichkeit und der Bemühung um Objektivität gehört auch **Anstand und Fairness** im Umgang miteinander, – Anstand, ein altertümlich scheinendes Wort, das den Respekt vor dem Anderen und den Verzicht auf Machtgehabe wie Intrige in sich schließt, früher (s. z. B. Nr. 7–9) wie heute leider nicht selbstverständlich.

Glücklicherweise gibt es in den Briefen eine ganze Reihe solcher Beispiele für menschlichen Anstand, für Fairness und Hilfsbereitschaft: Wie freimütig bekennt August Forel am 28.10.1876 gegenüber Theodor Meynert, seinem Doktorvater,: „Nun verlangt allerdings mein Gewissen, dass ich Ihnen offenherzig sage, dass ich gegenwärtig an einer Arbeit betreff Hirnanatomie beschäftigt bin, in welcher ich mit manchen Ihrer Resultate nicht übereinkomme, sodass ich dieselben angreifen muss" (Nr. 13). Und ganz in diesem Sinne auch W. His zu Max Fürbringer: „Dass wir uns in Grundvorstellungen wie dieser in zentralem Gegensatz befinden, ist gewiss bedauerlich, soll aber kein Hindernis sein, dass ich Ihre Arbeit mit aller gebührenden Aufmerksamkeit und Werthschätzung durchstudieren werde" (Nr. 268). Zwischen den befreundeten Neurologen und Internisten Erb und v. Strümpell gibt es ebenfalls einen Austausch über divergierende Meinungen: „Nur in Eile, dass mich Ihre Auseinandersetzungen nicht im mindesten verstimmt haben. Ich erkenne vielmehr die Berechtigung derselben vollkommen an, kann aber nicht finden, dass Ihre Ansicht weniger hypothetisch ist als die meine; eher im Gegenteil!" (Nr. 457).

Bei durchaus unterschiedlichen Auffassungen über die Erklärung von besonderer Vulnerabilität bestimmter Areale des Ammonshorns und auch ihren Schülern im Grunde kaum überwindbar erscheinender gegenseitiger persönlicher Abneigung bemühen sich Oskar Vogt und Walter Spielmeyer dennoch um Verständigung (Nr. 1076, 1082, 1083, 1086, 1098, 1099), lassen sich auch gegenseitig in die Kuratorien ihrer Kaiser-Wilhelm-Institute wählen. Spielmeyer formuliert sogar ausgesprochen persönlich seine Hochachtung und sein Bestreben, Auseinandersetzungen zu vermeiden: „Sie kennen mich vielleicht aus manchen Veröffentlichungen etc. als streitbaren Menschen; das bin ich wohl auch; aber Menschen gegenüber, die ich wirklich verehre,

---

[169] Frau Dr. Monika Reiniger, M. A. vom Institut der Geschichte der Medizin der Universität Würzburg verdanke ich den Hinweis auf die Arbeit Enderlen, E., Lobenhoffer 1917, ferner von Lutzeyer, W 1963.

ist mir das Streiten geradezu etwas Schmerzliches. Ich will Ihnen nun hier keine zarte Erklärung machen, über die Sie lächeln müssten; aber ich möchte doch annehmen, dass Sie früher und auch in letzter Zeit bemerkt haben, wie hoch ich Sie und Ihre Frau Cécile Vogt schätze. Ich habe deshalb alles, was mit „Vulnerabilität", „örtlich elektiven Erkrankungen" und „Pathoklisen" zusammenhängt, geradezu verwünscht, weil ich mich mit Ihnen nicht einigen konnte" (Nr. 1083). Auch bei Alfons M. Jakob heißt es, er freue sich, „dass Sie unsere wissenschaftlichen Auseinandersetzungen so auffassen, wie sie von meiner Seite aus empfunden und gemeint sind, in objektiver aber durchaus freundschaftlicher Weise. Es bedarf von meiner Seite wohl keiner Erwähnung, wie hoch ich Ihre Arbeitsweise schätze. Dass dabei manche Meinungsdifferenzen bestehen, liegt wohl in erster Linie in der Schwierigkeit der Problemstellungen" Nr. 1058). Ein Beispiel für eine höfliche und doch klare Aussage Oskar Vogt gegenüber ist der Brief von Hugo Liepmann: „Sie haben mir zwar Ihr und Ihrer Gattin Buch über die Erkrankungen des striären Systems in der denkbar unpersönlichsten Form überreicht, weil Sie mir auf Grund unkontrollierbarer Zwischenträgereien gram sind. Da sich aber meine Gefühle für Sie und Ihre Frau nicht geändert haben, folge ich diesen und spreche Ihnen Beiden direkt meinen verbindlichen Dank für das überaus wertvolle Buch aus" (Nr. 1004).

Nicht so selbstverständlich sind **Hilfsbereitschaft und Dank für Kritik und Förderung**. Beispiele sind die Briefe von M. A. Starr, W. H. Gaskell oder G. Retzius an Edinger (Nr. 55, 75, 118). Die dem Fortschritt der Wissenschaft dienende Großzügigkeit, dem auf gleichem Gebiet arbeitenden Kollegen eigene Präparate zu Vergleichzwecken anzubieten wie P. Mayser Forel (Nr. 99), C. J. Herrick Edinger (Nr. 638) oder die Bearbeitung eines Themas am eigenen Material einem Kollegen zu überlassen wie Fürbringer Gustav Schwalbe (Nr. 106, 107), sind ebenso Beispiele für Fairness in der Wissenschaft wie Angebote, einem Kollegen von einer Expedition Objekte mitzubringen, die Rudolf Burckhardt gegenüber Semon mit dem Leitspruch „Ein Jeglicher diene dem Anderen, womit ihm gegeben ist" (Nr. 148,149) oder Max Fürbringer gegenüber Edinger (Nr. 162) macht. Dazu, dass diese Bereitschaft nicht überall zu beobachten ist, schreibt Wilhelm His beschwichtigend an Forel: „Gewiss haben Sie schon recht, dass die mit verschiedenen Methoden arbeitenden Forscher auf einander Rücksicht nehmen. Wenn das nicht in weiterem Umfang bis jetzt geschehen ist, so liegt dies z. T. in der Unvollkommenheit der menschlichen Natur" (Nr. 109).

Eine solche Vermittlungsrolle des Älteren spielt auch Bielschowsky in einer drohenden Auseinandersetzung zwischen Hallervorden und Vogt um den Zugriff auf Gehirne der Hallervordenschen Abteilung (Nr. 1257–1261), in der Spielmeyer seinen alten Groll gegen Vogt nicht ganz vergessen kann („Vogt, der von der Histopathologie bei Gott nichts versteht, wagt, Ihnen ins Handwerk zu pfuschen")(Nr. 1260).

Bewusste **Selbstbescheidung** in der Erkenntnis, dass die eigene Arbeit noch nicht ausgereift ist, klingt nicht nur aus dem o. a. Brief von Erb (Nr. 497), sondern auch aus dem Brief von Hugo Liepmann (Nr. 237). Selbstkritik, aber auch Resignation angesichts seiner Vertreibung kennzeichnet den Brief Bielschowskys aus dem holländischen Exil, mit dem er die Mitarbeit an einem Handbuch-Artikel ablehnen muss: „Mein Verantwortungsgefühl hält mich aber davon zurück, den mir zugesandten Vertrag der Firma Springer zu unterschreiben. Ohne mein Material und ständigen Kontakt mit Ihnen ist die Sache nicht zu machen" (Nr. 1390). Fairness und Rücksichtnahme auf den Älteren, hier Hermann Oppenheim, spricht aus den Vorschlägen, die Erb seinem Freund und Mitherausgeber v. Strümpell zur Herausgabe einer Sonderausgabe für Oppenheim macht. Obwohl dieser ihm als Konkurrent und dazu noch als Jude nicht so genehm ist, schreibt Erb doch: „Und - von allem Persönlichen abgesehen, das ihm anklebt - hat er doch offenbar recht große Verdienste um die wissenschaftl. Neurologie, wenn er auch manchmal geirrt hat" (Nr. 949, 952). Auch Erbs Freund Fr. Schultze urteilt: „Dabei ist Oppenheim's Handbuch so ausgezeichnet! Wie ich ohne jede Spur von Neid sage" (Nr. 964).

Pekuniäres kann ein heikles Gebiet, aber auch ein Feld sein, Charakter zu zeigen, so auch, wenn eine Auftragsarbeit gegen Bezahlung erfolgt, aber nicht zu den erhofften Erfolgen führt wie bei A. Bethe, der dies von der Dohrnschen Station in Neapel aus Edinger berichten muss, aber klarstellt: „Es wäre ja voll ungerechtfertigt von mir, mir eine Arbeit bezahlen zu lassen, die ihren Zweck nicht erreicht" - und etwas süffisant fortfährt - „Das muss Privilegium der Ärzte bleiben, die ja auch eine Liquidation erbitten, wenn ihr Patient mit dem Tode abgegangen ist" (Nr. 286).

Warmherzig - für ihn eher ungewöhnlich - klingt Hoche gegenüber Carl Weigert, wenn er schreibt: „Der vortreffliche Nissl in seiner Begeisterungsfähigkeit hat die Rolle übernommen, wie Johannes der Täufer gegenüber dem Messias; lange hat er ihn verkündet, nun kommt er in Gestalt von Bethe, und Johannes tritt die Führung ab, und bewundert hinfüro den Jüngeren. Alle Entwicklungen geschehen ja in Gegensätzen; die Diagonale aus den divergierenden Linien wird sich schon einstellen" (Nr. 338)

Und tröstend ist es gemeint, wenn Edinger über die Nicht-Anerkennung wissenschaftlicher Leistung schreibt: „In wissenschaftlichen Dingen ist es nie anders zugegangen und es ist leicht möglich, dass erst nach dem Tode des Forschers die Früchte seiner Arbeit reifen... Von meinem Standpunkt aus ist es auch kein Unglück, wenn etwa nach meinem Tode etwas, was ich verfolgt, von Anderen in Anspruch genommen wird" (Nr. 803).

Nonnes Brief über Wartenberg wurde schon im Antisemitismus-Abschnitt erwähnt als Beispiel für eine objektive, sich über Emotionen hinwegsetzende Haltung (Nr. 1404). Als anständig darf man auch die Begutachtung von Paul Röthig durch Spatz im Wiedergutmachungsverfahren Röthigs bezeichnen (Nr. 1994). Dies alles waren herausgegriffene Beispiele für nicht selbstverständliche Handlungsweisen auf einem notwendigerweise von ständigem Agon erfüllten Feld, bei dem es aber eben doch Regeln gibt, an die sich zu erinnern auch heute angezeigt ist.

Kapitel 9

Zur Bewertung von Wissenschaftlern in der Zeit des Nationalsozialismus (ein Nachwort in eigener Sache)

„Der Blick des Forschers fand
Nicht selten mehr, als er zu finden wünschte"
G. E. Lessing: Nathan der Weise, 2. Aufzug, 7. Auftritt

Wer Zeitgeschichte unter Einschluss von Zeitabschnitten betreiben will, die er selbst offenen Auges miterlebt hat, muss und sollte sich wie bei sonstiger historischer Forschung auf Dokumente, in der Regel schriftlicher Art stützen. Er kann allerdings kaum vermeiden, bereits bei der Auswahl der Dokumente Wertungen einfließen zu lassen. Unvermeidlicher Weise wird er seine eigene Lebenserfahrung einbringen, seine persönliche Kenntnis von Personen der Zeitgeschichte, sein eigenes Verwobensein in die Geschichte. Dabei lassen sich Sym- oder Antipathien gegenüber Zeitgenossen, auch Entschuldigungs-, Reinwaschungs- oder auch Anklagetendenzen wie überhaupt das Einfließen von Affekten in das historische Urteil schlechterdings nicht ausschließen. Nun sind auch Beschreibungen älterer historischer Abschnitte keineswegs frei von solcherlei Vorurteilen, aber auch von Erinnerungstäuschungen[170], doch nirgends liegen diese so nahe wie in der Beurteilung von Menschen, die man selbst kennen lernen oder deren Ausstrahlung auf ihre Umgebung man noch miterleben konnte, sei es auch nur über Eltern, Lehrer oder Freunde.

Diese methodischen Bedenken sind auch meinen eigenen Publikationen gegenüber anzuwenden, in denen ich mich mit den Handlungsweisen einiger Fachkollegen während der Zeit des Nationalsozialismus kritisch auseinandergesetzt habe (so 1997 mit den Neuropathologen Julius Hallervorden, Berthold Ostertag und H. J. Scherer, 1998 mit dem Neurologen Georges Schaltenbrand)[171]. Dies gilt im negativen wie positiven Sinne auch gegenüber Beurteilungen anderer meiner Fachkollegen wie den Psychiatern Georg Stertz, Heinrich Scheller und Kurt Kolle, den Neurologen Richard Jung, Fritz Erbslöh oder meinem neuropathologischen Lehrer Willibald Scholz, die ich zu würdigen versucht habe, ohne bei all ihren Stärken ihre Schwächen zu verschweigen. Alle diese Genannten waren übrigens niemals wegen irgendwelcher Fehlhandlungen während der NS-Zeit angeklagt, geschweige denn verurteilt worden.

Wer Schwächen solcher anerkannter Wissenschaftler nennt, wird leicht dem Verdacht unlauterer Motive oder einer Überempfindlichkeit ausgesetzt, einer moralischen Anmaßung, nach deren Grund zu fragen gewiss erlaubt ist. Wer so fragt, sollte allerdings auch bereit sein, auf Antworten zu hören und diese sine ira et studio – soweit dies möglich ist – zu reflektieren. Gewiss gilt dies für Fragende wie für Antwortende. Nicht immer gerecht waren z. B. Urteile vieler meiner Kollegen über Autoren wie Ernst Klee[172]. Er, Autor grundlegender Bücher zur Verstrickung deutscher Wissenschaftler aus den Bereichen der Psychiatrie, Anthropologie, Genetik oder auch der

[170] J Singer 2002.
[171] J Peiffer 1997, 1998.
[172] Siehe E Klee 1985, 2001

Neuropathologie galt für Viele gewissermaßen als rotes Tuch, nicht weniger als Götz Aly[173] oder der sich ebenfalls vor scharf zugespitzten Formulierungen nicht scheuende Kölner Genetiker Benno Müller-Hill, dem Kollegen einen allzu selektiven Umgang mit Archivdokumenten vorwerfen. Ohne die Bemühungen dieser Autoren hätte sich aber die Diskussion über fragwürdiges Verhalten medizinischer Wissenschaftler während der NS-Zeit auf Jahre hinaus auf Leo Alexander (vor der Emigration an der Frankfurter Univ. Nervenklinik tätig), Robert Jay Lifton, den Oxforder Historiker Paul Weindling oder andere ausländische Wissenschaftler beschränkt, auch wenn in Deutschland schon in den frühen Nachkriegsjahren Alice von Platen-Hallermund oder Alexander Mitscherlich und Manfred Mielke über die Nürnberger Ärzteprozesse berichtet hatten. Dass diese Berichte teils gerichtlich angefochten, teils seitens der Ärztekammern unterdrückt wurden, ist ein eher beschämendes Kapitel. Indem Autoren, die sich der Aufklärung verpflichtet fühlten, angegriffen oder gar unlauterer Motive bezichtigt wurden, wurde jede Objektivität anstrebende Darstellung der Vorgänge erschwert. Falsche Rücksichtnahmen, ein Crew-Verhalten gegenseitiger Deckung, das Vernichten tatsächlich oder vermeintlich belastenden Materials machten es schwer, Verhaltensweisen aus heutiger Sicht nicht als Fehlverhalten zu interpretieren. Sie hemmten die Notwendigkeit, den historischen Kontext zu suchen und anzuerkennen, den kritisch zu betrachtenden Wissenschaftlern insofern auch Verständnis entgegenzubringen, ihnen gerechter zu werden und das Gewicht ihrer Verdienste abzuwägen gegenüber ihrem wahrscheinlichen oder gesicherten Fehlverhalten. „Aus heutiger Sicht" sagt gleichzeitig, dass unser Urteil nie frei vom herrschenden Zeitgeist sein wird, der sich in der moralischen Bewertung fragwürdiger Entscheidungen nicht an absoluten Maßstäben orientieren kann.

Es handelt sich dabei um ein nicht nur Wissenschaftler betreffendes Problem. Dies zeigte schon die Diskussion zwischen Walter von Molo und Thomas Mann über die „Innere Emigration". Dichter wie Wilhelm Lehmann, Peter Huchel oder Oskar Loerke zeigten auch schwache Seiten gegenüber der herrschenden Macht, die ihnen eine Nische zum Schreiben und gelegentlichem Veröffentlichen ließ. Der als Jude aus Oesterreich nach Neuseeland vertriebene und aus der Emigration nach Tübingen berufene Germanist Paul Hoffmann wusste durchaus um solche Schwächen, bewertete aber am Beispiel von Josef Nadler gewichtiger die schöpferische Kraft, die erhalten geblieben war[174]. Nichtsdestoweniger, – Hoffmann forderte auch ethische Entscheidungskraft. Für ihn galt die alttestamentarische Forderung: Wer, wenn nicht Du; wann, wenn nicht heut; wo, wenn nicht hier! Wer ließ sich an dieser Forderung, diesem Maßstab messen?[175]

Nun sind Wissenschaftler insofern anfällig, als sie in ihrem Spezialgebiet kompetent und hier auch international anerkannt zu sein pflegen, was sie dazu verleiten kann, eine solche Kompetenz und Urteilsfähigkeit auch auf Gebieten für sich in Anspruch zu nehmen, für deren Bewertung sie sich durchaus nicht von anderen „Durchschnitts"-Menschen unterscheiden[176]. Sie sind wie diese für Ideologien anfällig, –

---

[173] Siehe G Aly 1985 sowie seinen offenen Brief an die Max-Planck-Gesellschaft in der Frankfurter Allgem. Zeitung vom 21.10.1989.

[174] P Hoffmann 1994 bzw. 2001, S. 150 ff.

[175] P Hoffmann 2001, S. 142.

[176] Siehe auch J Peiffer. 2000, S. 180 ff.; in ähnlichem Sinne auch J. Ph. Reemstma: „Ich glaube, dass man „als Wissenschaftler" (d. h. auf diese Rolle beschränkt) nicht in der Lage ist, moralisch sonderlich kompetent zu handeln". In: „Wie hätte ich mich verhalten?" (2001, S. 112.)

kaum anders als die „normalen" Polizeibeamten, über die Chr. R. Browning berichtete. Von deren Exzessen blieben sie meist verschont, „Mitläufer" aber gab es genug.

Dem Mitläufertum bezichtigt zu werden, ist noch kein schwerwiegender Vorwurf, und auch bei Wissenschaftlern sollten „Anwanzereien" und Worte, die nicht auf die Waagschale gelegt gehören, nicht allzu schwer genommen werden. Aber Grenzen müssen gezogen werden. Für den zeitgeschichtlich Arbeitenden ist es dabei Eines, historische Klarheit zu schaffen, Dokumente zu sichern und zu veröffentlichen. Ein Anderes ist es, aus Dokumenten Schlüsse zu ziehen, zu bewerten, gar anzuklagen und zu verurteilen. Vor diesem zweiten Schritt steht der Zeitzeuge. Für ihn geht es dabei nicht nur um Vergangenes. Er äußert sich in der Hoffnung, dass aus Geschichte Lehren gezogen werden können, – auch wenn gerade die Geschichte diese Hoffnung kaum zu stützen vermag.

Lehren für heute? Die Diskussion um die pränatale Diagnostik, die Stammzellforschung, das Genomprojekt und dessen mögliche Folgen sind ebenso wie die viel älteren Kontroversen über das Recht einer Schwangerschaftsunterbrechung Beispiele für die Schwierigkeit, ethisch begründbare, weitgehend anerkannte Richtlinien des Handelns festzulegen, – und dies selbst dort, wo wie in der katholischen Kirche oder anderen religiösen Glaubensrichtungen derartige Richtlinien – nicht ohne logische Widersprüche – in der Frage festgelegt werden, ab wann ein Mensch als Mensch anzusehen ist und warum ihm, aber nicht anderen Geschöpfen der Natur schützenswerte Würde zuerkannt wird. Das heute vorgebrachte Argument, Embryonen, die ohnehin der Vernichtung ausgesetzt wurden, wenigstens noch für Forschungszwecke zu nutzen, lässt sogar daran denken, ob das Argument, dass „überzählige" Embryonen ohnehin dem Tode geweiht sind, nicht sehr ähnlich der Argumentation eines Hallervordens ist, so zweifelhaft es auch ist, angesichts eigentlich unvergleichbarer Vorgänge solche Parallelen zu ziehen.

Betrachtet man die hier gesammelten Briefe nicht nur im Blick auf neue wissenschaftliche Erkenntnisse, die sich in ihnen spiegeln, sondern auch darauf bezogen, inwieweit sich Wissenschaftler vom Zeitgeist treiben lassen, ja ihn mitdrängend fördern, inwieweit sich ihre schöpferische Kraft auch auf das Umfeld ihres wissenschaftlichen Wirkens erstreckt, so bieten die Briefe hierfür Beispiele für ein breit gefächertes Verhalten. Die Übernahme von Verantwortung für die Umwelt, beginnend mit der Auseinandersetzung über die den eigenen Wissenschaftszweig fördernden oder hemmenden Faktoren, das Agieren des akademischen Lehrers als homo politicus, – ich befürworte sie, sofern das wissenschaftliche Wirken der Mittelpunkt bleibt. Ich weiß aber auch, dass es nicht jedem Wissenschaftler gegeben ist, seinen engen Arbeitsbereich, in dem er sich seines Urteils sicher ist, zu verlassen, weiß, dass ein solches Hinaustreten von Kollegen kritisch gesehen werden kann.

Für drei Bereiche geben die Briefe Beispiele: Der erste Bereich betrifft die Haltung gegenüber Nationalismus und Imperialismus, – unterstützend oder kritisch. Verständlicherweise sind es Kriege, auf deren Boden entsprechende Äußerungen gedeihen wie wir sie erschreckend bei Wilhelm Erb oder auch bei Hoche finden. Und doch mahnt gerade die Würdigung Hoches durch Schimmelpenning zu vorsichtiger und differenzierter Betrachtung. Ein zweiter Bereich betrifft den Antisemitismus, für den sich nicht wenige, in ihrer Undifferenziertheit ebenfalls beklemmende Beispiele finden. Der dritte Bereich schließlich hängt hiermit zusammen, nämlich Flucht, Emigration und Remigration im Spiegel der Vertriebenen wie der hiervon Verschontbleibenden, wenn nicht gar die Vertreibung Unterstützenden und von ihr Nutzen Ziehenden. Erschütternde Briefe gibt es hierzu von Bielschowsky und seinen ebenfalls vertriebenen Freunden Rudolf Jaffé, Wilhelm Wohlwill, Heinrich Friedrich Lewy oder Alfred Meyer, wohltuende – leider eher selten – von Max Nonne, bösartige von Anderen.

Die Entscheidung, solche Briefe zu veröffentlichen, musste bedacht sein und wurde bedacht. Es werden Dokumente vorgelegt, denn ohne Zweifel sind Briefe für historische Forschung bedeutungsvolle Dokumente, auch wenn sie einen ursprünglich privaten, ja vertraulichen Charakter hatten. So wie wir den Briefwechsel zwischen Schiller und Goethe, die Briefe Bismarcks an seine Frau als wertvolle Quellen für unsere Beurteilung der Persönlichkeiten verwenden, müssen auch die Briefe aus zeitgeschichtlich jungen Jahren als legitime Quellen betrachtet werden. Hier aber stellt sich mehr als bei älteren Quellen die Frage nach der Bewertung der Charaktere. Wie diese sich unausweichlich beim Lesen der Briefe dem Leser in Kenntnis anderweitig dokumentierter Handlungen erschließen, hängt mit dem eigenen Wertekatalog des Lesers und Zeitgeschichtlers zusammen. Und der Herausgeber solcher Briefe und Dokumente legt schließlich nicht nur unkommentierte Dokumente vor – was einfacher wäre –, sondern gibt mit seiner Kommentierung unvermeidlicherweise auch Bewertungen. Die Aufgabe des Kommentators ist es, diesen Hintergrund seines Urteils einschließlich möglicher eigener Verletzungen oder Förderungen durch den Beurteilten so sachlich und nüchtern in selbstkritischer Beobachtung spürbar werden zu lassen wie dies eben möglich ist.

Eine entsprechende Voreingenommenheit im positiven wie negativen Sinn besteht bei mir als Herausgeber der hier vorgelegten Briefe bei einer Reihe mir persönlich näher bekannt gewordener Psychiater, Neurologen und Neuropathologen. Eher flüchtig waren die Begegnungen mit Adolf Butenandt und mit Max Nonne, der als Ehrenvorsitzender der Deutschen Gesellschaft für Neurologie und deren Nestor bis in höchstes Alter den Kongressteilnehmern einige aus der Vergangenheit geschöpfte Sätze auf den Weg zu geben pflegte, den ich aber auch als vor dem Staatsexamen stehender Medizinstudent an einem langen Abend im Familienkreise meiner Schwiegereltern erleben konnte. Gerade bei ihm ergab sich für mich aus seinen Briefen ein durchaus neues Bild seiner Persönlichkeit, viel weiterblickend, toleranter und nobler als man es als Nicht-Eppendorfer im Erleben des von seinen Schülern gepflegten und von Anderen als überzogen empfundenen Nonne-Kultes erwartet hätte. Wer seinen Briefwechsel mit Alfred Hauptmann und anderen Verfolgten gelesen hat, wird dies verstehen. Ähnliches gilt für den Freiburger Neurologen Richard Jung, unter dem ich einige Monate arbeiten durfte.

Es steht mir als Fachfremden und nicht Quellenkundigen eigentlich nicht zu, ein Wort über **Adolf Butenandt** zu äußern, der mir, dem sehr viel Jüngeren, stets freundlich gegenübertrat und bei dem ich Sympathie verspürte, wenn nicht stille Förderung vermutete, sei es bei der Kooperation mit seinem Schüler, dem Neurochemiker Horst Jatzkewitz, sei es später während meines Rektorats der Universität Tübingen, der Butenandt sich weiterhin verbunden fühlte. Welche Einflüsse – etwa noch der Generalsekretär der Kaiser-Wilhelm- wie der späteren Max Planck-Gesellschaft, Dr. Telschow, der Kollege v. Verschuer oder dessen Mitarbeiter Ruhenstroth-Bauer? – auch immer Butenandt veranlassten, zu glauben, zu der Feststellung berechtigt zu sein, die Institute der Kaiser-Wilhelm-Gesellschaft hätten keinerlei Beziehungen zu den nationalsozialistischen Verbrechen gehabt, und noch 1974 vom Bayer. Oberlandesgericht (gegen

H. Brendel, AZ. 300 106/73 LG Mü I) ein Urteil zu erreichen, wonach es verboten sei, zu behaupten, Institute der KWG hätten im Rahmen der „Euthanasie" Hirnforschung betrieben, weiß ich nicht. Die letztgenannte Entscheidung war mit Sicherheit fehlerhaft[177]. Butenandt musste darüber orientiert sein, dass in den Hirnforschungsinstituten der Kaiser-Wilhelm-Gesellschaft Gehirne aus Tötungsanstalten in keineswegs kleiner Zahl untersucht wurden, – dies der Grund, warum ich überhaupt Butenandt hier nenne. Andere Fragen um Butenandts, der als Nobel-Preisträger, langjähriger Präsident und Ehrenpräsident der Max-Planck-Gesellschaft vielleicht zu lange jeder Frage entzogen wurde, deren klare Beantwortung möglicherweise Kritik hätte entschärfen können, muss die fachnahe Forschung beantworten[178]. Sie muss auch beurteilen, was echte Erinnerungstäuschung (vgl. Singer 2002), was Verdrängung sein konnte. Zu wem ich aber aus besserer Quellenkenntnis und aus persönlichem Erleben der Persönlichkeiten etwas sagen kann, das sind die Neurowissenschaftler Georg Stertz, Julius Hallervorden, Georges Schaltenbrand, Hugo Spatz, Willibald Scholz und Kurt Kolle. Auf ihr wissenschaftliches Werk brauche ich hier nicht einzugehen. Es soll aber ein Blick auf das Bild der Persönlichkeiten geworfen werden wie es sich nun auf Grund der Briefe darstellt, wobei sich bei Einigen manch neuer Aspekt bietet.

Wer **Julius Hallervorden** nicht kannte, konnte auf Grund mancher vorliegender Unterlagen (u. a. Leo Alexander 1949, Götz Aly 1985) zu dem Schluss kommen, es mit einem zynischen, skrupellosen und menschenverachtenden Mann zu tun zu haben, dem jedes Mittel recht war, das seinen wissenschaftlichen Zielen diente. Unzweifelhaft untersuchte er – wie im Euthanasie-Kapitel ausgeführt – etwa 700 Gehirne von Opfern der unter dem irreleitenden Begriff der Euthanasie oder des Gnadentodes erfolgenden massenhaften Tötungen in Vernichtungsanstalten wie Brandenburg, Pirna-Sonnenstein oder Bernburg. Hallervorden war über die Planungen in der Reichskanzlei informiert worden und hatte Tötungen miterlebt. Nun gab es nicht nur damals Stimmen, die scheinbar unvermeidbaren Tötungen wenigstens dadurch der Wissenschaft nutzbar zu machen, dass die wissenschaftlich besondere Aufschlüsse versprechenden Gehirne gesichert und fachmännisch untersucht werden sollten. Es ist dies ein Standpunkt, der auch nach Bekanntwerden der Tötungsumstände noch von einer Reihe von Wissenschaftlern zumindest unter vier Augen geäußert, auch von einigen amerikanischen Wissenschaftlern in Briefen vertreten wurde[179], meist unter Verweis auf scheinbar vergleichbare Situationen in der forensischen Medizin. Eine Diskussion über diese Frage ist vertretbar, auch wenn sich gerichtsmedizinische Untersuchungen an Hingerichteten wahrlich nicht mit den Massentötungen der frühen 40er-Jahre vergleichen lassen.

Ich stehe persönlich eindeutig auf dem Standpunkt, dass eine klare Ablehnung des Untersuchungsauftrages durch Hallervorden und die anderen namhaften Neuropathologen auch bei den Psychiatern das ganze Tötungsunternehmen hätte in Misskredit bringen können[180].

---

[177] J Peiffer 1997, 2000d.

[178] Siehe hierzu u. a. Ute Deichmann 1995 sowie Benno Müller-Hill 2000).

[179] Nur einzelne dieser Briefe wurden in die Sammlung aufgenommen, da ich bei den meisten davon ausging, dass sie Datenschutz zu beanspruchen hatten. Sie finden sich im Archiv zur Geschichte der Max-Planck-Gesellschaft unter der Signatur Abt. II, Ia Personalakte Hallervorden.

[180] Der Biologe Alfred Kühn schrieb 1954 in diesem Zusammenhang an den Genetiker Nachtsheim:" Ich werde den quälenden Gedanken nicht los, dass es möglich gewesen wäre, vieles zu verhüten,

Doch zurück zu Hallervorden: Was über diese Diskussion hinausgeht und was ihm nach meiner Meinung moralisch vorzuwerfen ist, ist die Tatsache, dass er – laut Tagebuch des Tötungsarztes Dr. Eberl – von diesem am 28.10.1940 im Auto von Berlin in die Tötungsanstalt Brandenburg mitgenommen worden war, wo er dann bei der Tötung von 59 Kindern anwesend war und 37 Gehirne von der Tötungsanstalt nach Berlin-Buch zur Untersuchung in seinem Institut mitnahm. Es hätte ihn grausen müssen. Es blieb nach unserer Kenntnis bei dieser einmaligen Anwesenheit bei Tötungen (dem entspricht auch Hallervordens Brief Nr. 1274).

Die Entgegennahme übersandter Gehirne aus verschiedenen Anstalten setzte sich aber fort ebenso wie noch Jahre nach Kriegsende die wissenschaftliche Verarbeitung eines Teiles der Gehirne[181]. Dies ist die eine Seite Hallervordens, der im übrigen laut Aussage des während dieser Zeit bei Hallervorden hospitierenden Tötungsarztes Dr. Bunke das Euthanasieverfahren diesem gegenüber abgelehnt und als ungesetzlich geschildert habe.

Von den sich mit Hallervorden beschäftigenden deutschen Autoren wie v. Platen-Hallermund, Mitscherlich und Mielke oder Klee kannte nur ich Hallervorden persönlich. Mir wie manchen seiner Mitarbeiter bot sich unmittelbar ein anderes Bild: Seine wiederholten Aufenthalte im renommierten Münchner Institut von Walter Spielmeyer, die dort erschlossenen Kontakte zu zahlreichen internationalen Fachkollegen sowie seine Publikationen hatten ihm ein hohes Ansehen verschafft.

Hallervorden lernte ich 1954 erstmals bei einem Hauskongress anlässlich des 65. Geburtstages meines Lehrers Willibald Scholz kennen, bei dem ich einen Vortrag über die Genese der Globoidzellen bei der durch diese charakterisierten Form einer Leukodystrophie hielt. Hallervorden, den dieses Problem seit langem beschäftigt hatte, verwickelte mich in ein langes Fachgespräch, das sich bei mehreren späteren Besuchen in seinem Institut oder auf den Jahrestagungen der Neuropathologen fortsetzte. Er erwies sich dabei als ein freundlicher, überhaupt nicht hoheitsvoller Mensch von im Vergleich mit anderen Kollegen großer Hilfsbereitschaft und einer Begeisterungsfähigkeit in wissenschaftlichen Spezialfragen, bei deren Erörterung er mit wenigen Griffen aus dem unerschöpflich erscheinenden Fundus seiner Präparatesammlung entsprechende Vergleichspräparate herauzzuzaubern pflegte. Mit stillem Humor, reizvoll durch den unverkennbaren Einschlag des heimatlichen ostpreußischen Idioms gemischt mit leichter Berliner Schnodderigkeit, war er ein höchst angenehmer Gesprächspartner. Seine Fähigkeit zur Selbstironie zeigen die Briefe Nr. 1266 und 1324. Nur Wenigen wie seinem langjährigen Freund Hugo Spatz erschloss sich sein Innerstes.

Liest man den sich über vier Jahrzehnte erstreckenden Briefwechsel zwischen diesen beiden Dioskuren, so steht in den 20er- und frühen 30er-Jahren die Auseinandersetzung über wissenschaftliche Probleme ganz im Vordergrund, sieht man von einigen temperamentvollen Ausbrüchen von Spatz über die Münchner Räterepublik, die „Spartacus"-Politiker und die Folgen des Versailler Vertrages ab.

Ab 1936 werden gelegentliche Seitenblicke auf die politische Situation häufiger, gipfelnd in Andeutungen von Spatz, dass ihn Informationen, die Hallervorden ihm bei

wenn im ersten Augenblick, als Hitler Freiheit und Gerechtigkeit angriff, eine Gruppe deutscher Wissenschaftler protestiert hätte" (zitiert nach Ute Deichmann 1995, S. 353)

[181] J Peiffer 1999.

einem Besuch unter vier Augen gegeben hatte, sehr beunruhigten. Der zeitliche Kontext lässt die Vermutung gerechtfertigt erscheinen, dass frühe Planungen der Tötungsmaßnahmen Inhalt der Informationen waren, denn Hallervorden stand seit 1935, dem Umzug seiner Provinzialprosektur von Landsberg/Warthe nach Potsdam, in enger Verbindung mit dem Direktor der Brandenburgischen Anstalt Potsdam bzw. später Brandenburg-Görden, Dr. Heinze. Hallervorden schätzte Heinze fachlich hoch und rühmte diesen gegenüber seinen Briefpartnern.

Zu diesen gehörte nicht nur Spatz, sondern auch Max Bielschowsky, Leiter der Histopathologischen Abteilung in dem von Oskar Vogt gegründeten und geleiteten Institut für Hirnforschung der Kaiser-Wilhelm-Gesellschaft in Berlin-Buch. Wie Hallervorden international renommierter Fachkollege, bearbeitete Bielschowsky mehrere Gebiete, die auch zum Hauptinteressensgebiet von Hallervorden gehörten wie die Amaurotischen Idiotien und die Heredodegenerationen. Antisemitische Töne – Bielschowsky war Jude – finden sich in keinem der vielen Briefe Hallervordens. Nur bei Spatz liest man einmal die Anmerkung: „Stroescu ist auch Antisemit", – offenbar im Sinne des vollen Einverständnisses gemeint. Hallervorden hatte enge freundschaftliche Beziehungen nicht nur zu Bielschowsky, sondern auch zu dem Berliner Pathologen Ludwig Pick, dessen Leben wegen seiner jüdischen Abstammung im Konzentrationslager Theresienstadt endete. Das Eponym der Niemann-Pickschen Krankheit hält das Andenken an ihn wach. Wie oben erwähnt, war Antisemitismus seit dem 19. Jahrhundert unter deutschen medizinischen Wissenschaftlern weit verbreitet, auch wenn jeder – selbst Wilhelm Erb – einzelne jüdischen Kollegen schätzte. Diese Kontakte wurden meist zwischen 1933 und 1938 abgebrochen. Ein rühmenswertes Gegenbeispiel war Hallervorden. Nicht nur hielt er Freundschaft mit Bielschowsky und den wissenschaftlichen Kontakt zu Ludwig Pick[182], er versuchte alles, um Bielschowsky bei dessen erster Emigration in die Niederlande zu unterstützen, ihm nach dessen Rückkehr wegen eines Schlaganfalles behilflich zu sein und vor dessen endgültiger Emigration nach England Bielschowskys Bibliothek und Sonderdrucksammlung zu sichern. Er besuchte Bielschowsky in seinem Heim trotz offiziellem Verbot, und die Briefe Bielschowskys und dessen Frau sprechen für das ungewöhnliche Freundschafts- und Vertrauensverhältnis. Eigenartiger Weise taucht in den zahlreichen Briefen nicht ein einziges Mal das Euthanasiethema auf, – vermutlich eine Rücksichtnahme des feinfühligen Bielschowsky, der aber vielleicht auch Briefkontrollen zu befürchten hatte. Gewiss hielt jedenfalls Bielschowsky Hallervorden ebenso wenig für einen Nationalsozialisten wie Hallervordens Lehrer Spielmeyer, der sich – selbst Ehemann einer aus Lemberg stammenden Jüdin – in mehreren Briefen recht freimütig über NS-Opportunisten äußert und der sich gleich Hallervorden große Sorgen um seine jüdischen Mitarbeiter Karl Neubürger, Felix Plaut und Karl Stern machte, was in der gegenseitigen Korrespondenz mehrfach zum Ausdruck kommt.

Wie also ist Hallervorden zu beurteilen? Ein Mensch, der zu seinen jüdischen Freunden hielt, der sein Mitgefühl mit deren Schicksal auch brieflich anderen Kollegen gegenüber unzweideutig bekundete, der im Umgang mit seinen Mitarbeitern fürsorglich, mit jüngeren Kollegen stets hilfsbereit und gesprächsoffen war, der sich über den Hitler-Kult leicht spöttisch-ironisch äußerte, jedoch der SS als „Förderndes Mit-

---

[182] Hierzu sei verwiesen auf Hans Simmer 2000.

glied", also ohne echte Zugehörigkeit und Uniformrecht beitrat, 1938 im Zusammenhang mit seiner Berufung als Abteilungsleiter an dem inzwischen von Hugo Spatz geleiteten Institut für Hirnforschung der NSDAP beitrat, ohne allerdings je eine Parteifunktion auszuüben. Es bleiben der Zwiespalt in der Beurteilung, der Schatten, der auf ihn fällt, weil er sich nicht weigerte, bei Tötungen anwesend zu sein und die Gehirne der Opfer zu untersuchen, – ein Zwiespalt, der für einen Wissenschaftler zum Abgrund werden kann, wenn er nur noch den möglichen Nutzen der Forschungs-„Objekte" für die Wissenschaft sieht, ohne den politischen Hintergrund und das schlechte Beispiel zu bedenken, das sein Handeln gibt. Beispiel für Mitarbeiter und Kollegen zu sein, bleibt aber auch eines der Qualitätsmerkmale eines bedeutenden Wissenschaftlers. Wer in Giessen oder später in Frankfurt am Main unter Hallervorden gearbeitet hatte, wusste, dass bei Hallervorden das Thema „Euthanasie" ein Tabu-Begriff war, über den er nicht sprechen wollte, wenn er sich auch der Fachöffentlichkeit gegenüber nach den Vorwürfen, die 1953 anlässlich des bevorstehenden 2. Internationalen Neuropathologenkongresses in Lissabon 1954 von niederländischen, skandinavischen und amerikanischen Fachkollegen erhoben worden waren, zu rechtfertigen gezwungen sah, – allerdings ohne Schuld- oder Schameingeständnis. Er nahm aber auch nicht wie andere NS-Belastete Zuflucht zu der gängigen Entschuldigungsklausel: „Wenn ich es nicht getan hätte, hätte es ein Anderer getan"[183]. Bei manchen Wissenschaftlern dieser Zeit könnte man angesichts ihres Verhaltens nach Kriegsende von einem Rumpelstilzchen-Syndrom sprechen.

Was konnten – der Objektivität halber ist dies zu nennen – die Motive sein, dass ein Mann wie Hallervorden hier seine nach glaubhaften Aussagen von Dr. Bunke vorhandenen Bedenken zurückstellte, um die Gehirne der Opfer zu „verwerten"? Das ersehnteste Ziel eines deutschen Wissenschaftlers, wissenschaftliches Mitglied und Abteilungsleiter an einem Kaiser-Wilhelm-Institutes zu werden, hatte er bereits erreicht. Mehr Forschungsmittel von staatlicher Seite zu erhalten, ist allerdings auch dann noch erstrebenswert, vor allem, wenn ein Untersuchungsgut an sonst seltenen Krankheiten in Aussicht gestellt wurde, das genau den Forschungszielen entsprach, denen sich Hallervorden seit Jahren mit Erfolg näherte. Bei einer Weigerung, die Untersuchung der Tötungsopfer zu übernehmen, hätte äußersten Falles der Verlust der Position als Abteilungsdirektor am Kaiser-Wilhelm-Institut und als Prosektor der Brandenburgischen Anstalten gedroht, gedroht eventuell auch die berufliche Sicherheit von Mitarbeitern mit der Erwartung des Verlustes der sicheren Heimatposition in der Berliner-Bucher Sonderstelle der Wehrmacht. Nicht zuletzt, wenn auch in unserer Zeit kaum noch verständlich: Hallervorden war preußischer Beamter, der es aus Pflichtbewusstsein z. B. für selbstverständlich hielt, auf eine von ihm begehrte Fortbildungsreise nach München zu verzichten, weil er die Ausgabe in der wirtschaftlichen Notzeit von 1931 seiner Provinzverwaltung nicht zumuten zu können glaubte (Brief Nr. 1212, und dazu auch Nr. 1995). Dies alles sei genannt, wiegt aber in dem von mir zugestandenen Interessenskonflikt den Vorwurf seiner Mitwirkung an der Nutzung der Opfer und damit der scheinbaren Rechtfertigung der Tötungen im Interesse der Wissenschaft nicht

[183] Zu dieser Floskel schrieb J. Ph. Reemstma, mit ihr verkenne man nicht nur, „dass Moral mit der Frage beginnt, was denn ich tue, und dass sehr wohl ein ganz entscheidender Unterschied darin besteht, ob ich es tue oder ein anderer, sondern" man verwechsele auch „Mittäterschaft und die mögliche Unfähigkeit, etwas zu verhindern".

auf. So meine persönliche Meinung, die wohl nicht von allen Fachkollegen zumindest seiner und meiner Generation geteilt wurde bzw. wird.

Hallervordens langjähriger Weggenosse und Freund, **Hugo Spatz**, mit dem ihn seit 1923 das Eponym der Hallervorden-Spatzschen Krankheit verbindet, mit dem er aber erst seit Ende 1937 in einen gemeinsamen institutionellen Rahmen geriet, war ebenso wie Hallervorden erst 1938 der NSDAP beigetreten. Ansonsten war er nur ein Förderer des Luftsports und durch Integration des entsprechenden Fördervereins Mitglied dieser unmaßgeblichen NS-Gliederung geworden. Mehr als Hallervorden war er nationalistisch und republikkritisch eingestellt, – Reaktion wahrscheinlich auf die Kämpfe um die Räterepublik in seiner Heimatstadt München. Trotz familiärer Kontakte zum Münchner Fördererkreis Hitlers – z. B. zur Verlegerfamilie Lehmann – zählte er selbst nicht zu diesen Förderern. Sein Interesse galt primär der vergleichenden Neuroanatomie und der Entwicklungsgeschichte des Gehirns, auch wenn er darüber hinaus ein erfahrener, klinisch orientierter Neuropathologe war, hatte er doch jahrelang das traditionsreiche Laboratorium der Münchner Universitäts-Nervenklinik geleitet, hier auf den Spuren eines Bernhard von Gudden, Franz Nissl und Alois Alzheimer. Musik und eine vielköpfige Familie, fröhlicher Tanz, – so lernte ich Spatz bei unseren Fachkongressen kennen, in einem Alter allerdings, in dem Spatz durch Hörverlust schon deutlich behindert war. In diesen Jahren – etwa 1950–1970 – wussten Interessierte von der Belastung Hallervordens, dagegen gab es keine analogen Vorwürfe gegenüber Spatz. Dass auch Hugo Spatz Gehirne von Tötungsopfern in seiner Abteilung zur Untersuchung erhielt, ergaben erst spätere Erhebungen[184]. Belastender erschienen Briefe des Dachauer Tötungsarztes Rascher an den Reichsführer SS, Himmler, und an seinen vorübergehenden Dachauer Mitarbeiter Romberg, aus denen zu erschließen ist, dass Gehirne von Opfern der Dachauer Höhentod-Menschenversuche an das Spatzsche Institut gelangten. Ob Spatz sie wirklich untersuchte, ist nicht beweisbar, da im Institut entsprechend belastende Unterlagen nach Kriegsende vernichtet worden waren, was den Verdacht allerdings nicht gerade zu entkräften diente. Immerhin hatte ein Befundbericht noch nach fast zwei Jahren Rascher nicht erreicht gehabt[185].

Wie Hallervorden fehlte Spatz alles Auftrumpfend-Professorale. Er war wie jener begeistert von seinen Ideen, erfüllt von seinen Beobachtungen an der Schädelbasis und dem Windungsrelief des basalen Neocortex, aus denen er Hoffnungen auf eine künftige Entwicklung des Menschen zum Sozialen, Kultivierten erschließen zu können glaubte, – Ausdruck seiner optimistischen Natur. Eugen Kahn nannte ihn 1969 treffend einen „der wenigen animae candidae, die man gerne in Walhalla wiederträfe, wenn dieser Platz für uns zugänglich wäre". Und doch fand auch diese Seele nicht die Kraft zum Widerstand durch Ablehnung degoutanter Untersuchungsaufträge. Es ist gewiss leicht, ex post moralische Postulate aufzustellen, aber woran, wenn nicht an Beispielen lassen sich Maßstäbe gewinnen?

Ein Beispiel einer Generation vor Spatz ist **Max Nonne**, schulebildender Hamburger Neurologe, selbst Schüler von Wilhelm Erb und Eisenlohr, also der internistischen Richtung der deutschen Neurologie zugehörig. Er war hart zu sich selbst, was für ihn selbstverständliche Voraussetzung dafür war, hart und leistungsfordernd auch zu sei-

[184] J Peiffer 1999, 2000d.
[185] Brief Rascher an Romberg vom 3.1.1944. Bundesarchiv Berlin-Lichterfelde, Sign. NS 21/923.

nen Schülern zu sein, zu denen Georg Stertz, Georges Schaltenbrand, Heinrich Pette und Alfred Hauptmann gehörten, der letztgenannte Jude, Stertz, mit der Tochter Alzheimers verheiratet, dadurch ebenfalls nach 1933 als nicht „rasserein" geltend. Nonne war als Hamburger zwar national gesinnt, aber kritisch gegenüber dem Wilhelmismus. Der erste Weltkrieg entriss ihm - wie dem Freiburger Psychiater Hoche - den einzigen Sohn, schmerzhaft und nie verwunden. Nonne war - wie erwähnt - während dieser Kriegszeit ein maßgebender Therapeut der „Kriegszitterer", der bei solchen sich in die Neurose Flüchtenden mit Hypnose und ohne brachialere Methoden gute Erfolge erzielte. Seine wissenschaftliche Kontroverse mit dem Berliner Fachkollegen Hermann Oppenheim, Autor des damals gängigsten Lehrbuches der Neurologie, aber als Jude in Berlin nicht ordinariabel, war zugunsten von Nonne ausgegangen (siehe im wissenschaftlichen Abschnitt). Oppenheim war tief verletzt. Es spricht für die noble Art Nonnes, wie er sich nach dem frühen Tode Oppenheims dessen Witwe gegenüber verhielt. Nonne, der wie O. Foerster, Strümpell und Bumke auch an das Krankenbett Lenins gerufen worden war, machte daraus - anders als Vogt - keine selbsterhöhende Legende, so selbstbewusst er in der Gewissheit seines Könnens war. Wer ihn später - viele Jahre nach seiner Emeritierung - kennenlernte, konnte angesichts des nun um ihn veranstalteten Kultes zu einem falschen Urteil kommen. Wie bedeutend die Persönlichkeit Nonnes war, erschließt sich gerade in den kritischen Jahren ab 1933, am eindrucksvollsten in den Briefen seines zur Emigration gezwungenen Schülers Alfred Hauptmann. Nonnes Verhalten gegenüber jüdischen Kollegen war von Anstand gezeichnet, so gegenüber Wilhelm Wohlwill, dem Pathologen und Neuropathologen am Krankenhaus St. Georg, der nach Lissabon emigrierte. Nonne vereinte in sich auf Leistung und Kenntnis beruhende Würde, die ihn auch als Nicht-Kaufmann Zugang zu den exklusivsten Hamburger Kreisen erschloss, mit dem gesunden Urteil eines welterfahrenen Arztes und einer Toleranz, die es ihm erlaubte, z. B. eine Bewegung zur Abschaffung des die Homosexuellen diskriminierenden § 175 StrGB zu unterstützen. Den Nationalsozialismus hingegen unterstützte er nie, war aber wohl doch stolz auf seinen Schwiegersohn, der als „Panzer-Rohland" und Wehrwirtschaftsführer unter Hitler an der Spitze der Vereinigten Stahlwerke eine bedeutende Rolle in der Kriegswirtschaft spielte. Erfolg, gestützt auf eigene Leistung, erkannte Nonne an.

Georges Schaltenbrand war durch diese Eppendorfer neurologische Schule Nonnes geprägt. Ähnlich Zülch, dem Schüler von Schaltenbrand und Otfrid Foerster, hatte er eine sehr vielseitige Ausbildung erfahren, die er durch lange Aufenthalte im neurochirurgischen Zentrum von Percival Bailey und Harvey Cushing in den USA und in China ergänzte. Methodisch war er neuroradiologisch, neuroanatomisch wie virologisch geschult und dementsprechend wählte er während seiner späteren Zeit in Würzburg seine Mitarbeiter. Nicht nur wissenschaftlich stand er in einem gewissen Konkurrenzverhältnis zu Heinrich Pette, dem Nachfolger Nonnes. In der Auseinandersetzung um die Genese der Multiplen Sklerose vertrat Pette die immunologische Richtung, während Schaltenbrand die Hypothese einer viralen Infektion experimentell zu begründen versuchte. Ich lernte ihn ab 1956 kennen, als ich nach meiner Münchner psychiatrischen und neuropathologischen Tätigkeit an die Univ. Nervenklinik Würzburg kam, um mich dort für Neurologie und Psychiatrie habilitieren zu können. Mein Chef, Heinrich Scheller, Schüler von Bonhoeffer und dessen später zur Emigration gezwungenem neurologischen Oberarzt Franz Kramer, war ein Meister der peripheren Neurologie, während bei Schaltenbrand die zentralnervösen Störungen, zu meiner

Zeit auch die Erarbeitung stereotaktischer Methoden und - gemeinsamen mit W. Wahren - die Erarbeitung eines Atlas für stereotaktische Eingriffe im Vordergrund standen. Sein Hauptthema aber war die Multiple Sklerose (MS). Versuche, durch Übertragung von Liquor an akuter MS Erkrankter auf Affen eine MS-vergleichbare Krankheit zu erzeugen, waren methodisch nicht unangefochten geblieben und vor allem von Scherer stark angegriffen worden. Der sonst durchaus kritische, methodisch vielseitige Schaltenbrand entschloss sich 1940 zu Menschenversuchen, indem er von Patienten mit akuter MS Liquor entnahm, um diesen Kranken der nahegelegenen psychiatrischen Heil- und Pflegeanstalt Werneck sowie Patienten der eigenen Klinik intralumbal zu injizieren in der Erwartung, bei Übertragung der Infektion den Beweis der Virusätiologie liefern zu können. Diese Versuche waren bereits vom wissenschaftlichen Ansatz her problematisch; ethisch waren sie keineswegs vertretbar, im Ergebnis ohnehin frustierend, da die Wernecker Patienten kurz nach der Liquorübertragung - ohne Einfluss von Schaltenbrand - in die Zwischenanstalten der Tötungsmaßnahmen transportiert wurden. Die Ergebnisse der Versuche wurden 1943 - ohne Erwähnung des Schicksals der Patienten und deren fehlendem Einverständnis - in einer Monographie publiziert, die viel gelesen und zitiert wurde ohne an den Versuchsbedingungen Anstoß zu nehmen. Als ich Schaltenbrand 15 Jahre später kennen lernte, arbeiteten seine Schüler noch immer an dem MS-Thema, so Bammer mit sorgfältigen epidemiologischen Untersuchungen über mögliche Beziehungen zwischen lokalen Krankheitshäufungen und dem Rattenbesatz der örtlichen Flüsse und Orte. Die alten Liquorversuche waren kein Thema. Schaltenbrand gehörte unangefochten zu den grand old men der Zunft. So wirkte er auch auf den jungen Assistenten der Nachbarklinik, der Schaltenbrand bei den gemeinsamen Fallbesprechungen, bei Fachkolloquien und in der Konsiliarpraxis ausgesprochen schätzen lernte in dessen weltgewandter, ruhiger, freundlicher und - ja, auch das muss ich sagen - noblen Art. Ein kultivierter Mensch, auch philosophischen Gedankengängen zugewandt wie ich es als von ihm gewählter Sekretär der Baden-Badener Wanderversammlung zum Thema „Zeit" erleben konnte. Auch sein Heim strahlte sein Verständnis für Wohnkultur und seinen Sinn für moderne Kunst aus.

Wie bei Hallervorden, bei Spatz und Anderen auch hier also die Frage, wie jemand dazu kommen konnte, aus seinem durch traditionsverbundene Bildung, Geschmack und gefestigt erscheinendem moralischen Bau hinauszutreten, um auch unter Vernachlässigung wissenschaftsmethodischer Selbstkritik den schlüpfrigen Boden zu betreten, der Frucht zu tragen versprach, Frucht und Gewinn durchaus nicht in materiellem Sinn, sondern für die - internationale - Wissenschaft, allerdings ohne gewahr zu werden, wie leicht man sich hierbei die Hände beschmutzen konnte.

Ich habe wenige Beispiele aus meiner unmittelbaren fachlichen Umgebung herausgegriffen, um deutlich zu machen, dass es Wissenschaftler gab - und gibt -, die wie Nonne bei ihrer geraden Linie blieben, andere aber, bei denen die Frage offen bleibt, warum sie Verlockungen nachgaben, die ihnen das politische Umfeld bot. Um es nochmals deutlich zu sagen: Ich spreche nicht von Tötungsärzten, nicht von Sadisten oder bedenkenlosen Opportunisten - auch sie gab es -, sondern von unsereins, Wissenschaftlern mit Ideen, mit Forschungsdrang[186], gewiss auch nicht frei von Konkur-

[186] Benno Müller-Hill zitiert eine ihm gegenüber gemachte Äußerung der Tochter von Ernst Rüdin, Frau Dr. Zerbin-Rüdin: „Er hätte sich dem Teufel verkauft, um Geld für sein Institut und seine For-

renzkämpfen, empfänglich für Anerkennung, nicht frei von Freude an akademischem Klatsch (viele - auch nicht in vollem Wortlaut aufgenommene - Briefe zeugen hiervon). Es ist aber - wie die Beispiele von Hallervorden und Schaltenbrand zeigten - auch bei anerkannten Wissenschaftlern und gefestigt erscheinenden, kultivierten Persönlichkeiten offensichtlich die Gefahr gegeben, Maßstäbe aus dem Blickfeld zu verlieren und sich dadurch in eine schmutzende Umwelt zu begeben, die sie unter anderen Umständen gemieden hätten[187]. Dass die Max-Planck-Gesellschaft und ähnlich die Deutsche Forschungsgemeinschaft jüngst „Regeln zur Sicherung guter wissenschaftlicher Praxis" veröffentlichten, weil bekannte Forscher gegen eigentlich selbstverständliche Regeln verstoßen hatten, zeigt, dass auch heute Gefährdungen der wissenschaftlichen Ethik bestehen, wenn auch nicht vor dem politischen Hintergrund der damaligen Zeit. Helden des Widerstandes zu fordern, wäre unbillig; Sinn für Recht und Anstand zu behalten darf aber, ja muss postuliert werden. Nicht nur deutsche Wissenschaftler standen und stehen vor der Entscheidung des Schrittes vom rechten Wege. Ein Wissenschaftler sollte sich der Gefahr der Verirrung bewusst bleiben. Manche der hier vorgelegten Briefe könnten als Richtmaß verwendet werden.

---

schung zu bekommen". In: Tödliche Wissenschaft. Die Aussonderung von Juden, Zigeunern und Geisteskranken 1933–1945. Rowohlt Taschenbuchverlag, Reinbeck bei Hamburg 1988.

[187] Hans Mayer 1997 (S. 99) zitiert in solchem Zusammenhang den Historiker Albrecht Schöne: „Willentlich oder unwillentlich, wissentlich oder unwissentlich haben sie dem, was da heraufzog, in vielfacher Hinsicht Vorschub geleistet. Im übrigen haben sie geschehen lassen, was jetzt geschah." Schöne fährt später fort: „Schärfer gefragt: Würde man unter gänzlich gleichen Voraussetzungen (mit deren Wiederkehr noch keiner ernsthaft rechnen will) in gleicher Weise sich verhalten?"

Kapitel 10

Literatur zu den Teilen I bis II

Abraham, A: Stephan von Apàthy. In: Freund, H, Berg, A (Hsg) Geschichte der Mikroskopie. Umschau Verlag Frankfurt/M S. 65–75, 1963.

Alexander, L: Medical Science Under Dictatorship. New Engl. J. Med. 241: 40–47, 1949.

Aly, G: Aktion T4 1939–1945. Die „Euthanasie"-Zentrale in der Tiergartenstraße 4. Berlin 1889; Aly, G., Masuhr, K. F., Lehmann, M., Roth, K. H., Schultz, U.: Reform und Gewissen. „Euthanasie" im Dienst des Fortschritts. Berlin 1985.

Altmann, R: Die Elementarorganismen und ihre Beziehungen zu den Zellen. 2. Aufl. Veit, Leipzig 1894.

Alzheimer, A: Histologische Studien zur Differentialdiagnose der progressiven Paralyse. Histopathol. Arbeiten, herausgeg, von F. Nissl, Bd. I, 1904.

Andree, Chr (Hsg) Rudolf Virchow als Prähistoriker. Band 2, Briefe Virchows und seiner Zeitgenossen. Böhlau Verlag Köln Wien 1976.

Andreoli, A: Zur geschichtlichen Entwicklung der Neuronentheorie. Basler Veröffentl. zur Geschichte der Med. u. Biol. Benno Schwabe, Basel, Stuttgart 1961.

Apathy, St v.: Das leitende Element des Nervensystems und seine topographischen Beziehungen zu den Zellen. Mitt. Zoolog. Station Neapel 12: 495–784, 1897.

Arnold, H, Albert-Niedler, U: Deutsche Neurochirurgen zwischen den beiden Weltkriegen und ihre internationalen Beziehungen. Schriftenreihe der Deutschen Gesellschaft für Geschichte der Nervenheilkunde. Bd. 1: S. 7–20, 1996.

Artelt, W: Jacob Henle. In: Freud, H, Berg, A (Hsg) Geschichte der Mikroskopie. Umschau Verlag Frankfurt/M, S. 147–159, 1963.

Baló, J v.: Die Erkrankungen der weissen Substanz des Gehirns und des Rückenmarks. J. A. Barth Verlag Leipzig 1940.

Bauer, K F: Organisation des Nervengewebes und Neurenzytiumtheorie. Urban u. Schwarzenberg München-Berlin 1953.

Bauer, K H: Joseph Gerlach. In: H Freund, A Berg (Hsg): Geschichte der Mikroskopie. Umschau Verlag, Frankfurt/M 1963, S. 97–100.

Becker: Diskussionsbemerkung zur Färbung der Nervenzellen. Arch. Psychiatr. 27: 953, 1895.

Beddies, Th, Hübener, K (Hsg): Dokumente zur Psychiatrie im Nationalsozialismus. Schriftenreihe zur Medizingeschichte des Landes Brandenburg. be.bra wissenschafts verlag, Berlin-Brandenburg 2003.

Belloni, L (Hsg) L'Epistolario di Albert Koellicker a Camillo Golgi al Museo per la Storia della Universitá di Pavia. Memorie dell'Istituto Lombardo – Accademia di Scienze e Lettere. Milano 1975.

Benda, Cl: Gustav Fritsch zum 70. Geburtstage. Dtsch. Med. Wschr. 1908, Heft 14.

Benzenhöfer, U: „Tentative Operationen". Ethische Überlegungen zur Einführung der Psychochirurgie mittels Leukotomie durch Edgar Moniz. In: G. Nissen, F. Badura (Hsg) Schriftenreihe der Deutsch. Ges. Geschichte d. Nervenhkd. Bd. 2, S. 27–33.

Bethe, A: Allgemeine Anatomie und Physiologie des Nervensystems. G. Thieme Stuttgart 1903.

Bidder, H F, Reichert, K B: Zur Lehre von dem Verhältnis der Ganglienkörper zu den Nervenfasern, nebst einem Anhange von A. W. Volkmann. Breitkopf und Haertel, Leipzig 1847.

Bielschowsky, M: Über Regenerationserscheinungen an zentralen Nervenfasern. J. Psychol. Neurol. 14: 131–149 (1909).

Bielschowsky, M, Henneberg, R: Über familiäre diffuse Sklerose (Leukodystrophia cerebri progressiva hereditaria). J. Psychol. Neurol. 36: 131–181, 1928.

Bielschowsky, M: Die histologische Seite der Neuronenlehre. J. Psychol. Neurol. 5: 128–150, 1905.

Bielschowsky, M: Zur Histopathologie und Pathogenese der amaurotischen Idiotie mit besonderer Berücksichtigung der zerebellaren Veränderungen. J. Psychiol. Neurol. 26: 123–199, 1921, hier S. 185, 196.

Binding, K, Hoche, A E: Die Freigabe der Vernichtung lebensunwerten Lebens. Ihr Maß und ihre Form. Felix Meiner Verlag Leipzig 1920.
Black, S E: Pseudopodes and Synapses: The Amoeboid Theories of Neuronal Motility and the early Termination of the Synapse Concept, 1894–1900. Bull. Histor. Med. 55: 34–58, 1981.
Bösch, L: Bernhard von Gudden (1824–1886) in Werneck. Spektrum 4: 95–97, 2000.
Bonhoeffer, K: Vergleichende psychopathologische Erfahrungen aus den beiden Weltkriegen. Der Nervenarzt 18: 1–4, 1947.
Bonhoeffer, K: Die Erbkrankheiten. Klinische Vorträge im 2. erbbiologischen Kurs Berlin März 1936. S. Karger Verlag, Berlin 1936.
Bormuth, M: Lebensführung in der Moderne. Karl Jaspers und die Psychoanalyse. fromann-holzboog Verlag, Stuttgart 2002.
Bösch, L: Bernhard von Gudden (1824–1886) in Werneck. Spektrum 29: 95–97, 2000.
Breitbach-Faller, N, Harzer, K: „Genetische Stoffwechselstörungen von neuropathologischer Bedeutung". In: Peiffer, J., Schröder, J. M., Paulus, W. (Hsg): Neuropathologie. Springer Verlag Heidelberg, New York, Tokyo 2002, S. 457–517.
Breuer, J, Freud, S: Studien zur Hysterie (1895), Fischer Taschenbuchverlag Frankfurt/M 1987, S. 212).
Brodmann, K: Vergleichende Lokalisationslehre der Großhirnrinde. J. A. Barth, Leipzig 1909. Reprint 1985.
Brown, Theodore M: Alan Gregg and the Rockefeller Foundation's Support of Franz Alexander's Psychosomatic Research. Bull. of the History of Med. 61: 155–182, 1987.
Browning, Chr R: Ganz normale Männer. Das Reserve-Polizeibataillon 101 und die „Endlösung" in Polen. rororo Sachbuch, Rowohlt Verlag Reinbeck bei Hamburg 1996.
Bruetsch, W L: Neurosyphilitic Conditions. American Handbook of Psychiatry. Basic Books, Inc., Publ. New York 1959, Chapter 50, S. 1005–1020.
Bumke, O: Erinnerungen und Betrachtungen. Der Weg eines deutschen Psychiaters. Richard Pflaum Verlag, München 1952.
Bumke, O: Gedanken über die Seele, 2. Aufl. Springer Verlag Berlin 1942.
Burgmair, W, Engstrom, E J, Hoff, P, Weber, M (Hsg.): Kraepelin, Emil: Kriminologische und forensische Schriften, Werke und Briefe. belleville Verlag, München 2000.
Burgmair, W, Engstrom, E J, Weber, M M: Emil Kraepelin Briefe I, 1868–1886. belleville Verlag, München 2002.
Claparède, E: Die gelehrten Pferde von Elberfeld. In: Tierseele 1: 3–32, 1913.
Clarke, E, Jacyna, L S: Nineteenth-Century Origins of Neuroscientific Concepts. University of California Press, Berkeley, Los Angeles, London 1987.
Cramon, D Y v.: Kurt Goldstein (1878–1965). In: Schliack, H. und Hippius, H.: Nervenärzte. Biographien. G. Thieme Verlag, Stuttgart, New York 1998, S. 33–39.
Cumings, A: The effects of B. A. L in hepatolenticular degeneration. Brain74:10–22, 1951.
Damasio, A R: Ich fühle, also bin ich. Die Entschlüsselung des Bewusstseins. Econ Ullstein List Verlag München 2000, S. 270 (Amerikan. Erstausgabe 1999).
Danek, A, Gudden, W, Distel, H:The Dream King's Psychiatrist Bernhard von Gudden (1824–1886). A Life Committed to Rationality. Arch. Neurol. 46: 1349–1353, 1989.
Deichmann, U: Biologen unter Hitler. Portrait einer Wissenschaft im NS-Staat. Geschichte Fischer Taschenbuch Verlag Frankfurt/M 1995.
Draaisma, D: Gehirn und Gedächtnis. In: Lewandowsky, V., Grünbein, U.: Gehirn und Denken. Kosmos im Kopf. Hatje Cantz Verlag Ostfildern-Ruit 2000, S. 178–189.
Du Bois-Reymond, Estelle (Hsg) Zwei große Naturforscher des 19. Jahrhunderts. Ein Briefwechsel zwischen Emil Du Bois-Reymond und Karl Ludwig. Johann Ambrosius Barth Verlag Leipzig, 1927.
Economo, C v.: Wilsons Krankheit und das Syndrome du Corps strié. Z. Neur. 43: 173–209, 1918.
Economo, C v.: Wie sollen wir Elitegehirne verarbeiten? Z. Neurol. 121: 323–409, 1929.
Edinger, L, Fischer, B.: Ein Mensch ohne Großhirn. Arch. ges. Physiol. 152: 1–27, 1913.
Edinger, L: Der Anteil der Funktion an der Entstehung von Nervenkrankheiten. J. F. Bergmann Verlag Wiesbaden 1908.
Edinger, L: Die Aufbrauchkrankheiten des Nervensystems. Dtsch. Med. Wschr. 30: 1633–1636, 1800–1803, 1921–1924 (1904), 31: 4–6, 135–38 (1905).
Edinger, L: Hirnanatomie und Psychologie. Berliner klin. Wchschr. 37: 561–564, 600–604, 1900.
Edinger, L: In Ostwald: Das monistische Jahrhundert. Heft 1, 1912, S. 263–264.
Edinger, L: Ueber die Bedeutung der Hirnrinde. In: Verhandlg. 12. Kongress Inn. Med. Wiesbaden 1893, S. 350–358.
Edinger, L: Unterrichtete Pferde. Frankfurter Zeitung, Erstes Morgenblatt Nr. 82, 56. Jahrgang.
Edinger, L: Volkmanns Sammlung klinischer Vorträge, Nr. 106, Leipzig 1894.
Edinger, L: Zehn Vorlesungen über den Bau der nervösen Centralorgane. Lepzig 1885 (Erstauflage), 1889 erweitert als „Zwölf Vorlesungen..." und mehrfach wiederaufgelegt unter geändertem Titel (siehe Bibliographie bei H. Emisch).

Edinger, L: Vorlesungen über den Bau der nervösen Zentralorgane des Menschen und der Tiere. Bd. 2, 7. Auflage Leipzig 1908.
Edinger, L: Zur Methode der psychologischen Untersuchung an Säugetieren. Beobachtungen am Hund. Bericht IV. Kongr. experim. Psychologie Göttingen 15.–18.4.1914. In: F. Schumann (Hsg) Leipzig 1914, S. 74–75.
Edinger, L: Zur Methodik in der Tierpsychologie. 1. Der Hund H. Zschr. Tierpsychol. 70: 101–124 (1914).
Edinger, L: Hirnanatomie und Psychologie. Eine Entgegnung an Herrn E. Storch. Zschr. Psychol. Physiologie der Sinnesorgane 24: 445–448, 1900.
Ehrenberg, C G: Über den Mangel des Nervenmarks im Gehirn der Menschen und Thiere, den gegliederten röhrigen Bau des Gehirns, und über normale Krystallbildung im lebenden Thierkörper. In: Poggendorffs Ann. d. Phys. u. Chemie, Leipzig 28: 451 (1833).
Ehrenberg, C G: Beobachtung einer auffallenden, bisher unbekannten Struktur des Seelenorgans bei Menschen und Thieren. Dümmler, Berlin 1836.
Eicke, W-J: Wilsonsche Krankheit – Pseudosklerose. In: Henke-Lubarsch's Handbuch der spez. pathol. Anatomie, 13. Band, W. Scholz (Hsg) „Nervensystem", Bandteil A, 851–899, 1957. Springer Verlag Berlin, Göttingen, Heidelberg.
Elbert, Th, Schauer, M: Burnt into memory. Nature 419: 883, 2002.
Emisch, H: Ludwig Edinger – Hirnanatomie und Psychologie. G. Fischer Verlag, Stuttgart, New York 1991.
Enderlen, E, Lobenhoffer: Zur Überbrückung von Nervendefekten. Münchn. Med. Wschr. 1917, 225.
Erb, W: Über syphilitische Spinalparalyse. Neurol. Zbl. 1892.
Erdmann, B: Erkennen und Verstehen. Sitzungsbericht Preuß. Akademie Wiss: 12912, 2. Halbband, S. 1240ff.
Esmarch, F, Jessen, W: Syphilis und Geistesstörung. Allg. Zschr. Psychiatr. 14: 20–36, 1857.
Eulner, H-H, Hoepke, H (Hsg) Der Briefwechsel zwischen Rudolph Wagner und Jacob Henle. 1838–1862. Vandenhoeck und Ruprecht, Göttingen 1979.
Eulner, H-H: Die Entwicklung der medizinischen Spezialfächer an den Universitäten des deutschen Sprachgebietes. Ferdinand Enke Verlag Stuttgart 1970.
Finger, S, N J Wade: The Neuroscience of Helmholtz and the Theories of Johannes Müller. Part I. Nerve Cell Structure, Vitalism, and the Nerve Impulse. J. History of the Neurosciences 11: 136–155, 2002.
Flechsig, P: Gehirn und Seele. Rede, gehalten am 31. October 1894 in der Universitätskirche zu Leipzig. Verlag von Veit u. Co., Leipzig 1896.
Flechsig, P: Meine myelogenetische Hirnlehre mit biographischer Einleitung. Verlag Julius Springer, Berlin 1927.
Forel, A: Einige hirnanatomische Betrachtungen und Ergebnisse. Arch. Psychiat. 18: 162–198, 1887.
Forel, A: Rückblick auf mein Leben. Europa Verlag, Zürich 1935.
Freud, E, Freud, L (Hsg): Sigmund Freud, Briefe 1873–1939. Buchclub Ex Libris Zürich 1980.
Freud, S: Aus den Anfängen der Psychoanalyse. Briefe an Wilhelm Fliess, Abhandlungen und Notizen aus den Jahren 1887–1902. Imago Publ. Co., Ltd. London 1950.
Freud, S: in A. Villarets Handwörterbuch der gesamten Medizin 1888, Bd. I, S. 820.
Freud, S: Teil I des „Entwurfes einer Psychologie" im Nachtragsband zu den Gesammelten Werken herausgegeben von Richards, A und Grubrich-Simitis, I, Fischer Verlag, Frankfurt/M 1987).
Freud, S: Über Spinalganglien und Rückenmark des Petromyzon. Sitzungsber. Akad. Wiss. Wien (Mathem.-naturwiss. Kl.) 3. Abt., Bd. 78, 1878, S. 81–167.
Freud, S: Über Kriegsneurosen, Elektrotherapie und Psychoanalyse. Ein Auszug aus dem Protokoll des Untersuchungsverfahrens gegen Wagner-Jauregg im Oktober 1920. Psyche 26: 939–951, 1972.
Fritsch, G, Hitzig J E: Über die elektrische Erregbarkeit des Großhirns. Reicherts und Du Bois-Reymonds Arch. Anat. Physiol. Med. Wiss. 1870, S. 300–322.
Gagel, O: Tabes. In: Henke-Lubarsch-Handbuch der speziellen pathol. Anatomie, Band 13 (Hsg. W. Scholz), Bandteil 2, S. 995–1039. Springer-Verlag Berlin, Göttingen, Heidelberg 1957.
Galton, F: Eugenics, Its Definition, Scope, and Aims. Sociological Papers 1: 45–50, 1905.
Glaeser, J A: Über die angebliche syphilitische Aetiologie der Tabes dorsalis; ein Fall von Tabes mit ungewöhnlichem Verlauf. Hamburg, Mauke 1901.
Glaeser, J A: Ueber die Bedeutung der Syphilis in der Aetiologie der Tabes. Einige Bemerkungen zu dem gleichlautenden Aufsatz des Herrn Oberarzt Dr. M. Nonne in „Fortschritte der Medizin" Band XXI, 1903. Fortschritte der Med. 22: 509–517, 557–569, 1904.
Glaeser, J A: Wie man etwa erforderliche Syphilis konstruiert. Fortschritte der Medizin 22: 1196–1204, 1904.
Gobineau, J A, Comte de: Essai sur l'inégalité des races humaines. Paris 1853–55.
Goebel, H H, Gerhard, L, Kominami, E, Haltia, M: Neuronal Ceroid-Lipofuscinosis – Late-Infantile or Jansky-Bielschowsky Type – Revisited. Brain Pathol. 6: 225–228, 1996.
Goethe, J W: Von Knebels Übersetzung des Lucrez. Hamburger Ausgabe, Band 12, S. 306. dtv München 1982.

Goldstein, K: Die amnestische und die zentrale Aphasie (Leitungsaphasie). Arch. Psychiat. 48: 314–343, 1911.
Golgi, C:Sulla fina anatomía degli organi centrali del sistema nervosa. Reggio-Emilio Milano, Calderini e filio 1885. Deutsche Übersetzung: Untersuchungen über den feineren Bau des zentralen und peripherischen Nervensystems. G. Fischer, Jena 1894.
Golgi, C: Sulla struttura della sostanza grigia del cerebello. Gazetta Med. Italiana, Lombardia 33: 244–246, 1873.
Gowers, W R: Syphilis und Nervensystem. Autorisierte deutsche Übersetzung von E. Lehfeldt. Verlag S. Karger, Berlin 1893.
Gowers, W: A Lecture on Abiotrophy. Lancet 12.4.1902.
Groeben, Chr (Hsg): Charles Darwin (1809–1882) und Anton Dohrn (1840–1909). Correspondence. Macchiaroli, Napoli 1982.
Groeben, Chr, Hierholzer, K (Hsg) Emil du Bois-Reymond (1818–1896), Anton Dohrn (1840–1909) Briefwechsel. Springer Verlag Berlin Heidelberg New York Tokyo, 1985.
Groeben, Chr, Wenig, K (Hsg) Anton Dohrn und Rudolf Virchow. Briefwechsel 1864–1902. Akademie Verlag Berlin,1992.
Gruber, K: Vom denkenden Hunde Rolf. In: Mitteilungen der Gesellschaft für Tierpsychologie 1: 57–64, 1913.
Grünthal, E: Die pathologische Anatomie der senilen Demenz. In: Bumkes Handbuch der Geisteskrankheiten Bd. XI 1930.
Grünthal, E: Über die Alzheimersche Krankheit. Z. Neurol. 101: 128–137, 1926.
Hager, H:Elektronenmikroskopische Untersuchungen über die Struktur der sogenannten Grundsubstanz in der Groß- und Kleinhirnrinde des Säugetieres. Arch. Psychiat. 198: 574–600, 1959.
Hager, H, Hirschberger, W, Scholz, W: Elektronenmikroskopische Befunde zur normalen Ultrastruktur des zentralnervösen Gewebes und zu ihrer Veränderung unter experimentell-mikroskopischen Bedingungen. Zbl. Neurol. 147: 1 1958.
Hagner, M: Homo cerebralis. Der Wandel vom Seelenorgan zum Gehirn. VerlagsbeteiligungsgesellschaftmbH Berlin 1997.
Hagner, M (Hsg): Ansichten der Wissenschaftsgeschichte. Fischer Taschenbuchverlag, Frankfurt/M 2001.
Hagner, M: Im Pantheon der Gehirne. Die Elite- und Rassegehirnforschung von Oskar und Cécile Vogt. In: D Kaufmann, H-W Schmuhl (Hsg): Rassenforschung in der Kaiser-Wilhelm-Gesellschaft. Wallstein Verlag Göttingen 2003.
Hamann-Roth, M: Die Einführung der Insulintherapie im Deutschen Reich 1935–1937. Studien zur Geschichte der Medizin im Nationalsozialismus, Bd. 2. GWAB Verlag Wetzlar 2000.
Haug, H: Quantitative Untersuchungen an der Sehrinde. G. Thieme, Stuttgart 1958.
Haymaker, W, Schiller, Fr: The Founders of Neurology. Charles C. Thomas Publ., Springfield, Ill. 1970.
Heitzmann, C: Mikroskopische Untersuchungen des Thierkörpers. Wiener Sitzungsberichte 1883.
Held, H: Die Lehre von den Neuronen und vom Neurenzytium und ihr heutiger Stand. Urban u. Schwarzenberg, München 1929.
Hildebrand, R: Rudolf Albert v. Koelliker und seine wissenschaftlichen Kontakte zum Ausland. Würzburger Medizinhistor. Mitteilungen 2: 101–115, 1984.
Hildebrand, R: Der Würzburger Anatom Albert von Koelliker in seiner Beziehung zu Camillo Golgi und Santiago Rámon y Cajal. Sudhoffs Arch. 73: 145–155, 1989.
Hirsch, G Chr: Theodor Schwann. In: Freund, H, Berg, A (Hsg) Geschichte der Mikroskopie. Umschau Verlag Frankfurt/M, S. 313–321, 1963.
Hirsch, Th v., Peiffer, J: Über histologische Methoden in der Differentialdiagnose von Leukodystrophien und Lipoidosen. Arch. Psychiatr. 194: 570–572, 1955.
Hirschmüller, A: Die Insulinkrampfbehandlung der Schizophrenie oder: Wie erweist sich die Unwirksamkeit einer Therapiemethode?. Nervenhkd. 4: 217–226, 2001.
His, W: Lebenserinnerungen. Fischer und Wittig, Leipzig 1903.
Hitzig, J E: Untersuchungen über das Gehirn. Neue Folge II. Lähmungsversuche am Großhirn. Arch. Anat. Physiol u. wissensch. Med. 1876, S. 692–711.
Hoche, A E: Die Differentialdiagnose zwischen Epilepsie und Hysterie. Berlin 1902.
Hoche, A E: Das träumende Ich. Verlag G. Fischer, Jena 1927.
Hoche, A E: Die Psychologie der Parteizugehörigkeit. Dtsch Med Wschr 57: 288–291, 1931.
Hoche, A E: Jahresringe. J. F. Lehmann Verlag, München 1934.
Hoche, A E: Alfred Erich Hoche. In: L R Grote (Hsg): Die Medizin der Gegenwart in Selbstdarstellungen. Felix Meiner Verlag, Leipzig 1923.
Hodge: A microscopical study of changes due to functional activity in nerve-cells. J. Morphology 7: Nr. 2,1892 und Anatom. Anzeiger 9: 706–710, 1894.
Hoffmann, P: Der verfremdende Blick. In: Peiffer, J., Fichtner, G (Hsg): Erlebte Geschichte. Verlag Schwäbisches Tagblatt, Tübingen 1994, S. 25–39.

Hoffmann, P: Vom Pathos der Nelly Sachs. In: P. Hoffmann: Das erneuerte Gedicht. Edition Suhrkamp 2142. Suhrkampp Verlag Frankfurt am Main 2001, S. 50–68.

Hoffmann, P: Karl Wolfkehls Identität. In: P. Hoffmann: Das erneuerte Gedicht. Edition Suhrkamp 2142. S. 113–142. Suhrkamp Verlag Frankfurt am Main, 2001, S. 113–142.

Holdorff, B, Hoff, P: Neurologie und Psychiatrie in der Zeit des Nationalsozialismus. In: H. Schliack, H. Hippius (Hsg): Nervenärzte. Biographien. G. Thieme Verlag Stuttgart, New York 1998, S. 173–183.

Holdorff, B: Die Lokalisationsdiskussion vor 60 Jahren (O. Foerster, K. Goldstein, V. v. Weizsäcker). In: K. A. Bushe, M. H. Lawczik (Hsg) Schriftenreihe der Deutsch. Ges. Geschichte Nervenhkd. Bd. 1, S. 139–141, 1996.

Hopf, A: Die Lokalisation in der Großhirnrinde vom Standpunkt des Anatomen. Nervenarzt 32: 301–307, 1961.

Hoßfeldt, U: Im „unsichtbaren Visier": Die Geheimdienstakten des Genetikers Nikolaj V. Timofeeff-Ressovsky. Med. Histor. J. 36: 335–367, 2001.

Hößlin, C v., Alzheimer, A: Ein Beitrag zur Klinik und pathologischen Anatomie der Westphal-Strümpellschen Pseudosklerose. Z. Neur. 8:183–209, 1911.

Hübner, O, Hallervorden, J: Ein Geschwisterpaar mit familiärer infantiler diffuser Sklerose vom Typus Krabbe. Zbl. Pathol. u. Pathol. Anatomie. 94: 461–470, 1956.

Jacob, H: Lokalisation neuropathologischer Prozesse und klinische Symptomatik. Neuropathol. Japon. 3: 77–94, 1982.

Jahn, R., Landsberg, H: Christian Gottfried Ehrenberg. In: Theater der Natur und Kunst. Essays. Henschel Verlag Berlin 2000, S. 219–225.

Jakob, A M: Normale und pathologische Anatomie und Histologie des Grosshirns (mit besonderer Berücksichtigung der Histopathologie der Psychosen und extrapyramidalen Erkrankungen). In: G. Aschaffenburg (Hsg): Handbuch der Psychiatrie, Allg. Teil 1. Abt., 1. Teil, II. Band. Deuticke Leipzig und Wien 1929.

Janzen, R: Die letzten 100 Jahre Lokalisationsforschung an der Großhirnrinde. Z. Neurol. 202: 75–93, 1972.

Jatzkewitz, H: Zwei Typen von Cerebrosid-Schwefelsäureestern als sogen. Prälipoide und Speichersubstanzen bei der Leukodystrophie, Typ Scholz (metachromatische Form der diffusen Sklerose). Hoppe-Seylers Z. physiol. Chemie 311: 279–282, 1958.

Jatzkewitz, H, Mehl, E: Cerebrosid-Sulfatase and Aryl-Sulfatase A deficiency in metachromatic leukodystrophy (ML). J. Neurochem. 16: 19–28, 1969.

Jung, R: Gedanken zur psychiatrischen Schockbehandlung. In: Kranz, H. (Hsg): Arbeiten zur Psychiatrie, Neurologie und ihren Grenzgebieten. Scherer Verlag, Heidelberg 1947, S. 99–120.

Kahn, E: Emil Kraepelin, 15.2.1856–7.10.1926. Mschr. Psychiatr. Neurol. 131: 190–192, 1956.

Kahn, E: Psychopathen als revolutionäre Führer. Zschr. ges. Neurol. Psychiat. 52: 90–106, 1919.

Kahn, E: Psychopathie und Revolution. Münchn. Med. Wschr. Nr. 34, 968–969, 1919.

Kaitaro, T: Biological and Epistemological Models of Localization in the Nineteenth Century: From Gall to Charcot. J. Histor. Neurosci. 10: 262–276, 2001.

Karenberg, A: Pick's Diease: The tedious career of a „new" neuropsychiatric disorder. Proceedings ISHN 2000, S. 248.

Kaufmann, D: Aufklärung, bürgerliche Selbsterfahrung und die „Erfindung" der Psychiatrie in Deutschland, 1770–1850. Vandenhoeck & Ruprecht, Göttingen 1995, S. 200 ff.

Kaufmann, F: Die planmäßige Heilung komplizierter psychogener Bewegungsstörungen bei Soldaten in einer Sitzung. Münchn. Med. Wschr. 63; 1916, Feldärztl. Beilage Nr. 22, S. 302–304.

Kirsche, W: Die Neuronentheorie. Geschichtlicher Überblick und heutiger Stand. Münchn. Med. Wschr. 102: 2266–2274, 1960.

Kirsten, Chr (Hsg) Dokumente einer Freundschaft. Briefwechsel zwischen Hermann von Helmholtz und Emil du Bois-Reymond 1846–1894. Akademie Verlag Berlin 1986.

Kisch, B: Forgotten Leaders in Modern Medicine. In: Transact. Americ. Philosoph. Soc. 44:142–192, 1954. Hier sind auch einige zwischen Valentin und Remak gewechselte Briefe abgedruckt.

Klee, E: „Euthanasie" im NS-Staat. Die „Vernichtung lebensunwerten Lebens". Fischer Taschenbuch Verlag, Frankfurt am Main 1985.

Klee, E: Deutsche Medizin im Dritten Reich. Karrieren vor und nach 1945. S. Fischer Verlag, Frankfurt am Main 2001;.

Kleist, K: Die Lokalisation im Großhirn und ihre Entwicklung. Psychiatria et Neurologica 137: 289–309, 1959.

Kleist, K: Gehirnpathologie, vornehmlich auf Grund der Kriegserfahrungen. In: K. Bonhoeffer (Hsg): Handbuch ärztl. Erfahrungen im Weltkrieg 1914/18, J. A. Barth Verlag Leipzig, Bd. IV, 343–1416, 1922 und als eigene Monographie 1934.

Klüver, H, Bucy, PC: An Analysis of Certain Effects of Bilateral Temporal Lobectomy in the Rhesus Monkey, With Special Reference to „Psychic Blindness". J. Psychol. 5: 33–54, 1938.

Koelliker, A v.: Erinnerungen aus meinem Leben. W. Engelmann Verlag, Leipzig, 1899, S. 199.
Kolle, K: Emil Kraepelin als Förderer der Neuropathologie. In: W. Scholz (Hsg): 50 jahre neuropathologie in deutschland. Georg Thieme Stuttgart 1961, S. 39.
Kolle, K: Große Nervenärzte, Georg Thieme Verlag, Stuttgart 1956, S. 147.
Kraepelin, E: Lebenserinnerungen. Springer Verlag, Berlin, Heidelberg, New York, Tokyo 1983, S. 22 ff.
Krall, K: Denkende Tiere. Beiträge zur Tierseelenkunde aufgrund eigener Versuche. Leipzig 1907.
Kremer, R L: Letters of Hermann von Helmholtz to his Wife 1847–1859. Steiner Verlag Stuttgart 1990.
Kreuter, A: Deutschsprachige Neurologen und Psychiater. Ein biographisch-bibliographisches Lexikon von den Vorläufern bis zur Mitte des 20. Jahrhunderts. K G Saur, München, New Providence, London, Paris 1996.
Kuhn, Th S: Die Struktur wissenschaftlicher Revolutionen. Frankfurt/M 1967.
Lanska, D J: Classic Articles of 19th-Century American Neurologists: A Critical Review. J. History of the Neurosciences 11, 156–173, 2002.
Lavater, J C: Katalog der Lavaterausstellung „Das Antlitz, eine Obsession", Kunsthaus Zürich 2001, Nr. 139, S. 79.
Lerner, R: Wilhelm von Waldeyer-Hartz. In: Freund, H, Berg, A (Hsg) Geschichte der Mikroskopie. Umschau Verlag Frankfurt/M, S. 455–461, 1963.
Lesky, E: Die Spezialisierung, ärztliches Problem von gestern und heute. Münchn. Med. Wschr. 109: 1017–1023, 1967.
Lesser, A: Der Briefwechsel Wilhelm Erbs und Adolf Strümpells von 1905 bis 1921 und seine Bedeutung für das Verständnis wichtiger Aspekte der Entwicklung der Neurologie zum Spezialfach der Medizin. Diplomarbeit aus dem Karl-Sudhoff-Institut für Geschichte der Medizin und der Naturwissenschaften (Direktor Prof. Dr. A. Thom) der Karl-Marx-Universität Leipzig 1983.
Lesser, F: Zur Aetiologie und Pathologie der Tabes, speciell ihr Verhältnis zur Syphilis. Berliner klin. Wochenschr. 4: 1–18, 1904.
Lesser, F: Zur allgemeinen Pathologie der Syphilis und der sog. parasyphilitischen Erkrankungen. Dermatol. Z. 11: 1904.
Lesser, F: Zur quartären Syphilis des Zentralnervensystems. Med. Klinik 1921.
Levacher, C: Ein Seitenweg der Ganzheitsmedizin. Dtsch. Ärztebl. 83: 3305–3307, 1986 (Ausgabe B).
Lhermitte, J, Duclos, P: Sur un ganglioneurome duffus du cortex du cervelet. Bull. Ass. franc. Cancer 9: 99 (1920).
Liesegang, R Ed: Prinzip des minimalen Vorsprungs. Zbl. Physiol. 24: Nr. 12, 515–515 (1911).
Lohff, B: Facts and Philosophy in Neurophysiology. The 2000th Century of Johannes Müller (1801–1858). J. Histor. Neurosci. 10: 277–292, 2001.
Lutzeyer, W: Enderlens experimentelle Chirurgie als Grundlage der modernen Transplantationslehre. In: Wachsmuth, W. (Hsg) Eugen Enderlen 1863–1963. Springer Verlag, Berlin, Göttingen, Heidelberg 1963.
Maehle, A-H, Prüll, C-R, Halliwell, R F: The emergence of the drug receptor theory. Nature Reviews, Drug Discovery 1: 637–641, 2002.
Maier, W: Psychiatrie als Beruf – Wie sieht die Zukunft aus? Leserbrief zum Beitrag von H. Häfner in Der Nervenarzt (2002) 73: 33–40. Hierzu die Stellungnahme Häfners. Nervenarzt 73: 96–99, 2002.
Matussek, P: Metaphysische Probleme der Medizin. Ein Beitrag zur Prinzipienlehre der Psychotherapie. Springer Verlag, Berlin und Heidelberg 1948.
Maurer, K, Maurer, U: Alzheimer. Das Leben eines Arztes und die Karriere einer Krankheit. Piper Verlag, München 1998.
Mayer, H: Reisen nach Jerusalem. Suhrkamp Taschenbuch, Frankfurt am Main 1998, S. 99–100 und 159.
Mayer, P: Die Capseliden des Golfes von Neapel.
Mennel, H D: Die Progressive Paralyse als Organerkrankung in Psychiatriegeschichte und Literatur. Schriftenreihe der Deutschen Gesellsch. f. Geschichte der Nervenheilkunde, Bd. 5, 1999, S. 173–185.
Meyer-Palmero, I: Sigmund Freud-Konkordanz und -Gesamtbibliographie. Frankfurt a. M, S. Fischer 1982 (Fischer Wissenschaft 7312).
Meyer-Palmero, I, Fichtner, G: Freud-Bibliographie mit Werkkonkordanz. S. Fischer Verlag, Frankfurt/M 1999.
Mitscherlich, A, Mielke, F; Das Diktat der Menschenverachtung. Lambert Schneider Verlag, Heidelberg 1947.
Mommsen, H: Von Weimar nach Auschwitz. Zur Geschichte Deutschlands in der Weltkriegsepoche. Ullstein Taschenbuchverlag, München 2001.
Müller-Hill, B: Das Blut von Auschwitz und das Schweigen der Gelehrten. In: Doris Kaufmann (Hsg): Geschichte der Kaiser-Wilhelm-Gesellschaft im Nationalsozialismus. Wallstein Verlag Berlin 2000).
Müller-Seidel, W: Alfred Erich Hoche. Lebensgeschichte im Spannungsfeld von Psychiatrie, Strafrecht und Literatur. Verlag der Bayerischen Akademie der Wissenschaften in Kommission bei der C. H. Beck'sche Buchhandlung München 1999.

Niessing, K, Vogell, W: Das elektronenmikroskopische Bild der sogenannten Grundsubstanz der Hirnrinde. Z. Naturforsch. 12b, 641, 1957.

Nissl, F: Über die sogenannten Granula der Nervenzellen. Neurol. Centrbl. 13: 676–683, 781–789, 810–814, 1894.

Nissl, F: Ueber die Nomenklatur in der Nervenzellanatomie und ihre nächsten Ziele. Neurol. Centralbl. 14: 66–75, 104–110, 1895.

Nissl, F: Psychiatrie und Hirnanatomie. (Nach einem Vortrage auf der 28. Versammlung des südwestdeutschen psych. Vereins in Karlsruhe am 7.11.1897) Mschr. Psychiatr. Neurol. 3: 141–155, 1898.

Nissl, F: Sind wir imstande, aus dem pathologisch-anatomischen Befunde die Diagnose der progressiven Paralyse zu stellen? Mschr. Psychiatr. 4: XX, 1898.

Nissl, F: Über die Veränderungen der Ganglienzellen am Facialiskern des Kaninchen nach Ausreissung der Nerven. Allgem. Zschr. Psychiatr., psychol.-gerichtl. Med. 48: 197–198, 1892.

Nissl, F: Die Neuronlehre vom pathologisch-anatomischen und klinischen Standpunkt. Verhandl. Ges. dtsch. Naturforscher u. Ärzte 72: 211–234, 1901.

Nissl, F: Zur Lehre von der Lokalisation in der Grosshirnrinde des Kaninchens. !. Völlige Isolierung der Hirnrinde beim neugeborenen Tier. Akademie der Wiss. Heidelberg, Mathemat.-naturwiss. Classe. 38. Abhandl., 1911.

Nissl, F: Die Neuronenlehre und ihre Anhänger. Ein Beitrag zur Lösung des Problems der Beziehungen zwischen Nervenzelle, Faser und Grau. G. Fischer, Jena, 1903.

Nissl, F: Histopathologie und Spirochätenbefunde. Z. Neur. 44:436–444, 1919.

Noguchi H: Studien über den Nachweis der Spirochaeta pallida im Zentralnervensystem bei der progressiven Paralyse und bei der Tabes dorsalis. Münchn. Med. Wschr. 737, 1913.

Noguchi, H, Moore J W: A demonstration of trepanoma pallidum in the brain in cases of general paralysis. J. exp. Med. 17: 1913.

Nonne, M: Syphilis und Nervensystem. 19 Vorlesungen für praktische Aerzte, Neurologen und Syphilidologen. Karger Berlin 1892.

Nonne, M: Ueber die Bedeutung der Syphilis in der Aetiologie der Tabes. Fortschritte der Medizin 21: 977 und 1017, 1903.

Nonne, M: Anfang und Ziel meines Lebens. Hans Christians Verlag, Hamburg 1971.

Opalski, A: Über eine besondere Art von Gliazellen bei der Wilson-Pseudosklerose-Gruppe. Z. Neur. 124:420–425, 1930.

Oppenheimer, J M: Ross Granville Harrison. 1870–1959. In: H Freund, A Berg (Hsg): Geschichte der Mikroskopie. Umschau Verlag Frankfurt/M. 1963, S. 117–126.

Ostertag, B: David von Hansemann 5.11.1858–28.8.1920. Verhandlg. Dtsch. Pathol. Ges. 29:370–378, 1937.

Ostertag, B: Pathologie der raumfordernden Prozesse des Schädelbinnenraums. Ferdinand Enke Verlag Stuttgart 1941.

Paulus, W: Systematrophien und „Neuroaxonale Dystrophien" in Peiffer, J., Schröder, J. M., Paulus, W. (Hsg): Neuropathologie. Springer-Verlag Heidelberg, Berlin u. a. 2002.

Peiffer, J: Zur kolloiden Degeneration der Hirnrinde bei progressiver Paralyse. Arch. Psychiatr. 198: 659–672, 1959.

Peiffer, J: Morphologische Aspekte der Epilepsien. Pathogenetische, pathologisch-anatomische und klinische Probleme der Epilepsien. Springer Verlag Berlin, Göttingen, Heidelberg 1963.

Peiffer, J: Metachromatic Leucodystrophy. In: P. J. Vinken u. G. W. Bruyn(Eds): Handbook of Clinical Neurology, Vol. 10, 43–66, 1970.

Peiffer, J: Neuronale Schäden durch Epilepsien. Klinisch-neuropathologische Korrelationsversuche zur Frage der Krampfschäden beim Menschen. Georg Thieme Verlag Stuttgart, New York 1993.

Peiffer, J: Hirnforschung im Zwielicht. Beispiele verführbarer Wissenschaft aus der Zeit des Nationalsozialismus. Julius Hallervorden, H.-J. Scherer, B. Ostertag. Abhandlungen zur Geschichte der Medizin und der Naturwissenschaften, Heft 79, Matthiesen Verlag Husum 1997.

Peiffer, J: Zur Neurologie im „Dritten Reich" und ihren Nachwirkungen. Nervenarzt 69: 728–733, 1998.

Peiffer, J: Assessing Neuropathological Research carried out on Victims of the „Euthanasia" Programme. Med. histor. J. 34: 339–356, 1999.

Peiffer, J: Wege zur Berliner Hirnforschung der 40er-Jahre. Schriftenreihe des Arbeitskreises zur Erforschung der nationalsozialistischen „Euthanasie" und Zwangssterilisation. Frühjahrstagung 12.–14.5.2000a Berlin, S. 10–23.

Peiffer, J: Vergangenheit, gebrochner Spiegel. Erinnerungen. Klöpfer und Meyer Verlag Tübingen 2000b, S. 180 ff.

Peiffer, J: Neuropathologie in Berlin. In: B. Holdorff und R. Winau (Hsg): Geschichte der Neurologie in Berlin. De Gruyter, Berlin, New York 2000c.

Peiffer, J: Neuropathologische Forschung an „Euthanasie"-Opfern in zwei Kaiser-Wilhelm-Instituten. In: Kaufmann, D. (Hsg): Geschichte der Kaiser-Wilhelm-Gesellschaft im Nationalsozialismus. Bestandsaufnahme und Perspektiven der Forschung. Wallstein Verlag Göttingen. 2000d, S. 151–173.

Peiffer, J, Kleihues, P: Hans-Joachim Scherer, Pioneer in Glioma Research. Brain Path. 9: 241–245, 1999.
Pfeifer, B: Zur histologischen Diagnose der progressiven Paralyse mittels Hirnpunktion. Münchn. Med. Wschr. 10 (1912).
Pfungst, O: Das Pferd des Herrn von Osten (Der kluge Hans). Ein Beitrag zur experimentellen Tier- und Menschenpsychologie. Leipzig 1907.
Pilleri, G: Camillo Golgi. In: Freund, H, Berg, A (Hsg) Geschichte der Mikroskopie. Umschau Verlag Frankfurt/M S. 101–114, 1963.
Plate, J: Beobachtungen an den denkenden Elberfelder Pferden des Herrn Krall. Naturwiss. Wchschr. 12, Nr. 17, 1913.
Platen-Hallermund, A v.: Die Tötung Geisteskranker. Verlag der Frankfurter Hefte 1947.
Purkinje, J E: Untersuchungen über Nerven und Hirnanatomie. Epithelienkörper des Plexus chorioidei in den Hirnventrikeln. Über die gangliösen Körperchen in verchiedenen Theilen des Gehirns. In: Ber. Vers. Ges. dtsch. Naturf. u. Ärzte, Prag 1837.
Ramon y Cajal, S: Nuevo concepto de la histología de los centros nerviosos. Barcelona 1890. In erweiterter Form deutsch übersetzt durch H. Held: Neue Darstellung vom histologischen Bau des Centralnervensystems. Arch. Anat. u. Physiol., Anatom. Abt. 1893: 319–428. Grundlegende Darstellung in deutscher Übersetzung:.
Ramon y Cajal, S: Die Neuronenlehre. In: Bumke, O., Foerster,O. (Hsg) Handb. der Neurologie. Bd. I. Anatomie. Julius Springer, Berlin 1935, S. 887–994.
Reemstma, J Ph: „Wie hätte ich mich verhalten?“ und andere nicht nur deutsche Fragen. C. H. Beck Verlag, München 2001, S. 112.
Rehberg, K-S: Westdeutsche Soziologie nach 1945: In: W. H. Pehle, P. Sillem (Hsg): Wissenschaft im geteilten Deutschland. Restauration oder Neubeginn nach 1945?. Fischer Taschenbuch Verlag Frankfurt/M 2000.
Rheinberger, H-J, Hagner, M (Hsg): Die Experimentalisierung des Lebens. Experimentalsysteme in den biologischen Wissenschaften 1850/1950. Akademie Verlag, Berlin 1993.
Richter, J: Das Kaiser-Wilhelm-Institut für Hirnforschung und die Topographie der Großhirnhemisphären. Ein Beitrag zur Institutsgeschichte der Kaiser-Wilhelm-Gesellschaft und zur Geschichte der architektonischen Hirnforschung. In: vom Brocke, B., Laitko, H. (Hsg): Die Kaiser-Wilhelm-/Max-Planck-Gesellschaft und ihre Institute. Walter de Gruyter, Berlin, New York 1996, S. 349–408.
Richter, J: Rasse - Elite - Pathos. Eugenische Zukunftsvisionen der von Oskar Vogt begründeten Moskauer Schule der architektonischen Hirnforschung. Mitt. Magnus-Hirschfeld-Gesellschaft 20./21. März 1995, S. 35–44.
Riedesser, P, Verderber, A: Aufrüstung der Seelen. Militärpsychologie und Militärpsychiatrie in Deutschland und Amerika. Dreisam Verlag, Freiburg i. Br. 1985, S. 23.
Rieger, Conrad: Über die Beziehungen der Schädellehre zur Physiologie, Psychiatrie und Ethnologie. Stahel Verlag Würzburg, 1882.
Riese, W, Goldstein, K: The Brain of Ludwig Edinger. J. Comparat. Neurol. 92: 133–161, 1950.
Rose, F Cl: A short history of neurology. The British contribution 1660–1910. Butterworth and Heinemann, Oxford u. a. 1999.
Rose, F Cl: Historical Aspects of the Neurosciences. In: Ed. Frank, Cl. Rose (Ed) A Festschrift for Macdonald Critchley. William F. Bynum, New York, Raven Press 1982.
Rüdin, E: Die empirische Erbprognose, die Zwillingsmethode und die Sippenforschung in ihrer Bedeutung für die psychiatrische Erbforschung und für die Psychiatrie überhaupt. Allg. Zschr. Psychiatr. 107: 1–20, 1938.
Rüdin, E: Demographisch-genealogische Studien an deutschen genialen Höchstbegabten. Arch. Rassen- u. Gesellsch. Biol. 35: 122–135, 1941.
Sachse, C und Massin, B: Biowissenschaftliche Forschung an Kaiser-Wilhelm-Instituten und die Verbrechen des NS-Regimes. Präsidentenkommission „Geschichte der Kaiser-Wilhelm-Gesellschaft im Nationalsozialismus“, Ergebnisse 3, 2000.
Sandhoff, K, Conzelmann E: Activation of lysosomal hydrolysis of complex glycolipids by Non-enzymic proteins. Trends Biochem. Sci. Oct. 1979.
Satzinger, H: Die Geschichte der genetisch orientierten Hirnforschung von Cécile und Oskar Vogt (1875–1962, 1870–1959) in der Zeit von 1895 bis ca. 1927. Braunschweiger Veröffentlichungen zur Geschichte der Pharmazie und der Naturwissenschaften, Bd. 41. Deutscher Apotheker Verlag Stuttgart 1998.
Schacter, D L: Implicit Memory: History and Current State. J. Exp. Psychol., Learning, Memory, and Cognition 13: 501–518, 1987.
Schaffer, K: Neue Beiträge zur Mikromorphologie und anatom. Charakterisierung der inf. amaurot. Idiotie. Z. Neur 46:1–58, 1919.
Schaltenbrand, G: Die Multiple Sklerose des Menschen. Georg Thieme Verlag, Leipzig 1943.
Scherer, H-J: Sur une forme a évolution phasique de la leuco-encéphalose périvasculaire confluente chez la macacus rhesus. Rev. Neurol. 68: 807–822, 1937.

Schiller, Fr: Jules Soury (1842–1915). In: Haymaker, W., Schiller, F. (Eds): The Founders of Neurology. Charles Thomas Publ. Springfield, Ill. Second Edit. 1970.

Schimmelpenning, G W: Alfred Erich Hoche – Das wissenschaftliche Werk: „Mittelmäßigkeit"? (Hinweise zu methodologischen Problemen der Medizingeschichte). Berichte Joachim-Jungius-Ges. der Wiss., Vandenhoeck u. Ruprecht, 1990.

Schimmelpenning, G W: Alfred Erich Hoche (1865–1943). In: Schliack, H., Hippius, H. (Hsg): Nervenärzte. Biographien. Georg Thieme Verlag Stuttgart, New York 1998, S. 21–29.

Schmiedebach, H.-P: Robert Remak (1815–1865). Ein jüdischer Arzt im Spannungsfeld von Wissenschaft und Politik. Gustav Fischer, Stuttgart, Jena, New York, 1995.

Schmidt, W J: Gabriel Gustav Valentin. In: Freund, H, Berg, A (Hsg) Geschichte der Mikroskopie. Umschau Verlag Frankfurt/M, S. 413–422, 1963.

Schmuhl, H-W: Rassenhygiene, Nationalsozialismus, Euthanasie. Vandenhoeck & Ruprecht, Göttingen 1992.

Schneider, C: Die schizophrenen Symptomen verbände. Monogr. Gesamtgeb. Neurol. Psychiatr. H. 71, Springer Verlag Berlin 1942.

Schneider, K: Die abnormen seelischen Reaktionen. In: G. Aschaffenburgs Handbuch Teil 7/2, 1927.

Schneider, K: Die Aufdeckung des Daseins durch die cyklothyme Depression. Der Nervenarzt 21: 193–194, 1949.

Schneider, K: Notiz über Ichstörungen und Entfremdungen. Fortschr. Neurol. 17: 343–347, 1949.

Schneider, K: Die psychopathischen Persönlichkeiten. In: G. Aschaffenburgs Handbuch der Psychiatrie, Speziell. Teil, Abt. 7, Teil 1, Deuticke Verlag Leipig, Wien 1923.

Scholz, W: Klinische, pathologisch-anatomische und erbbiologische Untersuchungen bei familiärer, diffuser Hirnsklerose im Kindesalter (Ein Beitrag zur Lehre von den Heredodegenerationen). Z. Neurol. 99, 651–717, 1925.

Scholz, W: Über pathomorphologische und methodologische Voraussetzungen für die Hirnlokalisation. Z. Neurol. Psychiat. 158: 234–244, 1937.

Scholz, W: Die Krampfschädigungen des Gehirns. Springer, Berlin,Göttingen, Heidelberg 1951.

Schöningh, M: Studien zu deutschen Lehrbüchern der Psychiatrie aus der Zeit des Nationalsozialismus. Studien zur Geschichte der Medizin im Nationalsozialismus. Bd. 4. GWAB-Verlag Wetzlar 2001.

Schultze, M: Allgemeines über die Strukturelemente des Nervensystems. In: Strickers Handbuch der Lehre von den Geweben. 108–136, 1869.

Schwann, Th: Mikroskopische Untersuchungen über die Übereinstimmung in der Structur und dem Wachsthum der Thiere und Pflanzen. Berlin 1939, wieder abgedruckt von F. Hünseler in Ostwalds Klassiker 176. Leipzig 1910.

Selberg, W, Hamm, H (Hsg): Rudolf Virchow und die Medizin des 20. Jahrhunderts. Quintessenz-Verlag München 1993.

Semon, R: The Mneme. Allen & Unwin, London 1921.

Shepherd, G M: Foundations of the Neuron Doctrine. New York, Oxford, Oxford Univ. Press 1991.

Sherrington, Ch: The integrative action of the nervous system. London 1906.

Shevell, M: Racial hygiene, active euthanasia, and Julius Hallervorden. Neurology, 42: 2214–2219, 1992.

Simmer, H: Der Berliner Pathologe Ludwig Pick (1868–1944). Leben und Werk eines jüdischen Deutschen. In: Abhandlgn. zur Geschichte der Medizin und der Naturwissenschaften, (Hsg. R Winau, J Bleker), Heft 94. Matthiesen Verlag Husum 2000.

Singer, W: Wahrnehmen, Erinnern, Vergessen. Über Nutzen und Vorteil der Hirnforschung für die Geschichtswissenschaft. In: Singer, W: Der Beobachter im Gehirn. Essays zur Hirnforschung. Suhrkamp Frankfurt/M 2002.

Singer W: Vom Gehirn zum Bewusstsein. In Singer, W: Der Beobachter im Gehirn. Essays zur Hirnforschung. Suhrkamp Frankfurt/M 2002.

Skramlik, E von: Ja Evangelista Purkinje (Purkyne). In: Freund, H, Berg, A (Hsg) Geschichte der Mikroskopie. Umschau Verlag Frankfurt/M, S. 299–309, 1963.

Solms, M, Saling, M (eds): A Moment of Transition. Two Neuroscientific Articles by Sigmund Freud. Karnac Books, London, New York 1990.

Soury, J: Le systéme nerveux centrale, structure et functions: histoire critique des théories et des doctrines. Paris, Carré et Naud 1899.

Sparrow, EP, Finger, S: Edward Albert Schäfer (Sharpey-Schafer) and his Contributions to Neuroscience: Commemorating of the 150th Anniversary of his Birth. J. Hist. Neurosciences 10: 41–57, 2001.

Spatz, H: Vergangenheit und Zukunft des Menschenhirns. Jahrbuch der Mainzer Akad. d. Wiss. u. d. Lit., Wiesbaden 1965.

Spatz, H: Zur anatomischen Schnelldiagnose der progressiven Paralyse mittels der Eisenreaktion. Münchn. Med. Wschr. 192: 459–672, 1959.

Spatz, H: Neuronenlehre und Zellenlehre. Münchner Med. Wschr. 94: 1153–1164, 1209–1218, 1255–1262, 1952.

Scharf, J-H: Neuronenlehre und Reticulumtheorie als mögliche Bauprinzipien des Nervensystems. Wiss. Zschr. Univ. Halle, Math.-Nat. IX/I, 81–98, 1960.
Spielmeyer, W: Zur Klinik und Anatomie der Nervenschussverletzungen. Z. Neurol. 24: 416–485, 1915.
Spielmeyer, W: Die histopathologische Zusammengehörigkeit der Wilsonschen Krankheit und der Pseudosklerose. Z. Neur. 57: 312–351, 1920.
Spielmeyer, W: Histopathologie des Nervensystems. J. Springer, Berlin 1922, S. 138 ff. sowie S. 284.
Spielmeyer, W: Zur Pathogenese örtlich elektiver Gehirnveränderungen. Zschr. ges. Neurol. Psychiat. 99: 756–776, 1925.
Spielmeyer, W: Forschungsrichtungen in der Histopathologie des Nervensystems während der letzten fünfzig Jahre. Klin. Wschr. 5: Heft 3, 1–11, 1926.
Spielmeyer, W: Über örtliche Vulnerabilität. Zschr. ges. Neurol. Psychiat. 118: 1–16, 1928.
Steinberg, H: Kraepelin (1856–1826) in Leipzig und die Grundlegung seines wissenschaftlichen Werkes. Ed. Das Narrenschiff. Psychiatrieverlag Bonn 2001.
Steinberg, H (Hg). Der Briefwechsel zwischen Wilhelm Wundt und Kraepelin. Zeugnis einer jahrzehntelangen Freundschaft. Bern, Hans Huber 2002.
Steiner, G: Krankheitserreger und Gewebsbefund bei multipler Sklerose. Springer Verlag Berlin 1930.
Steiner, G: Nissls Paralysestudien und der heutige Stand der Metasyphilislehre. Arch. Psychiatr. 87: 126–159, 1929.
Stöhr jr., Ph: Lehrbuch der Histologie und mikroskopischen Anatomie. Springer, Heidelberg 1951.
Sträußler, E: Die Syphilis und die progressive Paralyse (quartäre Syphilis). In: Henke-Lubarsch-Handbuch der speziellen pathologischen Pathologie. Band 13 „Nervensystem“ (Hsg. W. Scholz), Bandteil 2, S. 847–994. Springer-Verlag. Berlin, Göttingen, Heidelberg 1957.
Strümpell, A v.: Über die Westphalsche Pseudosklerose und über diffuse Hirnsklerose insbesondere bei Kindern. Dtsch. Zschr. Nervhkd. 12: 115–149, 1898.
Tansey, E M: Not Committing Barbarism: Sherrington and the Synapse, 1897. Brain Res. Bull. 44: 211–212, 1997.
Tilney, F: The form and functions of the CNS. An introduction to the study of nervous diseases. H K Lewis, London 1921.
Triarhou, L C und del Cerro, M: The histologist Sigmund Freud and the biology of intracellular motility. Biology of the Cell 61: 111–114, 1987.
Uchimura, Y: Über die Gefäßversorgung des Ammonshornes. Zschr. ges. Neurol. Psychiat. 112: 1–19, 1928.
Uexküll, Jakob v.: Im Kampf um die Tierseele. Ergebn. Physiologie, II. Abt. J. F. Bergmann Verlag, Wiesbaden 1902.
Van den Bussche, H: Medizinische Wissenschaft im „Dritten Reich“. Kontinuität, Anpassung und Opposition an der Hamburger Medizinischen Fakultät. Dietrich Reimer Verlag Berlin, Hamburg 1989, S. 46.
Virchow, R: Das Leben des Blutes. In: F. Krafft (Hsg) Drei Reden über Leben und Kranksein. Kindler Verlag, München 1971, S. 85.
Vogt, Carl: Köhlerglaube und Wissenschaft. Eine Streitschrift gegen Hofrath Rudolph Wagner in Göttingen. 2. erw. Aufl. Ricker, Gießen 1855.
Vogt, Céc., Vogt, O: Hirnforschung und Genetik. J. Psychol. Neurol. 39: 438–446, 1929.
Vogt, Céc.: Demonstration anatomischer Präparate (Syndrom des Corpus striatum) Neurol. Cbl. 30: 397 (1911).
Vogt, O: Flechsig's Associationscentren, ihre Anhänger und Gegner. Z. Hypnot. 5: 347–361, 1896/97.
Vogt, O: Über zwei wichtige Aufgaben der Erforschung des Hundes und der Brieftaube. J. Psychol. Neurol. 25: 219, 1920.
Vogt, O: Psychiatrisch wichtige Tatsachen der zoologisch-botanischen Systematik. Zschr. ges. Psychiat. 101: 805–832, 1926.
Vogt, O, Vogt, Céc.: Über die Neuheit und den Wert des Pathoklisebegriffes. J. Psychol. Neurol. 38: 147–154, 1925.
Vogt, Céc., Vogt, O: Zur psychiatrischen Würdigung der Antonschen Entdeckung und Wertung des Status marmoratus striati. J. Psychol. Neurol. 37: 387–393, 1928.
Volz, D: Nietzsche im Labyrinth seiner Krankheit. Eine medizinisch-biographische Untersuchung. Königshausen und Neumann Würzburg 1991.
Waldeyer-Hartz, W v.: Lebenserinnerungen. Verlag Friedrich Cohen, Bonn 1920.
Waldeyer-Hartz, W v.: Ueber einige neuere Forschungen im Gebiete der Anatomie des Centralnervensystems. Dtsch. Med. Wschr. 17: 1213–1218, 1244–1246, 1267–1269, 1287–1289, 1331–1332, 1352–1356, 1891.
Walser, H H (Hsg): August Forel. Briefe. Correspondence 1864–1927. Hans Huber Verlag, Bern, Stuttgart 1968.
Wartenberg, A: Matthias Jacob Schleiden. In: Freund, H, Berg, A (Hsg) Geschichte der Mikroskopie. Umschau Verlag Frankfurt/M S. 299–302, 1963.

Westphal, A: Beitrag zur Lehre von der Pseudosklerose (Westphal-Strümpell), insbesondere über ihre Beziehungen zu dem eigenartigen durch Pigmentierungen, Leberzirrhose, psychische und nervöse Störungen ausgezeichneten Krankheitsbilde (Fleischer). Arch. Psychiatr. 51: 1-29 (1913).
Westphal, A: Über doppelseitige Athetose und verwandte Krankheitszustände („striäres Syndrom"). Ein Beitrag zur Lehre von den Linsenkernerkrankungen. Arch. Psychiatr. 60: 361–400 (1919).
Westphal, C: Über eine dem Bilde der cerebrospinalen grauen Degeneration ähnliche Erkrankung des centralen Nervensystems ohne anatomischen Befund, nebst einigen Bemerkungen über paradoxe Contraktion. Arch. Psychiatr. 14: 87–134,1883.
Weygandt, W: Der jugendliche Schwachsinn. F. Enke Verlag Stuttgart 1936.
Wheeler, R B, Schlie, M, Kominami, E, Gerhard, L, Goebel, H H: Neuronal ceroid lipofuscinosis: late infantile or Jansky Bielschowsky type - re-revisited. Acta neuropathol. 102: 485–488, 2001.
Wilke, G: Über den Hirnbefund bei einem Heimkehrer mit schwerer Hungerdystrophie. Dtsch. Zschr. Nervenhkd. 171: 388–402, 1954.
Wilmanns, K, Steiner, G: Syphilis und Metasyphilis. Z. Neur. 101: 875–894, 1926.
Wilson, S A K: Progressive lenticular degeneration: a familial nervous disease associated with cirrhosis of the liver. Brain 34: 295–509,1912.
Wolgast, E: Die Wahrnehmung des Dritten Reiches in der unmittelbaren Nachkriegszeit (1945/46). Schriften der Philosoph.-histor. Klasse der Heidelberger Akademie der Wissenschaften. Bd. 22, Univ. Verlag Winter, Heidelberg 2001.
Weygandt, W: Ein Institut zur Erforschung von Rassehirnen. Die Umschau 35: 165–166, 1931.
Weygandt, W: Über Erforschung der Rassengehirne. Mediz. Welt 8: 992–994, 1934.
Zimmermann, H: Aus der Chronik der Psychiatrie in Freiburg. Freiburger Univ. Blätter 25: 31, 1986.
Zöllner, N, Hofmann, A F: Siegfried Thannhauser (1885–1962). Ein Leben als Arzt und Forscher in bewegter Zeit. Eigenverlag 2000.

Teil III

Briefbestand

Kapitel 1

Tabelle in chronologischer Anordnung der Briefe mit kurzer Inhaltsangabe in Regestenform

Übersicht über die Archivquellen und Erklärung der Abkürzungen für die benutzten Archive. Bei der jeweiligen Quelle sind die laufenden Nummern nach der chronologisch angelegten Tabelle genannt

ABBAW = Archiv der Berlin-Brandenburgischen Akademie der Wissenschaften. Es handelt sich um Briefe aus dem Nachlass von Rudolf Virchow, Nr. 484, 666 sowie aus dem Nachlass W. Ostwald.
Brief-Nummern 2, 3, 5, 7, 8, 9, 10, 18, 20, 23, 24, 27, 38, 54, 64, 70, 220, 266, 370, 684, 822.

AMA = Alexander Mitscherlich-Archiv der Stadt- und Univ. Bibliothek Frankfurt/Main.
Brief-Nummern 1800, 1801, 1807.

BA Koblenz = Bundesarchiv Koblenz, Slg. Christian Pross; ZSg. 154/59, 60.
Briefnummer 1709 a, 1709 b, 1723 a, 1802.

Bern = Archiv der universitären Psychiatrischen Dienste Bern (Waldau), Direktor Prof. Dr. W. K. Strik; Das Archiv enthält den Nachlass von Prof. E. Grünthal, der von Herrn Feldmann, einem Mitarbeiter der Klinik, konserviert wurde. Signaturen und eine Bestandsaufnahme liegen noch nicht vor, doch ist ein großer Teil von Korrespondenzmappen mit Nummern versehen. Ihnen wurde von mir die Nummer des Schrankes vorangestellt, in dem die Mappen liegen. Im ursprünglichen Schreibtisch von Prof. Grünthal befinden sich weitere Ordner und Mappen. Hier wurde von mir mit ST re bzw. ST li die Seite der Schreibtischfächer gekennzeichnet, in denen sich die Briefe befinden.
Brief-Nummern 1834, 1855, 1856, 1858, 1859, 1864, 1866, 1885, 1890, 1893, 1894, 1897, 1899, 1900, 1905, 1918, 1920, 1922, 1927, 1928, 1929, 1930, 1933, 1935, 1937, 1939, 1941, 1950, 1951, 1952, 1959, 1962, 1963, 1967, 1968, 1971, 1973, 1977, 1980, 1982, 1983, 1984, 1985, 1990, 1991, 1999, 2000, 2001, 2002, 2006, 2007, 2008, 2010, 2011, 2012, 2013, 2014, 2015, 2016, 2018, 2021, 2023, 2024, 2025, 2026, 2028, 2029, 2030, 2032, 2033, 2035, 2036, 2038, 2039, 2040, 2042, 2043, 2044, 2045, 2046, 2047, 2048, 2049, 2050, 2053, 2054, 2055, 2058, 2059, 2060, 2061, 2062, 2065, 2066, 2067, 2068, 2070, 2072, 2076, 2078, 2079, 2081, 2082, 2083, 2084, 2085, 2086, 2091, 2092, 2093, 2094, 2100, 2102, 2105, 2106, 2107, 2108, 2110, 2112, 2115, 2116, 2123, 2124, 2130, 2132, 2135, 2136.

Bremen = Archiv des Krankenhaus-Museums im Zentralkrankenhaus Bremen-Ost.
Brief-Nummern 1621, 1622, 1630, 1631.

BSB = Bayer. Staatsbibliothek München, Abteilung für Handschriften und seltene Drucke, Bestand Kraepelin, Hirth, Edinger.
Brief-Nummern 4, 6, 367, 436, 803, 1021.

BVG = Bundesverfassungsgericht, Bibliothek, Signatur KL/JR 009.
Brief-Nummern 815, 816, 817.

Deutsches Museum München, Archiv, Handschriftenbestand Sign. HS 1977–32/85,1. Das Archiv verwahrt außer dem verwendeten Brief P. Ehrlichs Akten und Druckschriften der Gesellschaft Deutscher Naturforscher und Ärzte.
Brief-Nummer 110.

Edinger-Institut (Neurologisches Institut der Universität Frankfurt am Main). Die Bestände sind noch nicht archivarisch erschlossen. Sie verteilen sich auf verschiedene Fundstellen wie folgt:
Verschiedene, bei Herrn Prof. Dr. W. Schlote verwahrte Ordner mit dem Briefwechsel von *Max Bielschowsky, Julius Hallervorden, Hugo Spatz und Walter Spielmeyer*. Die Kopien der Briefe wurden in meinem eigenen Archiv mit Signaturen in Form fortlaufender Nummern versehen, denen jeweils ein

H(allervorden) vorgesetzt ist. Diese Signatur-Nummern finden sich in den Tabellen in der ersten Spalte aufgeführt, außerdem in den Abschriften der Originalbriefe im Briefkopf genannt.
Brief-Nummern
1013, 1014, 1022, 1024, 1025, 1027, 1028, 1033, 1034, 1036, 1038, 1041, 1042, 1043, 1044, 1045, 1046, 1047, 1048, 1049, 1050, 1051, 1052, 1054, 1055, 1056, 1059, 1060, 1061, 1062, 1063, 1064, 1065, 1066, 1067, 1068, 1069, 1070, 1071, 1072, 1075, 1076, 1077, 1080, 1084, 1087, 1088, 1089, 1090, 1091, 1092, 1096, 1097, 1100, 1101, 1102, 1104, 1105, 1106, 1110, 1111, 1112, 1113, 1114, 1119, 1120, 1124, 1125, 1126, 1128, 1130, 1131, 1132, 1133, 1137, 1138, 1139, 1140, 1142, 1143, 1144, 1145, 1146, 1147, 1148, 1149, 1150, 1151, 1153, 1154, 1155, 1160, 1161, 1162, 1164, 1166, 1167, 1168, 1169, 1170, 1171, 1174, 1175, 1177, 1178, 1179, 1180, 1181, 1182, 1183, 1184, 1185, 1186, 1187, 1188, 1189, 1190, 1191, 1192, 1193, 1194, 1195, 1196, 1197, 1198, 1199, 1200, 1201, 1202, 1204, 1205, 1206, 1207, 1208, 1209, 1210, 1212, 1213, 1214, 1215, 1216, 1217, 1218, 1219, 1220, 1221, 1222, 1223, 1224, 1225, 1226, 1227, 1228, 1229, 1230, 1231, 1232, 1233, 1234, 1235, 1236, 1237, 1238, 1239, 1240, 1241, 1242, 1243, 1244, 1245, 1246, 1247, 1248, 1249, 1250, 1251, 1252, 1253, 1254, 1255, 1256, 1257, 1258, 1259, 1260, 1261, 1262, 1263, 1264, 1265, 1266, 1267, 1268, 1269, 1270, 1271, 1272, 1273, 1274, 1275, 1276, 1277, 1278, 1279, 1280, 1281, 1282, 1283, 1284, 1285, 1286, 1287, 1288, 1290, 1291, 1292, 1293, 1294, 1295, 1296, 1297, 1298, 1299, 1300, 1301, 1302, 1303, 1304, 1305, 1307, 1308, 1309, 1310, 1311, 1312, 1313, 1314, 1317, 1318, 1320, 1321, 1322, 1323, 1324, 1325, 1326, 1327, 1328, 1329, 1330, 1332, 1333, 1334, 1335, 1336, 1337, 1338, 1339, 1340, 1341, 1442, 1343, 1344, 1345, 1346, 1347, 1348, 1349, 1350, 1351, 1352, 1353, 1355, 1356, 1357, 1359, 1361, 1362, 1363, 1366, 1376, 1377, 1379, 1382, 1383, 1385, 1386, 1388, 1389, 1389a, 1394, 1395, 1399, 1400, 1401, 1402, 1406, 1407, 1414, 1415, 1416, 1417, 1419, 1420, 1422, 1423, 1424, 1425, 1427, 1428, 1434, 1435, 1438, 1439, 1441, 1442, 1446, 1447, 1448, 1449, 1450, 1451, 1452, 1456, 1457, 1462, 1463, 1464, 1465, 1467, 1468, 1469, 1470, 1471, 1472, 1473, 1474, 1475, 1476, 1477, 1478, 1483, 1484, 1486, 1487, 1488, 1489, 1491, 1494, 1496, 1497, 1498, 1500, 1500a, 1501, 1503, 1504, 1505, 1507, 1509, 1511, 1515, 1516, 1517, 1518, 1530, 1531, 1532, 1537, 1538, 1539, 1540, 1541, 1542, 1543, 1544, 1545, 1548, 1555, 1557, 1559, 1560, 1563, 1564, 1566, 1567, 1568, 1569, 1570, 1574, 1580, 1584, 1587, 1589, 1591, 1592, 1593, 1596, 1601, 1602, 1603, 1604, 1606, 1607, 1608, 1609, 1611, 1612, 1613, 1614, 1615, 1616, 1617, 1618, 1619, 1624, 1625, 1629, 1632, 1633, 1634, 1635, 1636, 1638, 1640, 1642, 1643, 1644, 1645, 1646, 1647, 1651, 1652, 1653, 1656, 1657, 1661, 1669, 1670, 1671, 1673, 1674, 1675, 1684, 1686, 1687, 1688, 1689, 1690, 1691, 1692, 1698, 1699, 1700, 1702, 1703, 1707, 1709, 1710, 1711, 1712, 1717, 1724, 1725, 1725a, 1726, 1727, 1728, 1730, 1731, 1732, 1733, 1738, 1739, 1742, 1743, 1744, 1745, 1746, 1747, 1748, 1750, 1751, 1753, 1754, 1755, 1756, 1757, 1758, 1759, 1761, 1762, 1763, 1766, 1770, 1772,

Ed/Nissl:
385a, 462, 745, 781, 789, 804. (Zu Nissl siehe auch MPI Nbiol mit den Nr. 307, 308, 311–315, 323)

Ed/Spatz: Mappe bzw. Ordner mit Briefen an und von Prof. Hugo Spatz (soweit nicht als H-Nummern in den o. a. Ordnern).
Brief-Nummern 917, 1768, 1771, 1776, 1778, 1779, 1780, 1781, 1782, 1783, 1784, 1785, 1786, 1787, 1788, 1789, 1791, 1792, 1793, 1794, 1795, 1796, 1798, 1805, 1808, 1809, 1810, 1811, 1814, 1815, 1816, 1817, 1819, 1820, 1822, 1823, 1824, 1836, 1837, 1845, 1849, 1850, 1851, 1852, 1871, 1872, 1880, 1882, 1887, 1898, 1901, 1912, 1921, 1924, 1946, 1948, 1949, 2034, 2063, 2064, 2071, 2080.

EdLM: Überwiegend an Edinger gerichtete Briefe, die ungeordnet in losen Mappen enthalten sind, wenn auch thematisch getrennt.
Brief-Nummern 112, 116, 117, 137, 141, 146, 147, 161, 174, 193, 196, 203, 204, 205, 206, 216, 231, 232, 253, 254, 256, 272, 288, 295, 313, 335, 339, 343, 426, 448, 476, 481, 487, 493, 504, 515, 540, 593, 594, 595, 603, 607, 612, 617, 632, 638, 657, 659, 681, 697, 708, 715, 719, 722, 723, 724, 725, 729, 733, 735, 753, 773, 785, 786, 787, 790, 791, 801, 812, 823, 840, 842, 895, 897, 900, 902, 903, 914, 986, 1152, 1358, 1373, 1654, 1825, 1853, 1854, 1889, 1919, 1925, 2017, 2019, 2069, 2073, 2077.

EdLMGl: Verschiedenste Glückwunschbriefe von Bedeutung mit meist internationalen Briefpartnern.
Brief-Nummern: 546, 548, 552, 554, 555, 556, 557, 558, 559, 560, 562, 564, 567, 569, 570, 571, 572, 573, 574, 578, 579, 580, 581, 582, 583, 584, 585, 586, 587, 588, 592, 597, 889.

EdrO: Briefe, die alphabetisch in roten Ordnern untergebracht sind, überwiegend an Edinger gerichtet.
Brief-Nummern 25, 29, 46, 47, 49, 50, 55, 61, 62, 63, 69, 71, 72, 73, 74, 75, 76, 78, 79, 80, 81, 82, 83, 84, 86, 91, 94, 97, 103, 108, 111, 113, 115, 119, 121, 123, 127, 129, 130, 131, 132, 133, 134, 136, 138, 139, 140, 144, 145, 150, 151, 155, 156, 157, 159, 160, 162, 165, 166, 167, 168, 169, 170, 171, 172, 175, 176, 177, 178, 179, 180, 181, 182, 183, 184, 185, 186, 187, 188, 189, 190, 192a, 194, 195, 197, 199, 200, 202, 207, 210, 211, 213, 215, 217, 219, 221, 222, 224, 226, 227, 228, 229, 230, 235, 236, 237, 238, 240, 241, 242, 243, 244, 245, 246, 250, 251, 257, 258, 260, 261, 262, 267, 269, 270, 274, 275, 277, 279, 280, 285, 286, 287, 289, 290, 291, 292, 293, 294, 296, 297, 299, 300, 301, 302, 303, 304, 306, 309, 317, 319, 320, 322, 325, 327, 329, 330, 331, 332, 333, 334, 337, 340, 341, 342, 345, 347, 349, 531a, 350, 355, 357, 359, 365, 368, 374, 377, 378, 383, 384, 385, 387, 389, 391, 392, 394, 395, 396, 398, 401, 402, 405, 406, 407, 409, 411, 414, 415, 416, 417, 418, 421, 423, 429, 432, 433, 437, 441, 443, 444, 445,

446, 447, 449, 451, 453, 454, 455, 456, 458, 459, 463, 464, 465, 468, 470, 471, 472, 474, 475, 477, 478, 479, 482, 483, 484, 491, 492, 494, 495, 498, 500, 501, 503, 505, 506, 508, 510, 511, 512, 513, 519, 525, 526, 529, 532, 533, 537, 538, 539, 542, 544, 549, 565, 577, 602, 605, 610, 614, 618, 619, 622, 623, 624, 625, 625a, 626, 627, 628, 630, 634, 635, 636, 639, 640, 642, 644, 645, 646, 647, 649, 651, 652, 654, 655, 656, 662, 663, 664, 665, 666, 668, 669, 672, 677, 679, 682, 690, 691, 692, 693, 694, 696, 698, 700, 701, 702, 703, 704, 705, 706, 707, 709, 711, 716, 717, 718, 720, 726, 728, 730a, 731, 732, 736, 737, 738, 739, 740, 741, 742, 743, 744, 746, 747, 748, 750, 752, 755, 756, 758, 759, 760, 762, 763, 764, 765, 767, 768, 771, 772, 778, 779, 780, 782, 783, 784, 788, 794, 795, 796, 797, 798, 799, 800, 802, 806, 808, 814, 818, 819, 820, 821, 824, 825, 829, 830, 831, 833, 837, 838, 844, 884a, 847, 855, 856, 857, 858, 859, 860, 862, 863, 866, 868, 871, 874, 875, 876, 877, 878, 881, 882, 886, 888, 890, 891, 892, 898, 899, 901, 906, 907, 910, 915, 916, 919, 920, 921, 922, 923, 924, 925, 926, 927, 929, 930, 931, 932, 933, 934, 935, 937, 940, 941, 942, 943, 944, 946, 947, 950, 951, 956, 957, 961.

GehStA = Geheimes Staatsarchiv Berlin - Preußischer Kulturbesitz., Bestand I. HA Rep. 76, Kultusministerium, Va, Sekt. 2, Titel X, Nr. 11, adh. Bd 1., Blatt 1–156. Es handelt sich um die vom Preußischen Ministerium der geistlichen, Unterrichts- und Medizinalangelegenheiten angeforderten Gutachten zur Frage der Gründung eines von Prof. Dr. O. Vogt beantragten Hirnforschungsinstitutes. Die Computerausdrucke enthalten keine Inhaltsangabe, da die Dokumente bereits in mehreren Publikationen erwähnt wurden, worauf in meinen Kommentaren hingewiesen wird. Die Dokumente sind hier nur wegen ihrer Beziehung zu anderen Briefen chronologisch berücksichtigt.
Brief-Nummern 344, 351, 354, 358, 361, 364, 369, 372, 373, 376, 379.

Humboldt = Archiv der Humboldt-Universität Berlin. Bestand Medizinische Fakultät,Nr. 13.
Brief-Nummer 1830.

JP = Archiv Prof. Peiffer; Es handelt sich um die während der eigenen Dienstzeit gesammelten Briefe mit Bezug auf das Rahmenthema.
Brief-Nummern 1678, 1721, 1961, 2088, 2127, 2128, 2129.

JP/O = Archiv Prof. Peiffer, Es handelt sich um einige bei der Institutsübernahme vorgefundene Korrespondenzen meines Amtsvorgängers Prof. B. Ostertag nicht persönlichen Inhaltes.
Brief-Nummern 1085, 1172, 1173, 1374, 1390, 1392, 1396, 1432, 1480, 1519, 1637, 1668, 1855a, 1881, 1891, 1907, 1955, 1956, 1957, 1960, 1965, 1976, 1998, 2027, 2074, 2087, 2089, 2096, 2097, 2098, 2099, 2104, 2111, 2113, 2120, 2133, 2137, 2139, 2141.

Kretschmer = Familienarchiv Prof. Dr. Ernst Kretschmer, Marburg.
Brief-Nummern 1594, 1597, 1681a.

LSA = Restbestände des Archivs des Lambert-Schneider-Verlages, jetzt im Bleicher Verlag, Gerlingen, bezugnehmend auf die z. T. gerichtlichen Auseinandersetzungen um den Bericht von A. Mitscherlich über die Nürnberger Ärzteprozesse.
Brief-Nummern 1826, 1827, 1828, 1829.

Marbach = Deutsches Literaturarchiv Schiller-Nationalmuseum Marbach/Neckar. Durchgesehen wurden die Briefwechsel zwischen Karl Jaspers, Kurt Schneider und Kurt Kolle (82.524) sowie zwischen Nicolai Hartmann und Kurt Schneider (83.511).
Brief-Nummern 1026, 1211, 1306, 1319, 1315, 1331, 1482, 1485, 1490, 1551, 1552, 1583, 1610, 1666, 1667, 1682, 1683, 1693, 1694, 1695, 1696, 1697, 1701, 1705, 1715, 1722, 1735, 1749, 1752, 1760, 1773, 1774, 1775, 1777, 1813, 1818, 1831, 1832, 1846, 1847, 1848, 1917, 1934, 2003, 2009, 2051, 2052, 2057, 2090, 2095, 2101, 2114, 2125, 2126.

MedhistMünster = Medizinhistor. Institut der Universität Münster; Es handelt sich um ein Konvolut aus dem Nachlass von Prof. F. Kehrer, das noch keine Signaturen enthält und in das Herr Priv. Doz. Dr. Kröner mir freundlicherweise Einblick gewährte.
Brief-Nummern1869, 1911, 1873, 1875, 1876.

Medhistor. Wien = Institut für Geschichte der Medizin Universität Wien; Die Briefe enthalten Signatur-Nummern, die jeweils angegeben wurden.
Brief-Nummern 13, 16, 35, 36, 434, 440, 442, 452, 507, 576, 590, 591, 749, 754, 761, 774, 776, 811, 869, 887, 936, 938, 945, 989, 992, 994, 996, 997, 998, 999, 1064a, 1176, 1677, 1685.

MedhistZürich = Briefsammlung des Medizinhistorischen Instituts und Museums der Universität Zürich. Es besteht hier der Nachlass von A. Forel mit zahlreichen Briefen, die zum großen Teil bereits in einer Edition von Hans H. Walser1968 publiziert worden sind. Von diesen Briefen werden nur vereinzelte berücksichtigt unter Verweis auf die Vorpublikation der vollen Texte. Darüber hinaus liegen zahlreiche Briefe aus dem Umkreis der Schüler von Bernhard von Gudden vor, insbesondere von Paul Mayser.
Brief-Nummern 17, 19, 21, 22, 40, 41, 42, 51, 53, 67, 68, 98, 99, 102, 109, 114, 192, 214, 223, 234, 247, 271, 283, 298, 310, 318, 382, 393, 430, 467, 687.

MPGA = Archiv zur Geschichte der Max-Planck-Gesellschaft Berlin-Dahlem. Die Bestände sind mit Signaturen versehen. Diese sind jeweils angegeben.
Brief-Nummern 1994, 2004, 2031, 2037, 2041, 1988, 1997, 1986, 1987, 1767, 1833, 1992, 1843, 1989, 1993, 2020, 2022, 1995, 1443, 1663.

MPI Nbio = Max-Planck-Institut für Neurobiologie München-Martinsried. Es besteht hier ein kleines, von Prof. Kreutzberg zusammengetragenes Archiv zur Geschichte des Institutes und seiner Vorgänger. Eine Signatur der Bestände liegt nicht vor. Das Material ist überwiegend in Hängekarteien untergebracht.
Brief-Nummern 39, 307, 308, 311, 312, 314, 315, 323, 1134, 1354, 1582, 2075, 2109, 2117, 2119, 2138.

MPIP = Historisches Archiv des Max-Planck-Institutes für Psychiatrie München (Leiter: Priv. Doz. Dr. M. Weber). Bei den Signaturen GDA wurde die jeweilige Band-Nummer angegeben. Die mit a versehenen Nummern stammen aus dem Nachlass von Prof. Dr. H. Gruhle, die übrigen aus dem Nachlass von Prof. Dr. E. Rüdin.
Brief-Nummern 418a, 512a, 536a, 773a, 791a, 817a, 905a, 960a, 1102a, 1443a, 1445a, 1473a, 1473b, 1510, 1666a, 1771a, 1772a, 1783a, 1805a, 1818a, 1828a, 1982a, 2006a, 1658, 1360, 1364, 1365, 1367, 1368, 1369, 1370, 1371, 1372, 1387, 1391, 1398a, 1418, 1455, 1440, 1492, 1502, 1508, 1514, 1520, 1521, 1525, 1706, 1412, 1421, 1433, 1461, 1466, 1481, 1499, 1524, 1526, 1527, 1529, 1550, 1579, 1599, 1600, 1398, 1429, 1430, 1512, 1513, 1533, 1534, 1547, 1565, 1575, 1576, 1719, 1720, 1723, 1431, 1523, 1586, 1605, 1650, 1718, 1528, 1708, 1410, 1600a,1716.

OVA = Cécile und Oskar Vogt-Archiv des Cécile und Oskar Vogt-Institutes für Hirnforschung GmbH, Düsseldorf; Die Bestände enthalten Signaturen, die jeweils vermerkt sind.
Brief-Nummern 233, 259, 282, 284, 316, 388, 422, 439, 561, 834, 850, 982, 963, 965, 966, 967, 1004, 1011, 1012, 1017, 1019, 1030, 1031, 1039, 1057, 1058,1081, 1082, 1083, 1086, 1093, 1094, 1095, 1098, 1099, 1121, 1122, 1123, 1115, 1118, 1103, 1107, 1108, 1109, 1581, 1729, 1734, 1736, 1737, 1790, 1923, 1932, 1936, 1938, 1942, 2005, 2056.

RFA = Rockefeller Foundation Archive Center. Signatur RAC, RF 1.1, Series 717: Germany, Box 10, Folder 57: Forschungsanstalt für Psychiatrie, Munich-Research, 1935. Brief-Nummer 1531a.

SBB-PK = Staatsbibliothek zu Berlin – Preußischer Kulturbesitz, Handschriftenabteilung, Bestand Sammlung Darmstaedter.
Brief-Nummern 1, 11, 15, 37, 12, 14, 338, 346, 348, 360, 363, 390, 466, 469, 536, 541, 641, 660, 928, 981, 985.

Springer = Archiv des Springer Verlages Heidelberg; Bestand über die Entstehung der zunächst von W. Spielmeyer, nach dessen Tod von W. Scholz herausgegebenen Nervenbände des Handbuchs der speziellen pathologischen Histologie.
Brief-Nummern 1078, 777, 1571, 1558, 1495, 1549, 1554, 1556, 1393, 977, 1493, 1562, 769, 813, 1158, 827, 883, 884, 896, 904, 976, 984, 1007, 1020, 1079, 1116, 1117, 1159, 688, 689, 686, 1981.

StAHH: = Staatsarchiv der Freien und Hansestadt Hamburg. Bestand 622-1 „Familie Nonne". Die meisten Briefe stammen aus dem Kasten Nr. 47, der ungeordnet und ohne Signaturen Briefwechsel mit Ärzten und einigen Patienten enthält. Soweit Briefe aus anderen Mappen eingesehen und kopiert wurden, ist die Nummer des Bandes angegeben.
Brief-Nummern 65, 66, 89, 93, 105, 164, 239, 425, 431, 438, 460, 461, 606, 611, 615, 648, 674, 678, 854, 867, 893, 909, 913, 948, 955, 960, 962, 964, 969, 970, 972, 973, 975, 980, 987, 988, 1002, 1008, 1037, 1039a, 1074, 1127, 1129, 1141, 1163, 1165, 1203, 1289, 1316, 1375, 1378, 1380, 1381, 1384, 1397, 1403, 1404, 1405, 1408, 1409, 1411, 1413, 1426, 1436, 1437, 1444, 1445, 1453, 1454, 1458, 1459, 1460, 1479, 1506, 1522, 1535, 1536, 1546, 1553, 1577, 1578, 1585, 1588, 1590, 1595, 1598, 1620, 1665, 1627, 1628, 1639, 1648, 1625a, 1713, 1714, 1764, 1953, 1969, 1970, 1972, 1996, 2103.

Stertz: Schriftwechsel Max-Nonne/Georg Stertz im Nachlass Stertz bei der Tochter, Frau Hildegard Koeppen.
Brief-Nummern 1377a, 1658a, 1683a, 1772a, 1866a, 2007a, 2035a.

Stockholm = Archiv der Kungl. Vetenskapsakademien, Centrum för Vetenskapshistoria; den Briefwechsel Gustav Retzius betreffend.
Brief-Nummern 44, 101, 126, 135, 212, 252, 278, 321, 324, 328, 336, 375, 380, 381, 408, 413, 419, 427, 450, 480, 485, 486, 502, 514, 516, 534, 589, 596, 599, 608, 658, 667, 685, 695, 710, 727, 734, 770, 792, 793, 810, 836, 853, 880, 885, 911, 954.

UAFR = Universitätsarchiv Freiburg/Br, Nachlass Richard Jung, Bestand C 92.
Brief-Nummern 1641, 1645a, 1649, 1659, 1660, 1662, 1664, 1676, 1679, 1740, 1741, 1765, 1769, 1797, 1803, 1804, 1806, 1812, 1821, 1835, 1838, 1839, 1840, 1842, 1844, 1857, 1860, 1861, 1862, 1863, 1865, 1867, 1868, 1870, 1874, 1877, 1878, 1883, 1884, 1886, 1892, 1895, 1896, 1902, 1903, 1904, 1906, 1909, 1931, 1940, 1943,

1944, 1945, 1947, 1954, 1958, 1964, 1966, 1974, 1975, 1978, 1979, 2118, 2121, 2122, 2131, 2134, 2140, 1626, 1623, 1799, 1841, 1926, 1910, 1913, 1914, 1915, 1916, 1879, 1888.

UAL = Universitäts-Archiv Leipzig. Bestände NA Wilhelm Erb und Wilhelm Wundt. Es handelt sich bei Erb um chronologisch ablegte Briefe, vom Sudhoff-Institut für Geschichte übernommen ein Kasten mit den Nummern 290–306 sowie 16, sowie um einen zweiten Kasten mit den Nummern 236–437. Diese Nummern sind nicht identisch mit den Nummern, die in einer Diplomarbeit des Sudhoff-Institutes verteilt worden waren. Da die Datierung in unserer Liste chronologisch aufgeführt ist, erübrigte sich eine Seiten-Nummerierung, die bei den unterschiedlichen Zählungen ohnehin zu Problemen führen könnte.
Brief-Nummern 85, 87, 88, 90, 96, 100, 104, 128, 142, 154, 173, 191, 225, 248, 255, 305, 399, 412, 435, 473, 489, 490, 496, 499, 509, 457, 522, 523, 527, 530, 531, 535, 543, 545, 547, 550, 551, 553, 563, 568, 566, 575, 598, 600, 601, 604, 609, 613, 616, 620, 621, 629, 631, 633, 643, 650, 661, 670, 673, 680, 683, 699, 721, 757, 766, 775, 805, 809, 826, 828, 839, 843, 851, 861, 870, 879, 894, 905, 908, 912, 918, 949, 958, 952, 953, 959, 968, 971, 974, 979, 983, 990, 993, 995, 1000, 1001, 1003, 1005, 1006, 1009, 1015, 1016, 30, 208, 977a, 26, 28, 32, 33, 31, 34, 43, 45, 48, 52, 92, 95, 125, 209, 751, 991, 249

UAMü = Archiv der Universität München; Bestand E-II-621 (Personakt Kraepelin)
Brief-Nummer 428.

UATü = Universitätsarchiv Tübingen, Korrespondenzmappen im Nachlass Ludwig Binswanger.
Brief-Nummern 845a, 1018a, 1018b, 1019a, 1019b, 1037a, 1038a, 1100a, 1100b, 1712a.

UBFft = Stadt- und Universitätsbibliothek Frankfurt/M, Senckenbergische Bibliothek, Handschriftenabteilung, Sign. Nachlass Max Fürbringer und H. Braus.
Brief-Nummern 77, 106, 107, 118, 120, 122, 124, 143, 148, 149, 152, 153, 158, 163, 201, 218, 263, 264, 265, 268, 326, 352, 353, 356, 362, 366, 371, 386, 397, 400, 404, 410, 420, 424, 488, 497, 517, 518, 520, 521, 524, 528, 671, 675, 676, 712, 713, 714, 730, 807, 835, 841, 845, 846, 848, 849, 852, 864, 865, 872, 873, 978, 832, 637, 198, 281, 653.

ULB Bonn = Univ.- und Landesbibliothek Bonn, Autographensammlung, Bestand Carl Weigert und Friedrich Schultze.
Brief-Nummern 56, 57, 58, 59, 60.

UNK München = Psychiatrische Universitätsklinik. Die Briefe stammen aus nicht mit speziellen Signaturen versehenen Mappen aus der Sammlung von Herrn Prof. Dr. Hippius bzw. seinem Nachfolger, Herrn Prof. H.-J. Möller, betreut von Frau Dr. Neuendörfer.
Brief-Nummern 1023, 1029, 1032, 1035, 1573, 1672, 1010, 1018, 1040, 1135, 1136, 1680.

Regesten-Tabelle

Gliederung der Tabelle

In der Tabelle wurde jedem Brief eine laufende Nummer zugewiesen. Diese richtet sich chronologisch nach dem Absendedatum des Briefes. Diesem folgen die Namen von Absender und Empfänger und die Angabe, ob der Brief hand- oder maschinengeschrieben wurde. Ein +-Zeichen verweist auf die Wiedergabe des gesamten Brieftextes im anschließenden Teil III/2 (ab S. 681). Die Quelle nennt den Fundort des Briefes. Der Inhalt der Briefe wird anschließend kurz zusammengefasst, öfters unter Verwendung von Originalzitaten. War von einem Brief nur das Absendejahr bekannt, so wurde als Tages- und Monatsdatum ersatzweise der 31.12. angegeben.

Lfd. Nr.: 1
Datum: 02.12.1849
von: Dubois-Reymond, E
an: Reichert, K B
hs/ms: hs
+: +
Quelle: SBB-PK Du Bois-Reymond 3k 1841Bl. 196

Berufung Purkinjes von Breslau nach Prag. Müller schlägt vor „Schwann, Reichert, Remak". Schwann will in Lüttich bleiben. „Müller wird Sie vor Remak empfehlen, und so könnten Sie, wenn Sie darauf reflektieren, Ihrer Bewerbung nach Breslau seitens des Ministeriums gewiß sein, wenn nicht etwa Remak durch besondere Verbindungen, die er in Breslau unterhalten haben mag oder durch eine letzte Empfehlung seines ehemaligen Lehrers Purkinje bei der Fakultät ein zu großes Übergewicht erlangen sollte"... Empfiehlt Briefe an Fakultät, Müller, an den Minister, Ex. v. Ladenburg. „Ich dächte, ein Brief an den in solchen Dingen immer noch allgewaltigen Humboldt (bis zu Neujahr in Potsdam in s. Schlosse) würde auch nichts schaden".... „Meine Schachpartie steht im Augenblicke so, daß ich die Königsberger Professur ausgeschlagen und daher hier die Stelle übernommen habe, die Helmholtz von Brücke übernahm, als dieser nach Wien ging,".

Lfd. Nr.: 2
Datum: 23.08.1864
von: Dohrn, A
an: Virchow, R
hs/ms: hs
+: –
Quelle: ABBAW NL Virchow 484/2-3

Dank für kritische Korrekturen. „Sie nennen mich einen enthusiastischen Parteigänger Darwins. Ich will gerne eingestehen, dass ich durch zu lautes und heftiges Kämpfen für Darwin dem allmählichen Durchdringen seiner Lehre eher Schaden als Nutzen bringe, allein ich kann, wenigstens in meinem jetzigen Zustande, meine Begeisterung für diesen Mann nicht einschränken, weil ich ihm und seinen Prinzipien auf jedem Gebiet des Dankens wiederbegegne, weil ich seinen umgestaltenden Einfluss nie und nirgends entrinnen kann, weil ich in ihm zum ersten Mal die Gewalt der Gedanken greifbar zu erkennen im Stande bin... Mögen andere Menschen religiöse Bedürfnisse durch Gesangbücher und Stunden der Andacht befriedigen, – für mich ist es ein religiöses Bedürfnis, schrankenlos anerkennen zu können, und ebenso wie ich sofort erregt werde, wenn jemand an Goethe herumknabbert und krittelt, ebenso kann ich es nicht ertragen, dass man Darwin nicht anerkennt". Auch weiter interessant zu Koelliker, Kühne, Haeckel, Gegenbaur, Engelmann. Virchow hielt ihn vor zu scharfer Erwiderung zurück. (Gedruckt im Dohrn-Virchow-Briefwechsel Nr. 2. Dort auch weitere, hier nicht aufgenommene Briefe Dohrns an Virchow)

Lfd. Nr.: 3
Datum: 27.11.1868
von: Cohnheim, J
an: Virchow, R
hs/ms: hs
+: +
Quelle: ABBAW NL Virchow N1/390/65, 177-182

6-seitiger Brief nach der Berufung nach Kiel. „Inzwischen wird Ihnen zu Ohren gekommen sein, dass in der ersten Woche meines hiesigen Aufenthaltes meine Gedanken recht oft und recht lebhaft bei Ihnen verweilt haben, nicht blos in dankbarer Erinnerung dessen, was ich alles an Ihnen gehabt, sondern mit recht ehrlichem und herbem Kummer darüber, dass ich Ihre Assistentenstelle mit der hiesigen Professur vertauscht hatte... Keine Spur auch nur der geringsten brauchbaren Instrumente... Halten Sie es für möglich, ..., kein Kaninchen-, kein Hundetisch. Kein Reagenzgläschen, keinen Trichter oder dgl, kein brauchbares Sectionsmesser – das Sectionsbesteck wurde früher immer von der Medicin. Klinik geliehen –, keine Holzteller, kein Gasbrenner, obwohl wir Gasleitung im Haus haben!... Auch nicht ein einziges, wirklich den anderen Anforderungen entsprechendes Mikroskop.... Das Leben, das Sie jetzt führen, ist freilich wohl wieder kein Beneidenswerthes. Dabei bekommen wir in der Ferne doch immer blos von den großen Plenarsitzungen zu hören, und müssen lediglich errathen, wie viel Arbeit erst noch hinter den Kulissen, in Commissionen und Fraktionssitzungen steckt. Wer etliche Jahre, wie ich, Sie aus nächster Nähe beobachtet hat, in diesem aufreibenden Ortswechsel zwischen Institut und Kammern, nur der kann ein wenig schätzen, was für eine Last auf Ihnen in solcher Zeit liegt. Wie gern möchte ich noch heute, wie früher, das Wenige von der Arbeit Ihnen abnehmen, was Sie für Sie zu thun mir gestatteten!

Lfd. Nr.: 4
Datum: 28.06.1871
von: His, W
an: Pettenkofer, M v.
hs/ms: hs
+: -
Quelle: BSB Pettenkoferiana II/2

Aus Basel Bitte um Beurteilung von Dr. Oertel, einem jungen Münchner Arzt, als möglichem Kandidaten für die Nachfolge Liebermeister. „Wir wissen indess allesamt wenig über seine persönlichen Verhältnisse und über seine Qualifikation zur Führung einer klinischen Stelle. Neben wissenschaftl. und Dozentenbefähigung ist natürlich die Charakterfrage für uns von erster Bedeutung" (eigene Abschrift, keine Kopie)

Lfd. Nr.: 5
Datum: 15.04.1874
von: Cohnheim, J
an: Virchow, R
hs/ms: hs
+: +
Quelle: NL Virchow N1/390/72, 195–200
ABBAW

Schickt aus dem Urlaub bei Montreux eine Kiste mit Schädeln. Sie wurden zufällig von Kindern durch ein Loch aus einem Gewölbe unter der Bibliothek, früher einer Kapelle gefunden. Ihm selbst wurde der Zutritt verweigert, doch konnte er von den Schädeln, die die Kinder ihrem Lehrer gebracht hatten, die besterhaltenen aussuchen und an Virchow schicken.

Lfd. Nr.: 6
Datum: 19.09.1874
von: Fritsch, G
an: unbekannt
hs/ms: hs
+: -
Quelle: BSB Petzetiana V

Aus Berlin vor einer Expeditionsreise nach Isfahan zur Beobachtung des Venusdurchganges. Über Photoausrüstung für Reise, Probleme mit Collodium für Glasplatten, Stativ u. ä. „Das Stativ erfolgt zurück, da ich bereits im Besitze genau solches, welches einen wirklichen Stock bildet (dreiteilig mit zwei Ringen von oben oder unten aufzuschieben zum Zusammenhalten der drei Stücke, an einem Ende spitzer, am anderen eine Vorrichtung zum Aufsetzen der Kamera). Das Collodium nehmen wir und werden wir Sie später die Resultate mittheilen... Der Plattenhalter geht mit, derselbe wird aber beim Gießen der Platten kaum zu brauchen sein, weil das Collodium an dem übergreifenden Band ablaufen dürfte".

Lfd. Nr.: 7
Datum: 08.04.1875
von: Fritsch, G
an: Virchow, R
hs/ms: hs
+: -
Quelle: ABBAW NL Virchow Nr. 666/5, 9–12

Bittet, für die nächste Sitzung der Anthropologischen Gesellschaft einen Vortrag über „Anthropologische Studien in Verbindung mit der deutschen Venus-Expedition nach Isfahan" auf die Tagesordnung zu setzen. Will dabei auch einen Türkenschädel vorlegen. „Was die weitere Entwicklung meiner hiesigen Stellung anlangt, so gestalten sich die Verhältnisse so, dass ich mein Amt am anatomischen Institut jetzt definitiv niederlege und eine zuwartende Position einnehme... Auch meine jetzige Wohnung gestattet mir nicht umfangreichere mikroskopische oder vergleichend-anatomische Arbeiten darin vorzunehmen; es würde daher selbst die Beendigung der auf der Reise begonnenen neuen Arbeiten in Frage gestellt, wenn es mir nicht gelingt einen geeigneten Arbeitsraum ausfindig zu machen... In der Anatomie habe ich keinen ungestörten Raum und jede desfällige Bitte wird von Reichert unweigerlich abgeschlagen". Bittet um einen Raum in Virchows Institut

---

Lfd. Nr.: 8
Datum: 09.04.1875
von: Fritsch, G
an: Virchow, R
hs/ms: hs
+: –
Quelle: ABBAW NL Virchow N1/666/6, 13

Entschuldigung für Verpassen eines Termins und Dank für „die gütige Zusage, welche Ihre Zeilen enthalten; ich werde durch dieselbe Ihnen aufs Neue verpflichtet und kann sorgenfreier in die Zukunft sehen.... Da mein früherer Chef [C. B. Reichert] notorisch jede Gelegenheit sucht, seine Gewalt gegen mich zu missbrauchen, so steht zu befürchten, dass von dem Augenblick an, wo ihm mitgetheilt wird, dass mein Wunsch, der Stellung enthoben zu werden, genehmigt ist, er mir den Aufenthalt in den Räumen der Anatomie verbietet. Das Ordnen und Vergleichen der mitgebrachten Sammlungen, deren Bearbeitung mir von seiten des Ministeriums ausdrücklich zugestanden wurde, ist ohne einen besonderen Raum unmöglich. Da Sie leider nicht in der Lage sind, mir interimistisch einen solchen einzuräumen, werde ich müssen die Erlaubnis zur weiteren Benutzung eines Zimmers der Anatomie, bis diese Arbeit erledigt ist (2 Mon?) erbitten".

Lfd. Nr.: 9
Datum: 05.05.1875
von: Fritsch, G
an: Virchow, R
hs/ms: hs
+: –
Quelle: ABBAW NL Virchow Nr. 666/7, 16–18

Virchow stellte Arbeitsraum in Aussicht. „Die von mir erbetene Entlassung aus meiner bisherigen Stellung ist mir gewährt worden und nach Lage der Verhältnisse ist ein Verkehr mit Geheimrat Reichert durchaus unzulässig geworden, auch wenn ich nicht mehr sein Assistent bin".

Lfd. Nr.: 10
Datum: 23.07.1875
von: Cohnheim, J
an: Virchow, R
hs/ms: hs
+: –
Quelle: ABBAW NL Virchow N1/390/77, 214

Breslau. Übersendung von drei Arbeiten für das Archiv, darunter ein Hypophysentumor in der Beschreibung von Weigert, der auf Wunsch eine Zeichnung nachreichen könnte.

Lfd. Nr.: 11
Datum: 15.02.1876
von: DuBois-Reymond, E
an: Engelmann, Th
hs/ms: hs
+: +
Quelle: SSB Slg. Darmstaedter 3 k 1841

Zur Elektrophysiologie der Muskel-Sehnen-Ableitungen und mit Dank für übersandte Photographien

Lfd. Nr.: 12
Datum: 17.02.1876
von: Engelmann, Th. W
an: DuBois-Reymond, E
hs/ms: hs
+: -
Quelle: SBB-PK Engelmann 3 k 1880

Aus Utrecht. Zu polarisationsoptischen Untersuchungen an Leipziger Muskelgewebe, die wegen zu wenig Sommersonne noch nicht gelangen. Zur Frage der Volumensänderungen durch Wasseraufnahme zur Erklärung von Veränderungen der Querstreifung der Muskelfasern, speziell in der anisotropen Schicht. Gruß von Donders

---

Lfd. Nr.: 13
Datum: 28.10.1876
von: Forel, A
an: Meynert, Th
hs/ms: hs
+: -
Quelle: MedhistWien HS 333/1-2

Aus Kreisirrenanstalt München. Bitte um Zeugnis über Tätigkeit bei Meynert vom 1.11.71-3.6.72 für Bewerbung in Frankreich. „Nun verlangt allerdings mein Gewissen, dass ich Ihnen offenherzig sage, dass ich gegenwärtig an einer Arbeit betreff Hirnanatomie beschäftigt bin, in welcher ich mit manchen Ihrer Resultate nicht übereinkomme, sodass ich dieselben angreifen muss. - Natürlich komme ich dabei auch mit Huguenin in Conflict, der ja Ihre Ergebnisse einfach abgeschrieben hat".

Lfd. Nr.: 14
Datum: 16.06.1877
von: Engelmann, Th W
an: DuBois-Reymond, E
hs/ms: hs
+: +
Quelle: SBB-PK Engelmann 3 k 1880

Zu seinen Versuchen an periph. Nerven. „Die von Gad erhobenen Einwürfe lagen so auf der Hand, dass ich sie mir natürlich während meiner Arbeiten selbst machte. Auch habe ich damals gleich (Anfang April 1876) Versuche wie die von Tschiriew angestellt, wobei ich bis zu 7 Nerven gleichzeitig anwandte. Die Resultate waren aber so, dass ich unmöglich darin eine Berechtigung zu der nun von Gad versuchten Erklärung finden konnte".:. Zu Versuchen über den Einfluss der elektrotonisierenden Wirkung der Fasern aufeinander und von Blut und Nerven auf die Kraft subcutan durchschnittener Sartorii. „Anhaltende Blut-circulation, die das Weiterschreiten der Starre in den Muskelröhren hemmt, drückt die Negativität des Querschnitts allmählich auf Null oder nahezu Null herab, während die durch Anfrischen zu erzielende Kraft sehr bedeutend bleibt... Die mikroskopischen Erscheinungen geben durchaus keinen Anhalt zur Anwendung des von Gad bei den Nerven durchgeführten Erklärungsprincipes. - Weitere Schwierigkeiten für die Praeexistenzlehre scheinen mir im Verhalten künstlicher (innerhalb der Sarkolemmröhren angelegter) Längsschnitte zu liegen".

Lfd. Nr.: 15
Datum: 01.07.1877
von: DuBois-Reymond, E
an: Engelmann, Th
hs/ms: hs
+: +
Quelle: SBB Slg. Darmstaedter 3k 1842

Hermann's ... Bekanntmachung kann ich nicht unbeantwortet lassen, dabei werde ich Gelegenheit geben, Ihre Thatsachen zu besprechen. Ich bitte Sie wiederholt, glauben zu wollen, daß ich wissenschaftliche Streitigkeiten nicht persönlich nehme und mich Ihnen nach wie vor in freundschaftlicher Wertschätzung verbunden fühle"

Lfd. Nr.: 16
Datum: 27.09.1877
von: Forel, A
an: Meynert, Th
hs/ms: hs
+: -
Quelle: MedhistWien 33/1-2

Aus München. Beschreibung eines Beleuchtungsapparates für Mikroskopie, den F. für M. anfertigen ließ (mit Skizze).

Lfd. Nr.: 17
Datum: 24.01.1878
von: Mayser, P
an: Forel, A
hs/ms: hs
+: -
Quelle: Medhist Zürich

Bittet um rasche Übermittlung von Geräten und Präparaten in sein Labor im Schloss Fürstenried

---

Lfd. Nr.: 18
Datum: 16.02.1878
von: Cohnheim, J
an: Virchow, R
hs/ms: hs
+: -
Quelle: ABBAW NL Virchow N2/390/87, 244-246

Schickt von Weigert gemachte Photographie mit Behandlungsanweisung von Blutpräparat. Zu Sonderdrucken nach Amerika. Urteil über Ponfik in Göttingen. Will Weigert als ersten Assistenten nach Leipzig mitnehmen.

Lfd. Nr.: 19
Datum: 29.12.1878
von: Gudden B v.
an: Forel, A
hs/ms: hs
+: -
Quelle: Medhist Zürich

(Walser S. 146) Zu Forels Position in Zürich. Bietet Vermittlung durch Horner oder Eberth an. Über Arbeit zur Sehnervenkreuzung. Kein Zweifel, dass Oculomotorius doppelten Kern hat. „Flechsig schrieb mir vor einigen Tagen von Berlin aus, er habe seine bezügliche Arbeit im Juni dem Drucke übergeben. Hier war er in der ersten Hälfte Mai's und sah unsere Schnittpräparate von Nervus und Tractus opticus. Ein sauberer Herr, dieser Flechsig". „Bumm arbeitet fleißig an der Retina, Ganser hat Maulwurfgehirne geschnitten, Mayser vertieft sich immer mehr in die Fische, hat auch angefangen, an derselben mit der „Exstirpationsmethode" zu experimentieren. Kraepelin ist noch nicht ganz mit seiner Dissertation fertig".

Lfd. Nr.: 20
Datum: 15.01.1879
von: Dohrn, A
an: Virchow, R
hs/ms: hs
+: -
Quelle: ABBAW NL Virchow N1/484/15-19

Vielseitiger Brief mit Bitte um Akademie-Stipendium für Dr. v. Kennel, Schüler des Würzburger Prof. Semper. Der über Nematinen [?] arbeiten soll, wobei Fragen nach der Richtigkeit des biogenet. Grundgesetzes zu beantworten wären, auch nach der Bedeutung des Haemoglobin für die Hirndurchblutung neben einem wasserführenden, benachbarten Seitenorgan, ferner nach dem Vorkommen arktischer Tierformen im Mittelmeer. Bitte um Unterstützung bei der Finanzierung der zool. Station, ev. mit Hilfe von Eugen Richter. Versuche, durch Taucher die Tiefen des Mittelmeeres zu erforschen. Pläne, die Wachstumgeschwindigkeit von Algen und Seetieren zu bestimmen durch Versenken von Zementblöcke, die in verschiedenen Zeiten gehoben und untersucht werden. Sorge, dass Unterstützung nur gewährt wird bei unmittelbar praktischer Folge für Fischzucht u. ä. ökonomische Zwecke. [Abgedruckt im Dohrn-Virchow-Briefwechsel Nr. 11]

Lfd. Nr.: 21
Datum: 01.03.1879
von: Gudden B v.
an: Forel, A
hs/ms: hs
+: -
Quelle: Medhist Zürich

(Walser S. 149) Nicht ganz einverstanden mit Forels Begnügen als Secundararzt. „Aut Caesar, aut nihil". Kraepelin bleibt, Ganser will Priv. Doz. werden. Bewerbungen von Turczek und Pick abgelehnt.

Lfd. Nr.: 22
Datum: 24.04.1879
von: Gudden, B v.
an: Forel, A
hs/ms: hs
+: -
Quelle: Medhist Zürich

Forel hat Burghölzli in Ordnung gebracht, wird nun hoffentlich bald Direktor.

Lfd. Nr.: 23
Datum: 08.10.1879
von: Cohnheim, J
an: Virchow, R
hs/ms: hs
+: -
Quelle: ABBAWNL Virchow N1/390/90, 252–254

Dank für die Übersendung der gesammelten Arbeiten Virchows und enthusiastische Anerkennung dieser Lebensleistung. Zu einer Arbeit Tillmanns. Kündigt einige kleinere Arbeiten Weigerts an. Setzt sich für Koch ein.

Lfd. Nr.: 24
Datum: 11.10.1879
von: Virchow, R
an: Cohnheim, J
hs/ms: hs
+: -
Quelle: ABBAW NL Virchow N1/2422/106, 334

In 4-seitigem Brief Bitte, sich für einen begabten Studenten, Otto Mantig, zu verwenden, mit der Frage, ob trotz atypischem Studium eine Promotion bei Cohnheim in Leipzig möglich wäre.

Lfd. Nr.: 25
Datum: 10.01.1880
von: Grützner, P
an: Edinger, L
hs/ms: hs
+: -
Quelle: EdrO

4-seitiger Brief über Säurebildung der Magen-Belegzellen und zur Funktion des Pepsin und Pepsinogen sowie zur Darstellung mit Osmiumsalzen.

Lfd. Nr.: 26
Datum: 02.04.1880
von: Wundt, W
an: Kraepelin, E
hs/ms: ms*
+: -
Quelle: UAL NA Wundt 291/1

Kritische Ausführungen über ein Manuskript zur Strafrechtsreform: „!) Sie haben... den Versuch gemacht, die ganze Ethik auf den Egoismus zu gründen. So sehr dies nun mit verbreiteten juristischen und nationalökonomischen Anschauungen im Einklang ist, wie denn z. B. die gleiche Ansicht in Iherings „Zweck im Recht" ihren Ausdruck gefunden, so glaube ich doch, dass dieselbe psychologisch unhaltbar ist. Ich vermag mir die einfachsten Erscheinungen auf sittlichem Gebiet nicht zu erklären, ohne einen Altruismus anzunehmen, der so alt ist wie der Egoismus. Dagegen bin ich vollständig mit Ihrer Ansicht einverstanden, dass die sittlichen Ideen Produkte der Entwicklung sind.
2) Ihre auf S. 16 kurz skizzierte Entwicklung der Gottesidee entspricht nicht der Erfahrung. Der Fetischism,us ist ebenso wenig eine besondere Religionsform wie der Atheismus.
3) Ich bekenne mich ebenfalls zum Determinismus; ich möchte aber doch den Gedanken der Willensfreiheit nicht eine „Selbsttäuschung" nennen. Die Frage, ob Determinismus oder Indeterminismus lässt sich empirisch nicht entscheiden; auch die von Ihnen angegebenen statistischen Thatsachen entscheiden sie nicht. Die durchschlagenden Gründe sind durchaus nur spekulativer Natur. Eben darum ist aber diese Streitfrage für die praktischen Interessen nach meiner Ansicht durchaus irrelevant. Die Ethik hat es mit dem wirklichen Handeln und dem unmittelbaren Freiheitsbewusstsein des Menschen zu thun, nicht mit den transcendenten Ursachen, aus denen dasselbe entspringen mag.
4) Wenn Sie sich in Ihrer Auffassung der Strafe im wesentlichen der Besserungstheorie anschließen, so scheint es mir immerhin, als wenn Ihre eigenen Ausführungen an vielen Stellen auf eine allgemeinere Anschauung hinweisen, welche das Recht und die Pflicht der Strafe in dem Schutz der Gesellschaft sieht".
Weitere Ausführungen zum Verständnis von Strafzweck und -form, so: „Die Besserung steht nur deshalb im Vordergrund, weil sie jenen Hauptzweck am vollkommensten erreicht, und insbesondere neue Zuchtmittel, die Sie selber ja keineswegs ganz ausschließen wollen, finden nur in diesem pädagogischen Zweck ihre Rechtfertigung. Aber es gibt, wie Sie anerkennen, unheilbare Verbrecher, so gut wie unheilbare Geisteskranke; für sie würde die Strafe gegenstandslos sein, wenn nicht jener erste Zweck als der herrschende anzuerkennen wäre, der insbesondere auch dem Umfang der Strafe gewisse Grenzen auferlegt. Die Strafe richtet sich ja nur gegen bestimmte Handlungen, nicht gegen unmoralische Gesinnung". Deutlich vorsichtigere Haltung zur Dauerunterbringung Krimineller als Kraepelin.
* Die Briefe Wundts wurden z. T. von dessen Tochter Eleonore auf Schreibmaschine übertragen, z. T. von Wundt selbst auf Maschine geschrieben (s. Steinberg 2002).

Lfd. Nr.: 27
Datum: 05.11.1880
von: Dohrn, A
an: Virchow, R
hs/ms: hs
+: +
Quelle: ABBAW Nl Virchow Nr. 484 (unnummeriertes Blatt vor Bl. 43)

Durch Tod eines Assistenten Stelle frei, für die sich der Sohn Virchows interessiere. Ob der Platz „aber den Ansprüchen Ihres Sohnes conveniert, ist mir darum zweifelhaft, weil weniger Freiheit für eigene wissenschaftl. Arbeit mit ihm verknüpft ist, als Ihr Hr. Sohn wohl bedarf und beanspruchen kann. Die amtl. Aufgabe waere mikcroskopische Praeparate von Seethieren (Larven etc.), embryologische Praeparate von allen Wirbelthierclassen, Insecten, Molluscen etc. anzufertigen für den Verkauf... Ich glaube nicht, dass dies eine Stellung für Ihren Sohn ist, aber da er mich seiner Zeit fragte, ob ein besoldeter Posten frei waere, halte ich mich für verbunden, ihm das jetzt kund zu thun". Bittet um Subscribenten für Monographie über Flora und Fauna, regt an, groessere und wohlhabende medizinische Gesellschaften durch Empfehlung Virchows zu gewinnen. Beigefügt ist eine Liste der bereits in Arbeit befindlichen wiss. Arbeiten der Station.

Lfd. Nr.: 28
Datum: 17.12.1880
von: Wundt, W
an: Kraepelin, E
hs/ms: (hs)
+: -
Quelle: UAL NA Wundt 296

Zur Gründung einer Zeitschrift für Psychologie. „Nach reiflicher Überlegung halte es für das beste, das Programm nicht... auf physiologische Psychologie zu beschränken, sondern auf das ganze Gebiet - bez. auch alle Hilfsmittel - auszudehnen; nur die ausschließlich metaphysischen Erörterungen will ich den philosophischen Zeitschriften überlassen".

Lfd. Nr.: 29
Datum: 09.01.1881
von: Waldeyer, W v.
an: Edinger, L
hs/ms: hs
+: -
Quelle: EdrO

„Können Sie in discreter Weise die Aufmerksamkeit auf Götte lenken, so würden Sie mir und Götte damit einen großen Gefallen erweisen. Am besten wäre es, wenn Sie irgendeine Geneigtheit einzelner Facultätsmitglieder bemerken, an Götte zu denken, die Herren daruf aufmerksam zu machen, dass ich sehr gerne bereit sei weitere Auskunft zu geben.... Ich bin so sehr von der Tüchtigkeit Göttes und seiner hohen Leistungsfähigkeit überzeugt, dass ich mit Freuden für ihn an jeder Stelle eintreten kann."

Lfd. Nr.: 30
Datum: 18.01.1881
von: Kraepelin, E
an: Wundt, W
hs/ms: hs
+: -
Quelle: UAL NA Wundt 297/1-4

Aus München, Kreisirrenanstalt. „Wie ich schon früher Ihnen andeutete, beschäftigt mich schon lange der Plan, meiner Lieblingsneigung zur Psychologie zu folgen und wenn irgend möglich unter Ihrer Leitung mich einige Zeit ausschließlich psychologischen Studien zu widmen. Leider ist bei der Lage der Dinge die Durchführung des Projektes für mich nichts weniger als einfach... Vor allem ist es mir, da ich kein Vermögen besitze und deshalb zunächst nothwendig Psychiater bleiben muss, wichtig zu wissen, in wie weit es möglich sein würde, die psychologischen Studien, wie ich sie bei Ihnen machen könnte, auf psychiatrischem Gebiete zu verwerthen. Haben die psychologischen Untersuchungsmethoden, also gerade jener Zweig psychologischer Forschung, den man sich nicht durch die Lektüre, sondern nur durch die praktische Beschäftigung im Laboratorium zu eigen machen kann, bereits eine solche Ausbildung erlangt, dass eine fruchtbare Übertragung derselben auf die Psychiatrie zu erwarten steht?". Kraepelin sorgt sich um unzureichende mathematische Kenntnisse.

Lfd. Nr.: 31
Datum: 23.01.1881
von: Wundt, W
an: Kraepelin, E
hs/ms: (hs)
+: -
Quelle: UAL NA Wundt 304

Antwort auf Kraepelins Fragen: „Ich wage es nicht diese Frage mit Ja zu beantworten, weil ich überhaupt ungewiß darüber bin, ob jemals psychophysische experimentelle Methoden psychiatrisch verwertbar, d. h. in weiterem Umfang für Versuche an Kranken verwertbar sind... Daß gerade Versuche an Kranken, wenn sie irgend zuverlässige Resultate ergeben sollen, hier, wo man die Aufmerksamkeit, die Intelligenz in Anspruch nehmen und häufig auch den guten Willen und das Fehlen absichtlicher Täuschung voraussetzen muß, sehr schwierig sein werden, ist wohl zweifellos". Wundt geht ausführlich auf die Möglichkeiten psychophysischer Untersuchungsmethoden ein und beruhigt Kraepelin hinsichtlich der erforderlichen Zeit und der erforderlichen mathematischen Kenntnisse. Er schlägt Kraepelin wegen dessen pekuniärer Lage vor, sich bei Flechsig um eine Stelle zu bewerben.

Lfd. Nr.: 32
Datum: 27.01.1881
von: Kraepelin, E
an: Wundt, W
hs/ms: hs
+: -
Quelle: UAL NA Wundt 299/1-8

Zur Frage der Notwendigkeit mathematischer Kenntnisse für die Psychologie, die er nicht besitze. „Es liegt wohl auf der Hand, dass für die große Mehrzahl der Geisteskranken alle Untersuchungsmethoden, die nicht rein objektiv sind, sondern die Beihülfe des Untersuchten erfordern, an sich gänzlich unpraktikabel sind. Gleichwol (sic) bleibt noch ein Rest von besonnenen Patienten übrig, bei denen meines Erachtens wol gewisse Untersuchungen, namentlich über die psychische Zeit und die Reizschwelle, ausführbar wären und wol auch interessante Ergebnisse liefern würden. Ich habe dabei namentlich leicht melancholische Kranke, viele leichte Tobsuchten und beginnende Paralytiker im Auge, während ich von Verrückten, bei denen man in der Regel auch würde untersuchen können, nicht viel erwarten möchte". Kraepelin erwartet mehr bei von Messungen bei „Neuropathischer Disposition", die in der Psychiatrie eine so große Rolle spiele. Dieser Terminus „ist seinem Wesen nach ein so unklarer und vieldeutiger, dass unsere Vorstellungen von der Aetiologie und dem Wesen der Geistesstörungen schwerlich einen erheblichen Schritt vorwärts thun werden, bevor nicht dieses geheimnisvolle Etwas eine präzise nervenphysiologische Definition erfahren hat... Ich bin der festen Ansicht, dass alle wirklich „praedisponierenden" Momente dadurch wirken, dass sie die Reaktionsweise, sei es der gesamten Nervenmasse, sei es einzelner Regionen derselben, in bestimmter Weise modifizieren, dass also ein erblich schwer belastetes Individuum, ein Trinker, ein Morphinist, ein Epileptiker oder ein Typhusreconvaleszent in anderer Weise auf die äußeren Reiz antworten als der normale, „sthenische" Mensch. Sollten sich bei diesen verschiedenen Kategorien von Individuen nicht auch Differenzen durch die psychophysischen Untersuchungsmethoden eruieren lassen? Etwa in den Schwankungen der Reizschwelle und der psychischen Zeit unter dem Einflusse verschiedener Agentien (Gemüthsbewegungen, Alkohol) in der leichteren Ermüdbarkeit, größeren Reizbarkeit usw. ?"
Kraepelin geht auf seinen Wunsch ein, eine Assistentenstelle bei Flechsig zu erhalten, was aber bei dem gespannten Verhältnis zwischen Flechsig und seinem derzeitigen Chef v. Gudden problematisch sei. „Man wirft hier dem Flechsig wissenschaftliche Unehrlichkeiten (salva venia) vor, die Gudden veranlasst haben, ihm persönlich gegenüber eine ziemlich schroffe Stellung einzunehmen"

Lfd. Nr.: 33
Datum: 01.08.1881
von: Kraepelin, E
an: Wundt, W
hs/ms: hs
+: -
Quelle: UAL NA Wundt 303/1-4

Hat die Zusage von Flechsig zur Einstellung und zur Habilitation erhalten. Ist sich über das Habil. Thema nicht sicher. „Um einen Stoff zu haben, der wenigstens mit einer gewissen Wahrscheinlichkeit zu irgendwelchen Resultaten führen würde und den man beliebig begrenzen könnte, würde ich etwa daran denken, nach Art von Dietl und Vinschgalt [?] einige der bekannten Nervina (Chloralhydrat, Bromkalium, Haschisch, etwa auch Amylnitrit, Strychnin etc.) in ihrer Einwirkung auf die Dauer der Reaktionszeit zu untersuchen. Das wäre zwar nicht gerade originell, aber doch zweckentsprechend".

Lfd. Nr.: 34
Datum: 01.09.1882
von: Wundt, W
an: Kraepelin, E
hs/ms: (hs)
+: –
Quelle: UAL NA Wundt 307

Zu Kraepelins Kündigung bei Flechsig. „Ich habe mit gutem Gewissen dem Minister auseinandersetzen können, daß ich Ihren Weggang von Leipzig als eine schmerzliche Lücke für das psychologische Seminar empfinden würde, und daß ich Sie überdieß in Folge der glücklichen Verbindung einer reichen psychiatrischen Erfahrung mit gründlichen psychologischen Studien für in besonderem Maße befähigt halte, der Psychologie sowohl als der Psychiatrie die Dienste zu leisten, die von einer solchen Wechselwirkung zu hoffen sind. Bezüglich der Differenzen mit Flechsig glaubte ich noch die Bemerkung anschließen zu sollen, dass ich Sie in Folge längerer persönlicher Bekanntschaft von Anfang an gewisser Äußerungen, denen man Sie beschuldigt, für völlig unfähig gehalten habe".

Lfd. Nr.: 35
Datum: 29.09.1881
von: Forel, A
an: Pfleger, L
hs/ms: hs
+: –
Quelle: MedhistWien 1992

Vorschläge zur Gehirngewebs-Fixierung mit Chlorzink-Lösungen für 8–10 Wochen bei anschließender Alkoholaufbewahrung und/oder darauffolgender Trocknung mittels Glycerin. Noch besser intraarterielle Fixierung durch Injektion der Chlorzinklösung.

Lfd. Nr.: 36
Datum: 03.01.1882
von: Forel, A
an: Pfleger, L
hs/ms: hs
+: –
Quelle: MedhistWien 1991

Übersendet Abschriften von Arbeiten über Schweizer Armenerziehungsanstalten, schildert ausführlich die Schweizerische kantonale Sanitätsverwaltung und beklagt das Fehlen eidgenössischer Sanitätsregelungen. „Ich bemerke, dass bei uns die meisten Idioten zu Hause in den Dörfern verkommen wie z. B. im Canton Wallis wo es ganze Dörfer mit fast halber Bevölkerung von Cretinen gibt". Das Gefriermikrotom nach Hughes und Lewis habe er über R. Jung in Heidelberg bezogen (mit Messer 43 Mark). Damit sehr zufrieden.

Lfd. Nr.: 37
Datum: 07.11.1882
von: DuBois-Reymond, E
an: Förster, R
hs/ms: hs
+: +
Quelle: SBB Slg. Darmstaedter 3 k 1841

Zu studentischen Unruhen. „Ich glaube auch, dass die beste Art, solche Psychosen der Menge zu bekämpfen, darin besteht, dass man sie möglichst still verlaufen lässt, und meines Erachtens haben meine Vorgänger im Rectorat, unter uns gesagt, darin gefehlt, dass sie der Sache viel zu großes Gewicht beilegten. So lange die Studierenden einzeln oder in ihren Vereinen sich nicht disciplinarischer Vergehen schuldig machen, welche das Eingreifen der Universitätsgerichtsbarkeit herausfordern, so lange werde ich sehr froh sein, nichts mit ihnen zu thun zu haben. Mehreren der leitenden Persönlichkeiten unter den Studierenden scheint leider im Gefühle ihrer Wichtigkeit das Maß für das Schickliche verloren gegangen zu sein, und ohne einige Zurechtweisungen in formaler Hinsicht wird es wohl nicht ablaufen."

Lfd. Nr.: 38
Datum: 07.12.1882
von: Dohrn, A
an: Virchow, R
hs/ms: hs
+: –
Quelle: ABBAW NL Virchow N1/484/26-28

5-seitiger Brief über politische Probleme im Reichstag bei der Finanzierung der Station. Vom Zentrum nicht zu erwarten, die Konservativen aber auch eher ablehnend. Versuchte, sparsamer Haushälter zu sein. Gegen Gegenbaur und Haeckel. [Gedruckt im Dohrn-Virchow-Briefwechsel Nr. 20]

Lfd. Nr.: 39
Datum: 19.01.1883
von: Kraepelin, E.
an: Hagen, F. W
hs/ms: hs
+: –
Quelle: MPIN Biol

Zum Konflikt, der „zwischen Herrn Prof. Flechsig und mir sich entspann, der damit endigte, dass ich aus meiner Stellung entlassen wurde und dass mein Kollege Herr Dr. Lehmann in Folge dessen ebenfalls sofort seine Entlassung nahm. Ich bitte Sie mir die Schilderung der Einzelheiten dieses skandalösen Vorfalls zu ersparen; ich bin mir bewusst, denselben in keiner Weise provociert sondern mit allen Mitteln zu verhindern gesucht zu haben, obgleich ich denselben schon nach sehr kurzer Zeit meiner Thätigkeit unausbleiblich herannahen sah... Ohne das solidarische Eintreten meines Kollegen für mich, ohne die thatkräftige Unterstützung der Professoren Thiersch, Cohnheim, Erb und namentlich, ich kann wol sagen, meines väterlichen Freundes, des Herrn Prof. Wundt hätte ich wol die Flinte ins Korn geworfen und angesichts der mir entgegenstehenden Schwierigkeiten Leipzig einfach den Rücken gekehrt. Allein der Umstand, dass Herr Prof. Flechsig hinterrücks Verdächtigungen der erniedrigsten Art sowol hier in Leipzig als auch beim Kgl. Sächsischen Kultusministerium gegen mich ausgestreut hatte, durch die er meine Habilitation zu verhindern suchte, zwang mich, mit aller Energie um meiner Ehre willen meine Angelegenheit zum Austrage zu bringen.... Das Resultat war meine Habilitation als Docent der Psychiatrie... Meine Position daher völlig aussichtslos". Frägt an, ob an der Erlanger Irrenklinik eventuell eine Hülfsarztstelle für ihn freizumachen sei. Ist derzeit mit experimentellen Studien am hiesigen psychophysischen Laboratorium beschäftigt und mit der Niederschrift eines kurzen Lehrbuchs der Psychiatrie.

Lfd. Nr.: 40
Datum: 05.02.1883
von: Mayser, P
an: Forel, A
hs/ms: hs
+: –
Quelle: Medhist Zürich

Aus Riedlingen. „Dass Sie zu meinen Landsleuten zum voraus ein gewisses Vertrauen haben, freut mich zu hören, obwohl sich das Renommé der schwäbischen Dienstboten im Ausland eigentlich nur auf die Mädchen nicht aber auch auf die Burschen bezieht, doch glaube ich indessen selbst, dass Sie bei oberschwäbischen Wärtern vor Hurenböcken, Trunkenbolden und vollends vor Spinatstechern so gut wie sicher sind, vorausgesetzt dass die Leute nicht an Ort und Stelle selbst in diese bei den Herrn mit Recht so beliebten Künste eingeführt werden"... Ist selbst seit zwei Jahren krank. Wünscht sich manchmal neben seiner Mutter im Grabe zu liegen

Lfd. Nr.: 41
Datum: 01.05.1883
von: Mayser, P
an: Forel, A
hs/ms: hs
+: -
Quelle: Medhist Zürich

In München am Vorabend großer Veränderungen (Lachner und Rinecker gestorben, Bandorf soll nach Gabersee. Würzburg habe sich für Grashey, nicht für Ganser entschieden). Für ihn Stelle bei Gudden, aber „aussichtsloser Assistenzarzt mit 30 Jahren!". Welche Aussichten in Zürich? „Vom Privatdozententhum verspreche ich mir vollends wenig. Der arme Ganser ist bei aller Tüchtigkeit beinahe kaltgestellt und von Kraepelin, seinem geistreichen Nachfolger, will ich vollends nicht reden". Probleme mit Ministerialbürokratie wegen Zulassung zum Physikatsexamen.

Lfd. Nr.: 42
Datum: 12.05.1883
von: Mayser, P
an: Forel, A
hs/ms: hs
+: +
Quelle: Medhist Zürich

Denkt an Habilitation. Aber während zweijähriger Krankheit zuviel an Hirnanatomie vergessen. „Auch habe ich einige Bedenken gegen gewisse Angaben in meiner Fischarbeit, die ich wohl noch durch durch Nachuntersuchungen controlieren dürfte, abgesehen davon, daß das die Großhirnhemisphären bzw. deren Olfactorius-Antheil samt dem Olfactorius noch gar nicht behandelt sind". Thema der Probevorlesung „Gegenwärtiger Stand unserer Kenntnisse von der Funktion der Großhirnrinde (Fritsch, Hitzig, Goltz, Munk)" oder aus der theoretischen Psychiatrie „Die Kahlbaumsche Katatonie" oder „Sinnestäuschungen" oder „Psych. Zeiten".

Lfd. Nr.: 43
Datum: 23.02.1884
von: Wundt, W
an: Kraepelin, E
hs/ms: (hs)
+: -
Quelle: UAL NA Wundt 313

Kritische Anmerkungen zu dem Entwurf einer Arbeit Kraepelins über das Komische

---

Lfd. Nr.: 44
Datum: 11.03.1884
von: Weigert, C
an: Retzius, G
hs/ms: hs
+: -
Quelle: Stockh

Leipzig. Schickt einige Präparate mit seiner neuesten Färbemethode (Haematoxylin ohne Alaun-Auswaschen u. alkalischer Lösung von rothem Blutlaugensalz)

Lfd. Nr.: 45
Datum: 26.03.1884
von: Wundt, W
an: Kraepelin, E
hs/ms: (hs)
+: -
Quelle: UAL NA Wundt 315

Nochmals kritisch zum Manuskript über das Komische. „Ich vermisse auch jetzt noch die eingehende Begründung Ihrer Behauptung, dass das Komische stets einen Unlustfaktor enthalte, in einigen prägnanten Beispielen. Ferner vermisse ich nähere Angaben darüber, wie sich Ihre Theorie von der Herders unterscheidet. Bis jetzt kann ich einen solchen Unterschied nicht finden, abgesehen etwa davon, dass H. auf die intermittierenden Reize einen besonderen Werth legt, während Ihnen das irrelevant erscheint. Wenn, wie Sie sagen, für das Komische die zwei verschiedenartigen Gefühle charakteristisch sind, so müsste doch vor allem die Wehmuth der Komik angehören, die ein deutliches Mischgefühl ist, und die gleichwohl niemand unter die komischen Gefühle rechnen wird... Übrigens bin ich weit entfernt, Ihnen eine Meinung aufdrängen zu wollen und gern bereit, Ihren Aufsatz in die Studien aufzunehmen, auch wenn ich mit dem Inhalt derselben nicht übereinstimmen kann. Nur wünsche ich, dass die Begründung eine überzeugendere, der Ton der Behandlung ein weniger dogmatischer wäre".

Lfd. Nr.: 46
Datum: 08.04.1884
von: Wilbrand, H
an: Edinger, L
hs/ms: hs
+: –
Quelle: EdrO

„Bei den hohen Wogen, welche die Frage der Lokalisation der Gehirnfunktionen zur Zeit aufschlägt, ist jeder Fall von Hemianopsie mit Sectionsbefund nicht allein von Interesse, sondern ein nothwendiges Beweismaterial. Auch gegenüber den Franzosen, welche sämtliche in der absolut falschen Ansichts Charcot's (über Lokalisationen X. Vorlesung, pag. 129) befangen sind und die abenteuerlichsten Schematas erfinden, wird jeder Fall von Hemianopsie mit Sectionsbefund freudvoll begrüßt werden... Ihre Fälle von sehr großem Interesse, da sie doch einen Beweis für die Partialkreuzung sind und so das ganze Gebäude stützen helfen". Zu Fall mit konzentrischer Gesichtsfeldeinschränkung. Verweist auf eigene Arbeit im Arch. Augenheilkunde 1883

Lfd. Nr.: 47
Datum: 15.06.1884
von: Jakob, Ch
an: Edinger, L
hs/ms: hs
+: –
Quelle: EdrO

Untersuchte 3 Fälle von. Pedunculusdegeneration, darunter einen mit totaler Thalamus- und Pedunculusatrophie. Bittet um Deutung und Aufklärung, auf welche Bahnen besonders zu achten sei.

Lfd. Nr.: 48
Datum: 23.06.1884
von: Wundt, W
an: Kraepelin, E
hs/ms: (hs)
+: –
Quelle: UAL NA Wundt 319

„Sehr gewundert habe ich mich, dass Sie sich mit dem Gedanken tragen, sich in eine Privatirrenanstalt zurückzuziehen und auf diese Weise sich sozusagen in eine persönliche Sklaverei zu begeben. Denn darüber dürfen Sie sich ja keinen Illusionen hingeben, dass, wenn Sie erst einmal auf eine solche Stellung hin einen Hausstand gegründet haben, der Leiter der Anstalt Sie vollständig in seiner Macht hat, welche Verabredungen Sie auch vorher getroffen haben mögen. Wenn Sie sich überhaupt in eine Provinzialirrenanstalt vergraben wollen, so lassen Sie es doch wenigstens eine Staatsanstalt sein, in der Ihnen Ihr bestimmter Pflichtenkreis zugewiesen ist und Sie im übrigen Ihr eigener Herr sind..."

Lfd. Nr.: 49
Datum: 02.07.1884
von: Wernicke, C
an: Edinger, L
hs/ms: hs
+: -
Quelle: EdrO

Dank für Zeichnungen zu einem Fall, von dem W. Präparate zu sehen wünschte. Erlaubt sich den Rat, „dass Sie das Präparat möglichst bald vollständig verarbeiten, lässt man es einmal liegen, so weiß ich aus Erfahrung, wie leicht ein Zwischenfall die spätere Verwerthung unmöglich macht"

Lfd. Nr.: 50
Datum: 05.07.1884
von: Wernicke, C
an: Edinger, L
hs/ms: hs
+: -
Quelle: EdrO

Zeichnungen zurück. „Das fragliche Bündel b ist das Meynertsche Bündel aus den Ggl. habenulae, nach Gudden sollte es in das sogen. Ganglion. interpedunculare übergehen. Ich glaube aber auch, dass es weiter abwärts in die Bahn der Haube zieht". Kritisch zu einer Zeichnung Edingers.

Lfd. Nr.: 51
Datum: 13.08.1884
von: Gudden, B v.
an: Forel, A
hs/ms: hs
+: -
Quelle: Medhist Zürich

Über das peinliche Durcheinander mit der Anstellung von Dr. Müller. Dieser sollte den geisteskranken Prinzen Otto von Bayern betreuen. Sehr ungehalten über Dr. Müller.

Lfd. Nr.: 52
Datum: 03.09.1884
von: Wundt, W
an: Kraepelin, E
hs/ms: (hs)
+: -
Quelle: UAL NA Wundt 321

„Ich lebe in der festen Überzeugung - und ich werde dieselbe Ihrem bekannten Pessimismus gegenüber immer festhalten - dass für Sie der Beruf des Anstaltsarztes und Anstaltsdirektors doch nur ein transitorischer sein wird, und dass man, wenn erst die jetzige mechanische Periode der Psychiatrie durch die physiologische, die nothwendig kommen muss, abgelöst sein wird, man froh darum sein wird, Sie für eine akademische Stellung zu gewinnen".

Lfd. Nr.: 53
Datum: 27.10.1884
von: Mendel, E
an: Forel, A
hs/ms: hs
+: -
Quelle: Medhist Zürich

Bittet um Information über ein Mikroprojektionsgerät, über das Gudden ihm in Magdeburg Positives berichtet hatte. Zu dunkles Bild bei starken Vergrößerungen.

Lfd. Nr.: 54
Datum: 01.03.1885
von: Dohrn, A
an: Virchow, R
hs/ms: hs
+: –
Quelle: ABBAW NL Virchow N1/484/43

[Ohne Datum, in der Briefausgabe von Groeben dem März 1885 zugeordnet] Zu Äußerung Virchows, dass die Pathologen bald in größerer Zahl nach Neapel kommen würden, um auf Metschnikows Wegen prinzipielle Fragen zu beantworten. Bittet, die Pathologen zu animieren, zu kommen, um den bisher rein zoologischen Kreis zu erweitern. (Gedruckt im Dohrn-Virchow-Briefwechsel Nr. 30)

Lfd. Nr.: 55
Datum: 01.07.1885
von: Starr, M A
an: Edinger, L
hs/ms: hs
+: –
Quelle: EdrO

NewYork. Soll die „Vorlesungen" für J. Nerv. Ment. Dis. referieren. Sehr lehrreiche Abbildungen „Ich erlaube mir, Ihnen zwei Separatdrucke zu senden über Lokalisation der Funktion des Rückenm. und über die sensorischen Bahnen in Medulla und Pons. Die Abbildung von Znaim (Fig. 79, S. 92 Ihrer Vorlesungen) scheint mir als nicht richtig, und ich habe nirgends die Beschreibung der Zellengruppe des Vorderhorns gefunden. Ich glaube dass meine Abbildung ist besser. Die Resultate, die ich gegeben habe in „The sensory Tract" stimmen nicht mit denjenigen die Sie S. 138 über Störungen d. Sensibilität geben. Deshalb bitte ich die meinige zu lesen, da sie aus pathologischen Fällen durchaus obduciert sind"

Lfd. Nr.: 56
Datum: 17.08.1885
von: Weigert, C
an: Schultze, Fr
hs/ms: hs
+: –
Quelle: ULB Bonn

Zu Adamkiewicz und dessen fehlerhafter Zitierung der Weigert-Methode und unberechtigter Anmaßung der Priorität. Genaues Eingehen auf die von Weigert entwickelte Methode der Markscheidendarstellung.

Lfd. Nr.: 57
Datum: 21.08.1885
von: Schultze, Fr
an: Weigert, C
hs/ms: hs
+: –
Quelle: ULB Bonn

Karte mit gereimter Antwort in Form eines Spottgedichtes auf Adamkiewicz

---

Lfd. Nr.: 58
Datum: 22.08.1885
von: Weigert, C
an: Schultze, Fr
hs/ms: hs
+: –
Quelle: ULB Bonn

Zur Prioritätsfrage gegen Adamkiewicz mit Bemerkungen zu Lissauer und Clarke

Lfd. Nr.: 59
Datum: 26.08.1885
von: Weigert, C
an: Schultze, Fr
hs/ms: hs
+: -
Quelle: ULB Bonn

Sehr ausführlicher Brief zu Einzelheiten der Weigert-Methode unter Überprüfung verschiedener Substanzen wie Fuchsin, die sich nicht bewährt hatten. Beschreibung von Färbung, Differenzierung, Aufhellung (Xylol und nicht Nelkenöl)

Lfd. Nr.: 60
Datum: 07.10.1885
von: Weigert, C
an: Schultze, Fr
hs/ms: hs
+: -
Quelle: ULB Bonn

Spöttische Karte: „Was A. betrifft, so habe ich mich in Straßburg überzeugt, dass er schon todt ist. Einige behaupten, er stinke schon. Wenn Sie aber durchaus dem toten Esel noch den Fußtritt des Löwen versetzen wollen, so stehe ich zur Disposition..."

Lfd. Nr.: 61
Datum: 11.10.1885
von: Starr, M A
an: Edinger, L
hs/ms: hs
+: -
Quelle: EdrO

Langer Brief aus New York. „You are at perfect liberty to make use of the table regarding localization in the spinal cord in your next edition. Since that table was prepared a number of new cases have been published which I am now collecting with the view of confirming or rectifying that table.... I admit however that a much larger number of cases of poliomyelitis anterior must be examined before any very definite statements can be made. I think such cases are of more value for localization of motor functions than cases of transverse myelitis. As to sensory tract I think you have not fully understood my view. I think the cases show that the lemniscus transmits muscular sense alone. And these (sensations of muscular sense) are the only sensations which cross the median line at the medulla in the sensory decussation. The sensations of of pain, temp. and touch undoubtely cross in the spinal cord at about the level of their entrance and therefore do not decussate in the medulla, but pass directly into the formatio reticularis. The entire subject of the transmission of sensations in the spinal cord requires revision, as I am inclined to think that Brown-Sequards results are questionable". Zu einem Fall von Mikrocephalie. Meynerts Markfaserungsmethode angewandt. „directly outward and downward to the temporal lobe. Is this the auditory tract for sound?... I think the sound and space senses must be separated in their course and destination. The space sense may go through the cerebellum, and „bindearm" to the red nucleus and thence through the „haubenstrahlung" with the lemniscus to the motor convolutions".

Lfd. Nr.: 62
Datum: 24.02.1886
von: Gaskell W H
an: Edinger, L
hs/ms: hs
+: -
Quelle: EdrO

Cambridge. Dank und Information über Manuskript. „It is a matter of sincere congratulation to me that any writings of mine should have been able to afford so much pleasure to one so well known for his investigations on the anatomy of the nervous system"

Lfd. Nr.: 63
Datum: 02.04.1886
von: Gaskell W H
an: Edinger, L
hs/ms: hs
+: +
Quelle: EdrO

Über Missverständnisse einer seiner Arbeiten. „The difficulty of understanding the 3nd spinal or lateral root of my conception of somatic and splanchnic roots lies perhaps in the want of any absolute separation of such roots outside the central nervous system; the conception is based rather upon the arrangement of the centres of origin of the different kinds of nerve fibers so that the complete differentiation of the somatic and splanchnic systems is to be found only within the central nervous system first as to the 3nd spinal root I take the upper cervical region as the type to show how the elements comparing the 3 roots in that region are distributed in all other parts of the nervous system"… – Fügt hierzu mehrere farbige Skizzen zu und begründet seine Vorstellung entwicklungsgeschichtlich unter Verweis auf van Wijhes Entdeckung des Ursprungs der Skelettmuskeln von den Seitenplatten.

Lfd. Nr.: 64
Datum: 10.04.1886
von: Dohrn, A
an: Virchow, R
hs/ms: hs
+: –
Quelle: ABBAW NL Virchow N1/484, 33

„Ich habe kürzlich über das Auge Dinge gesagt, bei denen einem rechtgläubigen vergl. Anatomen von heute die Haare zu Berge stehen, und ich werde über fast alle Organe des Kopfes und des Rumpfes, Eingeweide, Herz ect. Inclusive aehnliche Entsetzlichkeiten zu sagen haben. Das möchte ich in möglichster Ruhe, unbehelligt von aufregendem Streit u. Debatten thun, – und darum ziehe ich es vor, einstweilen als Narr behandelt zu werden denn als Prophet. Meine Polemik steht auf einem anderen Boden". Gegen den „Pseudo-Koloss" Gegenbaur und gegen Haeckel. Problem, in der Öffentlichkeit über Fragen zu sprechen, die die darwinistische These der Abstammung des Menschen betreffen, da sonst die Unterstützung der Station durch Staat bzw. Bismarck gefährdet sei. Besuch von His, der diesmal sehr beeindruckt schien. [Gedruckt im Dohrn-Virchow-Briefwechsel Nr. 34]

Lfd. Nr.: 65
Datum: 26.05.1886
von: Schultze, Fr
an: Nonne, M
hs/ms: hs
+: +
Quelle: StAHH

Machte Histologie für Nonne. „Es bleibt immer eigenthümlich, dass an der Quetschungsstelle soviel Mark zu Grunde gegangen ist bei so cirkumscripten Symptomen; dass bei intaktem Achsenzylinder durch die Degeneration des Markes allein keine sekundäre Degeneration bewirkt wird, entspricht vollständig dem analogen Verhalten bei multipler Sclerose (s. Neurolog. Centralblatt Jahrg. 1884, Nm. 12)".

Lfd. Nr.: 66
Datum: 10.06.1886
von: Schultze, Fr
an: Nonne, M
hs/ms: hs
+: –
Quelle: StAHH

„Wie zweifelhafte Resultate die Weigert'sche Färbung bei der von uns angewendete Manier [?] gegenüber der Atrophie und Degeneration peripherer Nerven geben kann, zeigt auch eine Arbeit von

Gelpke in der Zeitschrift für wissensch. Mikroskopie und für mikrosk. Technik Bd. II, S. 484, welche bei unzweifelhaft partiell atrophischem Sehnerv zuerst völlige Entfärbung fand (ganz wie im Plex. brach. bei uns). Erst als er nur 1/4 Stunde das Haematoxylin anwandte und dann in der 50fach verdünnten Blutlaugensalzlösung 12–24 Stunden langsam entfärbte, erhielt er das richtige Resultat!".

Lfd. Nr.: 67
Datum: 06.01.1887
von: His, W sen
an: Forel, A
hs/ms: hs
+: -
Quelle: Medhist Zürich

[Walser S. 186] Lebhafte Zustimmung zu Forels Untersuchungen, weitgehend in Übereinstimmung mit Hisschen Arbeiten. Überzeugt von dem „Auswachsen der Nervenfasern von Zellen aus und von dem im Allgemeinen freien Auslaufen derselben". Diametrale Auffassung allerdings über die Spinalganglien. His halte die „Zellen der Ganglien für Ursprungsstätten sowohl peripherer als centraler Wurzelfasern"... „Es sind die spin. Ganglienzellen von Anfang ab in ganz anderen Verhältnissen als die Zellen der eigentlichen Medullarplatte". Weitere Ausführungen zu Forels und His' Auffassungen

---

Lfd. Nr.: 68
Datum: 07.01.1887
von: Mendel, E
an: Forel, A
hs/ms: hs
+: -
Quelle: Medhist Zürich

„Um die zwischen Flechsig und Ihnen entstandene Differenz möglichst schnell zu beseitigen, habe ich Ihre Mittheilung an ersteren gesandt, wozu ich noch eine moralische Verpflichtung hatte, da F. ständiger Mitarbeiter des Blattes ist. Derselbe hat mich nun gebeten, den Abdruck Ihrer Mittheilung mit seiner Entgegnung erst in Nr. 2 erscheinen zu lassen. Dies wird also am 15. Januar geschehen. Seien Sie mir deswegen nicht böse; angenehm ist mir die Verzögerung nicht".

Lfd. Nr.: 69
Datum: 19.03.1887
von: Friedländer, C F
an: Edinger, L
hs/ms: hs
+: -
Quelle: EdrO

Schriftleiter Fortschritte der Medizin. Wernicke hat sich entschlossen, seine Tätigkeit zu beenden. Bitte, seine Nachfolge zu übernehmen. Zielsetzung der Zeitschrift.

Lfd. Nr.: 70
Datum: 26.04.1887
von: Fritsch, G
an: Virchow, R
hs/ms: hs
+: -
Quelle: ABBAW N1/666/8, 19–23

Langer Brief über Probleme bei der Besetzung des Lehrstuhl für vergl. Anatomie in der Nachfolge von Reichert. Fakultät gegen Wiederbesetzung. Fritsch der geeignete Nachfolger, der ohnehin das Fach seit 12 Jahren vertreten habe. Bittet um Unterstützung vor der Fakultät, die auch Du Bois-Reymond und Waldeyer zugesagt hätten.

Lfd. Nr.: 71
Datum: 11.08.1887
von: Meynert, Th
an: Edinger, L
hs/ms: hs
+: –
Quelle: EdrO

Besuch in Frankfurt angekündigt.

Lfd. Nr.: 72
Datum: 11.12.1887
von: Fritsch, G
an: Edinger, L
hs/ms: hs
+: –
Quelle: EdrO

Dank für Anteilnahme. Schickt Separatum

Lfd. Nr.: 73
Datum: 15.02.1888
von: Waldeyer, W v.
an: Edinger, L
hs/ms: hs
+: –
Quelle: EdrO

Briefkarte. „Selbstverständlich bin ich durchaus mit Ihnen in Sachen der Veröffentlichung Ihrer Arbeit einverstanden, denn ich weiss sehr wohl, dass man der gelehrten Gesellschaft auch etwas schuldig ist. Deshalb lasse ich Sie aber nicht „for ever" los, denn ich bin fest überzeugt, dass Sie bei Ihrer bewährten Arbeitskraft und als alter Mitarbeiter des Archivs auch für dieses noch etwas gutes finden werden"

Lfd. Nr.: 74
Datum: 25.02.1888
von: Obersteiner, H
an: Edinger, L
hs/ms: hs
+: –
Quelle: EdrO

Dank für Buchbesprechung. Kritisch zu Siemerlings Besprechung.

Lfd. Nr.: 75
Datum: 11.04.1888
von: Gaskell, WH
an: Edinger, L
hs/ms: hs
+: –
Quelle: EdRo

„I thank you for your kind letter and for the trouble you have taken and are taking to make my work known in Germany. I must confess I was a little astonished that neither Gegenbaur nor His in their long papers on the cranial nerves referred to my paper of Dec 1885 especially as I know I sent the former a separate copy of my paper; I suppose...they did not believe that anything of interest to them was likely to come from a physiological laboratory". Begrüßt den Plan Edingers zu einer vergleichenden Anatomie des Gehirns, von den Selachiern bis zum Menschen... „I should like very much to know wether the group of nerve cells forming the substantia nigra is present throughout the vertebrate kingdom and if so wether they are pigmented in all cases for I cannot help thinking that this group of cells is associated with the degenerated ganglia and nerve fibers described by me in my last paper.".

Lfd. Nr.: 76
Datum: 18.06.1888
von: Kühne, W
an: Edinger, L
hs/ms: hs
+: –
Quelle: EdrO

Aus Heidelberg. Dank für Arbeit, besonders für die ausgezeichneten Abbildungen, speziell von Torpedo. Regt an, Präparate an Huxley (London) zu schicken. Möchte von Weigert wissen, wie es bei der Enthüllung des Cohnheim-Denkmals war, bei der er leider verhindert war

---

Lfd. Nr.: 77
Datum: 07.10.1888
von: Schwalbe, G
an: Fürbringer, M
hs/ms: hs
+: –
Quelle: UBFft (Senckenberg) NL M. F., A 1,2352

Gratulation zur Berufung nach Jena in eine Stelle, „in der ich mich 7 1/2 Jahre wohl und glücklich befunden habe". Hat Verständnis, wenn F. nun die Referate holländischer Arbeiten nicht mehr übernehmen wolle. „Oder sind Sie vielleicht geneigt, das Kapitel von Ruge (Skelettsystem, Muskelsystem, Gefäßsystem) zu übernehmen? Das wäre für mich eine große Freude, da ich einen besseren bewährteren Referenten dafür nicht bekommen könntze. Um eines möchte ich Sie jedenfalls bitten, mir ein Autoreferat Ihres ausgezeichneten Vogel-Werkes gelegentlich einzusenden. Ich bin jetzt mit dem Studium des allgemeinen Theiles dieses Werkes beschäftigt und bewundere dasselbe aufrichtig".

Lfd. Nr.: 78
Datum: 12.12.1888
von: Monakow, K v.
an: Edinger, L
hs/ms: hs
+: +
Quelle: EdrO

Kritische Bemerkungen zu einer nicht genannten Arbeit von Michel („ total irrtümlich"). „Vor allem ist die von Ihm mitgeteilte Behauptung, dass nur das gekreuzte Bündel degeneriere, total unrichtig. Gudden und auch ich haben die Degeneration von einem Opticus in beide Tractus optici verfolgen können". Ausführlich weiter zur Frage der Degenerationen des Opticus. Bedeutung von Schaltzellen in der Sehbahn, vor allem für Cytologie des Corp. genicul. ext.

Lfd. Nr.: 79
Datum: 23.12.1888
von: Cattaners, G
an: Edinger, L
hs/ms: hs
+: –
Quelle: EdrO

Kurze Karte mit Anerkennung der Edingerschen Arbeit und Verweis auf Arbeit von Golgi

Lfd. Nr.: 80
Datum: 27.01.1889
von: Stilling, J
an: Edinger, L
hs/ms: hs
+: -
Quelle: EdrO

Aus Straßburg. „Wenn ich mich nicht sehr irre, haben Sie mir in Frankfurt Präparate gezeigt, die nach Weigert gefärbt sowohl den Eintritt von Gehirnfasern in den Pedunculus sowohl nach dem Corpus Luysi - nach Ihrer Meinung hindurchgehend, was ich mit der gröberen Methode nicht constatieren konnte, da ich nur mit Carmin gefärbt habe - als auch die am Corpus geniculatum mediale abgehenden Bahnen, die in der Gegend der Substantia nigra abbrechenden, vortrefflich zu sehen waren". Bittet um Genehmigung, den Befund zitieren zu dürfen. „Haben auch Sie überhaupt gesehen, dass Opticusfasern in den Pedunculus eintreten? Angelini [?] bestreitet dies nämlich, während ich es für unzweifelhaft halte"

Lfd. Nr.: 81
Datum: 16.04.1889
von: Rauber, A
an: Edinger, L
hs/ms: hs
+: -
Quelle: EdrO

Dorpat. Bittet um Publikationsverzeichnis wegen Besetzung des Lehrstuhls für vergl. Neuroanatomie. In der Fakultät Zweifel, da man Edinger nur als Neuropathologen sah.

Lfd. Nr.: 82
Datum: 16.06.1889
von: Lenhossek, M v.
an: Edinger, L
hs/ms: hs
+: -
Quelle: EdrO

Begründung seiner von Edinger abweichenden Meinung über die Hinterwurzelverläufe auf Grund der Beobachtung menschlicher Feten und von Tieren. „Man sieht doch... ganz deutlich, dass sich der Hauptheil der sogen. medialen Partie innerhalb der grauen Substanz direct nach vorn begiebt um sich z. Th. in dem unmittelbar hinter den großen Vorderhornzellen befindlichen Fasernetz, z. Th. zwischen diesen Zellen selbst zu verlieren. Der zweite Differenzpunkt unserer Arbeiten besteht darin, dass ich jene Fasern, die laut Ihrer Beschreibung aus den Hinterhörnern in die vordere Commissur ziehen und sich nach Kreuzung in derselben an der Bildung der Vorderstränge betheiligen sollen, sowohl beim Menschen wie bei den von mir untersuchten Thieren (fleischfress. Nager) durchaus vermisse.... Die Elemente der vorderen Commissur kommen nach meinen Befunden alle aus den Vorderhörner, sie gehen auf der anderen Seite z. Th. in die Vorderwurzeln, z. Th. in die Vorderstränge über". Trägt auch Bedenken gegen eine innerhalb der Hinterstränge zentralwärts aufsteigende Degeneration vor.

Lfd. Nr.: 83
Datum: 26.06.1889
von: Moeli, K
an: Edinger, L
hs/ms: hs
+: -
Quelle: EdrO

Dalldorf. Frage, ob die Feststellung in Edingers Buch, wonach ein Teil der in den Hirnschenkel eintretenden Opticusfasern zum Kern des III. Hirnnerven trete, von Ed. oder von Stilling gemacht wurde.

Lfd. Nr.: 84
Datum: 12.07.1889
von: Waldeyer, W v.
an: Edinger, L
hs/ms: hs
+: -
Quelle: EdrO

Dank für Beurteilung eines Gorilla-Rückenmarkes. Stellungnahme zur Frage, wem er bei Festakt Diplome überreicht (Max Flesch fühlte sich übergangen). Wer hat welche Orden, welche Titel?

Lfd. Nr.: 85
Datum: 22.01.1890
von: Erb, W
an: Strümpell, A v.
hs/ms: hs
+: -
Quelle: UAL

„Charcot war ja immer sehr höflich u. liebenswürdig; aber Herrn Gilles d. l. T [de la Tourette], diesen erbärmlichen Handlanger seines großen Meisters, fand auch ich an Ostern sehr wenig liebenswürdig. Direct grob zu werden fand er damals keine Gelegenheit". Bittet in Besetzungsfrage um Beurteilung von Fleischer. „In der Voraussetzung, dass Sie ihn nicht von dort „wegloben" wollen, bitte ich Sie - unter Zusicherung strengster Discretion - um Ihr offenes Urtheil über denselben. Was liest er dort? Ist er als Lehrer angenehm u. beliebt? Hat er eine practische Tätigkeit dort? Wie macht er sich dabei? Hat er Talent für eine größere Poliklinik? Geschick im Umgang mit städtischen Behörden, Krankenkassen etc. ? Ist er als Charakter geschätzt, anständig, liebenswürdig? Das würde ich Alles gerne wissen. Wenn Sie noch ein paar Worte über Penzoldt anschließen lassen wollten, wäre ich Ihnen ebenfalls dankbar".

Lfd. Nr.: 86
Datum: 09.04.1890
von: Jelgersma, G
an: Edinger, L
hs/ms: hs
+: -
Quelle: EdrO

Arnheim. Sehr langer Brief zum Opticuskern der Vögel und vor allem zum Olfactorius. „Es ist doch wohl nicht anders denkbar als dass auch er in seiner frühesten Anlage vom Medullarrohr auswächst und dass er nicht direct mit dem secundären Vorderhirn in Verbindung steht.". Geht ausführlich auf seine Vogelhirn-Untersuchungen ein. Über einen Fall von Großhirn-Hemisphärenatrophie und kontralateraler Kleinhirnatrophie. „Die Abhängigkeit von vermis cerebelli von den Stammganglien ist mir weniger klar"... „... unsere Kenntnisse vom Kleinhirn aber äußerst dürftig. Eine sensible Function ist noch nicht nachgewiesen, sie sollte doch gewiss bestehen ... „In Ihrem Buch sah ich, dass Sie das ganze basale Vorderkernbündel in den Ganglien des Mittelhirns endigen lassen. Ich kann hiermit nicht einverstanden sein" Begründet seine Auffassung mit seinen Vogelhirnuntersuchungen.

Lfd. Nr.: 87
Datum: 10.10.1890
von: Erb, W
an: Strümpell, A v.
hs/ms: hs
+: -
Quelle: UAL

Zum geplanten Archiv. „Ich habe mir dieselbe jedoch manchmal im Kopf herumgehen lassen u. bin, trotz aller Abneigung gegen die drohende neue Arbeitsvermehrung, doch mehr und mehr zu der Überzeugung gekommen, dass von Seiten der inneren Kliniker entschieden alles gethan werden muss, um die zunehmende Usurpation der Nervenkrankheiten seitens der Psychiater zu bekämpfen. Die historische Entwicklung wie der innere Zusammenhang der Nervenpathologie mit der inneren Medicin verlangen das unabweislich. Meines Erachtens sollte eine engere Verbindung mit d. Neurol. C. Bl. - trotz aller sonstigen freundlichen Beziehungen zu demselben - möglichst vermieden werden; wir haben sonst erst recht wieder die Psychiater - und nicht die beste Sorte! - in unserem Nest... Ich meine, wir sollten am meisten unseren Leserkreis in den breiten Schichten der prakt. Ärzte suchen (abgesehen von den Spezialisten), uns deshalb ausschließlich auf die Pathologie (u. path. Anatomie) und Therapie der Nervenkrankheiten beschränken, rein anatomische u. physiologische Arbeiten ausschließen, über die Psychiatrie nur referierend berichten. Wir werden dann die richtige Mitte halten zwischen der steifen Langeweile des schwerwissenschaftl. blauen Archivs u. der ungenügend. Kürze des vorwiegend referierenden Centralblatts... Über den Titel habe ich auch nachgedacht, bisher ist mir nur eingefallen: „Nervenklinik" od. „Deutsch. Archiv für Nervenkrankheiten (od. für Neurologie)" - vielleicht kommt uns noch ein besserer Gedanke! Ich arbeite gerade an meine größeren Dystrophie-Abhandlung, die im 1. Heft zur Hälfte erscheinen könnte; auch Hoffmann wird einen Aufsatz fertig haben, über seine „neurotische Muskelatrophie". An Lichtheim sollten wir wohl erst schreiben, wenn die Verhandlungen mit Lampe bis zu einem gewissen Grad gediehen sind!".

Lfd. Nr.: 88
Datum: 19.10.1890
von: Erb, W
an: Strümpell, A v.
hs/ms: hs
+: -
Quelle: UAL

Konnte mit Schultze die ganze Archivangelegenheit besprechen. Dringend notwendig, „eine solche Zeitschrift von einigen inneren Kliniken ausgehen zu lassen, um den immer zunehmenden Übergriffen der Psychiater wirksam entgegenzutreten... Über den Titel haben auch wir uns noch nicht entscheiden können; doch wird wohl „Zeitschrift f. Nervenheilkunde" am passendsten sein... Gegen die sofortige Nennung einer größerten Anzahl von Mitarbeitern haben wir beide allerlei Bedenken; es dürfte sehr schwer, eine Auswahl zu treffen, welche nicht Anstoß bei Einzelnen errege; u. warum sollen wir die kränken?". Zu Vertragsgestaltung, Honoraren, Abonnentenzahlen usw. „Übrigens ist Schultze mit der abwechselnden Führung der Redaction einverstanden; ich denke, Sie Beide wechseln damit ab u. lassen uns zwei „Alten", Lichth. u. mich, sich an der Ehre genügen!... Mit Möbius, vielleicht auch Steuben, könnten Sie wohl vertraulich sprechen; Flechsig hat gar keine Eile!" Aufzunehmen Strümpells Polyneuritis und Erbs Dystrophiearbeit in zwei Teilen.

Lfd. Nr.: 89
Datum: 25.10.1890
von: Virchow, R
an: Nonne, M
hs/ms: hs
+: -
Quelle: StAHH

Karte. Zum Empfang eines Manuskriptes und der Anregung, Photographien dazu zu schicken.

Lfd. Nr.: 90
Datum: 02.11.1890
von: Erb, W
an: Strümpell, A v.
hs/ms: hs
+: +
Quelle: UAL

Zur neuen Zeitschrift. „An Mendel müssen Sie selbst jedenfalls schreiben u. ihn sehr diplomatisch u. liebenswürdig behandeln. Ob Oppenheim jetzt schon zu benachrichtigen sei, ist mir zweifelhaft; ich meine, nicht! Nonne ist vielleicht auch noch zu jung, aber er arbeitet ganz nett. Die Frage mit Lichtheim scheint mir aber doch wichtig; wir glaubten ja in Berlin entschieden für sein Eintreten in die Reihe der Herausgeber bedacht sein zu müssen, theils seiner eignen Bedeutung u. trefflicher Arbeiten wegen, theils um den Verdacht antisemit. Tendenzen zu entgehen Ich stehe noch heute auf demselben Standpunkt und würde Lichtheim ungern aufgeben."

Lfd. Nr.: 91
Datum: 02.11.1890
von: His, W sen
an: Edinger, L
hs/ms: hs
+: -
Quelle: EdrO

Schickt das Modell eines Lachsembryos von 2 cm Länge. Berichtet über die seit 3 Jahren laufende Arbeit über die Entwicklung der Medulla oblongata. Erst der Befund der Neuroblasten habe ihm den richtigen Schlüssel zum Verständnis früherer Beobachtungen gegeben.

Lfd. Nr.: 92
Datum: 05.11.1890
von: Wundt, W
an: Kraepelin, E
hs/ms: (hs)
+: -
Quelle: UAL NA Wundt 337

„Einige meiner Praktikanten aus dem Institut besuchen hier allwöchentlich Flechsigs Vorlesung über Gehirnanatomie und erzählen mir dabei Wunderdinge über die Psychologen, die er gelegentlich verzapft, dabei die schwierigsten Fragen mit einer beneidenswerten Sicherheit entscheidend". Hat Rektorat an Binding übergeben.

Lfd. Nr.: 93
Datum: 06.11.1890
von: Esmarch, J F v.
an: Nonne, M
hs/ms: hs
+: -
Quelle: StAHH

Zur Tuberkulose-Behandlung: „Koch wird seine Heilmethode voraussichtlich in 5–6 Wochen veröffentlichen, und dieselbe wird dann sehr bald von vielen Ärzten ausgeübt werden können, da sie nur in einfachen Injektionen besteht. Versuche an Menschen sind natürlich schon seit längerer Zeit angestellt worden und haben anscheinend, ich selbst bin allerdings in diesem Punkte nicht ganz sicher orientiert, durchweg ein ausgezeichnetes Resultat gehabt".

Lfd. Nr.: 94
Datum: 09.11.1890
von: Erb, W
an: Edinger, L
hs/ms: hs
+: -
Quelle: EdrO

„Ich komme heute noch mit einer Bitte: Schultze, Strümpell und ich (und wahrscheinlich auch Lichtheim) werden von Ostern ab eine Zeitschr. für Nervenheilkunde herausgeben und wünschen sehr, Sie als Mitarbeiter für dieselbe zu gewinnen. Das englische „Brain" schwebt uns als Muster vor. Die Herausgabe lediglich durch Innere Kliniker soll unsere Auffassung der engen Zugehörigkeit der Neuropathologie zur Inneren Medizin (gegenüber der Psychiatrie) zum Ausdruck bringen". Wünscht Edinger als Mitarbeiter. Ein Internist soll Herausgeber sein, um „die enge Zugehörigkeit der Neuropathologie zur inneren Medizin (gegenüber der Psychiatrier) zum Ausdruck" zu bringen.

Lfd. Nr.: 95
Datum: 22.11.1890
von: Wundt, W
an: Kraepelin, E
hs/ms: (hs)
+: -
Quelle: UAL NA Wundt 338

Zu Kraepelins Überlegung, nach Heidelberg zu wechseln, von Wundt stark unterstützt, da dort hervorragende Wissenschaftler wie Gegenbaur, Erb und sein Vetter Julius Arnold.

Lfd. Nr.: 96
Datum: 08.12.1890
von: Erb, W
an: Strümpell, A v.
hs/ms: hs
+: -
Quelle: UAL

Schlägt als Mitarbeiterkollegium vor 1) Prof. Dr. M. Bernhardt (Berlin), 2) Dr. C. Eisenlohr (Hamburg), 3) Dr. L. Edinger (Frankfurt/M), 4) Dr. Georg Fischer (Konstanz), 5) Dr. J. Hoffmann, Priv. Doz. Heidelberg), 6) Prof. Dr. Kast (Hamburg), 7) Prof. Dr. Naunyn (Straßburg), 8) Privatdoz. Dr. E. Remak (Berlin), 9) Prof. Dr. Rumpf (Marburg), 10) Prof. Dr. Seeligmüller (Halle), 11) Prof. Dr. O. Vierordt (Heidelberg). „Es scheint ja Alles in bestem Gange; wenn Ziemssen schweigt, ist es gut, nöthig haben wir ihn ja, Gottlob, nicht!... Kraepelin kommt hierher; ich bin sehr zufrieden damit; ich denke, es soll ganz gut werden".

Lfd. Nr.: 97
Datum: 31.12.1890 (?)
von: Bechterew, W
an: Edinger, L
hs/ms: hs
+: -
Quelle: EdrO

(Ohne Datum) Aus Petersburg; über Gehirn von Rubinstein, das nicht in seinem eigenen Institut untersucht würde. Er hat das Gehirn von Mendelejew untersucht, das Ähnlichkeiten mit dem Rubinsteins gezeigt habe.

Lfd. Nr.: 98
Datum: 26.02.1891
von: Mayser, P
an: Forel, A
hs/ms: hs
+: -
Quelle: Medhist Zürich

(Walser S. 251) „Im Sommer 1884 habe ich Ihre Meerschweinchen geschunden". Zu Technik der Vagus-Ausreißung und deren Schwierigkeiten. Bestritt im Herbst 1885 Gudden gegenüber noch die Zugehörigkeit des Nucl. ambiguus zum Vagus, doch zeigte Gudden ihm ein Kaninchen- oder Katzenpräparat mit Degeneration des Ambiguus nach Ausriss des Vagus. Stellt Forel seine früheren Präparate zur Verfügung.

Lfd. Nr.: 99
Datum: 02.03.1891
von: Mayser, P
an: Forel, A
hs/ms: hs
+: -
Quelle: Medhist Zürich

(Walser S. 253) Bietet Forel freie Verfügbarkeit über seine Präparate und Ergebnisse an. „Delbrück mag Ihnen aus eigener Erfahrung mit dem Opticus bezeugen, wie wenig besorgt ich bin, gerupft zu werden". Skizzen zum Nervenfaserverlauf um den Ambiguus.

Lfd. Nr.: 100
Datum: 03.03.1891
von: Erb, W
an: Strümpell, A v
hs/ms: hs
+: -
Quelle: UAL

„Diese Dystrophie-Arbeit ist die reinste Taenie, die Glied um Glied erzeugt u. gar nicht zu Ende zu bringen ist; sie wird sich noch durch 1 od. 2 Hefte hindurchschlängeln... Heute habe ich in der Klinik einen großen Vortrag über die Wirkung u. Erfolge des Tuberculin gehalten, ungefähr mit denselben Schlussergebnissen wie sie Naunyn publiziert hat. Das Bedenklichste an der Sache ist, dass sie zu gefährlich ist; ich habe auch eine ganze Reihe deutlicher Verschlimmerungen zu beklagen".

Lfd. Nr.: 101
Datum: 04.03.1891
von: Edinger, L
an: Retzius, G
hs/ms: hs
+: -
Quelle: Stockh

Dank für Arbeit über ZNS des Kaninchen, die er selbst schon mehrfach wegen unbefriedigender Ergebnisse aufgegeben hatte.

Lfd. Nr.: 102
Datum: 13.03.1891
von: Mayser, P
an: Forel, A
hs/ms: hs
+: -
Quelle: Medhist Zürich

Zu Untersuchungen nach einseitigem Vagus-Ausriss: „Ich glaubte bereits geschrieben zu haben, dass die Atrophie des Kern (kleinzellig) an den gezeichneten Präparaten nur eine unvollständige sei. Das Kernfeld selbst ist beiderseits gleich groß und durchaus von gleicher Färbung. Innerhalb des engeren runden Kernes befinden sich, wie meines Wissens auch die Zeichnungen lehren sollten, auf Seiten des fehlenden Nervus X weniger Zellchen als auf der normalen Seite. Ob dieß zufällig ist, weiß ich nicht; selbst das ist unsicher, ob überhaupt der ganze Kern X ein Kern des Vagus bzw. eines peripheren Nerven sei".

Lfd. Nr.: 103
Datum: 14.03.1891
von: Carus, P
an: Edinger, L
hs/ms: hs
+: -
Quelle: EdrO

Chicago (Herausgeber einer wiss. Zschr) schickt ein Exemplar des Buches „The soul of man"

Lfd. Nr.: 104
Datum: 26.03.1891
von: Erb, W
an: Strümpell, A. v.
hs/ms: hs
+: -
Quelle: UAL

Dystrophie-Manuskript abgeschlossen. „Ihre Mitteilung über Benedict's Wuth hat mich sehr amüsiert; er ist doch eine sehr niedrige Seele u. ich bin froh, dass wir ihn damit los sind. - Auch ich erhielt dieser Tage einen sehr geharnischten Absagebrief von - Forel! Macht mir den Eindruck, als wenn's bei ihm etwas „rappelte"; werde ihm sehr spitzig und höflich antworten. Man sieht aber, dass die Herren Psychiater unser Unternehmen als einen Pfahl im Fleische empfinden. Habeant sibi! Jolly hat sich freilich sehr vorsichtig und bescheiden ausgedrückt".

Lfd. Nr.: 105
Datum: 17.04.1891
von: Frenkel, H S
an: Nonne, M
hs/ms: hs
+: -
Quelle: StAHH

Über einen aus Paris mitgebrachten, von Luys konstruierten Apparat, der nicht im Handel erhältlich sei.

Lfd. Nr.: 106
Datum: 19.06.1891
von: Fürbringer, M
an: Schwalbe, G
hs/ms: hs
+: -
Quelle: (Senckenberg) NL M. F. A 1, 2353

Briefentwurf. „Per Zufall finde ich beifolgende Bemerkung Ercolanis über die Drüsen der a. G. d. Vögel nebst Hinweis auf Scarpa, die Sie vielleicht interessieren dürfte. Ob die bezügliche Entdeckung schon in seinem Werk 1772 oder in dem späteren von 1789 veröffentlicht wurde, habe ich nicht weiter verfolgt, da mich diese Frage nicht direct interessiert und ich es für meine collegiale Pflicht halte, die weitere Verfolgung derselben Ihnen zu überlassen".

Lfd. Nr.: 107
Datum: 23.06.1891
von: Schwalbe, G
an: Fürbringer, M
hs/ms: hs
+: -
Quelle: UBFft (Senckenberg) NL M. F. A 1, 2353

Dankt für Information. „Das ist wiederum ein Beispiel, wie Beobachtungen verloren gehen können. Weder bei Comparetti noch bei Tiedemann, die doch Scarpas Zeit noch so nahe standen, habe ich einen Hinweis auf eine etwaige Beobachtung Scarpas gefunden... Ercolanis Angaben sind übrigens sehr dürftig. Mikroskopisch scheint er die Sache nicht untersucht zu haben. Was er als Gefäßplexus beschreibt, liegt nicht im[...] selbst, sondern unter ihm. Ich bitte Sie übrigens sehr, Ihre literarische Entdeckung selbst verwerthen zu wollen...".

Lfd. Nr.: 108
Datum: 24.06.1891
von: Waldeyer, W v.
an: Edinger, L
hs/ms: hs
+: -
Quelle: EdrO

Erhielt Manuskript von Schaffer. Bedarf der Überarbeitung. Bittet um Hilfe. „Ich bemerke noch, dass Dr. Schaffer eine grosse Vorliebe für Fremdwörter hat, die man ihm hie und da auch ein wenig ausmerzen könnte". „Vor kurzem erhielt ich Ihren, von Leitz gefertigten Zeichenapparat. Alles bis auf drei Punkte ist daran sehr gut" (beschreibt drei Verbesserungsmöglichkeiten)

Lfd. Nr.: 109
Datum: 23.07.1891
von: His W sen
an: Forel, A
hs/ms: hs
+: -
Quelle: Medhist Zürich

(Walser S. 262) „Gewiss haben Sie schon recht, zu verlangen, dass die mit verschiedenen Methoden arbeitenden Forscher auf einander Rücksicht nehmen. Wenn das nicht in weiterem Umfang bis jetzt geschehen ist, so liegt dies zth. in der Unvollkommenheit der menschlichen Natur. Wir können nicht Alle nach allem Methoden arbeiten, weil eben keiner von uns die Zeit dazu hat. Dazu kommt aber die Schwierigkeit der Verständigung. Schriften wie sie von Meynert, Flechsig und so manchem Anderen sind in einem Stil geschrieben, welcher dem Leser die allergrößten Zumutungen macht". Zu Gudden, seiner Schule und zu Edinger, dem eine gute Darstellung zu verdanken sei.

Lfd. Nr.: 110
Datum: 09.08.1891
von: Ehrlich, P
an: Caro, H
hs/ms: hs
+: -
Quelle: Deutsch. Museum München 1977-32/85/1

„Das Interesse, das Sie meinen Bestrebungen jederzeit entgegenbrachten, veranlasst mich zu einer Bitte, deren Erfüllung mich hoch erfreuen würde. Als ich zuletzt das Vergnügen hatte, Sie begrüßen zu können, waren Sie so gütig mir in Aussicht zu stellen den bescheidenen Antheil, den ich an der Darstellung des so bedeutsamen Dimethylmetamidophenols hatte, in Ihrer Publikation andeuten zu wollen. Es würde mir eine hohe Ehre sein, wenn in einer solchen Publikation, die einen Markstein der tinktorialen Literatur darstellt, auch [...]amidophenol ausgehend gelingen könnte [?] Ich habe aus diesem Grunde an Ihre Güte appelliert und Grall'sche [?] dimethylmetaphenylendiamin als Ausgangsmaterial sehr... Ich bemerke, dass meine späteren Untersuchungen die Richtigkeit meiner Idee bestätigt und gezeigt haben, dass die sauerstoffhaltigen Analoga ganz wie [?] aber Methylenblau heraus [?] färben. Indem ich Ihnen im Voraus danke, bin ich mit vorzüglicher Hochachtung." [schlecht leserlich]

Lfd. Nr.: 111
Datum: 08.09.1891
von: Welcker, H
an: Edinger, L
hs/ms: hs
+: -
Quelle: EdrO

Anatom Halle. Bitte um Untersuchung eines dolichocephalen Schädels und Schädeltausch

Lfd. Nr.: 112
Datum: 20.10.1891
von: Loeb, J
an: Edinger, L
hs/ms: hs
+: -
Quelle: EdLM

Dank für „Vorlesungen". S. S. Maxwell, Schüler Loebs. Baut auf physiolog. Methode und auf Galvanotropismus

---

Lfd. Nr.: 113
Datum: 29.11.1891
von: Waldeyer, W v.
an: Edinger, L
hs/ms: hs
+: -
Quelle: EdrO

Freut sich, dass Edinger etwas aus der Gorilla-Abhandlung für sein Buch übernehmen konnte.

Lfd. Nr.: 114
Datum: 08.12.1891
von: His, W sen
an: Forel, A
hs/ms: hs
+: -
Quelle: Medhist Zürich

Beurteilung von C. Weigert, langjährigem Assistenten J. Cohnheims. Ein „Mann besten Charakters". Leider wurde dem Wunsch der Fakultät durch das Ministerium nicht entsprochen, für W. in Leipzig eine selbständige Position zu schaffen. „In Deutschland ist ihm seine jüdische Abstammung bis jetzt im Wege gewesen, und es ist nicht unwahrscheinlich, dass seiner Zeit auch unser Ministerium daran Anstoss genommen hatte". Empfiehlt Weigert warmherzig für Lehrstuhl.

Lfd. Nr.: 115
Datum: 17.01.1892
von: Schaffer, K
an: Edinger, L
hs/ms: hs
+: -
Quelle: EdrO

Wichtig der techn. Anhang von Edingers Buch. „Denn möchten Sie es glauben, dass in Obersteiner's Laboratorium vor 1 1/2 Jahren das Weigertsche Collodium-Platten-Verfahren in praxi noch vollkommen unbekannt war!"... Entwickelte selbst eine Modifikation der Nissl-Färbung zu Weigerts Collodium-Platten mit guter Darstellbarkeit von Bahnen und Kernen am Kaninchenhirn. „Bereits jetzt, wo ich die Präparate noch nicht vollkommen durchstudiert habe, fiel mir eine Zellgruppe auf, über welche ich Ihre hochgeschätzte Meinung mir erbitten würde: Dort wo der Trochleariskern im Aufhören, der ventrale Oculomotoriuskern im Beginnen begriffen ist, also in jener Strecke, welche mit A am Längsschema bezeichnet ist, unterhalb des hinteren Längsbündels befindet sich ein aus mittelgroßen Nervenzellen gebildete, wohl umschriebene Gruppe [? Auf der Skizze]. Ich fand dieselbe weder in Ihrem Werke noch in Obersteiners Buche angegeben. Ist diese Gruppe factisch unbekannt? Ob diese Nervenzellen zum Oculomotorius gehören, muss natürlich noch entschieden werden".

Lfd. Nr.: 116
Datum: 30.03.1892
von: Herrick, C L
an: Edinger, L
hs/ms: hs
+: -
Quelle: EdLM

Aus Berlin. Bitte um E.'s Zwischenhirnbuch. „It, unfortunately, comes too late to be used as much I desire in my paper on the thalamus and Mesencephalon of ... now going through the press.... One point especially remains obscure to me and I trust you will be kind enough to assist me. In my study of Teleostei I have not found anything to correspond to your Mantelbündel decussatio., and have looked through my series of which I have a greater number of perfect and complete sets than probably any previous student of fish brain without success since receiving your work...In the place of the prosencephalic portion I find a bundle which collects from the caudal part of the hemispheres (my occipital and parietal lobes) and passes to the vicinity of the nidulus ruber (Corpus rotunda Fritsch)"...Beschreibt genau die Faserverläufe, vergleicht mit Beschreibungen von Ganser und von Mayser und bittet E. um Aufklärung.

Lfd. Nr.: 117
Datum: 06.04.1892
von: Herrick, C L
an: Edinger, L
hs/ms: hs
+: -
Quelle: EdLM

4-seitiger, engl. Brief aus Berlin. Zur Frage der möglichen Homologisierung von Fisch- und Säugergehirnen. „I call attention that I have repeatedly stated that in the absence of a cortex, or rather is representative by a pallium, as I was one of the first to show, these terms imply no homologies... I say „It must be constantly kept in mind that the fissura upon the dorsal surface of the cerebrum of fishes cannot have the same significance as in mammals"... Ausführlich über die Cortex-Pallium- und Gyri-Entwicklung speziell bei Fischen... „The origin of the ventral pedunculus from the frontal, temporal and cuneus has been proven by actual observation. I have succeeded in demonstrating the complete course of the radix lateralis from zero to hippocampal lobe in one section in embryonic catfish and find a distinct fornic tract from the mammillaria to beyond the anterior commissura.... I think, however, that the tract you refer to is not the one which I mentioned. The latter springs from the deep portions of the tuber but passes cephalad to the surface, thence without decussation to the ventral commissures".

Lfd. Nr.: 118
Datum: 15.04.1892
von: Retzius, G
an: Fürbringer, M
hs/ms: hs
+: -
Quelle: UBFft (Senckenberg) NL M. F. A 1, 2070

Dank für „Ihr herrliches Geschenk: Ihre berühmten Untersuchungen zur Morphologie und Systematik der Vögel, dies monumentale Werk, welches ich oft bei meinem Freunde Wilh. Leche gesehen und worüber er gerade in der letzten Zeit in unserer Stockholmer Universität gelesen hat... Sie sprechen in Ihrem Briefe von Revanche! Nun bin ich aber vollständig zum Boden geschlagen. Ich werde aber nicht an Revanche denken. Dazu bin ich nicht fähig". Bietet aber seine Arbeit über das Gehörorgan der Wirbeltiere an.

Lfd. Nr.: 119
Datum: 23.04.1892
von: Dana, Chr
an: Edinger, L
hs/ms: hs
+: –
Quelle: EdrO

Aus NewYork. Bitte um Sonderdrucke für Ausstellung anlässlich des Treffens der American Neurological Association. Einladung zum Kongress

---

Lfd. Nr.: 120
Datum: 01.05.1892
von: Herrick, C L
an: Fürbringer, M
hs/ms: hs
+: –
Quelle: UBFft (Senckenberg) NL M. F. A 1, 362

Bitte um Unterstützung durch Manuskripte über neurologische Themen, Buchbesprechungen oder Kritik für das projektierte Journal.

Lfd. Nr.: 121
Datum: 12.05.1892
von: Kühne, W
an: Edinger, L
hs/ms: hs
+: –
Quelle: EdrO

Stellungnahme zu zurückgeschickten Präparaten. Konnte bei motor. Nerven nirgends die wirkliche Endigung sehen.

Lfd. Nr.: 122
Datum: 14.05.1892
von: Fürbringer, M
an: Waldeyer, W
hs/ms: hs
+: –
Quelle: UBFft (Senckenberg) NL M. F. A 1, 2794

Briefentwurf: „Empfangen Sie für die gütige Zusendung Ihres neuesten Prachtwerkes meinen verbindlichsten Dank. Bei dem grossen Interesse, welches die behandelten topographischen Fragen jedem Anatomen einflössen, habe ich Ihr Werk sofort des Genaueren durchgelesen und durchgesehen und darf Ihnen auch meinen aufrichtigen Dank und meine warme Bewunderung aussprechen für die Art und Weise, wie die bearbeiteten Beispiele zur Lösung dieser Fragen verwerthet wurden. Die Abbildungen sind wunderschön und von überzeugender Klarheit; ... “.

Lfd. Nr.: 123
Datum: 17.05.1892
von: Schaffer, K
an: Edinger, L
hs/ms: hs
+: –
Quelle: EdrO

Gratulation zur 3. Auflage der „Vorlesungen“. Machte Frontalschnittserien vom Kaninchengehirn mit Nissl-Modifikation. „Glauben Sie, Herr Doctor, dass es sich lohnen würde, auf diese Weise die Revision des sonst so wichtigen Gehirns vorzunehmen?“ Weist auf neugefundene Nervenzellgruppe nahe dem Trochlearis und ventralen Oculomot.-Kern hin.

Lfd. Nr.: 124
Datum: 25.05.1892
von: Virchow, R
an: Fürbringer, M
hs/ms: hs
+: –
Quelle: UBFft (Senckenberg) NL M. F. 2715, 2715A

Beurteilung von Dr. Oesterreicher, sehr positiv. Angeheftet Antwortbrief-Entwurf M. Fürbringers

---

Lfd. Nr.: 125
Datum: 26.05.1892
von: Wundt, W
an: Kraepelin, E
hs/ms: (hs)
+: –
Quelle: UAL NA Wundt 339

Avisiert dem inzwischen in Heidelberg arbeitenden Kraepelin die 2. Auflage seiner „Vorlesungen über die Menschen- und Thierseele".

Lfd. Nr.: 126
Datum: 03.06.1892
von: Edinger, L
an: Retzius, G
hs/ms: ms
+: –
Quelle: Stockh

Dank für großartige Tafeln. Arbeitet über Blutegel, hat dabei die großen techn. Schwierigkeiten kennengelernt. Daher allerhöchste Achtung vor den Retzius'schen Untersuchungen. Erhielt von Goltz 6 Hundegehirne, „deren Träger ohne Vorderhirn oder nur mit den Resten eines solchen jahrelang gelebt hatten. Hier lockt die Verfolgung der sec. Degeneration".

Lfd. Nr.: 127
Datum: 05.06.1892
von: Kühne, W
an: Edinger, L
hs/ms: hs
+: –
Quelle: EdrO

Briefkarte aus Heidelberg. Bitte um Edisons Privatadresse und um Anschrift der Grammophonhersteller

---

Lfd. Nr.: 128
Datum: 03.07.1892
von: Erb, W
an: Strümpell, A. v.
hs/ms: hs
+: +
Quelle: UAL

„Man muss als Redakteur Manches annehmen, was nicht ganz 13–löthig ist; so geht mir's auch mit der Volkm.'schen Sammlung, wie Sie schon bemerkt haben werden. Es gibt nicht lauter Prima-Waare! Jetzt hat mir z. B. Liebermeister einen Vortrag „Über das runde Magengeschwür" geschickt, der absolut banal u. langweilig ist, – sein Collegheft! Ich kann ihm denselben aber doch nicht zurückschicken. Über meinen „Anti-Leyden" haben Sie sich wohl auch gefreut; er hat mir manche zustimmende Bemerkung eingetragen. – Mit besonderer Genugthuung begrüße ich nun 2 Arbeiten aus Paris, die sich voll u. ganz auf unsere Seite stellen; so Pierre Marie in seinen soeben erschienenen

Lessons sur les maladies de la moelle, der trotz seiner Zugehörigkeit zur Charcot'schen Schule sich in der Tabes-Syphilisfrage ganz in Fournier's und meinem Sinne ausspricht; Dann ein Aufsatz von Prof. Raymond in Progrès méd. N. 24, der dasselbe tut". Regt Übersichtsaufsatz zur Tabes-Syphilisfrage an, eventuell durch „Moebius's kritische Feder".

Lfd. Nr.: 129
Datum: 31.08.1892
von: Rosenbach, P
an: Edinger, L
hs/ms: hs
+: –
Quelle: EdrO

Petersburg. Angebot russischer Übersetzung des Edingerschen Lehrbuches

---

Lfd. Nr.: 130
Datum: 06.09.1892
von: Darkschewitsch, L O
an: Edinger, L
hs/ms: hs
+: –
Quelle: EdrO

Moskau. Dank für Erlaubnis der Übersetzung und Publikation von Edingers Buch in Russland.

Lfd. Nr.: 131
Datum: 22.09.1892
von: Möbius, P J M
an: Edinger, L
hs/ms: hs
+: +
Quelle: EdrO

Über Schmerz und Bewusstsein. „Wir nennen die Unlust Schmerz, sobald sie einen gewissen Grad erreicht. Was von der Unlust bzw. Lust gilt, muss daher auch vom Schm. gelten. Alles, was geschieht, geschieht um der Lust od. Unlust willen Wo ein Handelnder ist, muss auch die Unlust und damit die Möglichkeit des Schm. sein. Bei thierischen Wesen würde es ohne Unlust nicht zu Bewegungen kommen. Jeder Reflex setzt Unlust voraus." Ausführlicher, inhaltsreicher Brief zum angeschlagenen Thema, auch unter teleologischen Aspekten und der Frage, welche Rolle das Großhirn spielt.

Lfd. Nr.: 132
Datum: 21.10.1892
von: Burckhardt, R
an: Edinger, L
hs/ms: hs
+: +
Quelle: EdrO

Aus zool. Station Neapel. 11-seitiger grundsätzlicher Brief zur Entwicklungsgeschichte, speziell zur Kleinhirnentwicklung bei niederen Fischen. „Zu den Mauthner'schen Fasern möchte ich bemerken, dass mir leider Ihre diesbezügl. Ausführungen nicht bekannt waren; eine solche Bekanntschaft wäre mir umsolieber gewesen, als ich selbst in der Ichthyophisarbeit darauf aufmerksam gemacht habe, wie bei Amphibien mit Beginn des Landlebens eine Reduktion derselben und der dazu gehörigen Zellen eintritt... Mit dem Kleinhirn ist es eine eigene Sache. Ich habe nämlich einen großen Verdacht, dass das Kleinhirn bei den Selachiern überhaupt nicht das sei, was als Kleinhirn gilt, sondern ein vor demselben gelegener Abschnitt, der genau so einfach gebaut ist wie das Kleinhirn anderer niederer Wirbelthiere. Was als „Kleinhirn" gilt, halte ich für die hier noch nicht ependymatöse Decke des IV. Ventrikels". Ausführlich kritisch zu Edingers Auffassung des Kleinhirns unter Bezugnahme auf vergleichende Untersuchungen bei Anuren. Mit Zeichnung eines „Hirn-Stammbaumes".

Lfd. Nr.: 133
Datum: 01.11.1892
von: Gaule, J
an: Edinger, L
hs/ms: hs
+: -
Quelle: EdrO

Aus Zürich. Erinnerungen an Pagenstecher und die Zeit, in der Ed. Spinnen und Würmern „das Leben und den Tod schwer machten". Zur Methylenblau und zur Marchimethode (mit Wlassak). „Ich erblicke aber trotzdem in der Verbindung mit dem Experiment das einzige Heil für die Histologie und den einzigen Verlass für die Interpretation der mikroskopischen Bilder". „So wenig die Physiologie etwas zu leisten im Stande ist, wenn sie blos Kurven zeichnet, die im besten Fall gewisse Oberflächenänderungen widerspiegeln, so wenig kann die Histologie etwas leisten, wenn sie die durch die Reagenzien erhaltenen Formen färbt und abmalt. Das ist beides nur gedankenlose Handwerkstechnik, aber keine Wissenchaft".

Lfd. Nr.: 134
Datum: 25.11.1892
von: Schaffer, K
an: Edinger, L
hs/ms: hs
+: -
Quelle: EdrO

Schickt Medulla mit Nisslschnitten an Celloidin und beschreibt seine Nelkenöl-Methode. Arbeitet über Blei-, Arsen- und Antimonvergiftungen an Hunden und Kaninchen. Schickt Präparate einer Schussverletzung des Rückenmarkes mit absteigender Hinterstrangdegeneration

---

Lfd. Nr.: 135
Datum: 04.01.1893
von: Edinger, L
an: Retzius, G
hs/ms: ms
+: -
Quelle: Stockh

Dank für 4. Band der Abhandlungen. Bittet, einige Abb. Für die Neuauflage seiner Vorlesungen übernehmen zu dürfen. „Mehr und mehr drängt sich eben die Überzeugung auf, dass das Nervensystem nur zu verstehen ist wenn man endlich abgeht von der einseitigen Betrachtung desjenigen der Wirbelthiere".

Lfd. Nr.: 136
Datum: 09.02.1893
von: Goltz, Fr
an: Edinger, L
hs/ms: hs
+: +
Quelle: EdrO

Dank für anatom. Untersuchung eines von Goltz beobachteten Hundes. Klagt, dass die Assistenten des verunglückten Gudden, Schrader und Stilling nicht zur Hilfe bereit waren, nur die Engländer Langley und Schäfer.

Lfd. Nr.: 137
Datum: 23.02.1893
von: Meyer, Ad
an: Edinger, L
hs/ms: hs
+: +
Quelle: EdLM

Über Korrekturen an Edingers Riechorgan-Untersuchungen und vergl. neuroanatom. Arbeiten über Ammonshorn. Schildkröten als Objekte. „Ich muss mir mit Mühe und Not mein Auskommen verdienen - ein trübseliges Geschäft neben diesen elenden amerikanischen Schwindlern. Leider gibt es kein Mittel, sich rasch beim Publicum bekannt zu machen, es sei denn man opfere seine Zeit und seine Anschauungen, gehe brav zur Kirche und laufe so und so viel alten Tanten nach". Über amerikan. Universitätsverhältnisse. Prof. Donaldson wenig anatomisch interessiert

---

Lfd. Nr.: 138
Datum: 12.03.1893
von: Seguin, E C
an: Edinger, L
hs/ms: hs
+: -
Quelle: EdrO

Aus NewYork. Dank für Sonderdrucke, die er nach Rückkehr von monatelanger Europareise vorfand. Ein Dr. Wallach wolle Arbeiten aus dem Deutschen übersetzen. Herzliche Einladung nach NY. Alle Neurologen des Landes kennten und schätzten Edinger.

Lfd. Nr.: 139
Datum: 17.03.1893
von: Goltz, Fr
an: Edinger, L
hs/ms: hs
+: -
Quelle: EdrO

Aus Straßburg. Lob der Edingerschen Arbeit und Dank für Bereitschaft, auf Kongress der Internisten zu sprechen. Bittet, E. Mendel das Präparat des Hundegehirns zu zeigen, der wie v. Monakow Goltz offenbar angegriffen hatte.

Lfd. Nr.: 140
Datum: 25.03.1893
von: Richet, Ch
an: Edinger, L
hs/ms: hs
+: -
Quelle: EdrO

Postkarte mit Dank für Arbeit über Olfactorius und psychische Zentren

---

Lfd. Nr.: 141
Datum: 09.04.1893
von: Herrick, CL
an: Edinger, L
hs/ms: hs
+: -
Quelle: EdLM

Bittet um Rücknahme einer eigenen kritischen Bemerkung über Edinger. „My work is very imperfect as would be natural in the case of an independent worker living apart from contact with the masters of the science. I am always glad for specific criticism by which I can profit and hope to correct the errors as time goes on...I am greatly pleased to know that you are working up the cornu Ammonis and await the receipt of your memoir with interest". Zu Balken und Commissuren. „I am coming to feel that from a morphological point of view the distinctions we have using are arbitrary". Bitte um Beitrag für J. Comp. Neur. (letzte Seite fehlt im Original)

Lfd. Nr.: 142
Datum: 28.04.1893
von: Erb, W
an: Strümpell, A. v.
hs/ms: hs
+: -
Quelle: UAL

Über seine Berufungsverhandlungen in Wien mit Ablehnung des Rufes.

Lfd. Nr.: 143
Datum: 19.05.1893
von: Burckhardt, R
an: Fürbringer, M
hs/ms: hs
+: -
Quelle: UBFft (Senckenberg) NL M. F. A1 319

War zwei Monate in Neapel, um Selachierhirne zu sammeln (23 Genera). Liest erstmals in Basel publice über Darwinismus und vor zwei Zoologen über Morphologie und Histologie der Wirbeltiere

---

Lfd. Nr.: 144
Datum: 20.05.1893
von: Goltz, Fr
an: Edinger, L
hs/ms: hs
+: +
Quelle: EdrO

Aus Straßburg zur Bestätigung Edingers, dass der Gehirnaufbau bei verschiedenen Tierklassen sich im Wesentlichen gleich ist. „Gegen Ihren Versuch, die Ergebnisse der elektrischen Reizung der Großhirnrinde als physiologisch brauchbar zu werthen, hätte ich allerdings Manches zu erinnern". Freut sich auf gemeinsame Untersuchung von Edingers Präparaten.

Lfd. Nr.: 145
Datum: 01.06.1893
von: Vogt, Carl
an: Edinger, L
hs/ms: hs
+: -
Quelle: EdrO

Karte. Ist wegen einer Influenza „nicht mehr als wandernder Beweis für den Zusammenhang zwischen Geruchsempfindungen und Gehirn".

Lfd. Nr.: 146
Datum: 03.06.1893
von: Herrick, C L
an: Edinger, L
hs/ms: hs
+: +
Quelle: EdLM

Ausführlicher Brief aus Granville mit Dank für Manuskript für Herricks Journal. „I need not say that I am greatly interested by your paper on the olfactory and hippocampus. It is very gratifiying to find that we are throughly at one in this matter. Even in my paper on the alligator I took the ground that the free caudo-median mantle is homologous with the hippocamp". Sehr ins Spezielle gehend zu Missverständnisses in den Auffassungen über Fornix und hippocampus, aber auch über Übereinstimmung der Auffassungen. Frage der Zuordnung des Occipitallappens.

Lfd. Nr.: 147
Datum: 26.06.1893
von: Herrick, C L
an: Edinger, L
hs/ms: hs
+: +
Quelle: EdLM

Hat Edingers Manuskript ins Englische übersetzt. „I regard your solution of the olfactory problem as a masterly illustration of the employment of comparative methods You will see by the next volume of the Journal that we independently arrived at practically the same identification of the hippocampus...If I understand you correctly, you include the whole mesal [sic!] cortex (my intraventricular lobe). It proves very interestingly that all the ligards with parietal eye have the retroflexed cerebellum...while the others seem not to possess it so far as I have examined. This will explain our unlike results". Schickt Manuskript über das Schlangenhirn.

Lfd. Nr.: 148
Datum: 29.06.1893
von: Burckhardt, R
an: Fürbringer, M
hs/ms: hs
+: +
Quelle: UBFft (Senckenberg) NL M. F. A1 318/318a

7-seitiger Brief. Über Protoperus-Gehirne (für Berliner Institut und Museum). Will im nächsten Jahr versuchen, in Gambia frisches Material zu sammeln. Würde auch gerne Semon behilflich sein. Frage der Nachfolge Rüthymeyers, für die er als Priv. Doz. aber nicht in Betracht komme. „In Basel kommen zwei Dinge nämlich nicht in Betracht: 1. der Nachweis, dass man zu selbständiger wissenschaftlicher Arbeit befähigt ist und 2a, dass man sich bemüht hat, sich im Auslande einen weiteren Horizont zu verschaffen als die Schweiz einen bieten kann. 2b wird Berlin schnell perhorresciert". würde gerne von dem „mit Geld und Schätzen reich beladen" zurückgekehrten Prof. Semon einige erwachsene Ceratodus-Gehirne. Mit gedruckter Ankündigung seines Habilitationsvortrages über die Geschichte der Vogelwelt.

Lfd. Nr.: 149
Datum: 05.07.1893
von: Burckhardt, R
an: Fürbringer, M
hs/ms: hs
+: -
Quelle: UBFft (Senckenberg) NL M. F. A1 320

Zu Semons Ablehnung einer Mitarbeit. Grundsatz: „Ein Jeglicher diene dem Anderen, womit ihm gegeben ist". Angebot, andere Tiergehirne zu beschaffen

---

Lfd. Nr.: 150
Datum: 07.07.1893
von: Waldeyer, W v.
an: Edinger, L
hs/ms: hs
+: -
Quelle: EdrO

Briefkarte. Dank für Vortragsmanuskript über die Hirnrinde „Ich habe lange nichts gelesen, was mich sowohl nach Inhalt wie nach Form mehr interessiert hätte".

Lfd. Nr.: 151
Datum: 26.07.1893
von: Soury J
an: Edinger, L
hs/ms: hs
+: +
Quelle: EdrO

Französ. Dank für Arbeit über die Großhirnrinde, angeregt durch den Fall von Goltz. Die Entfernung der Rinde bei Goltz nicht vollständig. Könnte die Zurücklassung des Uncus der beiden Temporallappen die Erhaltung des Geruchssinnes erklären? Goltz sagt, dass dieser Hund ohne Großhirn gelernt hat, aus freiem Willen zu fressen. Goltz hat noch nicht gelernt, psychologische Zusammenhänge zu verstehen. Jede Aktion aus freiem Willen setzt eine vorausgehende bewusste Intention der durchzuführenden Bewegungen voraus. Da die Großhirnrinde Sitz dieser Intentionen ist, kann Goltz nicht behaupten, dass ein Tier ohne Großhirn aus freiem Willen Bewegungen ausführt... Der Hund wurde Sonden-ernährt. Man darf also nicht sagen,dass er von sich aus Nahrung zu sich genommen hat."

Lfd. Nr.: 152
Datum: 05.09.1893
von: Lenhosseck, M v.
an: Fürbringer, M
hs/ms: hs
+: +
Quelle: UBFft (Senckenberg) NL M. F., A 1, 1458

Aus Würzburg. Arbeitet über Spinalnerven und Sympathicus des Hühnchens und bittet um Literaturhinweise und Aufklärung zu folgenden Fragen: „1) Anordnung und Namen der Halsmuskeln; 2) Ursprungsverhältrnisse und erste Vertheilung der Spinalnerven; 3) Verlauf des Halssympathicus"

Lfd. Nr.: 153
Datum: 07.09.1893
von: Fürbringer, M
an: Lenhosseck, M v.
hs/ms: hs
+: -
Quelle: UBFft (Senckenberg) NL M. F., A 1, 1458 A

Antwortentwurf mit Aufzählung der einschlägigen Literatur, vor allem mit Verweis auf Gatow

---

Lfd. Nr.: 154
Datum: 08.09.1893
von: Erb, W
an: Strümpell, A v.
hs/ms: hs
+: -
Quelle: UAL

Aus Pontresina-Urlaub mit Binding, Leber, v. Hippel, Fürstner, Vierordt etc.... „Charcot's unerwarteter Tod hat mich sehr ergriffen; ich habe ihn sehr verehrt und hoch geschätzt; sein Tod bedeutet für Paris einen unersetzlichen Verlust u. es wird schwer sein, einen Nachfolger für ihn zu finden." Strümpell hat sein Rektorat los (mit Kronenorden), Erb muss es noch 1/2 Jahr tragen.

Lfd. Nr.: 155
Datum: 10.09.1893
von: Soury J
an: Edinger, L
hs/ms: hs
+: -
Quelle: EdrO

(Franz.) Zur Tierpsychologie und Goltzschen Versuchen

Lfd. Nr.: 156
Datum: 09.10.1893
von: Marie, Pierre
an: Edinger, L
hs/ms: hs
+: -
Quelle: EdrO

7-seitiger französischer Brief. Es besteht kein gutes französ. Buch über die Krankheiten des Nervensystems. Empfiehlt das demnächst herauskommende Buch von Grasset und ein Manual de Medicine von Debove u. Achard. Freut sich über Edingers Plan, selbst ein Buch über dieses Thema zu schreiben.

Lfd. Nr.: 157
Datum: 11.10.1893
von: Osborn, EJ
an: Edinger, L
hs/ms: hs
+: -
Quelle: EdrO

Biologe Columbia College, NewYork. Stellt Alligatorenpräparate in Aussicht. Kurz zur Bedeutung der Balkenfaserung, zu Herrick und Meyer.

Lfd. Nr.: 158
Datum: 17.10.1893
von: Lenhosseck, M v.
an: Fürbringer, M
hs/ms: hs
+: -
Quelle: UBFft (Senckenberg) NL M. F. A 1, 1459

Dank für die Literaturhinweise. „In Betreff der von mir, Cajal und van Gehuchten gefundenen Zellen bin ich gerne bereit, die gewünschte Antwort zu ertheilen, was zu thun ich umsomehr in der Lage bin, als es mir in der letzten Zeit wieder gelungen ist, mehrere Exemplare dieser Zellgattung bei 6–9-tägigen Hühnerembryonen mit der Golgi'schen Methode darzustellen. Ich habe sie bisher nirgends anders als im Cervicalmark gesehen und auch v. Gehuchten scheint sie nur da angetroffen zu haben. Ich bin daher schon vor mehreren Monaten auf den Gedanken gekommen, ob es sich nicht vielleicht um Accessoriuszellen und -fasern handle, die etwa bei den Vögeln, abweichend vom Verhalten bei Säugern, ihren Weg durch die hinteren Wurzeln nehmen? Ich habe diese meine Vermuthung schon vor längerer Zeit auch Herrn v. Köllicker mitgeteilt, doch hat sie bei ihm keinen Anklang gefunden. Ich selbst vermag... umsoweniger ein Urteil zu fällen, als mir die makroskopischen Ursprungsverhältnisse der N. accessorii bei den Vögeln nicht vollkommen bekannt sind. In den Gadow'schen Figuren zeigt der Accessorius spinalis denselben Ursprung wie bei Säugern; dies würde also gegen jene Annahme sprechen, für sie würde zeugen, wenn ein besonderer Accessorius spinalis ganz fehlte. Ich bemerke, dass die von mir beschriebenen Fasern nicht etwa an den Ganglien vorbeilaufen, sondern als „durchziehende Fasern" mitten durch deren Elemente hindurchgehen. Von höchstem Grade auffallend ist es jedenfalls, dass die Fasern bei Säugern bisher nicht aufgefunden werden konnten..."

Lfd. Nr.: 159
Datum: 17.10.1893
von: Sarbó, A
an: Edinger, L
hs/ms: hs
+: -
Quelle: EdrO

Schüler Edingers und Nissls. Zu seiner Aufgabe

Lfd. Nr.: 160
Datum: 19.10.1893
von: Fischel, A
an: Edinger, L
hs/ms: hs
+: -
Quelle: EdrO

Prag. Dank für Arbeit und Belehrung

Lfd. Nr.: 161
Datum: 04.11.1893
von: Retzius, G
an: Edinger, L
hs/ms: hs
+: -
Quelle: EdLM

Dank für Neuauflage. Studium des ZNS in allen Ländern ein dringendes Bedürfnis für Ärzte.

Lfd. Nr.: 162
Datum: 15.11.1893
von: Fürbringer, M
an: Edinger, L
hs/ms: hs
+: -
Quelle: EdrO

Anfrage im Auftrag von Semon, der von Expedition wunderbares Material mitbrachte, ob Gehirne und Embryonen von Edinger (und Ziehen) bearbeitet werden könnten.

Lfd. Nr.: 163
Datum: 17.11.1893
von: Edinger, L
an: Fürbringer, M
hs/ms: ms
+: -
Quelle: UBFft (Senckenberg) NL M. F. A1, 654

Dank für Angebot von Untersuchungsmaterial. Ablehnung wegen örtlicher Verpflichtung als prakt. Arzt und Arbeitsüberlastung durch eigene wiss. Projekte

Lfd. Nr.: 164
Datum: 23.11.1893
von: Redlich, E
an: Nonne, M
hs/ms: hs
+: –
Quelle: StAHH

Dank für übersandte Arbeit. Anfrage, ob N. bereit wäre, im Rahmen eines von Obersteiner und Redlich für den Deuticke-Verlag herauszugebendes Handbuch das Kapitel „Encephalitis und Abszess" zu übernehmen.

Lfd. Nr.: 165
Datum: 30.11.1893
von: Wlassak, R
an: Edinger, L
hs/ms: hs
+: –
Quelle: EdrO

Zürich, derzeit auf zoolog. Station Neapel. Über Froschgehirn, bei dem der ganze Opticus atrophiert, „trotzdem auch bei diesem Thier sicher Opticusfasern im Gehirn entspringen.... Die ganze Degenerationsfrage bedarf im Hinblick auf unsere heutigen Anschauungen dringend einer erneuten Durcharbeitung".

Lfd. Nr.: 166
Datum: 09.12.1893
von: Sachs, Heinrich
an: Edinger, L
hs/ms: hs
+: +
Quelle: EdrO

Breslau. Gehirn von Fall mit Seelenblindheit (Lissauer) mit Beschreibung der Herde an der Medialseite des Occ. Lappens incl. Splenium mit Degeneration des Tapetum callosi

---

Lfd. Nr.: 167
Datum: 20.12.1893
von: Strümpell, A
an: Edinger, L
hs/ms: hs
+: –
Quelle: EdrO

Dank und Auftrag für Referate. „Ihr Urtheil über Golgi finde ich ganz richtig; ich hatte bei der Lecture des vorigen Jahrgangs schon genau dieselbe Empfindung".

Lfd. Nr.: 168
Datum: 27.12.1893
von: Sarbó, Artur
an: Edinger, L
hs/ms: hs
+: –
Quelle: EdrO

Budapest. Arbeitet mit Schaffer an gemeinsamer Arbeit, ferner an Commissura ant. mit Golgi-Methode. (War vorher als Schüler bei Edinger). Demonstrierte den Edingerschen Zeichenapparat. Arbeitet mit Schaffer und der Golgimethode an Thalamus, Striatum.

Lfd. Nr.: 169
Datum: 30.12.1893
von: Bethe, A
an: Edinger, L
hs/ms: hs
+: -
Quelle: EdrO

„Ist Ihnen vielleicht bekannt, ob jemand die Weigertsche Haematoxylin-Methode auf wirbellose Tiere angewandt hat? Ich versuche augenblicklich die Otocyste von Mysis flexuosa und bin mir über die groben anatomischen Verhältnisse schon ziemlich im klaren; dafür ist mir aber das Verhalten der Nerven noch ganz unklar. Die Methylenblau ist nicht anwendbar, weil man nicht schneiden kann, und mit Golgi habe ich gar keine Erfolge gehabt".

Lfd. Nr.: 170
Datum: 13.01.1894
von: Whitacker, R
an: Edinger, L
hs/ms: hs
+: -
Quelle: EdrO

Edinburgh Universität will die Medaille für den jeweils besten Studenten in Anatomie nach Edinger benennen

---

Lfd. Nr.: 171
Datum: 27.01.1894 (?)
von: Marie, Pierre
an: Edinger, L
hs/ms: hs
+: -
Quelle: EdrO

Dreiseitiger franz. Brief in herzlichem Ton mit Komplimenten zu Edingers Buch über die Anatomie des Nervensystems

---

Lfd. Nr.: 172
Datum: 08.02.1894
von: Vogt, Carl
an: Edinger, L
hs/ms: hs
+: -
Quelle: EdrO

Karte. „Manus manam lavat! Wo ist der Brown-Sequard, der mir meine durch Schuppenzeichnungen mittels eines gewissen Apparates ermüdeten Augen wieder restauriert? Es wird aber fortgezeichnet - geht sehr gut. Beste Grüsse von Haus zu Haus!"

Lfd. Nr.: 173
Datum: 08.02.1894
von: Erb, W
an: Strümpell, A v.
hs/ms: hs
+: -
Quelle: UAL

Seufzt noch unter dem Joch des Prorektorats. Kritisch zu Leyden. „Ich glaube auch die Hand des „Meisters" in der stupenden Publication des Dioskurenpaares „Isaac und Koch" über Tabes-Syphil. zu erblicken, Sie haben das Zeug (in Lassar's Dermatol. Zeitschr.) wohl auch gelesen; natürlich werde ich die „Herren" gänzlich ignorieren, obgleich diese ebenso kritiklosen wie unverschämten jüdischen Lausbuben wohl eine derbe Züchtigung verdient hätten". Über gemeinsame Tage mit Frau Cohnheim.

Lfd. Nr.: 174
Datum: 20.02.1894
von: Meyer, Ad
an: Edinger, L
hs/ms: hs
+: -
Quelle: EdLM

Über Schreibmaschinen. „Herrick hält immer um Beiträge an. Er dauert mich; hier wird er kaum zur Geltung kommen, wenn er nicht mehr Selbstkritik übt".

Lfd. Nr.: 175
Datum: 28.02.1894
von: Bethe, A
an: Edinger, L
hs/ms: hs
+: +
Quelle: EdrO

Zu Färbungen „an Bauchganglien von Hirudo, an denen man sehr feine Verästelungen der Nervenendigungen, einzelne Ganglienzellen und an dem einen die geköpften Nervenfasern, welche Retzius abgebildet hat, sieht"... Zur Verteilung der Nerven am harten Gaumen vom Frosch. „Ob die ganz feinen Verästelungen auf den beiden letzten Präparaten Nerven sind, möchte ich fast bezweifeln, jedenfalls sieht man daran, dass auch feinste Fädchen ihre klare Färbung erhalten". Zu Methylenblau-Färbungs- u. Fixierungsproblemen. „Wenn Sie Injektionen an Fröschen machen, so teilen Sie mir doch bitte mit, wie lange Sie zur Färbung der verschiedenen Organe hatten einwirken lassen... An eine Veröffentlichung denke ich vorläufig noch nicht. Erst will ich den Rahm selber abschöpfen".

Lfd. Nr.: 176
Datum: 05.03.1894
von: Darkschewitsch, L O
an: Edinger, L
hs/ms: hs
+: -
Quelle: EdrO

Aus Kasan. Zur Übersetzung ins Russische, nun der 4. Auflage

Lfd. Nr.: 177
Datum: 10.03.1894
von: Rabl-Rückhard, H
an: Edinger, L
hs/ms: hs
+: -
Quelle: EdrO

Berlin. Kritisch zu Arbeit von Studnicka. „Die Selachier sollen ein unpaares Großhirn haben? Zum Großhirn gehört doch als integrierender vorderer Theil das Rhinencephalon und das ist doch überall paarig! Wenn das, was wir bei Teleostiern Pallium nennen, Tela chorioidea ist, so würde der ganze dorsale Theil des Tractus olfactorius als Tela aufzufassen sein... Meine Ansicht bleibt: Der Tela chorioidea ventr. III homolog ist die dünne Decke caudal vom „Velum" (Kupffer), dem Pallium dagegen entspricht der Abschnitt oralwärts davon, und zwar bleibt dieser, da es nicht zur Bildung einer Falx kommt, unpaar, während die bilaterale Entwicklung des ventralen (und weiter oralen) Theils des Großhirns an den Corpora striata und dem Rhinencephalon deutlich zu Thage tritt". Zu Färbungsmethoden (Kulschitzki, Weigert).

Lfd. Nr.: 178
Datum: 19.04.1894
von: Schaffer, K
an: Edinger, L
hs/ms: hs
+: –
Quelle: EdrO

„Doch scheint es mir, dass Herrn Doctors Aufmerksamkeit jener Passus entging, welcher auf den Beginn, auf die Entstehung der Degeneration in der seitlichen Olivenzwischenschicht sich bezieht... Im unteren Teile der Med. oblong. Geht die, dem Goll' und Burdach'schen Strange entsprechende Degeneration in den Kern des zarten respekt. Teilstranges über, doch ist es klar und deutlich ersichtlich (Fig. 10), dass aus dem entarteten Marke des Burdach'schen Stranges degenerierte Strängchen entlang der inneren Bogenfasern in die Schleifenkreuzung und somit in das contralaterale sensorische Feld gelangen". Längere Ausführungen zu dem Verlauf der Endfaserungen der Hinterstränge. „Von einem Übergang der Seitenstrangdegeneration in die Zwischen-Olivenschicht sah ich nichts ! Dies der tatsächliche Fund!"

Lfd. Nr.: 179
Datum: 28.04.1894
von: Roux, W
an: Edinger, L
hs/ms: hs
+: -
Quelle: EdrO

Innsbruck. Mahnt Mitarbeit am Archiv für Entwicklungsmechanik an

---

Lfd. Nr.: 180
Datum: 04.05.1894
von: Heilbronner, K
an: Edinger, L
hs/ms: hs
+: -
Quelle: EdrO

Schüler Edingers. Dank für Ausbildung. „Ich habe ja in München mit Eifer Psychiatrie getrieben und das kam mir für die alltägliche Thätigkeit recht zu statten, aber in wissenschaftlicher Hinsicht kam ich mir nach den ersten acht Tagen sehr dumm und nach weiteren acht Tagen so altmodisch vor, als hätte ich vor vielen Jahrzehnten Psychiatrie gehört. Allmählich fange ich an, mich an die hiesige psychiatrische Denkart zu gewöhnen und sie zu verstehen, zum mindestens hoffe ich wenigstens mir einen ungefähr zutreffenden Begriff von dem wissenschaftlichen Plan zu machen, nach dem hier Kranke betrachtet und beurteilt werden sollen. Dass ich hochbefriedigt von meinem hiesigen Aufenthalt bin, brauche ich Ihnen kaum zu versichern; es muss für jeden Menschen mit gutem Willen und einigem wissenschaftlichen Streben ein Genuss sein, an einem derartigen Centrum wissenschaftlichen Strebens zu sitzen und die zahlreichen neuen Eindrücke in sich aufzunehmen".

Lfd. Nr.: 181
Datum: 05.06.1894
von: His, W sen
an: Edinger, L
hs/ms: hs
+: -
Quelle: EdrO

Zu den Problemen der Nomenklatur, möglichst abzustimmen mit Ko[elliker] und W[aldeyer]. Zur Fasereinstrahlung in die Thalami.

Lfd. Nr.: 182
Datum: 09.06.1894
von: His, W sen
an: Edinger, L
hs/ms: hs
+: -
Quelle: EdrO

Zu Problemen einer gemeinsamen Nomenklatur (z. B. Columna recipiens). Bittet um Abstimmung mit His. Mit kleiner Skizze über Bahnen zwischen Haube und Zwischenhirn und über Kreuzungen.

Lfd. Nr.: 183
Datum: 20.06.1894
von: Jensen, P
an: Edinger, L
hs/ms: hs
+: -
Quelle: EdrO

Aus Straßburg. Schickt Taubengehirne, die zuvor noch von Goltz und Ewald untersucht worden waren. Genaue Schilderung des krankhaften Verhaltens, speziell der Kopfhaltung und der möglichen Gesichtsfelddefekte nach der von Edinger geplanten Operation und vor der Tötung. Will wegen der noch unbefriedigenden Sektionsbefunde Versuchsserie fortsetzen.

Lfd. Nr.: 184
Datum: 21.06.1894
von: Rabl-Rückhard, H
an: Edinger, L
hs/ms: hs
+: -
Quelle: EdrO

Hat seit langem unpubliziert das Gehirn eines Psammosaurus mit Photos der Commissuren und des Fornixrudimentes, das nun mit modernen Methoden nachbearbeitet werden sollte. Ein weiteres Gehirn von Podinema sollte ebenfalls bearbeitet werden. Schlägt gemeinsame Bearbeitung vor. „Ich will mich dann ausschließlich auf die Fische werfen, wo noch viel zu thun bleibt. So kommen wir uns auch nicht ins Gehege".

Lfd. Nr.: 185
Datum: 04.07.1894
von: Jensen, P
an: Edinger, L
hs/ms: hs
+: -
Quelle: EdrO

Zu weiteren Taubenhirn-Untersuchungen, z. T. mit Entfernung einer ganzen Hemisphäre. Glaubt, dass ein von Edinger beschriebenes Faserbündel nicht oder wenig mit der Sehfunktion zu tun habe (mit Skizze)

Lfd. Nr.: 186
Datum: 05.07.1894
von: Lenhossek, M v.
an: Edinger, L
hs/ms: hs
+: -
Quelle: EdrO

Kritisch über ein Schema Edingers. „Ein Schema kann in dieser Beziehung auf anatomischer Grundlage überhaupt noch nicht aufgestellt werden. Ja selbst die Frage, ob der Sympathicus zu dem sensiblen Nervensystem überhaupt in Beziehung stehe, muss noch als eine offene bezeichnet werden. His Papa & Fils haben bekanntlich den Sympathicus durchaus als sensibel hingestellt, dafür aber keinen anderen Beweis beibringen können als dass die sympath. Ganglien aus derselben Anlage hervorgehen wie die Spinalganglien; ein Beweis, der keiner ist". Mehrseitige Begründungsversuche unter Berücksichtigung der Arbeiten von Koellicker, Gaskell, Langley, van Gehuchten, Ehrlich und Cajal. Spinalganglien von einem Geflecht von Sympathicusfasern umgeben. Argumente für seine Auffassung vasomotorischer und visceromotorischer Bedeutung. Mit Skizze!

Lfd. Nr.: 187
Datum: 08.07.1894
von: Erb, W
an: Edinger, L
hs/ms: hs
+: -
Quelle: EdrO

Brief zu Manuskriptannahme. „Ihre Arbeit ist ja sehr interessant und reich an neuen Gedanken u. vielerlei Anregungen; aber Ihre Theorie bietet auch noch sehr vielen Einwänden Raum u. ich behalte mir deshalb ein definitives Urtheil über dieselbe für später vor".

Lfd. Nr.: 188
Datum: 08.07.1894
von: Wallenberg, A
an: Edinger, L
hs/ms: hs
+: -
Quelle: EdrO

Langer herzlicher Dankesbrief für Ratschläge zu Fixierungs- und Färbungsmethoden. Kannte Formol noch nicht. Die ursprüngliche Guddensche Methode ist bei Neugeborenen nicht sehr brauchbar. Steht vor dem Problem, für Markdegenerationsversuche die Marchi- oder Müller-Methode benutzen zu müssen, was aber die durch Chromat zerstörbare Färbung der Nervenzellen nach Nissl ausschließt wegen der hier notwendigen Alkoholfixierung. Will an Säugern arbeiten. „Dabei leitet mich folgender Gedanke: Es muss eine Relation zwischen der Ausbildung der einzelnen Muskeln des Auges und den entsprechenden Kernteilen geben. Es verkümmern einzelne Augenmuskeln bei einigen Tieren, welche bei anderen gerade stark ausgebildet sind. Finde ich dementsprechend eine verschiedene Gestaltung der einzelnen Kerne, so ist wohl der Schluss gestattet, dass der größte Kernanteil dem ausgebildeten Muskel angehört und umgekehrt". Zur Lokalisation des Cornealreflexes. Arbeitet mit Quintus-Faser- und -kernzerstörung.

Lfd. Nr.: 189
Datum: 13.07.1894
von: Exner, S
an: Edinger, L
hs/ms: hs
+: -
Quelle: EdrO

Zu Arbeit Edingers. „Die Gegengabe, die heute an Sie abgeht, wird Ihnen zeigen, dass es nach meiner Meinung unterhalb der Oberfläche nicht weniger bunt zugeht als nach Ihrer Zeichnung auf derselben, ob das innere Getriebe, das ich schildere, Ihnen so zusagen wird als das äußere von Gudden geschilderte, ist eine andere Frage".

Lfd. Nr.: 190
Datum: 18.07.1894
von: Mendelejew, D I
an: Edinger, L
hs/ms: hs
+: -
Quelle: EdrO

M. hatte Edinger bei Charcot vor 10 Jahren getroffen. Arbeitet in Petersburg als Dozent für Physiologie mit besonderem Interesse an psycho-physiologischen Fragen, weswegen er derzeit als Gast bei Verworn in Jena wirkt. Schickt Edinger einige seiner Petersburger Patienten.

Lfd. Nr.: 191
Datum: 24.07.1894
von: Erb, W
an: Strümpell, A. v.
hs/ms: hs
+: -
Quelle: UAL

„An Möbius habe ich dieser Tage geschrieben u. ihn zu beruhigen versucht; natürlich lag, jedenfalls meinerseits keinerlei Absicht vor: Er stand auf der ersten Liste, die ich Jolly übergab; es muss ein Versehen Jolly's od. seines Schreibers od. der Post sein". Kritisch zu Senator und Leyden.

Lfd. Nr.: 192
Datum: 15.08.1894
von: Vogt, O
an: Forel, A
hs/ms: hs
+: -
Quelle: Medhist Zürich

(Walser S. 298) Dank für Züricher Zeit. Hatte in Heidelberg längeren „Disput" mit Kraepelin. „In demselben entwickelte K. Ansichten, die ich in solcher Schroffheit wirklich nicht mehr in den Köpfen von Psychiatern wähnte: Die Hirnlokalisationslehre hat der Psychologie nur geschadet. Die Gehirnanatomie wird noch für lange Zeit für die Psychologie absolut wertlos sein; motorische und sensuelle Centren kenne ich, aber noch keine psychischen. Alle heutigen klinischen Beobachtungen haben keinen wissenschaftlichen Wert, weil sie der Methode, d. h. der Anwendung von Messapparaten entbehren"

Lfd. Nr.: 192a
Datum: 30.8.1894
von: Flatow, R
an: Edinger, L
hs/ms: hs
+: -
Quelle: EdrO

Entschuldigung dafür, eine in Frankfurt begonnene Arbeit über das Riechhirn nicht zum Abschluss bringen zu können, da ihm in Berlin (Krhs. St. Urban, A. Fraenkel) Zeit und Anleitung fehlten.

Lfd. Nr.: 193
Datum: 29.09.1894
von: Hansemann, D v.
an: Edinger, L
hs/ms: hs
+: +
Quelle: EdLM

„Das Gehirn Helmholtzens ist in natura gar nicht aufgehoben worden, auch ist nur die linke Hälfte in Gips abgeformt worden. Die rechte war durch einen älteren und einen kolossalen frischen Bluterguss so zertrümmert, dass ein Abformen nicht möglich war". Eine Photographie der linken Hemisphäre in Gips soll gegen ausdrücklichen Widerspruch in der DMW erscheinen, „nicht in wissenschaftlichem, sondern in sensationellem Sinne".

Lfd. Nr.: 194
Datum: 29.09.1894
von: Soury J
an: Edinger, L
hs/ms: hs
+: -
Quelle: EdrO

Franz. Gibt ein Manuskript mit wertvollen Bild-Klischees weiter an die Herausgeber der Revue philosophique, Alcan und M. Ch. Ribot

---

Lfd. Nr.: 195
Datum: 03.10.1894
von: Soury J
an: Edinger, L
hs/ms: hs
+: -
Quelle: EdrO

Franz. Muss leider auf Publikation der Arbeit in der Rev. philosoph. verzichten, da der deutsche Verlag für die Abbildungen Geld fordert. Bittet nun Edinger um Zeichnungen von Vierhügelregion, 3. Ventrikel, Pinealis, Habenulae u. a.

Lfd. Nr.: 196
Datum: 06.10.1894
von: Hansemann, D v.
an: Edinger, L
hs/ms: hs
+: +
Quelle: EdLM

Der Abguss des Gehirns von Helmholtz wird E. demnächst zugehen. Virchow wünscht Publikation. Kritisch zu einer Auffassung E.'s: „Ich stehe insofern auf einem etwas anderen Standpunkt, als ich glaube, dass man einen formativen Reiz auf die Stromazellen der Organe direct doch wohl nicht leugnen kann. Weigert - und ich habe darüber öfter mit ihm diskutiert - geht darin entschieden zu weit, wenn er diesen Reiz vollständig leugnet. Die vergleichende Biologie kennt in der Wärme, dem Licht, den Geo- und Chemotropismen und einer Reihe anderer Dinge doch ganz sichere formative Reize. Insofern glaube ich, dass dadurch Ihre Theorie nicht wesentlich beeinflusst wird und dass dieselbe auch sehr wohl ohne die etwas einseitige Ansicht Weigerts bestehen kann".

Lfd. Nr.: 197
Datum: 07.10.1894
von: Soury J
an: Edinger, L
hs/ms: hs
+: -
Quelle: EdrO

Franz. Dank für die in Aussicht gestellten Zeichnungen und Bitte um Vermittlung weiterer Zeichnungen von van Gehuchten, v. Monakow, Cajal, die ihm besonders wertvoll wären für eine Geschichte des Lebens auf diesem Planeten. Will sich demnächst mit Edingers Aufbrauchtheorie auseinandersetzen, womit er in die vergleichende Psychologie eintauche.

Lfd. Nr.: 198
Datum: 08.10.1894
von: Vogt, O
an: Fürbringer, M
hs/ms: hs
+: –
Quelle: UBFft/Senckenberg NL M. F. A1 2727, 2727°

Dankschreiben. Beigefügt ein handschriftlicher Briefentwurf von Fürbringer zu einem Zeugnis über Vogt im SS 1891 und im MS 1891/92 als Assistent am 3. Anatom. Institut. Sehr positive Beurteilung seiner Leistungen

---

Lfd. Nr.: 199
Datum: 10.10.1894
von: Heilbronner, K
an: Edinger, L
hs/ms: hs
+: +
Quelle: EdrO

10-seitiger Brief. Über seine klin. Erfahrungen, u. a. über Opticusatrophien bei Paralytikern unter dem Aspekt der Edingerschen Aufbrauchtheorie (Sprachzentren bevorzugt befallen, Opticus bei Bürobeamten). „Hier ist man im Allgemeinen recht schweigsam, die einen, weil sie nichts wissen, die anderen, weil sie ihre Wissenschaft für sich behalten wollen. Auch Wernicke wird nur von Zeit zu Zeit mitteilsam und dann freilich immer hochinteressant, aber zu einem gegenseitigen Gedankenaustausch, bei dem auch die bescheidene Meinung des Schülers sich regen darf, wie ich es dort in so schöner Weise fand, kommt es kaum". Begeistert über Wernickes neues Buch. Will selbst über Asymbolie arbeiten.

Lfd. Nr.: 200
Datum: 27.10.1894
von: Bernheimer, D
an: Edinger, L
hs/ms: hs
+: –
Quelle: EdrO

Wien. Bitte um Referierung einer ophthalmologischen Arbeit, die sich mit der Aufbrauchtheorie vereinen ließe. War früher in Heidelberg und in Kontakt mit Weigert

---

Lfd. Nr.: 201
Datum: 04.11.1894
von: Winkler, C
an: Fürbringer, M
hs/ms: hs
+: –
Quelle: UBFft (Senckenberg) NL M. F. A 1, 2904

(Holländisch) Wünscht der jungen Generation von Psychiatern in den Niederlanden eine bessere Ausbildung und schickt seinen Assistenten Bierens de Haan nach Deutschland mit der Bitte, Fürbringer möge ein Wort bei Ziehen für ihn einlegen. Hatte selbst Probleme mit seiner Regierung wegen der Erhaltung der Psychiatrischen Klinik

Lfd. Nr.: 202
Datum: 14.11.1894
von: Mahaim, A
an: Edinger, L
hs/ms: hs
+: -
Quelle: EdrO

Franz. Aus Liege. Zustimmung zu Verbindung zwischen Nucl. caudatus, C. Luysi und Zwischenhirn

---

Lfd. Nr.: 203
Datum: 28.11.1894
von: Eulenburg, A
an: Edinger, L
hs/ms: hs
+: -
Quelle: EdLM

Schriftleiter DMW. Erbetene Stellungnahme zu Edingers neuer Tabestheorie zunächst nicht beantwortbar, da Manuskript nicht bei Eulenburg gelandet. „Ich muss nun sagen, dass mir Ihre Vorstellungen durchaus plausibel erscheinen und gerade das Verständnis der Tabes (sowie der Paralyse) in weit höherem Grade befriedigen als die früheren Vorstellungsweisen, die Sie ja übrigens nicht grundsätzlich ausschließen..." Trotz einzelner Bedenken (Gaumensegelparesen) Prinzip fruchtbar. Verweist auf Berührungspunkte zu Rosenbach in dessen früherer Arbeit (Prioritätsstreit?)

Lfd. Nr.: 204
Datum: 04.12.1894
von: Meyer, Ad
an: Edinger, L
hs/ms: hs
+: -
Quelle: EdLM

Worcester/Mass. Geht auf die von Ed. übersandten Zeichnungen ein, z. B. zum Tr. cort. olfact. septi. Ist jetzt stark durch Klinikorganisation belastet, hofft aber, vergleichend neuroanatom. Arbeiten wieder aufnehmen zu können.

Lfd. Nr.: 205
Datum: 11.12.1894
von: Rosenbach, O
an: Edinger, L
hs/ms: ms
+: -
Quelle: EdLM

Will auch auf Rat Eulenburgs hin die Streitaxt begraben. „Ich hatte eben besonders die Thatsache im Auge, dass Sie zu denselben pathogenetischen Schlüssen gekommen sind wie ich, d. h. die Erschöpfung als Ursache der Erkrankung statuieren". Er kümmert sich nicht um Zellularpathologie, sondern um „Molekularpathologie, richtiger, die Diagnostik der organischen Maschine" als Ausgangspunkt. Prioritätssorgen. Sieht sich mit Lehre vom Energeten als jemand, der Zukunftsmusik betreibt.

Lfd. Nr.: 206
Datum: 16.12.1894
von: Möbius, P J M
an: Edinger, L
hs/ms: hs
+: -
Quelle: EdLM

Zur Frage von Giftwirkung und der Auswahl der giftempfindlichen Orte [wohl im Zusammenhang mit Edingers Aufbrauchtheorie]. Beispiel Arsenvergiftung. Die Funktion dabei von sekundärer Bedeutung. „In der Hauptsache findet bei demselben Gifte immer dieselbe Auswahl statt, gleichgiltig, wo die Eintrittsstelle, wie die Thätigkeit der Erkrankten.... Die Verschiedenheit der Funktion mag wohl erklären, dass die rechte Seite mehr leidet als die linke, ... aber die Hauptsache erklärt die Funktion nicht. Deshalb kann man der Funktion eine secundäre Rolle zuschreiben, nicht eine primäre... Wenn Sie sagen, das Gift wirke nicht direct, sondern durch „Ersatzstörung", so kann ich nur sagen, das weiß ich nicht; es ist mir auch ganz egal... Diese Fragen sind doch nur theoretische Spitzfindigkeiten".

Lfd. Nr.: 207
Datum: 24.01.1895
von: Wallenberg, A
an: Edinger, L
hs/ms: hs
+: -
Quelle: EdrO

Begründet verzögerte Antwort mit Bedenken gegenüber Edingers Aufbrauchtheorie, die mit seinen Auffassungen z. B. über die Tabes nicht in Einklang zu bringen ist. Er schildert ausführlich unbefriedigende, noch nicht abgeschlossene Versuche am Oculomotoriuskerngebiet und über seine Tupelomethode (mit Skizzen) sowie sein weiteres Arbeitsprogramm. „Meine Tupelo-Methode ist von mir weiter ausgebildet worden, sodass ich jetzt ohne Assistenz in kürzester Zeit sicher zu operieren imstande bin und den gewünschten Ort ziemlich regelmäßig treffe. In dieser Saison (bis Ende Dez. 1894) habe ich nur in der Gegend der vorderen Vierhügel gearbeitet und bin beim Kaninchen zu folgenden Resultaten gelangt": Schildert klinisch Zwangs- und Drehbewegungen in wechselnder Richtung je nach Ort der Schädigung, beschreibt anatomisch den Sitz der Läsion im Gehirn. Weitere Operationen an den Hinterwurzeln und am unteren Halsmark mit Marchi-Degenerationen in den Hintersträngen. Genaue Beschreibung mit Zeichnungen.

Lfd. Nr.: 208
Datum: 02.02.1895
von: Kraepelin, E
an: Wundt, W
hs/ms: hs
+: -
Quelle: UAL NA Wundt 345/1-4

Offenbar zur Veröffentlichung eines Sammelbandes psychologischer Arbeiten. „Ich weiß sehr wol (sic), dass namentlich die träge Überlieferung es mir sehr schwer machen wird, meine Fachgenossen zu gemeinsamer Arbeit aufzurütteln, aber ich rechne auch nicht auf den Beifall von heute, sondern ich wende mich an die Jugend, und die Jugend wird mir, wird uns gehören. Wie ich hoffe, werde ich es in nicht zu ferner Zeit erreichen, daß endlich auch die Irrenärzte, wenn auch zunächst in kleiner Zahl, in unserem Vaterlande sich dessen erinnern, dass es auch noch ein Seelenleben und dass es Hülfsmittel giebt, die Gesetze dieses Seelenlebens kennen zu lernen. Wenn mir das glückt, so bin ich zufrieden... Möge Ihnen das Bewusstsein, dass gerade hier in Heidelberg jetzt ein kräftiger Nebenschössling der experimentellen Psychologie aufzusprießen beginnt, die Erinnerung an manch bittere Stunde der Vergangenheit versüßen!"

Lfd. Nr.: 209
Datum: 06.02.1895
von: Wundt, W
an: Kraepelin, E
hs/ms: (hs)
+: -
Quelle: UAL NA Wundt 346

„Ich habe es ja längst als einen Übelstand empfunden, dass die psychologischen Arbeiten, wie sie hier und wohl auch in den anderen Instituten der „reinen Psychologie" betrieben werden, der praktischen Anwendung allzu fern stehen. Namentlich gilt dies auch von den Methoden, die eben im Hinblick auf die theoretischen Probleme entstanden, für den Praktiker viel zu verwickelt sind, um mit ihnen zu seinen Zwecken etwas anfangen zu können. Ich bin auch überzeugt, dass das zumeist an einer gewissen Abneigung die Schuld trägt, mit welcher die Leute der Praxis die experimentelle Psychologie betrachten - wenn ich auch gewiss annehmen darf, dass dieser nur wenige so verständnislos entgegenstehen wie mein Spezialkollege Flechsig, dessen anzügliche Rektoratsrede über Gehirn und Seele Sie wohl gelesen haben. Da begrüße ich nun als eine überaus glückliche und gewiss zuletzt - wenn auch vielleicht nicht sogleich - erfolgreiche Tat, dass Sie überall auf zweckmäßige Vereinfachungen und Anpassungen der Methoden an die Praxis herangehen..."

Lfd. Nr.: 210
Datum: 16.02.1895
von: Obersteiner, H
an: Edinger, L
hs/ms: hs
+: -
Quelle: EdrO

„Ich danke Ihnen bestens für die freundliche Zusendung des Referates über Déjèrine und auch, dass Sie damit ein Gegengewicht gegen die, wie ich annehmen muss, unbedarft geschriebene Kritik Forel's geliefert haben. Bei aller Bewunderung für das ebenso schöne als große Werk der Dèjérines finde ich doch in Ihren „Vorlesungen" um eben soviel mehr selbständige Forschung u. Originalität als sie an Volumen hinter jenen zurückstehen". Redlich will Frankfurt besuchen, ist derzeit bei Koellicker und Lenhossek.

Lfd. Nr.: 211
Datum: 20.02.1895
von: Bethe, A
an: Edinger, L
hs/ms: hs
+: -
Quelle: EdrO

Dank für Antwort auf Sonderdruckzusendung. „Ich sehe daraus, dass meine kleine Mitteilung nicht nur für den Interesse hat, der sich darüber freut, indem sie ihn bestätigt (Hertwig), und für die, die sich darüber ärgern, weil sie sie nicht bestätigt [.], sondern auch für weitere Kreise... Von einer Zusammenkunft und Unterredung mit Ihnen verspreche ich mir sehr viel Anregung und Belehrung, und ich habe lange den Wunsch danach, mich mit einem wirklich Sachverständigen auszusprechen, deren es ja so wenige gibt. Leider behandeln ja die meisten Anatomen alle Fragen rein äusserlich, ohne auf die physiologische Bedeutung näher einzugehen".

Lfd. Nr.: 212
Datum: 30.02.1895
von: Weigert, C
an: Retzius, G
hs/ms: hs
+: -
Quelle: Stockh

Übersendet Präparate von Neuroglia und Gallengangskapillaren. Mit Technik noch nicht ganz zufrieden. [unvollständig, da nur 1. Seite vorhanden]

Lfd. Nr.: 213
Datum: 01.03.1895
von: Exner, S
an: Edinger, L
hs/ms: hs
+: –
Quelle: EdrO

Herzlicher, langer Dankesbrief über Anerkennung seines Buches. „Sie haben meine Absicht bei jenem Buche richtig erkannt. Es sollte anregen, und zwar in der Richtung, dass man wieder einmal alte Probleme vornehme, auf deren naturwissenschaftliche Lösung man seit Jahrhunderten und Jahrtausenden verzichtet hat, man gehe mit unseren heutigen Kenntnissen an dieselben heran, und wird finden, dass der harte unzugängliche Klotz weich geworden ist, durch die von allen Seiten heranzüngelnde Flamme der Erkenntnis... Ihren Vortrag über die Riechrinde habe ich mit grossem Interesse gelesen. Seit vielen Jahren pflege ich auf die elementare Lebhaftigkeit der an Gerüche geknüpften Ideenassociationen in meinen Vorlesungen aufmerksam zu machen und daran die Vermutung zu knüpfen, dass diese auf den phylogenetisch ältesten und ausgebreitesten Verbindungen mit dem Cortex beruhen möge".

Lfd. Nr.: 214
Datum: 11.03.1895
von: Vogt, O
an: Forel, A
hs/ms: hs
+: –
Quelle: Medhist Zürich

Über die gemeinsame Zeitschrift für Hypnotismus. „Es ist die Freude eines dankbaren Schülers, seinem Lehrer zu gefallen. Ich habe keinen Menschen hier, der mich versteht, dem gegenüber ich mal Anregungen bekäme".

Lfd. Nr.: 215
Datum: 12.04.1895
von: His, W sen
an: Edinger, L
hs/ms: hs
+: –
Quelle: EdrO

Dank für Vertrauen durch Zusendung der Originalzeichnungen Edingers z. B. zum Eidechsengehirn. Zu Nomenklaturproblemen: „Die Bedürfnisse der Morphologen und die der Physiologen decken sich nicht."

Lfd. Nr.: 216
Datum: 17.04.1895
von: Meyer, Ad.
an: Edinger, L
hs/ms: hs
+: +
Quelle: EdLM

Arbeitet intensiv über Riechhirn- und Fornix-Präparate. „Ich bin sehr gespannt auf Ihre Belege für die Auffassung einer tertiären Riechbahn sowie für die Bestätigung der Mantel-Stamm-Kommissur Rabl-Rückhardts. Ich habe mich nicht davon überzeugen können". „Das schlimmste an der Sache ist, dass wir Europäer nicht für ein so aufreibendes Leben erzogen sind. Drüben können wir empfindlich und gründlich und bedächtig sein, aber hier reiben einen diese Eigenschaften einfach auf. Dabei berauscht man sich gewissermaßen mit den Aussichten die sich bewahrheiten möchten und wird untauglich für ein ruhiges und einfaches Leben in Europa". Würde gerne eine Zeitlang bei Edinger arbeiten und Weigert besuchen. Zum Lebenstil in USA

Lfd. Nr.: 217
Datum: 11.06.1895
von: Nagel, W
an: Edinger, L
hs/ms: hs
+: –
Quelle: EdrO

Freiburg. Schickt Separata (zu Lichtsinn bei augenlosen Muscheln und zu Geruchs- u. Geschmackssinn)

Lfd. Nr.: 218
Datum: 16.06.1895
von: Waldeyer, W v.
an: Fürbringer, M
hs/ms: hs
+: –
Quelle: UBFft (Senberg) NL M. F. A 1, 2750

Postkarte mit Entschuldigung dafür, keinen Sonderdruck des im Correspondenzblatt der deutschen anthropologischen Gesellschaft (Prof. Ranke) erschienenen Vortrages mehr zu haben. „Übrigens wird die „Frauenfrage" in dem Vortrage kaum berührt; die Leute haben nur wieder viel mehr darin zu finden vermeint, als darin in der Tat ist und die enrangierten Anhänger der Frauen-Emanzipation haben mich schon arg verketzert. Die Sache ist ein Wespennest, in das ich nicht gern mehr hineingreifen mag".

Lfd. Nr.: 219
Datum: 27.06.1895
von: Nagel, W
an: Edinger, L
hs/ms: hs
+: +
Quelle: EdrO

Freiburg. Arbeitet über Phylogenese der psychischen Funktionen. Dank der Sonderdrucke Edingers ist es ihm leichter, die von v. Kries übertragene Aufgabe, über die Physiologie des ZNS zu lesen, zu erfüllen. Hatte Kontakt auch mit Forel. Zur Psyche bei Tieren und dem Widerstand gegen deren Anerkennung: „Sind doch auch die unbestreitbar psychischen Willenshandlungen des Menschen in Wahrheit zwangsmäßige Erfolge des sie bedingenden Reizes (innere und äußere) einerseits und der Structur des Gehirns andererseits, und kann doch von einem freien Willen in dem Sinne nicht mehr die Rede sein, als ob der Willen, als ein metaphysisches Prinzip, irgendeine Herrschaft über die Körperfunctionen habe.... Was ich verlange, ist die Anerkennung der Thatsache, dass die Bindeglieder zwischen Reiz und Reizerfolg (Reaction) im Tierkörper in einer gewissen Kategorie von Fällen so complizierter Natur sind, das unser mechanisches Verstehen derselben noch in weitem Felde liegt, u. dass damit, dass man diese Thatsache in den großen Topf der „Reflexe" wirft, nichts gewonnen ist, im Gegenteil, denn jene Vorgänge sind, obgleich später wohl auch mechanisch zu verstehen, noch weit complizierter als das, was im wahren Sinne Reflex genannt wird. Und diese complicierten Vorgänge nenne ich psychische, bis sich aus weiteren Forschungen eine passendere Bezeichnung für sie ergiebt und eine rein physiologische Erklärung".

Lfd. Nr.: 220
Datum: 24.07.1895
von: Ziegler, H E
an: Ostwald, W
hs/ms: hs
+: –
Quelle: ABBAW NL Ostwald, W Nr. 3406

Briefkarte. „Was die Willensfreiheit betrifft, so glaube ich, dass für den Naturforscher die Annahme der Existenz einer solchen nicht nothwendig ist. Die Begriffe, welche die Theologen und Philosophen aufgestellt haben (z. B. Seele, Bewusstsein, Wille etc.), sind nicht zu brauchen, wenn man das psychische Leben aus anatomischen und physiologischen Thatsachen erklaeren will. Es schwebt mir das Ideal vor, die psychischen Vorgaenge aus der anatom. Anordnung der nervoesen Zellen und Fasern und der in diesen stattfindenden physiolog. Vorgaengen abzuleiten, und dann diese physiolog. Vorgaenge auf chemische zurueckzufuehren".

Lfd. Nr.: 221
Datum: 14.07.1895
von: Exner, S
an: Edinger, L
hs/ms: hs
+: –
Quelle: EdrO

Dank für Buchbesprechung. Mit Skizze.

Lfd. Nr.: 222
Datum: 10.09.1895
von: Bethe, A
an: Edinger, L
hs/ms: hs
+: +
Quelle: EdrO

„Ich muss Ihnen doch bei Zeiten das für mich sehr freudige Ereignis, dass ich nämlich dauernd untauglich für den Militärdienst bin, mitteilen... Wann wird ungefähr die Arbeit, von der Sie mir sprachen, in der Sie Ihre Ansichten über Bewusstsein, Gedächtnis usw. und deren Phylogenese in der Vertebratenreihe niederlegen wollen, herauskommen? Ich würde sehr froh sein, wenn dies vor Drucklegung meiner jetzigen Arbeit geschehe ... Ich gedenke einmal gründlich unter den Notizen über Gedächtnis und Bewusstsein Wirbelloser aufzuräumen und werde mich dabei auch auf die Wirbeltiere in meinen Auseinandersetzungen ausbreiten müssen. Nagels Notiz in seinem Werk über Geruch und Geschmack in der Tierreihe, das Carcinus derartige Sinne abgehen, ist unglaublich dumm und unrichtig. Ich kenne wenig Tiere, welche einen so ausgebildet feinen chemischen Sinn haben wie diese Tiere (dieser Sinn ist übrigens hauptsächlich im Bauchmark localisiert und nicht im Gehirn, eine Tatsache, die deutlich dadurch bewiesen wird, dass commissurlose Tiere noch auf das in einer Entfernung von 1–2 Zoll gehaltene Futter losgehen). Es erscheint mir notwendig, für diese Erscheinungen neue Worte zu bilden. Eine Unterscheidung zwischen „Riechen" und „Schmecken" bei Wassertieren ist an sich töricht, aber abgesehen davon, sollte man sie nicht bei wirbellosen Tieren anwenden, da diese Ausdrücke für uns immer die bewusste Wahrnehmung einschliessen, bei diesen Tieren aber von Bewusstein gar nicht die Rede sein kann. Ebenso sind die Worte „fühlen" und „Gefühle", „wahrnehmen", „empfinden" usw. nach meiner Ansicht durch neue, welche die Beteiligung des Bewusstseins nicht in sich schliessen, zu ersetzen".

Lfd. Nr.: 223
Datum: 23.09.1895
von: Vogt, O
an: Forel, A
hs/ms: hs
+: –
Quelle: Medhist Zürich

Dank für Zeugnis. Erfuhr direkt vor einer Kreisausschuss-Sitzung, „dass mich – und Sie daneben – Flechsig in der gemeinsten Weise verläumdet hatte. Nun, ich will Sie mit den Klatschgeschichten eines Lumpen und Dégenerée nicht weiter belästigen". Zu eingehenden Manuskripten. „Wenn ich den Begriff Unterbewusstsein vermeide, so thue ich es, weil ich sehe, zu welchen Missverständnissen dieser Begriff geführt hat. Es gibt unter den philosophischen Psychologen grässliche Wortklauberer. Auf die müssen wir aber doch etwas Rücksicht nehmen". „Allen denen, die behaupten, Schlaf und Hypnose wären etwas ganz verschiedenes, habe ich den Gefallen getan und die physiologische Seite näher studiert. Ich habe da gefunden, dass Schlaf und Hypnose die ganz gleichen plethysmographischen Curven geben, ja dass sich ein einzelner Arm im Schlafe oder bei vollständiger Anaesthesie ganz gleich verhält, d. h., dass die Anaesthesie ein partieller Schlaf ist".

Lfd. Nr.: 224
Datum: 02.10.1895
von: Exner, S
an: Edinger, L
hs/ms: hs
+: -
Quelle: EdrO

Dank für wohlwollende Besprechung seines Buches. „Es gibt so wenige Menschen, welche Bücher ernstlich lesen (und es werden so viele geschrieben, dass man sich darüber nicht wundern kann), dass man als Verfasser eines solchen nicht auf Leser rechnen kann, wenigstens nicht auf Leser, die selbst so produktiv sind".

Lfd. Nr.: 225
Datum: 20.10.1895
von: Erb, W
an: Strümpell, A. v.
hs/ms: hs
+: -
Quelle: UAL

„Dabei studiere ich mit Entzücken das Lenhosseck'sche Buch und habe mich vollständig in die interessante Neurenlehre eingearbeitet. Mit umso größerem Entsetzen aber ging ich das Leyden-Goldscheider'sche Machwerk durch! Es ist geradezu ein Scandal, dasss hier wieder von hervorragender Stelle mit den größten Ansprüchen auf „Classicität" ein solcher Schund dem Ärztepublicum vorgesetzt wird. Wer mit diesem Buch sich ein Bild von Anatomie, Physiol. u. allg. Pathologie des Rückenmarks gewinnen will - wird grausam enttäuscht". War auf Kur in Karlsbad mit Jolly, Böhm u. Arnold zusammen... Ich freue mich auf Ihre Arbeit über die „Malattia di Erb" - deren neuer Titel mir ein Lächeln entlockt; dass ich an diesem schwächlichsten meiner Kinder noch solche Ehren erleben würde, hätte ich nie gedacht! Da hab ich doch für andere pathologische „Entités" viel mehr gethan und bin viel schlechter dafür belohnt worden".

Lfd. Nr.: 226
Datum: 30.10.1895
von: Burckhardt, R
an: Edinger, L
hs/ms: hs
+: +
Quelle: EdrO

Grundsätzliche Stellungnahme zur vergleichend entwicklungsgeschichtlichen Histogenese und der Radialwanderung von NZ, mit Zeichnung. „Sie denken bei vergleich. Anatomie" an die spezielle v. A. der Kerne und Faserbahnen; ich an die allgemeine der zonalen Gliederung in Verbindung mit der Histogenese. Und so glaube ich denn nicht, wie Sie zu verstehen scheinen, dass wenn da und dort im Hirn eine Schicht oder ein Fleck auftritt, in dem gerade nicht Ganglienzellen sind, wir müssten für ihn die Bezeichnung Gliose brauchen, sondern ich möchte immer die in radialer Richtung coexistierenden Theile mitberücksichtigt wissen, weil sie ja genetisch zusammengehören...."

Lfd. Nr.: 227
Datum: 09.11.1895
von: Fritsch, G
an: Edinger, L
hs/ms: hs
+: +
Quelle: EdrO

„Ihr Wunsch nach einer genaueren Lokalisation der „dicken Axenzylinder", wobei sie offenbar die elektrischen meinen, ist durch die Austrittsstelle aus dem Rückenmark, wie [in Zeichnung] gegeben. Einem „Strang" schließen sie sich überhaupt nicht an, sondern eilen von der Zelle direkt zentral gewendet, auf kürzestem Wege dieser Austrittsstelle zu. Die Erwartungen, die Sie wie Koellicker an eine „genauere Orientierung" zu knüpfen scheinen, lassen sich leider nicht erfüllen, da sowohl bei Gymnotus als auch bei Mormyrus Zellen der Axenzylinder nachweisbar mit den vorderen Wurzeln austreten durch die ganze graue Substanz bis zur Commissur hinter dem Centralkanal dicht eingelagert gefunden werden... An den Mormyruszellen werden Sie hoffentlich die breiten Protoplasmaverbindungen trotz der schwer zu vermeidenden Osmiumwirkung erkennen". Ausführlicher Brief zu Grundlagen der Neuronenlehre, z. T. kritisch zu Edingers und Koellickers vergleichend-anatomischen Studien

---

Lfd. Nr.: 228
Datum: 10.12.1895
von: Hoche, A
an: Edinger, L
hs/ms: hs
+: -
Quelle: EdrO

Übersendet Marchi-Präparate von auf- und absteigender Degeneration mit Goll/Burdach/Flechsig. Gruß an Weigert mit Dank für „mein ganz besonderes Vergnügen über seine reizenden Bosheiten" und herzlichen Grüßen an die „nervöse Poliklinik"

Lfd. Nr.: 229
Datum: 20.12.1895
von: Kaes, Th
an: Edinger, L
hs/ms: hs
+: -
Quelle: EdrO

Hamburg. Mit Skizzen zum Assoziationssystem der Rinde. „In Ihrem Entwurf würde ich das Wort „Neuentstehung" vermeiden, nach meiner Ansicht handelt es sich um kreisförmige [?] Markumhüllung der bereits vorhandenen Fasern in Folge von „in Gebrauchnahme", welches treffende Wort meines Wissens von Ihnen zuerst erdacht wurde. Ob Bechterew dasselbe meint wie ich, weiß ich nicht, es kann sich um wahre Verdoppelung der basalen Schicht handeln nach seiner Beschreibung".

Lfd. Nr.: 230
Datum: 26.12.1895
von: Wallenberg, A
an: Edinger, L
hs/ms: hs
+: -
Quelle: EdrO

Bericht über zweijährige experimentelle Untersuchungen zur Lokalisation der Cornealreflexe an 17 Kaninchen und 2 Katzen. Genaue Schilderung des operativen Vorgehens und der pathol-anatom. Veränderungen. Schwerpunkt in der Vierhügelregion, den Bindearmen, dem Facialiskern, dem Lateralkern und den Verbindungen zum Kleinhirn.

Lfd. Nr.: 231
Datum: 31.12.1895
von: Oppenheim, H
an: Edinger, L
hs/ms: hs
+: -
Quelle: EdLM

[Ohne Datumsangabe] Aus Berlin. Fragen der Priorität bei der Beobachtung einer Beteiligung peripherer Nerven bei der Tabes. Bitte um Berichtigung

Lfd. Nr.: 232
Datum: 31.12.1895 (?)
von: Meyer, Ad
an: Edinger, L
hs/ms: hs
+: -
Quelle: EdLM

[Ohne vollständige Datumsangabe] „Die Weigertsche Anschauung hat meine Ideen in dieser Richtung... immer geleitet; aber für mich ist das Prinzip ohne Anwendung geblieben gewiss wie für manche andere. Ich möchte Ihnen dazu gratulieren, dass Sie dessen Anwendbarkeit in so fruchtbringender Weise klargelegt". Arbeitete noch über Homologien der Vorderinnenwand, will sich G. dentatus befassen. Interessiert an Thalamusaufgliederung. Bittet um Farbstoffe.

Lfd. Nr.: 233
Datum: 25.01.1896
von: Mendel, E
an: Vogt, O
hs/ms: hs
+: -
Quelle: OVA 357

Hat Antwort Vogts an Flechsig gesandt, um diesen in Stand zu setzen, sofort zu erwidern. Flechsig ist gegen Publikation und auch Mendel rät, den Streit zu begraben.

Lfd. Nr.: 234
Datum: 28.01.1896
von: Vogt, O
an: Forel, A
hs/ms: hs
+: +
Quelle: Medhist Zürich

Zu den Absatzzahlen der Zeitschrift. Hat Alexanderbad aufgegeben und will in Paris bleiben, Psychotherapie treiben und wissenschaftlich arbeiten.

Lfd. Nr.: 235
Datum: 03.02.1896
von: Laqueur, L
an: Edinger, L
hs/ms: hs
+: -
Quelle: EdrO

Aus Straßburg. Glückwunschkarte zur äußeren Anerkennung durch Professur. „In den Kreisen der wissenschaftlichen Mediziner sind Sie längst als Mitglied der Gelehrten- und Forscherzunft angesehen und geschätzt"

Lfd. Nr.: 236
Datum: 04.02.1896
von: Hoche, A
an: Edinger, L
hs/ms: hs
+: -
Quelle: EdrO

Aus Straßburg mit Gratulation (wohl zum Professorentitel) und mit Ankündigung von Marchi-Präparaten zu Hirnnervenkernen und medullären Bahnen

Lfd. Nr.: 237
Datum: 08.02.1896
von: Liepmann, H
an: Edinger, L
hs/ms: ms
+: -
Quelle: EdrO

Aus Breslau. Dort als Volontär an Nervenpoliklinik. „Zur Veröffentlichung der Arbeit über die Riechstrahlung habe ich mich bisher nicht entschliessen können. Mir erscheint das Ergebnis doch erst im Zusammenhang mit einer allgemeinen Darstellung der Riechanatomie mitteilenswert. Zum mindesten bedürfte es noch einer Aussprache mit Ihnen, da ich mangels Beherrschung des ganzen Gebietes nicht weiss, ob ich die Consequenzen voll übersehe".

Lfd. Nr.: 238
Datum: 29.02.1896
von: Wallenberg, A
an: Edinger, L
hs/ms: hs
+: -
Quelle: EdrO

Über Referate des Edingerschen Werkes und eine eigene Zusammenstellung zur Bulbärparalyse. „Dass Sie im Bezug auf die Veränderungen der Hypoglossus- und Facialiszellen meiner Ansicht sind, freut mich ausserordentlich. Eine Zerrung der Wurzeln glaube ich deswegen ausschliessen zu können, weil ich nach Spaltung der Nackenmuskeln und der Membrana atlanto-occipitalis mit feiner chirurgischer Nadel sofort eingestochen habe, ohne den Bulbus vorher zu berühren, geschweige denn zu dislozieren... Eine Zerstörung der sensiblen Reflexkollateralen bei völlig intakter motorisch Zelle belegt eine Schrumpfung der letzteren und Vermehrung des Chromatingehaltes. Ist daneben aber eine geringe Schädigung der Dendriten der motorischen Ganglienzellen eingetreten, so wird die Zelle hell und gross bleiben (sogar heller und grösser als die normale Seite) weil sie relativ mehr angestrengt ist (sic venia verbo!). Ist endlich die Schädigung der Dendriten und eventuell des Zelleibes selber einer grössere, so geht die Zelle zugrunde (atrophiert, verliert den Kern, kann ganz verschwinden)... An Nissl sende ich später Präparate, weil ich jedes einzelne noch brauche zum näheren Studium. Ein Bedenkliches ist bei der Sache: Kann die Präparation auf die Zellen nicht derart verändernd einwirken? Aber warum nur auf die der kranken Seite?"

Lfd. Nr.: 239
Datum: 27.03.1896
von: Eisenlohr, C
an: Nonne, M
hs/ms: hs
+: -
Quelle: StAHH

Aus Cairo. Glückwunsch zur Wahl als Oberarzt am neuen Allgem. Krankenhaus. „Ich kenne Sie genug, um zu wissen, wie sehr Sie die Stelle verdienen u. um versichert zu sein, dass Sie dieselbe nicht nur rein pflichtmäßig ausfüllen, sondern in echt wissenschaftlichem Geiste führen u. dirigieren werden". „Ich zweifle... nicht daran, dass Sie – ohne Exclusivität – das Banner der neuropathologischen Station und Arbeit hochhalten werden".

Lfd. Nr.: 240
Datum: 24.04.1896
von: His, W sen
an: Edinger, L
hs/ms: hs
+: -
Quelle: EdrO

Zur Frankfurter Sitzung der D. Ges. f. Naturforscher und Ärzte. Gesamtsitzung aller Mediziner zum Thema Gehirn geplant. GehRat von Bergmann über Hirngeschwülste, Flechsig über seine Topographie der Großhirnrinde.

Lfd. Nr.: 241
Datum: 27.04.1896
von: His, W. sen
an: Edinger, L
hs/ms: hs
+: -
Quelle: EdrO

Über geplante Tagung mit Vortrag „Die Entwicklung der Hirnbahnen in der Tierreihe“ nach Bergmann, Flechsig

---

Lfd. Nr.: 242
Datum: 11.05.1896
von: Roux, W
an: Edinger, L
hs/ms: hs
+: -
Quelle: EdrO

Halle. Dank für Empfehlung eines Assistenten, der sich in Färbetechniken bei Ehrlich und Meister Weigert fit machen sollte.

Lfd. Nr.: 243
Datum: 15.05.1896
von: Heilbronner, K
an: Edinger, L
hs/ms: hs
+: -
Quelle: EdrO

Breslau. Hofft, auf bevorstehendem Frankfurt Kongress mehr Kontakt zur wiss. Umwelt zu bekommen. Mit Arbeiten zur klinischen Psychiatrie solange gebunden, bis unseres Chefs Lehrbuch zu Ende erschienen ist. Ich mache mir manchmal Sorgen um meine Zukunft, vielleicht zu früh nach 2 1/2 jähriger Thätigkeit, vielleicht schon zu spät“. Kritisch über Abkapselung durch Monopolisierung

---

Lfd. Nr.: 244
Datum: 29.05.1896
von: Sachs, H
an: Edinger, L
hs/ms: hs
+: +
Quelle: EdrO

Breslau. Dank für Sep. über Cuneusschäden und die Abgrenzung der Sehfelder. Gesichtshalluzination im Moment der Erblindung

---

Lfd. Nr.: 245
Datum: 04.07.1896
von: Ewald, R
an: Edinger, L
hs/ms: hs
+: -
Quelle: EdrO

Straßburg. Zu Vortrag vor der Naturforscher-Gesellschaft. Arbeit über Beziehungen zwischen Labyrinth und Totenstarre übersandt.

Lfd. Nr.: 246
Datum: 06.07.1896
von: Waldeyer, W v.
an: Edinger, L
hs/ms: hs
+: –
Quelle: EdrO

Dank für Widmung der 5. Auflage. „Wenn ich unter der ansehnlichen Zahl von Jüngern, die ich zu wissenschaftlichen Studien anleiten durfte, und die auch der Wissenschaft treu geblieben sind, in Gedanken Umschau halte, – und ich tue es oft und gern – so sind Einige darunter, auf die ich besonders stolz bin, dazu gehören, ausser Freund Weigert, auch Sie, und ich empfinde es nicht nur als eine Freude, sondern auch als eine hohe Ehrung, dass Sie mir Ihr Buch widmen; ich habe aber die „Freude“ vorangestellt, weil – so meine ich wenigstens – zwischen uns auch Beziehungen bestehen, die den Menschen dem Menschen näher bringen...“

Lfd. Nr.: 247
Datum: 13.08.1896 (?)
von: Vogt, O
an: Forel, A
hs/ms: hs
+: –
Quelle: Medhist Zürich

Karte. Mit Münchner Vortrag fertig. Will sich dann Flechsig vornehmen. Bittet Patienten an Brodmann zu überweisen (Berlin, Schiffbauerdamm 36).

Lfd. Nr.: 248
Datum: 17.08.1896
von: Erb, W
an: Strümpell, A. v.
hs/ms: hs
+: –
Quelle: UAL

Aus Karlsbad. „Ich beschäftige mich mit Flechsig's“ „Gehirn u. Seele“ u. bin gespannt, bis zu welchem Maße er mit seinen kühnen Aufstellungen Recht behalten wird“.

Lfd. Nr.: 249
Datum: 21.08.1896
von: Münsterberg, H
an: Wundt, W
hs/ms: hs
+: –
Quelle: UAL NA Wundt 767b

Aus Zürich. „Gegenwärtig beziehen die Studenten ihre Psychologie von Gaule und Forel; gerade zwischen Nervenphysiologie des einen und Hypnotismus des Anderen würde ein wirkliches psychologisches Laboratorium gehören“. Hofft auf Psychologie-Lehrstuhl in Zürich.

Lfd. Nr.: 250
Datum: 03.10.1896
von: Bruce, A
an: Edinger, L
hs/ms: hs
+: –
Quelle: EdrO

Zu einem Passus auf S. 136 der „Vorlesungen“ (3. Aufl.) über Fortsetzungen von Wurzelfasern, welche nach Durchsetzung des Hinterhornes an der seitlichen Grenzschicht der grauen Substanz aufsteigen. „I should be greatly obliged if you can tell me where I can find any experimental evidence of this statements." Kündigt eigene Arbeit über aufsteigende Degeneration an

---

Lfd. Nr.: 251
Datum: 15.11.1896
von: Darkschewitsch, L O
an: Edinger, L
hs/ms: hs
+: -
Quelle: EdrO

Paris, Schafszirbel geschickt

Lfd. Nr.: 252
Datum: 26.11.1896
von: Edinger, L
an: Retzius, G
hs/ms: ms
+: -
Quelle: Stockh

Dank für Tafelwerk und Anerkennung der eigenen Vorlesungen. Hofft auf persönliche Begegnung

---

Lfd. Nr.: 253
Datum: 28.11.1896
von: Loeb, J
an: Edinger, L
hs/ms: hs
+: +
Quelle: EdLM

Hohe Anerkennung für Edingers Aufsatz. Möchte englische Übersetzung veranlassen. Arbeit „hat in Wirklichkeit die vergleichende Hirnforschung – in der Morphologie und Physiologie vereinigt sein müssen – eröffnet".

Lfd. Nr.: 254
Datum: 24.12.1896
von: Loeb, J
an: Edinger, L
hs/ms: hs
+: +
Quelle: EdLM

Im Zusammenhang mit Edingers Vorschlag, Loeb den Soemmerring-Preis zu verleihen, Übersicht über die Loebschen Arbeitsziele. 1) Theorie der tierischen Instinkte und deren Vererbung, 2) Theorie der Entstehung der Formen, 3) physiol.-chem. Grundlage für beide Klassen von Vorgängen. Theorie des Galvanotropismus Zukunftsmusik. Carus veröffentlicht in USA ins Englische übersetzte wichtige Arbeiten aus Europa. Einladung in USA. Zu Verworn positives Urteil trotz mancher Differenzen.

Lfd. Nr.: 255
Datum: 26.12.1896
von: Erb, W
an: Strümpell, A. v.
hs/ms: hs
+: -
Quelle: UAL

Zum Bau des eigenen Hauses. „Mein Befinden war durch allerlei „Psychisches" – kleineren u. größeren Ärger, Widerwärtigkeiten u. Schwierigkeiten verschiedener Art – aber nichts Erhebliches! –

wieder in eine neurasthenische Schwankung gerathen... Die Wernicke-Ziehen'sche Zeitschrift liegt mir vor; ich habe sie noch nicht angesehen u. glaube auch, dass sie lediglich dem Bedürfniß dieser beiden großen Männer ihre Geburt verdankt. Ob sie aber vorwiegend von „Psychiatrie" leben wird, bezweifle ich; dafür gibt's doch zu wenig wirkliche Psychiater! U. Kraepelin baut seinen Kohl im eigenen Garten!... Eisenlohr's frühes Ende ist recht betrübend; er war ein tüchtiger und braver Mensch... Hoffmann hat eine neue Arbeit über seine hereditäre Poliomyel. ant. chron. vollendet u. darin auch einen von Ihren Fällen kritisch behandelt, aber wie mir scheint, nicht mit Unrecht. Seine Muskelbefunde dabei sind höchst merkwürdig u. die ganze Frage der „Muskelatrophien" scheint mir wieder düsterer und verwickelter zu werden".

Lfd. Nr.: 256
Datum: 07.01.1897
von: Gray, L C
an: Edinger, L
hs/ms: ms
+: -
Quelle: EdLM

Einladung zum Congress of American Physicians and Surgeons 1897 und zu einigen Vorträgen vor der NewYork Poliklinik

---

Lfd. Nr.: 257
Datum: 17.01.1897
von: Soury J
an: Edinger, L
hs/ms: hs
+: -
Quelle: EdrO

Franz. Sendet die „Revue generales des Sciences" an Edinger und bedauert, dass es in Frankreich kein geeignetes Publikationsorgan für Arbeiten zur vergleichenden Anatomie „a la facon de Paul Broca ou Louis Edinger" gebe.

Lfd. Nr.: 258
Datum: 01.02.1897
von: Soury J
an: Edinger, L
hs/ms: hs
+: -
Quelle: EdrO

Franz. Erhielt endlich von Ch. Richet dessen Artikel im Dictionnaire de Physiologie. Philosophische Betrachtungen über die Dauer des Lebens und den Wert der Arbeit („Le travail est la plus haute source d'oubli du monde.")

Lfd. Nr.: 259
Datum: 01.02.1897
von: Wundt, W
an: Vogt, O
hs/ms: hs
+: +
Quelle: OVA 357

Beglückwünscht zu Arbeit über Hypnotismus, die mit eigenen Auffassungen bei Reactionsversuchen übereinstimmt, aber auch zur Revision eigener Auffassung veranlasst. Kritik an methodisch unsoliden Psychologen. Zu Forel, der kein Psychologe sei.

Lfd. Nr.: 260
Datum: 16.02.1897
von: Gaupp, R
an: Edinger, L
hs/ms: hs
+: -
Quelle: EdrO

Karte mit Entschuldigung für noch nicht zurückgegebene Bücher. Probleme mit der Medulla obl. bei seiner Arbeit über Froschgehirne

---

Lfd. Nr.: 261
Datum: 17.02.1897
von: Bottazzi, F
an: Edinger, L
hs/ms: hs
+: -
Quelle: EdrO

Aus Florenz. Zur Übersetzung der Vorlesungen ins Italienische. Will das olfactor. System der Selachier untersuchen

---

Lfd. Nr.: 262
Datum: 02.03.1897
von: Soury J
an: Edinger, L
hs/ms: hs
+: -
Quelle: EdrO

Franz. Bericht über mehrere franz. Fachzeitschriften und über eine Kontroverse zwischen Ch. Richet und dessen Rivalen L. Olivier. Soury interessiert sich für die von Edinger zitierte Arbeit von Th. Kaes (Hamburg). Er möchte die Abbildungen daraus in seine seit 2 Jahren in Arbeit befindliche „Histoiore de function de S. n. c." aufnehmen und bittet Edinger um Vermittlung.

Lfd. Nr.: 263
Datum: 26.03.1897
von: Waldeyer, W v.
an: Fürbringer, M
hs/ms: hs
+: -
Quelle: UBFft (Senckenberg) NL M. F. A 1, 2751

Karte mit Dank für Buchsendung. „Sie behandelt eine Fülle von Problemen schwierigster Natur in einer so übersichtlichen und klaren Weise, dass Sie sich den Dank aller Morphologen verdient haben und auch ernten werden, ungeachtet dieser und Jener fest angefasst wird. Man muss es Ihnen aber lassen, dass Sie auch bei unerbittlich urtheilender Polemik doch stets sachlich geblieben sind. Es thut mir aber doch leid, dass gerade jetzt, wo sehr viele sich anschicken, Dohrns so fruchtbringende Gründung in Neapel zu feiern – und gewiss mit Recht, wie Sie ja auch anerkennen – das kommt, was Sie über ihn sagen. Verzeihen Sie dies dem, welcher 1873 als erster Laborant die zool. Station in Neapel besucht hat und am 14. April dort mitfeiern soll..."

Lfd. Nr.: 264
Datum: 01.04.1897
von: Retzius, G
an: Fürbringer, M
hs/ms: hs
+: -
Quelle: UBFft (Senckenberg) NL M. F. A 1, 2071

Dank für „Über die spino-occipitalen Nerven der Selachier und Holocephalen". „Ich habe Ihr Werk einigen hiesigen Collegen vorgezeigt. Dieselben bewundern mit mir die Fülle neuer schöner Thatsachen und weittragender Gedanken"

Lfd. Nr.: 265
Datum: 02.04.1897
von: Waldeyer, W v.
an: Fürbringer, M
hs/ms: hs
+: -
Quelle: UBFft (Senckenberg) NL M. F. A 1, 2752

Zeigt Verständnis für das unbeabsichtigte zeitliche Zusammentreffen der Dohrn-Feier mit dem Erscheinen der Fürbringerschen Kritik. „Ich kann Ihnen auch das noch gern sagen, dass mir die Art, wie Dohrn Gegenbaur angegriffen hat, keineswegs zugesagt hat. Gegenbaur ist ein Mann der höchsten Verehrung werth; er ist ja ausser allem Zweifel schon seit vielen Jahren der bedeutendste Morpholog der Welt, der eine wissenschaftliche vergleichende Anatomie erst geschaffen hat. Irren thun wir einmal wohl Alle. Aber selbst da, wo Gegenbaur irrte, hat er mit seinem Irren nicht auf Irrwege geführt, sondern nur der Erkenntnis der Wahrheit genützt... Ist nun eine Polemik mit einem solchen Manne unvermeidlich, so soll sie stets mit aller Rücksicht geführt werden; soviel ich weiss, hat auch Gegenbaur in seinen polemischen Schriften, wenn er in der Sache auch mit der ihm eigenen Entschiedenheit auftritt, den Boden persönlicher Angriffe vermieden. - Ich kann also wohl verstehen, wenn ein Gegenbaur so nahe Stehender, wie Sie, seinem Herzen einmal Luft macht. Also, nichts für ungut!".

Lfd. Nr.: 266
Datum: 07.04.1897
von: Dohrn, A
an: Virchow, R
hs/ms: hs
+: -
Quelle: ABBAW NL Virchow N1/484, 39-40

Sehr herzlicher Dank für Glückwunsch, verbunden mit Rückblick auf die geleistete Arbeit [Gedruckt im Dohrn-Virchow-Briefwechsel Nr. 43]

Lfd. Nr.: 267
Datum: 14.04.1897
von: Mendel, E
an: Edinger, L
hs/ms: hs
+: -
Quelle: EdrO

„Es ist Ihnen schon ganz recht, wenn Sie sich in solcher Gesellschaft abgedruckt lesen, - warum verbringen Sie auch Ihre wertvolle Zeit mit Hypnotismus? Ich kenne Herrn Vogt sehr genau, habe auch schon im Briefwechsel über ihn (mit Flechsig) und mit ihm gestanden. Ich theile vom psychiatrischen Standpunkt aus die gewerbsmäßigen Hypnotiseure 1) in Imbezille, 2) Moralisch Defekte und 3) Mischformen zwischen beiden. F. rechnet V. zu 2".

Lfd. Nr.: 268
Datum: 08.05.1897
von: His, W sen.
an: Fürbringer, M
hs/ms: hs
+: -
Quelle: UBFft (Senckenberg) NL M. F., A 1, 1147

Dank für „gütigst übersandtes Prachtwerk über die spino-occipitalen Nerven der Selachier und Holocephalen. „Dass wir uns in Grundvorstellungen wie diesem in zentralem Gegensatze befinden, ist gewiss bedauerlich, soll aber kein Hindernis sein, dass ich Ihre Arbeit mit aller gebührenden Aufmerksamkeit und Werthschätzung durchstudieren werde".

Lfd. Nr.: 269
Datum: 29.05.1897
von: Bottazzi, F
an: Edinger, L
hs/ms: hs
+: -
Quelle: EdrO

Aus Florenz zu Übersetzung. Arbeitsplan an der zool. Station Neapel über Olfakt. System bei Knochenfischen

---

Lfd. Nr.: 270
Datum: 03.06.1897
von: Gaupp, R
an: Edinger, L
hs/ms: hs
+: -
Quelle: EdrO

„Ich bin endlich mit dem Kapitel „Centralsystem" am Frosch fertig und muss darunter freilich ein recht wenig befriedigendes Urteil setzen. Aber ich hoffe, dass der etwas gewagte Versuch, eine ausführlichere monographische Darstellung des gesamten zentralen Nervensystems des Frosches schon jetzt zu geben, mit freundlicher Nachsicht aufgenommen werden wird. Ihre neue Auflage war mir oft eine Grundlage, von der ich ausgehen konnte und die Genugtuung werden Sie wohl auch oft erleben, dass Ihre Darstellung und Ihre Nomenklatur bei Special-Arbeiten zu Grunde gelegt wird. Auch bei R. Ramon ist Ihr Einfluss schon recht zu spüren. Dass sein Vergleich des Amphibien- und Reptilien-Hirns bezüglich „Ganglion basale", „Epistriatum" usw. unmöglich ist, ist gewiss auch Ihre Meinung".

Lfd. Nr.: 271
Datum: 06.06.1897
von: Vogt, O
an: Forel, A
hs/ms: hs
+: -
Quelle: Medhist Zürich

Glücklich in Paris. Déjerine sehr liebenswürdig. Setzt anatomische Arbeiten fort. „Binet, bei dem ich war und arbeiten wollte, war unverschämt unliebenswürdig. Wir müssen seine Ann. Psychologiques entsprechend behandeln". Mal was Tierpsychologisches für die Zeitschrift?

Lfd. Nr.: 272
Datum: 11.06.1897
von: Loeb, J
an: Edinger, L
hs/ms: hs
+: -
Quelle: EdLM

Will vergl. Physiologie schreiben

Lfd. Nr.: 274
Datum: 22.07.1897
von: Bickel, A
an: Edinger, L
hs/ms: hs
+: +
Quelle: EdrO

(Bonn) Machte Rindenreiz-Versuche mit gallensauren Salzen bei Vögeln, Reptilien und Amphibien. Konnte bei Vögeln hierdurch keine Krampfanfälle und keine Lähmungen hervorrufen. Da Edinger bei Tauben keine Pyramidenbahnen nachweisen konnte, könnte dies der Grund sein, warum bei Vögeln, Eidechsen und Fröschen keine Rindenreiz-Erfolge zu erzielen sind. Bittet um Erfahrungsbericht bzw. Literaturhinweise.

Lfd. Nr.: 275
Datum: 05.08.1897
von: Bottazzi, F
an: Edinger, L
hs/ms: hs
+: -
Quelle: EdrO

Glücklich über Abschluss der Übersetzung. Arbeitspläne in Neapel

---

Lfd. Nr.: 277
Datum: 28.09.1897
von: Mann, G
an: Edinger, L
hs/ms: hs
+: -
Quelle: EdrO

Oxford. Zur Methylenblaufärbung und zur Cox-Methode

Lfd. Nr.: 278
Datum: 07.10.1897
von: Weigert, C
an: Retzius, G
hs/ms: ms
+: -
Quelle: Stockh

Dank für Aufnahme in Stockholm.

Lfd. Nr.: 279
Datum: 28.12.1897
von: Schultze, Fr
an: Edinger, L
hs/ms: hs
+: +
Quelle: EdrO

Bonn. Zur Aufbrauchtheorie. „Wenn Ihre Theorie zurecht besteht, so muß man im Rückenmark eines an Tetanus Verstorbenen, besonders in dessen Pyramidenbahnwen, zahlreiche Zerfallsproducte vorfinden. Da wir hier nur die Medulla spinalis eines solchen Patienten haben, so habe ich einzelne Stücke derselben nach Marchi gefärbt; wie mir scheint, finden sich im Hals- und oberen Brustmark, weniger im Lendenmark zahlreiche schwarze Kugeln im Gesichtsfelde". Bietet Edinger die Präparate an. Hat an schnellfüssigen Hasen versucht, zum Vergleich die Medulla zu untersuchen, doch ohne Erfolg. Zu Thalamusuntersuchungen an Paralytikern mit Anfällen.

Lfd. Nr.: 280
Datum: 31.12.1897(?)
von: Burckhardt, R
an: Edinger, L
hs/ms: hs
+: -
Quelle: EdrO

(Ohne Datumsangabe) Bezweifelt Bottazzis Befund von Pyramidenzellen. Bittet um Sonderdruck

Lfd. Nr.: 281
Datum: 31.12.1897
von: Vogt, O
an: Fürbringer, M
hs/ms: hs
+: -
Quelle: UBFft/Senckenberg NL M. F. A1 2729

Bietet an, auf bevorstehender Mittelmeerreise Planktonfischerei zu betreiben und E. Haeckel bei Interesse Material zu beschaffen. Erwähnt seine Begeisterung für Haeckel.

Lfd. Nr.: 282
Datum: 10.01.1898
von: Fürbringer, M
an: Vogt, O
hs/ms: hs
+: -
Quelle: OVA 355

Haeckel dankt für Angebot, für ihn Planktonfischerei zu machen, kommt aber wegen dringender anderer Arbeiten nicht mehr dazu, sich speziellen Planktonforschungen zuzuwenden. Schlägt V. vor, sich selbst der Planktonforschung zuzuwenden. Fürbringer bittet um Selachierhirne. Gibt Präparationshinweise für Kopf und Rückenmark. Äußert Wünsche für spezielle Arten, so für Polypterus in ägyptischen Gewässern.

Lfd. Nr.: 283
Datum: 12.01.1898
von: His, W sen
an: Forel, A
hs/ms: hs
+: -
Quelle: Medhist Zürich

(Walser S. 187) Über Nervenendigungen bei Insekten und die Ergebnisse der Vejaschen Untersuchungen. Bei Insekten wohl echte Nervenzellen. Unterschiede zu Wirbeltieren in Skizze erläutert. Hier NZ-Körper zentrumsnah, bei Insekten peripherwärts gerückt (bipolare NZ) als Ersatz der Spinalganglien. In Spinalganglien alle NZ bipolar. Unklar noch, ob die Ganglien Durchgangsstadien für vom Centrum kommende bzw. nach Forel dorthin gerichtete Fasern sind. Diese wären entwicklungsgeschichtlich später als die Ganglienfasern.

Lfd. Nr.: 284
Datum: 14.01.1898
von: Dejerine, J J
an: Vogt, O
hs/ms: hs
+: -
Quelle: OVA 355

Französ. Briefkarte mit kritischen Bemerkungen über Flechsig und dessen Meinung zu Assoziationszentren und Projektionsbahnen, deren Existenz Flechsig jetzt zugibt im Gegensatz zu seiner Meinung vor 6 Monaten

---

Lfd. Nr.: 285
Datum: 21.01.1898
von: Bramwell, Byrom
an: Edinger, L
hs/ms: hs
+: -
Quelle: EdrO

Edinburgh. Längerer, kaum entzifferbarer Brief mit Lob für den bei ihm praktizierenden Sohn Edingers.

Lfd. Nr.: 286
Datum: 24.01.1898
von: Bethe, A
an: Edinger, L
hs/ms: hs
+: -
Quelle: EdrO

Über in der Zool. Station Neapel für Edinger durchzuführende Experimente an Torpedo u.a. Tieren. Am peripheren Nerven schon nach 21 Tagen Markscheidenzerfall. Bitte, nur diejenigen Tiere zu bezahlen, bei denen der Versuch mit operativem Eingriff glückte. „Es wäre ja voll ungerechtfertigt von mir, mir eine Arbeit bezahlen zu lassen, die ihren Zweck nicht erreicht. Das muss Privilegium der Ärzte bleiben, die ja auch eine Liquidation erbitten, wenn ihr Patient mit dem Tode abgegangen ist".

Lfd. Nr.: 287
Datum: 08.02.1898
von: Atthias, M
an: Edinger, L
hs/ms: hs
+: -
Quelle: EdrO

Franz. Aus Lisbon. Bitte um in Lissabon nicht erhältliches Buch

---

Lfd. Nr.: 288
Datum: 11.02.1898
von: Herrick, C L
an: Edinger, L
hs/ms: ms
+: -
Quelle: EdLM

Überlastet als Präsident der University of New Mexico. Bitte um Zustimmung Edingers zur Aufnahme in den Herausgeberstab des J. Comp. Neurol.

Lfd. Nr.: 289
Datum: 16.02.1898
von: Atthias, M
an: Edinger, L
hs/ms: hs
+: -
Quelle: EdrO

Franz. Aus Lisbon. Zu Edingers „Vorlesungen"

Lfd. Nr.: 290
Datum: 16.02.1898
von: Bethe, A
an: Edinger, L
hs/ms: hs
+: +
Quelle: EdrO

Muss in 14 Tagen seinen mediz. Doctor zu machen. Zu seiner Arbeit über Tierpsychologie: „Den einen (Forel, Wasmann, Goltz, Pflüger usw.) gehe ich zu weit, den anderen nicht weit genug (Uexküll u.a.)... Über den Wert der Primitivfibrillen werden wir uns, denke ich, noch einigen[...]ich hoffe, den Beweis führen zu können, dass sie bei weitem das wichtigste im Nervensystem sind. Seit wir uns nicht sahen, habe ich die Primitivfibrillen recht schön in Rückenmarks- und Gehirnzellen von Hund, Kaninchen und Menschen dargestellt". Schickt Tafel aus seiner Doktorarbeit mit Darstellungen, darunter aus dem basalen Teil einer großen Pyramidenzelle aus dem Gyrus centralis des Menschen.

Lfd. Nr.: 291
Datum: 17.02.1898
von: Behring, E v.
an: Edinger, L
hs/ms: hs
+: -
Quelle: EdrO

Brief über Diphtherieserum mit Dosierungsempfehlungen

Lfd. Nr.: 292
Datum: 17.02.1898
von: Behring, E v.
an: Edinger, L
hs/ms: hs
+: -
Quelle: EdrO

Diphterie-Antiserum-Impfung bei Meerschweinchen

Lfd. Nr.: 293
Datum: 20.02.1898
von: Erb, W
an: Edinger, L
hs/ms: hs
+: -
Quelle: EdrO

Dank für Sonderdruck. Zur Aufbrauchtheorie kritische Einwände. „Die Tatsachen sind ja sehr wichtig, aber ich habe doch ein sehr ernstes Bedenken: Wenn die Thiere durch intensive Bewegungen Degenerationen bekommen, warum erkranken dann nur die Hinterstränge und nicht die motorischen Neurone I. und II. Ordnung?". Warum macht nur die Syphilis Tabes und die anderen ätiologischen Faktoren nicht? „Die Berliner Reclame... erfüllt mich mit so viel Ekel und Beschämung, dass ich lieber davon nicht rede. Das sind die wahren großen Männer!!"

Lfd. Nr.: 294
Datum: 27.02.1898
von: Bethe, A
an: Edinger, L
hs/ms: hs
+: +
Quelle: EdrO

Erhielt „einige aufgeregte Zeilen von Nissl, ob eine Tafel, die Sie ihm geschickt hätten, von mir herrühre. Er kennt meine neuen Präparate sehr gut und scheint durch Ihre mysteriöse Sendung (Tafel des Dr. N. N.) in die grösste Angst versetzt worden zu sein, es wäre mir jemand anders zuvorgekommen... Der gute Nissl ist ganz Feuer und Flamme für meine neue Methode und die durch sie geförderten Resultate. Doch hofft er, glaube ich, zuviel davon"... Fragt danach, „wer zuerst die Behauptung aufgestellt hat, dass die Ganglienzelle der Sitz des Zustandekommens nervöser Prozesse wäre".

Lfd. Nr.: 295
Datum: 15.03.1898
von: Herrick, C L
an: Edinger, L
hs/ms: ms
+: -
Quelle: EdLM

Ist stark belastet durch Rektorat und Hochschulpolitik, hofft aber auf baldige Rückkehr zur Forschung: „In brief, it has seemed to me that there is evidence of the existence throughout most parts of the body at least of a stroma or intercellular net-work of protoplasts – cells without definite cell walls and that this connected reticulum is less differentiated in function than the definitive cellular elements. It would then be possible for this stroma to diffuse a neural excitement among the extraneural elements thus giving rise to a somatic tonicity, or to express the idea differently, all growing cells of the body are functioning in the ridst of a neural „field“ in somewhat the sense that we speak of an electrical field“.

Lfd. Nr.: 296
Datum: 20.03.1898
von: Besser, L
an: Edinger, L
hs/ms: hs
+: +
Quelle: EdrO

Bonn. Sehr kritischer Hinweis auf Arbeit „Zur Psychologie des Erkennens“ des kathol. Theologen Priv. Doz. Wolff (Uni Würzburg), die gegen den Darwinismus gerichtet ist. „Aristotelische Taschenspielerei“. Aber sind unsere physiologischen Erklärungen der psychischen Phänomene aus besserem Holz? Lange kritische Ausführungen zu Dilthey, Kant u. a.

Lfd. Nr.: 297
Datum: 27.03.1898
von: Besser, L
an: Edinger, L
hs/ms: hs
+: +
Quelle: EdrO

Aus Bonn. Edingers Wahlspruch „Ich arbeite nur, wo ich nutzen kann“ auch der meine. „Ich knüpfe an Ihre Worte an: „Heute weiß ich, warum ein Lichteindruck rezipiert wird, aber ob daneben eine Empfindung besteht, weiß ich nicht“. Mir will nun scheinen, dass in allen sogen. „Psychologicis“ das Handeln, „der Erfolg“ die Hauptsache ist. Das Tier wird adaequat dieser seiner Eindrücke handeln… Der Sexualreiz lässt die Nachtigall ihre Triller schlagen. Und was… macht der Mensch! Er schreit auf, wenn er geboren wird, bildet autochthone Laute, wenn ihn die nährende Mutter im 4./5. Monat gesättigt ins Bett legt“… Zu Sprache, Bewusstsein, Unterschied Tier und Mensch.

Lfd. Nr.: 298
Datum: 06.04.1898
von: Vogt, O
an: Forel, A
hs/ms: hs
+: –
Quelle: Medhist Zürich

(s. Walter S. 331) Aus Tunis. Berufungen Bleulers und Delbrücks. Gratuliert letzterem. „Ich denke gar nicht daran, mich in Berlin zu habilitieren. Mein dortiges anatomisches Laboratorium ist fertig eingerichtet Das psychologische hoffe ich mir im Sommer einrichten zu können. In der Gehirnanatomie verfolge ich das praktische Ziel, Interessenten (die Präparate werden von Patienten als Beschäftigungstherapie angefertigt) zum Studium in einem hirnanatomischen Lehrkurs zur Verfügung zu stellen. Ebenso bin ich bereit, bei genügender Beteiligung in späteren Jahren Curse über Psychologie und Suggestionslehre zu halten. Aber zum Universitätsmenschen passe ich nicht“.

Lfd. Nr.: 299
Datum: 27.05.1898
von: Langendorff, O
an: Edinger, L
hs/ms: hs
+: –
Quelle: EdrO

Zur größeren Widerstandsfähigkeit der weißen Substanz

Lfd. Nr.: 300
Datum: 27.05.1898
von: Schaffer, K
an: Edinger, L
hs/ms: hs
+: -
Quelle: EdrO

Las Edingers Arbeit über experimentell erzeugte Hinterstrangdegeneration... „Dass durch diese Untersuchungen ein tiefer Einblick in das Wesen der Tabes gegeben ist, liegt wohl auf der Hand. Ihre Theorie hat somit einen kühnen und zugleich schönen Sprung vorwärts getan. Doch natürlich wird sie ebenso mit Vorurteil noch zu kämpfen haben wie die Syphilis-Tabes-Theorie seinerzeit".

Lfd. Nr.: 301
Datum: 09.06.1898
von: Voss, G v.
an: Edinger, L
hs/ms: hs
+: -
Quelle: EdrO

Petersburg. Frage nach Untersuchungstieren und -verfahren (früher Assistent in Heidelberg)

Lfd. Nr.: 302
Datum: 17.06.1898
von: Wiedersheim, R
an: Edinger, L
hs/ms: hs
+: +
Quelle: EdrO

Freiburg. Zur vergleichenden Hirnanatomie und Differenzen mit Edingers Auffassungen. „Was die Anlage der gemischten Kopfnerven anbelangt, so muß ich meine Darstellung in ihrem vollem Umfang aufrecht erhalten, d. h. sie entstehen aus einem spinalen und aus einem integumentalen (ektodermalen) Mutterboden. Der erstere erlaubt eine oder zwingt vielmehr zu einer Parallelisierung mit den Spinalganglien des Rückenmarks schon aus dem Grunde, weil die betreffenden Ganglien-Anlagen des Gehirns aus der auf dasselbe continuierlich fortgesetzten Ganglien-Leiste entstehen. Neue, bzw. uralte den Rückenmarksnerven fremde, d. h. gänzlich fehlende Elemente, sind die von der Kopfhaut aus sich bildenden Ganglien-Complexe jener gemischten Hirnnerven. Kritik an Kollmanns „konfusem" Lehrbuch.

Lfd. Nr.: 303
Datum: 10.07.1898
von: Apathy, St v.
an: Edinger, L
hs/ms: hs
+: +
Quelle: EdRo

Koloszvar. Entschuldigt verspätete Abgabe eines Referates. „Anatomen sind nicht gewohnt, sich um dergleiche vergleichende Gegenstände zu bekümmern"

Lfd. Nr.: 304
Datum: 10.08.1898
von: Münzer
an: Edinger, L
hs/ms: hs
+: -
Quelle: EdrO

St. Ulrich (eigentlich Prag). Hofft auf gute Übereinstimmung, will Unrecht wieder gutmachen

Lfd. Nr.: 305
Datum: 20.08.1898
von: Erb, W
an: Strümpell, A. v.
hs/ms: hs
+: –
Quelle: UAL

Aus Karlsbad. „Sie schreiben von einem schmerzerfüllten Tage, den auch ich in tiefster Bewegung verbrachte. Und auch heute noch ist es kaum zu fassen, dass dieser Titan, unser nationaler Heros, dass dieser geradezu einzige Mann nicht mehr als treuer Hüter über dem großen nationalen Werke wachen soll, das er für uns geschaffen!... Mein Seelenfrieden ist durch die Tabes-Syphil. frage nicht gestört; von der neuen Leyden-Guttmann'schen Statistik weiß ich noch nichts; wo steht sie denn? Man hat sie mir nicht geschickt. – Sehr bedauerlich ist mir, dass Virchow neulich solch' einfältigen Quatsch in der Sache geredet hat; die Ätiologie auf statistischem Wege bearbeiten, soll nicht wissenschaftlich sein! Ei,ei! Ist es etwa wissenschaftlicher, bis zur Stupidität Corpora amylacea auf Rück. M. Querschnitten zu zählen, wovon er viel zu halten scheint? Es thut mir leid, dass ich dem von mir sonst so verehrten Altmeister werde recht derb auf die Finger klopfen müssen, aber ich will damit noch etwas warten, vielleicht erlebt er's dann nicht mehr.... Sie wissen, dass ich in Ihre Jeremiade über die wachsende Insuffizienz unseres Wissens gegenüber dem immer größer werdenden Wissenstoffe von Herzen einstimme. Aber, was soll man machen? Ultra posse nemo obligatur!".

Lfd. Nr.: 306
Datum: 14.09.1898
von: Horsley, V
an: Edinger, L
hs/ms: hs
+: –
Quelle: EdrO

I hope that you will return and communicate your tabes work to the Neurological Society. It would be greatly appreciated I need hardly say".

Lfd. Nr.: 307
Datum: 14.10.1898
von: Nissl, F
an: Edinger, L
hs/ms: hs
+: +
Quelle: MPI Nbiol

Erläuterung zu zahlreichen Korrekturen und Änderungsvorschlägen zu einem Manuskript Edingers [das nicht beiliegt]. Im Briefe „Wie wollen Sie beweisen, dass es Zellsubstanzen gibt, die bestimmte Farben chemisch binden?"
„Es ist ein Unfug, wie man heute mit dem Wort Nissl-Körper umgeht. Am besten wäre es, wenn diese Bezeichnung ausgemerzt würde. Jedenfalls aber ist es nothwendig, darüber sich klar zu sein, dass der sich färbende Bestandteil aus färberisch sich verschieden verhaltenden Theilen besteht".
„Gibt es Fibrillen, so ist es von allergrösster Bedeutung, dass man über ihren Verlauf auch im elect. Zellbild zu Recht kommt. Die ungefärbten Bahnen der Nervenzellen sind von fundamentaler Bedeutung. Ein Buch 1. Ranges muss diese Dinge erwähnen. Wenn man auch jetzt noch nicht von ihnen spricht, so macht mich das nicht irre".

Lfd. Nr.: 308
Datum: 21.10.1898
von: Nissl, F
an: Edinger, L
hs/ms: hs
+: +
Quelle: MPI Nbiol

48 Seiten langer grundsätzlicher Brief in Form einer wissenschaftlichen Abhandlung und einer Auseinandersetzung mit Edinger über die Neuronentheorie. „Sie beurteilen die ganze Frage nie-

mals vom rein anatomischen Standpunkt, sie lassen stets physiologische Vorstellungen mit einfliessen. Für mich ist zunächst das Neuron ein rein anatomischer Begriff". Ich kann heute im Mikroskope jedermann davon überzeugen, dass in den Protoplasmafortsätzen und in den Axonen und Collateralen Fibrillen verlaufen, die nicht da enden, wo sie im Golgipräparat zu enden scheinen, sondern über diese Stellen hinausziehen, dass ferner diese Fibrillen beim Wirbellosen mit Fibrillen anderer Zellen zusammentreten und anastomosierende Netze bilden."
„Nach Ihrer Ansicht wird die Graue Substanz ausgefüllt durch eine Unmenge von Zellausläufern und durch die sich aufzweigenden Nervenfasern. Nach meiner Ansicht enthält sie zwar diese Bestandteile, aber charakterisiert wird sie durch einen nervösen Bestandteil, der nicht Nervenzellsubstanz selbst ist und nicht schlechtweg aus den Fibrillen der Axone sich aufbaut".
„Bei der Neuronenlehre berührten sich die Nervenzellsubstanten nicht gegenseitig; bei meiner Auffassung ist es die in Fibrillen angeordnete Substanz der Nervenzellen, welche der in Fibrillen angeordneten Zellsubstanz anderer Nervenzellen entgegenwächst und ebenfalls zusammenwächst".
.. Für Sie sind die Nervenzellen die Träger der nervösen Funktion. Für mich sind die Fibrillen die Träger der nervösen Funktion... Nach meiner Auffassung brauchen die aus der Zelle hervorgehenden Fibrillen nicht notwendig zu degenerieren, wenn die Zelle zu Grunde geht... Es bleibt, wenn man sich sämtliche electiven Präparate aufeinander gelegt denkt, immer noch ein Zwischenraum über, der nicht von Markscheidenfasern, marklosen Fasern, Zellausläufern, Gliabestandteilen usw. ausgefüllt ist und in allen Präparaten ganz gleichmässig das bekannte feinkörnige diffuse Aussehen darbietet... Diese körnige diffuse Substanz ist die Graue Substanz im engeren Sinne".
„Das Wesen der Wissenschaft besteht nicht darin, dass wir die bequemen, breiten, ausgetretenen Wege weiterwandern und auf Ansichten schwören, die uns und unseren Eltern schon die Erscheinungen ohne inneren Widerspruch klar und verständlich gemacht haben, sondern darin, dass wir gerade da unsere Nase hineinstecken und stänkern, wo alles schön und fein verständlich ist, wo alles fein stimmt".

Lfd. Nr.: 309
Datum: 22.10.1898
von: Lenhossek, M v.
an: Edinger, L
hs/ms: hs
+: +
Quelle: EdrO

Aus Tübingen. Langer Brief. Glückwunsch zur 8. Auflage. „Die Neuronenlehre durch die bisherigen Angriffe durchaus nicht erschüttert". Zu Held, Apathy und Bethe kritisch. Apathys Hypothesen ganz aus der Luft gegriffen. „Das leere, marktschreierische Bramarbasieren von Nissl mit der häufigen Wiederholung des „über die Neuronenlehre gebrochenen Stabes" muss bei jedem ernst und billig denkenden Menschen Heiterkeit oder Unwillen hervorrufen". Zu Edinger leiser Vorwurf des Plagiats(Netzhaut und Sehrinden-Verbindungen)

Lfd. Nr.: 310
Datum: 25.10.1898
von: Vogt, O
an: Forel, A
hs/ms: hs
+: -
Quelle: Medhist Zürich

Mit Psychotherapiepraxis sehr zufrieden. Über einen gemeinsamen Patienten

---

Lfd. Nr.: 311
Datum: 28.10.1898
von: Nissl, F
an: Edinger, L
hs/ms: hs
+: -
Quelle: MPI Nbiol

Gemeinsame Wanderung zur Fortsetzung des Streitgespräches geplant

Lfd. Nr.: 312
Datum: 29.10.1898
von: Nissl, F
an: Edinger, L
hs/ms: hs
+: +
Quelle: MPI Nbiol

„1) Nervenzellen können (nicht in allen Fällen) allerschwerste Degenerationserscheinungen darbieten, ohne dass ihre Fibrillen, soweit ich das heute nachweisen kann, zu Grunde gehen. 2) Trotzdem die Fibrillen zu Grunde gehen, können die Zellen Rückbildungserscheinungen zeigen im Sinne einer progressiven Veränderung. Insbesondere werden sie reicher an intensiv sich färbender Substanz. 3) Die Fibrillen funktionieren an sich unabhängig vom kernführenden Teil".

Lfd. Nr.: 313
Datum: 29.10.1898
von: Nissl, F
an: Edinger, L
hs/ms: hs
+: +
Quelle: MPI Nbiol

Fortsetzung des Briefes vom Vormittag. „Wir sind uns darüber einig, dass es ein Neuron im descript. anatomischen Sinne allerdings nicht giebt und dass die Neuronenlehre vom biologischen Standpunkt im Grunde genommen eine Frage ist, die mit dem Protoplasmabegriff zusammenhängt". „Unsere Controverse spitzt sich nunmehr dahin zu: inwieweit sind lebende Differenzierungen der protoplasmatischen Zelleiber von diesem abhängig. Sie sagen: Diese Abhängigkeit ist eine große; ich sage diese Abhängigkeit ist klein. Damit ist natürlich auch die Stellung der grauen Substanz charakterisiert. Sie sagen, letztere steht zur Nervenzelle in engster Beziehung – ich sage, die Beziehungen der grauen S. zur N-Zelle sind lockere". „Ich behaupte, dass die Fibrillen etwas vom Protoplasma der Zelle grundverschiedenes, aber lebendes ist". Von der Zelle zum Zellenstaat.

Lfd. Nr.: 314
Datum: 30.10.1898
von: Nissl, F
an: Edinger, L
hs/ms: hs
+: +
Quelle: MPI Nbiol

14-seitiger Brief zur Neuronenlehre und zur Definition der grauen Substanz. „Einig, dass das Neuron im anatomischen Sinne also als eine Zellindindividualität, als ein Zellen-Nervenzellenindividuum nicht existiert... Unter Neuron im biologischen Sinne ist die Nervenzelle gemeint und die direkt mit ihr zusammenhängenden Gebilde, soweit letztere von ihr trophisch und funktionell abhängig sind. Graue Substanz ist ein Sammelbegriff für jene Gewebsteile, welche vornehmlich jene mit der Zelle direkt zusammenhängenden Gebilde – Dendriten und Dendritenfibrillen, sowie die Axonfibrillen, insbesondere aber die weiteren Fortsetzungen dieser Fibrillen, das hypothetische Fibrillengitter enthält.
Unsere Meinungsdifferenz bezieht sich nicht darauf, dass die Nervenzelle ein biologisches Wirkungsgebiet besitzt, auch nicht darauf, dass das Protoplasma morphologisch etwas anderes ist als die Fibrillen, sondern einmal auf relative Abhängigkeit der von der kernhaltigen Zelleibsubstanz verschiedenen Fibrillensubstanz und zweitens auf die Individualität des Neuron im biologischen Sinne". „Ich sage, die Graue Substanz ist nicht eine Substanz, die zu einem Zelleib gehört,, sondern eine von Zellenleibsubstanz differenzierte,, lebendige Substanz, ich sage, die Graue Substanz ist kein Protoplasma, sondern differenziertes Protoplasma; ich sage, die Graue Substanz funktioniert selbständig, niemals aber habe ich gesagt, sie könne ohne Zellen existieren".

Lfd. Nr.: 315
Datum: 02.11.1898
von: Nissl, F
an: Edinger, L
hs/ms: hs
+: +
Quelle: MPI Nbiol

Frage, „ob nicht auch aus der Zelle hervorgegangene Gebilde lebendig sein können... Die Fibrillen und Fibrillengitter sind nicht Zellsubstanz von kernhaltigen Zellen, sondern eine Differenzierungsstufe eines Zelleibes, sie besitzen in einseitigster Ausbildung nur eine Eigenschaft lebender Zellen".

Lfd. Nr.: 316
Datum: 04.11.1898
von: Déjèrine, J J
an: Vogt, O
hs/ms: hs
+: -
Quelle: OVA 355

Französ. Brief. Kritisch zu neuer Arbeit von Flechsig im Neurol. Centralblatt, in der dieser seine frühere Auffassung über Assoziationszonen und Projektionsfasern änderte. „Heute gibt er zu, dass es Projektionsfasern im Cortex gibt. Aber im Gegenteil, die Zentren vervielfachen sich, es gibt deren mehr als 40. Es ist immer der gleiche Vorgang, man publiziert Thesen, sie steigen aus dem Nichts auf und dann lässt man die falschen Thesen fallen, ohne mitzuteilen, warum. Dies ist wirklich für Siemerling, v. Monakow und mich sehr freundlich. Warum spricht man nicht von den Arbeiten von Sachs und Nissl? Seine Arbeit ist die eines Mannes, der die Partie verloren zu haben scheint und sie um jeden Preis wiedergewinnen will".

Lfd. Nr.: 317
Datum: 11.11.1898
von: Bethe, A
an: Edinger, L
hs/ms: hs
+: +
Quelle: EdrO

Vorstudien zu den Operationen in Neapel fertig. Isolierte Ausrottung des Nervus lateralis nicht möglich, da zu fest verbunden mit anderen Teilen des Vagus das Gehirn verlässt. Den Acusticus kann man gut dicht am Gehirn durchschneiden. Schilderung der anatomischen Verhältnisse und der praeparatorischen Schwierigkeiten.

Lfd. Nr.: 318
Datum: 11.11.1898
von: Rüdin, E
an: Forel, A
hs/ms: hs
+: +
Quelle: Medhist Zürich

Bitte um Ratschlag zur Weiterbildung. Beeinflusst von Forel, Bunge, Kraepelin und dem Schwager Ploetz. - Lust, „in der Erforschung der Krankheitsursachen und ihrer prophylaktischen Abwehr weiter und weiter zu gehen". Will sich in Psychiatrie und pathol. Anatomie ausbilden lassen, um sich dann langsam seinem Ziele zu nähern. „Vor allem drängt es mich, den bis jetzt noch sehr schlecht umschriebenen Begriff der Heredität (Anlage, Disposition ect) in palpable Faktoren zu zerlegen... Ich fühle einen tiefen Drang, Unglück und Krankheit an ihrer Wurzel auszurotten, den Drang, der mich seiner Zeit zum Abstinenten und Socialisten werden liess und noch macht..."

Lfd. Nr.: 319
Datum: 13.11.1898
von: Bethe, A
an: Edinger, L
hs/ms: hs
+: -
Quelle: EdrO

Bereitschaft, für Edinger in Neapel Operationen an Haien vorzunehmen

---

Lfd. Nr.: 320
Datum: 28.11.1898 (?)
von: Starr, M A
an: Edinger, L
hs/ms: hs
+: -
Quelle: EdrO

(Ohne Datumsangabe) Einladung zu Vortrag nach New York City

Lfd. Nr.: 321
Datum: 10.12.1898
von: Weigert, C
an: Retzius, G
hs/ms: hs
+: +
Quelle: Stockh

Dank für Retzius's Werk. „Heute vor 10 Jahren habe ich mit der unglückseligen Neurogliamethode zu arbeiten begonnen, und immer noch bin ich nicht so weit, dass ich sagen könnte, nun bin ich richtig fertig. Ob ich das mir gesteckte Ziel wirklich erreichen werde, kann ich nach den vielen, vielen Enttäuschungen, die ich gehabt habe, ja nicht sagen".

Lfd. Nr.: 322
Datum: 21.12.1898
von: Bethe, A
an: Edinger, L
hs/ms: hs
+: -
Quelle: EdrO

Schickt 8 Gehirne von Haien, 6 davon mit erwünschter 21-tägiger Überlebenszeit post operationem. Schilderung der Versuche. „Sagen wollte ich Ihnen heute noch, dass Ihre Vermutung, ein Teil des Gehirns der Arthropoden möge dem Cerebellum der Vertebraten funktional entsprechen, durchaus richtig ist".

Lfd. Nr.: 323
Datum: 31.12.1898
von: Nissl, F
an: Edinger, L
hs/ms: hs
+: +
Quelle: MPI Nbiol

[Ohne Datum] Zur Frage der Nervenzellen in erschöpftem und ausgeruhten Zustand eine Menge von Mitteilungen vorliegend. Brauchbar nur Untersuchungen am Auge bei Vergleich der Retina-Nervenzellen nach intensiver Beleuchtung eines Auges... Die Nervenzellen haben mit den nervösen Funktionen nur indirekt etwas zu tun. Die Funktionen selbst aber sind nicht an die Zellen gebunden. Die kernhaltigen Nervenzellen sind die ernährenden Zentren und Regulatoren für die spezifisch funktionierenden Teile.... Ein leitender Gedanke aber ist da: es ist sicher eine Arbeitsteilung im Centralorgan vorhanden, denn es lässt sich dartun, dass die Nervenzellkerne und die Zelleibsubstanzen nicht die Träger der nervösen Funktion sein können". Vergleich mit Photoapparat. „Wenn wir also von erschöpften und ausgeruhten Zellen reden, so würde das etwa die Bedeutung haben, dass die ermüdete Zelle so in Anspruch genommen wurde, dass sie nicht mehr imstande ist, die für das Funktionieren notwendigen Spannkräfte zu bilden, oder keinen Vorrat mehr an solchen hat oder so mit verbrauchtem Material beladen ist, dass sie nicht rasch genug diese Stoffe eliminieren kann. Die sich intensiv färbenden Substanzen der Nervenzellen haben sicher nichts mit der nervösen Leitung zu schaffen. Ich unterscheide mich von anderen Autoren nur in dem Punkte, dass ich scharf die intensiv färbbare Substanz von den färbbaren Substanzen überhaupt und von den „Nisslkörpern" unterscheide".

Lfd. Nr.: 324
Datum: 31.12.1898(?)
von: Weigert, C
an: Retzius, G
hs/ms: ms
+: -
Quelle: Stockh

[Ohne Datumsangabe] Dank für die 9. Folge der Retziusschen Arbeiten. „Sie behandeln mit derselben Sicherheit ethnographische, embryologische, histologische, anthropologische Fragen ect, und alle beherrschen Sie vollkommen" Über Sonja Kowaleskaja (Früh verstorbene Schülerin von Weierstrass). Engagiert sich für Aufnahme von Mädchen in Gymnasien.

Lfd. Nr.: 325
Datum: 03.01.1899
von: Haller, B
an: Edinger, L
hs/ms: hs
+: -
Quelle: EdrO

„Es wird mich freuen, wenn Sie in einer Kritik die Fehler meiner letzten Publikation aufdecken und auch mein Prinzip und die Art meiner Darstellung scharf rügen werden, nur müssen Sie es mir gefälligst erlassen, bei meiner kurz bemessenen Zeit Ihre Kritik schon im Manuskript zu lesen".

Lfd. Nr.: 326
Datum: 03.01.1899
von: Vogt, O
an: Fürbringer, M
hs/ms: hs
+: +
Quelle: UBFft (Senckenberg) NL M. F. A1 2730

Doktorarbeit von Cecile V. abgeschlossen. Dank für so freundliche Aufnahme. Zur Bedeutung der vergleichenden Neuroanatomie bei Vogts Arbeit über die Markreifung der Hirnrinde. „Der ganze anthropozentrische Standpunkt Flechsigs resultiert nur aus allergrößtem Nichtwissen!".

Lfd. Nr.: 327
Datum: 13.01.1899
von: Bethe, A
an: Edinger, L
hs/ms: hs
+: -
Quelle: EdrO

Bericht über die Operationen und den postop. Verlauf der Tiere, von denen Hirne an Edinger abgesandt wurden, [mit Zeichnungen]. Commissura post. nicht gefunden.

Lfd. Nr.: 328
Datum: 24.01.1899
von: Edinger, L
an: Retzius G
hs/ms: ms
+: –
Quelle: Stockh

Arbeit über Mathematikergehirn erinnert an Abguss des Helmholtz-Gehirnes, von dem er ein Exemplar R. schenken will.

Lfd. Nr.: 329
Datum: 20.02.1899
von: Bethe, A
an: Edinger, L
hs/ms: hs
+: –
Quelle: EdrO

Bericht über weitere operativeVersuche in Neapel mit Todesfolge.

Lfd. Nr.: 330
Datum: 13.03.1899
von: Gaskell W H
an: Edinger, L
hs/ms: hs
+: –
Quelle: EdrO

Herzlicher Dank für das Buch Edingers. „I must confess I am surprised at the strong view you take as to the central nervous system having been derived from a spinal cord-like nervous system. It seems to me so clearly the wrong way of looking at the matter; the whole teaching of comparative anatomy I should have thought points most strongly to the paramount importance of that part of the central nervous system which formed the oral ring which when the animal became elongated was at the front end of the body and constituted the brain. Surely the whole history of evolution wether considered from a phylogenetic or from an ontogenetic point of view shows that the spinal cord follows the brain and does not precede it. Amphioxus stands to much alone, it is simplex to believe that it has arisen from a vertebrate which possesed a decent brain than that its nervous system is the type from which the vertebrate nervous system arose". Macht Versuche über Degeneration sacraler Wurzeln nach Durchschneiden des Mauthnerschen Fadens.

Lfd. Nr.: 331
Datum: 13.03.1899
von: Kossel, A
an: Edinger, L
hs/ms: hs
+: –
Quelle: EdrO

Marburg. Dank für Glückwunsch zum Thiedemann-Preis (Duz-Freund!)

Lfd. Nr.: 332
Datum: 21.03.1899
von: Gaskell, W H
an: Edinger, L
hs/ms: hs
+: –
Quelle: EdrO

„I am glad that I had got a wrong conception of your views as I did not think it likely that you were one the Rückenmarks-Thierpeople" Kritisch zu Kolsters Auffassung vom Mauthnerschen Faden. Hat eigene Experimente laufen. „The Mauthnerian fibres are most undoubtedly the axis cylinders processes of the two giant cells in the region of the VIIIth nerve which are so conspicious in that level".

Lfd. Nr.: 333
Datum: 22.03.1899
von: Bethe, A
an: Edinger, L
hs/ms: hs
+: -
Quelle: EdrO

Bericht über weitere Versuche und mehrere postoperative Todesfälle bei den Fischen

---

Lfd. Nr.: 334
Datum: 25.05.1899
von: Bach, L
an: Edinger, L
hs/ms: hs
+: -
Quelle: EdrO

Würzburg. Dank für Brief über Marina. Dessen Ergebnisse stimmen mit seinen überein. Frage, ob die Lokalisation der Okulomotoriuskerne beim Affen von der bei Kaninchen und Katze abweicht. Kritisch gegenüber Befunden von Bernheimer. Arbeitet über Pupillarreflexe und Ggl. ciliare

---

Lfd. Nr.: 335
Datum: 14.06.1899
von: Retzius, G
an: Edinger, L
hs/ms: hs
+: +
Quelle: EdLM

Dank für Jahresbericht mit Literaturübersicht. Fasciculi arcuati sup. isthmi identisch mit Edingers Tractus cerebello-spin. ventr. Dies entspricht van Gehuchtens Ansicht der Identität mit Gowersschem Bündel. Räumt Edingers Missverständnis aus, wonach Retzius die Schwannsche Scheide mit der Endoneuralscheide gleichgesetzt habe. Er spreche mit Key von Fibrillenscheide ringsum die Schwannsche Scheide (mit kleiner Skizze).

Lfd. Nr.: 336
Datum: 28.06.1899
von: Edinger, L
an: Retzius, G
hs/ms: ms
+: -
Quelle: Stockh

Zu Missverständnis in einem Manuskript von Wallenberg. Bittet, da niemand außer R. die Golgimethode bei Wirbellosen beherrscht, um genaue Publikation der Technik. War nicht in Tübingen, da kein Anatom, sondern Arzt mit „ziemlich ausgedehnter konsiliarischer Praxis". Hat Scylliumgehirn durchgearbeitet.

Lfd. Nr.: 337
Datum: 12.07.1899
von: Waldeyer, W v.
an: Edinger, L
hs/ms: hs
+: -
Quelle: EdrO

„... Ihre in der Form ebenso massvolle wie sachlich berechtigte Kritik der Arbeit Hallers, welche Arbeit ich nach einigen Seiten Lesens mit einem Gefühl des Unbefriedigtseins seinerzeit aus der Hand legte,"

Lfd. Nr.: 338
Datum: 18.07.1899
von: Hoche, A
an: Weigert, C
hs/ms: hs
+: +
Quelle: SBB-PK Hoche 3 l 1899(2)

„Ich glaube, dass bei Apathy und Bethe doch die ursprüngliche Zoologen-Qualität den Standpunkt sehr beeinflusst hat; alle pathologischen Thatsachen waren ihnen ein ganz secundärer Gesichtspunkt. Der vortreffliche Nissl in seiner Begeisterungsfähigkeit hat die Rolle übernommen, wie Johannes der Täufer gegenüber dem Messias; lange hat er ihn verkündet, nun kommt er in Gestalt von Bethe, und Johannes tritt die Führung ab, und bewundert hinfüro den Jüngeren. Alle Entwicklungen geschehen ja in Gegensätzen; die Diagonale aus den divergierenden Linien wird sich schon einstellen"... Macht Gliafärbungsversuche an Hunden. „Torpide ist die Glia da allerdings nicht!"

Lfd. Nr.: 339
Datum: 02.09.1899
von: Weigert, C
an: Edinger, L
hs/ms: hs
+: -
Quelle: EdLM

Aus Frankfurt. War in Bad Gastein ohne Erfolg, wohl weil er ohnehin an diesem gezweifelt hatte. Traf Metschnikoff. „Wahre Seiltänzerkunststücke in der Unterhaltung, um die Phagozytosefrage zu vermeiden". Gruß von Roux.

Lfd. Nr.: 340
Datum: 07.09.1899
von: Soury J
an: Edinger, L
hs/ms: hs
+: -
Quelle: EdrO

Franz. Hat Probleme mit seinen beiden französischen Verlegern („que jài choisi pour mon malheur"), hofft aber auf Besuch in Frankfurt, könne allerdings wegen Diätproblemen nicht gemeinsam essen, selbst nicht mit seinem besten Freund, dem Dr. Edinger.

Lfd. Nr.: 341
Datum: 14.09.1899
von: Wallenberg, A
an: Edinger, L
hs/ms: hs
+: -
Quelle: EdrO

Dank für Brief mit Vertrauensbeweis. Will mit Ammonshorn-Abtragung beginnen. Arbeit derzeit an Goldfisch-Thalamus. Kurze Schilderung seiner Ergebnisse an Taubengehirnen.

Lfd. Nr.: 342
Datum: 23.09.1899
von: Russell, J S R
an: Edinger, L
hs/ms: hs
+: -
Quelle: EdrO

Über Kleinhirnvortrag vor gemischtem Publikum. Über Absinth-Konvulsionen und Wirkung auf Kleinhirn.

Lfd. Nr.: 343
Datum: 25.09.1899
von: Herrick, C L
an: Edinger, L
hs/ms: ms
+: -
Quelle: EdLM

Ist unzufrieden mit der engl. Übersetzung der Edingerschen Vorlesungen. Klagt über schlechten Gesundheitszustand. Sein Bruder Charles versucht, seine Arbeiten fortzuführen. Zur Hirnnerven-Anatomie bei Anura. „It seems to me that we have been going too fast in our generalizations when claiming that the early type of sensory cell is lost in vertebrates or only remains in the olfactory organ. All my work points unmistakably to the idea that these sheath of Schwann is derived from the original proliferating nuclei. For me the sheath is simply composed of the continous walls of a concatenated ch[...unleserlich wegen Lochung] or moniliform series of cells".

Lfd. Nr.: 344
Datum: 03.10.1899
von: Vogt, O
an: Pr. Minist. GKUMA
hs/ms: ms
+: -
Quelle: GehStA Berlin

Antrag auf Schaffung einer Hirnforschungsinstitutes [Abschrift des Antrags].

Lfd. Nr.: 345
Datum: 20.10.1899
von: Soury J
an: Edinger, L
hs/ms: hs
+: -
Quelle: EdrO

Franz. Dankt für die Aufnahme in Frankfurt und die persönliche Bekanntschaft mit „dem größten lebenden Anatomen des Zentralnervensystems". Zusatz in deutsch: „Mein Werk ist die Frucht... gewissermassen meines ganzen Lebens, denn ich glaube nicht,dass ich je etwas Besseres oder Gehaltvolleres zu Stande werden bringe. Schopenhauer zu Goethe bei der Übersendung von „Die Welt als Wille und Vorstellung".

Lfd. Nr.: 346
Datum: 26.10.1899
von: Weigert, C
an: Müller, Erik, Stockholm
hs/ms: hs
+: -
Quelle: SBB-PK Weigert 3 c 1871

Glückwunsch zu Arbeit über Gliadarstellung bei niederen Tieren. Hat selbst bei Kaninchen „das Anliegen der Neurogliafasern an den Zellkörper der Ependymzellen deutlich gesehen. Beim Menschen ist es wegen der gar zu dichten Lagerung nicht so leicht am normalen Centralcanal wahrzunehmen. Ich habe mich auch davon überzeugt, und lege ein besonderes Gewicht darauf, dass bei „Astrozyten" und Ependymzellen die Fasern außen an der Zelle liegen, ganz wie Sie es auch beschreiben. An den Fortsätzen des Protoplasmas habe ich mich bei progressiver Paralyse und an Ependymzellen oft davon überzeugen können, dass die Fasern auch hier (bei progressiver Paralyse sehr dicken) Fortsatz anliegen" Dazu Skizze. [2. Seite fehlt]

Lfd. Nr.: 347
Datum: 11.11.1899
von: Soury J
an: Edinger, L
hs/ms: hs
+: -
Quelle: EdrO

Franz. Paris, Sorbonne. Ist noch beglückt von dem Besuch in Frankfurt. Hofft, eines Tages eine vergleichende Psychologie auf der Grundlage einer vergleichenden Anatomie des Nervensystems schreiben zu können und führt dazu einige Gedanken aus. Dank an Weigert für die Überlassung von dessen Neuroglia-Arbeit.

Lfd. Nr.: 348
Datum: 12.11.1899
von: Hoche, A
an: Weigert, C
hs/ms: hs
+: -
Quelle: SBB-PK Hoche 3 l 1899(2)

Kommt nach Frankfurt. „Es wäre frivol, wenn ich diese Gelegenheit vorübergehen lassen wollte, ohne in Sachen der Glia-Belehrung ein Attentat auf Ihre Liebenswürdigkeit zu machen".

Lfd. Nr.: 349
Datum: 14.11.1899
von: Groos, K
an: Edinger, L
hs/ms: hs
+: -
Quelle: EdrO

Basel. Zum Gedächtnis der Fische: „Die Erscheinung, um die es sich hier hauptsächlich handelt, ist, wie ich glaube, die des von bewussten Gedächtnisbildern freien „Wiedererkennens" und hat gerade so wie Sie es schildern (in dem engen Connex von Reiz und Reaction) Analoga beim Menschen. Wenn ich unter verschiedenen Gegenständen meinen Federhalter herausfinde, so vergleiche ich ihn nicht etwa mit einem Erinnerungsbild desselben, sondern auf den Reiz folgt ohne Weiteres die Reaction. Dem Anblick kommt psychisch höchstens die „Qualität der Bekanntheit" zu... Allerdings kann aber, wie Sie zu Recht hervorheben, der ganze Prozess auch rein physiologisch ablaufen".

Lfd. Nr.: 350
Datum: 27.11.1899
von: Waldeyer, W v.
an: Edinger, L
hs/ms: hs
+: -
Quelle: EdrO

Glückwunsch zur 6. Auflage. Stimmt der Kritik am Titel des Buches von Flatau-Jakobsohn zu. „Die wenigsten Leute wissen, was vergleichende Anatomie ist".

Lfd. Nr.: 351
Datum: 10.12.1899
von: Stumpf, C
an: Pr. Minist. GUKMA
hs/ms: hs
+: -
Quelle: GehStA Berlin

Gutachten zum Antrag Vogt. Scharfe Ablehnung durch den Psychologen

Lfd. Nr.: 352
Datum: 29.12.1899
von: Waldeyer, W v.
an: Fürbringer, M
hs/ms: hs
+: -
Quelle: UBFft (Senckenberg) NL M. F., A 1, 2755

„Ein Dr. med. O. Vogt, welcher mir persönlich gänzlich unbekannt ist - auch von literarischen Produktionen ist mir unter seinem Namen nichts bekannt geworden - hat an unseren Kult. Min. das Ansuchen gerichtet, dass ihm eine Unterstützung zur Weiterentwicklung einer von ihm in ihren Grundlagen bereits geschaffenen „neurologischen Centralstation" gewährt werden möchte". Vogt berufe sich auf Forel, Binswanger und Fürbringer. Bitte um Beurteilung Vogts.

Lfd. Nr.: 353
Datum: 31.12.1899
von: Fürbringer, M
an: Waldeyer, W
hs/ms: hs
+: -
Quelle: UBFft (Senckenberg) NL M. F. A 1, (Seite unleserlich)

Briefentwurf mit ausführlicher, durchaus positiver Würdigung von Oskar Vogt, der während eines Auslandsaufenthaltes von Semon als stellvertr. Assistent bei ihm 1891–1893 gearbeitet habe. Hinweis auf Vogts Probleme mit P. Flechsig, „der ein nicht leichter Chef zu sein scheint".

Lfd. Nr.: 354
Datum: 15.12.1899
von: Jolly, F
an: Pr. Minist. GUKMA
hs/ms: hs
+: -
Quelle: GehStA Berlin

Gutachten zum Antrag Vogt. Zurückhaltende Zustimmung [durch Kanzlisten geschrieben]

Lfd. Nr.: 355
Datum: 06.01.1900
von: Kohnstamm, O
an: Edinger, L
hs/ms: hs
+: -
Quelle: EdrO

Bittet Edinger, in NY seine Brüder zur Mitfinanzierung seines Sanatoriums zu bewegen.

Lfd. Nr.: 356
Datum: 08.01.1900
von: Waldeyer, W v.
an: Fürbringer, M
hs/ms: hs
+: -
Quelle: UBFft (Senckenberg) NL M. F. A 1, 2756

Dank für Information über Vogt. Bekennt, „dass es mir für die Beurtheilung der Angelegenheit sehr werthvoll war Ihre Meinung zu hören. Freilich bin ich nicht geneigt, die Errichtung einer solchen Centralstation zu befürworten. Ohnehin gehen die Universitäten zu sehr auseinander, und anderentheils liegt die Gefahr nahe, dass unsere Anstalten das an Unterstützungen einbüssen werden, was derartige besondere Stationen gebrauchen. Die Anforderungen für gelehrte Institute und Universitäten steigern sich von Jahr zu Jahr derart, dass in der That in solchen Sachen Vorsicht geboten ist. Da wären private Mittel am Platze, wie wir sie in Amerika so reichlich flüssig gemacht werden. Ohnehin haben auch die Anatomen - ich will nur Golgi, Kölliker, Lenhosseck, Retzius, van Gehuchten nennen und die anatomici practici, wie Ziehen, Edinger, Nissl u. so viele Andere übergehen - reichlich bis jetzt ihre Schuldigkeit gethan, so dass mir kein dringliches Bedürfnis vorzuliegen scheint".

Lfd. Nr.: 357
Datum: 20.01.1900
von: Soury J
an: Edinger, L
hs/ms: hs
+: -
Quelle: EdrO

Franz. Denkt noch dankbar an das schöne Frankfurt und den Park neben dem Institut, in dem er noch immer in Gedanken wandele.

Lfd. Nr.: 358
Datum: 26.01.1900
von: Leyden, E. v.
an: Pr. Minist. GUKMA
hs/ms: hs
+: -
Quelle: GehStA Berlin

Gutachten zum Antrag Vogt. Zurückhaltende Zustimmung, Berufung auf Forel

---

Lfd. Nr.: 359
Datum: 30.01.1900
von: Ziegler, H E
an: Edinger, L
hs/ms: hs
+: -
Quelle: EdrO

Freundschaftlicher Brief um Aufbrauchtheorie. Über Bethe, der ein tüchtiger Forscher sei, aber „nur wenig Fähigkeit, auf die Gedanken eines anderen einzugehen und das Gemeinsame zu erkennen".

Lfd. Nr.: 360
Datum: 31.01.1900 (?)
von: Ehrlich, P
an: Naunyn, B
hs/ms: hs
+: +
Quelle: SBB-PK Ehrlich 3 a 1875

[Ohne Jahresangabe] Aus Frankfurt. Zur Vorbereitung eines Kongresses über Immunitätsfragen, die „sich in einer so raschen Vorwärtsbewegung befinden und das allseitige Interesse besitzen". „Metschnikoff ist ja abgesehen von seiner wissenschaftlichen Qualifikation ein glänzender Redner. Allerdings kann ich die Befürchtung nicht ganz los werden, dass er durch eine zu prononcierte Vertretung der Phagozytenlehre von seiner Seite bei den Zuhörern, die noch nicht Spezialforscher sind, eine gewisse Verwirrung hervorrufen könnte, wie dies häufig der Fall ist, wenn auctäre Standpunkte ohne Vermittlung vorgetragen werden". Empfiehlt dritten Referenten, eventuell Gruber, der ja speziell über die Agglutinine des Blutes hervorragend gearbeitet hat.

Lfd. Nr.: 361
Datum: 05.02.1900
von: Waldeyer, W. v.
an: Pr. Minist. GUKMA
hs/ms: hs
+: –
Quelle: GehStA Berlin

Gutachten des Anatomen zum Antrag Vogt. Deutliche Ablehnung

Lfd. Nr.: 362
Datum: 22.02.1900
von: Golgi, C
an: Fürbringer, M
hs/ms: hs
+: –
Quelle: UBFft (Senckenberg) NL M. F. A 1, 990

[französisch] Sorgen wegen der Vorbereitung des internationalen Kongresses in Pavia wegen fehlender finanzieller Mittel und unzureichender Unterbringungsmöglichkeiten. Hofft, dass die Wissenschaftler nicht anspruchsvoll sind.

Lfd. Nr.: 363
Datum: 17.07.1900
von: Ehrlich, P
an: Engelmann, ThW
hs/ms: hs
+: +
Quelle: SBB-PK Ehrlich 3 a 1875(4)

Empfehlung des Habilitationsgesuches von Wassermann. Seine Arbeiten „haben in ganz besonderem Maße dazu beigetragen, die frühere humoralpathologische Auffassung zu stürzen und der cellularpathologischen Anschauung zu ihrem Recht zu verhelfen"

Lfd. Nr.: 364
Datum: 26.07.1900
von: Schweninger, E
an: Pr. Minist. GUKMA
hs/ms: ms
+: -
Quelle: GehStA Berlin

Gutachten des Leibarztes von Bismarck zum Antrag Vogt. Grundsätzliche Zustimmung für ein „Biologisches Institut für Seelenkunde" oder ein „Biolog. Museum für Gehirn- und Seelenkunde"

Lfd. Nr.: 365
Datum: 28.08.1900
von: Horsley, V
an: Edinger, L
hs/ms: hs
+: -
Quelle: EdrO

Vom Schiff zu den Orkneys, geschüttelt. „I quite agree with your news and naturally since I have learnt so much from you. My schematic view of the tracts is precisely what you draw". Hofft auf Treffen mit Krause in Berlin

Lfd. Nr.: 366
Datum: 03.09.1900
von: Waldeyer, W v.
an: Schultze, B.
hs/ms: hs
+: –
Quelle: UBFft (Senckenberg) NL M. F. A 1, 2758

[In Fürbringers Handschrift gekennzeichnet: „Abschrift eines Briefes von W. an Bernh. S. Schultze"]. 8 Seiten mit Vorschlägen zur Berufung als Anatomen unter Namensnennungen und mit Bewertungen (v. Bardeleben, O. Schultze, Maurer, H. Virchow, Hochstetter, Karl Rabl, R. Fick, Spalteholz, Disse, Strahl, Ruge, Bonnet, Graf Spee). „Oft verwundert man sich, wie gut die Leute reiten können, wenn man sie in den richtigen Sattel gesetzt hat, und es erlahmt auch der Beste, wenn er immer vergeblich arbeitet; das will ich doch nicht vergessen zu sagen".

Lfd. Nr.: 367
Datum: 14.09.1900
von: Edinger, L
an: Hirth, G
hs/ms: ms
+: –
Quelle: BSB Ana 486-1

„Ich selbst habe 1896 meine Aufbrauchtheorie publicirt und obgleich sie überall sehr günstig besprochen wurde, obgleich ich sie so und so oft besprochen habe, bin ich sehr weit von dem Ziele, dass diese einfache, so Vieles klärende Auffassung nun auch gebraucht würde. Ich bitte Dich, bescheide Dich mit mir in Geduld. In wissenschaftlichen Dingen ist es nie anders zugegangen und es ist leicht möglich, dass erst nach dem Tode des Forschers die Früchte seiner Arbeit reifen... Den Arbeitenden muss auf diesem Gebiete das Bewusstsein des Werthes ihrer Arbeit genügen"

Lfd. Nr.: 368
Datum: 23.09.1900
von: Schwalbe, G
an: Edinger, L
hs/ms: hs
+: –
Quelle: EdrO

Straßburg. Zu Lymphbahnen des Oculomotorius mit Beziehungen zu Subarachnoidalraum, Dura- und Arachnoidalscheiden. Verweist zu den Blutgefäßen auf die Arbeit seines Schülers Bartholdy.

Lfd. Nr.: 369
Datum: 08.10.1900
von: Moeli, K
an: Pr. Minist. GUKMA
hs/ms: hs
+: –
Quelle: GehStA Berlin

Gutachten zum Antrag Vogt. Zurückhaltende Zustimmung [durch Kanzlisten geschrieben]

Lfd. Nr.: 370
Datum: 11.10.1900
von: Dohrn, A
an: Virchow, R
hs/ms: hs
+: –
Quelle: ABBAW NL Virchow Nr. 484/21–23

„Dass Sie in Frankreich nur angenehme Eindrücke gehabt haben, freut mich auch für allgemeinere Gesichtspunkte, – es ist mir gleichfalls in den letzten Jahren aehnlich ergangen in meinen allgemeinen Beziehungen zu den Franzosen, – möge eine weise und geschickte Politik dahin führen, dass wir naeher und naeher aneinander rücken!". Arbeitet über Wirbeltiermorphologie, hofft bis Ostern fertig zu sein. „Dass ich dabei kraeftig den Kriegspfad beschreiten musste, ist ja kein Schade, ... die persönliche Gereiztheit liegt dabei auf der anderen Seite, nicht auf meiner, – und ich kann nicht aendern, dass die Haifisch-Embryonen anderer Meinung sind als die alten Jenenser Doctrinen oder besser gesagt Dogmen. Man wird es mir hoffentlich nicht verübeln, dass ich nach 10 jährigem Schweigen auch gelegentlich etwas Ironie in die kritische Suppe gemischt habe".

Lfd. Nr.: 371
Datum: 15.10.1900
von: Retzius, G
an: Fürbringer, M
hs/ms: hs
+: –
Quelle: UBFft (Senckenberg) NL M. F. A 1, 2172

Aus Stockholm. Dank für Teil IV der vergleich. Anatomie. „Die Ergebnisse dieser Ihrer Untersuchungen haben mich in höchstem Grade interessiert. Ich muss gestehen, dass ich vorher nicht dafür geneigt gewesen bin, eine Herleitung des Stammbaumes der Mammalien, resp. der Promammalien direct von Amphien-artigen Thieren anzunehmen, und ich habe vor Jahren diese Frage mit Sven Lovén recht viel besprochen. Ich war nämlich durch meine Studien über das Gehörlabyrinth der Wirbelthiere zu dem bestimmten Schluss gekommen, dass die phylogen. Entwicklung dieses Organes von den Amphibien durch reptilienartige Thiere und sogar zuletzt crocodilartige zu dem Mammalientypus emporsteigt. V. a. die phylogen. Entwicklung der Cochlea deutet entschieden darauf hin. Indessen bin ich durch Ihre Untersuchungen wieder zweifelhaft geworden. Panta rhei!". Glückwunsch zur Berufung nach Heidelberg als Gegenbaur-Nachfolger.

Lfd. Nr.: 372
Datum: 19.10.1900
von: Engelmann, Th W
an: Pr. Minist. GUKMA
hs/ms: ms
+: –
Quelle: GehStA Berlin

Gutachten des Physiologen zum Antrag Vogt. Positive Stellungnahme

---

Lfd. Nr.: 373
Datum: 19.10.1900
von: Siemerling, E
an: Pr. Minist GUKMA
hs/ms: ms
+: –
Quelle: GehStA Berlin

Gutachten zum Antrag Vogt von psychiatr. Seite. „Neigt zu bedenklichen, phantastischen Auswüchsen". Grundsätzlich ablehnend. Finanzielle Förderung aber erwägenswert

---

Lfd. Nr.: 374
Datum: 01.11.1900 (?)
von: Uexküll, J von
an: Edinger, L
hs/ms: hs
+: –
Quelle: EdrO

[Ohne Jahresangabe] Zur Frage der Gründung eines biologischen Institutes in Frankfurt unter – unentgeldlicher – Leitung von Uexkülls, der damit in Neapel einer entsprechenden „gedeihlichen Organisation" des physiologischen Institutes eher geschadet habe.

Lfd. Nr.: 375
Datum: 03.11.1900
von: Edinger, L
an: Retzius G
hs/ms: hs
+: -
Quelle: Stockh

(Handschriftliche Abschrift in Schweden) „Mit begreiflichem Interesse habe ich Ihre Mittheilungen über die Zellkanäle verfolgt und heute habe ich im Anat. Anzeiger die merkwürdig klaren Bilder von Helix gesehen". Bitte um Präparat von Helix

---

Lfd. Nr.: 376
Datum: 07.11.1900
von: Wernicke, C
an: Pr. Minist GUKMA
hs/ms: hs
+: -
Quelle: GehStA Berlin

Gutachten des Breslauer Neurologen. Ablehnung des Vogtschen Antrags

---

Lfd. Nr.: 377
Datum: 13.11.1900 (?)
von: Uexküll, J. von
an: Edinger, L
hs/ms: hs
+: -
Quelle: EdrO

[Ohne Jahresangabe] Port Said. Dank für die Anerkennung seiner lange umstrittenen Wissenschaft der vergleichenden Physiologie. Gegen nur physikalisch geprägte Wissenschaft. Ist unterwegs nach Daressalaam zu Seeigel-Untersuchungen und um eine Neapel-Filiale zu gründen

---

Lfd. Nr.: 378
Datum: 17.11.1900
von: Hill, A
an: Edinger, L
hs/ms: hs
+: -
Quelle: EdrO

Downing College-Lodge. Beurteilung verschiedener angloamerikanischer Verlage für eine beabsichtigte Publikation Edingers

---

Lfd. Nr.: 379
Datum: 19.11.1900
von: Jolly, F
an: Pr. Minist GUKMA
hs/ms: hs
+: -
Quelle: GehStA Berlin

Ergänzendes Gutachten zum Antrag Vogt. Etwas günstigere Beurteilung. Beigefügt positive Stellungnahme von Forel [durch Kanzlisten geschrieben]

Lfd. Nr.: 380
Datum: 23.11.1900
von: Edinger, L
an: Retzius, G
hs/ms: hs
+: -
Quelle: Stockh

(Handschriftliche Abschrift in Schweden)Präparate zurück. „Ich habe mich mit Weigert davon überzeugt, dass lange dünne Züge des pericellulären Gewebes in die Zellen dringen, ja dass hier und da sogar Zellkerne derselben eindringen. Ihre Auffassung, dass dieses Gewebe die Canäle auskleidet, gewinnt dadurch für mich sehr an Wahrscheinlichkeit, so sehr als es eben bei Lage der Dinge überhaupt möglich ist"

Lfd. Nr.: 381
Datum: 19.12.1900
von: Weigert, C
an: Retzius, G
hs/ms: hs
+: -
Quelle: Stockh

Schickt zwei Knochenpräparate von entkalktem Knochen mit Schwarzfärbung von Knochenkörperchen und Ausläufern. In Paris nur zu kurz begegnet. „Sehr gefreut hat es mich dabei, dass Sie meinen Vetter Ehrlich so große Anerkennung in Ihren Gesprächen zu Theil haben lassen".

Lfd. Nr.: 382
Datum: 25.12.1900
von: Rüdin, E
an: Forel, A
hs/ms: hs
+: +
Quelle: Medhist. Zürich

Aus Heidelberg. Bittet um Empfehlung an Déjérine. Hat vergebens versucht, „meine Collegen für Abstinenz-Propaganda zu gewinnen. Sie sind entweder müde oder, wie Nissl, ganz ablehnend. Es ist ein Jammer, dass Deutschland in dieser Beziehung nicht nach will und dass diejenigen Leute (Ärzte), welche unserer Sache hier anhängen, in ihrer nervösen Constitution zum großen Teil so starke Mängel zeigen, dass für den deutschen Ärzteverein der Name „Psychopathen-Club" aufkommen konnte".

Lfd. Nr.: 383
Datum: 09.03.1901
von: Sherrington, Ch S
an: Edinger, L
hs/ms: hs
+: -
Quelle: EdrO

Dank für Anerkennung. „It is a great stimulus to me that my work should receive approval from a man who is an acknowledged master, and whose opinion I value so highly as I do Yours."

Lfd. Nr.: 384
Datum: 20.03.1901
von: Waldeyer, W v.
an: Edinger, L
hs/ms: hs
+: -
Quelle: EdrO

Erinnerung an gemeinsame Arbeit „im lieben Strassburg". „Ich bin gerührt von Ihrer liebenswürdigen Aufmerksamkeit, dass Sie der Tage bei der 25. Wiederkehr in dieser Art gedenken und bringe

Ihnen besten Dank. Ihnen wünsche ich nun noch weitere 25 Jahre der selten fruchtbringenden Tätigkeit; gern wäre ich, wenn die himmlischen Mächte so wollten, mit der Hälfte zufrieden, denn 25 würden mich an die Schwelle der 90 bringen und dass ist doch wohl ein wenig zu viel... Ganz besonders interessiert in Ihrer Arbeit haben mich Ihre Angaben über die direkten sensiblen Kleinhirnbahnen"

Lfd. Nr.: 385
Datum: 13.04.1901
von: Henschen, S E
an: Edinger, L
hs/ms: hs
+: –
Quelle: EdrO

Zu Edingers Migräne-Arbeit. „Jedenfalls bin ich der Meinung, dass selbst diese Formen von Kopfschmerzen, welche Sie Schwindelkopfschmerzen nennen, den Namen Migräne verdienen; und dass also die echte Migräne manchmal durch Massage geheilt wird. Die allermeisten Formen der Migräne sind rheumatischer Natur". Kritisch zu Möbius. „Die Parallele zwischen Migräne und Epilepsie ist nur scheinbar".

Lfd. Nr.: 385a
Datum: 21.04.1901
von: Nissl, F
an: Edinger, L
hs/ms: ms
+: –
Quelle: Ed/Nissl

Dank für Nomination zum Soemmerring-Preis.

Lfd. Nr.: 386
Datum: 01.05.1901
von: Koelliker, A
an: Fürbringer, M
hs/ms: hs
+: –
Quelle: UBFft (Senckenberg) NL M. F. A1 1315

Kurze briefl. Zusammenfassung seiner Ergebnisse, die er auf Tagung vortragen möchte. Zur meso- bzw. ektodermalen Bildung von Glaskörper, der Oberfläche von Pars optica retinae und ciliare. Gegen die Ansicht von Lenhossek (Kunstprodukte!).

Lfd. Nr.: 387
Datum: 04.05.1901
von: Claparède, Ed
an: Edinger, L
hs/ms: hs
+: +
Quelle: EdrO

Franz. Brief zu Edingers Arbeit „Haben Fische ein Gedächtnis?" mit Hinweisen auf eigene Beobachtungen an Goldfischen, die schon beim Herannahen an den Teich zum Füttern sich am Rand sammeln. „Ich vermag nicht, mich Ihnen völlig anzuschließen in der Frage über die Bedeutung, die Sie dem Bewusstsein bei Tieren beimessen. Es scheint mir, dass die Tierpsychologie und vor allem die Tierphysiologie nicht auf subjektiven Beobachtungen über das Bewusstsein begründet sein darf. Niemals werden wir den Geist auf den Körper reduzieren können. Die Heterogenität des Psychischen und des Physischen drängt sich uns auf aufgrund unserer Geisteshaltung. Es gibt die Kräfte, die über den Körper herrschen. Aber was ist diese Kraft? Alles ändert sich. Unser Geist weigert sich, zu verstehen, dass ein subjektiver Zustand, der keine konkrete Dimension hat, die objektive, konkret fassbare Welt steuern könnte".

Lfd. Nr.: 388
Datum: 31.05.1901
von: Brodmann, K
an: Vogt, O
hs/ms: hs
+: –
Quelle: OVA 355

Sein Chef Sioli bittet ihn zu bleiben, bis geeigneter Nachfolger gefunden, Brodmann will aber keinesfalls länger als 1. Sept. bleiben. Will dann zu Vogt kommen. Sioli macht Aussicht auf Oberarztstelle. Br. freut sich auf gemeinsame Arbeit mit Vogt.

Lfd. Nr.: 389
Datum: 14.07.1901
von: Villaret, M
an: Edinger, L
hs/ms: hs
+: –
Quelle: EdrO

Posen. Zur akuten Alkoholvergiftung. Möchte Anti-Schnaps-Vortrag veröffentlichen

---

Lfd. Nr.: 390
Datum: 31.07.1901
von: Weigert, C
an: Darmstaedter
hs/ms: hs
+: –
Quelle: SBB-PK Weigert 3 c 1871

Schickte eine Anzahl Autographen italienischer Wissenschaftler wie Bizzozero und Golgi. Verweist auf einen deutsch geschriebenen Brief von Metschnikoff, „wirklich ein Mann ersten Ranges". Ehrlich gestern zurückgekommen. Besuch vorgeschlagen

---

Lfd. Nr.: 391
Datum: nicht angegeben
von: Soury J
an: Edinger, L
hs/ms:
+: –
Quelle: EdrO

wenig Information

Lfd. Nr.: 392
Datum: 05.09.1901
von: Catois, E
an: Edinger, L
hs/ms: hs
+: –
Quelle: EdrO

Caen. Begleitbrief mit Widmung für das Buch (These) „Recherches histologiques sur l'encéphale des Poissons"

Lfd. Nr.: 393
Datum: 07.09.1901
von: Rüdin, E
an: Forel, A
hs/ms: hs
+: -
Quelle: Medhist Zürich

Sucht Gefängnispsychosen und bittet um Patientennamen oder Kontaktpersonen

---

Lfd. Nr.: 394
Datum: 01.10.1901
von: Catois, E
an: Edinger, L
hs/ms: hs
+: -
Quelle: EdrO

Caen. Langer französ. Dankesbrief mit Stellungnahmen zu speziellen Fragen z. B. zum medialen Bündel, dessen Ursprungszellen zum größeren Teil aus dem Hypostriatum stammten und Assoziationsfasern zwischen den unteren und oberen Bereichen des Striatums bildeten.

Lfd. Nr.: 395
Datum: 23.11.1901
von: Embden, H
an: Edinger, L
hs/ms: hs
+: -
Quelle: EdrO

Anerkennung für Vortrag. Zu Kopfschmerz- und Migräne-Diagnostik und Therapie-Rezepte

---

Lfd. Nr.: 396
Datum: 25.11.1901
von: Verworn, M
an: Edinger, L
hs/ms: hs
+: -
Quelle: EdrO

Zu Strychninkrämpfen der Ratten und Kaninchen. Man kann durch künstliche Beatmung mit Sauerstoffgaben die Tiere trotz anhaltender Strychninkrämpfe am Leben erhalten.

Lfd. Nr.: 397
Datum: 21.12.1901
von: Koelliker, A
an: Fürbringer, M
hs/ms: hs
+: -
Quelle: UBFft (Senckenberg) NL M. F. A1 1313

Fand bei Hasen und Tauben segmentalen oberflächlichen NZ-Haufen. Fragt nach monographischer Darstellung über Vögel „á la Gaupp".

Lfd. Nr.: 398
Datum: 31.12.1901
von: Catois, E
an: Edinger, L
hs/ms: hs
+: –
Quelle: EdrO

(Ohne Datumsangabe) Französ. Brief zu den „Jahresberichten" und Hypothalamusstudien mit Weigert und zu Fischgehirnstudien. Begrüßt gegenseitigen Austausch von Arbeiten. Erhielt den Prix Lallemand.

Lfd. Nr.: 399
Datum: 29.02.1902
von: Erb, W
an: Strümpell, A v.
hs/ms: hs
+: –
Quelle: UAL

Krank, „wieder einmal so ein „morbus ignotus", wie er uns Ärzte ja mit Vorliebe befällt". Zu Rückenmarkspräparaten, die Strümpell schickte.

Lfd. Nr.: 400
Datum: 13.03.1902
von: Koelliker, A
an: Fürbringer, M
hs/ms: hs
+: +
Quelle: UBFft (Senckenberg) NL M. F. A1 1314

Fragt den „besten Kenner der Nervensysteme der Vögel" nach dem Remakschen Nervensystem der Vögel und nach deren Eingeweidesystem im Hinblick auf die von Koelliker gefundenen NZ-Gruppen mit möglicher Beziehung zum Sympathicus

---

Lfd. Nr.: 401
Datum: 11.05.1902
von: Gowers, W
an: Edinger, L
hs/ms: hs
+: –
Quelle: EdrO

Über verfügbar gewordene Stellen in Queen Square für neurochemische Arbeiten

---

Lfd. Nr.: 402
Datum: 18.05.1902
von: Ostermann
an: Edinger, L
hs/ms: hs
+: +
Quelle: EdrO

Breslau. Pädagoge, Schüler Lotzes. Langer Begleitbrief zu übersandtem Pädagogik-Buch. Schließt eine Erklärung des Bewusstseins aus materiellen Vorgängen des NS grundsätzlich aus. Psychologie-Fortbildung ohne Vorkenntnis der physiol. Und anatom. Grundlagen nicht möglich. Etwas kritisch zu Ziehen und Haeckel.

Lfd. Nr.: 404
Datum: 25.05.1902
von: Fürbringer, M
an: Virchow, R
hs/ms: hs
+: -
Quelle: UBFft (Senckenberg) NL M. F. A1, 2715, 2715a

Briefentwurf. Zur Würdigung von Dr. Oesterreich und seiner Berufungsaussichten auf Grund des Votums von Virchow

---

Lfd. Nr.: 405
Datum: 28.06.1902
von: Czerny, V
an: Edinger, L
hs/ms: hs
+: -
Quelle: EdrO

„Kussmaul hat eine unvollende Arbeit über Epilepsie hinterlassen, welche vielleicht als Torso dennoch ärztlichen Kreisen interessant sein dürfte". Möchte sie in seinem Archiv herausbringen. „Da ich aber nicht competent genug bin, ob die Arbeit druckwerth ist und ob sie nicht in der unvollendeten Form das Ansehen Kussmauls mindern könnte", bittet er um kritische Durchsicht.

Lfd. Nr.: 406
Datum: 03.07.1902
von: Czerny, V
an: Edinger, L
hs/ms: hs
+: -
Quelle: EdrO

Zur Prüfung der Epilepsie-Arbeit von Kussmaul. Nicht leicht, „da Sie aus dem großen Paket ersehen, dass Kussmaul die Arbeit mehrmals angefangen und offenbar mit sich selbst nicht zufrieden,... auch nicht so weit gefördert hat als er es wohl wünschte".

Lfd. Nr.: 407
Datum: 16.07.1902
von: Czerny, V
an: Edinger, L
hs/ms: hs
+: -
Quelle: EdrO

Glaubt wie Edinger, dass es nicht gut und nicht im Sinne Kussmauls wäre, das Manuskript zu drucken, dass aber einzelne Kapitel in Fachzeitschriften aufgenommen werden sollten.

Lfd. Nr.: 408
Datum: 21.07.1902
von: Edinger, L
an: Théel, H
hs/ms: ms
+: -
Quelle: Stockh

Arbeit über Myxinegehirn gelesen. Besonders interessiert, dass das Kleinhirn fehlen soll. Bitte um Präparate

Lfd. Nr.: 409
Datum: 06.09.1902
von: Fürbringer, M
an: Edinger, L
hs/ms: hs
+: -
Quelle: EdrO

Über Anstellungsmöglichkeit von Dr. Streeter (USA), einem Gastassistenten Edingers, in dem etwas heruntergekommenen Heidelberger Institut. Schildert begrenzte Arbeitsmöglichkeit und bittet um Beurteilung Streeters.

Lfd. Nr.: 410
Datum: 09.09.1902
von: Edinger, L
an: Fürbringer, M
hs/ms: ms
+: -
Quelle: UBFft (Senckenberg) NL M. F. A1, 656

Zu der Arbeit von Streeter, der bei Ed. über die Beziehungen zwischen Rautengrube und Kernen etc. arbeitet. Empfiehlt ihn für eine - nötige - anatomische Ausbildung, versteht aber, dass bei F. derzeit keine Möglichkeit. Berichtet über seine entwicklungsgeschichtlichen Vogelhirn-Untersuchungen, die erstaunlich viel Neues bringen

---

Lfd. Nr.: 411
Datum: 10.09.1902
von: Czerny, V
an: Edinger, L
hs/ms: hs
+: -
Quelle: EdrO

Lässt im Einvernehmen mit Fleischer die Kussmaulsche Arbeit doch drucken

---

Lfd. Nr.: 412
Datum: 18.09.1902
von: Erb, W
an: Strümpell, A. v.
hs/ms: hs
+: -
Quelle: UAL

Aus Madonna di Campiglio. Auf europäischer Rundtour. In Amsterdam bei Prof. Winkler („ganz ergiebig!"). Spricht in London über spastische u. syphilitische Spinalparalyse. „Der Tod Virchow's ging mir doch nahe; mit ihm sank doch die stolzeste Säule in der deutschen wissenschaftl. Medicin dahin! Und trotz aller Fehler u. Schwächen, die ihm anhafteten, war er doch ein phänomenales Talent u. hat außerordentlich viel u. Großes geleistet. Wir werden nicht so bald seines Gleichen sehen u. der Nimbus der pathol. anatomischen Richtung in der Medicin wird wohl etwas verblassen, da er dahin ist".

Lfd. Nr.: 413
Datum: 08.10.1902
von: Weigert, C
an: Retzius, G
hs/ms: hs
+: -
Quelle: Stockh

Dank für Arbeiten und Bild des Vaters, der auch energisch gegen den Alkoholmissbrauch auftrat

Lfd. Nr.: 414
Datum: 13.10.1902
von: Horsley, V
an: Edinger, L
hs/ms: hs
+: –
Quelle: EdrO

Über einen an Edinger weitergeleiteten Patienten. Will mit Gordon Holmes einen Beitrag über pallio-tectale Fasern publizieren und hofft auf einen Vorabdruck der jüngsten Edingerschen Arbeiten, um diese berücksichtigen zu können.

Lfd. Nr.: 415
Datum: 01.02.1903
von: Catois, E
an: Edinger, L
hs/ms: hs
+: –
Quelle: EdrO

Caen. Französ. Brief mit Dank für „Über das Vorderhirn der Vögel".

Lfd. Nr.: 416
Datum: 26.02.1903
von: Thilo, O
an: Edinger, L
hs/ms: hs
+: –
Quelle: EdrO

Früherer Edinger-Mitarbeiter, jetzt Riga. Arbeitet über die Entstehung der Schwimmblasen und untersuchte die Weberschen Knochen. „Ich glaube, es ist mir gelungen ganz genau festzustellen, welchen Nutzen jedes dieser Knöchelchen bringt. Es handelt sich eben um eine streng zwangsläufige Präcisierungsvorrichtung bei der jedes einzelne Glied der Kette eine ganz bestimmte Bedeutung hat.". Bittet um Literatur zu den Verbindungen zu den Hirnhäuten, eventuell auch um einige Tafeln mit Abbildungen, jedoch nicht in gebundenem Buch. „Wichtig ist es für Russland, dass man Bücher nicht einbindet, die über die Grenze gesandt werden. Russland hat nämlich indirecten Schutzzoll gegen Wissenschaften festgestellt, indem es von eingebundenen Büchern einen Zoll erhebt u. den Empfänger zwingt, stundenlang auf dem Zollamt zu sitzen".

Lfd. Nr.: 417
Datum: 16.03.1903
von: Hess, C v.
an: Edinger, L
hs/ms: hs
+: +
Quelle: EdrO

Aus Neapel. „Der Fall, den Sie... schildern, bildet einen Theil der bei Nachbildern ganz allgemeinen und in der physiologischen Optik wohl bekannten Erscheinung, dass Nachbilder, die bei constant bleibender Beleutung ganz oder nahezu unsichtbar werden, bei Wechsel der Beleuchtung wieder kräftig hervortreten können".... Gibt Erklärung für dieses Phänomen.

Lfd. Nr.: 418
Datum: 23.03.1903
von: Horsley, V
an: Edinger, L
hs/ms: hs
+: –
Quelle: EdrO

Kurzer manisch wirkender Brief mit kaum entzifferbarer Schrift, offenbar Glückwünsche für Verleihung einer Medaille.

Lfd. Nr.: 418a
Datum: 02.05.1903
von: Achúcarro, N
an: Ranke, O
hs/ms: hs
+: –
Quelle: MPIP

Dank für Arbeit und für Anerkennung über seine Tanninsilber-Methode. „Wir haben auch hier mit Alkohol-Schnitte und mit Zelloidinpräparate ziemlich gute Resultate erzielt".

Lfd. Nr.: 419
Datum: 05.05.1903
von: Edinger, L
an: Retzius, G
hs/ms: ms
+: –
Quelle: Stockh

Einladung an R., nach dem Heidelberger Kongress nach Frankfurt zu kommen. Edingers Frau an der Spitze der Frauenbewegung, daher auch für Frau Retzius interessant

---

Lfd. Nr.: 420
Datum: 21.05.1903
von: Vogt, O
an: Fürbringer, M
hs/ms: hs
+: –
Quelle: UBFft (Senckenberg) NL M. F. A1 2732

Aus Urlaub in Genf. Falls Retzius in Berlin vorbeikommen sollte, würde Brodmann ihm alles zeigen können

---

Lfd. Nr.: 421
Datum: 25.05.1903
von: Sachs, Chr
an: Edinger, L
hs/ms: hs
+: –
Quelle: EdrO

NewYork. Einladung zu Kongress nach St. Louis.

Lfd. Nr.: 422
Datum: 25.06.1903
von: His, W sen
an: unbekannt
hs/ms: hs
+: –
Quelle: OVA 355

Reaktion auf einen Brief [Absender unbekannt] an Michael Foster, wonach er sich für die Arbeit der Internat. Brain Commission interessiere, was dieser zur Kenntnis gebracht wurde. Schickt Bericht von Flechsig und His über letzte Sitzung. Hofft auf große Leistungen des Vogtschen Intitutes, das vom preuß. Staat „in so ungewöhnlich freigebiger Weise ausgestattet" worden sei. Empfänger teile das Vertrauen in Vogt. „Für die meisten von uns war er bis vor kurzem ein homo novus und wir waren überrascht, dass die neue Schöpfung gerade einem solchen übergeben worden ist. Auch durfte man über die Bemerkung des Herrn Ministers über die angeblich „langsamen Fortschritte" der Hirnforschung überrascht sein. Es bezeugte dies eine grosse wissenschaftliche Ungeduld des hohen Herrn"

Lfd. Nr.: 423
Datum: 13.09.1903
von: Smith, Elliot
an: Edinger, L
hs/ms: hs
+: –
Quelle: EdrO

Kairo. „I have always thaught that the lobus pyriformis extends right forward to the bulbus olfactorius: So that if you include the region x in your „lobus olfact." You must also include the region y. [zit. dann deutsch aus Edingers Arbeit] „The mesial boundary of the pyriform lobe is formed by the hippocampal fissure (see figure) only in a very small extent. [Zit. weiter Edinger zur mangelhaften Entwicklung des Riechhirns]. Then can be no objection to the association of the tubercilum olfactorium and the „Steel des Septum" in contradiction to the lobus pyriformis."

Lfd. Nr.: 424
Datum: 29.09.1903
von: Retzius, G
an: Fürbringer, M
hs/ms: hs
+: –
Quelle: UBFft (Senckenberg) NL M. F. A 1, 2076

Dank für den gelungenen Anatomenkongress, vor allem für die beiden Biographien über Arnold und Gegenbaur. „Wenn man die geschilderten Männer einmal selbst gesehen und auch etwas persönlich gekannt hat, so interessiert es noch mehr, die Schilderungen ihres Lebens zu studieren. Nun haben Sie auch eine besondere und ganz hervorragende Gabe, lebendig zu schildern, sodass Sie die geschilderten Personen vor den Augen des Lesers hervorzurufen vermögen..."

Lfd. Nr.: 425
Datum: 24.10.1903
von: Marie, Pierre
an: Nonne, M
hs/ms: hs
+: –
Quelle: StAHH

Franz. Brief. Zu einer Formulierung Nonnes in seinem Handbuchartikel, wonach Pierre Marie den Begriff der Myelitis chronica überhaupt nicht kenne. Das Krankheitsbild sei ihm durchaus vertraut. Er verweist auf dessen Behandlung im später herausgekommenen 2. Band mit der Behandlung der Syringomyelie und der syphilitischen Affektionen des Rückenmarkes und bittet, in der 2. Auflage eine Korrektur vorzunehmen.

Lfd. Nr.: 426
Datum: 31.10.1903
von: Retzius, G
an: Edinger, L
hs/ms: hs
+: +
Quelle: EdLM

Hält Teilung des Pallium und Rhinencephalons für unzweckmäßig. Ist für Pallium proprium bzw. basale oder Basipallium. Ähnliche Bedenken haben Elliot Smith und Ziehen. Aber auch gegen die Smithsche Grenzziehung. Zur Nomenklatur von Hippocampus, Dentatus, Paradentatus. Was soll man als Gyrus bezeichnen? Die Bezeichnung Nucl. amygdalae von Elliot Smith irreführend, da wie in dem G. semilunaris von Retzius und im „Tuberculum" Rindenstrukturen nachweisbar sind.

Lfd. Nr.: 427
Datum: 31.10.1903
von: Edinger, L
an: Retzius G
hs/ms: ms
+: +
Quelle: Stockh

Zu Elliot Smith mit seiner Abgrenzung des Lobus pyriforme. Kritisch zu dessen Zuordnung zum Neopallium als Gyrus paradentatus, um „nur für den verdeckten Teil d. Namen Hippocampus beizubehalten. Was ich Fiss. limbica, Sie rhinalis nennen, gehört dem Neopallium an, hat gar nichts mit dem Archipallium zu thun, dass echte Randfurche der von Ihnen entdeckte Sulcus ist". „Wichtig, dass wir zu einer Nomenklatur kommen, welche Mensch und Thiere umfasst"

Lfd. Nr.: 428
Datum: 10.11.1903
von: Kraepelin, E
an: Kürten
hs/ms: hs
+: -
Quelle: UA München E-II-621 (PA Kraepelin)

Langes Urlaubsgesuch an den Dekan der Med. Fakultät mit der Begründung, die Eigenart von Geistesstörungen bei fremden Völkern unter anderen klimatischen und kulturellen Bedingungen untersuchen zu wollen. Bei uns unheimlich erscheinendes Anwachsen versorgungsbedürftiger Irrer. Einladung nach Java. Vertretung durch Dr. Gudden.

Lfd. Nr.: 429
Datum: 14.11.1903
von: Obersteiner, H
an: Edinger, L
hs/ms: hs
+: -
Quelle: EdrO

Frage nach Mitarbeit an von Deutike herauszugebendem Handbuch unter Edition von Obersteiner und Redlich.

Lfd. Nr.: 430
Datum: 17.11.1903
von: Rüdin, E
an: Forel, A
hs/ms: hs
+: -
Quelle: Medhist Zürich

Aus Berlin. Sucht Stelle, bittet um Vermittlung

Lfd. Nr.: 431
Datum: 23.11.1903
von: Redlich, E
an: Nonne, M
hs/ms: hs
+: -
Quelle: StAHH 622/1, 47

Anfrage, ob N. bereit wäre, an einem von Redlich und Obersteiner herauszugebenden Handbuch mitzuwirken über ein Kapitel „Enzephalitis und Abszess"

Lfd. Nr.: 432
Datum: 23.11.1903
von: Smith, Elliot
an: Edinger, L
hs/ms: hs
+:
Quelle: EdrO

Kairo. „In reply to your two postcards I beg to state briefly my views as to the nature of the subiculum hippocampi. The hippocampal formation consists of the fascia dentata the hippocampus (sensu strictu) and the transition-region (or subiculum). The alveus hippocampi denies fibres from both the hippocampus and the transition-region: it is for this reason that I would include the transition-region in the hippocampal formation rather than in the neopallium. It must of course always be remenbered that there is (along the whole hippocampal-neopallial junction-line) a very free interchange of fibres between the two pallial regions. The subiculum (in the sense in which I use it) is that region fringing the hippocampus which does not present the typical hippocampal structure but whose projection-fibres pass chiefly into the alveus. The gyrus paradentatus is throughout neopallium". Weiter zu den Angrenzungsproblemen. Mit Zeichnung zu Hippocampus-Gliederung.

Lfd. Nr.: 433
Datum: 04.12.1903
von: Streeter, G L
an: Edinger, L
hs/ms: hs
+: –
Quelle: EdrO

Baltimore. Zum 4. Ventrikel von Ostrich Apinal Cord

Lfd. Nr.: 434
Datum: 10.12.1903
von: His, W
an: Obersteiner, H
hs/ms: hs
+: –
Quelle: MedhistWien HS 2.403

Als von M. Foster eingesetzter Vorsitzender der Internat. Brain Commission schlägt His in Übereinstimmung mit Waldeyer und Flechsig vor, 7 Gruppen zu bilden: 1) Waldeyer, Cunningham, Manouvrier, Mall, Zuckerkandl, 2) Ehlers, Edinger, Giard, Guldbone [?], Elliot Smith, 3) Golgi, van Gehuchten, Cajal, Dogiel, Retzius, 4) His, Bechterew, Kölliker, Lenhossek, Minot, 5) H. Munk, Horsley, Luciani, Mosso, Sherringtom, 6) Obersteiner, Dèjérine, Langley, Weigert, Monakow, 7) Flechsig, Henschen, Ferrier, Lannelongue, Reymond. Die Erstgenannten sind Mitglieder der Zentralkommission, um den Kontakt zwischen den Spezialkommissionen zu erleichtern.

Lfd. Nr.: 435
Datum: 01.01.1904
von: Erb, W
an: Strümpell, A. v.
hs/ms: hs
+: –
Quelle: UAL

Bericht über die Familie. Bereitet Vortrag über Arteriosklerose vor an Hand von mehr als 40 Fällen mit intermittierendem Hinken. „Als Psychiater haben wir, wie Sie gelesen, Bonhoeffer an erster Stelle genannt; er scheint auch angenommen zu haben... mit ihm an I. Stelle noch Hoche vorgeschlagen, an II. Stelle Nissl, der doch auch als Psychiater viel tüchtiger ist, als man draußen weiß u. zugibt. Leider werden wir ihn wohl jetzt hier nicht halten können; Kraepelin soll beabsichtigen, ihn mit nach München zu ziehen". Zu Münchner Klinikverhältnissen und Fr. v. Müller.

Lfd. Nr.: 436
Datum: 04.01.1904
von: Roux, W
an: Hirth, Georg
hs/ms: hs
+: –
Quelle: BSB Ana 486.I

„Möchten Sie nicht den Inhalt Ihrer geharnischten Notizen in der Jugend über Energiehunger etwas breiter ausgestaltet in einer wissenschaftlichen Zeitschrift, etwa dem biologischen Centralblatt von Rosenthal in Erlangen veröffentlichen? Zugleich wäre der bezügliche Inhalt Ihres früheren Büchleins, gleichfalls auch concentriert und verdeutlicht, einzufügen".

Lfd. Nr.: 437
Datum: 29.01.1904
von: Nicolas, N
an: Edinger, L
hs/ms: hs
+: –
Quelle: EdrO

Nancy. Zur Mitgliedschaft in der franz. Anatomengesellschaft

Lfd. Nr.: 438
Datum: 05.02.1904
von: Erb, W
an: Nonne, M
hs/ms: hs
+: –
Quelle: StAHH

„Heute geht ein Sep. Abdr. an Sie ab. Versetzen [ersalzen?] Sie ihn nur dem alten Rabulisten gehörig! Er hat s. Zt. nicht gewagt, mir seine Schmähschrift zu schicken, deshalb schicke ich ihm auch nichts – er erhielt wohl auch meinen Brief von Krafft-E. nicht. An dem werden Sie freilich nichts mehr bessern! – Was sagen Sie zu dem „kühnen Jüngling" Fritz Lesser? „Ein toller Einfall!" Selbstgefällige Jugend!"

Lfd. Nr.: 439
Datum: 14.02.1904
von: Mädler, H
an: Vogt, O
hs/ms: hs
+: –
Quelle: OVA 357

War Leipziger Koassistent 1901, verließ die Klinik „natürlich veranlasst durch die famose Behandlung von Seiten des Herrn Geheimrat Flechsig, nachdem ich über 7 Jahre für ihn und seinen Ruhm gearbeitet habe". Frägt nach Anstellungsmöglichkeit

---

Lfd. Nr.: 440
Datum: 18.02.1904
von: Weigert, C
an: Obersteiner, H
hs/ms: ms
+: –
Quelle: MedhistWien, HS 2.379

Dank für die Benennung als Mitglied der Brain Comm. Weiß nur noch nicht, „nach welcher Richtung hin sich etwaige Vorschläge zu wenden hätten. Sodann aber bin ich im wahren Sinne des Wortes durch die ewige und immer noch nicht zum Abschluss gekommene Beschäftigung mit dem Suchen nach einer sicheren Neurogliamethode geradezu versimpelt. Für die Neuroglia kann ich immer noch nicht die, wie es scheint, ausschlaggebende richtige primäre Härtung angeben, und mit den anderen Zweigen habe ich mich in den letzten Jahren nicht mehr eingehend beschäftigt. Ich wüsste daher absolut nicht, was für Vorschläge ich machen sollte".

Lfd. Nr.: 441
Datum: 20.02.1904
von: Zander, R
an: Edinger, L
hs/ms: hs
+: –
Quelle: EdrO

Hinweis auf Bismarcks Hirngewicht (zit. Matieka 1902). Zu den Gehirnen von Helmholtz u. a. „Elite"-Menschen. Angeblich wurde Bismarck nicht seziert.

Lfd. Nr.: 442
Datum: 06.03.1904
von: His, W
an: Obersteiner, H
hs/ms: hs
+: –
Quelle: MedhistWien HS 2.403

„Von Interesse war mir, dass auch Monakow, gleich seinem Lehrer Forel, Werth auf die Verbindung mit Vogt legt. Früher oder später wird ja eine solche Verbindung unvermeidlich sein, aber das wird Sache der Berliner Mitglieder unseres Commités sein.

Lfd. Nr.: 443
Datum: 08.04.1904
von: Gianelli, Luigi
an: Edinger, L
hs/ms: hs
+: –
Quelle: EdrO

Ferrara. Italienischer Brief über Commissura pallii und die Auffassungen von Elliot Smith

---

Lfd. Nr.: 444
Datum: 16.04.1904
von: Recklinghausen, F D v.
an: Edinger, L
hs/ms: hs
+: –
Quelle: EdrO

Briefkarte. Straßburg. Zur Nachfolge Weigerts. Bitte um vertrauliche Information und Nachricht, ob Information an engsten Fachkollegen, M. B. Schmidt, weitergegeben werden darf

---

Lfd. Nr.: 445
Datum: 24.04.1904
von: Fürbringer, M
an: Edinger, L
hs/ms: hs
+: –
Quelle: EdrO

Ausführlicher Dank für Neuauflage. „Wenn meine Vorlesungen in diesem Gebite der Anatomie sich brauchbar erwiesen und wenn meine Schüler erfreuliche Beweise von Kenntnis und Verständnis gaben, so ist der Mann Edinger die zentrale Stätte, der das alles vornehmlich verdankt wird".

Lfd. Nr.: 446
Datum: 27.04.1904
von: Smith, Elliot
an: Edinger, L
hs/ms: hs
+: -
Quelle: EdrO

Kairo. Dank für die 7. Auflage, unentbehrlich für ihn. Beklagt die schlechte englische Übersetzung der Vorauflage. Hofft auf Treffen bei der Tagung der International Commission für Gehirnforschung in London.

Lfd. Nr.: 447
Datum: 28.04.1904
von: Waldeyer, W v.
an: Edinger, L
hs/ms: hs
+: -
Quelle: EdrO

Briefkarte. „His, dessen Gesundheitszustand mir ernsthafte Befürchtungen weckt, hat mir den Vorsitz in London übertragen".

Lfd. Nr.: 448
Datum: 30.04.1904
von: Retzius, G
an: Edinger, L
hs/ms: hs
+: +
Quelle: EdLM

Zurück vom Anatomenkongress in Jena. Dort Angriffe auf die Neuronenlehre durch Oskar Schultze. Koelliker, Keibel und Retzius verteidigten sie. Kennen Sie die neue Methode von Cajal? Gegen Bethe und Apathy sprechen die Cajal-Präparate. Kein Retikulum, sondern Plexus.

Lfd. Nr.: 449
Datum: 30.04.1904
von: Soury J
an: Edinger, L
hs/ms: hs
+: -
Quelle: EdrO

Franz. Dank für die 7. Auflage der „Vorlesungen". „Quelle puissance de labeur, continuée durant tant d'années". Geht ein auf Apathy, Bethe, Golgi, Cajal und Koelliker und hofft, dass auch Edinger die « doctrine de l'amiboisme nerveux" nicht unterstütze.

Lfd. Nr.: 450
Datum: 03.05.1904
von: Edinger, L
an: Retzius, G
hs/ms: ms
+: +
Quelle: Stockh

Will im 2. Band ausführlicher auf vergleichende Anatomie eingehen. „Noch immer stehe ich ja für die niederen Vertebraten fast allein". „Die neue Methode Cajals, die ich natürlich gleich benutzte, lässt auch da weiterkommen, zumal viele Fasern d. niederen Vertebraten marklos sind". Ausgehend vom Vogelgehirn derzeit vergleichend das Striatum untersuchend. „Was Sie über die Fibrillen in den Cajalpräparaten schreiben kann ich ganz bestätigen, ich sah nie eine die Zelle anders als in einem Fortsatz verlassen und habe von dem „Netz" überhaupt nichts gesehen. An das glaube ich überhaupt nicht mehr – ich meine das intercelluläre dichte Nissl-Bethe-Apathyflechtwerk". Nur ein Zimmer, nur ein Assistent. Ganz deprimiert. Niemals eine Förderung erfahren

---

Lfd. Nr.: 451
Datum: 04.05.1904
von: Cunningham, D J
an: Edinger, L
hs/ms: hs
+: –
Quelle: EdrO

Begeisterter Dankesbrief für Edingers Vorlesungsbuch.

Lfd. Nr.: 452
Datum: 06.05.1904
von: Edinger, L
an: Obersteiner, H
hs/ms: ms
+: +
Quelle: Medhist Wien

„Was mich besonders interessiert ist: Nomenclatur für neue und nicht gleich zu homologisirende Dinge, Publicationsart und vor Allem eine Correspondenzeinrichtung unter den wirklich Arbeitenden. Wir müssen auch sehen wie wir die Fabrikarbeiter los werden, die nur Tafeln ohne Text oder mit geistlosem Text gefüllt publiciren... Sorgen Sie dafür, dass in London ein klareres Programm aufgestellt wird – indestens eine bessere Organisation als sie die His'schen Vorschläge enthalten. Die sind zu complicirt. Arbeitsinstitute sind nöthig, aber was die Commissionen sollen, ist mir unklar. Treten Sie auch gegen eine bes. Zeitschrift auf. Der Anat. Anzeiger genügt als Correspondenzblatt und die Arbeiten finden Raum überall. Wird anders verfügt, so liest kein Mensch mehr unsere Sachen. Aber eine private Correspondenz wäre sehr erwünscht. Wenn die Reihe an uns Arbeiter kommt, dann werde ich in London erscheinen, einstweilen kann ich nichts nützen."

Lfd. Nr.: 453
Datum: 12.05.1904
von: Schaffer, K
an: Edinger, L
hs/ms: hs
+: –
Quelle: EdrO

Dank für 7. Auflage der „Nervösen Centralorgane". Aufrichtige Bewunderung „für meinen verehrten Lehrer.... Besonders wohltuend wirkte auf mich der klare und ruhige Standpunkt, den Sie in der aktuellen Frage: „Bin ich Neuronist oder Antineuronist?" einnehmen.

Lfd. Nr.: 454
Datum: 15.05.1904
von: Holmes, Gordon
an: Edinger, L
hs/ms: hs
+: –
Quelle: EdrO

6-seitiger Brief. H. gibt Review-Artikel über E.'s Buch. „Many thanks for having sent me the paper by Bing. I have read it very carefully but must say that I cannot at all agree with his views. In the first place as regards tabes he does not seem to understand the disease and has not raised any objections with the Ersatz-Theorie, that I could not easely answer. Of course I admit that your theory does not explain all, but this is only a <u>negative</u> argument against it and as such is much weaker than <u>positive</u> objections, and neither he or anyone else has raised such against the Ersatz-theorie which have not or cannot he answered. I have now examined a couple hundred cases of tabes and am more than ever convinced of the value of your view. As regards „die Friedreichsche Krankheit" I can only say that in my opinion the Ersatz-theorie...is not at all applicable". Sah dabei schon in sehr frühen Stadien ein Babinskisches Zeichen und ein Fehlen der Kniereflexe. Hier zeigen sich Grenzen der Edingerschen Theorie.

Lfd. Nr.: 455
Datum: 25.05.1904
von: Liphart, R v.
an: Edinger, L
hs/ms: hs
+: -
Quelle: EdrO

Rathshoff bei Dorpat. Langer Brief. Livländischer Gutsbesitzer mit Neuro-Hobby, belehrt durch Edingers Lehrbuch. Wünscht detaillierte Niederschrift der Weigert-Methoden, von der so viele unzureichende und voneinander abweichende Rezepte bestehen. Baut selbst entwicklungsgeschichtliches Museum auf, hat Amphioxus-Serien aus eigenem Labor mit selbst konstruiertem Mikrotom. Beste Literaturkenntnisse.

Lfd. Nr.: 456
Datum: 07.06.1904
von: Stöhr, Ph
an: Edinger, L
hs/ms: hs
+: -
Quelle: EdrO

Würzburg. Anlässlich einer Anfrage zum Referieren sehr ins Einzelne gehende Kritik an den Neuauflagen des Edingerschen Buches.

Lfd. Nr.: 457
Datum: 27.06.1904
von: Erb, W
an: Strümpell, A. v.
hs/ms: hs
+: -
Quelle: UAL (250)

„Nur in Eile, dass mich Ihre Auseinandersetzungen nicht im mindesten verstimmt haben. Ich erkenne vielmehr die Berechtigung derselben vollkommen an, kann aber nicht finden, dass Ihre Ansicht weniger hypothetisch ist als die meinige; eher im Gegenteil! Ganz abgesehen von Ihrem doch etwas kühnen Zusammenwerfen der „entzündlichen" und „degenerativen" Veränderungen nehmen Sie an, dass die „Degeneration" der peripheren Nerven auch auf directe Entwicklung gewisser Gifte entstehen kann und das ist - meines Wissens - noch nicht bewiesen; ich nehme an, dass sie durch Funktionsschädigung der trophischen Centren entstehen kann - und das ist doch bewiesen! - Ob sie freilich immer so entstehen muss, ist nicht bewiesen und ich halte es noch nicht für sehr wahrscheinlich. Trotzdem bestehen, wie ich glaube, meine Bemerkungen, die nun den übergroßen Eifer mancher „Neuritiker" etwas dämpfen sollten, noch immer zu Recht".

Lfd. Nr.: 458
Datum: 03.07.1904
von: Ziegler, F
an: Edinger, L
hs/ms: hs
+: -
Quelle: EdrO

Freiburg. Zu Modell des Barbengehirns

Lfd. Nr.: 459
Datum: 09.07.1904
von: Liphart, R v.
an: Edinger, L
hs/ms: hs
+: –
Quelle: EdrO

Bietet Fischköpfe in jeder Menge an. Petromyzonten, Lachs und Forellen in verschiedenen Entwicklungsstufen verfügbar. Hat Serien von menschlichen Foeten und Embryonen geschnitten. Im langen Brief auf zahlreiche Einzelfragen eingehend. Zur Entwicklung der Blutzellen in der aufsteigenden Entwicklung mit Rückschlüssen auf haematogenen Ursprung mancher nervöser Zellen. Bestens über Literatur und Technik orientiert. Versucht Cajal-Imprägnationen [Großgrundbesitzer!]

Lfd. Nr.: 460
Datum: 10.07.1904
von: Erb, W
an: Nonne, M
hs/ms: hs
+: –
Quelle: StAHH

„Sie haben ja außerordentlich viel Glück und Geschick auf Ihren Tabes-syphilitischen Jagdgründen! Der neue Fall, den Sie mir melden, ist ja wieder köstlich! Ich möchte Ihnen aber doch rathen, dem alten Wütherich [Glaeser]*. Etwas heimzuleuchten und wenigstens einige notorische Thatsachen in seiner Polemik gebührend festzunageln. Z. B. es ist albern, ja geradezu kindisch, immer wieder zu behaupten, dass die alten und von unordentlichen Assistenten und ohne bestimmte Fragestellung angefertigten Krankengeschichten ebenso viel (und wie der alte Simpel glaubt, noch mehr) werth seien als die meinigen! Meine 1100 Privat-Tabiker habe ich alle selbst examiniert und untersucht und die aus der Klinik auch wohl fast alle streng controlliert, revidiert und z. T. ergänzt.; auch standen sie unter der Controlle des wie Sie ja wissen, recht skeptischen Collegen Hoffman. 2., es ist eine freche Lüge, zu sagen, dass wir uns nur auf die Statistik stützten; natürlich hat der alte Rabulist meinen letzten Aufsatz doch wohl gelesen und verschweigt es nur. 3., wenn die Familiendisposition das wesentlichste bei der sogen. „Familientabes" ist, ei, so zeige man uns doch einmal solche „disponierte" Familie mit mehrf. Tabes, Paralyse; Hirnlues ohne Syphilis ! Die ist doch immer dabei ! Und Mann und Frau stammen doch wohl meist aus verschiedenen Familien! usw, usw. Glück auf dazu! Wenn ich noch so jung wäre wie Sie, würde ich den Kerl einfach zu Hachè zerhacken mit meiner Kritik! Aber jetzt bin ich zu alt** und neige zum Quietismus. In Eile und Hitze herzlichst.
[* Erb spielt an auf Glaeser 1901. **mit handschriftlicher Anmerkung Nonnes: „Aber noch ganz leidlich temperamentvoll!"]

Lfd. Nr.: 461
Datum: 22.07.1904
von: Erb, W
an: Nonne, M
hs/ms: hs
+: –
Quelle: StAHH

Dank für Manuskript, „das ich in der That sehr, ja viel zu zahm finde gegenüber den unfläthigen Angriffen des alten Wütherichs [Glaeser] auf Sie. Immerhin ist es fein pointiert und deutlich genug, um den aufmerksamen Leser erkennen zu lassen, wie sehr der gute Greis im Unrecht ist. Habeat sibi!"

Lfd. Nr.: 462
Datum: 10.08.1904
von: Nissl, F
an: Edinger, L
hs/ms: ms
+: -
Quelle: Ed/NisslH 1447

Hier nach Rückkehr aus Paris von Weigerts Tod erfahren. Ich habe an Ehrlich geschrieben. „Was uns allen und mir persönlich Weigert war, wissen Sie selbst am besten. Ich brauche da keine Worte zu verlieren. Noch am 2. Juli hat er mir sehr melancholisch geschrieben". (Abschrift. Original in München-Martinsried)

Lfd. Nr.: 463
Datum: 17.08.1904
von: Unger, L
an: Edinger, L
hs/ms: hs
+: -
Quelle: EdrO

Wien. Anmerkungen zur Balkenfaserung am Geckogehirn und bei Reptilien

---

Lfd. Nr.: 464
Datum: 24.08.1904
von: Wilder, B G
an: Edinger, L
hs/ms: ms
+: -
Quelle: EdrO

Cornell Univ. Ithaca. 2 Seiten(engl.) Bietet Fischgehirne an (Amia) für Olfactoriusuntersuchungen, fand leider keine Lepidosteus-Präparate. Verweist auf Arbeit von 1887 über „the hollowness of the olfactory bulbs of the Ganoids as a character constant in the group and demarcating them from the Teleosts notwthstanding a few of the latter may have slight concavities at the caudal aspect of these lobes".

Lfd. Nr.: 465
Datum: 18.10.1904
von: Masing, E
an: Edinger, L
hs/ms: hs
+: -
Quelle: EdrO

Aus Petersburg. Praktischer Arzt mit starkem Interesse an Hirnanatomie. Hat Fall von subkortikaler Aphasie vorgestellt. Zur Sprachentwicklung in Beziehung zu den großen Assoziationsbahnen. Wendet sich nicht an den überlasteten Prof. Bechterew, da „das Verhältnis der national-russischen Collegen zu uns deutscher Abstammung hier leider nicht das Beste ist".

Lfd. Nr.: 466
Datum: 25.11.1904
von: Edinger, L
an: Waldeyer, W
hs/ms: hs
+: -
Quelle: SBB-PK Edinger 3 c 1887

Begleitbrief zur Übersendung einer Arbeit Goldsteins über Vorder- und Zwischenhirn der Teleostier". Die Abhandlung wird auf Jahre hinaus der Ausgangspunkt bleiben"... „In ihr haben wir endlich, was durchaus bisher fehlte, eine durchaus eingehende gewissenhafte Studie".

Lfd. Nr.: 467
Datum: 11.12.1904
von: Vogt, Cecile
an: Forel, A
hs/ms: hs
+: -
Quelle: Medhist Zürich

Aus Berlin, französisch. Haben im Institut eine Sektion pour l'étude du neurone unter Bielschowsky geschaffen.

Lfd. Nr.: 468
Datum: 31.12.1904
von: Flechsig, P
an: Edinger, L
hs/ms: hs
+: -
Quelle: EdrO

„Ich habe schon oft angesetzt, um zu schreiben, hatte doch Weigerts Tod mir auch den Gedanken nahegelegt, Ihnen in Frankfurt mein lebhaftes Beileid auszudrücken! (auch Sie werden ja aus der Publikation unserer Fakultät in der Berliner Klinischen ersehen haben, dass man hierzulande keinerlei Antipathie gegen Weigert hegte - unter den fünf Mitgliedern in der Fakultät welche ihn seinerzeit als Nachfolger Alzheimers vorschlugen, war auch ich -. Nachdem W. tot ist, darf ich es wohl sagen!). Nun ich will hoffen, ich komme mit meinem Trostwort [?] nicht zu spät! Bezüglich des Zentralinstitutes für Berlin [?] habe ich wohl keinen Einfluss - Vogt hat ja mit Raffinement dafür gesorgt, dass man ja mich nicht frage. Und ich habe ja offen gestanden auch eigentlich nur für Leipzig lebhafteres Interesse.

Lfd. Nr.: 469
Datum: 04.01.1905
von: Ehrlich, P
an: Darmstaedter, L
hs/ms: ms, S. 9–11 hs
+: +
Quelle: SBB-PK Ehrlich 3 a 1875(4)

11-seitiger Brief, die letzten Seiten handschriftlich. Zur wiss. Tätigkeit an pharmakol. Instituten (Giftwirkungen, Alkaloide). Zu wenig krankenbezogen, zu viel toxikologisch, zu wenig der Analyse von Heilwirkungen zugewandt. Bedeutung der reinen Toxikologie dabei durchaus gesehen. Die praktische Heilkunde schöpft aus der Empirie. Nur „Symptomatica" entwickelt, keine Heilstoffe. „Das ist aber das höchste Ziel aller ärztlichen Kunst". Erwähnt Probleme der Prüfung an Kranken (Humanität!). Zu tropischen Krankheiten wie der sich ausbreitenden Schlafkrankheit „eine gebieterische Pflicht, seine Kräfte für die Bekämpfung dieser furchtbaren Seuche einzusetzen".

Lfd. Nr.: 470
Datum: 30.01.1905
von: Kohnstamm, O
an: Edinger, L
hs/ms: hs
+: +
Quelle: EdrO

Kurzer Brief über gemeinsame Publikation zum Verlauf des Kopf- und Grenzstrang-Sympathicus mit mehreren Skizzen

Lfd. Nr.: 471
Datum: 01.02.1905
von: Grober, J
an: Edinger, L
hs/ms: hs
+: +
Quelle: EdrO

Jena, Schüler Verworns, zu Edingers Artikeln in der DMW über Aufbrauchkrankheiten. Passt zu eigenen Vorstellungen über die „Noxen des Lebens“

Lfd. Nr.: 472
Datum: 02.02.1905
von: Schaffer, K
an: Edinger, L
hs/ms: hs
+: -
Quelle: EdrO

„Ihre Einteilung der Nervenkrankheiten in Herdaffektionen, toxische Erkrankungen und Aufbrauchkrankheiten halte ich für einen eminenten Fortschritt; dass zahlreiche Nervenkrankheiten ihrem Wesen nach erst jetzt seit der Aufstellung des Begriffes der Aufbrauchkrankheiten unserem Verständnisse nahegerückt worden sind, ist auch zweifellos. Sie können sich vorstellen, dass mich Ihre Stellungnahme bezüglich der Sachsschen Erkrankung im Sinne der Aufbrauchkrankheiten hoch erfreute.... Wie ich dies baldmöglichst schildern will, findet man in der ganzen Hirnrinde und im Rückenmark lauter solche Bilder von Zellerkrankungen, welche anders als primär-parenchymatös sich nicht deuten lassen. Jedwelche Spur einer Entzündung fehlt im ganzen ZNS. Speziell Bielschowskys Fibrillenimprägnation macht mir diese primäre Zellerkrankung ungemein deutlich. Man sieht aus den bezüglich seiner Fibrillenstruktur hochgradig erkrankten Zellkörper Dendriten entspringen, welche in ihrer Struktur als krankhaft nicht zu betrachten sind. Somit springt die Tatsache ins Auge, dass dem entschieden kranken Zellkörper gesunde Zellfortsätze entgegenstehen: Ein Umstand, welcher auf das primäre Ergriffensein des Neuronenzentrums... scharf hinweist. Nissls Färbung gab mir zwar auch hochgradig veränderte Zelltypen, namentlich ist die hochgradige Desintegration des Tigroids eine generelle Erscheinung. Doch wagte ich mir, so lange ich nicht Fibrillenbilder hatte, eine entscheidende Folgerung aus Nissls Präparaten nicht zu ziehen“.

Lfd. Nr.: 473
Datum: 13.02.1905
von: Erb, W
an: Strümpell, A. v.
hs/ms: hs
+: -
Quelle: UAL (236)

Über Gesundheitssorgen des Sohnes und ein Manuskript „Der junge Autor wird seinen unvollständigen, salbungsvollen Stil nicht los und muss an Schärfe des Denkens und Präcision des Ausdrucks noch viel lernen! Im übrigen ist er ein recht tüchtiger Mensch“

Lfd. Nr.: 474
Datum: 18.02.1905
von: Langley, J N
an: Edinger, L
hs/ms: hs
+: -
Quelle: EdrO

Cambridge. Über Reisen und Einladungen (Meran, His-Basel)

Lfd. Nr.: 475
Datum: 07.03.1905
von: Kronecker, H
an: Edinger, L
hs/ms: hs
+: +
Quelle: EdrO

Aus Lausanne. Langer Brief, u.a. über Herznerven. „Ich glaube, dass wir nun erst die Herzkrankheiten operativ werden behandeln können, wozu ja bei Ihnen die ersten Versuche gemacht wurden"

Lfd. Nr.: 476
Datum: 08.03.1905
von: Loeb, J.
an: Edinger, L
hs/ms: hs
+: -
Quelle: EdLM

Dank für Ernennung zum korrespond. Mitglied der Senckenbergischen Gesellschaft. Zur Herzmuskeltätigkeit bei der Aufbrauchtheorie

---

Lfd. Nr.: 477
Datum: 16.03.1905
von: Ceni, C
an: Edinger, L
hs/ms: hs
+: -
Quelle: EdrO

Reggio-Emilia. Zur Aufbrauchtheorie in der Anwendung auf Aspergillus, wo Edinger falsch informiert sei. Empfehlung, sich mit einigen italienischen Kollegen auseinanderzusetzen.

Lfd. Nr.: 478
Datum: 17.03.1905
von: Smith, Elliot
an: Edinger, L
hs/ms: hs
+: -
Quelle: EdrO

Kairo. Fasst in 9-seitigem Brief die Ergebnisse seiner eigenen Forschungen über Lemurengehirne zusammen. Zur Hirn-Sammlung des Hunterian Museum. Beklagt die unterschiedlichen Bezeichnungen der Sulci bei Säugetiergehirnen und die oft fehlende Homologie. Geht sehr ausführlich und unter Darlegung seiner Kriterien auf seine Versuche zur Nomenklatur und Homologisierung ein, insbesondere zur den Sulci calcarina. „The anterior part develops as a poor separating the visual area from a gyrus which is probably in the main subservient to the olfactory function, whereas the posterior part develops in the midst of (i.e. is a mere folding of) the visual cortex itself. The anterior part is the more stable element and is the true calcarine sulcus; whereas the posterior part is of secondary importance and is exceedingly variable...". Geht auch noch auf andere Sulci ein einschliesslich der nur bei Primaten vorhandenen Sylvischen Furche.

Lfd. Nr.: 479
Datum: 05.05.1905
von: Flechsig, P
an: Edinger, L
hs/ms: hs
+: -
Quelle: EdrO

„Sie werden durch mein Zögern wohl etwas ärgerlich sein, – leider besitze ich nicht die Fähigkeit, dieselbe Sache kurz hintereinander wiederzukauen. Wenn ich etwas fertig habe, widert es mich geradezu an, die Sache noch einmal zu behandeln. Dies der psychologische Schlüssel zu meinem Verhalten!... Ich hoffe, Sie bald in Berlin begrüssen zu können. Wir wollen nächstens in Berlin zusammenkommen, um über die Hirn-Anstalt zu beraten... Man wird wohl das Projekt abändern müssen und wir können so vielleicht das Berliner Institut umgehen!".

Lfd. Nr.: 480
Datum: 07.05.1905
von: Edinger, L
an: Retzius, G
hs/ms: ms
+: +
Quelle: Stockh

„Für mich war und ist die Neuronentheorie mindestens im physiologischen Sinne überhaupt noch gar nicht angreifbar. Wie sollte man sich alle die Degenerationssachen überhaupt anders erklären? Ich habe mit Bethe oft darüber gesprochen, ebenso mit Nissl, aber es ist gar kein Gehör bei diesen für die Logik dieser Sachen zu finden. Von der anatom. „Unhaltbarkeit" überzeugt, suchen sie alles Widerstrebende zu übersehen. So, ganz so, hat Goltz s. Zeit d. Localisation im Gehirne bekämpft". Weiter hierzu und zu Elliot Smith, ferner zum Ventrikel bei Myxinen und zu dessen Hirnbau. Über Selachier und Teleostier wird Goldstein demnächst publizieren. Das Petromycon und das Barbengehirn Ziegler in Freiburg überlassen. „In meiner Hirnsache geht es offenbar nicht voran" Keine Gelder für Hilfen und Räume. (Mit Skizze zu Elliot Smith und den unterschiedlichen Auffassungen über die Hippocampus-Gliederung)

Lfd. Nr.: 481
Datum: 26.05.1905
von: Retzius, G.
an: Edinger, L
hs/ms: hs
+: -
Quelle: EdLM

War in Zool. Station Triest. Folgt Edingers Anregung, eventuell in der DMW eine Kritik von Bethe und Apathys Auffassungen zu schreiben. Neue Untersuchungen Edingers an Fischgehirnen und Cyklostomen sehr interessant. Zur Anwendung der Golgi- und Cajal-Methoden an diesen niederen Hirnentwicklungsstufen.

Lfd. Nr.: 482
Datum: 28.05.1905
von: Brown, R
an: Edinger, L
hs/ms: ms
+: -
Quelle: EdrO

Zu Aufbrauchskrankheiten. „I am very much impressed by it and see that the time which has elapsed since you first developed this theory has served to strengthen its validity. I see its application not only in nervous diseases pure and simple but in mental diseases". Möchte über das neue Werk referieren. Hat eine Inspektionsreise durch verschiedene französische und deutsche Anstalten hinter sich. Interessiert sich als Mitglied der Brit. Kommisssion für Prison Service für die Einrichtung entsprechender Asyle. „I am sorry to say that I get almost no pathological work though we have plenty of material. We have not time for much section-cutting though we do a little. I am at present starting on the brain and cord of a most interesting case of myoclonus multiplex which terminated in death and which appears to have been caused by trauma".

Lfd. Nr.: 483
Datum: 01.06.1905
von: Horsley, V
an: Edinger, L
hs/ms: hs
+: -
Quelle: EdrO

Karte: „Many thanks. I am extremely glad you are pushing the question to the political front“

Lfd. Nr.: 484
Datum: 07.06.1905
von: Burckhardt, R
an: Edinger, L
hs/ms: hs
+: +
Quelle: EdrO

Zur vergleichenden Neuroanatomie: Lassen sich Übergangszustände finden und deuten, so braucht ja deswegen der Träger derselben noch nicht als Übergangsglied betrachtet zu werden. So fasse ich ja auch Protopterus auf. Sie kennen mich doch nachgerade genug, um zu wissen, wie neidlos ich mich der Funde anderer freuen kann und wie mir Alles recht ist, was irgendwie Fortschritt bedeutet“.

Lfd. Nr.: 485
Datum: 07.06.1905
von: Edinger, L
an: Retzius, G
hs/ms: ms
+: -
Quelle: Stockh

Zur Kürzung eines Manuskriptes. Plan für Schweden-Reise. Zum Pinealnerv bei Petromycon (mit kleiner Skizze) und zu den sehr dünnen Fibrillen bei Myxinen, den dicken bei Petromycon ohne Scheiden.

Lfd. Nr.: 486
Datum: 08.06.1905
von: Edinger, L
an: Retzius, G
hs/ms: ms
+: -
Quelle: Stockh

Zu Bethe, dem es nicht nur darauf ankam, ein Netzwerk zu zeigen, sondern mehr noch, dass ein Element - die Fibrillen - da ist, welches ununterbrochen das ganze Nervensystem durchzieht. Schlägt Präzisierung von Netz- und Flechtwerk in R.schem Aufsatz vor. „Gegenüber den in d. That noch unsicheren rein anatom. Bildern bleibe ich persönlich dabei, dass nur die biologische Einheit d. Neurons ganz sicher bewiesen ist. Es geht keine Degeneration darüber hinaus… Die wichtigsten anatom. Bilder sind mir immer noch trotz Cajal u. a. Ihre Krebsbilder, in denen die Isoliertheit d. einzelnen Zellen vital gefärbt zu Tage tritt“. „Wir hatten neulich in Berlin eine Conferenz in Hirnsachen, die Akademiker Waldeyer, Obersteiner, Flechsig und Munk und ich als Zugezogener. Hoffentlich kommt nun bei uns die Sache allmählich in Gang. Der von Henschen schriftlich entwickelte Plan gefiel mir sehr gut, die anderen Herrn zogen aber nicht recht dafür“. „Eine gelegentliche Äußerung über die neuen Ausdrücke Hyposphärium (Riechlappen und Striatum nebst Septum etc) und Episphärium-Pallialabschnitt, beide getrennt durch die Fovea limbica, wäre erwünscht“.

Lfd. Nr.: 487
Datum: 19.06.1905
von: Retzius, G
an: Edinger, L
hs/ms: hs
+: +
Quelle: EdLM

Dank für Petromyzon-Arbeit. Einverstanden mit Nomenklaturänderung von Pallium zu Sphaerium. Für Waldeyers Initiative zugunsten eines Hirnforschungsinstitutes in Frankfurt. Folgte kritischen Anmerkungen Edingers zum Aufsatz über die Neuronentheorie. Bethe und Apathy hier großen Irrtum begangen.

Lfd. Nr.: 488
Datum: 27.06.1905
von: Nissl. F
an: Fürbringer, M
hs/ms: hs
+: -
Quelle: UBFft (Senckenberg) NL M. F. A1, 1914

Entschuldigung für Verzögerung eines Berichtes, da Zeichnungen noch nicht fertig. „Ich lege gerade auf die Zeichnungen besonderen Wert, weil sich auch der Nichtsachverständige, wie Ihre Frau Gemahlin, orientieren und durch den Vergleich der Zeichnungen mit den Präparaten von dem Vorhandensein der schweren Veränderungen selbst überzeugen kann"

Lfd. Nr.: 489
Datum: 02.07.1905
von: Erb, W
an: Strümpell A v.
hs/ms: hs
+: -
Quelle: UAL (238/9)

Zur Thematik des nächsten Wiesbadener Internistenkongress. „Mein Gedanke war aber, dass wir es wie die Chirurgen machen und für mehrere weitere Themata sorgen sollten, die dann an den einzelnen Sitzungstagen behandelt u. evtl. nur durch kurze Vorträge eingeleitet werden sollten. Die Zersplitterung und Diffusion des Stoffes... sind doch sonst zu groß und könnte dadurch einigermaßen verhütet werden. Diese Themata müssten vorher bekannt und zu Vorträgen dazu aufgefordert werden". Schlägt als Themen vor „Die traumatisch-organischen Nervenkrankheiten" und „Die Verarbeitung der Pawlow'schen Entdeckung für die Verdauungspathologie". Vorschläge zur Änderung der Geschäftsordnung. Durch Hoffmanns Erkrankung stark belastet.

Lfd. Nr.: 490
Datum: 22.08.1905
von: Erb, W
an: Strümpell, A v.
hs/ms: hs
+: -
Quelle: UAL (240/1)

Klagt über Folgen einer Nierensteinoperation mit Folgeerscheinungen.

Lfd. Nr.: 491
Datum: 03.10.1905
von: Exner, S
an: Edinger, L
hs/ms: hs
+: -
Quelle: EdrO

Zu Amblyopie-Operation

Lfd. Nr.: 492
Datum: 05.10.1905
von: Edinger, L
an: Goldstein, K.
hs/ms: hs
+: +
Quelle: EdrO

Zu einer Arbeit, aus der ein Buch werden sollte: „Die Oblongata und ihre Verbindungen anatomisch, physiol. und klinisch studiert“ Mit ganzseitiger Skizze Edingers zu den Verbindungsbahnen

---

Lfd. Nr.: 493
Datum: 16.10.1905
von: Retzius, G.
an: Edinger, L
hs/ms: hs
+: -
Quelle: EdLM

Zu Bielschowskys neuer Methode, die auch von v. Lenhossek gelobt würde. Freut sich, dass Lugaro zahlreiche Verbindungen der Neurofibrillen in den Achsenzylindern gesehen hat.

Lfd. Nr.: 494
Datum: 23.10.1905
von: Fürbringer, M
an: Edinger, L
hs/ms: hs
+: -
Quelle: EdrO

Angebot von Prof. Voeltykow, eine Zentrale für embryolog. Material bei Edinger zu bilden, was Fürbringers Zustimmung findet. Ein Sammelwerk sollte allerdings Voeltykows Namen enthalten.

Lfd. Nr.: 495
Datum: 02.11.1905
von: Braus, H
an: Edinger, L
hs/ms: hs
+: -
Quelle: EdrO

Bietet Selachier-, Squalidengehirne u. a. seltene Präparate an. „Da ich selbst zu sehr in anderen Arbeiten stecke, um mich der Untersuchung dieses Materials mit Erfolg widmen zu können und ich andererseits gern, solange es brauchbar ist, die wissenschaftliche Verarbeitung aus allgemeinen morphologischen Gründen in Gang bringen möchte, bitte ich Sie mir doch freundlichst zu raten, wer wohl mit Aussicht auf Erfolg eine solche Arbeit übernehmen würde? Sie werden gewiss am genauesten orientiert sein, wie die Kräfte und Gelüste auf diesem Gebiet jetzt verteilt sind“.

Lfd. Nr.: 496
Datum: 10.12.1905
von: Erb, W
an: Strümpell, A v.
hs/ms: hs
+: -
Quelle: UAL (244/5)

Für Ablehnung einer 140 Seiten langen Arbeit über Tumoren der Basis, „die so wenig Chancen bieten, Gesetzmäßigkeiten zu besitzen“.

Lfd. Nr.: 497
Datum: 20.12.1905
von: Nissl, F
an: Fürbringer, M
hs/ms: hs
+: +
Quelle: UBFft (Senckenberg) NL M. F. A1 1914.1

6-seitiger, sehr persönlich gehaltener Brief mit Darstellung seiner von ihm so gesehenen Eigenarten und Schwächen. An der Verzögerung eines wichtigen Befundberichtes nicht Bequemlichkeit oder gar grobe Rücksichtslosigkeit schuld, „sondern die mir angeborene Ängstlichkeit, ich könnte schließlich doch etwas schriftlich behaupten, was nicht vollkommen wissenschaftlich zu vertreten war... Und wenn ich mir dann einmal sagte, dass diese Einzelheiten für die Beurtheilung der ganzen Sachlage gar nicht einmal in Frage kämen und ich mir fest vornahm, die Sache nicht länger hinauszuschieben und thatsächlich auch mit der Niederschrift begann, so kam ich gewöhnlich doch nicht sehr weit, indem neue Bedenken auftauchten, ob dieser oder jener Befund in der von mir schriftlich angegebenen Allgemeinheit auch wirklich behauptet werden dürfe".

Lfd. Nr.: 498
Datum: 28.12.1905
von: Liepmann, H
an: Edinger, L
hs/ms: ms
+: -
Quelle: EdrO

„In einem Hauptpunkte besteht wirklich, wie ich glaube, keine wesentliche Differenz zwischen uns. Ich lege durchaus keinen grossen Wert darauf, ob die o und k über der Bewusstseinsschwelle sind, oder ob wir es nur mit ihren materiellen Aequivalenten zu tun haben. Für das objektive Verhalten von Mensch und Tier muss ja doch die materielle Reihe allein die vollständigen Bedingungen enthalten. Allerdings sind uns beim jetzigen Stande unserer Kenntnis von der materiellen Reihe nur Reiz und Handlung gegeben. Was dazwischen an materiellen Prozessen liegt, ist uns ja leider nicht zugänglich. Da müssen wir uns nun damit behelfen, dass Dazwischenliegende uns psychisch Gegebene zu analysieren und danach die materiellen Begleitvorgänge hinzuzukonstruieren.... Eine greifbare Differerenz tritt erst mit der Frage auf: Für welche Leistungen ist der Cortex unerlässlich, für welche genügen subcorticale Apparate... Wir wissen doch, dass je höher wir in der Tierreihe hinaufsteigen, desto mehr Verrichtungen von den phylogenetisch älteren zu den jüngeren Territorien wandern".... Zur Frage experimenteller Entfernungen des Cortex bei Hunden, zur Bedeutung subcorticaler Mechanismen, und zu Sprache und Artikulation ... „Es muss doch also das Gedächtnis – ganz materiell gefasst – für diese Handlungen im Cortex lokalisiert sein. Für Alles, was erlernt ist, verlange ich allerdings ein Gedächtnis. Empfindungen im bewussten Sinne sind hierfür allerdings nicht unerlässlich. Dass ich mit Ihnen ein Gedächtnis annehme ohne dass bewusst gewesene Empfindungen vorausgegangen sind, zeige ich in meiner Annahme eines rein kinetischen Gedächtnisses, das ich dem kinaesthetischen der Autoren gegenüberstelle". Ausführliche weitere Diskussion

Lfd. Nr.: 499
Datum: 05.01.1906
von: Erb, W
an: Strümpell, A. v.
hs/ms: hs
+: -
Quelle: UAL (246/7)

Zu Strümpells Ablehnung eines Rufes nach Wien, was Erb begrüßt. „Die Frage der „Nervenklinik" beschäftigt mich oft sehr wegen unseres Hoffmanns, der leider noch immer nicht ganz gesund ist"

Lfd. Nr.: 500
Datum: 25.01.1906
von: Eulenburg, A v.
an: Edinger, L
hs/ms: hs
+: +
Quelle: EdrO

Langer Brief zu einer Arbeit Edingers mit kritischen Einwänden hinsichtlich der Bedeutung von Schmerz und Induration an Muskelansätzen, zu Schreibkrampf und Arbeits- bzw. Aufbrauchneuritis.

Lfd. Nr.: 501
Datum: 28.01.1906
von: Masing, E
an: Edinger, L
hs/ms: hs
+: -
Quelle: EdrO

Aus Petersburg. Hielt Vortrag über Edingers Aufbrauchkrankheiten. Will mit seinem aus dem opfervollen Mandschureikrieg zurückgekehrten Sohn nun nach Edingers Buch auch Ehrlichs Seitenkettentheorie studieren. Bericht über revolutionäre Schrecken in Moskau und Petersburg.

Lfd. Nr.: 502
Datum: 29.01.1906
von: Edinger, L
an: Retzius, G
hs/ms: ms
+: -
Quelle: Stockh

Schickt Versilberungspräparat von Amphioxusrückenmark, das Epithel des Centralkanals und Sinneszellen und ihre Cylinder enthält. Sie sind Nervenzellen mit prachtvollen Fibrillen. Zum Neuroporus bei Amphioxus und zu anderen speziellen Fragen.

Lfd. Nr.: 503
Datum: 01.02.1906
von: Liepmann, H
an: Edinger, L
hs/ms: hs
+: -
Quelle: EdrO

„Die Annahme, dass Großhirnrindenveränderungen nur als „Hemmungen" wirken, will mir nicht in den Sinn"

Lfd. Nr.: 504
Datum: 04.02.1906
von: Retzius, G
an: Edinger, L
hs/ms: hs
+: -
Quelle: EdLM

Zu Edingers neuen vergleichend anatomischen Untersuchungen, speziell zur Bedeutung des Pigmentfleckes und des Chiasmas. Erwähnt hierzu früheren Brief von Joh. Müller vom 11.11.1839. Zu van der Strich und Heymann (letzterer ein Blaqueur). Kritisch zu Dogiels Amphioxus-Untersuchungen. In Triest Prof. Cori sehr bereitwillig, auch Material herzugeben.

Lfd. Nr.: 505
Datum: 05.02.1906
von: Waldeyer, W. v.
an: Edinger, L
hs/ms: hs
+: -
Quelle: EdrO

„Sie werden in Kürze von Wien eine Einladung zur Konferenz der Zentralkommission am 27. Mai erhalten. Bitte kommen Sie!

Lfd. Nr.: 506
Datum: 03.03.1906
von: Gaskell, W H
an: Edinger, L
hs/ms: hs
+: -
Quelle: EdrO

Über Empfehlungen eines Schul- bzw. Familienplatzes für Sohn Edingers in England, am besten während der Ferien in einem College in Cambridge. „I am looking forward to receiving your paper on Petromycon ect. I at present am writing a book on the origin of Vertebrates. I hope to get it published before the ende of the year".

Lfd. Nr.: 507
Datum: 03.03.1906
von: Edinger, L
an: Obersteiner, H
hs/ms: ms
+: -
Quelle: MedhistWien

Zusage zu Sitzung am 27. Mai. Findet, „dass ich der einzige zu keiner Akademie Gehörige bin. Nun haben sich daraus... für Dejerine, Weigert und mich in London persönlich nicht angenehme Conseqenzen ergeben. Ich möchte mich nicht nochmals derlei aussetzen und bitte Sie, bei der Festsetzung des Programmes das freundlich zu berücksichtigen... Demnächst erhalten Sie drei Arbeiten, je eine über das Gehirn von Amphioxus, Myxine und Petromyzon. Ich habe diese niederen Vertebratengehirne nun gründlich durchgearbeitet und damit den Kreis der von mir bearbeiteten Wirbelthiergehirne geschlossen. Jetzt weiss ich überall Bescheid".

Lfd. Nr.: 508
Datum: 13.03.1906
von: Keibel, Franz
an: Edinger, L
hs/ms: hs
+: +
Quelle: EdrO

Freiburg. Skepsis gegenüber Kupffers „dogmatischer Darstellung" des Riechhirnes. Zur ektodermalen Abkunft des Hypophysen-Vorderlappens. Gaupp in Neapel, um Rochenschädel zu untersuchen.

Lfd. Nr.: 509
Datum: 04.06.1906
von: Erb, W
an: Strümpell, A. v.
hs/ms: hs
+: -
Quelle: UAL (248/9)

War bei Hochzeit von Otto Cohnheim. Klagt über Überarbeitung.

Lfd. Nr.: 510
Datum: 08.06.1906
von: Flechsig, P
an: Edinger, L
hs/ms: hs
+: –
Quelle: EdrO

Bitte um persönliche, eventuell telephonische Aussprache

Lfd. Nr.: 511
Datum: 14.06.1906
von: Flechsig, P
an: Edinger, L
hs/ms: hs
+: –
Quelle: EdrO

„Ich werde Ihnen baldigst Näheres mitteilen; am 18. sind wir in unserer Akademie mit dieser Angelegenheit beschäftigt und es ist gut, wenn ich noch vorher mit Ihnen zusammentreffe".

Lfd. Nr.: 512
Datum: 14.06.1906
von: Gade, G
an: Edinger, L
hs/ms: hs
+: –
Quelle: EdrO

Kristiania. Schüler von Edinger. Erinnerungen an die Zeit bei Weigert angesichts der ihm übersandten Nekrologe

---

Lfd. Nr.: 512a
Datum: 16.06.1906
von: Edinger, L
an: Ranke, O
hs/ms: ms
+: –
Quelle: MPIP

Postkarte. „Mit dem Status verrucosus corticis stehe ich auf merkwürdigem Fusse alter Bekanntschaft. Als ich 1883 begann embryonale Gehirne als einer der ersten zu studiren, kamen mir zufällig zuerst 2 solcher Fälle gleich in die Hand. Ich hielt das für das Normale und habe viel Zeit gebraucht an den späteren Früchten das gleiche aufzusuchen. Ich habe mich nur zögernd überzeugt, dass die normale Rinde anders aussieht weil ich Anfangs nicht wusste was nun eigentlich normal war. Denn Material hatte ich nur wenig".

Lfd. Nr.: 513
Datum: 24.06.1906
von: Waldeyer, W v.
an: Edinger, L
hs/ms: hs
+: –
Quelle: EdrO

„In Wien wurde beschlossen... dass die Akademien die bestehende Zentralkommission für Hirnforschung als solche anerkennen und diese Kommission ein für alle mal als ihre Mandatarin ansehen wollen. Sie übertragen damit dieser Zentralkommission, als deren Präsident ich bestätigt worden bin, alle Befugnisse in Bezug auf die Hirnforschungsangelegenheit... Wünschen Sie also das Frankfurter Institut als ein interakademisches anerkannt zu sehen, so müsste dieses m. E. jetzt so geschehen, dass dies von der Zentralkommission... unter dem Vorbehalte der Genehmigung 1907 Ihnen offiziell und schriftlich ausgesprochen wird... Wenn Sie mich formell um die Anerkennung Ihres Institutes ... ersuchen, dann haben Sie bis Ende Juli das Dokument in Händen... Nach der Sitzung der Zentralkommission haben wir deutsche Mitglieder (Ehlers, Flechsig, Munk und ich) noch eine besondere Beratung über das, was für Deutschland zu erwirken sei, gehabt... Einstimmig wurde beschlossen, mit grösstem Nachdruck ein Reichsinstitut zu beantragen, aufs beste ausgestattet und mit jährlichem Etat von etwa 40000 Mark... Flechsig plädierte für Leipzig, ich für Sie. Hier in Berlin ist das Schlimme „Vogt" und da mag dessen Institut ein preussisches werden, denn auslöschen können wir ihn nicht. Die Leipziger wollen Held gern versorgen und ich glaube auch, dass Flechsig gern an der Spitze bleiben möchte. Nun gut. Mögen die dort ein sächsisches Institut errichten. Ich bleibe bei Frankfurt. Das wird noch ein heisser Kampf werden in Göttingen".

Lfd. Nr.: 514
Datum: 12.07.1906
von: Edinger, L
an: Retzius, G
hs/ms: ms
+: +
Quelle: Stockh

Dank für Arbeiten über Amphioxus, über Musikergehirn und über Spermien. Zu wenig ermutigenden Untersuchungen an Daphnien und deren Gaumenleisten. Erinnerung an Gegenbaur, der sein Interesse weckte. Über pericerebelläre Säcke bei Amia und Lepidosteus mit enormer Aussackung des Zwischenhirndaches, die sich um das Gehirn herumlegt, - ein wirklicher Ventrikel, ein perispinaler und pericerebraler Sack. An der Hirn-abgewandten Seite sezernierendes Epithel. „Was lässt sich da alles über Circulation und Absonderung von Liquor ausdenken?" Das Ganze eine ungeheuere paracerebrale Drüse (mit Skizzen!)

Lfd. Nr.: 515
Datum: 17.07.1906
von: Retzius, G
an: Edinger, L
hs/ms: hs
+: -
Quelle: EdLM

Aus Zool. Station Kristinenberg. Zu Gegenbaurs Arbeit über Gaumenleisten. Über die Beschaffung seltener Fische mit Angabe von Adressen.

Lfd. Nr.: 516
Datum: 20.07.1906
von: Edinger, L
an: Retzius, G
hs/ms: ms
+: -
Quelle: Stockh

Karte. Durch Kappers glänzend mit Chimären versorgt. Wo erhält man Amia?

Lfd. Nr.: 517
Datum: 21.07.1906
von: Edinger, L
an: Fürbringer, M
hs/ms: ms
+: -
Quelle: UBFft (Senckenberg) NL M. F. A1, 658

Zu F.'s Myxinoiden-Arbeit und der Mundentwicklung (mit Skizze) Zum Hypophysensitz und dem Nasen-Rachengang und seiner Histologie. Untersucht gerade Chimaera-Gehirne. Ariens Kappers publiziert hierzu. Gegen die Hypothese des Alt- und Neumundes. Der Sohn Edingers arbeitet unter Braus an F.'s Institut.

Lfd. Nr.: 518
Datum: 23.07.1906
von: Vogt, O
an: Fürbringer, M
hs/ms: hs
+: –
Quelle: UBFft (Senckenberg) NL M. F. A1 2733

Dank für Monotremen-Gehirnsendung. Anbei (nicht vorhanden) Gesuch an Anatom. Gesellschaft auf Veranlassung v. Bardelebens.

Lfd. Nr.: 519
Datum: 27.07.1906
von: Munk, H
an: Edinger, L
hs/ms: hs
+: –
Quelle: EdrO

Bedauert, Edinger nicht auf der Kommissionssitzung in Wien getroffen zu haben. Zum Kleinhirn niederer Tiere.

Lfd. Nr.: 520
Datum: 27.07.1906
von: Vogt, O
an: Fürbringer, M
hs/ms: hs
+: –
Quelle: UBFft (Senckenberg) NL M. F. A1 2734

Notiz. Aufstellung einer Kadaver-Sendung. Mit handschriftl. Entwurf eines Antwortbriefes Fürbringers mit Mitteilung der Ablehnung einer eingereichten Arbeit.

Lfd. Nr.: 521
Datum: 30.07.1906
von: Fürbringer, M
an: Vogt, O
hs/ms: hs
+: –
Quelle: UBFft (Senckenberg) NL M. F. A1,2734a

[Ohne Angabe des Tages] Entwurf des langen Antwortbriefes und Bericht über die Vorstandssitzung der Anatom. Gesellschaft mit Ablehnung des Vogtschen Antrags auf finanzielle Unterstützung einer Publikation. Fürbringer bietet an, selbst die Kosten für die Abb. zu übernehmen.

Lfd. Nr.: 522
Datum: 10.08.1906
von: Erb, W
an: Strümpell, A. v.
hs/ms: hs
+: –
Quelle: UAL (251/2)

Zum bevorstehenden Rücktritt vom Amt. „Nach mehrwöchentl. reiflicher Überlegung und nicht ohne schwere Kämpfe habe ich mich für dasselbe entschieden. Meine Rüstigkeit ist freilich noch groß genug, wenn auch meine Augen bedenklich nachlassen und mir die Semesterhetzerei von Jahr zu Jahr mehr auf die Nerven geht. Aber ich bin „amtsmüde“ und glaube, nach mehr als 40jähriger angestrengter Berufstätigkeit das Recht (u. auch die Pflicht – gegen mich selbst, meine Frau und Familie) zu haben, mich zu entlasten. Die Gründe dafür überwiegen bei genauer Gegenüberstellung so sehr die Gründe dagegen, dass ich nicht zögerte. Das hat auch die Fakultät, die durch eine Agitation meinen Entschluss rückgängig zu machen suchte, eingesehen, obgleich sie mich, ebenso wie die Regierung, gerade jetzt ungern ziehen lässt"... Zur Nachfolge: „Selbstverständlich, dass an Sie gedacht wird u. mit an erster Stelle, mein eigener Wunsch wird durch Ihre Wahl erfüllt, wenn Sie überhaupt - da ja mancherlei Gedanken für Sie nahe liegen - nicht von vorneherein abgeneigt wären"

Lfd. Nr.: 523
Datum: 22.08.1906
von: Erb, W
an: Strümpell, A. v.
hs/ms: hs
+: -
Quelle: UAL (253/4)

„Natürlich ist mir die Loslösung von meiner Lehrtätigkeit, besond. von meiner so florierenden „Nervenklinik" überaus schmerzlich, - aber ich habe meine Sache so eingehend und gründlich überlegt, dass ich doch glaube, recht getan zu haben". - Über Schwierigkeiten bei Berufung Strümpells.

Lfd. Nr.: 524
Datum: 25.08.1906
von: Kohnstamm, O
an: Fürbringer, M
hs/ms: hs
+: -
Quelle: UBFft (Senckenberg) NL M. F. A1 1323

Arbeit über Vaguskern. Zählt die von ihm gefundenen Kerngruppen der Hirnnerven auf mit den von ihnen versorgten Muskeln. Bittet um Kritik

---

Lfd. Nr.: 525
Datum: 03.09.1906
von: Bielschowsky, M
an: Edinger, L
hs/ms: hs
+: -
Quelle: EdrO

„Ihr Programm halte ich für vortrefflich und bin überzeugt, dass Sie auf dem bezeichneten Wege zu guten Resultaten kommen werden. Wie gerne ich in dieser Gesellschaft ausgezeichneter Gelehrter gearbeitet hätte, brauche ich nicht zu versichern. Aber leider muss ich ausser den wissenschaftlichen Motiven auch den wirtschaftlichen einen gewissen Einfluss auf meine Entschliessungen einräumen. Ich bin, wie Sie wissen, verheiratet und habe Kinder und so bin ich gezwungen, Praxis auszuüben... Dieser Entschluss ist mir nicht leicht geworden. Wäre ich nicht dazu verpflichtet, Rücksicht auf das materielle Wohl meiner Familie zu nehmen, so wäre ich von Herzen gern an die Stätte zurückgekehrt, wo ich unter Ihrer Leitung meine neurologischen Studien begonnen habe".

Lfd. Nr.: 526
Datum: 12.09.1906
von: Erb, W
an: Edinger, L
hs/ms: hs
+: +
Quelle: EdrO

„Es ist ganz richtig, was Ihnen Oppenheim schrieb, dass ich mich durchaus freundlich zu der zu begründenden Neurol. Gesellschaft stelle. Aber ich kann das doch nicht ohne alle Reserve in die Tat umsetzen und mich unter die Gründer der Gesellschaft einreihen. Noch bin ich an erster Stelle „Innerer Kliniker" und habe als solcher zunächst die Interessen der Medizin. Klinik zu wahren. Dass dieselben durch die Gründung der Neurol. Gesellschaft, die doch in erster Linie die Tendenz haben muss, die Neurologie als selbständigen Zweig der medizinischen Wissenschaft und des Unterrichts zu entwickeln, in gewissem Masse bedroht sind, liegt auf der Hand.... Die Rechte der internen Klinik müssen in dieser Hinsicht vollkommen gewahrt bleiben... Natürlich müsste auch eine scharfe Abgrenzung der Psychiatrie ins Auge gefasst werden".

Lfd. Nr.: 527
Datum: 20.09.1906
von: Erb, W
an: Strümpell, A. v.
hs/ms: hs
+: -
Quelle: UAL (255)

Zum Tod von Vierordt. Erb will keine Privatklinik errichten, „jedenfalls werde ich nur in bescheidenstem Maße Privatkranke selbst behandeln".

Lfd. Nr.: 528
Datum: 05.10.1906
von: Kohnstamm, O
an: Fürbringer, M
hs/ms: hs
+: -
Quelle: UBFft (Senckenberg) NL M. F. A1 1324

Fand Homodynamie des Trapezius und der Kehlkopfmuskulatur aus den gleichartigen Ursprungsverhältnissen. Van Gehuchtens Angabe über den dorsalen Vaguskern als motorischem Kehlkopfmuskelnerv falsch. Beschreibt den Sitz des Kerngebietes

---

Lfd. Nr.: 529
Datum: 11.10.1906
von: Dohrn, A
an: Edinger, L
hs/ms: hs
+: -
Quelle: EdrO

Zur Frage der Finanzierungslücken am Neapel-Institut

Lfd. Nr.: 530
Datum: 11.10.1906
von: Erb, W
an: Strümpell, A. v.
hs/ms: hs
+: -
Quelle: UAL (257/8)

Bedauert, dass seine Bemühungen, Strümpell primo loco zu setzen, nicht zum Erfolg führten. In der Commission und der Fakultät „wurde als prinzipielle Forderung aufgestellt und angenommen, neben der „alten" klinischen Richtung, die ja noch durch mich und Hoffmann vertreten bliebe, auch die neuere klinische, experimentell-biologisch, chemisch-bacteriol. als Richtung sich entwickeln zu lassen. Nun so wird Krehl, der ja jetzt mit an der Spitze dieser Richtung steht u. förmlich in einem Sturm von Berufung zu Berufung gejagt wird, unico loco vorgeschlagen".

Lfd. Nr.: 531
Datum: 14.10.1906
von: Erb, W
an: Strümpell, A. v.
hs/ms: hs
+: -
Quelle: UAL (259/260)

Zu Krehls Berufung und die Wehmut, die schöne eigene Klinik aufgegeben zu haben, wenn auch ohne Reue.

Lfd. Nr.: 531a
Datum: 10.12.1906
von: Greppin, L
an: Edinger, L
hs/ms: ms
+: –
Quelle: EdrO

Bis zu einem gewissen Grad ist Erinnerungsvermögen bei Fischen vorhanden. Fische zur Assoziationsbildung fähig. Kritik gegenüber Untersuchungen an nicht freilebenden Fischen. „Die Berücksichtigung des psychischen Benehmens von Tieren aber, welche in der Gefangenschaft gehalten werden, sollte... stets einen Abschnitt für sich bilden, da diese Geschöpfe, in Folge der mangelnden oder nur unvollkommenen Befriedigung ihres normalen Trieblebens, Handlungen vollführen, welche vielfach als „intelligente" Handlungen angesehen und beschrieben werden, in Wirklichkeit aber doch nur einfache Reflexakte darstellen".

Lfd. Nr.: 532
Datum: 12.11.1906
von: Horsley, V
an: Edinger, L
hs/ms: hs
+: –
Quelle: EdrO

Will nach Canada und um die Welt, um Methoden kennenzulernen, will auch Frankfurt besuchen

---

Lfd. Nr.: 533
Datum: 12.11.1906
von: Wallenberg, A
an: Edinger, L
hs/ms: hs
+: –
Quelle: EdrO

(In Duz-Form). Über Materialbeschaffung, Besuch von His-Berlin und beobachteten klinischen Fall von Pseudohypertrophie und angeborenem Scapulahochstand

---

Lfd. Nr.: 534
Datum: 29.11.1906
von: Edinger, L
an: Retzius, G
hs/ms: ms
+: +
Quelle: Stockh

Zu R.'s Arbeit über Affengehirne. „Ich bin mit Ihnen fest überzeugt und war es all die Zeit her schon, dass wir nirgendwo eine Entwicklungsreihe d. Windungen aufstellen können. Selbst die Homologien sind, wie Zuckerkandls wortreiche und abbildungsreiche Abhandlungen zeigen, trotz aller Mühe, die sich dieser verdiente Gelehrte giebt, gar nicht ordentlich zu diagnostizieren. Die Zelluntersuchungen von Brodmann und anderen zeigen zudem, dass wahrscheinlich die ganze Furcheneintheilung gar nicht so wichtig ist wie sie uns erschien. Eine treffliche Arbeit von Kohlbrugge über das Javanergehirn kommt auch zu dem Schlusse, dass bei der bisherigen Art, Rassengehirne zu studieren, die Wahrheit schwerlich gefunden wird.... Noch am ehesten glaube ich, dass die Furchenstudien am Gehirne einseitig begabter Menschen zu was führen".

Lfd. Nr.: 535
Datum: 28.12.1906
von: Erb, W
an: Strümpell, A. v.
hs/ms: hs
+: -
Quelle: UAL (261/2)

„Das Herannahen des „Abschieds" von so vielen Werten und Gütern fängt doch an, auf mich zu drücken und ich wünsche oft, der 1. April wäre wirklich da".

Lfd. Nr.: 536
Datum: 14.01.1907
von: Hoche, A
an: Waldeyer, W
hs/ms: hs
+: -
Quelle: SBB-PK Hoche 3 l 1899

Über Versuche eines Mitarbeiters mit Tabes-Erzeugung durch Trypanosomen-Einverleibung. Möchte dies an Affen fortsetzen. Bittet hierzu um finanzielle Unterstützung durch die Akademie

---

Lfd. Nr.: 536a
Datum: 14.01.1907
von: Bumke, O
an: Ranke, O
hs/ms: hs
+: -
Quelle: MPIP

Dank für Befundbericht. „Ich warte seit Jahren erstens auf einen Fall, der frische Opticusdegenerationen nach Marchi darstellen lässt, also Exitus bald nach einer Enucleation z. B., und zweitens auf einen anderen, in dem, ebenfalls innerhalb der Marchi-Grenzen, vor dem Tode das Eintreten der Pupillenstarre beobachtet ist.". Mit Dank und Gruß an Wilmanns und Gruhle.

Lfd. Nr.: 537
Datum: 17.01.1907
von: Marie, Pierre
an: Edinger, L
hs/ms: hs
+: -
Quelle: EdrO

Briefkarte über Aphasie. „Je mehr Autopsien ich durchführe, umso mehr festigt sich meine Überzeugung... Sie werden sehen, dass ich recht habe. Man kann mich beschimpfen, so viel man will, aber ohne neue Argumente berührt mich das wenig, denn ich bin sicher, dass ich auf dem Weg der Wahrheit bin".

Lfd. Nr.: 538
Datum: 28.01.1907
von: Greppin, L
an: Edinger, L
hs/ms: hs
+: -
Quelle: EdrO

Aus Rosegg. Langer Brief zum Reflexbegriff an Hand des Exnerschen Buches. Der Exnersche Begriff der „sinnlichen Aufmerksamkeit" ist „aber an und für sich ein höchst komplicierter Sammelbegriff, der zweifellos das Vorhandensein eines Zustands des Ichbewusstseins voraussetzt".

Lfd. Nr.: 539
Datum: 08.02.1907
von: Horsley, V
an: Edinger, L
hs/ms: hs
+: –
Quelle: EdrO

Schickt Druckfahne der Übersetzung eines Briefes Edingers für die Jackson-Festschrift von „Brain“

Lfd. Nr.: 540
Datum: 08.02.1907
von: Retzius, G
an: Edinger, L
hs/ms: hs
+: +
Quelle: EdLM

Dank für Myxinen-Arbeit. Sehr interessant die Ausführungen über das Riechorgan und das Fehlen eines Kleinhirns. Näheres dazu erörtert. Zu Joh. Müllers und Sanders Arbeiten zu diesem Thema.

Lfd. Nr.: 541
Datum: 25.02.1907
von: Ehrlich, P
an: Engelmann, ThW
hs/ms: ms
+: –
Quelle: SBB-PK Ehrlich 3 a 1875

Bitte um Unterstützung des Habilitationsgesuches von Dr. Oppenheimer. Bitte um Separatum der Arbeit „Chronische Adaptation von Oscillaria Sancta“ zu eigenen Arbeiten über vererbbare Eigenschaftsveränderungen bei Trypanosomen

---

Lfd. Nr.: 542
Datum: 11.04.1907
von: Harrison, Ross G
an: Edinger, L
hs/ms: hs
+: –
Quelle: EdrO

Baltimore. Enthusiastischer Dankes- u. Anerkennungsbrief für Edinger-Arbeiten. Will wieder zu Edinger zu Besuch kommen

---

Lfd. Nr.: 543
Datum: 29.04.1907
von: Erb, W
an: Strümpell, A. v.
hs/ms: hs
+: –
Quelle: UAL (264/5)

Trauer um um an Tbc verstorbenen Sohn. „Die Wissenschaft ist ja für uns Gelehrte noch der beste Trost – oder wie Goethe sagt: „entschlossene Arbeit“.

Lfd. Nr.: 544
Datum: 20.05.1907
von: Verworn, M
an: Edinger, L
hs/ms: hs
+: –
Quelle: EdrO

Jena: Schenkt eine Romberg-Medaille zu Edingers Sammlung

Lfd. Nr.: 545
Datum: 07.06.1907
von: Erb, W
an: Strümpell, A. v.
hs/ms: hs
+: –
Quelle: UAL (267/8)

Über Rede in Baden-Baden. „Das sehr gute Referat Hoche's eine lebhafte und ergiebige Diskussion über die üblen Folgen der Unfallverhütungsgesetze entfesselt, die hoffentlich nicht ohne nützlichen Nachklang bleibt"…. „Als Veteran der Versammlung musste ich 2 mal corrigierend eingreifen, als jugendliche Heißsporne statutenwidrig eine „Resolution" der Versammlung herbeiführten, oder die Referatsitzung wieder abschaffen und beliebige Discussion über alle Vorträge herbeiführen wollten. Das wurde glücklich vermieden. Im nächsten Jahr wird Edinger über seine „Aufbrauchtheorie" zu referieren haben… Wie richtig haben Sie meine gegenwärtige, wehmütige Stimmung beurteilt! Die mir gebliebene Berufstätigkeit und wissenschaftliche Arbeit, die vielen nötigen Dinge, die noch in meinem Hause, Bibliothek etc. geordnet werden müssen, absorbieren mich fast völlig. Von meiner ehemal. Klinik höre und sehe ich wenig; ich habe mich noch nicht wieder entschließen können, sie einmal zu besuchen. Krehl kommt manchmal zu uns und ist immer sehr lieb und herzlich; er betreibt Klinik und Unterricht offenbar mit großem Eifer und vielem Erfolg. Aber so ganz anders wie ich! Dass er Hoffmann ganz in der früheren Stellung, und noch selbständiger als unter mir, belassen hat, war ebenso klug von ihm wie erfreulich für Hoffmann". Kritik an Neisser und an den Kritikern seiner Tripper-Statistik.

Lfd. Nr.: 546
Datum: 13.07.1907
von: Brodmann, K
an: Edinger, L
hs/ms: hs
+: –
Quelle: EdLMGl

Glückwunschbrief und Dank für Arbeit von Elliot Smith

Lfd. Nr.: 547
Datum: 23.07.1907
von: Erb, W
an: Strümpell, A. v.
hs/ms: hs
+: –
Quelle: UAL (269/270)

Von Dampfer am Polarkreis. Reisebericht. Zur Berufungssituation in der Berliner Nachfolge Leydens.

Lfd. Nr.: 548
Datum: 01.08.1907
von: Mingazzini, G
an: Edinger, L
hs/ms: hs
+: –
Quelle: EdLMGl

Glückwünsche zur Einweihung

Lfd. Nr.: 549
Datum: 03.08.1907
von: Sherrington, ChS
an: Edinger, L
hs/ms: hs
+: –
Quelle: EdrO

Zum Nucl. motor. tegmenti. Begeisterte Zustimmung zu Edingers Arbeiten auch aus physiologischer Sicht. Zur Frage der Tonus-Fasern im RM

Lfd. Nr.: 550
Datum: 17.08.1907
von: Erb, W
an: Strümpell, A. v.
hs/ms: hs
+: +
Quelle: UAL (271/2)

Zur bevorstehenden Tagung zur Gründung der deutschen Neurologengesellschaft in Dresden am 14. September. Er will kommen „schon meiner Stellung zur Neurologie wegen – noblesse oblige! –, dann um als Gegengewicht gegen das Berliner u. das orientalische Element zu dienen; das dürfte ja recht nötig sein. Das Selbständigwerden der Neurologie – unabhängig von der Psychiatrie u. von der inneren Klinik – ist ja gewiss nicht mehr aufzuhalten. Der Traum meiner Jugend geht ja damit in Erfüllung u. seit ich ausschied aus der inneren Klinik, für die ich zu halten suchte, was zu halten war, – steht die engere Verbindung derselben mit der Neurologie nur noch auf 4 Augen: Strümpell und Schultze! Gerade deshalb möchte ich dabei sein, um zu verhüten, dass die jugendlichen Stürmer nicht gar zu weit gehen und die inn. Klinik nicht gar zu kurz kommt. Krehl hat sozusagen schon auf die Nervenklinik verzichtet; Hoffmann hat ein festes Arrangement erhalten und so werden wir in Heidelberg nach und nach die erste deutsche „Nervenklinik" entstehen sehen". Soll die DZschrNhkd das Hauptpublikationsorgan der neurol. Gesellschaft werden?

Lfd. Nr.: 551
Datum: 24.08.1907
von: Erb, W
an: Strümpell, A. v.
hs/ms: hs
+: –
Quelle: UAL (273)

„Ich will nur sagen, dass die „Haupttendenz" der Neurol. Gesellsch. gewiß nicht die Schaffung besonderer Nervenkliniken sein wird... Die Organisationsfrage aller dieser klinischen Unterrichtsanstalten ist ja gewiß eine höchst schwierige u. es ist wichtig, sich bei Zeiten darüber klar zu werden. Eine Reform unseres ganzen klinischen Unterrichtes erscheint mir unausbleiblich. Das „wie" – noch ganz dunkel!"

Lfd. Nr.: 552
Datum: 30.09.1907
von: Neal, H V
an: Edinger, L
hs/ms: hs
+: -
Quelle: EdLMGl

Glückwunschbrief zur Inst Eröffnung

Lfd. Nr.: 553
Datum: 30.09.1907
von: Erb, W
an: Strümpell, A. v.
hs/ms: hs
+: -
Quelle: UAL (274/5)

Zur Herausgabe der DZNhkd, zu den Mitherausgebern und möglichen Autoren. „Saenger z. B. hat mir einen Beitrag geliefert, Remak und Bernhardt fast nichts! (Die letzten beiden sind auch nicht Mitglied der neur. Gesellschaft). Ein 2. Wiener (Oberst. od. Redlich) scheint mir wünschenswert, ebenso Monakow".

Lfd. Nr.: 554
Datum: 01.10.1907
von: Eycleshymer, A C
an: Edinger, L
hs/ms: ms
+: -
Quelle: EdLMGl

Aus St. Louis, USA. Glückwünsche zur Inst. Eröffnung

Lfd. Nr.: 555
Datum: 02.10.1907
von: Allis, E Ph jr
an: Edinger, L
hs/ms: hs
+: -
Quelle: EdLMGl

Aus NewYork. Glückwunschbrief

Lfd. Nr.: 556
Datum: 03.10.1907
von: Streeter, G L.
an: Edinger, L
hs/ms: hs
+: -
Quelle: EdLMGl

Längerer, persönlich gehaltener Glückwunschbrief

Lfd. Nr.: 557
Datum: 04.10.1907
von: Waterman, G A
an: Edinger, L
hs/ms: hs
+: -
Quelle: EdLMGl

Aus Boston Glückwunsch zur Institutseröffnung

Lfd. Nr.: 558
Datum: 08.10.1907
von: Barker, L J
an: Edinger, L
hs/ms: hs
+: -
Quelle: EdLMGl

Aus USA im Namen vieler amerik. Kollegen Glückwünsche zur Institutseröffnung.

Lfd. Nr.: 559
Datum: 09.10.1907
von: Bozzolo, C
an: Edinger, L
hs/ms: hs
+: -
Quelle: EdLMGl

Med. Univ. Klinik Torino. Glückwünsche zur Institutseröffnung

---

Lfd. Nr.: 560
Datum: 09.10.1907
von: Smith, Elliot
an: Edinger, L
hs/ms: hs
+: -
Quelle: EdLMGl

Aus Kairo lange, persönlich gehaltene Glückwünsche zur Inst. Eröffnung.

Lfd. Nr.: 561
Datum: 09.10.1907
von: Kraepelin, E
an: Vogt, O
hs/ms: hs
+: -
Quelle: OVA 343

Bittet anlässlich eines Besuches der Vorstandssitzung des Deutschen Vereins für Psychiatrie um Besuchsmöglichkeit des Institutes. Würde auch gerne Brodmann begrüßen

---

Lfd. Nr.: 562
Datum: 10.10.1907
von: Parker, G H
an: Edinger, L
hs/ms: hs
+: -
Quelle: EdLMGl

Zoologe Harvard. Glückwünsche zur Institutseröffnung

Lfd. Nr.: 563
Datum: 13.10.1907
von: Erb, W
an: Strümpell, A. v.
hs/ms: hs
+: -
Quelle: UAL (276/77)

Zu den „Verhandlungen“ und deren Druck in der ZNHkd. Zu verschiedenen Vorschlägen Strümpells, die Erb etwas Kopfzerbrechen machen (u. a. Name der Gesellschaft). „Mir selbst würde Ihr

Vorschlag, den Namen „Deutsche neurologische Gesellschaft" zu wählen, ganz sympathisch sein". Sorge um den Vorschlag, Lichtheim nicht mehr zu den Herausgebern zu zählen. Mit Oppenheim, Hoffmann, Nonne einverstanden, „wäre aber doch mehr für die weiteren (Bruns und Edinger)"… „Der gänzliche Ausschluss aller Nicht-Deutscher ist vielleicht klüger".

Lfd. Nr.: 564
Datum: 14.10.1907
von: Coghill, G E
an: Edinger, L
hs/ms: hs
+: -
Quelle: EdLMGl

Zoologe aus Granville. Glückwünsche zur Inst. Eröffnung

Lfd. Nr.: 565
Datum: 25.10.1907
von: Erb, W
an: Edinger, L
hs/ms: hs
+: -
Quelle: EdrO

Depressiver Brief angesichts eines Todesfalles in Familie. Wünscht Ed. zu besuchen, der nicht zum Kongress nach Dresden kam. Schlägt ihn für Kuratorium der Möbiusstiftung vor.

Lfd. Nr.: 566
Datum: 05.11.1907
von: Erb, W
an: Strümpell, A. v.
hs/ms: hs
+: -
Quelle: UAL (280/1)

Zur neuen Zeitschrift

Lfd. Nr.: 567
Datum: 07.11.1907
von: Schaffer, K
an: Edinger, L
hs/ms: hs
+: -
Quelle: EdLMGl

Herzliche Glückwünsche zur Inst. Eröffnung

Lfd. Nr.: 568
Datum: 10.11.1907
von: Erb, W
an: Strümpell, A. v.
hs/ms: hs
+: -
Quelle: UAL (278/9)

Zur neuen Zeitschrift. Depression.

Lfd. Nr.: 569
Datum: 13.11.1907
von: Bing, R
an: Edinger, L
hs/ms: hs
+: –
Quelle: EdLMGl

Schickt seine Schrift „Die Bedeutung der spino-cerebellaren Systeme" zusammen mit Glückwünschen zu Instituteröffnung. Betont die Bedeutung Edingers für seine Forschung in ihrer Verbindung von Anatomie und Klinik, von Wissenschaft und Praxis, Hypothese und Experiment

---

Lfd. Nr.: 570
Datum: 13.11.1907
von: Marburg, O
an: Edinger, L
hs/ms: hs
+: –
Quelle: EdLMGl

Herzlicher, langer Brief mit Glückwunsch zur Inst. Eröffnung

Lfd. Nr.: 571
Datum: 13.11.1907
von: Munk, H
an: Edinger, L
hs/ms: hs
+: –
Quelle: EdLMGl

Dank für Edingers 20jähriges Wirken und Glückwunsch

Lfd. Nr.: 572
Datum: 13.11.1907
von: Jacobsohn, L
an: Edinger, L
hs/ms: hs
+: –
Quelle: EdLMGl

Berlin. Sehr persönlich gehaltene Glückwünsche

Lfd. Nr.: 573
Datum: 14.11.1907
von: Gerhardt, D
an: Edinger, L
hs/ms: hs
+: –
Quelle: EdLMGl

Basel. Glückwunsch zur Inst. Eröffnung. Erinnerung an Straßburger Zeit, Naunyn.

Lfd. Nr.: 574
Datum: 15.11.1907
von: Negro, C
an: Edinger, L
hs/ms: hs
+: –
Quelle: EdLMGl

Italien. Glückwunschbrief mit Erinnerung an Studienzeit 1885 in Heidelberg beim Pathologen J. Arnold und an die Erstauflage des Buches von Edinger

Lfd. Nr.: 575
Datum: 17.11.1907
von: Erb, W
an: Strümpell, A v.
hs/ms: hs
+: –
Quelle: UAL (282/3)

Zur Mitgliederzahl der Gesellschaft

Lfd. Nr.: 576
Datum: 21.11.1907
von: Kraepelin, E
an: Obersteiner, H
hs/ms: hs
+: –
Quelle: Medhist Wien

Glückwunsch zur Eröffnung des Institutes. „Die Stätten, an denen ernsthaft wissenschaftlich gearbeitet wird, sind ja leider nicht so häufig, dass man nicht für jede einzelne von Herzen dankbar sein müsste"

Lfd. Nr.: 577
Datum: 23.11.1907
von: Tretjakoff, D
an: Edinger, L
hs/ms: hs
+: –
Quelle: EdrO

Begeisterte Anerkennung

Lfd. Nr.: 578
Datum: 30.11.1907
von: Obersteiner, H
an: Edinger, L
hs/ms: hs
+: –
Quelle: EdLMGl

Glückwunschbrief. Bitte um Abguss von Obersteiners Büste durch Edinger. Gleichzeitige Institutsfeiern

---

Lfd. Nr.: 579
Datum: 07.12.1907
von: Buzzard, E F
an: Edinger, L
hs/ms: hs
+: –
Quelle: EdLMGl

Glückwunschbrief zur Inst. Eröffnung

Lfd. Nr.: 580
Datum: 08.12.1907
von: Bruce, A
an: Edinger, L
hs/ms: hs
+: -
Quelle: EdLMGl

Edinburgh. Hörte von Gordon Holmes von den Umbauten in Frankfurt. Sehr herzlicher Dankes- u. Glückwunschbrief des alten Schülers

---

Lfd. Nr.: 581
Datum: 08.12.1907
von: Ferrier, D
an: Edinger, L
hs/ms: hs
+: -
Quelle: EdLMGl

London. Längerer Glückwunschbrief

Lfd. Nr.: 582
Datum: 08.12.1907
von: Goldstein, K
an: Edinger, L
hs/ms: hs
+: -
Quelle: EdLMGl

Aus Königsberg. Sehr herzlich gehaltener Brief zur Inst. Eröffnung

---

Lfd. Nr.: 583
Datum: 08.12.1907
von: Wallenberg, A
an: Edinger, L
hs/ms: hs
+: -
Quelle: EdLMGl

(In Sie-Form) Ausführlicher, herzlicher Dankes- und Glückwunschbrief.

Lfd. Nr.: 584
Datum: 09.12.1907
von: Bethe, A
an: Edinger, L
hs/ms: hs
+: -
Quelle: EdLMGl

Sehr persönlicher, herzlicher Brief zur 20-jährigen Tätigkeit und der Institutseinweihung

---

Lfd. Nr.: 585
Datum: 09.12.1907
von: Erb, W.
an: Edinger, L
hs/ms: hs
+: -
Quelle: EdLMGl

Herzlicher Glückwunsch zur Institutseröffnung im Namen der Deutschen Ges. Nervenärzte

Lfd. Nr.: 586
Datum: 09.12.1907
von: Friedländer, A A
an: Edinger, L
hs/ms: ms
+: -
Quelle: EdLMGl

Herzlicher Glückwunschbrief mit Erinnerung an Weigert und Edinger im Senckenbergischen Labor.

Lfd. Nr.: 587
Datum: 09.12.1907
von: Langley, J N
an: Edinger, L
hs/ms: hs
+: -
Quelle: EdLMGl

Ausführlicher Glückwunschbrief zur Institutseröffnung von der Physiologengruppe Cambridge.

Lfd. Nr.: 588
Datum: 09.12.1907
von: Stewart, Purves
an: Edinger, L
hs/ms: hs
+: -
Quelle: EdLMGl

London. Glückwunsch zur Inst. Eröffnung

Lfd. Nr.: 589
Datum: 10.12.1907
von: Edinger, L
an: Retzius, G
hs/ms: ms
+: -
Quelle: Stockh

Zur Einweihung des Institutes. Als Ed. 1885 den Entschluss fasste, den Bau des Nervensystems zu zeichnen sagte Gudden: Da haben Sie ein Unglück angerichtet, nun wird niemand mehr einsehen,dass nur wenige Bausteine vorliegen, nun wird man glauben, das sei ein Haus, was Sie da vortäuschen. Das Buch von 1885 basierte fast ausschließlich auf Meynert, Stilling und Gudden. Gedenkt dankbar den Lehrern Leyden, Kussmaul, Erb und Waldeyer.

Lfd. Nr.: 590
Datum: 10.12.1907
von: Erb, W
an: Obersteiner, H
hs/ms: hs
+: -
Quelle: MedhistWien HS 2439

Offizieller Glückwunsch als Vorsitzender der „Gesellschaft deutscher Nervenärzte“ zur 25-Jahrfeier des Wiener Institutes. Und zu O.s 60. Geburtstag.

Lfd. Nr.: 591
Datum: 10.12.1907
von: Erb, W
an: Obersteiner, H
hs/ms: hs
+: –
Quelle: MedhistWien HS 2439

Persönlich gehaltener Glückwunsch

Lfd. Nr.: 592
Datum: 15.12.1907
von: Roux, W.
an: Edinger, L
hs/ms: hs
+: –
Quelle: EdLMGl

Glückwunsch zum 20jährigen Jubiläum

Lfd. Nr.: 593
Datum: 16.12.1907
von: Waldeyer, W v.
an: Edinger, L
hs/ms: ms
+: –
Quelle: EdLM

Briefkarte. Entschuldigung, nicht zur Eröffnung des Institutes gekommen zu sein. Edingers Institut das erste deutsche interakademisch anerkannte Hirnforschungsinstitut. Antrag läuft auch für Berlin, doch hier Vogt die größte Schwierigkeit. Waldeyers Plan eines Reichsinstitutes leider nicht von den Kollegen befürwortet.

Lfd. Nr.: 594
Datum: 16.12.1907
von: Waldeyer, W v.
an: Edinger, L
hs/ms: hs
+: –
Quelle: EdLM

Briefkarte, an vorstehenden Brief ergänzend angeschlossen. Nochmals herzlichen Glückwunsch. „Den besten Lohn dafür erfahren Sie aber schon selbst durch die so wohltuende Erfahrung, dass zahlreiche Schüler in Liebe und Verehrung zu Ihnen aufblicken. Wirklich, dies ist der schönste, edelste Lohn, der einem für gern gethane, wenn auch mühevolle Arbeit werden kann!“

Lfd. Nr.: 595
Datum: 17.12.1907
von: Retzius, G
an: Edinger, L
hs/ms: hs
+: –
Quelle: EdLM

Herzliche Glückwünsche zur Institutseröffnung

Lfd. Nr.: 596
Datum: 17.12.1907
von: Edinger, L
an: Retzius, G
hs/ms: ms
+: -
Quelle: Stockh

Karte. Macht auf amerik Arbeit von Mark and Copeland über Wespensperma aufmerksam. Eigenes Blatt mit Skizze vom Oktober 1907 ohne Texterklärung

---

Lfd. Nr.: 597
Datum: 18.12.1907
von: Pick, Friedel
an: Edinger, L
hs/ms: hs
+: -
Quelle: EdLMGl

Aus Prag Glückwünsche zur Inst. Eröffnung

Lfd. Nr.: 598
Datum: 10.01.1908
von: Erb, W
an: Strümpell, A. v.
hs/ms: hs
+: -
Quelle: UAL (284–7)

„Ich sehe nur mit Angst und Sorgen in die Zukunft; auch meine arme Frau ist noch ganz am Boden; was wird uns noch Schreckliches treffen an unserem Lebensabend?" Zum angioneurotische Ödem. Sein früherer Assistent Grund will nach Breslau zu Strümpell. Er ist „der Tüchtigste von der ganzen Garnitur meiner letzten Assistenten, wissenschaftlicher Kopf, fleißiger und energischer Arbeiter und ein durchaus honetter Mann".

Lfd. Nr.: 599
Datum: 06.02.1908
von: Edinger, L
an: Retzius, G
hs/ms: ms
+: -
Quelle: Stockh

Dank für Bücher und Bilder, die R. schenkte. Selbst Johannes Müller hat nicht ein solches Werk geschaffen. Zum Riechhirn und dem Tuberculum olfactorium im Vergleich von geruchsstarken und von Schnauzen-betonten Tieren. Spricht von Schnauzeninnervation und postuliert neben dem Riechsinn eine Schnauzen- und Zungen-Sensibilität als Oralsinn. Frage, ob das Tuberculum olfact. dem Lobus parolfact. der niederen Vertebraten entspricht mit mächtigem Teil der Taenia thalami zu den Habenulae und als weiteres Bündel zum. Trigeminuskern. Dieser ist bei schnauzbetonten Tieren hypertrophiert

---

Lfd. Nr.: 600
Datum: 26.02.1908
von: Erb, W
an: Strümpell, A v.
hs/ms: hs
+: -
Quelle: UAL (290)

„Ihre Andeutungen über das große Handbuch der Neurologie von Erb-"Strümpell" haben mir einen gewaltigen Schrecken eingejagt. Ich bin zu alt und zu bequem, um mich noch an solche Arbeiten zu wagen, die doch lauter Monographien werden sollen. Und doch scheint mit die Sache verlockend und bei genauerem Nachdenken findet sich vielleicht doch noch eine Möglichkeit, eine mir passende und erlaubte Mitwirkung zu gestatten".

Lfd. Nr.: 601
Datum: 18.03.1908
von: Erb, W
an: Strümpell, A v.
hs/ms: hs
+: –
Quelle: UAL (291–194)

Beschäftigt sich mit Vortrag für Baden-Baden „Rückblick und Ausblick auf die Entwicklung der deutschen Nervenpathologie im letzten halben Jahrhundert". Zum Handbuchplan: „Ich kann mir eine solche Arbeitslast nicht mehr aufladen; bei meiner letzten Tabesarbeit habe ich mir geschworen, es nie wieder zu tun; schließlich ist es ja nur ein Frondienst für den Herrn Verleger!" Auf der Vorstandssitzung nahm „Frankl-Hochwart Veranlassung, sich bitter zu beklagen, dass wir keinen Oesterreicher als Mitherausgeber uns. Zschr. gewählt hätten... Ich meine auch, wir sollten – da sie doch zur deutschen Wissenschaft u. Neurologengesellschaft gehören – doch vielleicht noch einen Oesterreicher u. einen Schweizer (Obersteiner od. Frankl-Hochw. (v. Monakow) kooptieren".

Lfd. Nr.: 602
Datum: 28.04.1908
von: Cyon, E de
an: Edinger, L
hs/ms: hs
+: –
Quelle: EdrO

Über Labyrinthuntersuchungen und Beziehungen zu seelischen Vorgängen

---

Lfd. Nr.: 603
Datum: 04.05.1908
von: Retzius, G
an: Edinger, L
hs/ms: hs
+: –
Quelle: EdLM

Dank für Neuauflage und Arbeit über Hörsinn der Fische. Eingeladen zur Croonian Lecture nach London.

Lfd. Nr.: 604
Datum: 10.05.1908
von: Erb, W
an: Strümpell, A v.
hs/ms: hs
+: –
Quelle: UAL (295/6)

„Schlaffheit u. mangelndes Selbstvertrauen sind meine Signatur; die Arbeit macht mir wenig Freude, alles andere aber noch weniger".

Lfd. Nr.: 605
Datum: 15.05.1908
von: Cyon, E de
an: Edinger, L
hs/ms: hs
+: –
Quelle: EdrO

Dank für Kondolenz. Lange Ausführungen über die Bewegungsabläufe bei Myxinen.

Lfd. Nr.: 606
Datum: 01.06.1908
von: Apelt, F
an: Nonne, M
hs/ms: ms
+: -
Quelle: StAHH

Aus Sanatorium Glotterbad. Zum Neurologenkongress in Baden-Baden. „Der 1. Tag... war der interessanteste, da Erb einen Rückblick und Ausblick auf die Entwicklung der deutschen Nervenpathologie im letzten halben Jahrhundert gab und Edinger über seine Aufbrauchkrankheiten sprach. Edinger fand auf den meisten Seiten, besonders aber durch Hoche, Widerspruch... Ich bin jetzt auch zu der Überzeugung gekommen, dass Sie mit Ihrer Kritik recht haben. Trotzdem bleibt ja, wie von vielen Seiten anerkannt wurde, seiner Theorie ein befruchtender Wert". Zu weiteren Vorträgen. „Endlich wird Ihnen interessant sein, dass Kotzenbergs Arbeit über operative Heilung der genuinen Epi. von Auerbach als nachahmenswert und ermutigend citiert wurde". Zu Liquorzell-Befunden bei frischer Tabes.

Lfd. Nr.: 607
Datum: 05.06.1908
von: Bing, R
an: Edinger, L
hs/ms: hs
+: -
Quelle: EdLM

Ausführliches Referat einer Kasuistik von R. Burnand und über in der Diskussion in Baden-Baden erwähnte Beobachtungen Dèjérines. Plant ein didaktisch aufgebautes Buch zur topographischen Diagnostik. Bittet um Literaturhilfen. Grüße an Auerbach und Kappers

---

Lfd. Nr.: 608
Datum: 05.06.1908
von: Edinger, L
an: Retzius, G
hs/ms: hs
+: -
Quelle: Stockh

Neues zu Spermatozoenforschungen. Die Senckenbergische Administration besteht auf Beschränkung des Institutstitels auf Neurol. Inst., doch dieses gedeiht. Arbeitet mit Unterstützung durch Berliner Akademie über Lokalisationsstudien mittels Degenerationsuntersuchungen. Zu Elliot Smith und den unterschiedlichen Auffassungen über Olfactoriusendigungen. Schickt Dr. Röthig nach Kristinenberg (zool. Station), um dort an Fischen Degenerationsstudien zu machen.

Lfd. Nr.: 609
Datum: 07.06.1908
von: Erb, W
an: Strümpell, A v.
hs/ms: hs
+: -
Quelle: UAL (297)

„Baden war sehr gelungen, auch interessant und inhaltsreich. Edinger's „Aufbrauch" war in der Tat etwas „aufgebauscht", fand viel Bedenken und Widerspruch; immerhin war es sehr anregend. Morgen will ich nach Frankfurt zu dem Congress der „Felljuden" – weiß nicht, ob es sich sehr lohnen wird"

Lfd. Nr.: 610
Datum: 13.06.1908
von: Krefft, X P
an: Edinger, L
hs/ms: hs
+: –
Quelle: EdrO

Braunschweig. Zu Edingers Arbeit über Tierseelenkunde in der „Umschau", die er in einem Fachblatt der Aquariumsfreunde nachdrucken möchte.

Lfd. Nr.: 611
Datum: 18.06.1908
von: Weygandt, W
an: Nonne, M
hs/ms: ms
+: –
Quelle: StAHH

Dank für Unterstützung bei Berufung. „Vor allem wertvoll wird mir die psychiatrische Arbeit im Connex mit den rühmlichst bekannten Hamburger Krankenanstalten sein. Gerade die Beziehungen zu der in Hamburg so hervorragend vertretenen Neurologie sind mir umso erfreulicher, als ich in psychiatrischer Hinsicht von der Richtung Kraepelins ausgehe, die den Nachdruck auf klinische Psychiatrie legt und im Gegensatz zu den anderen Irrenärzten nicht zu einer Ausbreitung der psychiatrischen Tätigkeit auf das neurologische Arbeitsgebiet hinneigt".

Lfd. Nr.: 612
Datum: 22.06.1908
von: Herrick, C. J.
an: Edinger, L
hs/ms: ms
+: –
Quelle: EdLM

Eingehende Stellungnahme zur 7. Auflage der „Vorlesungen" mit Bewunderung für die gelungene Korrelation von Morphologie und Funktion. Geht auf Nomenklaturprobleme zwischen Physiologen und Anatomen ein.

Lfd. Nr.: 613
Datum: 01.07.1908
von: Erb, W
an: Strümpell, A v.
hs/ms: hs
+: –
Quelle: UAL (298)

Glücklich aus Sils-Maria. Hat Müllers Aufsatz über die Wutschutzimpfungs-Spinalaffektion mit dem größten Interesse gelesen; das ist doch der Typus einer heilbaren „Landry'schen Paralyse". Wie schade, dass anscheinend niemals eine elektr. Untersuchung gemacht ist und die Lücke in unseren Kenntnissen über die el. Veränderung gerade bei solchen topischen (od. infektiösen) Paralysen nicht ausgeführt wurde! Ich halte die Sache aber nicht für eine „Myelitis", am wenigsten für eine Art „Poliomyelitis anter.".“

Lfd. Nr.: 614
Datum: 23.07.1908
von: Dexler, H
an: Edinger, L
hs/ms: ms
+: –
Quelle: EdrO

Prag, Tierärztl. Institut. Zu Aufsätzen in Marie's vergleichenden Psychopathologie der Tiere. Bietet lückenlose Elephantenhirn-Serie an (jeder zweite Schnitt an Obersteiner, seinen Lehrer). Klagt über Unverständnis der vet. med. Kollegen gegenüber der vergl. Neuroanatomie.

Lfd. Nr.: 615
Datum: 19.08.1908
von: Erb, W
an: Nonne, M
hs/ms: hs
+: –
Quelle: StAHH

Lehnt Angebot, Vortragsmanuskript Nonnes zu korrigieren ab „Sie werden die Sache schon recht machen!... Ich möchte Sie nur bitten, nicht lange bei bereits bekannten Dingen zu verweilen; wenn Sie aber in Bezug auf Anamnese und Symptomenbild irgend etwas Neues und Beobachtenswertes bringen können... so tun Sie es ja!"

Lfd. Nr.: 616
Datum: 20.08.1908
von: Erb, W
an: Strümpell, A v.
hs/ms: hs
+: –
Quelle: UAL (301)

Bittet an Lichtheim zu schreiben wegen Frankl-H. und Monakow.

Lfd. Nr.: 617
Datum: 01.09.1908
von: Herrick, C J
an: Edinger, L
hs/ms: ms
+: –
Quelle: EdLM

Kritische Besprechung der Edingerschen Vorlesungen mit Hinweis auf unterschiedliche Auffassungen zur Einteilung des Gehirns. Zu den Problemen der englischen Fassung eines Edinger-Manuskriptes. Würde persönliche Aussprache über Dissenzpunkte begrüßen. „I am not sure that I understand all of the psychological parts of this article; but it contains a very important addition to our theory of the origin of the cortex cerebri. The participation of other senses in the correlation centers of which the archipallium has arisen, making of these centers a sort of general reflex station for all of the sense organs of the snout is the most important addition to this theory since your demonstration of the primitive importance of the sense of smell in forebrain phylogeny".

Lfd. Nr.: 618
Datum: 02.09.1908
von: Yerkes, R M
an: Edinger, L
hs/ms: ms
+: +
Quelle: EdrO

Cambridge, MA. Edingers Absicht einer Übersetzung des Yerkesschen Werkes ins Deutsche leider nicht gelungen, da kein Verleger bereit dazu. Begrüßt Diskussion über Verhältnis von vergl. Neuroanatomie u. Psychologie.

Lfd. Nr.: 619
Datum: 09.10.1908
von: Soury J
an: Edinger, L
hs/ms: hs
+: –
Quelle: EdrO

Franz., Paris. Vergleicht an Hand der von ihm beglückt aufgenommenen Neuauflage der „Vorlesungen" mit ihren ausgezeichneten schwarz-Rot-Abbildungen des Archi- und Neopalliums die deutschen vergleichenden Neuroanatomen mit den französichen Wissenschaftlern, die wie Lamarck, Geoffroy Saint-Hilaire, Cuvier, Blainville oder Gaudry nur an Kasuistiken interessiert seien. Es sei hier ein „vaste magazin de collections et de curiosites", während systematische und biologische Aspekte, die die Geschichte des Lebens auf diesem Planeten zeigen, vernachlässigt würden.

Lfd. Nr.: 620
Datum: 10.10.1908
von: Erb, W
an: Strümpell, A v.
hs/ms: hs
+: –
Quelle: UAL (302/3)

Neurologenkongress glücklich beendet. Viel Arbeit. Das Syphilisreferat mit anschließender Diskussion war ein „Ereignis", fesselte uns 4 volle Stunden

---

Lfd. Nr.: 621
Datum: 09.11.1908
von: Erb, W
an: Strümpell, A v.
hs/ms: hs
+: –
Quelle: UAL (304/5)

„Meine Arbeitslust und -energie hat doch deutlich abgenommen, wohl weniger durch das Alter, das mich noch nicht drückt, als durch den Kummer, der noch schwer auf mir lastet. Immer muss ich fragen – wozu das alles noch? Und oft wälze ich die Frage in meinem Gemüt, ob ich nicht bald die ganze Medicin an den Nagel hängen soll; es wird doch immer schwerer, ihrer weiteren Entwicklung zu folgen. Da ist Resignation am Platze!" Einladung der Am. Med. Assoc. zu Vortrag. „Das hätte 5 Jahre früher kommen müssen".

Lfd. Nr.: 622
Datum: 05.12.1908
von: Soury J
an: Edinger, L
hs/ms: hs
+: –
Quelle: EdrO

Franz. Dank für Edingers Widmung der „Tierpsychologie" an Soury als „Kampfgenossen". Er bedauert, neben Edingers Aufsatz einen anderen gefunden zu haben von einem Autor, der das ABC der allgemeinen, speziellen und vergleichenden Anatomie nicht beherrsche und der nicht zu Edingers Vortrag über die Hunde-Psychologie passe. Edingers Güte und sein offenes Herz seien wohl nicht in der Lage, sich gegen bestimmte Naivitäten zu wehren. Man leugne übrigens in Frankreich die motorische Aphasie Brocas, die Hysterie, die Neuronentheorie, die Theorie der Assoziationszentren, aber glaube felsenfest an die Psychotherapie.

Lfd. Nr.: 623
Datum: 16.01.1909
von: Horsley V
an: Edinger, L
hs/ms: hs
+: -
Quelle: EdrO

Spezielle Kleinhirn-Ausgabe der Neurol. Soc. zur Erinnerung an Jackson geplant mit Beitrag von Edinger.

Lfd. Nr.: 624
Datum: 17.01.1909
von: Fischel, A
an: Edinger, L
hs/ms: hs
+: -
Quelle: EdrO

Prag. Zur Alizarinfärbung mit Entschuldigung, keinen Sonderdruck an Ehrlich und Edinger geschickt zu haben. Versucht, die Färbung auch für Wirbeltiere brauchbar zu machen. Kann Edingers Angebot, bei ihm zu arbeiten, derzeit wegen seines Lehrauftrages nicht annehmen.

Lfd. Nr.: 625
Datum: 21.01.1909
von: Yerkes, R M
an: Edinger, L
hs/ms: ms
+: +
Quelle: EdrO

Über das Verhältnis von vergl. Anatomie zu vergl. Psychologie. Hohe Anerkennung des Edingerschen Werkes. Zweifel, ob palaeo- von neocephalen Aktivitäten unterschieden werden können. Diskrepanzen zwischen theoretischer Konzeption und Praxis. Dies vor allem beim Oralsinn, dessen Konzept sehr begrüßt wird

---

Lfd. Nr.: 625a
Datum: 03.02.1909
von: Beccari, N
an: Edinger, L
hs/ms: hs
+: -
Quelle: EdrO

[Italienisch] Zur Anatomie des Lobus parolfactorius der Maus und Versuche des operativen Zugangs

---

Lfd. Nr.: 626
Datum: 11.02.1909
von: Soury J
an: Edinger, L
hs/ms: hs
+: -
Quelle: EdrO

Franz. Dank für die „Aufbrauchkrankheiten“ als Ergänzung der Funktionstheorie. Verweist auf Bings Arbeiten über Abnützung im Rückenmark wie die Friedreichsche Krankheit. Trauer über den Tod von Weigert. „La catastrophe qui termine toujours le dernier acte du triste drame de la vie. On ne naît que pour mourir, et c'est a bien mourir que nous devons surtout, selon moi, nous préparer. Puissiez vivre longtemps, cher monsieur Edinger, vous qui êtes jeune, qui avez fondé une famille, ecrit un grand livre et concu une theorie certainement destinée a jeter un beau lustre sur votre nom !". Rühmt die Arbeit von Hans Held „Über den Bau der Neuroglia" (1904), der mit Weigerts Markscheidenfärbung gezeigt habe, dass die Gliafasern nicht unabhängig von den Gliazellen existierten, sondern mir diesen verbunden seien. Merkt an, dass Edingers Begriff „wuchern" im Französischen leicht falsch als „proliferieren" verstanden werden könne, obwohl doch Nervenzellen nach der Embryonalperiode nicht mehr proliferieren könnten.

Lfd. Nr.: 627
Datum: 19.02.1909
von: Nageotte, J
an: Edinger, L
hs/ms: hs
+: -
Quelle: EdrO

10-seitiger franz. Brief. Zum Problem des Klinikers, der nur zu kasuistischen Arbeiten kommt, nicht zur Theorienbildung auf dem Boden vergleichender Neuroanatomie. Zur Tabes (Fourniers Para-Syphilis) im Vergleich zu Haut- und Hinterwurzelbefall bei Tbc und Variola. Zu Wallenbergs Zuordnung der Geschmacksempfindung zum Trigeminuskerngebiet.

Lfd. Nr.: 628
Datum: 27.02.1909
von: Soury J
an: Edinger, L
hs/ms: hs
+: -
Quelle: EdrO

Franz. Zur Verfügbarkeit des Körpers für wissenschaftliche Zwecke, zum Unterschied zwischen organischer und anorganischer Natur, zwischen lebenden Körpern und „Automaten", über Körper und Bewusstsein. Fische, die keine telencephale Rinde hätten, hätten dennoch ein Bewusstsein, das ihrem Leben durch Gewohnheit angepasst sei, auch ein Gedächtnis, seien sich ihrer Aktionen bewusst. Jedes Neuron habe ein „partielles Bewusstsein". Gemeinsam bildeten sie das allgemeine Bewusstsein des Nervensystems. Das Bewusstsein habe keineswegs auf die Ausbildung des Stirnlappens gewartet. Soury wendet sich gegen die Betonung der Frontal- und Praefrontalrinde für die dieser zugeschriebenen höheren assoziativen Denktätigkeit. Er geht auf Edingers Forschungen über das Mittelhirn der Knochenfische und Vögel ein und vergleicht mit Meta- und Protozooen. Die Lehre von den Reflexen und Assoziationen und deren Bedeutung für die Bildung des Bewusstseins sei inzwischen schon ein Thema politischer Schriften geworden, aber wir seien Wissenschaftler, die gegen solche Zeitströmungen resistent seien.

Lfd. Nr.: 629
Datum: 02.03.1909
von: Erb, W
an: Strümpell, A v.
hs/ms: hs
+: -
Quelle: UAL (306/7)

Zur Nachfolge des Hamburger Internisten und zur Berufung Strümpells nach Wien

---

Lfd. Nr.: 630
Datum: 29.03.1909
von: Gaskell, W H
an: Edinger, L
hs/ms: hs
+: -
Quelle: EdrO

Freut sich über Edingers Besuch der Darwin Celebration. Will ihn mit Sherrington und Bradford zusammenbringen. Bittet um Besprechungen seines Buches in deutschen Zeitschriften

Lfd. Nr.: 631
Datum: 07.04.1909
von: Erb, W
an: Strümpell, A v.
hs/ms: hs
+: -
Quelle: UAL (308/9)

Aus Cannes. Zur Berufung von Strümpell nach Wien. „Gut, dass die drohende Kriegsgefahr beseitigt ist und Sie nun optimus anepicus in die alte Kaiserstadt einrücken". Bericht von gemeinsamer Schiffsreise mit Brauer.

Lfd. Nr.: 632
Datum: 31.05.1909
von: Retzius, G.
an: Edinger, L
hs/ms: hs
+: -
Quelle: EdLM

Hatte gehofft, Ed. in Amsterdam bei der Einweihung des Kappersschen Institutes zu sehen.

Lfd. Nr.: 633
Datum: 21.06.1909
von: Erb, W
an: Strümpell, A v.
hs/ms: hs
+: -
Quelle: UAL (310/1)

Bittet um Information über die Organisation des neurol. Unterrichtes und der Nervenklinik in Wien.

Lfd. Nr.: 634
Datum: 10.07.1909
von: Schultze, O
an: Edinger, L
hs/ms: hs
+: -
Quelle: EdrO

Würzburg. Vergebliche Suche nach Assistenten für Edinger. Schickt Rückenmarks-Präparat eines 7 Mon alten Feten mit beginnender Bemarkung

---

Lfd. Nr.: 635
Datum: 19.07.1909
von: Nageotte, J
an: Edinger, L
hs/ms: hs
+: -
Quelle: EdrO

Langer franz. Brief. Dank für Edingers Buch. Stellungnahme zu Kritiken an eigenen Konzepten zum Aufbau von Rückenmark und Nervenwurzeln. Stark beschäftigt als Kinderkliniker

Lfd. Nr.: 636
Datum: 20.07.1909
von: Soury, J
an: Edinger, L
hs/ms: hs
+: –
Quelle: EdrO

Franz. Ist nicht einverstanden mit den simplen Erklärungen für die Tierbeobachtungen in Aquarien und Terrarien, die Edinger im „Kosmos" publiziert habe. Niemals könne man einen Organismus, sei es ein pflanzlicher oder ein tierischer, einem Mechanismus vergleichen.

Lfd. Nr.: 637
Datum: 17.08.1909
von: Edinger, L
an: Fürbringer, M
hs/ms: ms
+: –
Quelle: UBFft/Senckenberg NL M. F. A4b/159

Dank für Lehrbuch mit hoher Anerkennung. Zur Darstellungskunst und der Verpflichtung den Jungen gegenüber.

Lfd. Nr.: 638
Datum: 19.08.1909
von: Herrick, C J
an: Edinger, L
hs/ms: ms
+: –
Quelle: EdLM

Schickt Paraffinschnitte von Gehirnen von Ameiurus nebulosus, präpariert von Dr. R. E. Nelson mit genauen methodischen Angaben.

Lfd. Nr.: 639
Datum: 29.08.1909
von: Liepmann, H
an: Edinger, L
hs/ms: hs
+: –
Quelle: EdrO

Dank für Vertrauen und Anerkennung, muss aber Einladung zur Zusammenarbeit in Frankfurt ausschlagen. Er müsste vom Psychopathologischen zum Normalpsychologischen übergehen und damit die Wurzeln der Kraft aufgeben. Die Psychologen würden keinen Psychiater akzeptieren. Nennt William Stern (Breslau) als Kandidaten.

Lfd. Nr.: 640
Datum: 01.09.1909
von: Marcus, H
an: Edinger, L
hs/ms: hs
+: –
Quelle: EdrO

Aus Pasing. Zu Untersuchungen an Gymnophionen mit Befremden über Missverständnisse wegen der Bearbeitung seines Materials in Frankfurt. Vereinbarung der Zusammenarbeit. Im Hinblick auf Markfaserfärbungen durch Edinger an embryonalem und adultem Material.

Lfd. Nr.: 641
Datum: 04.09.1909
von: Edinger, L
an: Naunyn, B
hs/ms: ms
+: -
Quelle: SBB-PK Edinger 3 c 1887

Dank für gemeinsame Arbeit. Hinweis auf His und auf ein Buch von Tiedemann über Bismarck, ferner auf die Werke von Treitschke

---

Lfd. Nr.: 642
Datum: 26.09.1909
von: Bolk, L
an: Edinger, L
hs/ms: hs
+: +
Quelle: EdrO

Amsterdam. Übereinstimmung in Deutung der Verbindungen des Kleinhirns. Bedeutung der vergleichenden Anatomie für das Verständnis des Kleinhirn-Aufbaues. Zur Berechtigung einer Unterteilung in Archaeo- und Neocerebellum. Sieht selbst Inkonsistenzen in seinem System. Sagittale Gliederung wichtiger als transversale. Einheitliche Nomenklatur der Sulci und Lobuli anzustreben. Gemeinsame Arbeit vorgeschlagen.

Lfd. Nr.: 643
Datum: 06.10.1909
von: Erb, W
an: Strümpell, A v.
hs/ms: hs
+: -
Quelle: UAL (312/3)

Über Wiener Neurologenkongress, zu dem Strümpell leider nicht kommen konnte.

Lfd. Nr.: 644
Datum: 09.10.1909
von: Naunyn, B
an: Edinger, L
hs/ms: hs
+: -
Quelle: EdrO

Baden-Baden. Bietet seine gesammelten Arbeiten gegen die neue Auflage von Edingers Buch

---

Lfd. Nr.: 645
Datum: 09.10.1909
von: Liesegang, R E
an: Edinger, L
hs/ms: hs
+: -
Quelle: EdrO

Begrüßt Angebot, als Kolloidchemiker bei Edinger arbeiten zu können.

Lfd. Nr.: 646
Datum: 11.10.1909
von: Boulanger, G A
an: Edinger, L
hs/ms: hs
+: -
Quelle: EdrO

London (Brit. Museum, Natural History) Über sein Buch 1901 in Brüssel erschienenes Buch „Les poissons du Congo“. Empfiehlt wegen der Frage der Bewegung der Fische Kontaktaufnahme mit Capt. Flower (Giza, Egypt) und P. Arnold, Hamburg

---

Lfd. Nr.: 647
Datum: 20.10.1909
von: Brodmann, K
an: Edinger, L
hs/ms: ms
+: -
Quelle: EdrO

„Für Ihre überaus freundlichen Worte und die wohlwollende Beurteilung meiner Arbeiten spreche ich Ihnen den ergebensten Dank aus. Ihre Anerkennung ist mir von so grossem Werte, als gerade am Orte meiner wissenschaftlichen Wirksamkeit, in Berlin, noch in jüngster Zeit sich Stimmen geltend machten, welche von einer verblüffenden Geringschätzung anatomischer Arbeit auf dem Gebiete der Hirnforschung überhaupt zeugen und die Bedeutung der anatomisch-lokalisatorischen Feststellungen im besonderen einfach anzweifelten. Selbstverständlich sind derartige schiefe und einseitige Urteile, auch wenn sie von sogen. Autoritäten ausgehen, nicht geeignet, mich an meinen Anschauungen irre zu machen. Es bereitet mir aber doch eine grosse Befriedigung, dass Sie in meiner Arbeit eine Förderung unserer Kenntnisse über die Grosshirnrinde erblicken und mich so überreich mit Lob bedenken“.

Lfd. Nr.: 648
Datum: 29.10.1909
von: Spielmeyer, W
an: Nonne, M
hs/ms: ms
+: +
Quelle: StAHH

Zur Übersendung von Tabes-Präparaten und zu MS-Schnitten, darunter in Entmarkungsbereichen erhalten gebliebene Achsenzylinder im Rückenmark (Bielschowsky). Beobachtet dabei auch Plasmazellen (Nissl und Unna) in Pia und um RM-Gefäße. „Entgegen den Anschauungen anderer Autoren haben wir selber hier nahezu immer bei der multiplen Sklerose solche feinen infiltrativen Vorgänge, die bisweilen auch beträchtlichen Umfang erreichen, beobachtet“. Ferner zu einem Hirntumor: „Ueber die spezielle Art des Tumors zu reden, fehlen mir natürlich die Kompetenzen. Ich glaube, dass besonders interessant an dieser sarcomatösen Geschwulst das Verhalten der Neuroglia ist. Sie ist in diesem Falle nur sekundär beteiligt...“. Ausführlich zu „kollossal geschwollenen Gliazellen“ mit breiten Gliafortsätzen.

Lfd. Nr.: 649
Datum: 12.11.1909
von: Marburg, O
an: Edinger, L
hs/ms: hs
+: -
Quelle: EdrO

Wien. Nachricht, als Nachfolger Obersteiner berufen zu sein

Lfd. Nr.: 650
Datum: 14.11.1909
von: Erb, W
an: Strümpell, A v.
hs/ms: hs
+: -
Quelle: UAL (314-7)

„Bisher habe ich alle die Wochen dazu verbraucht, die angesammelten Massen von Literatur... aufzuarbeiten; eine wahre Sisyphusarbeit, um nicht zu sagen: eine herkulische Augiasstallreinigung! Wie das nur noch werden wird für die kommenden Generationen? Ja wenn die wissenschaftlichen und praktischen Fortschritte u. Errungenschaften im gleichen Verhältnisse mit der Zahl der wissenschaftlichen Arbeiten und Arbeiter wüchsen - dann könnte man sich's gefallen lassen! Aber ein Laboratorium wirft immer wieder die Erzeugnisse des anderen um! Dass Gott erbarm!. „Es kommen mir allerlei Andeutungen zu Ohren, wonach die studierende Jugend mit der gegenwärtigen Besetzung der Kliniken keineswegs recht zufrieden ist u. das tut mir um meine liebe alte Facultät recht leid. - Man sagt von Krehl, dass er trotz all seines Eifers u. seiner glänzenden klin. Vorträge sehr häufig zerstreut ist u. die Praktikanten nicht genügend „drillt"." Zu Strümpells Lehrbuch mit seinen Neuauflagen. „Es ist wirklich für den Einzelnen doch fast unmöglich, das allein durchzuführen. Jetzt braucht ein Lehrbuch der Nervenkrankheiten schon sage und schreibe achtzehn Mitarbeiter... wohin sollen wir denn noch kommen?" „Ihre Gedanken über die allmähliche Loslösung der Nervenheilkunde von der inneren Medicin begreife ich vollkommen: habe ich sie doch jahrzehntelang selbst verfochten! Ich bin nur dem Druck der Verhältnisse gewichen u. habe nach und nach einsehen müssen, dass die gedeihliche Fortentwicklung der Nervenpathol. In der Hand der meisten inneren Kliniker ein Ding der Unmöglichkeit ist; wer, ich frage Sie, außer uns paar Älteren, wäre dazu heute noch im Stande?... Und wenn schon, dann doch 10mal lieber eine selbständige Nervenpathologie als ihr Hinübergleiten in die Hände der Psychiater! Das sind ja auch nur wenige, die das ihnen damit anvertraute Pfund gut verwalten würden!"... „Jüngst las ich mit großem Interesse die Arbeit von Otfr. Foerster über seine Operation bei spastischen Lähmungen; sehr vortrefflich, aber von einer geradezu tödlichen Weitschweifigkeit..."

Lfd. Nr.: 651
Datum: 18.11.1909
von: Fürbringer, M
an: Edinger, L
hs/ms: hs
+: -
Quelle: EdrO

Angebot eines Gehirns von Oxypteropus [?]. Verweise auf Kontaktmöglichkeiten zur Erlangung bestimmter seltener Tiere.

Lfd. Nr.: 652
Datum: 19.11.1909
von: Ariens Kappers
an: Edinger, L
hs/ms: hs
+: -
Quelle: EdrO

Dank für übersandte Phoca-Serie. Mit Präparation angefangen. Tausch von Delphin-Gehirnen. In Amsterdam vorwiegend kleine Tiere bearbeitet, neue vom Zoolog. Garten zu erwarten (Amphibien, Reptilien). „Tatsache ist, dass die Geschmackskerne bei diesen Tieren sehr gross sind, aber ich kann mir kaum vorstellen, in welcher Weise der Rindenknoten die so enorme Vergrösserung der valvula [?] cerebelli verursachen kann".

Lfd. Nr.: 653
Datum: 22.11.1909
von: Edinger, L
an: Fürbringer, M
hs/ms: ms
+: –
Quelle: UBFft/Senckenberg NL M. F. A4b/160

Dank für Hirnsendung. Muss auf Angriff von Elliot Smith auf Edingers Orallappentheorie antworten. Beccari untersuchte bei Edinger die ganze Frage des Lobus olfactorius in der Säugetierreihe. Hinter dem Riechlappen ein für das Trigeminusgebiet bestimmter Hirnlappen liegend.

Lfd. Nr.: 654
Datum: 28.11.1909
von: Waldeyer, W v.
an: Edinger, L
hs/ms: hs
+: –
Quelle: EdrO

Zur Frage der Verleihung des von ihm befürworteten Professorentitels an Brodmann, Bielschowsky und Wallenberg, sieht aber Probleme im Ministerium.

Lfd. Nr.: 655
Datum: 08.12.1909
von: Osawas, G
an: Edinger, L
hs/ms: hs
+: –
Quelle: EdrO

Tokyo. Dank für Führung durch Institut. Angebot, Cryptobranchus-Gehirn zu schicken. Bitte um Hirnmodelle.

Lfd. Nr.: 656
Datum: 30.12.1909(?)
von: Pighini, G
an: Edinger, L
hs/ms: hs
+: –
Quelle: EdrO

Reggio Emilia. Italien. Brief zu vier Präparaten

Lfd. Nr.: 657
Datum: 30.12.1909
von: Retzius, G.
an: Edinger, L
hs/ms: hs
+: –
Quelle: EdLM

Glückwünsche zum neuen Jahr und zu Schülern wie Kappers und Röthig. Bericht über Kongressreisen und Vorträge. „Apathy ist ein geschickter, sehr advokatorischer Redner“. Lenhosseck und Obersteiner hätten den Sieg der Neuronenlehre errungen.

Lfd. Nr.: 658
Datum: 02.01.1910
von: Edinger, L
an: Retzius, G
hs/ms: ms
+: -
Quelle: Stockh

„Das Neuron bleibt mir eine unbestreitbare Biologische Einheit - vide secundäre Degenerationen - und es ist mir durch Ihre Vitalfärbungen mehr als wahrscheinlich, dass es auch eine anatomische ist... Jetzt beschäftigt mich das Kleinhirn." Zu Regenwurm-ähnlicher Salamanderart Hypogeophis, das unter der Erde lebend keiner Statik bedarf, hat aber ein großes Cerebellum (nicht alles lesbar aus Kopiergründen)

Lfd. Nr.: 659
Datum: 08.01.1910
von: Retzius, G.
an: Edinger, L
hs/ms: hs
+: -
Quelle: EdLM

„Hinsichtlich der Neuronfrage stehe ich auch ganz auf Ihrem Standpunkt. - Es lohnt sich jetzt kaum darüber zu debattieren. Aber, wie die Endknöpfchenfrage auch einmal gelöst wird, bleiben die Nervenzellen- Neuronen noch da. Ich hatte heute einen Brief von Koll. Obersteiner, der der Debatte in Budapest beiwohnte und an ihr teilnahm. Er sagt in dem Briefe, dass Apathy eher „konziliant" war, sogar entgegenkommend... Ihre Mitteilungen über das kolossale Kleinhirn bei Mormyrus und das fehlende bei Hypogeophis sind ja wirklich sehr schöne Befunde"... Will wieder zur zool. Station Triest oder Ville Francke, wo ich meine Untersuchungen über die Befruchtungsphänomene resp. die Parthenogenese der Seeigeleier ect. fortsetzen will.". Erhielt heute das letzte Heft des Anatom. Anzeigers, „wo Elliot Smith gegen die Einteilung in Archi- und Neopallium auftritt und sich davon freisagt... Elliot Smith scheint das Wort Pallium nur für das Neopallium anwenden zu wollen. Es ist aber wichtig, auch anzugeben, dass beide Teile von einer in mancher Hinsicht gleichartigen Oberflächenschicht bedeckt sind, und dass das Neopallium sich gewissermaßen aus dem Archipallium entwickelt hat, eine höhere, spätere Entfaltung des letzteren darstellt"... „Ich studiere jetzt das neue Buch von Brodmann. Vergleichende Lokalisationslehre der Großhirnrinde. Es stecken gewiss manche beachtenswerte Befunde darin, falls sie genau und kritisch wahrgenommen sind. Sie sind aber doch einseitig aufgebaut, nur die Zellenschichten und Zellenformen. Die Faseranordnungen und Verbindungen (Verzweigungen und Verhalten) der Zellen zu einander sind sicherlich von größerer Bedeutung".

Lfd. Nr.: 660
Datum: 17.01.1910
von: Ehrlich P
an: Darmstaedter, L
hs/ms: ms
+: +
Quelle: SBB-PK Ehrlich 3 a 1875(4)

Über Iversen und seine Recurrensbehandlung mit Präparat 606. „Sie werden... entnehmen, dass glücklicher Weise die Sache sehr glatt gegangen ist, und dass es in der Tat scheint, als ob das Präparat 606 imstande ist, bei Menschen das Prinzip der Therapia magna sterilisans zu effektuieren. Dabei sind bei den verwandten Dosen bis jetzt noch keinerlei toxische Nebenerscheinungen beobachtet worden... Nun wird ja auch die große Frage der Syphilis aktuell werden". Positive Erfahrungen beim Kaninchen. Sorgen um Finanzierung. „Und dann haben ja die Ostafrikaner ihrerseits die Sache sehr wenig gefördert! Das kommt davon, wenn man zu patriotisch ist! Hätte ich von Anfang an die Sache gleich an Broden gegeben, so würde ich jetzt schon vollkommen im Reinen sein". Bittet um Vorstreckung von Geldern durch die Stadt Frankfurt.

Lfd. Nr.: 661
Datum: 07.02.1910
von: Erb, W
an: Strümpell, A v.
hs/ms: hs
+: –
Quelle: UAL (319/20)

Über Strümpells Enttäuschungen in Wien. Erb litt in St. Moritz unter Gallenkoliken.

Lfd. Nr.: 662
Datum: 08.02.1910
von: Raehlmann, E
an: Edinger, L
hs/ms: hs
+: –
Quelle: EdrO

Weimar. Empfiehlt angesichts der bevorstehenden Eröffnung der Frankfurter Universität den Jenenser Lubosch als Anatomen.

Lfd. Nr.: 663
Datum: 11.02.1910
von: Golgi, C
an: Edinger, L
hs/ms: hs
+: –
Quelle: EdrO

Pavia. Kurzer Brief mit Dank für angekündigten Besuch [franz.]

Lfd. Nr.: 664
Datum: 13.03.1910
von: Haller, B
an: Edinger, L
hs/ms: hs
+: –
Quelle: EdrO

Heidelberg. Über Großhirnrinde der Amphibien. Hinweis auf unterschiedliche Formulierungen Edingers 1886 und 1908. Kritisch zu Edinger in Prioritätsfragen. „Sie meinen allerdings, ich mag die Polemik. Nun das mag ja Ihre Ansicht sein, ich meine aber, niemand sei dazu gehalten, sich den Vorwurf von Irrtümern gefallen zu lassen, wenn er sie nicht begangen zu haben glaubt".

Lfd. Nr.: 665
Datum: 15.03.1910
von: Raehlmann, E
an: Edinger, L
hs/ms: hs
+: –
Quelle: EdrO

Empfehlung Luboschs und Bitte um Hotelnennung in Neapel. Histol. Färbungserfahrungen übertragen auf Freskenmalerei und Kunstgeschichte.

Lfd. Nr.: 666
Datum: 02.04.1910
von: Golgi, C
an: Edinger, L
hs/ms: hs
+: –
Quelle: EdrO

Grußkarte aus Rom [französisch]

Lfd. Nr.: 667
Datum: 07.04.1910
von: Edinger, L
an: Retzius, G
hs/ms: ms
+: +
Quelle: Stockh

Zur Phylogenese des Kleinhirns „Während es bei Proteus, Hypogeophis und Myxine fehlt, zeigen die Mormyrusarten so enorme Hypertrophien, dass der ganze Schädel eigentlich nur vom Kleinhirn ausgefüllt ist, unter dem alle übrigen Hirnteile verschwinden. Bis weit über den Riechnervenursprung ragt es hervor, und das relative Verhältnis zum übrigen Gehirn ist noch viel mächtiger als das des menschlichen Großhirns zum Hirnstamm. Es sind bis jetzt ad Funktion ganz unerklärliche Verhältnisse".

Lfd. Nr.: 668
Datum: 14.04.1910
von: Veronese
an: Edinger, L
hs/ms: hs
+: +
Quelle: EdrO

Nervenarzt aus Triest. 4-seitiger, deutscher Brief über den physiologischen und den experimentellen Schlaf,die nicht vergleichbar seien. „Alles, was bis jetzt über den Schlaf, den Traum, den Hypnotismus und die Dämmerzustände geschrieben wurde, ist durchweg Hypothese, darunter viel Unsinn, Phantasie und verworrenes Zeug... Man muss sich zufrieden geben, wenn es gelingt, einen so gewöhnlichen physiologischen Vorgang wie der Schlaf es ist, so wie die geheimnisvollen Erscheinungen des Traumes, des Hypnotismus und der Dämmerzustände einstweilen mit logischen Hypothesen zu erklären und zu verstehen". Lokalisationsmöglichkeiten eines Schlafzentrums abzulehnen (auch nicht im Thalamus). Alle Nervenzellen durch katabole Bedingungen beteiligt. „Die Aufmerksamkeit wäre... ein komplementärer Prozess, durch welchen erst die Funktion der Rinde feste Spuren und dadurch die Fähigkeit des Gedächtnisses und des Bewusstwerdens erhält". Denkt an den Thalamus als Regulationsort.

Lfd. Nr.: 669
Datum: 19.05.1910
von: Koehler, Otto
an: Edinger, L
hs/ms: hs
+: –
Quelle: EdrO

Promoviert bei Hertwig. Sollte bei Marcus Hirnserien bearbeiten, hatte aber zur Erfüllung von dessen Wünschen zu wenig Zeit

Lfd. Nr.: 670
Datum: 25.05.1910
von: Erb, W
an: Strümpell, A v.
hs/ms: hs
+: -
Quelle: UAL (321/22)

Verzweifelter Brief nach dem Tod des zweiten Sohnes.

Lfd. Nr.: 671
Datum: 02.06.1910
von: Vogt, O
an: Fürbringer, M
hs/ms: hs
+: -
Quelle: UBFft (Senckenberg) NL M. F. A1 2736

Dank für angekündigte Insektensendung. F. hatte Vogt schon 1891 alpine Hummeln mitgebracht. Dank für Gedenken. „Ein solches weiß man ja ganz besonders hoch einzuschätzen, wenn man an einem Ort lebt, wo die sog. Coryphäen der Wissenschaft „alles" tun, um uns in unseren Studien zu hemmen".

Lfd. Nr.: 672
Datum: 03.06.1910
von: Spitzer, Q A
an: Edinger, L
hs/ms: hs
+: -
Quelle: EdrO

Wien. Zu Gaskells Buch und Arbeitsauftrag durch Edinger

Lfd. Nr.: 673
Datum: 14.06.1910
von: Erb, W
an: Strümpell, A v.
hs/ms: hs
+: -
Quelle: UAL (323/4)

Zur Vorbereitung des Berliner Kongresses dringende Bitte um Teilnahme: „Sie wissen ja, dass ich großen Wert darauf lege, dass die internen Kliniker nicht abseits stehen, sondern ihren selbstverständlichen Einfluss auf die Neurologie geltend machen"

Lfd. Nr.: 674
Datum: 17.06.1910
von: Spielmeyer, W
an: Nonne, M
hs/ms: ms
+: +
Quelle: StAHH

Zu Präparaten einer rasch verlaufenden MS des Brustmarks. Eingehend zu Fettabbau und Art der Markscheidenuntergänge. Zu mehreren anderen Fällen. Bittet um Material von senilen Veränderungen zur Vorbereitung eines Vortrages in Baden-Baden.

Lfd. Nr.: 675
Datum: 20.07.1910
von: Vogt, O
an: Fürbringer, M
hs/ms: hs
+: –
Quelle: UBFft (Senckenberg) NL M. F. A1 2737

Frägt, ob er als Ersatz für Brodmann einen Mitarbeiter Fürbringers einstellen könne. „Die Stelle eignet sich bei der Boykottierung meines Institutes durch die hiesige med. Fakultät nur als Durchgangsstadium". Randbemerkung Fürbringers: „28.7.10. Niemand. Soll Verzeichnis der beiden Sendungen erbitten"

Lfd. Nr.: 676
Datum: 26.07.1910
von: Vogt, O
an: Fürbringer, M
hs/ms: hs
+: –
Quelle: UBFft (Senckenberg) NL M. F. A1 2738

Brodmann wird in Tübingen die Arbeit über Cyto- und Myeloarchitektonik des Monotremengehirns fortsetzen. Er bezog 3000 Mark mit Recht auf Nebeneinkünfte.

Lfd. Nr.: 677
Datum: 18.08.1910
von: Marburg, O
an: Edinger, L
hs/ms: hs
+: +
Quelle: EdrO

Sehr ins Einzelne gehender Brief in Auseinandersetzung mit Edinger über die Afferenzen und Efferenzen des Kleinhirns, seiner zentralen Kerne, der Oliven und des Vestibularis.

Lfd. Nr.: 678
Datum: 19.08.1910
von: Erb, W
an: Nonne, M
hs/ms: hs
+: –
Quelle: StAHH

„Ihr „Ánti-Friedländer" kam gestern an und wurde sofort von mir verschlungen, bzw. mit großem Genuss gelesen. Es scheint mir fast, dass Sie diesem, von Sachkenntnis durchaus nicht angekränkelten Grünschnabel mit einer so eingehenden Erwiderung eigentlich zu viel Ehre anthun. Aber ich bin mit Ihren Ausführungen doch sehr einverstanden und finde eigentlich nur, dass Sie den Jüngling etwas zu zart behandeln: Für seine Ignorierung einer ganzen Reihe meiner Arbeiten, für die – ob aus Dummheit oder in betrügerischer Absicht? – unterlassene Berücksichtigung der „Gegenprobe", für die unkritische Bewerthung der Ansichten Westphal's, Glaser's [J A Glaeser 1901] und anderer großer Geister hätte er wohl eine schärfere Zurechtweisung verdient. Wohin soll es denn führen, wenn solche „Lehrlinge" sich anmaßen, die kritische Geißel zu schwingen? Die von Ihnen mitgetheilten neuen Beobachtungen über die „tabische Jungfrau", Familientabes etc sind ja hochinteressant, schlagend und wichtig!"

Lfd. Nr.: 679
Datum: 09.09.1910
von: Soury J
an: Edinger, L
hs/ms: hs
+: –
Quelle: EdrO

Franz. 6 Seiten über Edingers Artikel „Der Hund und sein Gehirn" mit Betrachtungen über die Begriffe von Handlungen, beseeltem Handeln und Gedächtnis. Auch hier die Frage des Bewusstseins und der Vergleich mit Gehirnentwicklung und Verhalten bei Hunden, Fischen, Amphibien und Reptilien.

Lfd. Nr.: 680
Datum: 20.09.1910
von: Erb, W
an: Strümpell, A. v.
hs/ms: hs
+: –
Quelle: UAL (325/6)

Zur Gliederung der neuen Leipziger Strümpellschen „Riesenklinik" mit Nervenabteilung.

Lfd. Nr.: 681
Datum: 22.10.1910
von: Herrick, C. J.
an: Edinger, L
hs/ms: ms
+: –
Quelle: EdLM

Stellungnahme zu Edingers Frage nach Johnston. Ausführliche Diskussion zur vergleichenden Neuroanatomie der Medulla oblongata.

Lfd. Nr.: 682
Datum: 11.11.1910
von: Waldeyer, W v.
an: Edinger, L
hs/ms: hs
+: –
Quelle: EdrO

Über übersandtes Gehirn (Manatus senegalensis)

Lfd. Nr.: 683
Datum: 15.11.1910
von: Erb, W
an: Strümpell, A v.
hs/ms: hs
+: –
Quelle: UAL (327/8)

Zur Antrittsrede St.s in Leipzig und zum eigenen beeinträchtigten Gesundheitszustand

Lfd. Nr.: 684
Datum: 13.12.1910
von: Driesch, H
an: Ostwald, W
hs/ms: hs
+: –
Quelle: ABBAW NL Ostwald Nr. 613

Hatte sich in Heidelberg für Naturphilosophie habilitiert. „Ich lese bzw. werde lesen über Logik, Kategorienlehre, Philos. der belebten und unbelebten Natur, Psychologie, Erkenntnistheorie". Sucht aber Lehrstuhl wie er in Basel für Naturphilosophie geschaffen werden soll. Bittet um Unterstützung bei der Nominierung.

Lfd. Nr.: 685
Datum: 25.01.1911
von: Edinger, L
an: Retzius, G
hs/ms: ms
+: +
Quelle: Stockh

Gaskells Ansichten über die Hirnnervenkerne erweisen sich endlich als richtig. Gaskell soll zum Mitglied der Senckenbergischen Gesellschaft ernannt werden als kleine Anerkennung. Etwas Neues: „Ich habe nämlich die Ausführwege der Hypophysis gefunden. Man kann sie vom Gehirn aus injizieren, und dann zeigt sich, das aus der Glia des Trichters unzählige Spalten (die von feinsten Membranen umkleidet sind?) durch den ganzen Drüsenlappen führen und überall sich zwischen die Epithelien und die Blutgefäße einschalten" (mit Zeichnung). „Im Ganzen tendiere ich, älter werdend, immer mehr dazu, das, was ich anatomisch finde, zur Begründung einer wirklichen vergleichenden Psychologie zu benutzen"

Lfd. Nr.: 686
Datum: 27.01.1911
von: Spielmeyer, W
an: Springer, F
hs/ms: hs
+: +
Quelle: Springer B: S,129 I

Erster Plan eines Handbuches der Pathologie des Nervensystems. „Bielschowsky, dessen Name ja einen ausgezeichneten wissenschaftlichen Ruf hat und den ich sehr hoch schätze, wäre mir gewiß ein sehr willkommener Mitarbeiter. Aber ich glaube fast – soweit ich das heute übersehe, dass eine solche Arbeitsteilung nicht ganz zweckmäßig sein würde. Die Hauptsache bei der Bearbeitung wäre doch eine ausführliche und einheitliche allgemeine Histopathologe des Nervensystems; sie müsste dem speziellen Teil vorangeschickt werden, und auf die Behandlung dieses Teiles würde ich ganz besonderen Wert legen"... Meine „Technik" wird Ihnen Anfang Februar zugehen.

Lfd. Nr.: 687
Datum: 30.01.1911 (?)
von: Vogt, O.
an: Forel, A
hs/ms: hs
+: –
Quelle: Medhist Zürich

Briefkarte. „Sie müssen mich irgendwann missverstanden haben. Ich habe stets die Priorität von Breuer und Freud anerkannt. Ich habe behauptet – und das thue ich noch jetzt noch – dass die Methode Freuds sich nicht von meiner unterscheidet, und ich habe dagegen protestiert, dass Freudianer mir, der ich beinahe so lange wie Freud mich mit den fraglichen Problemen beschäftige, das Recht absprechen, über diese Probleme mitreden zu dürfen".

Lfd. Nr.: 688
Datum: 09.02.1911
von: Spielmeyer, W
an: Springer, F
hs/ms: ms
+: -
Quelle: Springer B: S, 129 I

Text des Buches müsste mindestens 500 Druckseiten umfassen. Fürchtet, dass ein Anderer ihm bei zu später Fertigstellung zuvorkommen könnte, allerdings nicht Nissl oder Alzheimer. Auch Rückenmark und peripheres Nervensystem einzuschließen?

Lfd. Nr.: 689
Datum: 11.02.1911
von: Alzheimer, A
an: Springer, F
hs/ms: ms
+: +
Quelle: Springer B: S, 129 I

Zu Spielmeyers Buchplan. Reichlich Abbildungen erforderlich, möglichst auch farbig. Bei höheren Preis eher kleine Auflage und baldige Zweitauflage empfohlen, „da bei der regen Tätigkeit auf dem Gebiet der pathologischen Anatomie des Centralnervensystems viel rascher eine Veraltung zu befürchten sein wird als auf anderen Gebieten". „Wie aus dem Briefe Spielmeyers hervorgeht, denkt er auch daran, die Psychosen zu behandeln Ich hätte es… für zweckmäßiger gehalten, wenn sich Spielmeyer auf eine Bearbeitung der Gehirn- und Rückenmarkspathologie beschränkt hätte… Wenn er aber die Geisteskrankheiten dazunehmen will, so liegt mir persönlich gar nichts daran, da es meiner Neigung mehr liegt, einzelne Gebiete systematisch durchzuarbeiten, als über grosse Gebiete Lehrbücher zu schreiben … Dass irgend ein anderer Mensch, ausser Nissl, Spielmeyer, Bielschowsky und mir ein solches Buch schreiben könnte, wie es Spielmeyer vorhat, scheint mir kaum zu befürchten. Nissl wird es sicher nicht tun, wie er mir persönlich versichert hat und wie ich nach seiner ganzen Art glaube. Dass Spielmeyer, wenn er Gehirn und Rückenmark behandelt, auch die peripheren Nerven mitbehandeln muss, scheint mir selbstverständlich"

Lfd. Nr.: 690
Datum: 04.03.1911
von: Erb, W.
an: Edinger, L
hs/ms: hs
+: -
Quelle: EdrO

„Vor allem meinen Glückwunsch zu der gestaltgewinnenden Frankfurter Universität und zu der dort zu errichtenden „Nervenklinik", die Sie unbedingt durchsetzen müssen in Ihrem eigenen und im Interesse der Neurologie! Nur nicht an die Psychiatrie angliedern lassen! Gegen große Festmahle bei wiss. Kongressen.

Lfd. Nr.: 691
Datum: 28.03.1911
von: Waldeyer, W v.
an: Edinger, L
hs/ms: hs
+: -
Quelle: EdrO

Karte. „Was Sie mir über Cajal schreiben, stimmt völlig mit meinen Empfindungen überein. Seine Arbeitskraft und sein geistiger Vorrat sind erstaunlich".

Lfd. Nr.: 692
Datum: 10.04.1911
von: Brodmann, K
an: Edinger, L
hs/ms: hs
+: -
Quelle: EdrO

Laboreinrichtung in Tübingen machte mehr Arbeit als gedacht. Entschuldigt verzögerte Absendung eines Referates

---

Lfd. Nr.: 693
Datum: 28.05.1911
von: Corning, H K
an: Edinger, L
hs/ms: hs
+: +
Quelle: EdrO

ZNS ein „Apparat zur Entwicklung zweckmäßiger motor. bzw. vasomotor. Reaktionen auf einwirkende Reize"? „Gibt es eine Thatsache, die hierdurch nicht zu erklären ist, sondern noch überdies fordert, dass das Centralorgan als Träger „höherer Funktionen" angesehen werde?"

Lfd. Nr.: 694
Datum: 30.05.1911
von: Flechsig, P
an: Edinger, L
hs/ms: hs
+: -
Quelle: EdrO

Entschuldigung für versäumten Termin. „Verhüllten Hauptes trete ich vor Sie"

Lfd. Nr.: 695
Datum: 24.06.1911
von: Edinger, L
an: Retzius, G
hs/ms: ms
+: -
Quelle: Stockh

Der bei Ed. arbeitende Kolloidchemiker Liesegang hat eine sehr nette Arbeit gegen Möllgaard übergeben, die an Bardeleben abging.

Lfd. Nr.: 696
Datum: 25.06.1911
von: Soury J
an: Edinger, L
hs/ms: hs
+: -
Quelle: EdrO

Franz. Auseinandersetzung mit Edingers Aufbrauchtheorie unter dem Aspekt von Opticusatrophie, kombinierten Strangerkrankungen, M. Friedreich. Das Bewusstsein werde von immer mehr Forschern als Selbstbewusstsein („conscience d'un moi") verstanden. Dieser nicht reelle Begriff falle vom Himmel wie ein Meteor, mitten in das Lebendige als nous choristos (Aristoteles). Er zitiert A. Forel und P. Wasmann, den Spiritualisten, der an die Unsterblichkeit der Seele glaube. Das Bewusstsein sei ein Epiphänomen der intelligenten Aktivität des pflanzlichen und tierischen Protoplasmas, Intelligenz rückführbar auch auf die organische und anorganische Welt, auf Chlorophyll, Kohlenhydrate, Fette, Albumine, Sauerstoff, Ozon und Mineralien.

Lfd. Nr.: 697
Datum: 28.06.1911
von: Retzius, G.
an: Edinger, L
hs/ms: hs
+: -
Quelle: EdLM

Aus Kristinenberg, wo er über Eier und Spermien arbeitet. Freut sich, dass Liesegang wichtige Sachen vom physikalischen Gesichtspunkt aus bearbeitet und Möllgaard widerlegt.

Lfd. Nr.: 698
Datum: 17.08.1911
von: Erb, W.
an: Edinger, L
hs/ms: hs
+: -
Quelle: EdrO

Fragen zu Geschichte und institutionellen Gliederung der Senckenbergischen Stiftung und des später nach Edinger benannten Institutes anlässlich des Auftrages, eine Eröffnungsrede zu halten.

Lfd. Nr.: 699
Datum: 23.08.1911
von: Erb, W
an: Strümpell, A v.
hs/ms: hs
+: -
Quelle: UAL (333/4)

Klagen über schlechten Gesundheitszustand. Bei Frankfurter Kongress wird P. Ehrlich über Salvarsan referieren. „Besonders schmerzlich ist mir, zu hören, dass die Nervenpathologie dabei ganz entschieden zu kurz kommt. Ich denke viel darüber nach wie man dem abhelfen u. diesem größten u. doch - trotz allem - interessanten Teilgebiet der Medicin eine seiner Bedeutung würdige Stellung verschaffen könnte. Vielleicht verdichten sich meine Gedanken einmal zu Reformvorschlägen in dieser Hinsicht, die auch für die innere Medicin acceptabel sein werden. - Vederemos! Aber soll die Psychiatrie am Ende doch diesen fetten Bissen allein auffressen?"

Lfd. Nr.: 700
Datum: 13.09.1911
von: Erb, W.
an: Edinger, L
hs/ms: hs
+: -
Quelle: EdrO

Aus Sils Maria. Liegt mit Gallenkoliken, kann nicht den Vorsitz des Kongresses übernehmen. Bittet Oppenheim und Edinger um Vertretung. Will Vorsitz abgeben

---

Lfd. Nr.: 701
Datum: 22.09.1911
von: Soury J
an: Edinger, L
hs/ms: hs
+: -
Quelle: EdrO

[Franz]. Dankt für die „Schlussvorlesung zur Psychologie", die Beziehungen zu seinem „Le protoplasme animal et vegetal et les functions psychiques" habe. Verweist auf die Bauchganglienkette eines Wurms aus dem Paläoencephalon der Wirbeltiere. Auch dort gebe es Erinnerungsbilder. Betrachtungen zum Bewusstseinsbegriff bei Goethe, Lamarck, Darwin. Kritisiert Edinger, dass dieser das Bewusstsein in den Stirnlappen verlege. Damit sei er 1000 Jahre hinter der Psychologie von Aristoteles zurück. Mit Überraschung habe er auch gelesen, dass die inneren und äußeren Furchen des embryonalen Gehirns am frischen Gehirn nicht existieren sollten. Edinger möge sich doch die Tafeln bei Ecker, Koelliker, His, Michalkovic, Giacomini, Mingazzini, Cunningham oder Retzius ansehen Er rät, diese Passage in der nächsten Auflage der „Vorlesungen" zu korrigieren. Das extrauterine Leben sei eine Fortsetzung des intrauterinen. „Natura non fecit saltum!".

Lfd. Nr.: 702
Datum: 01.10.1911
von: Liepmann, H
an: Edinger, L
hs/ms: ms
+: +
Quelle: EdrO

Ich gebe einerseits vollkommen zu, „dass Gnosie und Praxie beim Erwachsenen zum großen Teil automatisiert sind und z. T. unter der Schwelle des Bewusstseins oder mindestens außerhalb des Aufmerksamkeitsfocusses vor sich gehen, dass ferner die höchsten intellektuellen Funktionen erst oberhalb Gnosie/Praxie beginnen. Schließlich, dass jeder nervösen Funktion ein Bewusstseinsaequivalent zu geben, von der Erfahrung durchaus nicht gefordert wird. Abweichen möchte ich nur darin, dass ich doch nicht Gnosie/Praxie so scharf von Intelligenz und Bewusstsein trennen möchte wie Sie... Sie werden mich für klein halten, wenn ich zum Schluss pro domo spreche: Warum setzen Sie meinen Namen in dieser Auflage hinter Pick's? Was Pick in seiner 1905 erschienenen Arbeit geleistet hat, will ich nicht verkleinern: er hat unter der Bezeichnung „ideomotorische" Formen gewisse Spielarten zuerst eingehend geschildert, und mir damit erleichtert, meinen Begriff der „ideatorischen" Apraxie herauszuarbeiten. Aber 5 Jahre vor seiner Arbeit – 1900 – war doch schon meine Arbeit über motorische Apraxie erschienen; 1902 habe ich dann schon gesagt, dass es so viele Varietäten der Apraxie geben möge wie bei Aphasie und eine Varietät geschildert... Diese Priorität hat mir übrigens Pick nirgends bestritten... das Wort Apraxie hat er allerdings wie Andere schon früher gebraucht, aber immer in dem alten Sinne der Unfähigkeit zum Gebrauch von Gegenständen infolge Verkennens derselben. Selbst Meynert, der noch am ersten hier als Vorgänger in Betracht kommt, hat mit seiner aphoristischen Aufstellung einer motorischen Asymbolie nur eine an Bedeutung sehr zurücktretende Unterart, die gliedkinetische Apraxie, skizziert".

Lfd. Nr.: 703
Datum: 06.10.1911
von: Flechsig, P
an: Edinger, L
hs/ms: hs
+: –
Quelle: EdrO

„Ich habe mich nun ernstlich entschlossen, die meine ganze Kraft absorbierende Praxis an den Nagel zu hängen und mich wieder ganz der Wissenschaft zu weihen, welcher meine Jugendliebe gegolten hat. Hoffentlich ist die Mitwelt auch empfänglich für meine wissenschaftlichen Fragen trotz des Salvarsans!"

Lfd. Nr.: 704
Datum: 15.10.1911
von: Sterzi, G
an: Edinger, L
hs/ms: hs
+: –
Quelle: EdrO

Calgiari/Ravenna. Zu Edingers Buch und zu Hypophysenbeziehungen bei Selachiern

Lfd. Nr.: 705
Datum: 30.10.1911
von: Schaffer, K
an: Edinger, L
hs/ms: hs
+: –
Quelle: EdrO

„Die Begriffe des Eigenapparates, des Palaeencephalons, des Neencephalons, die korrespondierenden physiologischen Begriffe von Rezeption, Motus, Relationen bzw. von Gnosien, Praxien, Assoziationen, haben unsere Kenntnisse über Bau und Funktionen des Centralorgans ungemein gefördert und sind mit Ihrem Namen für immer verknüpft".

Lfd. Nr.: 706
Datum: 03.11.1911
von: Soury J
an: Edinger, L
hs/ms: hs
+: –
Quelle: EdrO

Franz. Er bittet, den Verleger Vogel zu verständigen, dass er keine Referate mehr übernehmen könne. Er halte aber Edingers Vorlesungen, solange ihm Alter und schwache Gesundheit dies erlaubten,l „inévitable comme la mort". Er verlasse ihn in Vorbereitung auf den Tod. Wir hätten uns kennen gelernt, gelesen, gesehen. Das ist mehr als ich hoffen konnte. Der Rest ist für mich jetzt Schweigen.

Lfd. Nr.: 707
Datum: 13.11.1911
von: Horsley, V
an: Edinger, L
hs/ms: hs
+: –
Quelle: EdrO

Dank für Saalburg-Ausflug und für deutsche „Welthölzer"

Lfd. Nr.: 708
Datum: 25.12.1911
von: Retzius, G
an: Edinger, L
hs/ms: hs
+: –
Quelle: EdLM

Arbeitete selbst über die Reifung und Befruchtung der Eier von Evertebraten an der schwed. Zoolog. Station. Eigene Protoplasmauntersuchungen mit Biondifärbung.

Lfd. Nr.: 709
Datum: 29.12.1911
von: Flechsig, P
an: Edinger, L
hs/ms: hs
+: –
Quelle: EdrO

Frägt, ob auch Edinger eine Einladung des Preuß. Kultusministers erhalten habe und ob er ein Referat über das Hirnforschungs-Institut in Berlin abgeben werde. Wünscht Zusammentreffen

Lfd. Nr.: 710
Datum: 29.12.1911
von: Edinger, L
an: Retzius, G
hs/ms: ms
+: +
Quelle: Stockh

Liesegangs Arbeiten über Kolloide bringen seine Arbeiten über Protoplasma weiter. Ein großer Gewinn auch das Buch des Physikochemikers Höber. Zur Gründung der Universität Frankfurt: „Allerdings muss man den Promotoren der Idee zugeben, dass Vieles von dem, was die Regierung vorschlagen [?] wird, von den Facultäten ausgeht, wie z. B. der Antisemitismus, unter dem viele hier leiden. Ehrlich, Weigert und ich, keiner von uns hatte je Aussicht auf eine Universität und erst seit einigen Jahren ist es wenigstens bei Ehrlich anders geworden".

Lfd. Nr.: 711
Datum: 31.12.1911
von: Roux, W
an: Edinger, L
hs/ms: hs
+: -
Quelle: EdrO

(Ohne Datum) Innsbruck. Bedauert, dass Edinger kein Psychiater mit klinischer Erfahrung, sonst wäre er primo loco berufen worden.

Lfd. Nr.: 712
Datum: 31.1.1912
von: Schwalbe, G
an: Fürbringer, M
hs/ms: hs
+: -
Quelle: UBFft (Senckenberg) NL M. F. A1 2369

(Ohne Jahresangabe) Brief aus Straßburg mit Frage, wie viel Leichen jährlich aus Strafanstalten wie viel aus anderen Quellen. Hier inzwischen trostlos mit der Leichenbeschaffung.

Lfd. Nr.: 713
Datum: 03.02.1912
von: Schwalbe, G
an: Fürbringer, M
hs/ms: hs
+: -
Quelle: UBFft (Senckenberg) M. F. A1 2370

Dank für Information und Information über die Badischen Verordnungen.

Lfd. Nr.: 714
Datum: 05.02.1912
von: Fürbringer, M
an: Schwalbe, G
hs/ms: Hs
+: -
Quelle: UBFft (Senckenberg) NL M. F. A1 2370 A und B

Entwurf des Antwortbriefes mit Vorschlägen zum Verfahren

Lfd. Nr.: 715
Datum: 06.02.1912
von: Krall, K
an: Edinger, L
hs/ms: ms
+: –
Quelle: EdLM

Zu den rechnenden und lesenden Pferden, über die inzwischen in zahlreichen Zeitungen berichtet wird. Schickt Ausschnitte. Machte Erfahrung, dass bei Nichtgelingen der Rechenversuche nicht Widerspenstigkeit der Pferde anzunehmen ist. Manchmal genügt die Anwesenheit eines Beobachters, der dem Pferd unsympathisch ist. „Interessant ist, dass auch „wissentliche (d. h. vorher genau verabredete) „unwissentliche" Versuche nicht gelingen, meiner Meinung nach deshalb, weil die Pferde glauben, ich wüsste die Lösung nicht. Sie sehen, das Problem ist recht verzwickt".

Lfd. Nr.: 716
Datum: 12.02.1912
von: Waldeyer, W v.
an: Edinger, L
hs/ms: hs
+: –
Quelle: EdrO

Möchte auch Röthig und Kappers als Gäste zu einer Kommissionssitzung einladen. „Ich sprach mit Harnack. Er sagte mir, dass man sich, seit er die Äusserung in der biologischen Sitzung getan habe, es seien auch Unterstützungen bereits bestehender Institute nicht ausgeschlossen, von allen Seiten förmlich auf die K. W.-Gesellschaft gestürzt habe. Man habe Einzelnen gegeben, aber damit das Missfallen Sr. Majestät erregt, dem daran, wie verständlich, gelegen sei, die Gelder nicht zu verzetteln, sondern zur Gründung neuer, selbständiger Institute zu verwenden. Da scheint mir nichts mehr zu machen. Ich bedauere es".

Lfd. Nr.: 717
Datum: 19.02.1912
von: Donaggio, A
an: Edinger, L
hs/ms: hs
+: –
Quelle: EdrO

Modena. Italien. Brief über die von ihm erstmals 1896 vorgestellte Methode zur Darstellung des retikulären Netzes, später von Cajal, van Gehuchten u. a. anerkannt. Unterscheidet die methodenabhängige Darstellung des fibrillären Netzes von derjenigen des Protoplasma („Difatti, io ho gia demonstrato che rete neurofibrillare e spongioplasma sono due formazione del tutto indipendenti, del tutto estranee l'una all'altra: potei, specialmente nei centri dell'acustico, colorare in primo tempo lo spongioplasma, in secondo tempo la rete neurofibrillare, nelle stezzo elemento cellulare". Mit der Marchi-Methode sei nur die zweite Phase der sekundären Degeneration erfassbar, nicht die vorangehende erste Phase.

Lfd. Nr.: 718
Datum: 01.03.1912
von: Schaffer, K
an: Edinger, L
hs/ms: hs
+: –
Quelle: EdrO

Erhält eigenen Lehrstuhl und Institut in Budapest. „Die Direktor-Oberarztstelle im Siechenhauses behalte ich, denn von dieser Stelle stammt doch mein wissenschaftliches Material... Meine wissenschaftliche Tätigkeit gelangt somit zu einer äusserlichen Grenze und da gibt es Gelegenheit, Reminiszenzen zu pflegen. Und so taucht meine kurze Studienzeit in Frankfurt aus dem Jahre 1890 auf – es waren das zwei Monate des reinsten und sorgenlosesten wissenschaftlichen Treibens".

Lfd. Nr.: 719
Datum: 30.03.1912
von: Edinger, L
an: Ettlinger, M
hs/ms: ms
+: -
Quelle: EdLM

Abschrift eines ursprünglich an A. Koelsch gerichteten Briefes mit kurzem Anschreiben. Zu Edingers Beitrag in der Frankfurter Zeitung über die Elberfelder Pferde. Zur Tierpsychologie. (Abschrift des Briefes an Dr. Ettlinger)

Lfd. Nr.: 720
Datum: 05.03.1912
von: Pfungst, O
an: Edinger, L
hs/ms: hs
+: -
Quelle: EdrO

Hörte von H. Liepmann, Edinger habe die „Denkenden Pferde" von Herrn Krall in Elberfeld besucht und sich günstig geäussert. Sehr skeptisch.

Lfd. Nr.: 721
Datum: 10.03.1912
von: Erb, W
an: Strümpell, A v.
hs/ms: hs
+: -
Quelle: UAL (336/7)

Wie schon oft mit dem befreundeten Binding zusammen, auch mit Frau Cohnheim

---

Lfd. Nr.: 722
Datum: 25.03.1912
von: Krall, K
an: Edinger, L
hs/ms: ms
+: -
Quelle: EdLM

Zu Artikel im Berliner Tageblatt gegen Krall

Lfd. Nr.: 723
Datum: 27.03.1912
von: Krall, K
an: Edinger, L
hs/ms: ms
+: -
Quelle: EdLM

Bittet um Replik eines „Schmähartikels". Claparède schließe sich Kralls Auffassungen an.

Lfd. Nr.: 724
Datum: 30.03.1912
von: Ettlinger, M
an: Edinger, L
hs/ms: hs
+: -
Quelle: EdLM

München. Einig in der Beurteilung der Pferde- und Hundeversuche als unwissenschaftlich. Krall und Okkultismus.

Lfd. Nr.: 725
Datum: 05.04.1912
von: Retzius, G.
an: Edinger, L
hs/ms: hs
+: -
Quelle: EdLM

Zieht sich mit 70 aus Vertrauensposten wie aus der Akademie zurück. Schlug Waldeyer als seinen Nachfolger in der Hirnkommission Emil Holmgren vor. Kritisch zu Jacob-Onelle.

Lfd. Nr.: 726
Datum: 30.04.1912
von: Brodmann, K
an: Wallenberg, A
hs/ms: hs
+: +
Quelle: EdrO

Rechtfertigung gegenüber Kritik des – ungenannten – Empfängers und Edingers an einem Referat. Verwahrt sich gegen den Vorwurf, seine eigenen Arbeiten ungerechtfertigt in den Vordergrund gerückt zu haben. Er sei der Direktive Edingers gefolgt. „Dass die Besprechung meiner Vergl. Lokalisationslehre einen breiteren Raum einnimmt als die Einzelabhandlungen liegt m. E. in der Natur der Sache begründet. Jene bringt, wie Sie selbst wissen, die Ergebnisse einer 10jährigen Arbeit, die bis dahin grösstenteils unveröffentlicht waren, und ich war es, nicht mir, sondern der von mir vertretenen Sache schuld, meiner Arbeit, der ich mein ganzes äussere Fortkommen bisher geopfert hatte, den mir zur Verfügung stehenden Raum angemessen und dem Umfange der Arbeit entsprechend zu verteilen, wollte ich nicht wirklich ungerecht werden. Wenn ich trotzdem und sogar Ihnen und Herrn Prof. Edinger gegenüber nicht verstanden habe, den Anschein zu vermeiden, als wollte ich meine Arbeit auf Kosten der übrigen Forscher unbillig herausstreichen, so beweist mir dies, wie schwer es ist, eigene Arbeiten zu rezensieren ohne in falschen Verdacht zu kommen. Ich muss es für unmöglich halten".

Lfd. Nr.: 727
Datum: 03.05.1912
von: Edinger, L
an: Retzius, G
hs/ms: ms
+: -
Quelle: Stockh

In Rom Diskussion des Hirnatlas. Zum Atlas von Jakob mit Kritik.

Lfd. Nr.: 728
Datum: 05.05.1912
von: Schaffer, K
an: Edinger, L
hs/ms: hs
+: –
Quelle: EdrO

Institut der medizin. Fakultät der Univ. Budapest angegliedert und Leitung als a.o. Prof. ihm übertragen (28.4.)... „Obersteiner, der die verschiedenen Phasen meines Unternehmens mit Interesse verfolgte, nahm vom Gelingen des letzteren mit Freude Kenntnis und versprach,dass er das Zustandekommen eines ungarischen Hirnforschungsinstitutes der Brain Commission, welche noch in diesem Monat in Frankfurt tagen soll, anzeigen wird".

Lfd. Nr.: 729
Datum: 10.05.1912
von: Retzius, G
an: Edinger, L
hs/ms: hs
+: –
Quelle: EdLM

Zu neuer Methode des japanischen Mitarbeiters Edingers: „Es liegt gewiss ein bedeutendes Stück Wahrheit in Ludwigs Aussage: Die Methode ist Alles". Kritisch zum Projekt des Hirnatlas wegen der rasch neu sich einstellenden Erkenntnisse. Kündigt Besuch von S. Henschen und E. Holmgren in Frankfurt an.

Lfd. Nr.: 730
Datum: 12.05.1912
von: Nissl, F
an: Fürbringer, M
hs/ms: hs
+: –
Quelle: UBFft (Senckenberg) NL M. F. A1 1916

Finanzierungsprobleme. Antrag über 800–1000 Mark an Akademie für Braus vorgesehen, um „Mikro-Kino-Photographie" beschaffen zu können.

Lfd. Nr.: 730a
Datum: 23.05.1912
von: Marina, A
an: Edinger, L
hs/ms: hs
+: –
Quelle: EdrO

Aus Triest. Antwort auf Edingers Empfehlung des operativen Vorgehens mit Durchschneidung eines hinteren Längsbündels in Verbindung mit einer Augentransplantation. Schilderung der hindernden Umstände an der noch unvollständigen Universität ohne Physiolog. Institut.

Lfd. Nr.: 731
Datum: 25.05.1912
von: Miura, K
an: Edinger, L
hs/ms: hs
+: –
Quelle: EdrO

Tokyo. Anfrage, ob Shimazono bei Edinger arbeiten dürfe. Wird Beri-Beri-Präparate mitbringen

Lfd. Nr.: 732
Datum: 02.06.1912
von: Holmgren, E
an: Edinger, L
hs/ms: hs
+: -
Quelle: EdrO

Ankündigung eines Besuches für 2-3 Wochen. Informiert, dass er nach Retzius Mitglied der Internat. Brain Commission werden solle.

Lfd. Nr.: 733
Datum: 09.06.1912
von: Retzius, G
an: Edinger, L
hs/ms: hs
+: -
Quelle: EdLM

Frage nach Tierhändlern

Lfd. Nr.: 734
Datum: 12.06.1912
von: Edinger, L
an: Retzius, G
hs/ms: ms
+: -
Quelle: Stockh

Über Sitzung der Brain Commission. R. und Holmgren Ehrenmitglieder. Interessiert an Cryptobranchus-Gehirnen

---

Lfd. Nr.: 735
Datum: 15.06.1912
von: Retzius, G
an: Edinger, L
hs/ms: hs
+: -
Quelle: EdLM

Dank für Adressen von Reptilienhändlern und für Ehrenmitgliedschaft in der Hirnkommission. Bietet spezielle Fische an.

Lfd. Nr.: 736
Datum: 30.06.1912
von: Winkler, C
an: Edinger, L
hs/ms: hs
+: -
Quelle: EdrO

Amsterdam. 4-seitiger Brief. Zu Jelgersmas photographischem Hirnatlas., geplant von der Brain Commission und durch Regierung unterstützt. Schildert die Bedenken gegen die Aufnahme von Kappers in die Brain Commission, die aus Kreisen der Akademie kommen, die Kompetenzprobleme zwischen Akademie und nationalem Hirnforschungsinstitut befürchten. Winckler bittet um Geduld, da er glaubt, die Probleme lösen zu können.

Lfd. Nr.: 737
Datum: 04.07.1912
von: Winkler, C
an: Edinger, L
hs/ms: hs
+: -
Quelle: EdrO

Amsterdam. Eine Hirntafel soll in Auftrag gegeben und dann zur Kritik herumgeschickt werden. Monakow lehnte zunächst seine Mitarbeit ab.

Lfd. Nr.: 738
Datum: 10.07.1912
von: Soury J
an: Edinger, L
hs/ms: hs
+: -
Quelle: EdrO

Franz. Bittet Edinger um Zurückziehen des Artikels über die „Denkenden Pferde" des Herrn Krall. Übersetzt: Wenn ich Ihnen seit langem nicht mehr geschrieben habe, dann, weil ich das Gefühl habe, genug geschrieben zu haben und das es mir von nun an genügt, von meinem Lehrstuhl aus zu sprechen. Es gibt Zeit für alles, zum Schreiben, zum Sprechen, zum Schlafen, zum Leben und zum Sterben. „Vous devez deja le savoir".

Lfd. Nr.: 739
Datum: 13.07.1912
von: Soury J
an: Edinger, L
hs/ms: hs
+: -
Quelle: EdrO

Franz. Zu Edingers Beitrag über die denkenden Pferde. E. sei seinem guten Kinderglauben zum Opfer gefallen. Soury stimmt dem Skeptizismus der Redaktion der Frankfurter Zeitung zu. Freilich habe das Pferd ein großes und komplexes Gehirn. Aber die Intelligenz der Säugetiere einschließlich unserer nächsten Verwandten, der Anthropoiden, selbst des Neandertalers und des Cro Magnon-Menschen gehe keinesfalls so weit, dass sie rechnen, lesen oder schreiben könnten. Dies sei Zirkusdressur.

Lfd. Nr.: 740
Datum: 19.07.1912
von: Wallenberg, A
an: Edinger, L
hs/ms: hs
+: -
Quelle: EdrO

„Die Bahn, die ich auf Ihren prachtvoll gefärbten Präparaten gut studieren konnte, ist mir bei der Maus, dem Kaninchen, dem Meerschweinchen und Iltis bekannt. Sie zeichnet sich durch sehr dünne Markscheiden aus, kann auch durch direkte Durchschneidung (Meerschwein, Kaninchen) nicht zur Marchi-Degeneration gebracht werden und bildet einen wichtigen Bestandteil der Velum-Faserung. Ich kann bisher weder Anfang noch Ende bestimmen, hatte aber stets an eine Analogie mit der sogen. sekundären Visceralbahn der Teleostier gedacht..."

Lfd. Nr.: 741
Datum: 05.08.1912
von: Holmgren, E
an: Edinger, L
hs/ms: hs
+: -
Quelle: EdrO

Dank für die Gastfreundschaft und befruchtende Gespräche. Besuchte Institut von Ariens Kappers.

Lfd. Nr.: 742
Datum: 29.08.1912
von: Soury J
an: Edinger, L
hs/ms: hs
+: -
Quelle: EdrO

[Franz]. Zu Edingers Wandtafeln des ZNS (besser als die von Strümpell). Aber in Abwandlung eines Wortes von Möbius über die Psychologie: Sie zeigen die Hoffnungslosigkeit aller Anatomie des Nervensystems. Was er von der Anatomie des NS wisse, habe er an einfachen Präparaten gelernt, mit keinem anderen Hilfsmittel als Messer, Pinzette, Lupe und einem alten Mikroskop. 10 Jahre lang habe er vor seinen Schülern über das Gehirn gesprochen, darunter zu Marinesco, Paul Serieux, Rueff. Seit langem habe er keine „Nekropsien" mehr gemacht, sie seien nutzlos geworden dank der großartigen Photographien seines Meisters Jules Luys, Edingers Büchern und der Schriften von Flechsig, Bechterew, van Gehuchten, Dejerine und Brissaud. Der mikroskopischen Anatomie habe sich eine neue Ära eröffnet, die er nur noch von ferne verfolgen könne und für die die Namen Ramon y Cajal, Campbell, Brodmann, Vogt ständen, die allerdings unter sich ganz uneins seien, die beiden letzteren dazu ungerecht gegenüber Flechsig und seiner Hörwindung. Warum haben diese Leute noch nicht den „Rausch des Widerspruchs" etabliert, der mir als nosologische Einheit mehr sagen würde als der „Rausch der Imagination" oder der „Rausch des Fabulieren". Meiner Ansicht nach fabuliert der Mensch ständig, im Wachen wie im Schlafen, besonders im Schlaf, und dazu kann man wenigstens nicht sagen, dass dieser Rausch ein pathologischer ist („que ce delir soit pathologique")".

Lfd. Nr.: 743
Datum: 31.08.1912
von: Boeke, J
an: Edinger, L
hs/ms: hs
+: +
Quelle: EdrO

Leiden. Zur Frage der „Verspeisung" von Neurofibrillen durch Plasmodesmen. Gegen Edingers und Helds Meinung, pro Neal. Nutritive Funktion des die Fibrillen umgebenden Cytoplasmas

---

Lfd. Nr.: 744
Datum: 11.09.1912
von: Sherrington, Ch S
an: Edinger, L
hs/ms: hs
+: -
Quelle: EdrO

8-seitiger Brief zu Tonusproblemen und Hemmungsfunktionen im Kleinhirn: „Your suggestion that your Tr. tect. cerebell. forms the path (a) for inhibiting the antigravity muscles which by their tonus maintain standing and that (b) therefore severance of Tr. tect. cerebell. evokes usustatus (dec. rigidt) is most illuminating. It satisfies the experimental facts fully: The decerebr. rigidity is most steady when the transection is just post-collicular". Verweist auf kleine Unklarheit in einem Schema. „The labyrinth tonus is not absolutely essential for usustatus: it augments or inhibits it according to circumstances following definite rules: usualy it exerts a bilaterally symmetrical influence on each pair of limbs, but often opposite in the two limb-pairs e. g. + in forelimbs, - in hindlimbs or vice versa. Labyrinth is, in short, a modifier of spino-cerebello-Deiters-reflex of usustatus, adapting the erect-posture to various circumstances".

Lfd. Nr.: 745
Datum: 17.09.1912
von: Nissl, F
an: Edinger, L
hs/ms: ms
+: -
Quelle: Ed/NisslH 1448

Zu Hochstapler Willy Becker. Pseudologist, der nicht wieder entlassen werden dürfte. [Abschrift. Original in München-Martinsried]

Lfd. Nr.: 746
Datum: 14.09.1912
von: Ehrlich, P.
an: Edinger, L
hs/ms: ms
+: -
Quelle: EdrO

Loeb in USA in so glänzender Position, dass ein Ruf nach Frankfurt nicht angenommen würde. Kritisch zu Edinger mit seinem „Praeokkupierten Standpunkt" zugunsten spezieller Interessensgebiete. Zu Neuberufungen mit Urteil über F. und W.

Lfd. Nr.: 747
Datum: 26.09.1912
von: Kreidl, A
an: Edinger, L
hs/ms: hs
+: -
Quelle: EdrO

Wien. Sehr zustimmend zu Edingers Kleinhirn- und Tonusaufsatz, der auch die volle Zustimmung Sherringtons fand. Es bleiben aber noch Rätsel zur Funktion zu klären.

Lfd. Nr.: 748
Datum: 21.10.1912
von: Waldeyer, W v.
an: Edinger, L
hs/ms: hs
+: -
Quelle: EdrO

Über eine Mikrozephalie-Familie. Gehirn konserviert, „dass es auch (nach Brodmann) von Roethig hier mikroskopisch untersucht werden kann und soll".

Lfd. Nr.: 749
Datum: 05.11.1912
von: Oppenheim, H
an: Obersteiner, H
hs/ms: hs
+: -
Quelle: MedhistWien HS 2409

Anfrage des Vorstandes der Gesellschaft deutscher Nervenärzte nach dem Stand der Verleihung der Erb-Denkmünze

Lfd. Nr.: 750
Datum: 07.11.1912
von: Meyer, H H
an: Edinger, L
hs/ms: hs
+: +
Quelle: EdrO

Wien. Herzlicher, witziger Brief mit Vergleichen aus der Landschaftsmalerei zu Problemen der klinischen Pharmakologie

---

Lfd. Nr.: 751
Datum: 21.11.1912
von: Kraepelin, E
an: Wundt, W
hs/ms: hs
+: -
Quelle: UAL NA Wundt 362

„Meine Reise ist programmgemäß verlaufen. Harnack war sehr liebenswürdig, und ich bin jetzt mit dem Planen für ein psychiatrisches Forschungsinstitut beschäftigt, dessen Verwirklichung allerdings wol noch lange Jahre im Schoss der Götter ruhen wird"

Lfd. Nr.: 752
Datum: 22.11.1912
von: Waldeyer, W v.
an: Edinger, L
hs/ms: hs
+: -
Quelle: EdrO

Zur anatomischen Nomenklatur. „Ich meine, man sollte nicht zu viel Namen hineinbringen, sondern vorerst nur das, von dem man absolut sicher sagen kann, dass es da ist und seinen Namen auch nicht ändern wird. Oder aber, man macht einen kurzen Grundstock und lässt die betreffenden Namen in Großdruck setzen und daneben oder darunter in Kleindruck die ausführlichere Nomenclatur. Es ist nach meinen Erfahrungen sehr schwierig eine allgemein aczeptable Nomenclatur zu schaffen". Gibt Beispiele.

Lfd. Nr.: 753
Datum: 29.11.1912
von: Kohnstamm, O.
an: Edinger, L
hs/ms: ms
+: -
Quelle: EdLM

„Die Bezeichnung Nucl. reticularis tegmenti halte ich für irreführend, weil er nicht zum Nu. reticularis gehört, sondern zum Brückengrau. Ich würde daher in Klammern hinzufügen: meine Bezeichnung Nu. pontinus tegmenti oder proc. tegmentosus medialis nulei pontis (Jacobsohn). Statt Nu. reticularis medialis sage ich Nu. reticularis raphes. Einen ventralen Raphekern, der die Reticularisstruktur hat, habe ich Nu. Ventralis raphes genannt".

Lfd. Nr.: 754
Datum: 03.12.1912
von: Pick, A
an: Obersteiner, H
hs/ms: ms
+: -
Quelle: MedhistWien HS 2406

Zu den Bedingungen der Verleihung der Erb-Denkmünze: „...für eine hervorragende wissenschaftliche Leistung, wobei es offen bleibt, ob ausschließlich eine einzelne in den betreffenden Zeitraum fallende Arbeit gemeint ist oder ob es auch so aufgefasst werden kann, dass eine in mehreren Arbeiten zusammengefasste Leistung gemeint ist. Meine eigene Ansicht neigt mehr der letzteren Deutung zu".

Lfd. Nr.: 755
Datum: 21.12.1912
von: Lacoste, A
an: Edinger, L
hs/ms: hs
+: -
Quelle: EdrO

[Franz]. Dank für Einladung

Lfd. Nr.: 756
Datum: 21.12.1912
von: Roux, W
an: Edinger, L
hs/ms: hs
+: -
Quelle: EdrO

Halle. „Ich erinnere mich wohl noch Ihrer prometheischen Eigenschaft". Längerer Brief über Fakultätsstreitigkeiten und Besetzungsfragen

---

Lfd. Nr.: 757
Datum: 22.12.1912
von: Erb, W
an: Strümpell, A v.
hs/ms: hs
+: -
Quelle: UAL (343-346)

Beim Durchsehen der alten Tagebücher (ab 1856). Bedauert, dass Schultze und Str. nicht zum Hamburger Kongress kommen konnten. „Es wäre das für unsere Zeitschr. u. wohl auch für die ganze Stellung der Nervenpathologie an den Universitäten, für ihre Beziehungen zur inneren Medicin, wie mir scheint, besonders wichtig. Die Psychiater angeln bereits überall danach u. werden nach u. nach alle „Nervenkliniken" an sich reißen; und das halte ich für ein Unglück. Die ganze Stellung der Neurologie müsste endlich einmal neu geregelt u. ihre – wenigstens relative ! – Selbständigkeit festgelegt werden"… „Auch ist alles daran zu setzen, dass die Verjudung uns. Gesellschaft nicht noch größere Dimensionen annimmt! Sonst müsste ich ja „mit Jammer in die Grube fahren". Sohn Roland ist Amtsrichter in Mannheim, „macht Furore mit seiner (Stradivari-) Geige u. seinem Spiel, u. das hebt ihn moralisch immer etwas. „Noch eins! Unsere neurologische Literatur wächst ja geradezu in's Phänomenale: haben doch die Herren Lewandowsky u. Alzheimer in ca. 3 Jahren nicht weniger als ca. 20 Bände herausgebracht! Das ist ja rein z. Verrücktwerden! Natürlich wieder die semitischen Streber!"

Lfd. Nr.: 758
Datum: 24.12.1912
von: Kraus, F
an: Edinger, L
hs/ms: hs
+: -
Quelle: EdrO

Einladung zu Vortrag über Kopfschmerzen vor dem Verein für Neurologie in Berlin

Lfd. Nr.: 759
Datum: 24.12.1912
von: Soury J
an: Edinger, L
hs/ms: hs
+: -
Quelle: EdrO

Franz. Begeistert von Edingers Arbeit über Kleinhirn und Statotonus. Übersetzt: Dank dem Wissenschaftler und Denker, der dem Philosophen derartige Freude machen kann!

Lfd. Nr.: 760
Datum: 25.12.1912(?)
von: Jolly, F
an: Edinger, L
hs/ms: hs
+: -
Quelle: EdrO

Zu einer Arbeit von Bing. RM-Querschnitte sollten in gleicher Richtung abgebildet werden wie Medulla-Querschnitte.

Lfd. Nr.: 761
Datum: 02.01.1913
von: Pick, A
an: Obersteiner, H
hs/ms: ms
+: -
Quelle: MedhistWien HS 2406

Mehrheit der Befragten dafür, nicht nur einzelne Arbeit zur Grundlage der Erb-Denkmünze zu machen. Strümpell schlägt vor LR Müller (Augsburg, Sympathicus-Arbeit), Chr. Jakob (Buones-Aires, Anatomie des Gehirns und Physiologie der Hirnrinde), eventuell Alzheimer. Diskutiert selbst noch Kalischer für dessen Ton- und Farbdressur der Tiere und Barany (Kleinhirnreaktionen)

Lfd. Nr.: 762
Datum: 03.01.1913
von: Waldeyer, W v.
an: Edinger, L
hs/ms: hs
+: -
Quelle: EdrO

Karte. Dank für Arbeit über Kleinhirn und Statotonus. Frage nach einer unklaren Formulierung zu den afferenten Fasern: „1) Es heisst: … und ihr Nichtauftreten, wenn die afferenten Fasern aus dem Kleinhirn abgetrennt werden. Welche Fasern sind hiermit gemeint? 2) Heisst es: „Auch dass Reizung der Hinterstränge hemmt, wird klar, da wir wissen, wie aus anderen Kernen eine Verbindung zum Kleinhirn zieht". Vorher ist gezeigt worden, dass der Tonus erzeugt werde durch Reize welche von der Peripherie her, d. h. von Muskeln, Sehnen, Gelenken zum Kleinhirn gelangen via Kleinhirnseitenstrangbahn. Wenn nun via Hinterstrangfasern, Hinterstrangkerne auch Fasern zum Kleinhirn ziehen, wie sollen diese hemmend wirken, während die via KlhSeitenstrgbahn ziehenden den Tonus unterhalten, d. h. erregend wirken?"

Lfd. Nr.: 763
Datum: 09.01.1913
von: Smith, Elliot
an: Edinger, L
hs/ms: hs
+: -
Quelle: EdrO

Manchester. „I have always been firmly convinced that the advancement of science can be best promoted by means of frank criticism and have never hesitated to criticise the work of everyone worthy of consideration: but I have always regretted that my exile in Egypt and preoccupation with other work prevented that free intercourse and personal discussions which permit the best kind of helpful criticism".

Lfd. Nr.: 764
Datum: 14.01.1913
von: Ehrlich, P
an: Edinger, L
hs/ms: ms
+: -
Quelle: EdrO

Ein Besuch von Ihnen jederzeit eine angenehme Erholung. Zu Goldmann, dessen Arbeit er wie Waldeyer hochschätzt, der in Freiburg in skandalöser Weise behandelt und unterdrückt werde.

Lfd. Nr.: 765
Datum: 17.01.1913
von: Pfungst, O
an: Edinger, L
hs/ms: hs
+: -
Quelle: EdrO

Psychol. Inst. Berlin. War durch Affe schwer verletzt. Zur Arbeit von Tierpsychologen. Einladung zu Vortrag (zu Elberfelder Pferden).

Lfd. Nr.: 766
Datum: 06.02.1913
von: Schultze, Fr (1. Teil), Erb, W (2. Teil)
an: Strümpell, A v.
hs/ms: hs
+: -
Quelle: UAL (347/8)

Zu Änderungen in der Herausgeberschaft mit Sorge um zu wenig eingehende Manuskripte. „Es ist schade, dass die Neurologie so sehr überwiegend dem Stamme Sem's verfallen ist; wir dürften wohl diese Herren nicht zu sehr selbst herbeiziehen" [Schultze]. Erb: „Ich knüpfe an den letzten Satz von Freund Schultze an u. bedaure ebenfalls auf's Äußerste, dass die Neurologie immer mehr semitisch wird. Z. T. aus diesem Grunde möchte ich entschieden von der Heranziehung K. Mendel's absehen; wenn er für uns sehr tätig wäre, würde er sehr bald die beiden Organe, CBl. u. Zeitschr., beherrschen u. es ist besser, wenn wir getrennt marschieren"... „Von Oppenheim möchte ich ganz absehen; er ist ein furchtbar ehrgeiziger, streberischer u. höchst empfindlicher Mann, verbittert u. in seiner Stellung auch nicht recht geeignet für uns. Edinger wäre mir sehr lieb, aber seine Gesundheit ist nicht fest: es wäre wohl auch mehr in freundschaftlicher Weise auf die Begünstigung unserer Zeitschrift hinzuweisen... Nonne ist natürlich sehr wichtig u. wohl auch wirksam; er hat eine starke antisemitische Ader!... Otfr. Foerster muss auch etwas in uns. Sinne angefeuert werden".

Lfd. Nr.: 767
Datum: 10.02.1913
von: Erb, W.
an: Edinger, L
hs/ms: hs
+: +
Quelle: EdrO

„Heute war ich in Mainz. Da erzählte mir H. Curschmann, dass in Ihrem Institut zur Zeit ein Präparat von sicherer Paralyse zu sehen sei, in welchem sich unzweifelhaft Spirochaeta pall. fände. Es wäre ganz authentisch! Diese Tatsache ist ja so überraschend, so wichtig, dass ich mich darüber bei Ihnen vergewissern muss. Ist es wirklich so? Das würde ja unsere Anschauungen wesentlich klären.

Lfd. Nr.: 768
Datum: 11.02.1913
von: Erb, W.
an: Edinger, L
hs/ms: hs
+: +
Quelle: EdrO

„Hurra, Hurra! Das ist ja wirklich herrlich, dass wir endlich soweit sind. Kommt mir sehr gelegen. Ich war gerade im Begriff, einige Bemerkungen niederzuschreiben über das noch immer fehlende letzte Beweisstück – den Nachweis der Spirochaeten bei der Tabes und Paralyse! Ich wollte Impfversuche an Affen vorschlagen mit frischem Hirnrindenmaterial von Paralytikern (eventuell bei Operationen oder durch die Neisser-Pfeiffersche Hirnpunktion zu gewinnen!) oder mit frischem, zentrifugiertem Liquor cer. spin. von noch aktiv fortschreitender Tabes. Das ist, wie ich glaube, noch nicht versucht worden und könnte doch am Ende zum Ziel führen. Jetzt wird dies freilich nicht mehr nötig sein".

Lfd. Nr.: 769
Datum: 11.02.1913
von: Nissl, F
an: Springer, F
hs/ms: ms
+: -
Quelle: Springer B: N, 66

8-seitiger Brief zu geplantem Projekt der „Beiträge zur Frage des Zusammenhangs zwischen klinischem Verlaufe und anatomischem Befund bei Gehirn- und Nervenkrankheiten" auf Grund der Fallbesprechungen der Nisslschen Klinik. „Bei der heute durchgeführten Arbeitsteilung in unseren psychiatrischen Kliniken bildet zwar die klinische Tätigkeit das gemeinsame Band, das die hier tätigen Ärzte vereinigt, aber es ist unmöglich geworden, dass der auf einem besonderen Gebiet Arbeitende mit den übrigen Spezialdisziplinen des Faches in dauernder und inniger Fühlung verbleibt, zumal wenn direkte Zusammenhänge zwischen den einzelnen Zweiggebieten fehlen, wie z. B. zwischen Kriminalpsychologie und der Anatomie des Centralnervensystems"

Lfd. Nr.: 770
Datum: 18.02.1913
von: Edinger, L
an: Retzius, G
hs/ms: hs
+: -
Quelle: Stockh

Dank für Arbeit zum Protoplasmaproblem. Sehr merkwürdig die Struktur der Purkinjezellen. Ist mit Funktion des Cerebellums beschäftigt.

Lfd. Nr.: 771
Datum: 27.02.1913
von: Pfungst, O
an: Edinger, L
hs/ms: hs
+: –
Quelle: EdrO

Zur Frage Bewusstsein, Erkennen, Hirnanatomie. Verweis auf eben erschienene Akademieabhandlung über „Erkennen und Verstehen" mit dem Satz: „Dass jede Analyse dieser Art keine der gesicherten Tatsachen über Bau und physiologisch feststellbare Funktionen des Nervensystems unberücksichtigt lassen darf und jede wohlfundierte Hypothese dieser Herkunft zur Prüfung und Verifikation der psychologischen Ergebnisse heranziehen muss, versteht sich von selbst".

Lfd. Nr.: 772
Datum: 03.03.1913
von: Schneider, K C
an: Edinger, L
hs/ms: hs
+: +
Quelle: EdrO

Spitz/Donau. Tierpsychologe. Zum Erlebensunterschied von Mensch und Tier. „Biologisch wichtig ist die Rezeption der Außenwelt und die Assoziation der Eindrücke, geistig wichtig dagegen die Stellung der Persönlichkeit zur Natur, die Beherrschung des Energetischen durch den Geist. Letzteres kann sich nicht im Somatischen spiegeln, denn es ist im Prinzip gar nicht ans Soma – ans Extensiv-Fänomenale – gebunden. In Hinsicht aufs Gehirn unterscheidet sich daher der Mensch nur insoweit vom Tier als er reicher veranlagt ist; die wahre Differenz beider kommt im Gehirn gar nicht zum Ausdruck. Ganz verkehrt ist der Schluss der heutigen Fysiologie aus dem Bau des Gehirns aufs Wesen des Menschen. Ganz verkehrt ist auch ein anderer Gedanke der heutigen Fysiologie: Dass sie ein Bewusstseinsorgan im Gehirn sucht, wo doch notwendigerweise alles Biologische Bewusstsein sein muss. Bewusstsein, das deshalb nicht bloßer Nervenvorgang wird, weil es dem Subjekt unbewusst sein kann, denn das Subjekt ist eben ein phylogenetisch entwickeltes komplexes Gebilde und ins Zentralbewusstsein tritt nur Bestimmtes ein. Gott sei Dank, dass wir eine Freudsche Psychoanalyse haben, die endlich einmal das Unbewusste rational entwickelt! Der Gedanke eines speziellen Bewusstseinsorgans ist noch so recht ein Rudiment aus der materialistischen Blütezeit". Weiter zur Anwendung seiner Gedanken auf die Tierpsychologie und auf die Krallschen Versuche.

Lfd. Nr.: 773
Datum: 18.03.1913
von: Krall, K
an: Edinger, L
hs/ms: hs
+: –
Quelle: EdLM

Zu den „denkenden Pferden" und Vorträge von Pfungst in Amsterdam. Wissenschaftlicher Bluff. Bei Pfungst jedes Talent zur Tierbeobachtung abgesprochen. Krall überzeugt von seiner eigenen Deutung, lehnt Prüfkommission mit Pfungst ab.

Lfd. Nr.: 773a
Datum: 06.04.1913
von: Nonne, M
an: Ranke, O
hs/ms: hs
+: –
Quelle: MPIP

Frage, ob Ranke von Noguchi auch Levaditi-, Markscheiden- Nissl oder Alzheimer-Päparate erhielt. „Ich frage deshalb, weil Sie in Ihrer neulichen ... Zuschrift bemerken, dass es sich zweifellos um <u>ty-</u>

pische Paralyse handle. Das kann man an den Levaditti-Präparaten doch wohl nicht erkennen? Oder doch? Stertz, der die an Alzheimer geschickten Präparate gesehen hat, schreibt mir darüber nichts. Die Spirochaeten sind übrigens als pallida auch von unserem in puncto Syphilis-Spirochaete überaus erfahrenen Dr. Arning und, wie ich eben lese, auch von E. Hoffmann in Bonn anerkannt worden". Zu einem Fall von kombinierter Strangerkrankung.

Lfd. Nr.: 774
Datum: 18.04.1913
von: Pick, A
an: Obersteiner, H
hs/ms: ms
+: -
Quelle: MedhistWien HS 2406

Ergebnis der Umfrage zur Erb-Denkmünze: Für Barany 3, Müller (Augsburg) 3, Kalischer (Berlin) 2, Je eine für Kassierer, Foerster, Jakob, Nonne.

Lfd. Nr.: 775
Datum: 29.04.1913
von: Erb, W
an: Strümpell, A v.
hs/ms: hs
+: -
Quelle: UAL (349/350)

„Auch Sie werden sich über die Noguchi'sche Entdeckung der Pallida bei Tab. u. Paralyse wohl gefreut haben; endlich die definitive Krönung unseres Werk's! Schade, dass ich den dahingegangenen Gläser, v. Rosenbart, Leyden etc. diesen „Stoß ins Herz" nicht mehr versetzen kann: die müssen sich ja vor Ärger u. Beschämung im Grabe herumdrehen!"

Lfd. Nr.: 776
Datum: 03.05.1913
von: Pick, A
an: Obersteiner, H
hs/ms: ms
+: -
Quelle: MedhistWien HS 2406

Barany erhielt 4 von 5 Stimmen für Erb-Denkmünze. Beiliegend gedruckter Entwurf des Statutes der Erb-Medaille

---

Lfd. Nr.: 777
Datum: 04.05.1913
von: Nissl, F
an: Springer, F
hs/ms: hs
+: -
Quelle: Springer B: N, 66

Ist bereit, die „Beiträge" dem Springer-Verlag anzubieten. Stellt die Bedingungen hinsichtlich der Abbildungen (ausnahmsweise auch farbig). „Ich möchte aber nicht, dass minderwertiges Zeug in unseren Heften erscheint. Darum behalte ich mir die Bearbeitung vor. Ich werde bezüglich der Aufnahme von Material äusserst rigoros vorgehen".

Lfd. Nr.: 778
Datum: 21.05.1913
von: Bartels, M.
an: Edinger, L
hs/ms: hs
+: +
Quelle: EdrO

Lima. 8-seitiger, mit Skizzen versehener Brief über die Gleichgewichts- und Sehfunktionen sowie die Einflüsse von Kleinhirn und Vestibularis auf die Augenmuskeln mit Darlegung zahlreicher offener Fragen. „Warum bewegen Menschen, die längere Zeit völlig erblindet sind, (ohne geringsten Lichtschein) fortwährend nystagmusartig die Augen?".

Lfd. Nr.: 779
Datum: 29.05.1913
von: Polimenti, O
an: Edinger, L
hs/ms: hs
+: -
Quelle: EdrO

Otricoli (Umbria) Zu Geruchssinn, Hunde-Olfactorius-Untersuchungen. Arbeitet ganzjährig im Aquarium in Neapel. Bietet Froschgehirn-Präparate an.

Lfd. Nr.: 780
Datum: 01.06.1913
von: Verworn, M
an: Edinger, L
hs/ms: Hs
+: -
Quelle: EdrO

Dank für eingegangene Arbeiten, auch des Edinger-Sohnes. Verweist auf Arbeiten zum Stimmverhalten der Frösche

---

Lfd. Nr.: 781
Datum: 12.06.1913
von: Nissl, F
an: Edinger, L
hs/ms: ms
+: +
Quelle: MPI für Neurobiologie. (H 1450)

Dankt für Fahnen über Arbeit zum Thalamus. „Sie wissen, wie hoch ich Wallenberg schätze. Die folgenden Worte bedeuten also keine Geringschätzung des von mir wissenschaftlich hochgewerteten Kollegen. Ausserdem ist er auch ein Mann, den man als Mensch nur gern haben kann. Ich spreche das ausdrücklich aus, damit Sie mich recht verstehen. Das Referat über die Thalamusröhre ist aber gänzlich wertlos... Es ist eben leider so mit der heutigen Spezialisierung. Es lassen sich ausschliesslich Arbeiten brauchbar referieren, wenn in der referierten Arbeit Gesichtspunkte, Ausblicke, Zusammenhänge enthalten sind oder wenn bei rein beschreibenden Arbeiten (Pflastersteinbeschreibungen) der Referent Spezialist auf diesem Gebiet ist. Letztere Referate haben aber wieder nur für den Spezialisten Interessen und sind daher überflüssig, weil der Spezialist das Original lesen muss. Der erste Fall trifft bei den Thalamusarbeiten nicht zu; im zweiten Fall ist Wallenberg kein Spezialkenner der Cytoarchitektonik des Thalamus".

Lfd. Nr.: 782
Datum: 30.07.1913
von: Ehrlich, P
an: Edinger, L
hs/ms: ms
+: -
Quelle: EdrO

Auskunft über Titel und Anschrift von Prinz Alexander von Oldenburg und Prinz von Gagry, die in St. Petersburg weilten

---

Lfd. Nr.: 783
Datum: 06.08.1913
von: Liesegang, R E
an: Edinger, L
hs/ms: hs
+: -
Quelle: EdrO

Zu Klebs und Küster sowie Angeboten zur Zusammenarbeit mit Botanikern und Geologen

---

Lfd. Nr.: 784
Datum: 07.08.1913
von: Soury J
an: Edinger, L
hs/ms: hs
+: -
Quelle: EdrO

[Franz]. Zu E.'s Arbeit über den Hund ohne Gehirn und über den Mensch ohne Gehirn, zur Frage des Paläozephalons im Vergleich zum Neenzephalon. Sicher sei das Kind ohne Telenzephalon weniger fähig, sich an das äußere und innere Milieu anzupassen als der Knochenfisch. Ausführlich zum Plexus chorioideus, der nach Descartes an der Ventrikelwand wie ein Teppich aufgehängt sei und der vermutlich Beziehungen zum Liquor habe. Verweist hierzu auf Schottmüller, Schumm, Fleischmann, Nonne, Kafka, Trömner und Römer. Edinger schreibe, dass viel dafür spreche, dass nicht nur die Gefäße, sondern auch die Zellen des Nervensystems von Liquor umspült würden. Dies müsse näher untersucht werden. Marinesco, sein Schüler, solle sich dieser Frage widmen. Zur Entwicklung von Ne- aus dem Palaäozephalon bevorzuge er diesen Begriff gegenüber dem von Edinger gewählten der Addition als einer Hinzufügung. Noch immer wende er sich gegen E.'s Auffassung von der Verlegung des Bewusstseins in den Stirnlappen. Im Hinblick auf das Meisterwerk Edingers: Kant wie vor diesem Leibniz hätte noch fast alle diese Disziplinen beherrscht, auch Johannes Müller und DuBois-Reymond. Zukünftig werde es schwerer, selbst im Traum, diese immensen Bereiche zu umfassen. „Notre conception de l'univers n'est qu'un phenomen cerebral".

Lfd. Nr.: 785
Datum: 11.08.1913
von: Retzius, G
an: Edinger, L
hs/ms: hs
+: -
Quelle: EdLM

Dank für „Ein Mensch ohne Großhirn".

Lfd. Nr.: 786
Datum: 29.09.1913 (?)
von: Krall, K
an: Edinger, L
hs/ms: hs
+: -
Quelle: EdLM

[nur schwer lesbarer Poststempel] Karte über Pferdeversuche, die nur bei „Willigkeit" der Tiere gelingen. Ist überzeugt von der selbständigen Denktätigkeit der Pferde.

Lfd. Nr.: 787
Datum: 06.10.1913
von: Krall, K
an: Edinger, L
hs/ms: ms
+: -
Quelle: EdLM

Möchte Edingers Arbeit über „Menschen ohne Großhirn" nachdrucken. Über Kralls Pferdevorführungen

---

Lfd. Nr.: 788
Datum: 12.11.1913
von: Müller, G E
an: Edinger, L
hs/ms: hs
+: -
Quelle: EdrO

Göttingen, Ges. f. experim. Psychologie. Dank für Kongress-Vortrag und Bitte um erneuten Vortrag

---

Lfd. Nr.: 789
Datum: 20.11.1913
von: Nissl, F
an: Edinger, L
hs/ms: ms
+: -
Quelle: Ed/NisslH 1449

„Sie bieten mir die Hand zur weiteren Verfolgung der Thalamus-Verhältnisse. Mit zwei Händen greife ich zu". Was die Operationen betrifft, so bin ich gerne bereit, Ihnen zu liefern, was Sie wünschen.
Gehemmt durch Nephritis und Mahnungen Krehls [Abschrift]

Lfd. Nr.: 790
Datum: 05.12.1913
von: Krall, K
an: Edinger, L
hs/ms: ms
+: -
Quelle: EdLM

Beide Pferde wollen nicht mehr. Wohl aber der „Mannheimer Hund".

Lfd. Nr.: 791
Datum: 17.12.1913
von: Retzius, G
an: Edinger, L
hs/ms: hs
+: –
Quelle: EdLM

„Was mich selbst betrifft, habe ich in diesem Jahre meine Protoplasmastudien weiter betrieben und habe eine Reihe von Tafeln schon fertig drucken lassen, werde aber kaum vor Ende März den nächsten Band der Biolog. Unters. abschliessen können. Mit besonderem Interesse habe ich auch ein altes Lieblingsthema, den Bau des inneren Gehörorganes der Säuger, wieder aufgenommen."

Lfd. Nr.: 791a
Datum: 21.12.1913
von: Jakob, A M
an: Ranke, O
hs/ms: hs
+: –
Quelle: MPIP

Zur Achúcarro-Methode: „Ich habe bis jetzt mit ihr ganz ungleichwertige Resultate erhalten, u. zwar bekommen meine Präparate alle, namentlich die eingebetteten einen sehr dunklen, gelb-braunen Grundton, der den ihren, wenigstens nach Ihren Photogrammen zu schließen, offenbar fehlt". Weiter zu guten Erfahrungen mit der Bielschowsky-Methode. Sammelt atypische Fälle wie sie Ranke in den Nissl-Alzheimer-Arbeiten 1913 dargestellt hatte.

Lfd. Nr.: 792
Datum: 27.12.1913
von: Edinger, L
an: Retzius, G
hs/ms: ms
+: –
Quelle: Stockh

Das merkwürdigste aller Gehirne ist das Mormyridengehirn: „Da ist aus einem Theil des Cerebellums ein neues Organ geworden, das den ganzen Schädel erfüllend relativ größer als unser Großhirn ist. Ich habe endlich herausgebracht, dass alles auf einen riesigen Nerven zurückgeht, mit dem dies ganze Mormyrocerebellum zusammenhängt und dieser Nerv entspringt und verläuft wie der Lateralis, aber es sind bisher die Sinnesapparate, welche ihn so riesig machen, noch nicht gefunden". Im Institut nun mehr pathol. Studien (Neuritis, MS). „Meine eigenen Studien führen mich immer mehr zur vergleich. Psychologie"... „Am 1. Oktober soll die Universität eröffnet werden. Die übliche Kurzsichtigkeit der Internisten etc. hat bereits dafür gesorgt, dass die Neurologie keine officielle Vertretung durch ein Ordinariat bekommt".

Lfd. Nr.: 793
Datum: 31.12.1913 (?)
von: Edinger, L
an: Retzius, G
hs/ms: ms
+: –
Quelle: Stockh

[Ohne Datumsangabe]. Dank für neues Werk. „Ganz unabhängig von Ihnen hat Nageotte 1909 in der Societé de Biologie die gleichen Mitochondrien beschrieben und abgebildet. Zu Angriffen Bela Hallers, „der, wie Sie ja wissen, von Recriminationen und Angriffen lebt" auf die von Ed. gefundenen perivaskulären Räume der Hypophyse (nur Lymphspalten?). „Schon früher vorgestellt, dass Hypophysengewebe so in das Lymphgewebe des Gehirnes eingebettet, dass seine Zellen direkt in dieses sezernieren".

Lfd. Nr.: 794
Datum: 08.01.1914
von: Claparède, E
an: Edinger, L
hs/ms: ms
+: -
Quelle: EdrO

Karte [französ.]. Besuchte Krall in Mannheim. Seine Pferde wollen nicht mehr arbeiten, sein Hund Rolf „arbeite unter schlecht kontrollierten Bedingungen und sei von sehr empfindlicher Gesundheit. Er wurde krank, als ich begann, „unwissenschaftliche“ Versuche zu machen“.

Lfd. Nr.: 795
Datum: 11.02.1914
von: Pfungst, O
an: Edinger, L
hs/ms: hs
+: -
Quelle: EdrO

Berlin, Zool. Garten. Zur Übersendung von Vögeln und zu Fixierungsproblemen

---

Lfd. Nr.: 796
Datum: 24.03.1914
von: Gruber, K
an: Edinger, L
hs/ms: hs
+: -
Quelle: EdrO

Zu den Pferdeversuchen und der Glaubwürdigkeit von Krall

Lfd. Nr.: 797
Datum: 31.03.1914
von: Köhler, W
an: Edinger, L
hs/ms: hs
+: +
Quelle: EdrO

Aus Puerto de la Cruz, Teneriffa. Zu Intelligenzprüfungen an Schimpansen. „Dass von allen Fragen, die die Verwandtschaft mit den Menschen nahe legt, diese die dringendste“. Fragen der Sinnespsychologie auch mir relativ gleichgültig“, soweit sie nicht unmittelbar für die Intelligenzfragen in Betracht kommen, und das ist nur bei höheren Gegenständen der Sinnespsychologie, dem Erfassen von Formen etc. der Fall. In dieser Beziehung weisen freilich die Tiere merkwürdige Abweichungen von uns auf, wenigstens soweit ich bisher darüber urteilen kann“. Zu den Intelligenzprüfungen unter Verzicht auf Dressur. Hofft, dass Wertheimer Edinger über diese Versuche berichtet hat. Enorme Begabungsunterschiede zu bemerken. Versuchsanforderungen zu anthropomorph.

Lfd. Nr.: 798
Datum: 09.04.1914
von: Johnston, J B
an: Edinger, L
hs/ms: hs
+: -
Quelle: EdrO

Amerikan. Neurologe, aus Tremezzo, englisch. Entschuldigung, nicht zum Kongress kommen zu können wegen Wahl zum Collegeleiter der Univ. of Minnesota

Lfd. Nr.: 799
Datum: 22.04.1914
von: Waldeyer, W v.
an: Edinger, L
hs/ms: hs
+: -
Quelle: EdrO

„Im nächsten Frühjahr werde ich wieder die Hirnforschungskommission zusammenrufen... und werde mit Kollegen Roethig dafür sorgen, dass allerlei Wissenschaftliches geboten werden kann".

Lfd. Nr.: 800
Datum: 08.05.1914
von: Winkler, C
an: Edinger, L
hs/ms: hs
+: -
Quelle: EdrO

Empfiehlt einen jungen Kollegen, der bei Ehrlich in Frankfurt und bei Nonne in Hamburg in die Neo-Salvarsantherapie eingeführt werden soll. Gibt diesem vier Druckbogen des Katzenhirnatlas mit zur Prüfung. Schwierig wird die Deutung der medialen und caudalen Partien des Diencephalon. Monakow will Schnitt-Tafeln der unteren Oblongata beisteuern. Vorhanden sind als Grundlage des Tafelwerkes eine lückenlose Weigert-Pal-Serie durch das Gehirn eines 17-Jährigen und eine lückenlose Serie mit Nisslfärbungen bei einem einjährigen Kind (bei Monakow)

Lfd. Nr.: 801
Datum: 11.05.1914
von: Loeb, J
an: Edinger, L
hs/ms: hs
+: -
Quelle: EdLM

NY. Dank für Berufungsvorschlag auf Physiologie-Lehrstuhl in Frankfurt. Bethe erhielt den Ruf. 20 J. zuvor erhielt er den Soemmerring-Preis

---

Lfd. Nr.: 802
Datum: 16.05.1914
von: Winkler, C
an: Edinger, L
hs/ms: hs
+: -
Quelle: EdrO

Von den Schnittserien für das Tafelwerk hat W. bei Nissl Katzen-Thalamus-Schnittserien gefunden. „Die Idee zur Gründung einer internationalen Hirn-Akademie zieht mich sehr an. Die Welt ist nach und nach zu klein geworden für nationale Akademien. Diese degenerieren. Gibt es internationale Versammlungen von Gelehrten in einem Fach, dann ist man sicher, darin die Besten zusammenbringen zu können, und ist einmal eine solche Vereinigung für die Hirn-Untersuchung begonnen, so ist man sicher, dass andere Fächer... folgen werden". Das Problem der persönlichen Rivalitäten. Eingehende Diskussion der experimentellen Schädigungen des Cortischen Organs und der Cochlea-Labyrinth-Funktionen.

Lfd. Nr.: 803
Datum: 23.05.1914
von: Edinger, L
an: Hirth, Georg
hs/ms: ms
+: –
Quelle: BSB Ana 486-I

Über die Nicht-Anerkennung wissenschaftlicher Leistung zu Lebzeiten und die Notwendigkeit, sich zu bescheiden. „ich selbst habe 1896 meine Aufbrauchtheorie publicirt und obgleich sie überall sehr günstig besprochen wurde, obgleich ich sie so und so oft besprochen habe, bin ich sehr weit von dem Ziele, dass diese einfache so Vieles klärende Auffassung nun auch gebraucht würde... In wissenschaftlichen Dingen ist es nie anders zugegangen und es ist leicht möglich, dass es erst nach dem Tode des Forschers die Früchte seiner Arbeit reifen. Von meinem Standpunkt aus ist es auch kein Unglück, wenn etwa nach meinem Tode etwas, was ich verfolgt, von anderen in Anspruch genommen wird... wenn es nur überhaupt fortwirkt". „Für die neue Universität hatten wir erst Loeb (NewYork) und Bethe vorgeschlagen, in zweiter Weise Weiss und Trendelenburg, die Regierung hat Bethe gewählt und damit fahren wir jedenfalls auch gut. Ich schätze ihn sehr hoch". Der Unsinn mit dem Mannheimer Hunde und dergleichen schreit zum Himmel.

Lfd. Nr.: 804
Datum: 11.06.1914
von: Nissl, F
an: Edinger, L
hs/ms: hs
+: +
Quelle: MPI für Neurobiologie (H 1451)

Zu Arbeit mit Ranke, die Edinger lobte. „Klinisches und Anatomisches lässt sich nicht zusammenbringen. Aber in der menschlichen Histopathologie ist eben das der Weg. Aber der vergleichende Anatom, die experimentelle Forschung, die Entwicklungsgeschichte muss mithelfen, sonst bleibt unsere Tätigkeit eine Beschreibung von Pflastersteinen, wie Sie einmal ganz richtig sagten". „Sie sind der erste und Alleinige unter den vielen Kritikern, der kapiert hat, was wir wollen. Sie allein haben den Sinn unseres Unternehmens zum ersten Mal erfasst".

Lfd. Nr.: 805
Datum: 26.06.1914
von: Erb, W
an: Strümpell, A v.
hs/ms: hs
+: –
Quelle: UAL (356/7)

Erstickt in der wahnsinnigen Fülle medizin. Literatur. Setzt sich für seinen Schüler Schoenborn für Würzburg ein

---

Lfd. Nr.: 806
Datum: 03.07.1914
von: Waldeyer, W v.
an: Edinger, L
hs/ms: hs
+: –
Quelle: EdrO

Karte. „Was Sie mir aus Gall und Spurzheim schreiben, ist in der Tat recht interessant; aber weitaus die meisten der von Gall getadelten Namen haben wir in den DAN ja ausgemerzt". Zur Nomenklatur von Rinde, Mark, Balken, Olive, Zirbel, Hippocampus.

Lfd. Nr.: 807
Datum: 05.07.1914
von: Nissl, F
an: Fürbringer, M
hs/ms: hs
+: +
Quelle: UBFft (Senckenberg) NL M. F. A1 1917

Ausführliche Darstellung seiner wiss. Interessen am Cortex und der Rindenlokalisation mit dem Ziel, das Zusammenwirken der Einzelelemente bei einem pathologischen Prozess zu verfolgen. Kritisch zu Untersuchungen Unnas zur „chromolytischen Zellanalyse" als Weg zum Verständnis der Chemie zellulärer Vorgänge. „Wir machen – ich nehme mich hierbei absolut nicht aus – gerne den Fehler, dass wenn Elemente zwei, drei, vier Eigenschaften gemeinsam besitzen, wir solche Elemente als identisch bezeichnen; erst später erkennen wir eine weitere Eigenschaft, die die bis dahin gleichartig sich verhaltenden Elemente nicht saemtlich besitzen; und unterscheiden dann"…. Die Voraussetzung für die Anwendung von Unnas chromolytischer Methode sind spezifische Färbungen. Was bedeutet aber der Begriff spezifische Färbungen?". Sehr grundsätzlicher Brief, „begründet in der Achtung vor dem Forscher Unna".

Lfd. Nr.: 808
Datum: 10.07.1914
von: Walter, F K
an: Edinger, L
hs/ms: hs
+: -
Quelle: EdrO

Rostock. Zu Protargol-Präparaten der Epiphysenzellen und Gliazellen

---

Lfd. Nr.: 809
Datum: 11.07.1914
von: Erb, W
an: Strümpell, A v.
hs/ms: hs
+: -
Quelle: UAL (358/9)

„In der Angelegenheit der Edinger-Festschrift bin ich durchaus Ihrer Meinung; die Sache geht allmählich zu weit! Nun gar drei Bände! Ich würde fest bei meinem Bande bleiben u. nur solche Arbeiten acceptieren, die dem Leserkreis uns. Zeitschrift, den praktischen – bzw. klinisch-wissenschaftlichen Neurologen genehm sein werden. Was sollen denn die mit vergleichender Hirnanatomie, Entwicklungsgeschichte u. dgl. anfangen? Für solche Arbeiten, auch in fremden Sprachen muß H. Goldstein eben eine besondere Ausgabe, mit anderen Verlegern beschaffen. Ihr Lamento über die allmählich in's Maßlose gesteigerte Fülle u. Länge der wissenschaftl. Production ist mir ganz aus der Seele gesprochen; wo soll das noch hinaus? In 10 od. 20 Jahren wird wohl eine ganze Reihe von Lewandowsky's auf dem Plan sein u. die wissenschaftl. Welt geradezu ersäufen in der Fülle gedruckten Papiers! Man kann das ja auch gar nicht mehr bezahlen. Es ist geradezu schauderhaft. Die Abderhalden-Sache, die mir anfangs sehr imponierte„ fängt auch jetzt an, „mir fürchterlich zu werden"; es scheint doch vieles daran falsch.".

Lfd. Nr.: 810
Datum: 18.07.1914
von: Edinger, L
an: Retzius, G
hs/ms: ms
+: -
Quelle: Stockh

Lebhafter Dank für neue Arbeiten, darunter über Labyrinth. „Jetzt möchte ich nur, dass Sie auch der Lymphwege des Gehirns wieder gedenken. Mir war immer ein Plan im Kopf, da weiter zu gehen, wo Sie aufhörten, mit eigentlich mikroskopischen Injektionen an das Hirngewebe heranzutreten. In allernächster Zeit soll Ihnen eine dahin gehende Arbeit eines meiner Mitarbeiter zugehen, den ich im

Hirngewebe vital Berliner Blau herstellen liess. Es füllen sich außer kleinen Lymphräumen die intracellulären Kanäle und sehr merkwürdige Räume um die Spitzenfortsätze der Ganglienzellen". Der Kaiser wird die Universität eröffnen und Ed. wird mit kleiner Krankenabteilung Ordinarius für Neurologie. Berichtet, mit Liesegang „sehr merkwürdige Nachbildungen von Ganglienzellen aus anorgan. Salzen erzeugen können"

Lfd. Nr.: 811
Datum: 18.07.1914
von: Edinger, L
an: Obersteiner, H
hs/ms: ms
+: –
Quelle: Medhist Wien

Bittet, die Statuten für die Hirnforschungsinstitute zu entwerfen und sich als Präsident wählen zu lassen. „Winkler hat sich in der Kappersangelegenheit als etwas schwerfällig und zu sehr an der Form haltend erwiesen. Er ist schwerlich für eine so im Entstehen begriffene Sache versatil genug. Als Gelehrter ist er natürlich durchaus berufen, an unsere Spitze zu treten... Ich habe schon wieder eine neue Idee. Die Bibliotheken geben sich jetzt alle Accessionsverzeichnisse. Wenn die Hirninstitute einmal die Listen austauschten über ihre Präparatensammlungen und dann Accessionsverzeichnisse ausgäben, wie es Kappers schon tut, wäre es leicht zu erfahren, wo man das und jenes einsehen könnte. Dank für den neuen und so stattlichen Band. Aber gerade mit Ihrer Arbeit bin ich nicht einverstanden,. Ich glaube, dass es sich nicht um ein Fehlen des Wurms handelt, sondern um ein Auswischen seiner Gränzen, vielleicht etwas Zurückbleiben einzelner medialer Rindentheile. Das stimmt mit Ihren Bildern und damit, dass alle Wurmbahnen intact sind. Gewiss gehört der Nucleus lateralis zum Palaeocerebellum, wenn er sich auch, sobald das Neocerebellum auftritt, durch Rindenbahnen aus dessen Rinde erst vergrössert. In einem echten Fall von Wurmfehlen müsste die Flocke und dieser Kern fehlen. Missbildung des Wurmes würde ich lieber sagen". Es folgt handschriftliche stenographische Anmerkung

---

Lfd. Nr.: 812
Datum: 24.07.1914
von: Retzius, G
an: Edinger, L
hs/ms: hs
+: –
Quelle: EdLM

Glückwunsch zum Frankfurter Ordinariat. Interessiert, dass es Edinger gelang, feinste Injektionen in die Saftbahnen des Gehirns zu erzielen.

Lfd. Nr.: 813
Datum: 27.07.1914
von: Nissl, F
an: Springer, F
hs/ms: hs
+: –
Quelle: Springer B: N, 66

Zur Finanzierung der „Beiträge" und der Notwendigkeit Nissls, beim kleinen Kliniketat die anatomischen Laborarbeiten selbst zu finanzieren

---

Lfd. Nr.: 814
Datum: 22.08.1914
von: Winkler, C
an: Edinger, L
hs/ms: hs
+: –
Quelle: EdrO

„In dieser schrecklichen Zeit nutze ich doch ein paar Zeilen zu Ihnen zu schreiben. Unsere ruhige Friedensarbeit ist durch das ärgste was die Wissenschaft treffen kann – Krieg zwischen Deutschland und England – getroffen worden und es wird mutmaßlich lange Jahre dauern, ehe sich Europa von diesem fürchterlichen Schlage wieder aufrichten kann". 200 Exemplare des fertigen Katzenatlas liegen für Deutschland, Schweiz und Italien bereit, aber W. fürchtet, sie könnten verloren gehen. Will am Atlas der Brain Commission weiterarbeiten. Glaubt im N. octavus zentrifugale, d. h. autonome Fasern gesehen zu haben. Genaue Darstellung. Zu Lord Morley als Kriegsgegner und der guten internationalen Zusammenarbeit vor dem Kriegsausbruch.

Lfd. Nr.: 815
Datum: 31.08.1914
von: Driesch, H
an: Fürbringer, M
hs/ms: ms
+: –
Quelle: BVG KL/JR 009

Gedruckter offener Brief gegen den Vorschlag Fürbringers, „im patriotischen Interesse auf alle großbritannischen wissenschaftlichen Ehrungen zu verzichten... Ich kann mich dem geplanten Kollektivschritt nicht anschließen, denn ich kann mich nicht überzeugen, dass er eine patriotische Tat bedeutet, und ich halte ihn andererseits geradezu für kulturfeindlich". Ausführliche Begründung

---

Lfd. Nr.: 816
Datum: 02.09.1914
von: Fürbringer, M
an: Driesch, H
hs/ms: ms
+: –
Quelle: BVG KL/JR 009

Gedruckter offener Antwortbrief auf Intervention von Driesch. Sehr nationalistisch geprägt. „Ich erblicke sonach in dem von Ihnen... als kulturfeindlich verurteilten Vorgehen viel eher eine kulturfreundliche Massregel, ein Mittel zur Hebung der gegenseitigen Achtung und eine Scheidung von äusserer Spreu und innerem Korn".

Lfd. Nr.: 817
Datum: 02.09.1914
von: Fürbringer, M
an: Heidelberger Lehrkörper
hs/ms: ms
+: –
Quelle: BVG KL/JR 009

Gedrucktes Anschreiben mit Aufforderung, den Aufruf zum Verzicht auf britische wissenschaftliche Ehrungen zu unterzeichnen wie ähnlich lautende Aufrufe aus den Universitäten Jena, Berlin und München sowie den Heidelberger Kollegen Gothein, Kossel, von Schubert und Oncken.

Lfd. Nr.: 817a
Datum: 18.09.1914
von: Jaspers, K
an: Gruhle, H W
hs/ms: hs
+: –
Quelle: MPIP Nachlass Gruhle

„Ich selbst habe zu all den Umwälzungen keine recht klare Stellung. Und nirgends habe ich einen Ausdruck gefunden, der meine Gefühle wiedergebe, keine Persönlichkeit, die ich einen Augenblick als ideellen Führer erlebt hätte. In dem Gemeinschaftsgefühl geniere ich mich offen mitzumachen, da ich unfähig bin, mitzutun. Dass es sich um ein Schicksal handelt, das an unser aller Wurzel greift, fühle ich, doch erlebe ich es gänzlich passiv mit Angst und Hoffen, und mag mich von der vergangenen Einstellung auf ein Luxusdasein mit weltfremder Arbeit keineswegs loszusagen. Man kann nicht verneinen, wenn man sich selbst als Ganzes verneinen müsste. Ich kann nicht zweifeln, dass es in der gegenwärtigen Zeit wirklich heroische Menschen gibt, da ich es leibhaftig erlebt habe; aber ich kann nicht aufhören, Psychologe zu sein und viel häufiger Rausch, Gedankenlosigkeit, bloße erbitterte Wut, prahlerisches Sichhineinreden zu sehen. Hier ist bei den Zurückbleibenden und Helfenden viel kleinliche Eitelkeit, auch gemeine Selbstsucht sieht man nicht selten. Bei den Soldaten entwickelt sich wohl das Beste. Zurückkommende Verwundete wollen hier z. T. gewiss ehrlich schnell wieder an die Front, vor allem aus rasender Wut".

Lfd. Nr.: 818
Datum: 05.10.1914
von: Wallenberg, A
an: Edinger, L
hs/ms: hs
+: -
Quelle: EdrO

„Ich stimme Ihnen voll bei in dem, was Sie über den grossartigen Zug der Einheit, der Opferbereitschaft und der Selbstverständlichkeit sagen, mit der die grössten Lasten getragen, die unglaublichsten Leistungen vollbracht werden. Hoffentlich hält der hohe ethische Aufschwung nach dem Frieden an, dann wäre es eine Lust, im Vaterlande zu leben"…. Berichtet über Tätigkeit im Lazarett mit Nervenverletzungen der unteren und oberen Extremitäten (fast nur links!). Sorge um Unterbringung der Cholera- und Pocken kranken, ungeheuere Scharlach-Epidemie.

Lfd. Nr.: 819
Datum: 06.10.1914
von: Holmgren, E
an: Edinger, L
hs/ms: hs
+: -
Quelle: EdrO

Voll Sympathie zum Kriegsausbruch. Schweden sei gerüstet, die „Neutralität auf das strengste aufrecht zu halten". Arbeitet über Trophospongien mit Hilfe von Osmiummethoden, um spinale Ganglienzellen darzustellen. „Die Bilder beweisen meines Erachtens, dass, was Osmium färbt, nur ein besonderes Material ist, die die Trofozyten zunächst aufspeichern, um weiter durch ihre … zelligen Ausläufer dem Ganglienzellkörper zu überliefern". Erläuterung von Skizzen, die nicht beiliegen.

Lfd. Nr.: 820
Datum: 06.10.1914
von: Ziegler, H E
an: Edinger, L
hs/ms: hs
+: -
Quelle: EdrO

Postkarte über Hundeintelligenz

Lfd. Nr.: 821
Datum: 16.10.1914
von: Groos, K
an: Edinger, L
hs/ms: hs
+: -
Quelle: EdrO

Brief aus Tübingen. Verweist auf Wesley Mills zur Kinderpsychologie. Zur Intelligenz der Hunde: „Nach meiner Erfahrung sind gerade weibliche Hunde besonders „Intelligent". Der Ihrige übertrifft weitaus alle die vielen männlichen Hunde, die ich zeitlebens hatte. Daher ist es mir doppelt wertvoll, dass auch Sie es bestätigen, wie selten ausgesprochene Intelligenzhandlungen festzustellen sind. Die Erfolglosigkeit mündlicher Erklärungen (S. 110) kann ich durchaus bestätigen… Natürlich versteht auch er wie der Ihrige viele Worte. Aber die menschliche Rede geht an ihm als ein Geräusch vorüber. Daher bin ich recht skeptisch gegen den Mannheimer Hund Rolf…"

Lfd. Nr.: 822
Datum: 20.10.1914
von: Driesch, H
an: Ostwald, W
hs/ms: hs
+: –
Quelle: ABBW NL Ostwald Nr. 613/1910

„Gestern las ich in Nr. 25/26 des „Monistischen Jahrhunderts" (S. 577) Ihre Stellungnahme zur Frage der Rückgabe „englischer Ehrungen" und möchte Ihnen gerne sagen, wie sehr es mich freut, mich hier mit Ihnen gleicher Meinung zu wissen. Ich erlaube mir, Ihnen einen (auf Veranlassung von Herrn Fürbringer gedruckten) kleinen Aufsatz beizulegen, der Ihnen wohl in der That zeigen wird, dass wir hier in gleichem Sinne denken. Uebrigens ist hier in Heidelberg höchstens die Hälfte der in Frage kommenden Herren der Aufforderung einer Rückgabe britischer Ehrungen gefolgt. Lassen Sie mich... noch sagen, dass ich, obwohl ganz ueberzeugter Dualist [?], manche der sozialethischen und zumal die pazifistischen Bestrebungen des Monistenbundes sehr hoch schätze".

Lfd. Nr.: 823
Datum: 21.10.1914
von: Retzius, G
an: Edinger, L
hs/ms: hs
+: –
Quelle: EdLM

Zum Ausbruch des „furchtbaren Weltkriegs", der „so viele Ernten der mühsam errungenen Zivilisation und Kultur zerstört".

Lfd. Nr.: 824
Datum: 22.10.1914
von: Levi, Ettore
an: Edinger, L
hs/ms: hs
+: –
Quelle: EdrO

Karte aus Firenze, gemeinsam mit Comolli und Beccari. Zur Eröffnung der Frankfurter Universität

---

Lfd. Nr.: 825
Datum: 30.10.1914
von: Saenger, A
an: Edinger, L
hs/ms: hs
+: –
Quelle: EdrO

Hamburg. Glückwunsch zum Ordinariat seitens der ganzen deutschen Neurologie mit Oppenheim an der Spitze

---

Lfd. Nr.: 826
Datum: 30.10.1914
von: Erb, W
an: Strümpell, A v.
hs/ms: hs
+: –
Quelle: UAL (360/1)

„Man kann ja in dieser Kriegsnot eigentlich nichts anderes denken u. reden als von der Sorge um unser geliebtes Vaterland u. vom dem unsäglichen Haß gegen das verfluchte, verlogene, räuberische u. feige England! Möge es verdammt sein! Ihre Einwände gegen meine Neuregelung der Stellung der Neurologie in Forschung und Unterricht kenne u. begreife ich: Sie als hervorragender Neurologe und Kliniker haben ein Recht dazu. Aber sehen Sie nur, wie mangelhaft der neurologische Unterricht an den meisten Hochschulen jetzt ist, welch' skandalöse Resultate davon alltäglich in der Praxis (bes. Unfallpraxis) zu Tage treten u. da werden Sie doch am Ende zugeben müssen, dass dies anders werden muss! Gerade wie mit der Augen- und Ohrenkunde, der Pädiatrie usw. Für die armen Studierenden ist das ja freilich schlimm, – viel schlimmer aber noch für die armen Kranken!"

Lfd. Nr.: 827
Datum: 01.11.1914
von: Spielmeyer, W
an: Springer, F
hs/ms: hs
+: –
Quelle: Springer B: S, 129 I

„Es würde mir leid tun, wenn unter dem Donner der Geschütze meine Arbeit unbemerkt bleiben müsste, – und auch bald nach dem Kriege wird ja ein Interesse für derlei Dinge kaum da sein". Ist jetzt durch Lazarettarbeit voll ausgelastet.

Lfd. Nr.: 828
Datum: 05.11.1914
von: Erb, W
an: Strümpell, A v.
hs/ms: hs
+: –
Quelle: UAL (362/3)

Wich seinem (50-jährigen) Doktorjubiläum aus. Nun wieder im Trauerhaus (offenbar nach dem Tod des Sohnes Friedel). „– ein trübes düsteres Alter vor uns! Ich glaube an kein Glück mehr, wenn auch die Möglichkeiten eines solchen noch nicht ganz erloschen sind". Sorge um den vermissten Sohn Cohnheims und den ebenfalls vermissten Bruder der Schwiegertochter. „Aber all die Opfer werden ja gern gebracht sein, wenn wir zu einem guten u. dauerhaften Frieden gelangen"... „Mehrere Lichtpunkte darin [in den Zeitungen] sind mir die Schlappen der Engländer, dieser nichtswürdigen, verlogenen, vertierten Seeräuber!"

Lfd. Nr.: 829
Datum: 02.12.1914
von: Berger, Emil (?)
an: Edinger, L
hs/ms: hs
+: +
Quelle: EdrO

Klosterneuburg. Zur Frage des Bewusstseins und zur Nomenklatur „Impressionale Sphäre, Gnosien, Praxien"

Lfd. Nr.: 830
Datum: 12.12.1914
von: Flechsig, P
an: Edinger, L
hs/ms: hs
+: –
Quelle: EdrO

„Ich habe mit grossem Interesse die mir freundlichst übersandte Übersicht über die Entwicklung des Menschenhirns gelesen. Sie entspricht ja im Wesentlichen auch meiner Auffassung; doch möchte ich auf folgende Gesichtspunkte hinweisen, in welchen ich etwas abweiche: Die 3. Hirnwindung entwickelt sich bem Menschen zuerst von allen Hirnwindungen. Meine makroskopischen Studien über Windungsverhältnisse verschiedener Tiere, Ordnungen haben mich zu der Überzeugung gebracht, dass in der Tierreihe die 3. Hirnwindung weiter..., nicht aber die 1. und 2., dass also diese letzteren das Menschenhirn charakterisieren. Ich zweifle überhaupt an der Beziehung der 3. Hirnwindung zur Sprache. Der vordere Abschnitt des unteren Drittels der vorderen Centralwindung ist hier wohl sicher der wichtigste. Ihm liegt die 3. Hirnwindung am nächsten, näher wie die hintere

Centralwindung. Die Brodmannsche Einteilung der menschlichen Hirnrinde ist ein Kunstprodukt, zu mindestens 2/3. Ich habe grosse Mühe aufgewendet, mit Unterstützung zweier vorzüglicher Mitarbeiter – wir haben nirgends die Grenzen der Brodmannschen Felder abgesehen von Riesenpyramiden und dem Viq d'Azurschen Streifen gefunden. Brodmann hat sich meine myelogenetische Einteilung zu Nutzen gemacht und danach einen grossen Teil seiner Felder bzw. Grenzlinien gezogen unter einigen willkürlichen Abänderungen, welche sein Plagiat verbergen sollten. Es wird ganz unmöglich sein, die Brodmannschen Felder und meine durchaus der Natur entsprechenden myelogenetischen zur Deckung zu bringen, abgesehen von dem schon längst bekannten Abschnitt der Riesenzellen, der Sehsphäre ect. Ich halte es auch für nicht richtig, mit Brodmann die Furchen für nebensächlich zu halten betr. der funktionellen Gliederung der Rinde. Jede Sinnessphäre hat ihre Furchen; dies ist durchaus kein Zufall".
Gratulation zum Wahl als Dekan der Frankfurter Med. Fakultät. „Bei Ihrem organisatorischem Talent werden Sie wohl reiche Gelegenheit zu fruchtbarer Tätigkeit finden... Neugierig bin ich, was aus der internationalen Association der Akademien und ihren Ablegern speziell unserer Hirn-Commission werden wird. Waldeyer hält zwar offenbar an seinem unpolitischen Standpunkt fest; ich fürchte aber, er wird in massgebenden Kreisen wenig Gegenliebe finden. Mit der mit dem Krieg beginnenden Altersperiode wird wie ich fürchte für das Gehirn vielleicht wenig Interesse mehr vorhanden sein. Für derartige promethäische Anstrengungen sind ruhige, geordnete Verhältnisse von Nöten".

Lfd. Nr.: 831
Datum: 20.12.1914(?)
von: Ishimori, K
an: Edinger, L
hs/ms: hs
+: –
Quelle: EdrO

Schüler Edingers mit sehr herzlichem Dank für die Frankfurter Zeit und mit Schilderung der 16-tägigen Eisenbahnfahrt durch Sibirien nach Japan. Arbeitete über marklose Nervenfasern.

Lfd. Nr.: 832
Datum: 01.01.1915 (?)
von: Braus, H
an: ohne Adressat
hs/ms: hs
+: –
Quelle: UBFft/Senckenberg NL H. Braus B 11a

[Ohne Datumsangabe] Handschriftl. Manuskript im NL Braus über „Feindliche Bombenwürfe auf deutsche Universitätsinstitute"

Lfd. Nr.: 833
Datum: 08.01.1915
von: Erb, W
an: Edinger, L
hs/ms: hs
+: –
Quelle: EdrO

Neujahrsbrief voll depressiver Gedanken im 75. Lebensjahr.

Lfd. Nr.: 834
Datum: 12.01.1915
von: Vogt, O
an: Forel, A
hs/ms: hs
+: –
Quelle: OVA 342

Zum Jahreswechsel. „Möge der Krieg so enden, dass wir Ihnen und unserem Ideal dann näher sind als wir es bei Beginn dieser Tragödie waren!" „Wir sind gerade dabei, unsere Reizversuche seit 1906 zusammenzustellen. Für die Psychologie kommt zunächst nichts Neues heraus. Wir zeigen, dass die Lokalisation im bisherigen Sinne im Princip richtig ist, dass aber die bisher lokalisierten Funktionen in viel mehr Spezialfunktionen zerlegt werden müssen, dass diese an ganz scharf begrenzte Felder gebunden sind, dass die sogenannten stummen Zonen Sitze solcher höherer Detailfunktionen sind, dass das Ineinandergreifen dieser Detailfunktionen viel komplizierter ist (d. h. unterbewusst verläuft) als die Introspection vermuten lässt, ja dass die Introspection die Detailfunktionen vielfach gar nicht aufdeckt. Wir müssen - bei allem Respect vor der Freiheit introspectiver Erkenntnis - den Machtbereich der Introspection noch mehr einschränken als wir früher glaubten, will man zu einem causalen Verstehen des Hirngeschehens vordringen. Eine scharfe Praecisierung irgendeiner dieser Spezialfunktionen ist heute noch nicht möglich. Die subjektive Widerspiegelung in unserem Bewusstsein wird diesen Details in keiner Weise gerecht. D. h. der physiologische Hirnprozess ist viel komplizierter als ihn die Introspection vermuten lässt.

Lfd. Nr.: 835
Datum: 12.01.1915
von: Schwalbe, G
an: Fürbringer, M
hs/ms: hs
+: -
Quelle: UBFft (Senckenberg) NL M. F. A1 2375

Aus Baden-Baden. Zum Krieg und bevorstehender Emeritierung. Frage des Kulturbundes. Schmähliche Erfahrungen mit holländischen Kollegen. „Sie nennen sich neutral, sind aber innerlich deutschfeindlich".

Lfd. Nr.: 836
Datum: 16.01.1915
von: Edinger, L
an: Retzius, G
hs/ms: ms
+: -
Quelle: Stockh

Zum Kriegsgeschehen und den Verleumdungen gegen die Deutschen. Dr. Stendell, sein zool. Assistent an der Westfront gefallen. Goldstein aus Königsberg gewonnen. „Sie müssen die zerrissenen Maschen des Netzes internationaler Wissenschaft wieder knüpfen helfen. Auch Winkler aus Amsterdam meint, dass bald solche Pflichten an die Gelehrten aus neutralen Ländern herantreten würden; hier ist Waldeyer ganz bereit, mitzutun"

Lfd. Nr.: 837
Datum: 22.01.1915
von: Edinger, L
an: Driesch, H
hs/ms: ms
+: +
Quelle: EdrO

Zu den falschen Begriffen Seele und Körper. Eine falsche Fragestellung. ! „Was wir untersuchen können, das sind die Funktionen des Großhirns. Eine Frage, deren Beantwortung noch in weitem Felde steht, ist es: wie kommt es, dass wir von diesen erfahren?"... „Faktisch hat sich der Begriff mehr und mehr auf das zugespitzt, was das Großhirn leistet. Schon längst rechnet man die Reflexbewegungen und was drum und dran hängt zu den Seelenäußerungen und Sie werden zugeben, dass mit dem Fortschritt der Hirnpsychologie noch mehr vielleicht mit der vergleichenden Hirnanatomie immer weitere Gebiete, wie etwa das der Lautgebung, des sogenannten unbewussten Sehens und unbewussten Hörens wieder aus ihrem Seelenbegriff herausgenommen werden. Wenn es gelingt, nachzuweisen, dass diesem Intellegere, und weiter ist es nicht, wieder ganz bestimmte Hirnteile zugrundliegen, dann hätten wir, das müssen Sie gewiss zugeben, das Seelenorgan, in dem Sinn Seele, wie eben besprochen, doch weit zurückgerückt".

Lfd. Nr.: 838
Datum: 24.01.1915
von: Driesch, H
an: Edinger, L
hs/ms: hs
+: +
Quelle: EdrO

„Ich halte den Parallelismus nicht für so gründlich tot wie Sie. Alles bisher gegen ihn (auch von mir) Vorgebrachte zeigte doch immer nur die grosse Unwahrscheinlichkeit dieser Lehre, aber nicht die volle Unmöglichkeit. Die volle Unmöglichkeit, was zwar auf logischem Boden, glaube ich aber mit meiner Lehre von den Mannigfaltigkeitsgraden... zeigen zu können. Ich gehe nicht von „dem Bewusstsein" aus, sondern von der Urtatsache „ich habe bewusst Etwas: Jedes Etwas, das ich habe, nenne ich, insofern es von mir gehabt ist, ein „seelisches Ding", mag auch durch das von mir Gehabte ein naturwirkliches Ding" „gemeint" sein. Dass Ich „etwas bewusst habe", ist das allersicherste von Allem; es ist auch das allerursprünglichste, viel ursprünglicher z. B. als dass es Gehirne „gibt"! Ich frage nun: „Können die seelischen Dinge von der „anderen Seite" gesehen naturwirkliche Dinge sein?" ist durchaus sinnvoll. Sie ist die Frage, die der Parallelismus bejahend beantwortet... Der Parallelismus könnte aber vielleicht richtig sein. Dass er grundsätzlich nicht sein kann, zeigt erst der Vergleich des Grades der Mannigfaltigkeit in den beiden Reichen von Dingen. Nun erst gewinnt der Begriff Seele oder „das Bewusstsein" zunächst als „mein" Bewusstsein, seine Bedeutung, nachdem gezeigt worden ist, dass seelische Dinge nicht „von der anderen Seite" physische Dinge (Zustände ect.) sind. Das Hirn wird von der Seele – (naturwissenschaftlich gesprochen vom „Psychoid" als einer Form der Entleihe) „benutzt". Also ist es für die Handlung als naturwirkliches Phänomen auch wichtig, und zumal gerade mit Rücksicht auf die von Ihnen so klar aufgedeckten Verschiedenheiten seines Baues in den verschiedenen Tierklassen."

Lfd. Nr.: 839
Datum: 30.01.1915
von: Erb, W
an: Strümpell, A. v.
hs/ms: hs
+: -
Quelle: UAL (364/5)

Zum Kraepelin-Plautschen Plan eines Kampfes gegen die Geschlechtskrankheiten, den er unterstützt.

Lfd. Nr.: 840
Datum: 18.02.1915
von: Edinger, L
an: Pfungst, O
hs/ms: ms
+: -
Quelle: EdLM

„Ich habe allmählich erkannt, dass bei den Elberfelder Pferden irgend etwas vorliegt, das wir noch nicht ermittelt haben und ich bin überzeugt, dass es sich nicht um so hohe seelische Aeusserungen handelt wie man – und ich – zuerst annahm und je mehr ich von Beobachtungen daran vernahm, umso klarer wurde mir, dass hier zwar ein Problem, aber keineswegs die Entdeckung ungewöhnlicher Eigenschaften bei den Thieren vorliegt". Denkt an eine Übertragung durch den Beobachtenden. Hält Krall allerdings einer Täuschung nicht für fähig. „Die Geschichten vom Hunde Rolf halte ich für den hellen Unsinn".

Lfd. Nr.: 841
Datum: 19.02.1915
von: Ariens Kappers
an: Fürbringer, M
hs/ms: hs
+: -
Quelle: UBFft (Senckenberg) NL M. F. A1 3

Dank für Ceratodus-Gehirn-Angebot durch Fürbringer und Semon. Erhielt inzwischen ein Ceratodusgehirn vom Royal Coll. of Surgery aus London. „Ihre Mitteilungen bezüglich den Verlusten im Kreise Ihrer Heidelberger Collegen haben mich sehr getroffen. Inzwischen muss man gerade jetzt die Erfolge bewundern, welche Deutschland namentlich auf den östlichen Fronten gewonnen hat. Auch unter den Verwandten meiner Mutter oder solche welche ihrer Familie angeheiratet sind, sind mehrere im Kriege und ist auch bereits einer gefallen. Die Position meines Landes ist eine sehr heikle. Ein Glück ist dabei, dass wir gerade jetzt eine sehr gute Regierung haben, welche es versteht, die Neutralität nicht nur im Schein sondern auch im Wesen aufrecht zu erhalten. Ich finde es am meisten für unsere Wissenschaft zu bedanken, wenn man bedenkt, wo es mit der internationalen Zusammenarbeitung hinsoll. Gerade für ein Institut wie dieses ist es so gut wenn der internationale Verband bestehen bleibt und in soferne es in meinem eigenen Vermögen lag habe ich stets versucht dahin zu streben. Kurz vor dem Krieg arbeitete hier ein Engländer der mich gebeten hatte Zimmer für ihn zu mieten bei einer deutschen Familie, weil er der deutschen Sprache und der deutschen Wissenschaft näher treten möchte. Wir hatten darüber geredet dass er seine Arbeit in deutscher Sprache ausgeben sollte. Mein Freund Dr. Röthig aus Berlin, der hier öfters arbeitete, hat auf meine Veranlassung einige Arbeiten in englischer Sprache geschrieben. Alle diese guten Pläne sind nun fort. Die Welt war schön und reich und die Menschen wollten einander besser kennen lernen und mehr schätzen. Jetzt ist alles arm und Hass erfüllt die Völker…."

Lfd. Nr.: 842
Datum: 20.02.1915
von: Herrick, C J
an: Edinger, L
hs/ms: ms
+: -
Quelle: EdLM

Glückwünsche der Hsg. von J. Comparat. Neurol. zur Institutseröffnung

---

Lfd. Nr.: 843
Datum: 22.02.1915
von: Erb, W
an: Strümpell, A v.
hs/ms: hs
+: -
Quelle: UAL (366/7)

Zu Nekrolog über Frankl-Hochwart und über einen Fall doppelseitiger (Schlaf- od. Druck-?) Lähmung des N. radialis unterhalb des der Umschlagstelle des Radialis. Habe hierüber vor Jahren einen Disput mit Bernhardt geführt.

Lfd. Nr.: 844
Datum: 27.02.1915
von: Schaffer, K
an: Edinger, L
hs/ms: hs
+: -
Quelle: EdrO

Dank für Hinweise und Kritik über Fascic. bulbi ant. lateralis sive arcuatus. Erläutert Zeichnungen zu Bahnen in der Umgebung des Strickkörpers. „Dieser Fall dürfte die cerebello-petale Natur des fraglichen Bündels wohl zweifellos dartun… Ausserdem möchte ich noch erwähnen, dass speziell der Fasciculus ventrolateralis und lateralis bulbi in ca. 80% makroskopisch aufzufinden ist".

Lfd. Nr.: 845
Datum: 02.03.1915
von: Schwalbe, G
an: Fürbringer, M
hs/ms: hs
+: -
Quelle: UBFft (Senckenberg) NL M. F. A 1, 2376

„Ich bin jetzt mit einer Arbeit über fossile Affen beschäftigt. Da sind natürlich die Zähne von besonderer Wichtigkeit, zur Vergleichung auch die Zähne der Halbaffen. Nun finde ich, dass Leche darüber eine besondere Arbeit veröffentlicht hat". Bittet um diese Arbeit, die in den Straßburger Bibliotheken nicht vorhanden ist.

Lfd. Nr.: 845a
Datum: 07.03.1915
von: Binswanger, L
an: Hoche, A E
hs/ms: ms
+: -
Quelle: UATü

„Trotzdem ich „durchs Burghölzli verdorben" bin, wie mir Monakow einmal, als ich noch Assistent war, sagte, habe ich mir doch den Blick und das Interesse auch für andersartige Untersuchungsmethoden gewahrt, als sie meiner eigenen wissenschaftlichen Ausbildung entsprechen. Ich würde gerne einmal ein Mehreres über Ihre Untersuchungen der Traumsprache vernehmen. Der wuchtige Keulenschlag, den Sie meinem Freunde und Lehrer Freud versetzen, kann mich nicht allzu sehr betrüben, da Ihr Schlag glücklicherweise daneben geht, da das, was Sie und was Freud Traum nennen, zwei Kreisen gleicht, die sich nur an einem kleinen Stück ihrer Peripherie berühren".

Lfd. Nr.: 846
Datum: 10.03.1915
von: Ariens Kappers
an: Fürbringer, M
hs/ms: hs
+: -
Quelle: UBFft (Senckenberg) NL M. F. A1 4

KWG will in Berlin Institut für Hirnforschung gründen mit Unterstützung durch Vogt unter der Bedingung, dass Vogt Direktor wird. Kappers setzt sich wie Retzius und Obersteiner für Röthig als Abteilungsvorsteher ein und bittet Fürbringer um Unterstützung. Er beschreibt die schwierige Lage Röthigs und befürwortet nachdrücklich dessen Förderung, wofür sich eine Stellung am neu gegründeten Vogtschen Institut anbieten würde, wobei Brodmann nicht geschadet werden dürfte, einem so „großartigen Menschen".

Lfd. Nr.: 847
Datum: 12.03.1915
von: Wallenberg, A
an: Edinger, L
hs/ms: hs
+: -
Quelle: EdrO

„Die Maulwurf-Pyramide ist nur eine von den marklosen bzw. sehr markarm bleibenden Grosshirnbahnen. Ganz ähnlich verhalten sich die Brückenbahnen. Es würde mich ausserordentlich interessieren, andere Rückenmarkspartien auf den Verbleib der ungekreuzten Py-Stränge zu untersuchen, der Name „Ventralstrang" gäbe, wie ich meine, leicht zur Verwechslung mit den Badersträngen Veranlassung... Ihre Idee der Genese der Sylvischen Furche ist originell. Sollte aber nicht das stete Wachstum des Frontallappens dabei mit verantwortlich zu machen sein, mindestens für die horizontale Lagerung der menschlichen, die schräge bzw. senkrechte Lage bei niederen Säugern?".... Zur Arbeit von Bergmann: „Man sollte aber bei so groben Messungen nicht vergessen, dass die Areale uns nichts über die Zahl der Pyramidenfasern aussagen, da ein kleines Areal mit dünnsten Markscheiden weit mehr Fasern enthalten kann als ein grosses mit dicken"... Zum Verlauf von Verletzungen peripherer Nerven bei Verwundeten. Sehnt sich nach wissenschaftlicher Tätigkeit in Hirninstitut, kann aber seinen Posten in Danzig nicht verlassen.

Lfd. Nr.: 848
Datum: 18.03.1915
von: Ariens Kappers
an: Fürbringer, M
hs/ms: hs
+: -
Quelle: UBFft (Senckenberg) NL M. F. A1 5

Nochmalige Intervention zugunsten von Röthig

Lfd. Nr.: 849
Datum: 24.03.1915
von: Vogt, O
an: Fürbringer, M
hs/ms: hs
+: -
Quelle: UBFft (Senckenberg) NL M. F. A1 2740

Direktorposten am KWI eine alte Geschichte. Hält Röthig für einen ideenlosen, aber zuverlässigen Arbeiter. Sein Arbeitsgebiet ist anders als bei Vogt, weswegen dieser ihn nicht anstellen möchte.

Lfd. Nr.: 850
Datum: 29.03.1915
von: Vogt, O
an: Kraepelin, E
hs/ms: hs
+: -
Quelle: OVA 343

Zu Anfrage über Röthig. „Inzwischen hat mein Lehrer und ehemaliger Chef Fürbringer nochmals mir darüber geschrieben. Nachdem mein in 1900 in Paris entwickelter Plan eines grossen internationalen Hirnforschungsinstitutes damals keine genügende Gegenliebe gefunden hat (übrigens durch den heutigen Krieg... überhaupt als verfrüht sich erwiesen haben), vertrete ich die Ansicht, dass die uns nur noch möglichen nationalen Institute Spezialaufgaben zu lösen haben. Diese meine Ansicht ist von der Kaiser-Wilhelm-Gesellschaft acceptiert. Als Programm unseres Institutes gilt auch nach seiner Vergrösserung die Vertiefung der menschlichen Lokalisationslehre. Ich selber habe eine alte Liebe für die vergleichende Anatomie, kann ihr aber bei diesem Programm höchstens eine Gaststelle in unserem Institut einräumen. Ich bedauere diese Sachlage sehr bei meiner Wertschätzung des Herrn R[öthig]. Ich vermute aber, dass Herr R. bei Herrn G[eheim]R[at] Waldeyer ein ihn förderndes Unterkommen gefunden hat".

Lfd. Nr.: 851
Datum: 30.03.1915
von: Erb, W
an: Strümpell, A v.
hs/ms: hs
+: -
Quelle: UAL (369/370)

Will sich in Baden-Baden im Bären mit Str., Binding und Frau Cohnheim treffen. Zum Tode von Bernhardt. „Über den Angriff Bonhoeffer's auf mich schrieb ich wohl neulich schon, er lässt mich ziemlich kalt; von der anderen Seite, der inneren Klinik her, hat R. E. Müller - Würzburg mir allerlei Einwände und Bedenken geäußert".

Lfd. Nr.: 852
Datum: 01.04.1915
von: Ariens Kappers
an: Fürbringer, M
hs/ms: hs
+: –
Quelle: UBFft (Senckenberg) NL M. F. A1 7

Dank für die leider vergebliche Intervention pro Röthig. Bedauern, dass das Vogtsche Institut sich auf die Human-Morphologie beschränkt

---

Lfd. Nr.: 853
Datum: 15.04.1915
von: Edinger, L
an: Retzius, G
hs/ms: ms
+: –
Quelle: Stockh

Für internationale Zusammenarbeit der Wissenschaftler für den Frieden, so auch die Frauen.

Lfd. Nr.: 854
Datum: 29.04.1915
von: Stertz, G
an: Nonne, M
hs/ms: hs
+: +
Quelle: StAHH

Aus dem Felde über Unfallneurosen („nur ganz vereinzelt") und Bedeutung von Massensuggestion. „Ich stehe ganz auf Ihrem Standpunkt, dass man nicht ernst genug dahin streben kann, die ganze dahin gehende Richtung möglichst im Keime zu bannen... Belastete mit einzelnen Syndromen, auch Epileptische mit seltenen Anfällen sind meines Erachtens nicht zu befreien. Gerade unter der Wirkung der im Soldaten- und Kriegsleben enthaltenen Suggestionen halten sie sich ganz gut, und ich kann mich – unter uns gesagt – von den Bedenken nicht ganz frei machen, dass das systematische Konservieren der minderwertigen Volkselemente nur unerwünschte Ergebnisse zeitigen könne. So etwas darf man natürlich nicht laut sagen, aber denken, und danach handeln scheint mir doch erlaubt".

Lfd. Nr.: 855
Datum: 02.05.1915
von: Schaffer, K
an: Edinger, L
hs/ms: hs
+: –
Quelle: EdrO

Verweist auf nicht zitierte Arbeit seines Assistenten Hugo Richter über die Pathogenese der Tabes. Geht auf das ponto-bulbäre Bündel ein und auf die direkte cortico-cerebellare Bahn und Hoches Vorarbeit.

Lfd. Nr.: 856
Datum: 14.05.1915
von: Erb, W
an: Edinger, L
hs/ms: hs
+: –
Quelle: EdrO

„Erst heute kam ich endlich dazu, die Schilderung Ihres Lebensganges, die Kappers von Ihnen entworfen, zu lesen. Ich habe es mit Interesse und voll Bewunderung für Ihre Leistungen und Ihre Erfolge getan. Wie grosse Freude müssen Sie von einem Rückblick auf Ihre Laufbahn, auf Ihr konsequentes Fortschreiten in Ihrer wissenschaftlichen Arbeit, auf die grosse Schar Ihrer hervorragenden Schüler und Mitarbeiter haben… Ich beneide Sie darum! Mir ist es eigentlich nicht so gut geworden; aus der planvollen Arbeit in der Nervenpathologie wurde ich fast ganz herausgerissen durch die Übernahme meiner hiesigen Klinik – mit all ihren zeitraubenden Verpflichtungen, 9–14 Stunden Vorlesung die Woche etc. Doch ich darf gewiss nicht klagen, habe ich doch auch Grosses erreicht, wenn auch auf anderen Wegen als ich sie mir Ende der 70er Jahre dachte".

Lfd. Nr.: 857
Datum: 19.05.1915
von: Erb, W
an: Edinger, L
hs/ms: hs
+: –
Quelle: EdrO

Dank für Glückwunschbrief. „Wenn Sie mich für so bescheiden halten, ist mir das höchst erfreulich; und ich weiss, dass Sie mich und meine Aufrichtigkeit genau genug kennen, um zu wissen, dass ich diese „Bescheidenheit" nicht etwa fingiere. Es ist mir wirklich noch immer nicht recht klar, warum ich in der Neurologie die mir von so vielen Seiten vindizierte Stellung einnehme. M. E. hätte ich in der Neurologie noch weit mehr leisten und arbeiten müssen, und daran hat mich meine Beschäftigung mit so vielen anderen Dingen, die auch notwendig waren, gehindert".

Lfd. Nr.: 858
Datum: 21.05.1915
von: Holmgren, E
an: Edinger, L
hs/ms: hs
+: –
Quelle: EdrO

Neugierig auf Cajals Arbeit. „Dass Sie nunmehr an die Siege meiner Vorstellungen betreffend der Trophospongien glauben, freut mich mehr als ich sagen kann". Glaubt an Deutschlands Sieg im Krieg.

Lfd. Nr.: 859
Datum: 05.06.1915
von: Baege, M H
an: Edinger, L
hs/ms: ms
+: –
Quelle: EdrO

Berlin-Wilhelmshagen. Langer Brief über Plan, in Frankfurt eine pädologisch-kinderpsychologische Institution zu gründen.

Lfd. Nr.: 860
Datum: 21.06.1915
von: Waldeyer, W v.
an: Edinger, L
hs/ms: hs
+: –
Quelle: EdrO

„Sie schreiben von dem femininen Angesicht, welches die Hörsäle bei Ihnen darbieten; dieselbe Erfahrung machen wir hier – möge der Aspekt bald wieder mehr maskuliner werden. Ich bin nie ein Freund des medizinischen Frauenstudiums gewesen und werde es auf meine alten Tage auch nicht mehr werden".

Lfd. Nr.: 861
Datum: 27.06.1915
von: Erb, W
an: Strümpell, A v.
hs/ms: hs
+: -
Quelle: UAL (371/2

Zur Geburt der Enkeltochter. Sieht immer noch viel Neurologisches in Lazaretten

---

Lfd. Nr.: 862
Datum: 06.07.1915
von: Holmgren, E
an: Edinger, L
hs/ms: hs
+: -
Quelle: EdrO

Zu - nicht überlieferten - Mikrophotos von Cynocephalus-Affenhirn mit Darstellung einer Kommissurenbahn, die bisher nicht bekannt war, bzw. zu deren Existenz H. Ed. um Information bittet.

Lfd. Nr.: 863
Datum: 17.07.1915
von: Holmgren, E
an: Edinger, L
hs/ms: hs
+: -
Quelle: EdrO

Dank für Hinweise auf Arbeiten zu der fraglichen Kommissur, so von Shimazono, Elliot Smith, Johnston, Rabl-Rückhardt u. a.

Lfd. Nr.: 864
Datum: 21.07.1915
von: Vogt, O
an: Fürbringer, M
hs/ms: ms
+: -
Quelle: UBFft (Senckenberg) NL M. F. A1 2741

Übersendung von 2 Lemuren

Lfd. Nr.: 865
Datum: 12.08.1915
von: Ariens Kappers
an: Fürbringer, M
hs/ms: ms
+: -
Quelle: UBFft (Senckenberg) NL M. F. A1 6

Anregung eines Glückwunsches zum 25. Arbeitsjubiläum von Prof. van Wyhe, Amsterdam

Lfd. Nr.: 866
Datum: 13.08.1915
von: Flechsig, P
an: Edinger, L
hs/ms: hs
+: +
Quelle: EdrO

„Wie viel hätte ich noch auf dem Herzen, das Kaiser-Wilhelm-Institut für Hirnforschung und seinen Leiter (es sollte eigentlich „Krupp'sches Institut für Hirnforschung" heissen), das Schicksal der Hirn-Commission und ihr Verhältnis zu den Feinden, gewiss ein aktuelles Thema und vieles mehr. Aber man gewinnt gegenüber der gewaltigen Tragödie unserer Tage ja gar keine rechte Stimmung, sich für etwas anderes als Tagesereignisse zu interessieren... Was ist Hirnanatomie angesichts einer Gegenwart, wo Reiche stürzen und die praktischen Anforderungen so alles überwuchern. Ich fürchte, nach dem Krieg wird keine Kulturnation mehr Geld für solch närrische Probleme übrig haben".

Lfd. Nr.: 867
Datum: 26.08.1915
von: Mohr,
an: Nonne, M
hs/ms: hs
+: +
Quelle: StAHH

Nervenarzt aus Coblenz. Bestätigt als Leiter einer Nervenabteilung eines Festungslazaretts die Erfahrungen Nonnes mit der Behandlung von Kriegsneurosen. Macht selbst wenig Hypnosen, hat aber Erfolge mit Aufklärung und verständiger (nicht Freud'scher) Analyse bei intelligenten Kranken. „Ganz kolossale Bedeutung der Abwehr- und Begehrungsvorstellungen bei fast allen diesen Neurosen"... „Besonders gilt dies auch von den Offizieren und zwar vor allem bei den Aktiven, bei denen der Mechanismus der Abwehr- und Begehrungsvorstellungen stärker geübt zu sein scheint, mehr als von denen der Reserve".

Lfd. Nr.: 868
Datum: 08.09.1915
von: Gans, A
an: Edinger, L
hs/ms: hs
+: -
Quelle: EdrO

Bericht über neue Stelle an moderner Irrenanstalt. Familiäre Probleme, persönlich geschildert

---

Lfd. Nr.: 869
Datum: 28.10.1915
von: Oppenheim, H
an: Obersteiner, H
hs/ms: hs
+: -
Quelle: MedhistWien HS 2.409

Unter den gegebenen Umständen die Verleihung der Erb-Denkmünze ein Jahr zu verschieben.

Lfd. Nr.: 870
Datum: 31.10.1915
von: Erb, W
an: Strümpell, A v.
hs/ms: hs
+: -
Quelle: UAL (373/4)

Glückwünsche zum Rektorat. Sehr herabsetzende Äußerungen über die Kriegsgegner

Lfd. Nr.: 871
Datum: 11.11.1915
von: Karewski, F
an: Edinger, L
hs/ms: hs
+: -
Quelle: EdrO

Berlin. Zur operativen Nervenzusammenfügung. Eigene Erfahrungen

---

Lfd. Nr.: 872
Datum: 19.11.1915
von: Fürbringer, M
an: Vogt, O
hs/ms: hs
+: -
Quelle: UBFft (Senckenberg) NL M. F. A1, 5064

Briefentwurf. „Wir sehnen uns nun sehr nach dem Ende dieses männermordenden Krieges, der freilich, uns aufgedrungen, zu Ende geführt werden muss, um zu einem dauerhaften Frieden zu gelangen. Aber welche Werte gehen verloren! Auch beklagen wir, im Hinblick auf Ihre liebe Frau, dass deren Vaterland sich für England nach und nach verblutet, während dieses mit altbekannter Kunst seine Verbündeten vorschickt, sich selber aber salviert..."

Lfd. Nr.: 873
Datum: 21.11.1915
von: Vogt, O
an: Fürbringer, M
hs/ms: hs
+: -
Quelle: UBFft (Senkenberg) NL M. F. A1 2742

Bau des Hirnforschungsinstitutes bis auf weiteres vertagt

Lfd. Nr.: 874
Datum: 28.11.1915
von: Marburg, O
an: Edinger, L
hs/ms: hs
+: -
Quelle: EdrO

Wien. Lebhafter Dank des Schülers anlässlich der Widmung einer Arbeit. „... Aber ich habe in Ihnen auch immer jenen deutschen Forscher gesehen, der das Wort der Franzosen, dass die Deutschen nichts besäßen als Gründlichkeit zunichte gemacht hat. Ich habe immer von neuem bewundert, welche Gedanken Sie aus der nüchternen Anatomie herauszulesen vermochten, welche weittragenden Folgerungen Ihnen ein anatomisches Forschen ermöglichte und wie Ihnen Ihre oft genialen Ansichten [?] imstande waren, einem die Augen zu öffnen über Dinge, an denen man achtlos vorbeiging"

Lfd. Nr.: 875
Datum: 02.12.1915
von: Wallenberg, A
an: Edinger, L
hs/ms: hs
+: +
Quelle: EdrO

Dank für Aufsatz in der DMW. „Ich brauche wohl nicht erst zu versichern, dass Sie in vielen Punkten Recht haben, dass mir trotz Ihrer gegenteiligen Versicherung mein Gewissen schlägt ob meiner fortwährenden Nörgeleien, die Sie unangenehm genug empfunden haben müssen. Sie haben aber auch darin Recht, dass Sie in Ihrem Briefe sagen, der Gegensatz ist zu scharf „herausgearbeitet". Lässt man alles Gefühlmässige weg, die echte Freude am Genialen und die Schadenfreude des Nur-Kritikus, dann gewinnt die Kritik einen ganz anderen Wert, ja, ich behaupte, sie wird dann zur Hefe, zur Brutstätte des Genialen. Alle grossen Gedanken, alle welt-verwandelnden Ideen entstanden doch durch Kritik der bis dahin gültigen Gesetze und Dogmen. Die Kritik ist eine wesentliche Eigenschaft des Genialen, ohne die er weder schaffen noch das Erschaffene erhalten bzw. weiterführen kann. Sie meinen nun, die nötige Kritik eigener Ideen und Werke schafft sich der Geniale selbst, die braucht er nicht von Anderen, von Nicht-Gefragten. Das muss ich bestreiten. Die Geschichte lehrt zu häufig das Gegenteil – das schöne Beispiel, die Spektralanalyse, haben Sie selbst angeführt. Wenn zwei Forscher zusammenwirken, dann geht die Arbeit unablässig unter gegenseitiger Kritik von statten und erst dadurch erhebt sich das Resultat fleckenlos strahlend als Phoenix aus der Asche. Wenn ich es selbst gewagt habe, zu kritisieren, dann war es stets in der Absicht, zu fördern und nicht zu zerstören, ebenso denke ich dankbar Ihrer Kritik meiner bescheidenen Funde, die meine Arbeit stets gefördert hat.... Ich erhoffe trotz des Kriegsgetöses recht oft die sanfte Stimme der Wissenschaft aus Frankfurt zu hören. Auch für literarische Sendungen wäre ich in meiner grossen Oede recht dankbar".

Lfd. Nr.: 876
Datum: 07.12.1915
von: Borchardt, M
an: Edinger, L
hs/ms: hs
+: –
Quelle: EdrO

Anfrage zur techn. Anwendung von Gallertröhrchen

Lfd. Nr.: 877
Datum: 09.12.1915
von: Posner, C
an: Edinger, L
hs/ms: hs
+: –
Quelle: EdrO

Redaktion Berliner Klin. Wschr. „Sie haben übrigens insofern recht, als wir Beide die von Ihnen in Ihrer Skizze sehr gut gezeichnete Kategorie der Lauwarmen umgangen haben, – sie ist freilich die schlimmste, es sind die Leute, die ihren Namen jedenfalls mit der Sache in Verbindung bringen wollen; ist die Neuerung wertvoll, so waren sie die Ersten..., geht das Ding schief, so haben sie es gleich gesagt".

Lfd. Nr.: 878
Datum: 12.12.1915
von: Oppenheim, H
an: Edinger, L
hs/ms: hs
+: +
Quelle: EdrO

Dank für anerkennende Worte, „die mich bei den mannigfachen Kämpfen, die ich gegen starke, auch von mir hochgeschätzte Gegner zu führen habe, sehr wohltuend berühren. Ihre Klage, dass bis jetzt aus der Fülle von Beobachtungen für die Neurologie nicht viel herausgekommen ist, ist berechtigt, aber es erklärt sich das wohl daraus, dass die praktischen Forderungen uns jetzt so stark in Anspruch nehmen und dass auch die Publikation wesentlich erschwert ist... Leider bin ich mit den therapeutischen Resultaten bei den Nervenerkrankungen unserer Kriegsverletzten noch gar nicht sehr zufrieden; wir bekommen aber auch vorwiegend die schweren Fälle. Nonnes Erfolge (bei den Neurosen) sind ja ganz überraschend, und es wäre von Interesse zu erfahren, ob andere Neurologen ebenso günstige Ergebnisse erzielen"

Lfd. Nr.: 879
Datum: 12.12.1915
von: Erb, W
an: Strümpell, A v.
hs/ms: hs
+: –
Quelle: UAL (375/6)

Möge es doch ein Friedensrektorat werden! „Vorläufig sieht man freilich noch kein Ende u. das verlogene Geheul der Ententepresse gegen Bethmann's Rede zeugt doch von einer solchen Verblendung und Erbitterung unserer Feinde, wie man sie bei der heutigen militärischen Lage kaum für möglich halten sollte".

Lfd. Nr.: 880
Datum: 29.12.1915
von: Edinger, L
an: Retzius, G
hs/ms: ms
+: +
Quelle: Stockh

Mit Agarmischung gefüllte Arterien zur Überbrückung von Nervenschussverletzungen und nach Entfernung von Neuromen für Regeneration entwickelt (mit Skizze). „Die Silberbilder... überzeugen mich immer mehr, dass die Nerven nicht auswachsen, sondern als Flüssigkeiten aus den Ganglienzellen ausgestoßen werden".

Lfd. Nr.: 881
Datum: 01.01.1916
von: Liesegang, R E
an: Edinger, L
hs/ms: hs
+: +
Quelle: EdrO

„Ihre Ausführungen in der DMW waren auch mir sehr wichtig. Denn ich erhielt dadurch einen Einblick in die Gedankenwelt der Gruppe der Schöpferischen. Mir wurde dadurch auch die weite Kluft, die mich von jenen trennt, offenbar. In mir ist ja gar nicht der Drang, etwas Nützliches zu schaffen. Versuche ich es gegenwärtig doch, so geschieht es nur auf fremde Anregung hin. Und weil die ungewöhnlichen äußeren Verhältnisse mich zwingen, meine Neigungen etwas abzuändern. Auch das, was Andere treibt, etwas Nützliches zu schaffen, nämlich das Verlangen nach Geld, fehlt bei mir ganz. Ich fühle mich noch ganz als Student. Das, was mich zu wissenschaftlicher Betätigung treibt, ist ein Drang zu Wissen. Ich schreibe nur, um mir das Durchdachte klarer zu machen(und um es los zu werden), nicht aber, um Andere dadurch zu belehren".... „Der Zufall warf mir das Ring-Phänomen in die Hände. Ich ahnte bald die Möglichkeit, es auf mineralogische Probleme anzuwenden... Lange vor Erscheinen meiner Achatarbeit habe ich die Mineralogen darauf aufmerksam gemacht. Erst dann, als mir ihr Klebenbleiben an den alten Anschauungen zu dumm wurde, habe ich selber zugegriffen".

Lfd. Nr.: 882
Datum: 02.01.1916
von: Bluntschli, H
an: Edinger, L
hs/ms: hs
+: +
Quelle: EdrO

Frankfurter Anatom. Dank für Ermunterung. Hinweis auf FAZ-Bericht über Schädelwachstum und Gehirn

Lfd. Nr.: 883
Datum: 19.01.1916
von: Spielmeyer, W
an: Springer, F
hs/ms: ms
+: -
Quelle: Springer B: S, 129 I

Dank für Angebot der Mitredaktion der Zschr. Ges. Neurol. u. Psychiatrie. Bereit, das Henke-Handbuch zu übernehmen.

Lfd. Nr.: 884
Datum: 20.01.1916
von: Springer, F
an: Spielmeyer, W
hs/ms: ms
+: -
Quelle: Springer B: S, 129 I

Bitte, mit der Arbeit am Buch möglichst fortzufahren, „damit wir einige Monate nach Friedensschluss mit der Drucklegung beginnen können. Auf Ihr Buch wird von so vielen Fachleuten gewartet, dass ich mir einen Erfolg davon verspreche, es tunlichst bald nach Rückkehr ruhiger Zeiten erscheinen zu lassen".

Lfd. Nr.: 884a
Datum: 09.02.1916
von: Plate, L
an: Edinger, L
hs/ms: hs
+: -
Quelle: EdrO

Möchte den früheren Edinger-Assistenten Franz auf die Liste für die Berufung auf die Ritter-Professur für Philogenie bringen, obwohl noch nicht habilitiert. Bittet um charakterliche Beurteilung.

Lfd. Nr.: 885
Datum: 20.02.1916
von: Edinger, L
an: Retzius, G
hs/ms: ms
+: -
Quelle: Stockh

Empfiehlt Schlafmittelrezeptur (Antipyrin mit Veronalnatrium)

Lfd. Nr.: 886
Datum: 23.02.1916
von: Fernandez-Marcinowski, R
an: Edinger, L
hs/ms: hs
+: -
Quelle: EdrO

La Plata. Zur Epiphyse der Mulita in verschiedenen Embryonalstadien. Bitte um Literatur-Doubletten

---

Lfd. Nr.: 887
Datum: 25.02.1916
von: Oppenheim, H
an: Obersteiner, H
hs/ms: hs
+: -
Quelle: MedhistWien HS 2.409

Wahl von O. an Stelle des verstorbenen v. Frankl-Hochwart in den Vorstand der Gesellschaft deutscher Nervenärzte

---

Lfd. Nr.: 888
Datum: 29.02.1916
von: Fürbringer, M
an: Edinger, L
hs/ms: hs
+: -
Quelle: EdrO

Dank für Arbeit über die Vereinigung getrennter Nerven.

Lfd. Nr.: 889
Datum: 21.03.1916
von: Monakow, K v.
an: Edinger, L
hs/ms: hs
+: -
Quelle: EdLMGl

Übersendung von Zeichnungen zur Oblongata und zu den Fasern der RM-Stränge

---

Lfd. Nr.: 890
Datum: 23.03.1916
von: Bielschowsky, M
an: Edinger, L
hs/ms: hs
+: +
Quelle: EdrO

Vorschlag zur techn. Verbesserung der Cajal-Imprägnation. Habe „gefunden, dass die Herren Chirurgen viel zu oft operieren, denn sehr häufig sieht man, dass die vom zentralen Stumpf auswachsenden Sprossen in grosser Zahl das vermeintliche Hindernis bereits durchwandert haben und weit in den peripheren Stumpf vorgedrungen sind. Dass in solchen Fällen die Operation einen bereits in vollem Gange befindlichen Heilungsvorgang zu nichte macht, ist selbstverständlich".

Lfd. Nr.: 891
Datum: 10.04.1916
von: Holmgren, E
an: Edinger, L
hs/ms: hs
+: -
Quelle: EdrO

Zu einer Arbeit von Achucarro aus dem Cajal-Institut über die Neuroglia, „deren gewisse Abbildungen für meine Ideen über die Trophospongien viel sprechen, so z. B. Fig. 19, worin Gliafortsätze aus den die Ganglienzellen umgebenden Gliazellen (Trophozyten) in die Nervenzellen tief hineinragen". Arbeitet an der Medulla spinalis von Alligatoren.

Lfd. Nr.: 892
Datum: 12.04.1916
von: Monakow, K v.
an: Edinger, L
hs/ms: hs
+: -
Quelle: EdrO

Karte mit Stellungnahme zu Bezeichnungen auf Tafeln und Dank für kritische Bemerkungen

---

Lfd. Nr.: 893
Datum: 15.05.1916
von: Stertz, G
an: Nonne, M
hs/ms: hs
+: -
Quelle: StAHH

Aus Breslau. „Als Ergebnis meiner Tätigkeit in Spa am Typhusgenesungsheim habe ich nun eine Arbeit über die Beziehung von Typhus und Nervenstörungen einigermaßen fertig. Seit der wenig wertvollen von Friedländer ist ja über den Gegenstand nichts Einheitliches mehr geschrieben worden und ich glaube, dass ein allgemein pathologisches Interesse einem solchen Schreiben sehr spezieller Themen abgewonnen werden kann"... „Man kann sich der Befürchtung nicht ganz erwehren, dass eine in vieler Beziehung recht schlecht ausgebildete ärztliche Generation aus dem Kriege heranwächst, was umso bedauerlicher ist, als nach dem Kriege viel gute und kritische Untersucher notwendig sein werden... Die Überlebenden haben erlebt und werden sicherlich die interessantesten Zeiten erleben, welche die Erde je gesehen hat. Man muss sich das über aller Beängstigung auch einmal vergegenwärtigen, wie eigenartig wir unter allen Generationen gestellt sind. Es fragt sich nur, wer am Ende zu den Überlebenden gehören wird."

Lfd. Nr.: 894
Datum: 21.05.1916
von: Erb, W
an: Strümpell, A v.
hs/ms: hs
+: -
Quelle: UAL (377/8)

Urlaub in St. Blasien mit Binding und Frau Cohnheim. Trotz militärischer Erfolge die Lage doch recht düster. Sehr kritisch gegen die Engländer.

Lfd. Nr.: 895
Datum: 19.06.1916
von: Neumann, W
an: Edinger, L
hs/ms: hs
+: -
Quelle: EdLM

Streit um Hundeversuche und reimenden Hund mit Ziegler (s. dort)

Lfd. Nr.: 896
Datum: 26.07.1916
von: Spielmeyer, W
an: Springer, F
hs/ms: ms
+: -
Quelle: Springer B: S, 129 I

Angehörige übergaben Spielmeyer Alzheimers Nachlass mit Manuskripten. „Auch Kraepelins Wunsch war, es, dass ich mich der Herausgabe seiner nachgelassenen Schriften annehme. Wir hatten vor allem gehofft, dass darin die von Alzheimer in Aussicht gestellten Studien über die Hirnsyphilis und über die Idiotie etc. enthalten seien... Nun ist... lediglich ein unvollständiges Manuskript des allgemeinen Teiles über die „Anatomie und Pathologie der Großhirnrinde" aufzufinden...". Kann Aschaffenburgs Wunsch, dies herauszugeben, nicht nachkommen wegen seiner Verlagsverpflichtung gegenüber Springer. „Nun hat mich Aschaffenburg gebeten, ich möchte eine spezielle Anatomie der Psychosen für sein Handbuch schreiben, da Nissl eine solche Aufgabe wohl erst Jahre hinausschieben würde. Und auch von anderer Seite ist es mir nahegelegt worden, das Lebenswerk Alzheimers in dieser Beziehung fortzusetzen". Fühlt sich dieser Aufgabe jetzt nicht gewachsen.

Lfd. Nr.: 897
Datum: 01.08.1916
von: Edinger, L
an: Neumann, W
hs/ms: ms
+: -
Quelle: EdLM

Abschließender Brief in der Streitsache mit Ziegler über reimenden Hund

---

Lfd. Nr.: 898
Datum: 08.08.1916
von: Ziegler, H E
an: Edinger, L
hs/ms: hs
+: -
Quelle: EdrO

[o. Prof. TH Stuttgart]. Scharfe Auseinandersetzung über reimende Hunde. (siehe hierzu Briefe von Neumann und Edinger) „Auf Ihren Artikel in der Frankfurter Zeitung werde ich öffentlich antworten und will mich also darüber nicht privatim mit Ihnen auseinandersetzen. Sie wollten mir eine Grube graben, aber Sie werden selbst hineinfallen... Sie sind hier das Opfer einer Mystifikation geworden". Möchte den Beweis für die Herkunft des angeblich vom Hund Rolf stammenden Gedichtes haben.

Lfd. Nr.: 899
Datum: 11.08.1916
von: Ziegler, H E
an: Edinger, L
hs/ms: hs
+: -
Quelle: EdrO

Auseinandersetzung um den reimenden Hund und Dr. Neumann. Sehr kritisch über diesen, aber auch über Edinger, der durch eine Pressenotiz die unwissenschaftliche Diskussion ausgelöst habe. Vorwurf der Fälschung und des Vertrauensmissbrauches gegenüber Neumann

---

Lfd. Nr.: 900
Datum: 12.08.1916
von: Edinger, L
an: Ziegler, H E
hs/ms: ms
+: -
Quelle: EdLM

Vermittelnder Brief im Streit mit Ziegler und Neumann über reimenden Hund. „Aus meinem Besuch sogleich bei den Pferden und mehr noch aus dem Schlussatze meines ersten Aufsatzes... ersehen Sie meine keineswegs zur Thierbelehrung feindliche Stimmung. Aber was ich bis jetzt erlebt habe, hat meine Erwartungen allemal enttäuscht. Das Schlimmste ist, dass keines der Thiere uns irgend etwas gesagt hat, was nicht ein Mensch wissen kann, dass wir nie etwas von der Art wie ein solches etwa die Umgebung auffasst, ja dass keine Äusserung auch nur einen Hauch nach dieser Seite verdächtig ist. Das und das ganz allein hat mich so misstrauisch gemacht wie ich es gegen die

Geistererscheinungen bin, die auch allemal Sachen erzählen, die man wissen kann, und nie von ihrem eigenen Leben sprechen aus dem wir was wissen möchten... Ich glaube auch, dass Sie persönlich in der Neumannsache zu weit gehen, wenn Sie eine ernste Intrige in dem Umstand sehen, dass er etwas in abgebrochenen Zeilen als Gedicht bezeichnet, was Sie Prosa nennen. Wollen wir voran kommen, so dürfen wir nicht einander jede Schlechtigkeit zumuthen".

Lfd. Nr.: 901
Datum: 18.08.1916
von: Saratin, P
an: Edinger, L
hs/ms: hs
+: -
Quelle: EdrO

Basel, Ges. f. Tierpsychologie. Zu den Hunde- und Pferdeversuchen. Hatte Unterredung mit Claparède, der darauf beharrte, dass sein unwissentlich gestalteter Versuch gelungen sei. Saratin kann ausschließen, dass bei dem Pferdeversuch Zeichengebungen eine Rolle spielten, gibt aber zu, dass bei den Vorführungen gegen Geld oft Betrug durch Zeichengebung vorkomme.

Lfd. Nr.: 902
Datum: 20.08.1916
von: Neumann, W
an: Edinger, L
hs/ms: hs
+: -
Quelle: EdLM

Abschließender, ungnädiger Brief mit Vorwürfen gegen Edinger im Hundestreit mit Ziegler (s. dazu unter Edinger und Ziegler)

Lfd. Nr.: 903
Datum: 21.08.1916
von: Edinger, L
an: Neumann, W
hs/ms: ms
+: -
Quelle: EdLM

Zum Hundestreit mit Ziegler und Neumann. Wirft Neumann vor, ihn nicht über den beabsichtigten Brief an Ziegler vorher informiert zu haben, denn dann hätte Edinger Ziegler informieren können, warum er Neumann Z.s Brief zeigte.

Lfd. Nr.: 904
Datum: 23.08.1916
von: Spielmeyer, W
an: Springer, F
hs/ms: ms
+: -
Quelle: Springer B: S, 129 I

Will Alzheimer-Nachlass nicht veröffentlichen. „Von seinen Untersuchungen hat Alzheimer nur ganz Weniges in extenso mitgeteilt. Das Allermeiste hat er in kurzen Referaten niedergelegt". Hat auch Aschaffenburg zu dessen Handbuch abgeschrieben. Das könne lediglich Nissl.

Lfd. Nr.: 905
Datum: 12.09.1916
von: Erb, W
an: Strümpell, A. v.
hs/ms: hs
+: -
Quelle: UAL (379/80)

Zum bevorstehenden Münchner Kongress: „Die drohende allgem. Kriegsneurosendiscussion, das Duell zwischen Nonne und Oppenheim wird ja für uns alle nicht besonders verlockend sein - ich fürchte, dass nicht viel dabei herauskommt; Aber was tut's?"

Lfd. Nr.: 905a
Datum: 05.10.1916
von: Braus, H
an: Gruhle, H W
hs/ms: hs
+: -
Quelle: MPIP Nachlass Gruhle

„Alles das, was anfangs in der Hurrastimmung so leicht zu überwinden war, muss jetzt durch Geduld erworben werden, und es wird sich zeigen, ob wir wirklich durchhalten können... Nissl ist wieder da und voller Pläne. Am Samstag sollte in Mannheim eine Zusammenkunft mit E. Ziegler beim Hunde Rolf sein... Nissl war sehr angetan von Neumannschen Beweisen gegen Rolf. Herbst will versuchen, unter Ausschaltung der Familie M. und des Herrn Ziegler zu experimentieren. Ich bin als Zeuge engagiert. Es wäre so schön, wenn etwas an der Sache wäre. Jetzt im Krieg kann man auch vielleicht untersuchen, ohne durch die Neugier der Presse belästigt zu werden. Ich habe Bedingung gestellt, dass ich nicht in die Zeitung komme".

Lfd. Nr.: 906
Datum: 06.10.1916
von: Edinger, L
an: Hermann, F
hs/ms: ms
+: -
Quelle: EdrO

Langer Brief zu den Reformplänen des anatomischen Unterrichtes. Beklagt, dass die Arbeiten zur Neuroanatomie (R. Burckhardt, Stilling,) keinen Eingang in Lehrbücher fanden. „Wie viel interessanter könnte die Anatomie sein, wenn die Anatomen weniger Detailkram brächten und sich den Kopf auch für die weiteren Dinge offen halten wollten". Positiv zu Waldeyer und Bluntschli. [letzte Seite fehlt im Original].

Lfd. Nr.: 907
Datum: 09.10.1916
von: Hermann, F
an: Edinger, L
hs/ms: hs
+: +
Quelle: EdrO

Erlangen. Zur Lehrsituation in der Anatomie, die H. ebenso kritisch beurteilt wie Edinger. Beklagt das niedrige Niveau des „Anatom. Anzeigers" und hält die Klagen der Studenten für berechtigt. Sieht Ursache auch „in der hochgradigen Stagnation in unserer anatomischen akademischen Carriére". Durchschnittsalter der anatomischen Ordinarien in Deutschland 61 Jahre, das der Dozenten und ao. Prof. 46 Jahre. „Das ist horribel". „In einem Alter, das jedem Akademiker eine wenigstens einigermaßen selbständige Stellung sichern sollte, sind wir in der Function von Assistenten, Professoren oder ähnlichem völlig untergeordnet, in allen Unterrichtsfragen, abgesehen von persönlichen Vorlesungen, völlig mundtodt und gezwungen, den altgewohnten, aber antiquarischen Trott anatomischer Unterrichtsführung, wenn auch mit innerem Widerstreben machtlos mitzumachen".

Lfd. Nr.: 908
Datum: 18.10.1916
von: Erb, W
an: Strümpell, A v.
hs/ms: hs
+: -
Quelle: UAL (381/2)

Zum Münchner Kongress: „Sie haben entschieden viel versäumt u. hätten auch gerade mit Ihren neuen klärenden Anschauungen über Hysterie - ich habe sie auf der Fahrt nach M. gelesen - manch gutes u. erlösendes Wort in die Debatte werfen können! Die Tagung war hochgradig interessant u. sehr ergiebig: 3 große Referate über das Hauptthema u. dann ca. 40 Discussionsredner - das will was heißen! Aber es wurde uns gar nicht zu viel u. hat in vieler Hinsicht klärend u. anregend gewirkt! Oppenheim fiel allerdings stark ab, zog sich aber in seinem Schlusswort noch leidlich gut aus der Affaire... Auch das Referat von Foerster war sehr reichhaltig u. interessant!

Lfd. Nr.: 909
Datum: 05.11.1916
von: Baecker
an: Nonne, M
hs/ms: hs
+: -
Quelle: StAHH 622-1/51

Aus Anstalt Görden. „Ich habe gleich versucht, was ich in Eppendorf gesehen habe, hier anzuwenden. Nur ist es hier bei den hier vorliegenden Traditionen so sehr schwer, an die Leute heranzukommen. Es wird in einem Maße von den Soldaten gegen die Hypnose gehetzt, - jeder hat so viel von den Schädlichkeiten gehört, gesehen oder gelesen, die Hypnose ist doch polizeilich verboten u. dergl. -, dass bei dem allgemeinen Argwohn und wohl auch der Angst, sie könnten wieder dienstfähig werden, mit den Leuten gar nicht fertig zu werden ist, auch wenn man das Wort Hypnose gar nicht ausspricht. Trotzdem war es mir gelungen, da noch niemand wusste, dass ich hypnotisieren würde, einen Mann mit Zittern der rechten Hand zu überrumpeln und ihn, eh er sich's versah, in Hypnose zu bringen.... Bei einem Mann mit Dysbasie und Kontraktur im re Knie habe ich die Kaufmannbehandlung versucht. Anfänglich auch mit Erfolg, die Gefühlsstörungen schwanden, die Beweglichkeit besserte sich, dann setzte nach 1 3/4 stündiger Behandlung ein hysterischer Erregungszustand ein, dass ich abbrechen musste".

Lfd. Nr.: 910
Datum: 06.12.1916
von: Driesch, H
an: Edinger, L
hs/ms: hs
+: -
Quelle: EdrO

Dank für Gastfreundschaft. „Dass man von Ihnen immer Neues lernt, wissen Sie selbst. Lassen Sie ja Ihre psycho-physische Tabelle mit Erläuterungen bald drucken. Das sind sehr wichtige Dinge (auch im logischen Sinne)... Die Frankfurter Atmosphäre gefällt mir im Ganzen genommen viel besser als die Heidelberger; es geht viel mehr nach vorwärts bei Ihnen, hier gefällt man sich gar zu sehr im Konservieren".

Lfd. Nr.: 911
Datum: 21.12.1916
von: Edinger, L
an: Retzius, G
hs/ms: ms
+: -
Quelle: Stockh

Der heldenhafte Krumbach setzt in Rovigno im Kriegsgebiet ganz allein seine zool. Arbeiten fort. Ed. arbeitet jetzt nur über Nervenregeneration. Agar nicht das Beste. Waldeyer lebt mit 80 in alter Frische.

Lfd. Nr.: 912
Datum: 22.12.1916
von: Erb, W
an: Strümpell, A v.
hs/ms: hs
+: -
Quelle: UAL (383/4)

Im 77. Lebensjahr, zu wiss. Arbeit nicht mehr fähig. Heftige, schmähende Kritik an den Aliierten, die Friedensangebote nicht annehmen wollten.

Lfd. Nr.: 913
Datum: 31.12.1916 (?)
von: Cimbal, W
an: Nonne, M
hs/ms: hs
+: -
Quelle: StAHH 622-1/51

[Ohne Datumsangabe] „Der Oppenheimsche Aufsatz kann einen traurig machen, dass es für einen einzelnen einflussreichen Mann möglich ist ohne jeden objektiven Beweis eine so unheilvolle Bewegung hervorzurufen und sich selbst vor den Konsequenzen zu drücken, denn seine Ablehnung der Gutachter-Tätigkeit ist doch nichts weiter, als ein sehr geschicktes diplomatisches Ausweichen vor den Folgen seines Standpunktes. Der Beweis der traumatischen Neurose musste meiner Ansicht nach so gebracht werden, dass die ambulatorischen Mobilmachungsneurastheniker mit den aus dem Feld zurückgekommenen verglichen werden, nur dann sind die Begehrungsvorstellungen der beiden gleich und lediglich die Tatsache der Dienstbeschädigung in Wegfall gekommen... Die Mobilmachungsneurosen und die Kriegsneurosen sind die gleichen abgesehen natürlich von den Granatexplosions-Commotions-Neurosen, die keine Neurosen, sondern organische Hirnerkrankungen sind.

Lfd. Nr.: 914
Datum: 01.01.1917
von: Retzius, G
an: Edinger, L
hs/ms: hs
+: -
Quelle: EdLM

Zum Kriege und zu der kriegsärztlichen Tätigkeit Edingers.

Lfd. Nr.: 915
Datum: 20.01.1917
von: Bülow, K v.
an: Edinger, L
hs/ms: hs
+: -
Quelle: EdrO

Aufruf des Generalfeldmarschalls zur Hebung der Volkskraft

Lfd. Nr.: 916
Datum: 25.02.1917
von: Waldeyer, W v.
an: Edinger, L
hs/ms: hs
+: -
Quelle: EdrO

R. Fick endgültig als Nachfolger ernannt. Übergang ohne Probleme. „Für den Krieg, von dem ich wie Sie sage, dass es Zeit wäre, dass er bald ein Ende fände, bin ich nicht Optimist. Ich glaube zwar fest, dass wir mit unserer jetzigen Entfaltung aller Machtmittel den Krieg ehrenvoll zu Ende bringen werden; aber an die Erfüllung der Annexionspläne unserer Alldeutschen vermag ich nicht zu glauben. Und was wäre uns auch damit gedient? Haben wir in langer Frist nicht einmal doch deutschem Blute entstammende Elsässer, die stammverwandten Dänen und die seit Jahrhunderten uns angegliederten Polen verdauen können und wollen unsere Magen nun mit dem widerborstigsten aller Völker, den Belgiern, beschweren? Dem widerrate ich entschieden. Aber wir müssen den vollen status quo ante mit allen Kolonien und, wenn möglich, mit dem Kongo-Staate und einigen Milliarden als Friedensziel hinstellen; das können wir hoffentlich erreichen; dazu werden uns wohl die braven U-Boote verhelfen. Ferner müssen wir als dauernden Gewinn dieses Krieges den mitteleuropäischen Block Naumanns bekommen; das ist ein grosser Gewinn, der uns, wenn er fest gefügt ist, auch vor künftigen Kriegen sichern wird. Selbst Russland wird es nicht wagen, diesen Block anzugreifen. Und dann hoffe ich, dass wir, wenn die gegenwärtig streitenden Völker sich beruhigt haben und sie dem fürchterlichen Katzenjammer, der diesem Kriege in Europa folgen wird, ihre Dummheit eingesehen haben, zu einem europäischen Staatenbunde kommen werden, der den Vereinigten Staaten, England mit seinen Kolonialreichen und Russland, dem eine grosse Zukunft bevorsteht, das Gleichgewicht halten kann. Ohnedem sind wir bei dem Rückgange unserer Geburtenziffer, gegen die es wohl kein Mittel gibt, diesen drei grossen Weltmächten mit der Zeit ausgeliefert. Auf einen vieltausendjährigen Bestand, das lehrt die Geschichte, darf ja kein Staatengebilde rechnen. Am merkwürdigsten steht wohl in dieser Beziehung das schwerbewegliche China".

Lfd. Nr.: 917
Datum: 03.03.1917
von: Magnus, R M
an: Edinger, L
hs/ms: hs
+: -
Quelle: Ed/Spatz

„Ihr Hinweis, dass sedentäre Tiere ein ganz kleines Mittelhirndach haben, während dasselbe bei Füchsen und Vögeln massig entwickelt ist, ist für die Rolle des Mittelhirn als „Stellzentrum" von der größten Wichtigkeit. Die physiologischen Versuche geben zur Zeit noch wenig Anhaltspunkte, welche Bahnen zwischen Rückenmark, Octavuskernen und Mittelhirndach für die Stellfunktion in Betracht kommen. Dass die verschiedenen Labyrinthreflexe (sowohl die die tonischen wie die Bogengangsreflexe) ihre primären Zentren jedenfalls nicht im Kleinhirn haben, ist durch neuere Versuche in meinem Laboratorium sichergestellt, bzw. (für die Labyrinthstellreflexe) sehr wahrscheinlich gemacht. Dagegen halte ich es für durchaus möglich, dass die von der Körpersensibilität auf das Mittelhirn ausgeübten Stellreflexe ihren Weg durch das Kleinhirn und nicht direkt durch die Medulla obl. zum M[ittel]. H[irn]. nehmen". Plant gemeinsame Bearbeitung mit Edinger.

Lfd. Nr.: 918
Datum: 07.03.1917
von: Erb, W
an: Strümpell, A v.
hs/ms: hs
+: -
Quelle: UAL (385/6)

„... der U-Bootkrieg wirkt offenbar glänzend! Aber wird es damit gelingen, die zähe und furchtbare englische Bulldogge klein zu kriegen? Und werden wir wirklich auf allen Fronten so entschieden siegreich sein, dass wir der Welt von Feinden ringsum einen energischen deutschen Frieden werden auferlegen können? Könnte sich nicht doch auch einmal das Kriegsglück gegen uns wenden? Und was dann?"

Lfd. Nr.: 919
Datum: 10.03.1917
von: Holmgren, E
an: Edinger, L
hs/ms: hs
+: -
Quelle: EdrO

Über die germanischen Stämme als Sieger im Kriege. Über Katzenexperimente eines Assistenten mit Neuritensprossung an spinalen motorischen Nervenzellen, aber auch mit Vergrößerung der motorischen Rinde nach Trainings-Dauerbelastung. Auf beigefügtem Blatt Notiz an „Lieber Otto" von „Ludwig" [Edinger?] mit Bitte die Photographien Holmgrens zu beurteilen, auf denen Ed. allerdings nicht das erkennen kann, was Holmgren im Text erwähnt.

Lfd. Nr.: 920
Datum: 15.03.1917
von: Ludwig, C
an: Edinger, L ? (Otto?)
hs/ms: hs
+: -
Quelle: EdrO

Hinweis auf Holmgren als absolut zuverlässigen Forscher

Lfd. Nr.: 921
Datum: 18.03.1917
von: Magnus, R M
an: Edinger, L
hs/ms: hs
+: +
Quelle: EdrO

Berlin. Zur Frage der Beteiligung von Großhirnbahnen beim Kaninchen an der Okulomotorik (mit Zeichnungen!). „Dass die schnelle Phase des Nystagmus irgend etwas mit dem Großhirn zu thun hat, ist auch nach meinen Erfahrungen sicherlich ein Irrtum von Bartels gewesen".

Lfd. Nr.: 922
Datum: 19.03.1917
von: Braus, H
an: Edinger, L
hs/ms: hs
+: +
Quelle: EdrO

Heidelberg. „Es steht einer allgemeineren Verwendung der Annahme, es seien gerade die Schwannschen Zellen solche Elemente, das u. E. schlüssige Experiment von Harrison entgegegen, welcher durch Amputation eines Streifens Rückenmarksanlage bei Amphibien jegliche Zelle dieser Art entfernte und nackte Nerven erhielt (bis zur Peripherie!). Also Amphibien haben diese Art Zellen nicht nötig. Es wird mich aber interessieren, das Beweismaterial für Ihre Anschauungen aus Ihrer Publikation kennenzulernen. Ich sympathiere natürlich mit allem, was periphere Faktoren wahrscheinlich macht". Bei einem Einbruch in sein Haus alle Lebensmittel gestohlen.

Lfd. Nr.: 923
Datum: 27.03.1917
von: Flechsig, P
an: Edinger, L
hs/ms: hs
+: -
Quelle: EdrO

Eingehender Brief zu Taeniae thalami und Linsenkern: „Ich möchte Sie nur darauf hinweisen, dass die Taenia thalami beim Menschen frühzeitig ein Bündel aus dem Globus pall. erhält – eine bisher in den Lehrbüchern nicht berücksichtigte Tatsache".... Zu den Verbindungen zum Septum, Linsenkern, Thalamus auch bei Myxinen.

Lfd. Nr.: 924
Datum: 27.03.1917
von: Behr, C
an: Edinger, L
hs/ms: hs
+: –
Quelle: EdrO

Kiel, Augenklinik. Machte Untersuchungen zur Frage des gliösen Gewebes im Sehnerven. „Nachdem festgestellt war, dass bei der Stauungspapille - deren Theorie der Zielpunkt meiner Untersuchungen war - lediglich ein Ödem des Nervenfasergewebes besteht, ferner dass es sich dabei um ein autochthon entstandenes, nicht vom Gehirn fortgeleitetes handelt, war ich gezwungen, den Wegen des physiologischen, parenchymatösen Saftstromes im Sehnerven nachzuforschen". Über Aufbrauchtheorie mit Zweifeln, ob sie auch für die tabische Sehnervenatrophie anwendbar ist. Gibt Begründungen. Sehr zutreffend ist die Theorie aber für die Lebersche Atrophie.

Lfd. Nr.: 925
Datum: 30.03.1917
von: Obersteiner, H
an: Edinger, L
hs/ms: hs
+: –
Quelle: EdrO

Freundliches Geplänkel um Prioritätsfragen. Welcher Bericht zuerst gedruckt? Drucker bestochen?

Lfd. Nr.: 926
Datum: 07.04.1917
von: Holmgren, E
an: Edinger, L
hs/ms: hs
+: +
Quelle: EdrO

Zur Histogenese von Nervenfasern. Begrüßt Edingers Meinung, dass die Fasern sich plurizellulär entwickelten. „Ob nun aber die Zellen, worin die aus der Ganglienzelle herstammende Neurofibrillenfaser hineindrängt, immer verbraucht werden oder nicht, halte ich wohl bis auf weiteres offen. Seit mehreren Jahren habe ich die Heldschen Untersuchungen nachgeprüft und habe mich dabei davon überzeugen können, dass die Nervenfibrillenfasern nicht zwischen, sondern innerhalb der Cytodesmen, und also auch innerhalb anderer Zellkörper weiter wachsen. Ich kann also in dieser Hinsicht niemals Cajals oder Heidenhains abweichender Meinung folgen"…. „Wenn Sie auch Retzius überzeugen könnten. Er steht sicherlich bei der Seite Cajals". Zu Krieg und zum 75. Geburtstag von Retzius: „Ich glaube, dass der Krieg ihn wie uns alle besonders tief gegriffen hat. Die materiellen Schwierigkeiten wachsen auch für jeden Tag. Es ist doch schrecklich, wie der Tanz den goldenen Kalb umher fast alle ideellen Bestrebungen Hohn machen. Die Amerikaner!! Nur die Deutschen können die Menschheit retten. Das ist unstrittlich. Warum können nicht alle „neutralen" Menschen dies einsehen. Sie müssen doch einsehen, dass ein solches Volk leben muss und leben wird".

Lfd. Nr.: 927
Datum: 05.06.1917
von: Boehringer, Ingelheim
an: Edinger, L
hs/ms: ms
+: –
Quelle: EdrO

Zu Isovaleriansäureborneolester und Choleinsäuren u. a. Inhaltsstoffen des Baldrianöles

Lfd. Nr.: 928
Datum: 05.06.1917
von: Edinger, L
an: Ehrlich, P
hs/ms: ms
+: -
Quelle: SBB-PK Edinger 3 c 1887

Zur Separatensammlung des Neurol. Institutes. Bitte, seine Arbeiten beizusteuern. Hinweis auf empfehlenswerte Bücher wie Langewiesches Ausgabe der Schiller-Briefe und über Bücher zur Geschichte Englands und Oesterreichs.

Lfd. Nr.: 929
Datum: 22.06.1917
von: Erb, W
an: Edinger, L
hs/ms: hs
+: -
Quelle: EdrO

Über Edingers Anfrage, ob Erb seine neurologische Bibliothek und Sonderdrucksammlung dem Edinger-Institut überlassen könne. Fühlt sich gegenüber seiner Heidelberger Klinik verpflichtet. Benötigt auch die Sonderdrucke noch. Voraussetzung allerdings, dass die Neurologie verselbständigt würde. „Krehl, der innere Kliniker, dessen Klinik das Neurologische Institut noch immer angegliedert ist, ist der Sache günstig gestimmt. Aber wie wird es werden, wenn er etwa einmal abgeht und ein anders denkender Nachfolger kommt?"

Lfd. Nr.: 930
Datum: 28.06.1917
von: Wieting, J M
an: Edinger, L
hs/ms: hs
+: -
Quelle: EdrO

Berat. Chirurg stimmt mit Edingers Auffassung über Verletzungen des Nervengewebes überein

---

Lfd. Nr.: 931
Datum: 03.07.1917
von: Waldeyer, W v.
an: Edinger, L
hs/ms: hs
+: -
Quelle: EdrO

Reduziert seine Bibliothek, durch Umzug bedingt. Diskutiert Übernahme von Sonderdrucksammlung durch Edinger.

Lfd. Nr.: 932
Datum: 13.07.1917
von: Ziehen, Th
an: Edinger, L
hs/ms: hs
+: -
Quelle: EdrO

Der Gedanke, seine Sonderdrucksammlung dem Edinger-Institut zu überlassen, an und für sich sehr sympathisch. „Ich habe im Laufe der Jahre mich zu sehr davon überzeugen müssen, dass auch die normale Psychologie allenthalben überreichen Nutzen aus der Neuropath. und Psychiatrie schöpfen kann und muss, und möchte auf diese Hilfe auch fortan nicht verzichten. Dagegen werde ich wahrscheinlich eine Reihe von Tiergehirnen nicht mehr behalten. Ich nehme an, dass diese Ihnen eventuell willkommen sein werden..."

Lfd. Nr.: 933
Datum: 21.07.1917
von: Erb, W
an: Edinger, L
hs/ms: hs
+: -
Quelle: EdrO

„In Baden-Baden besprach ich mit Nonne die kommenden Ereignisse... zu meinem lebhaften Bedauern erklärte er mir, dass er bestimmt vorhabe, jetzt aus dem Vorstand der DGN auszutreten; ich redete ihm sehr energisch zu, jedenfalls zu bleiben, umso mehr, als ich glaubte, er sei der „geborene" Nachfolger Oppenheims und sollte jetzt an dessen Stelle 1. Vorsitzender werden. Das wollte er nun, in grosser Bescheidenheit, entschieden ablehnen"... Er fühlt sich nicht ganz sicher, wenn er nicht von Ihnen (und auch von Oppenheim) erfährt, dass Sie mit dieser meiner Idee einverstanden sind. Ich brauche wohl nicht genauer auf Nonnes Verdienste um die Neurologie im allgemeinen und um die Verhandlungen unserer Gesellschaft im besonderen einzugehen, um diesen Vorschlag zu begründen".

Lfd. Nr.: 934
Datum: 23.07.1917
von: Erb, W
an: Edinger, L
hs/ms: hs
+: -
Quelle: EdrO

Brief zur Erkrankung Edingers: „Es handelt sich da wohl von vorneherein um einen neuritischen Herpes zoster, der bei Leuten in etwas vorgerückten Jahren meist etwas hartnäckig ist".

Lfd. Nr.: 935
Datum: 26.07.1917
von: Bier, A
an: Edinger, L
hs/ms: hs
+: +
Quelle: EdrO

Zu Weigert, mit dem er hinsichtlich der Deutung der Regeneration nicht übereinstimmt. Hält Pflüger (1877) für den Erstbeschreiber. Hat ähnliche Versuche mit Nährmedien 1909–1911 gemacht, darunter mit Lymphe desselben Menschen. Verschiedene Gewebe benötigen verschiedene Nährmedien für die Regeneration.

Lfd. Nr.: 936
Datum: 02.08.1917
von: Oppenheim, H
an: Obersteiner, H
hs/ms: hs
+: -
Quelle: MedhistWien HS 2.409

In München beschlossen, während des Krieges die Erb-Medaille nicht zu verleihen. Für Mingazzini sollte von der Jahresversammlung ein anderer Preisrichter bestellt werden.

Lfd. Nr.: 937
Datum: 06.08.1917
von: Flechsig, P
an: Edinger, L
hs/ms: hs
+: -
Quelle: EdrO

Dank für Glückwünsche zum 70. Geburtstag. Hinweis auf gemeinsamen Lebensweg, niemals mit Differenzen, rein sachliches Interesse an unserem Forschungsobjekt. „Dass ich meinen Gegnern nicht erlegen bin, verdanke ich zum guten Teil Ihnen".

Lfd. Nr.: 938
Datum: 27.08.1917
von: Oppenheim, H
an: Obersteiner, H
hs/ms: hs
+: -
Quelle: MedhistWien HS 2.409

Verzichtet auf Teilnahme an der Jahresversammlung und beschließt, aus dem Vorstand der Gesellschaft deutscher Nervenärzte auszuscheiden. Schlägt Nonne als Nachfolger vor und Marburg als Mitglied des Vorstandes. Bittet um Unterstützung für Marburgs Wahl.

Lfd. Nr.: 940
Datum: 12.09.1917
von: Boehringer, Ingelheim
an: Edinger, L
hs/ms: ms
+: -
Quelle: EdrO

Zur Analyse der Choleinsäure

Lfd. Nr.: 941
Datum: 13.09.1917
von: Erb, W
an: Edinger, L
hs/ms: hs
+: -
Quelle: EdrO

Beschreibt Kolikanfall. Muss der Neurologengesellschaft absagen. „Den 1. Vorsitzenden gebe ich definitiv auf; ich kann das nicht weiter übernehmen und führen aus vielen Gründen; jedenfalls nicht als aktiver Führer der Geschäfte"

Lfd. Nr.: 942
Datum: 10.09.1917
von: Enderlen, E
an: Edinger, L
hs/ms: hs
+: -
Quelle: EdrO

Würzburg. Ärgerlich, dass die Technik an übersandten Präparaten erst gelernt werden musste. „Ihr Satz: wir wollen später diskutieren ob und wie das Ganze verwertet werden soll, klingt auch etwas sonderbar: Für eine Laune opfere ich nicht Zeit und Mühe. So muss sich ein Famulus abtun lassen".

Lfd. Nr.: 943
Datum: 16.09.1917
von: Enderlen, E
an: Edinger, L
hs/ms: hs
+: -
Quelle: EdrO

Nochmals sehr verärgerter Brief wegen einer gemeinsamen Arbeit, bei der es zu Missverständnissen und offenbar gegenseitigen Vorwürfen gekommen war, so über unzureichende Versilberung der ersten Präparate. „Wenn ich eine Methode nicht beherrsche, übe ich sie an der Leiche und am Tier; das Einüben ist bei mikroskopischer Technik noch einfacher... Ich kann nicht alles bewundernd hinnehmen wie Sie es in dem Nekrolog auf Ehrlich wünschen".

Lfd. Nr.: 944
Datum: 04.10.1917
von: Erb, W
an: Edinger, L
hs/ms: hs
+: -
Quelle: EdrO

Zu Edingers Bericht über die Bonner Neurologentagung mit Urteilen über Saenger, Schultze... „Wie schade, dass Sie aus Gesundheitsrücksichten die Wahl zum 2. Vorsitzenden ablehnen. Sie gerade sollten doch der nächste 1. Vorsitzende werden!"... „Mit Freuden lese ich von Ihrem glänzenden Erfolg Ihrer grossen, neurologischen Bibliothek! Sie haben sich damit aber ein übermässig grosses Stück Arbeit aufgeladen! Bei mir ruht - notgedrungen - diese Angelegenheit jetzt bis nach dem Krieg und bis die Verhältnisse an der Fakultät hier definitiv geklärt sein werden. Hier drohen vielleicht neue Schwierigkeiten durch den zu erwartenden neuen Psychiater! - Was Sie mir zu Eulenburg schrieben, hat mich amüsiert. Er war mir immer ein „sonderbarer Heiliger" ".

Lfd. Nr.: 945
Datum: 04.10.1917
von: Nonne, M
an: Obersteiner, H
hs/ms: hs
+: -
Quelle: Medhist Wien

Bericht über geglückte Tagung in Bonn. „Wir wurden durch Edinger's, Foerster's und Saenger's Vortrag reich bedacht und angeregt und die Geselligkeit war durch Friedreich's und Schultze's... Bemühungen außerordentlich befriedigend. An Stelle des auf eigenen Wunsch zurückgetretenen Oppenheim und für den verstorbenen Bruns wurden L R Müller-Würzburg und Curschmann-Rostock in den Vorstand gewählt. Zweiter Vorsitzender statt Edinger Foerster.

Lfd. Nr.: 946
Datum: 08.10.1917
von: Wertheimer, M
an: Edinger, L
hs/ms: ms
+: -
Quelle: EdrO

Zum „Berliner Zirkular" zur Kriegslage (H. Delbrück)

Lfd. Nr.: 947
Datum: 16.10.1917
von: Delbrück, H
an: Edinger, L
hs/ms: ms
+: -
Quelle: EdrO

Für Verständigungsfrieden

Lfd. Nr.: 948
Datum: 01.11.1917
von: Hauptmann, A
an: Nonne, M
hs/ms: ms
+: +
Quelle: StAHH

Aus Freiburg. Dank für Hystero-Epilepsie-Arbeit. Stimmt aber eher mit der Hocheschen Auffassung überein. Kritisch zu einem Nachtrag von Steffen: „Daraus, dass man bisweilen eine Differentialdiagnose zwischen Hy. und Ep. nicht stellen kann (also aus einer vorläufig bestehenden Grenze menschlichen Wissens) kann man doch gewiss nicht folgern, dass, bei der Annahme, es müsse einmal eine patholog. Anatomie der Ep. geben, es auch eine solche der Hy. geben müsse... Die Ep. kann man doch nicht, ebenso wie die Hy. als eine „besondere Form psychischer Disposition" bezeichnen; sie ist doch keine Disposition, schon deshalb nicht, weil sie schliesslich Dauerveränderungen, Demenzzustände zurücklässt"... Zu einem Fall traumat. Epil. von Nonne:. „Da das Gehirn nun einmal nur die Möglichkeit hat, in bestimmter Weise auf Schädigungen zu reagieren, z. B. mit Krämpfen, wird es sowohl auf eine von einer Blutung herrührenden Duranarbe, wie auch auf einen starken emotionellen Reiz hin in der gleichen Weise, mit einem in der Erscheinungsweise ähnlichen Symptom, eben wieder mit Krämpfen antworten. Das gibt uns aber doch noch nicht das Recht, von einer Hy-Ep. zu sprechen". Weiter zu den psychischen Veränderungen bei Epilepsie.

Lfd. Nr.: 949
Datum: 06.11.1917
von: Erb, W
an: Strümpell, A v.
hs/ms: hs
+: -
Quelle: UAL (387/8)

„In einem „Festband" unserer vornehmen Zeitschrift kann doch eigentlich das Begrüßungswort an den Jubilar nur von einem der Herausgeber geschrieben werden, u. nicht von einem untergeordneten Mann, einem Assistenten des Jubilars, von Herrn Cassirer stammen. Ich glaube, das würde den hypersensiblen Hern O. [ppenheim] schon gleich von vorneherein verstimmen. Da ich nun durch mein Alter, durch meine engen Beziehungen zu uns. Zeitschrift u. durch meine Ehrenstellung in der Ges. deutsch. Nervenärzte (die ja doch eigentlich eine Schöpfung Opp.'s ist) schließlich dazu qualifiziert bin, will ich die Sache übernehmen... O. hat ja wohl nicht viele Assistenten gehabt und keine eigentliche Schule gemacht. Und – von allem Persönlichen abgesehen –, das ihm anklebt, – hat er doch offenbar recht große Verdienste um die wissenschaftl. Neurologie, wenn er auch manchmal geirrt hat".

Lfd. Nr.: 950
Datum: 14.11.1917
von: Schultze, Fr
an: Edinger, L
hs/ms: hs
+: -
Quelle: EdrO

Bonn. Frage der Abgabe seiner Bibliothek an Edinger

Lfd. Nr.: 951
Datum: 16.11.1917
von: Berblinger, W E
an: Edinger, L
hs/ms: ms
+: +
Quelle: EdrO

Über Arbeit zur Regeneration am peripheren Nerven, nicht von Schwannschen Zellen, sondern von NZ ausgehender Impuls. Gegen Spielmeyers Auffassung einer polycellulären Entstehung des Nerven.

Lfd. Nr.: 952
Datum: 16.11.1917
von: Erb, W
an: Strümpell, A. v.
hs/ms: hs
+: -
Quelle: UAL (391/2)

Zu einer Auskunft durch K. Mendel: „Diese Auskunft war – in voller Anerkennung der wissenschaftlichen Bedeutung Opp.'s – für den Menschen u. Charakter desselben eigentlich sehr deprimierend; er ist völlig isoliert, freundlos u. schülerlos, kühl, unnahbar, maßlos eitel u. empfindlich, – kurz: unmöglich! Ich habe mich deshalb durchaus beschränkt auf seine doch ganz hervorragenden wissenschaftlichen Leistungen u. seine Tätigkeit für die Entwicklung der Stellung der Neurologie im Ganzen..." ... „Und wird der Burgfrieden im Innern wirklich jetzt kommen? – Den gegenwärtigen Reichstag soll doch wirklich der Teufel holen"

Lfd. Nr.: 953
Datum: 28.11.1917
von: Erb, W
an: Strümpell, A v.
hs/ms: hs
+: -
Quelle: UAL (393)

Zu Oppenheims Geburtstag mit etwas kritischen Anmerkungen. „Die Weltereignisse werden ja immer schwieriger und verwickelter, aber von Russland her wird ja doch der leise Friedensschimmer wohl etwas deutlicher"

Lfd. Nr.: 954
Datum: 27.12.1917
von: Edinger, L
an: Retzius, G
hs/ms: ms
+: -
Quelle: Stockh

Heute großer Tag durch die Annahme des Friedensvorschlages durch den östlichen Feind. Was wäre aus uns geworden ohne die Ammoniaksynthese, die Salpeter- und Schwefelsäureproduktion? Zu Krieg und Politik.

Lfd. Nr.: 955
Datum: 30.12.1917
von: Hauptmann, A
an: Nonne, M
hs/ms: ms
+: +
Quelle: StAHH

[Ohne genaue Datumsangabe]. Von der französ. Front als Truppenarzt. Zur Auseinandersetzung um die traumat. Neurose. „Ich habe trotz der heftigen seelischen und körperlichen Verletzungen nur auffallend wenige Soldaten gesehen, bei welchen etwa unmittelbar nach der Verletzung (bis etwa 3 Stunden später, nach welcher Zeit wir die Verletzten meist schon nach hinten weggeschafft hatten) Symptome vorhanden gewesen wären, die man als „traumatische Neurose" hätte ansehen müssen. Sicher hätten die gleichen Schädigungen im Frieden bei den gleichen Personen zu einer weit grösseren Zahl von Erkrankungen an traumatischer Neurose geführt, was ich ja beurteilen kann, da eine sehr grosse Anzahl von Begutachtungsfällen durch meine Hände gelaufen sind"... Ausführlich weiter zu dieser Thematik

---

Lfd. Nr.: 956
Datum: 31.12.1917
von: Waldeyer, W v.
an: Edinger, L
hs/ms: hs
+: –
Quelle: EdrO

[Ohne Datum]. Plant seine Lebenserinnerungen zu schreiben. „Dabei wird naturgemäss der Entwicklung der Anatomie in ihren meisten Disziplinen gedacht werden müssen. Mit dem Stande der vergleichenden Anatomie des Nervensystems haben Sie Recht. Holland und Amerika, d. h. die USA haben sie übernommen... Aber in der Entwicklungsgeschichte – ausser Roux nenne ich da noch Keibel, Rabl, O. Hertwig – und in allgemeiner Biologie so wie in der Histologie – s. M. Heidenhain – stehen wir doch noch in vorderster Reihe".

Lfd. Nr.: 957
Datum: 31.12.1917
von: Waldeyer, W v.
an: Edinger, L
hs/ms: hs
+: –
Quelle: EdrO

[Ohne Datum] Genesungswünsche für Epityphlitis. Sendet Sammlung seiner Sonderdrucke zur Einverleibung in die Edinger-Sammlung. Las dessen Erinnerungen an die Strassburger Zeit: „Die hervorstechend kritische Weise v. Recklinghausens hat aber doch ihr Gutes gehabt; wer einmal durch seine Schule gegangen war, hatte scharf zu sehen und prüfen gelernt"

Lfd. Nr.: 958
Datum: 31.12.1917
von: Erb, W
an: Strümpell, A v.
hs/ms: hs
+: –
Quelle: UAL (389/390)

Zum deprimierenden Kriegsgeschehen. Bittet, zum Neurologenkongress nach Bonn zu kommen. „Sie gehören doch noch zum großen Generalstab der Neurologie u. wir werden dort einige Mühe haben, der Überschwemmung des Vorstands mit Semiten kräftig entgegenzuwirken... Ich hoffe, diesmal Nonne als 1. Vorsitzenden gewählt zu sehen."

Lfd. Nr.: 959
Datum: 31.12.1917
von: Erb, W
an: Strümpell, A v.
hs/ms: hs
+: –
Quelle: UAL (395)

„Für Ihre beiden Vorträge danke ich Ihnen von ganzem Herzen; ich habe sie mit großem Genuß gelesen. Der eine über die Wirkung des Krieges auf Nervensystem und Psyche hat mir eine behagliche Stunde reinen wissenschaftlichen Genusses verschafft, der Einen ja jetzt zwischen der Fülle der Zeitungen u. der unzähligen politischen Schriften, Broschüren etc. nur sehr selten zu Teil wird. Besonders interessant u. überraschend waren mir Ihre psychologischen Entwicklungen am Schluß, die ja einen wohltuenden Ausblick in die Zukunft der Völker nach dem Kriege eröffnen. Leider bin ich darin nicht so gutgläubig u. fürchte, dass Ihre Auffassung von einem allzu weitgehenden Optimismus getragen ist. Oder glauben Sie wirklich, dass wir uns jemals wieder mit der moralisch verkommenen, gänzlich vertierten, verlogenen französischen Volksseele vertragen werden? Ich glaube es nicht!"

Lfd. Nr.: 960
Datum: 10.01.1918
von: Kehrer, F A
an: Nonne, M
hs/ms: ms
+: –
Quelle: StAHH

Zu einer Arbeit von Rothfeld über die Pathologie der hyperkinetischen Scheinlähmung und der Bewegungsstörung am Auge. „Eine befriedigende Erklärung der Erscheinungen hat m. E. nicht nur eine bewegungsphysiologische Beschreibung und Deutung zu geben, sondern dieselbe ist auch psychophysiologisch zu verstehen. Und dazu gehört wohl in jedem Falle die genaue Ermittlung aller subjektiven und objekiven Entstehungsbedingungen. Es ist merkwürdig, wie sehr dieser m. E. grundlegende Weg gleichzeitiger Einfühlung und Erklärung, wie es Jaspers getrennt hat, zur Erklärung funktioneller Störungen gerade bei der Erklärung von äußerlich abgegrenzten Symptomen vernachlässigt wird. Eine befriedigende Deutung ergibt sich aber nur, wenn man in jedem Falle alle funktionellen Symptome einheitlich zueinander auch in genetische Beziehung setzt".

Lfd. Nr.: 960a
Datum: 28.01.1918
von: Gaupp, R
an: Gruhle, H W
hs/ms: ms
+: –
Quelle: MPIP Nachlass Gruhle

Zu der Frage einer Berufung nach Heidelberg und die Verhandlungen mit der badischen Regierung. „Gäbe es bald Frieden, so wäre die Regierung vielleicht auch bald besser im Stande zu übersehen, was sie künftig würde bieten können. Aber wer glaubt noch an baldigen Frieden? Es müssen erst noch einige Hunderttausend abgeschlachtet werden, ehe man begreifen lernt, dass man den Weltkrieg nicht im Schützengraben beendet".

Lfd. Nr.: 961
Datum: 30.01.1918
von: Eberhardt, H
an: Edinger, Tilly (?)
hs/ms: hs
+: –
Quelle: EdrO

Kondolenz zum Tode Edingers mit langer, herzlich-persönlicher Würdigung („ein Feuergeist und ein Kindergemüt") unter Beigabe einer Mappe eigener Arbeiten [Graphik?]

Lfd. Nr.: 962
Datum: 13.06.1918
von: Wagner v. Jauregg, J
an: Nonne, M
hs/ms: hs
+: –
Quelle: StAHH

Für das Wiener Neurolog. Institut kommen in Frage Economo und Karplus. Setzt sich für seinen Schüler v. Economo ein. „Er hat den Vorteil, einerseits kein Semit zu sein, andererseits materiell vollkommen unabhängig zu sein". Würdigt auch das Werk von Karplus. „Mit Kriegsbeginn trat er

freiwillig in die Rothschild'sche Nervenheilanstalt unter Prof. Redlich ein, die für Kriegszwecke gewidmet war, und hat von dort aus wieder eine rege klinische Tätigkeit entfaltet... Ich schätze ihn sehr wegen der Zuverlässigkeit seiner wissenschaftlichen Arbeit, in welcher Richtung ich ihm vor Marburg stelle, der allerdings viel produktiver ist. Karplus ist Semite, aber weder in seiner Erscheinung noch in seinem Auftreten den Semiten verratend. Persönlich und seinem Charakter nach schätze ich ihn".
[Hierzu handschriftlicher Nachtrag Nonnes, der diesen Brief offenbar weiterschickte, in der er Wagner v. Jauregg als „Fels in der Brandung" bezeichnet und seine Position in Wien sehr positiv beschreibt].

Lfd. Nr.: 963
Datum: 14.08.1918
von: Brodmann, K
an: Knauer, A
hs/ms: ms
+: –
Quelle: OVA 209

„Die weiteren Folgen des Krieges, besonders in geistig kultureller und moralischer Hinsicht, sind gar nicht abzusehen und erschreckende. Der bayer. Kultusminister sprach jüngst offen von der wirtschaftlichen Verelendung der Beamtenschaft und der dadurch drohenden, jetzt schon um sich greifenden Korruption des Beamtenkörpers – ein überaus trübes Zukunftsbild, das er malte. Der kleine Mittelstand ist rettungslos proletarisiert und die Arbeiterschaft – trotz ihrer Kriegsgewinne – nicht entsprechend gehoben, wenigstens nicht kulturell, sozialgeistig. Es wird ein böses Parvenüproletariat gezüchtet, das zu den sonstigen Schönheiten auch noch die Tugend der Rohheit und Gewalttätigkeit vielfach offen zur Schau trägt" Weiter kritisch u. a. zum preuß. Herrenhaus. Kritisch zu Vogts Plänen, auch die Leitung des Siechenhauses übernehmen zu wollen. Vogt sucht für klin. Abt. Leiter, denkt an P. Schuster und Poppelreuter, „den heillosen Macher und Schwätzer". Fragt nach Knauers Interesse an dieser Stelle. „Aber Vogt als unumschränkter Alleinherrscher, Summus episcopus und papa infallibilis scheint mir nicht unbedenklich"

Lfd. Nr.: 964
Datum: 25.08.1918
von: Schultze, Fr
an: Nonne, M
hs/ms: hs
+: –
Quelle: StAHH

Dank für Ehrenvorsitz der Gesellschaft Deutscher Nervenärzte. „Wenn man zugleich noch innerer Mediziner ist, so kann man leider für das so groß gewordene Fach der Neurologie nicht mehr so viele Zeit erübrigen, als man wohl möchte". Erb wünscht, dass Sch. ein Lehrbuch schreibe. Dabei liegt die Handschrift einer Meningitismonographie fertig „im Kassenschrank, – hoffentlich bombensicher". „Dabei ist Oppenheim's Handbuch so ausgezeichnet! Wie ich ohne jede Spur von Neid sage. Aber allerdings nicht für practische Ärzte, wie auch leider wohl meines nicht".

Lfd. Nr.: 965
Datum: 01.09.1918
von: Nissl, F
an: Vogt, O
hs/ms: hs
+: –
Quelle: OVA 266

Zum Tode Brodmanns. Schwer, einen Vertreter zu finden. Bittet um Rat. Anfrage, ob Vogt einen von Nissl angelernten jüngeren Kollegen weiterbilden könnte. Bittet um Nachruf auf Brodmann im Vogtschen Archiv. „Ich bin noch immer mit der zytoarchitektonischen Betrachtungsweise des Kaninchen-Thalamus und mit seinen Beziehungen zur Hirnrinde beschäftigt. Ich hatte bestimmt geglaubt, hier, wo ich meine ganze Zeit dem Gegenstande widmen kann, bald zum Abschluss zu gelangen. Meine Hoffnung ist bis jetzt nicht in Erfüllung gegangen, Immer wieder stosse ich auf unerwartete Schwierigkeiten, die nur ganz langsam überwunden werden".

Lfd. Nr.: 966
Datum: 04.09.1918
von: Vogt, O
an: Nissl, F
hs/ms: ms
+: –
Quelle: OVA 266

Denkt an Erinnerungsband seines Journals für Brodmann. Honorare sollten der Witwe zugute kommen. Interesse an Nissls Thalamusarbeit, über deren Methodik Bielschowsky Vogt berichtete. Mögliche Nachfolger Brodmanns Rose und Maus. „Rose hat in Tübingen unter Brodmann begonnen und in Krakau seine Studien fortgesetzt. Ich weiss von ihm nichts. Maus hat hier im Institut und hernach noch… myeloarchitektonische Studien am Affengrosshirn betrieben… keine Originalität, sodass ich nicht glaube, dass er als Abteilungsvorsteher für Ihr Institut in Betracht kommen kann". O. u. C. Vogt sind an Drucklegung einer Cyto- u. Myeloarchitektonik der Grosshirnrinde des Menschen, des Schimpansen und des Cercopithecen. Erinnert an von Brodmann ausgeliehenes Material, das er zurückerbittet.

Lfd. Nr.: 967
Datum: 15.09.1918
von: Nissl, F
an: Vogt, O
hs/ms: hs
+: –
Quelle: OVA 266

Nissls tüchtigster Schüler, Ranke, im Kriege gefallen. Spielmeyer durch militärische Aufgaben zu sehr in Anspruch genommen. Daher keine Beiträge für Brodmann-Band möglich.

Lfd. Nr.: 968
Datum: 22.10.1918
von: Erb, W
an: Strümpell, A.
hs/ms: hs
+: –
Quelle: UAL (402)

„Zur Zeit, als Sie mir – Ende Septbr. zuletzt schrieben, ahnte man noch nichts von dem furchtbaren Zusammenbruch, in dem wir jetzt stehen. Ich kann es gar nicht fassen, dass dies alles so schlecht und so unerwartet kommen konnte! Hat man denn in Berlin, in d. Reichsleitung, ja selbst in der Heeresleitung gar nichts von dem gewusst, was jetzt eingetreten ist! Diesen Zusammenbruch all unserer Hoffnungen auf den doch endgültigen Sieg u. den baldigen Frieden?" Heftige Angriffe auf die Aliierten und auf Wilson.

Lfd. Nr.: 969
Datum: 28.11.1918
von: Hauptmann, A
an: Nonne, M
hs/ms: ms
+: +
Quelle: StAHH

„Aufrichten" werden Sie sich an meinem Chef [A. Hoche] jetzt wohl kaum können. Es ist auch unmöglich, in sein Inneres einzudringen. Als die Bewegung begann, eigentlich schon als der Zusammenbruch unserer Front kam, lehnte er sich noch auf, und hoffte wohl, dass durch das Eingreifen einiger vernünftiger Männer die Lage zu retten wäre. Jetzt aber hat er sich, wohl als Selbstschutz, gegen alles „gesperrt"; er lässt einen stehen, wenn man von Politik zu reden anfängt, oder lenkt sofort ab…" Länger und kritisch zur politischen Situation, Clemenceau und der eigenen Regierung, vor allem aber zu Hoche.

Lfd. Nr.: 970
Datum: 04.12.1918
von: Hauptmann, A
an: Nonne, M
hs/ms: ms
+: -
Quelle: StAHH

Über eine eigene Arbeit. „Aber natürlich ist es nicht nur dies persönliche Missgeschick, das einen unruhig und arbeitsunlustig macht, sondern das Nachdenken über den allgemeinen Niedergang, und vor allen Dingen die sich immer wieder aufdrängenden Ueberlegungen, dass es mit etwas weniger Draufgängertum auch anders hätte kommen können. „Sehr faul sieht es aber hier bei uns mit den Behandlungslazaretten aus... Alle Gewaltmethoden werden ja nun wohl aufhören müssen, und Ihre Hypnose wird das einzige Mittel bleiben, das wir anwenden dürfen. Einstweilen ist der Andrang von Patienten ja noch gering; das wird aber noch anders werden, wenn die entlassenen Leute keine Arbeit finden"

Lfd. Nr.: 971
Datum: 16.12.1918
von: Erb, W
an: Strümpell, A v.
hs/ms: hs
+: -
Quelle: UAL (403)

Tief depressiver, aber auch aggressiv gestimmter Brief über den Zusammenbruch des Reiches, die Flucht des Kaisers

---

Lfd. Nr.: 972
Datum: 28.12.1918
von: Hauptmann, A
an: Nonne, M
hs/ms: ms
+: -
Quelle: StAHH

„Ich glaube„ es bleibt der einzige Ausweg, wenn man versucht, jetzt mit an der Gestaltung unseres neuen politischen Lebens zu arbeiten". Zur Situation der politischen Parteien... „Und die Gedanken, die von Ganglienzellen secerniert werden, welche immer nur von trockenem Brot, Rüben und Klössen gespeist werden, sind auch dementsprechend blass und übelriechend. Hoffentlich bringt das neue Jahr auch mal Beefsteak- und Hummer-Gedanken!"

Lfd. Nr.: 973
Datum: 16.01.1919
von: Stransky, E
an: Nonne, M
hs/ms: hs
+: -
Quelle: StAHH

15-seitiger Brief zum Anschluss Oesterreichs an Deutschland nach dem Zerfall des Habsburger-Reiches seitens eines betont deutsch orientierten Wieners. „... Gefahr, dass Deutschland zu einer „Spartakei" herabsinken könnte, hier eine wahre Panikstimmung erzeugt". Klagt über Rolle der Entente und der Wiener Journaille, die „Treibereien der verbündeten Großkapitalisten und Feudalkleriker (Großjuda und Klerikalantisemiten, leider aber auch bestimmte demokratische Gruppen arbeiten einander und der Presse der verschiedenen Richtungen aus einem gemeinsam zusammengesteuerten Zehnmillionencorruptionsfond in die Hände!)" Denkt an Auswanderung nach Deutschland, falls ihm dort eine einigermaßen erträgliche Position angeboten werden könnte, betont aber offen, dass er zwar evangelisch, aber aus jüdischer Familie stamme. Bitte um Ratschlag.

Lfd. Nr.: 974
Datum: 02.02.1919
von: Erb, W
an: Strümpell, A v.
hs/ms: hs
+: –
Quelle: UAL (404/5)

„Mit größtem Interesse habe ich Ihre von philosophischem Geist getragenen Anschauungen in mich aufgenommen, aber ich bin leider nicht Philosoph und Optimist genug, um mich ohne weiteres über die Zukunft zu beruhigen u. ich fürchte doch allen Ernstes, auch ohne die schmachvollen Friedensbedingungen zu kennen, die man uns ohne Zweifel aufzwingen wird, einen völligen Zusammenbruch! Besonders auch wegen des schmachvollen moralischen Verhaltens unseres sogen. „Volkes" – in seiner ganzen Erbärmlichkeit, Faulheit, Arbeitsscheu u. Genusssucht – mit ihren Consequenzen für die Kohlennot, die Ernährung, die Ordnung im Reich – an dessen Spitze jedoch nur eine Gruppe von Eseln u. energielosen Schwachköpfen steht, die immer nur alle notwendigen Schritte „erwägen", ohne jemals richtig schnell und energisch zu handeln. Gott sei's geklagt. Ja, wo ist der Mann, wo sind die Männer, die uns aus diesem Elend herausreißen u. unsere Feinde mit der nötigen Energie entgegentreten u. wenigstens die allergemeinsten Pläne derselben (besonders die Gefangenenfesthaltung u. Fronarbeit!) verhüten können! Ob es Herrn Wilson, zu dem ich allmählich etwas mehr Vertrauen fasse, gelingen wird, uns aus unserer furchtbaren Lage herauszureißen u. wenigstens unseren gänzlichen politischen, wirtschaftlichen u. finanziellen Zusammenbruch zu verhüten – chi lo sa? Ich will es hoffen!". Zu den Psychogrammen Wilhelm II. und Ludendorffs („in einem Anfall von neurasthenischer Angstneurose seine unheilvollen großen Dummheiten gemacht")

Lfd. Nr.: 975
Datum: 11.02.1919
von: Hoche, A
an: Nonne, M
hs/ms: ms
+: –
Quelle: StAHH

„Jetzt sind Sie der Optimist, wenn Sie glauben, dass gegen diese elementare Welle der Unvernunft mit Druckerschwärze oder Schallwellen anzukommen wäre!... Den lateinischen Aufruf sende ich anbei zurück, falls Sie ihn vielleicht für gläubigere Gemüter, als ich zu sein fertig bekomme, verwenden wollen. Schreibt der Mann lateinisch, damit das berühmte „Volk" dessen Bestialität sich jetzt herrlich offenbart, es nicht verstehen soll, oder will er seinen Aufruf auf solche Leser beschränken, die noch genügend Allgemeinbildung haben, um lateinisch zu verstehen"

Lfd. Nr.: 976
Datum: 03.03.1919
von: Spielmeyer, W
an: Springer, F
hs/ms: ms
+: +
Quelle: Springer B: S, 129 I

Nachricht aus Lemberg, das das Haus und Geschäft der Schwiegereltern von Ukrainern zerstört sei. „Inzwischen habe ich mich wieder in die Histopathologie zurück gerettet... Mir ist von so vielen Seiten zugesetzt worden, dass ich schließlich selber wieder Geschmack an der Sache bekommen habe. Nur ist es eben nicht möglich, ein wirklich gründliches, und wenn ich so sagen darf, großzügiges Buch darüber zu schreiben. Das Bedürfnis aber geht ja auch dahin, demjenigen, der sich mit der Neurohistologie beschäftigen will, die Anfangsgründe klar darzulegen und weiterhin freilich auch dem, der mit den Dingen vertraut ist, wenigstens das Wichtigste klar darzustellen und die Fragestellungen zu beleuchten, wie an dem bisher Ermittelten Kritik zu üben". Es hat „Nissl und mich erstaunt, dass Jakob die grundsätzlichen Dinge doch so wenig übersieht und beherrscht. Die Einteilung nach ätiologischen Prinzipien ist grundsätzlich falsch. Eine ganze Reihe von speziellen Krankheiten will er gar nicht erörtern und andere, mit denen er sich zufällig mehr beschäftigt hat, sollen ganze Kapitel ausfüllen.„... Wird Oberndorfer und Steiner für das Henke-Handbuch gewinnen, beide in der Münchner Nervenklinik.

Lfd. Nr.: 977
Datum: 16.03.1919
von: Spielmeyer, W
an: Lubarsch, O
hs/ms: ms
+: –
Quelle: Springer B: H, 165 I

Die Einteilung zum Nerven-Handbuch hatte noch Alzheimer gemacht. Neue Gliederung notwendig, nicht nach ätiologischen Gesichtspunkten, sondern nach histopathologischen Richtlinien. So z. B. Tabes zu den Systemkrankheiten, Paralyse bei der Anatomie der Geisteskrankheiten bzw. der Hirnrinde. Schwierig die Gewinnung neuer Autoren nach dem Ausscheiden von Stumpf, Alzheimer, Glon, Doinikow und Cerletti. „Cerletti ist Italiener und ich bin nicht der Meinung, dass man den mit ihm geschlossenen Vertrag aufrecht erhalten soll. Ich meine, dass wir nicht schon den Fehler machen sollten, einen feindlichen Ausländer zur Mitarbeit an einem deutschen Handbuch einzuladen". Steiner soll statt Doinikow die MS bearbeiten. „Wegen der Erkrankung des Corpus striatums möchte ich mich an Herrn Privatdozenten v. Economo in Wien wenden". Nennt noch Redlich (Wien), Hauptmann (Freiburg), Oberndorfer (München)

Lfd. Nr.: 977a
Datum: 23.03.1919
von: Kraepelin, E
an: Wundt, W
hs/ms: hs
+: –
Quelle: UAL NA Wundt 369

Herzlicher Dank für die Übersendung der 6. Auflage der Vorlesungen über die Menschen- und Tierseele. „Das Schicksal unseres Volkes ist so hart und schwer, dass man sich scheut, darüber Worte zu machen. Ich weiss ja, dass auch Sie tief darunter leiden, und dass wir unter den gegenwärtigen Umständen leider dazu verdammt sind, tatenlos zuzusehen, wie die Erregung der Volksseele sich austobt, ohne helfen zu können. Der einzige Trost ist es, dass ja unmöglich in wenigen Monaten alle Vernunft und Tüchtigkeit aus unserem Volke geschwunden sein kann. Sobald Ruhe und Besonnenheit zurückkehrt, und nicht mehr die erregten Schreier die Oberhand haben, müssen doch auch die Eigenschaften der Deutschen wieder Geltung gewinnen, die bis dahin die Grundlagen unserer gewaltigen Leistungen waren. Vielleicht müssen wir die Schule des Leidens erst durchmachen, um uns selbst wiederzufinden. Es ist ja möglich, dass noch Jahrzehnte darüber hingehen, bis die bittere Erfahrung den Massen wieder den Geist Schillers und der Freiheitskriege einhaucht"... „Ein Trost in dieser schweren Zeit ist mir die Entwicklung unserer Forschungsanstalt... Der regelmäßige wissenschaftliche Verkehr mit meinen Mitarbeitern, namentlich mit Nissl, macht mir viel Freude".

Lfd. Nr.: 978
Datum: 08.04.1919
von: Vogt, O
an: Fürbringer, M
hs/ms: ms
+: –
Quelle: UBFft (Senckenberg), NL M. F. A 1, 2743

„Gleich nach dem Tode Brodmann's hatte ich mich schon an Nissl wegen der Präparate gewandt. Nissl hat mir auch ein Aussuchen derselben versprochen. Es hat sich auch noch einmal Professor Semon persönlich in dieser Angelegenheit bemüht. Sollten die Herren in München das Sortieren nicht durchführen können, so würde ich bei Gelegenheit es selber machen. Sie haben uns aber vor nicht langer Zeit die Brodmann leihweise überlassenen Photogramme des Institutes richtig zurückgegeben. So hoffe ich auch, dass dieses Material wieder in unsere Hände kommen und dass sich irgendeine Form finden wird, dasselbe noch gründlich wissenschaftlich auszunutzen". Bedauern über den Tod von Frau Brodmann und von Prof. Semon

Lfd. Nr.: 979
Datum: 29.05.1919
von: Erb, W
an: Strümpell, A v.
hs/ms: hs
+: –
Quelle: UAL (406/7)

Warmherziger Brief zum Tode der gemeinsamen alten Leipziger Freundin Martha Cohnheim. Depressive Grundstimmung

---

Lfd. Nr.: 980
Datum: 05.06.1919
von: Oppenheim, Martha
an: Nonne, M
hs/ms: hs
+: –
Quelle: StAHH

Sehr warmherziger Dank der Witwe Hermann Oppenheims für Nonnes Kondolenzbrief. „Wohl und wehe taten Sie mir, denn „er glaubte nicht oder wollte nicht glauben, wie sehr man ihn schätzte". Er wusste nicht, wie man seinen frühen Hingang beklagen würde, er war eine durch und durch bescheidene Natur, wenn er auch seine wissenschaftlichen Verdienste kannte. Wie oft habe ich gewünscht, Ihnen einmal meines Mannes Wesensart schildern zu können, da ich merkte, Sie wollten ihm Freund sein, ihm Wahrheit geben, die manchmal den Leichtverletzlichen verstimmte, trotzdem er die gute Absicht dankend erkannte". Zum Krankheitsbild der koronaren Herzerkrankung.

Lfd. Nr.: 981
Datum: 13.06.1919
von: Hoche, A
an: Naunyn, B
hs/ms: ms
+: +
Quelle: SBB-PK Hoche 3 l 1899(2)

Traumformel der eigenen ähnlich. „Es ist eigentümlich, dass der Angsttraum, der bei der Sektion erwachenden Leichen auch bei mir in gewissen Abständen immer wieder kehrt, ohne persönliche Note, aber mit der Verschärfung nach anderer Seite, das ich für das Ereignis hafte, weil ich mich in der Feststellung des Todes geirrt habe. Auch der fast völlige Ausschluss stark gefühlbetonter Erinnerungen ist bei mir Gesetz. Ich hatte ursprünglich die Meinung, dass dieser Ausschluss besonders bei solchen Personen stattfindet, die auch in wachem Zustande Talent und Übung darin haben, unangenehme Dinge aus dem Bewusstsein abseits zu drängen wie ich" ... Kennt ein Erwachen ohne Traum überhaupt nicht. „Mir kommt dabei immer das Bild in die Höhe, dass der Traum arbeitet wie ein Lehrjunge, der das am letzten Tage liegengebliebene Material der Werkstatt spielerisch zu lächerlichen Formen verwendet, nachdem der Meister zu Bett gegangen ist. Diese Bevorzugung des noch herumliegenden, nicht „magazinierten" Tagmaterials interessierte mich immer vom in anderer Richtung liegenden Gesichtspunkte aus, dass bei der retrograden Amnesie auch nur das jüngste, noch nicht magazinierte, Material ausfällt". Sammelt sprachliche, auch fremdsprachliche Bildungen aus dem Traum. „Kennen Sie Langeweile, Neugier, Wut, Überraschung im Traum?"

Lfd. Nr.: 982
Datum: 16.06.1919
von: Forel, A
an: Vogt, O
hs/ms: hs
+: –
Quelle: OVA 114

[Offenbar diktiert. Mit Namensstempel am Ende]. Dank für Arbeit als Festgabe. „Wenn ich nicht bald vor Eitelkeit platze, sind Sie jedenfalls nicht Schuld dran. Spass beiseite!. Freilich habe ich mich bemüht vor vielen Jahren, Hirnanatomie, -Physiologie und Psychologie mit einander in Einklang zu bringen. Das haben mir aber schon in meiner Kindheit die Ameisen und später Darwin gelehrt: Diesen beiden und nicht mir gehört die Ehre"... „Mit Riesenschritten steigt die soziale Welle in Frankreich, England und in Italien, sogar bei uns in der Schweiz, während Clemenceau's und Lloyd George's Sterne ebenso rasch sinken. Doch sollte in Deutschland die sogenannte Mehrheitspartei entweder vernünftig und offener werden oder dann anderen Platz machen... Die Intellektuellen müssten jetzt auch Syndikate bilden. Ein Strassenkehrer in Paris verdient bereits 20 fr täglich u. viele geistige Arbeiter verhungern. Aber das Gleichgewicht wird noch kommen".

Lfd. Nr.: 983
Datum: 11.08.1919
von: Erb, W
an: Strümpell, A v.
hs/ms: hs
+: –
Quelle: UAL (409)

Aus St. Blasien, seinem bevorzugten Urlaubsort. „Nur langsam gewinne ich wieder etwas Gleichmut gegenüber dem Unvermeidlichen, u. gegenüber all dem Schweren, was uns noch bevorsteht, gegenüber der Schwäche u. Dummheit unserer „Volksregierung" u. der gemeinen Verlogenheit eines Erzbergers u. Genossen!". Zum Tode von J. Hoffmann

---

Lfd. Nr.: 984
Datum: 14.08.1919
von: Spielmeyer, W
an: Springer, F
hs/ms: ms
+: –
Quelle: Springer B: S, 129 I

Jakob schreibt bei Fischer an einer Histopathologie. „Ich bin erstaunt, dass der Verlag Fischer sich nicht an Nissl oder an mich gewendet hat, um zu erfahren, was hinter Jacob [sic! statt Jakob] steckt. Wahrscheinlich hat Weygandt als Fürsprecher gedient, der ja ein überaus triebsamer Herr ist und wissenschaftlich und schriftstellerisch die gleichen Qualitäten hat wie Jacob. Beide vermögen in kürzester Frist kilometerweise Papier zu beschreiben. Wie das Buch von Jacob werden wird, weiß jeder Sachverständige voraus"

Lfd. Nr.: 985
Datum: 01.09.1919
von: Hoche, A
an: Naunyn, B
hs/ms: ms
+: –
Quelle: SBB-PK Hoche 3 l 1899(2)

4-seitiger Geburtstagsglückwunsch zum 80. mit Erinnerungen an die gemeinsame Straßburger Zeit 1893 in dem für Hoche typischen,leicht spöttisch-ironisierenden und doch offenen und respektvollen Stil. Wehmütige Gedanken über politische Situation

---

Lfd. Nr.: 986
Datum: 26.11.1919
von: Ariens Kappers
an: Edinger, Frau
hs/ms: ms
+: –
Quelle: EdLM

Beurteilung von Spielmeyer, Wallenberg, Goldstein, offenbar für Nachfolge Edingers.

Lfd. Nr.: 987
Datum: 13.12.1919
von: Bostroem, A
an: Nonne, M
hs/ms: hs
+: -
Quelle: StAHH

Zur Verlobung von B.: „Dass Ihnen die „Medizinerin" einige Sorge machen würde, hatte ich mir wohl gedacht. Dass sie als meine Frau nicht mehr arztet, ist für sie wie für mich ganz selbstverständlich. Dass die Medizinerei kein dem weiblichen Geschlecht angepasster Beruf ist, ist sicher, dazu kommt noch, dass die meisten Medizinerinnen von vorneherein etwas unweibliches haben".... „Keine Jüdin !". Zu Kleists Berufung und zu den Aussichten an der Frankfurter Klinik. „Es würde mir allerdings sehr schwer fallen, von Kleist wegzugehen, dessen Art und Weise, Psychiatrie zu treiben [mir] sehr zusagt. Dazu kommt noch, dass Kleist sicher eine grosse Zukunft hat und dass eine Habilitation unter ihm mehr bedeutet, als unter einem anderen Psychiater".

Lfd. Nr.: 988
Datum: 13.12.1919
von: Erb, W
an: Nonne, M
hs/ms: hs
+: -
Quelle: StAHH

Brauer sprach sich zuversichtlich über das Nonne zu bewilligende Ordinariat für Nervenpathologie aus.

Lfd. Nr.: 989
Datum: 19.12.1919
von: Redlich, E
an: Obersteiner, H
hs/ms: hs
+: -
Quelle: MedhistWien HS 2.371

Dank für Aufsatz „Rundschau-Ausblick". „Ich bin glücklich, mir sagen zu können, dass auch ich ein wenig dabei gewesen bin und dass in der Geschichte der Entwicklung des Neurologischen Institutes auch ein gut Theil meines Entwicklungsganges enthalten ist... Mit Ihnen habe ich die Hoffnung und Überzeugung, dass der Wiederaufbau unseres unglücklichen Vaterlandes gerade von der idealsten Seite her, darunter mit vom Neurologischen Institut ausgehen muss".

Lfd. Nr.: 990
Datum: 26.12.1919
von: Erb, W
an: Strümpell, A. v.
hs/ms: hs
+: -
Quelle: UAL (413/4)

Zum Tode Hoffmanns. „Kohlen- und Nahrungsmittelnot sind für uns noch erträglich. Wir leben von der Gnade der Bauern"

Lfd. Nr.: 991
Datum: 27.12.1919
von: Kraepelin, E
an: Wundt, W
hs/ms: hs
+: -
Quelle: UAL NA Wundt 371

„Es wird vielleicht nicht mehr lange dauern, bis ich meine volle Freiheit von der Bürde des Berufes erreiche. Übers Jahr etwa muss ich mich entscheiden und werde die Freiheit wählen, wenn es die Verhältnisse irgend erlauben. Vielleicht behalte ich noch die Leitung der psychologischen Abteilung der Forschungsanstalt bei, aber die Klinik möchte ich sobald wie möglich los sein". Das Schicksal seines Hauses in Pallanza ist ungewiss. „Allerdings haben wir durch den Verlust von Brodmann und Nissl einen Schlag erlitten, den wir niemals wieder verwinden können".

Lfd. Nr.: 992
Datum: 02.01.1920
von: Spielmeyer, W
an: Obersteiner, H
hs/ms: hs
+: -
Quelle: MedhistWien HS 2.431

Dank für „Rückblick-Ausblick", „Ich habe ihn mit wärmster Anteilnahme an Ihrem Lebensgange und an Ihre Schöpfung gelesen"

Lfd. Nr.: 993
Datum: 23.01.1920
von: Erb, W
an: Strümpell, A.
hs/ms: hs
+: -
Quelle: UAL (417)

„Es scheint so, dass O. Foerster den Ruf hierher nicht annehmen wird, weil seine Ansprüche als „Neurochirurg" hier unmöglich befriedigt werden können, während man ihm in Breslau offenbar sehr weites Entgegenkommen zeigt. Das ist für mich sehr schmerzlich: Der Zusammenbruch eines meiner Lebensziele Errichtung eines selbständigen Ordinariats für Neurologie (in Heidelberg) (unter weitgehender Wahrung der Rechte der inneren Klinik u. weitgehendem Entgegenkommen Krehls) betrübt mich sehr. Es ist fraglich, ob die Facultät bzw. Krehl – trotzdem bei der geplanten Sache bleibt, od. sie mit allerlei Einschränkungen nur ausführen wird; Krehl sprach mir sogar schon von einer „Heranzüchtung" eines jungen Neurologen, die wir ja schon 2x hier durchgemacht haben (Erb – Hoffmann) u. will von einem schon vorhandenen hervorragenden Nachfolger (Ho's) nicht viel wissen". Denkt an R. L. Müller und Hans Curschmann. „Semiten ausgeschlossen!"

Lfd. Nr.: 994
Datum: 10.02.1920
von: Erb, W
an: Obersteiner, H
hs/ms: hs
+: -
Quelle: MedhistWien HS 2.439

Zum Rückblick-Ausblick-Aufsatz von O. „Möge ein gnädiges Geschick uns armen Deutschen und deutsch-Oesterreichern doch noch einmal ein Wiedersehen gestatten"

Lfd. Nr.: 995
Datum: 11.03.1920
von: Erb, W
an: Strümpell, A v.
hs/ms: hs
+: +
Quelle: UAL (419/420)

Bereitet seinen eigenen Nekrolog vor und übergibt Str. in diesem Brief ihm wesentliche Informationen.

Lfd. Nr.: 996
Datum: 14.04.1920
von: Nonne, M
an: Obersteiner, H
hs/ms: ms
+: -
Quelle: Medhist Wien 2407

Zur Vorstandssitzung, an der O. krankheitshalber nicht teilnehmen konnte. Marburg für 2 Jahre als Nachfolger Edingers im Vorstand, Kalberlah (Frankfurt) für Saenger. Soll zusammen mit Cassirer über traumat. Schäden des Rückenmarks sprechen.

Lfd. Nr.: 997
Datum: 20.04.1920
von: Obersteiner, H
an: Nonne, M
hs/ms: hs
+: -
Quelle: Medhist Wien 2407

Über seine Krankheit. Dank für Information über Vorstandssitzung. „In Mendel's Bericht finde ich nichts über Mingazzini als Erb-Preisrichter. Ich nehme daher mit Vergnügen und Genugtuung an, dass wir seine Deutschfreundlichkeit anerkennen, und ihm sein Votum belassen"

Lfd. Nr.: 998
Datum: 31.04.1920(?)
von: Economo, C v.
an: Obersteiner, H
hs/ms: hs
+: -
Quelle: MedhistWien HS 2992/4–6

[Undatierter, nur in schlecht lesbarer Kopie im Wiener Institut vorliegender Brief]. „Wie Sie wissen…, habe ich vor drei Jahren zuerst die Epidemische Encephalitis besprochen und ihr wegen der so häufigen Symptome des Schlafes damals schon im Winter 1916 auf 17 den Namen Encephalitis lethargica gegeben, die Übertragungsversuche auf den Affen mit Dr. Epner [?] gemacht, eine pathologische Anatomie beschrieben. Französische Autoren verbinden die Krankheit mit dem Eponym Dr. Netter, der nach v. Economo die Krankheit beschrieben und auch v. Economo korrekt zitiert habe. Bittet nun um Vermittlung eines Übersetzers einer neuen Arbeit ins Französische, um die Historie klarlegen zu können.

Lfd. Nr.: 999
Datum: 14.05.1920
von: Economo, C. v.
an: Obersteiner, H
hs/ms: hs
+: -
Quelle: MedhistWien HS 2992/5

Aus Triest. Dank für Vermittlung eines Übersetzers ins Französische für v. E's Arbeit über Encephalitis.

Lfd. Nr.: 1000
Datum: 23.05.1920
von: Erb, W
an: Strümpell, A v.
hs/ms: hs
+: –
Quelle: UAL (421/2)

„Das Hinscheiden Binding's, dieses herrlichen, geistvollen u. charakterfesten Mannes hat mich sehr bedrückt u. tut es noch". Depressiv, auch im Hinblick auf seinen 80. Geburtstag. „Wir haben ganz herrliche Pfingsttage! Aber wer kann sich ihrer erfreuen in dieser jammervollen Zeit bei uns. erbärmlichen Regierung, bei unserem schauderhaften, demoralisierten, faulenzenden und genusssüchtigen „Volk", diesem verfluchten Pöbelhaufen, der alles „regieren" will und davon doch nichts versteht! Es ist herzbrechend!".

Lfd. Nr.: 1001
Datum: 04.09.1920
von: Erb, W
an: Strümpell, A v.
hs/ms: hs
+: –
Quelle: UAL (424/5)

Zu einem Brief Str.s: Besuch in Bayreuth bei der armen Wagnerfamilie, die ja jetzt vom Unglück stark verfolgt ist. Der arme Chamberlain u. die verehrte Frau Cosima, die ja gar nicht sterben kann. Und das schließliche Erlöschen des hohen Glanzes von Bayreuth, das wohl unabwendbar sein wird". Begrüßt die Verleihung der Erb-Medaille an Nonne und Foerster.

Lfd. Nr.: 1002
Datum: 17.10.1920
von: Erb, W
an: Nonne, M
hs/ms: hs
+: –
Quelle: StAHH

Dank für Manuskript der Einleitungsrede, „obgleich sie ja, ach, so viel Trauriges enthält; es ist ja entsetzlich, wie viele hervorragende Neurologen uns gerade in den letzten Jahren entrissen worden sind!... Wie war es doch mit Lewandowsky's „tragischem Ende"? Ist er freiwillig aus dem Leben geschieden? Ich erinnere mich dessen nicht mehr. Und ebenso mit Kohnstamm? Starb auch dieser etwa freiwillig? Oder erkrankt an der Größe seines Unglücks?" Zu seinem unbefriedigenden Gesundheitszustand und der allgemeinen Depression, derentwegen er sich ungern feiern lassen möchte. „Mir ist so bang um unsere Zukunft, die doch immer noch in den Händen des infamen Raubtiers Frankreich liegt".

Lfd. Nr.: 1003
Datum: 19.10.1920
von: Erb, W
an: Strümpell, A. v.
hs/ms: hs
+: –
Quelle: UAL (426)

Bedauert, bei der Leipziger Tagung und der Übergabe der Erb-Medaillen nicht hatte anwesend können. Weiterhin depressive Stimmung mit Verzweiflung über die politische Lage wie in vorherigen Briefen

Lfd. Nr.: 1004
Datum: 18.11.1920
von: Liepmann, H
an: Vogt, O
hs/ms: ms
+: –
Quelle: OVA 270

„Sie haben mir zwar Ihr und Ihrer Gattin Buch über die Erkrankungen des striären Systems in der denkbar unpersönlichsten Form überreicht, weil Sie mir auf Grund unkontrollierbarer Zwischenträgereien gram sind. Da sich aber meine Gefühle für Sie und Ihre Frau nicht geändert haben, folge ich diesen und spreche Ihnen Beiden direkt meinen verbindlichen Dank für das überaus wertvolle Buch aus“

Lfd. Nr.: 1005
Datum: 03.12.1920
von: Erb, W
an: Strümpell, A v.
hs/ms: hs
+: –
Quelle: UAL (427/8)

Über seinen 80. Geburtstag „ein schöner Schlussstein meines so langjährigen Erlebens und Wirkens“

Lfd. Nr.: 1006
Datum: 26.12.1920
von: Erb, W
an: Strümpell, A v.
hs/ms: hs
+: –
Quelle: UAL (429)

Denkt an Verkauf seiner Bibliothek und bittet um Bewertung des Leipziger Buchhändlers Gustav Fock.

Lfd. Nr.: 1007
Datum: 18.01.1921
von: Spielmeyer, W
an: Springer, F
hs/ms: ms
+: +
Quelle: Springer B: S, 129 I

Sprach mit Kraepelin über die neue psychologische Zeitschrift. Kritisch zu Gruhle und zu Goldstein: „Kraepelin, der die früheren Arbeiten Goldsteins durchschnittlich schätzt, ist erheblich von ihm abgerückt, genauso wie viele andere mit Rücksicht auf seine politische Minierarbeit. Sie wissen wohl, dass er sich mit Eisner in der Schweiz getroffen hat, um Deutschland zu renovieren. Ich weiß nicht, ob es ein glücklicher Griff ist, ihn zum Mitherausgeber zu nehmen“.

Lfd. Nr.: 1008
Datum: 28.01.1921
von: Erb, W
an: Nonne, M
hs/ms: hs
+: –
Quelle: StAHH

„Ich erhielt in diesen Tagen das Ersuchen, eine Eingabe für die Beseitigung des § 175 RSTGB zu unterzeichnen. Ich ersehe aus dem Begleitschreiben, dass Sie schon früher die gleiche oder ähnliche Eingabe mitunterzeichnet haben. Natürlich bin ich bereit, an der Beseitigung dieses unglücklichen

§ mitzuwirken ergo zu unterschreiben. Das Einzige, was mich etwas stutzig macht, ist, dass Herr Magnus Hirschfeld wieder der Leiter der ganzen Bewegung ist. Soll ich trotzdem unterzeichnen? Und raten Sie mir dazu?... Ich werde deutlich seniler, habe große Sorgen..."

Lfd. Nr.: 1009
Datum: 01.03.1921
von: Erb, W
an: Strümpell, A v.
hs/ms: hs
+: -
Quelle: UAL (431)

Denkt daran, seine Bibliothek mit ca. 10.-15.000 Separata an eine der jungen Bibliotheken zu geben.

Lfd. Nr.: 1010
Datum: 05.03.1921
von: Bumke, O
an: Hoche, A
hs/ms: ms
+: +
Quelle: UNK München

Zur Nachfolge in Breslau (u. a. K. Goldstein, „bekanntlich Unabhängiger Sozialdemokrat"., „der im Winter 1918/19 in der Schweiz mit Kurt Eisner zusammen Deutschland begeifert haben soll". Bonhoeffer kämpft für Schröder, gegen den sich „die hiesigen neurologischen Nichtordinarien (die wir nach den neuesten Bestimmungen um ihre Meinung fragen müssen)" wandten. Gaupp beleidigt, weil er primo loco neben Wollenberg gestellt wurde(„Wenn man schon ein kleiner Geist ist, sollte man wenigstens so viel Geschmack haben es nicht zu zeigen"). Zu unkollegialem Verhalten von Flechsig, der falsche Informationen über Bumke verbreitet habe. „Aber es ist doch amüsant, dass auch seine schwere senile Verblödung dem alten Herrn seine Freude an der Bosheit erhalten hat".

Lfd. Nr.: 1011
Datum: 20.07.1921
von: Vogt, O
an: Spielmeyer, W
hs/ms: ms
+: -
Quelle: OVA 86

Zur Arbeit „Die histopathologische Zusammengehörigkeit der Wilsonschen Krankheit und der Pseudosklerose"... „Es liegt uns vollständig fern, die sehr grosse Bedeutung der Histo-Pathologie irgendwie bestreiten zu wollen. Unsere entsprechenden Ausführungen sollten nichts anderes sein als der Ausdruck des Bedauerns darüber, dass klinisch gut untersuchte Krankheitsfälle nicht auch nach der lokalisatorischen Seite vollständig ausgenutzt waren". Frage nach Verhältnissen in Striatum und Pallidum. Schlägt gemeinsame Sammlung von Präparaten und gemeinsamen Austausch vor.

Lfd. Nr.: 1012
Datum: 23.07.1921
von: Spielmeyer, W
an: Vogt, O
hs/ms: ms
+: -
Quelle: OVA 86

Begrüßt Angebot des Präparatetausches. Ist selbst durch Buchvorbereitung zu sehr in Anspruch genommen. „Ich hatte freilich überhaupt vor, die lokalisatorische Untersuchung von einem unserer Mitarbeiter machen zu lassen, da ich selbst zu sehr histopathologisch interessiert bin und zu wenig von der normalen Anatomie dieser complizierten Gegend verstehe". Verweist auf Spatz. Geht auf Pseudosklerose und Frage der Vogtschen Totalnekrose ein.

Lfd. Nr.: 1013
Datum: 15.08.1921
von: Spielmeyer, W
an: Hallervorden, J
hs/ms: ms
+: –
Quelle: H 632

Gesammeltes Material außerordentlich schön. Schwer zu raten, was für 1/2 Jahr mitzubringen. Frage, ob H. eher ein oder einige Fälle hier bearbeiten oder sich einen Überblick über allgem. histol. Fragen verschaffen wolle. Möglich, beides zu tun. Am besten alle fötalen Fälle mitbringen. „Auf diesem Gebiet ist noch viel Neues herauszubringen. Das Gleiche gilt hinsichtlich der senilen Erkrankungen".

Lfd. Nr.: 1014
Datum: 19.08.1921
von: Spielmeyer, W
an: Hallervorden, J
hs/ms: ms
+: –
Quelle: H 634

Balkenmangel schon oft behandelt

Lfd. Nr.: 1015
Datum: 29.08.1921
von: Erb, W
an: Strümpell, A v.
hs/ms: hs
+: –
Quelle: UAL (435)

Erholt auf Bühler Höhe. „Ich las die letzte Nummer der DZNhkd mit großem Interesse u. abnehmendem Verständnis! Mein Gedächtnis hat sehr abgenommen u. ich komme mir vielfach ganz fremd in der neuesten Medicin vor".

Lfd. Nr.: 1016
Datum: 21.10.1921
von: Erb, W
an: Strümpell, A v.
hs/ms: hs
+: –
Quelle: UAL (436/7)

Letzter Brief Erbs vor seinem Tode [Notiz von Str.]. Zum Tode seines Bruders und zum Bericht Str.'s über die Braunschweiger Tagung mit dessen Bericht über den „amyostatischen Symptomenkomplex"... „Die Praxis ist sanft entschlafen. Ich könnte wohl noch manches arbeiten, habe auch noch allerlei Halbfertiges liegen, finde aber die Zeit und Ruhe nicht dazu. Die Not des Vaterlandes, die Wohnungs- u. Steuersorgen, die Erbärmlichkeit der Regierung, die bodenlose Gemeinheit unserer Feinde lasten gar zu schwer auf mir! Ich war ja immer etwas Pessimist u. das werde ich jetzt nicht los".

Lfd. Nr.: 1017
Datum: 12.12.1921
von: Vogt, O
an: Spatz, H
hs/ms: ms
+: +
Quelle: OVA 86

Zur Aufbaueisenreaktion. Bedenken, die positiv reagierenden Grisea in das gleiche funktionale System einzuordnen. Zum Kapillarnetz des Striatums. „Wir gehen ja in unserer ganzen Forschungsrichtung davon aus, unbedingt Schnittserien anzufertigen, um mit den von uns angewandten Methoden erkennbare pathologische Veränderungen in ihrer Vollständigkeit feststellen zu können. Wir sind dabei weit entfernt, uns auf pathoarchitektonische Veränderungen zu verbeissen und sind für jede Möglichkeit, in diesen Schnittserien zu pathohistologischen Feststellungen übergehen zu können, hoch erfreut". „Bezüglich der Wertschätzung Wilson's kann ich Ihnen nicht vollständig beistimmen. Ich glaube, dass meine Frau bereits 1911 – also vor dem Erscheinen der ersten Wilsonschen Arbeit – unter Anlehnung an die bis dahin einzige mit modernen Methoden durchgeführte Untersuchung von Anton eine wichtigere Grundlage für den Ausbau der Lehre von den striären Erkrankungen geschaffen hat, als Wilson bis auf den heutigen Tag". Er verweist auf Arbeit von Freund.

Lfd. Nr.: 1018
Datum: 16.02.1922
von: Hoche, A
an: Bumke, O
hs/ms: ms
+: -
Quelle: UNK München

Zur Neubesetzung des Kraepelinschen Lehrstuhls in München, für den er Bumke vorgeschlagen hat. In der Diskussion sonst Gaupp, Wilmanns, Schröder und Kleist. Dank für Zusendung des Unterbewusstseins". „Sie haben den Leuten ziemlich schwere Kost vorgesetzt... Sie werden ohne weiteres voraussetzen, dass ich Ihre Stellungnahme Freud gegenüber als zu liebenswürdig finde. Meines Erachtens handelt es sich im Augenblicke, wo noch eine Kampfsituation besteht, nicht um die Forderung einer hundertprozentig gerechten Würdigung, sondern um die Notwendigkeit, dass die paar klaren Köpfe gegenüber der gefährlichen Verschwommenheit und intellektuellen Viecherei Front machen". Kritisch auch zu Kretschmer („bestechend durch Gewandtheit und Vielseitigkeit des Verfassers und trotzdem Falschmünzerei") Zu Mime-Siegfried-Deutung und – ebenfalls kritisch – zu Husserl.

Lfd. Nr.: 1018a
Datum: 09.03.1922
von: Hoche, A E
an: Binswanger, L
hs/ms: ms
+: -
Quelle: UATü

„Erklären müssen Sie mir aber, in wie fern Freud's Traum und der meinige etwas Verschiedenes sein sollen? Traum ist Traum und es kommt nur darauf an, was man damit anfängt. Ein Traumsachverständiger, worunter ich denjenigen verstehe, der sich mit der größten Skepsis aller Fehlerquellen bewusst geworden ist (– allerdings gerade das, was Freud peinlichst vermeidet), weiß, dass all die Träume, die phantasievolle Psychopathen im Laufe des Tages weiter erzählen oder selbst analysieren, ein vollkommen wertloses Material darstellen. Nur was unmittelbar nach dem Erwachen mit peinlichster Selbstprüfung (die allerdings schwieriger ist als das Analysieren) fixiert wird, hat einigermaßen Anspruch auf soviel Wert, als Selbstbeobachtungen allenfalls überhaupt zukommt".

Lfd. Nr.: 1018b
Datum: 14.03.1922
von: Binswanger, L
an: Hoche, A E
hs/ms: ms
+: -
Quelle: UATü

„Bekanntlich sucht ja auch Freud den Traum nachträglich naturwissenschaftlich zu erklären, wobei ich ihm aber absolut nicht Gefolgschaft leiste... Ich würde sagen, Freud erfasst den Traum gemäß dem psychologischen „Prinzip der Person", wie ich es nenne, Sie erfassen ihn als ein Naturgeschehen, was ganz anderen Begriffskategorien unterliegt".

Lfd. Nr.: 1019
Datum: 16.03.1922
von: Vogt, O
an: Grünewald, E
hs/ms: ms
+: –
Quelle: OVA 87

Es ist merkwürdig, mit welcher Hartnäckigkeit die Deutschen Wilson als Begründer der heutigen Striatumlehre bezeichnen, während – wenn man von früheren Autoren wie Anton usw. absehen will- meine Frau hier in erster Linie genannt zu werden verdient. Im übrigen sehen wir einer auf gründlicher Forschung beruhenden Kritik unserer Anschauungen mit aller Ruhe entgegen wie denn auch Bielschowsky in einer im Erscheinen befindlichen Arbeit, die ganz unabhängig von uns an anderem Material erfolgt ist, alle unsere Darlegungen bestätigt und auch die Berechtigung unserer einzelnen zytoarchitektonischen Status vom Standpunkt der feineren Pathohistologie völlig stützt" „Von unseren pathoarchitektonischen Studien am Striatum sind wir zu solchen am Cortex übergegangen und glauben schon heute weitgehende Chancen für eine pathologische Anatomie und darauf basierende Klassifikation vieler psychotischer Zustände in Aussicht stellen zu können"

Lfd. Nr.: 1019a
Datum: 16.03.1922
von: Hoche, A E
an: Binswanger, L
hs/ms: ms
+: –
Quelle: UATü

„Im übrigen sehe ich doch aus Ihren Darlegungen mit großer Betrübnis, wie weit Sie sich unter den verruchten Einflüssen von Freud und Cie. schon von den Realitäten entfernt haben. Alle diese Dinge, die Sie anführen, sind ja ein spekulatives zweites Stockwerk. Ich bin unendlich viel bescheidener und möchte zunächst einmal nur, ohne jeden theoretischen Ehrgeiz, beobachten und feststellen, was wirklich vorkommt... Ihre Verehrung für Husserl würde vermutlich einen beträchtlichen Stoß erleiden, wenn Sie ihn einmal kennen lernten und seine menschliche Unbrauchbarkeit erführen. Er ist absolut außer stande, Ihnen die einfachsten Sachen auseinanderzusetzen, geschweige seine eigene Lehre".

Lfd. Nr.: 1019b
Datum: 24.03.1922
von: Hoche, A E
an: Binswanger, L
hs/ms: ms
+: –
Quelle: UATü

„Was ich denktechnisch Freud und seinen Leuten vorwerfe, ist, dass sie Möglichkeit und Sicherheit, Analogie und Identität, gesicherte Einsicht und Einfälle nicht auseinander halten... Es handelt sich ja bei Freud und auch bei Ihnen um einen Glaubenszustand, nicht um Dinge, die einer wissenschaftlichen Diskussion zugänglich wären!".

Lfd. Nr.: 1020
Datum: 14.04.1922
von: Spielmeyer, W
an: Springer, F
hs/ms: hs
+: –
Quelle: Springer B: S, 129 II

Dank für das erste Exemplar seines Buches. „Unmöglich, seine Ausstattung noch mehr zu rühmen"

Lfd. Nr.: 1021
Datum: 06.05.1922
von: Kraepelin, E
an: Stieler, E v.
hs/ms: hs
+: –
Quelle: BSB Stieleriana III

Dank für Zeichnung mit Kopie des Kaulbachschen Narrenhauses, die Stieler der DFA gestiftet hat. „Es ist für unsere Anstalt selbstverständlich von ganz besonderem Werte, eine Kopie des berühmten Bildes von solcher Meisterhand zu besitzen"

Lfd. Nr.: 1022
Datum: 08.06.1922
von: Spatz H
an: Hallervorden, J
hs/ms: hs
+: –
Quelle: H 408

Schlechte Erfahrungen mit Gelatineeinbettung. Bei Formol jetzt nach Romeis Magnesiumkarbonat zugesetzt zur Säurebindung. Schickte den Vogts Sep. aus Centralblatt. Was machen die Porenzephalie- und Pseudoporenzephalie-Fälle?

Lfd. Nr.: 1023
Datum: 22.07.1922
von: Stertz, G
an: Bumke, O
hs/ms: hs
+: –
Quelle: UNK München

Aus Marburg Glückwünsche zur Berufung nach München und Angebot der Hilfestellung auf dem mit Dornen besteckten klassischen Boden mit den nach zwei verschiedenen Sonnen orientierten Forschungsstätten

---

Lfd. Nr.: 1024
Datum: 04.08.1922
von: Spatz, H
an: Hallervorden, J
hs/ms: hs
+: –
Quelle: H 392

Nach Holland eingeladen zu Gans. Inflationsgeld-Probleme. Zum Fall Alma [Erstbeschreibung der Hallervorden-Spatzschen Krankheit]. Hinweis auf Pigmenteigenarten und Ähnlichkeit mit Pseudokalk. Abschrift Schreiben von Wagner-Jauregg vom 03.04.1920 über Unterbindungen der beiden Carotiden bei neugeborenen Katzen 1887/88 zur Bildung von Porencephalien.

Lfd. Nr.: 1025
Datum: 07.08.1922
von: Spatz, H
an: Hallervorden, J
hs/ms: hs
+: +
Quelle: H 395

Zu Alma und Martha, Zwillinge mit der eigentümlichen Pigmentierung. Färbeprobleme bei den beiden Fällen. Hinweise auf Unterschiede zwischen beiden Fällen. Differenzierte Analysen der Befunde. Art des Pigments bzw. des Pseudokalks. Nilblausulfat von Hueck nicht an altem Material. Hat exakte Technik bei Hallervorden oft bewundert. Im Labor fehlt es jetzt an erfahrenen, technikbewanderten Mitarbeitern, Neubürger ausgenommen. „Bielschowsky hat eben die Tretjakoffschen Schlüsse mit einer Handbewegung abgetan".

Lfd. Nr.: 1026
Datum: 10.08.1922
von: Schneider, K
an: Jaspers, K
hs/ms: ms
+: -
Quelle: Marbach 82.524/1

Aus Köln. Detaillierte Vorschläge zu Verbesserungen der Jaspersschen Psychopathologie, aufbauend auf der eigenen achtmaligen Psychopathologie-Vorlesung. Schlägt eine Gliederung des § 1 des 1. Kapitels wie folgt vor:

I) Anschauliche Akte des Gegenstandsbewusstseins. 1) Wahrnehmungen a: Wahrnehmungs-Anomalien, b: Wahnwahrnehmungen, c: Trugwahrnehmungen. 2) Vorstellungen: a: Erinnerungsvorstellungen, - Erinnerungsanomalien, - Wahnerinnerungen, - Trugerinnerungen: b: Phantasievorstellungen, - Phantasie-Anomalien, - Wahnphantasien.

II) Unanschauliche Akte des Gegenstandsbewusstseins (Bewusstheiten): a: Leibhaftige Bewusstheiten, - Anomalien der leibhaftigen Bewusstheit, - leibhaftige Wahnbewusstheit, - leibhaftige Trugbewusstheit; b: gedankliche Bewusstheiten, - Anomalien der gedanklichen Bewusstheiten, - gedankliche Bewusstheiten, - gedankliche Trugbewusstheiten.

Urteile. a) wahnhafte Ideen (Urteile), b) Wahnideen (Wahnurteile)

„Sie werden mit Recht dieses System etwas künstlich finden, und im einzelnen lassen sich ja im konkreten Leben diese Kategorien nicht immer durchführen." Verweist auf Problem des Zwanges, auf Arbeit von Kronfeld und von Stern. Sandte früher eigene Arbeiten über die subjektive Psychopathologie von Mitgefühl und Liebe und invertierter Erotik. Bereitet Arbeit über die Reue vor. Kritisch zu einem Verstehens-Begriff von Jaspers. Symptomatische und Ausdruckspsychologie nicht scharf trennbar. „Auch die körperlichen Erscheinungen im Sinne der symptomatischen Psychologie sind „Zeichen". In dem Angstschweiß, in der Pupillenerweiterung bei Erregung, im Zittern nimmt der Beobachter eben auch Verständliches wahr... Dann glaube ich auch nicht, dass man Mimik und literarische Produkte beides in der Ausdruckspsychologie zusammenfassen kann". Zum Begriff der Persönlichkeit.

Lfd. Nr.: 1027
Datum: 10.08.1922
von: Spatz, H
an: Hallervorden, J
hs/ms: hs
+: -
Quelle: H 414

Briefkarte mit Korrekturvorschlägen zu Manuskript

Lfd. Nr.: 1028
Datum: 17.09.1922
von: Spatz, H
an: Hallervorden, J
hs/ms: hs
+: +
Quelle: H 417

Romeis ist Assistent bei Mollier. Mache gerade eine Arbeit mit ihm über Formolfixierung. Präparate von Alma durch Transport beschädigt. Singt eine Arie auf die Subst. nigra bei postencephal. Parkinsonismus und Paralysis agitans mit Schäden in Zona compacta oder reticularis wie bei Alma. Zur letzten Korrektur der gemeinsamen Arbeit

Lfd. Nr.: 1029
Datum: 26.09.1922
von: Kraepelin, E
an: Bumke, O
hs/ms: ms
+: –
Quelle: UNK München

Aus Villa Buon Retiro, Suna, Lago Maggiore (Abschrift). Zu seinen Bemerkungen zum Vertragsentwurf Kraepelins, der sich gegen die Beteiligung des Oberarztes an den Sitzungen des Verwaltungsrates der DFA wendet.

Lfd. Nr.: 1030
Datum: 28.09.1922
von: Spatz, H
an: Vogt, O
hs/ms: ms
+: +
Quelle: OVA 88

Bestätigt Vogts Auffassung über die Priorität der Beschreibung der striären Schäden durch Cécile Vogt vor derjenigen durch Wilson. Letztere durch die Kombination mit den Leberveränderungen aber für den Nicht-Fachmann interessanter als die Entdeckung des Status marmoratus, der C. Vogtschen Krankheit. Hat selbst noch keinen Status marmoratus beobachten können. Will demnächst mit Hallervorden einen Fall von St. dysmyelinisatus publizieren.

Lfd. Nr.: 1031
Datum: 05.10.1922
von: Vogt, O
an: Spatz, H
hs/ms: ms
+: –
Quelle: OVA 88

Lege im allgemeinen keinen Wert auf Prioritätsstreit. „So habe ich auch erst sehr spät darauf hingewiesen, dass Brodmann seine cytoarchitektonischen Studien auf meine Anregung und zunächst auch unter meiner Controlle begonnen hat und er durchaus nicht als der Begründer dieser Forschungsrichtung in dem Masse angesehen werden kann, wie das von einer Reihe von Leuten geschieht, die systematisch die Tendenz haben den Wert der Arbeiten von meiner Frau und mir herabzusetzen“.... „Wir halten vom pathophysiologischen Standpunkt aus den Status marmoratus für wesentlich wichtiger als die Wilson'sche Krankheit, wenigstens in der schweren Form wie sie Wilson selbst nur beschrieben hat“. Zum Spatzschen Fall des St. dysmyelinisatus. „Wir haben momentan keine Zeit zur Nachprüfung gehabt. Wir möchten aber zunächst annehmen, dass der Teil der Substantia nigra, der nach Ihren Angaben die gleichen Zellen wie das Pallidum besitzt, gar nicht zur Substantia nigra gehört, sondern ein abgesprungener Teil des Pallidum ist. Es scheint uns auch sehr unwahrscheinlich zu sein, dass Grisea aus verschiedenen embryologischen Hirnblasen die gleiche cytologische Differenzierung einschlagen sollten“. Haben die echte Subst. nigra stets zum striären System gezählt.

Lfd. Nr.: 1032
Datum: 25.10.1922
von: Bumke, O
an: Kraepelin, E
hs/ms: ms
+: –
Quelle: UNK München

Zur künftigen Zusammenarbeit zwischen Klinik und Forschungsanstalt. Klinik-Oberarzt soll an Verwaltungsratsitzungen der DFA teilnehmen, wenn Belange der Klinik betroffen sind

Lfd. Nr.: 1033
Datum: 08.11.1922
von: Spatz, H
an: Hallervorden, J
hs/ms: hs
+: –
Quelle: H 321

Schultze-Methode. Vom Fall Martha Levaditi gemacht. Pigmentmassen in der Subst. reticul. fast genauso schwarz wie Melanin der NZ der Zona compacta. „Verfluchter Saudollar, verfluchter! Elende Mistregierung, die nicht aus noch ein weiß! Und wir haben noch immer keinen Direktor!"

Lfd. Nr.: 1034
Datum: 20.11.1922
von: Spatz, H
an: Hallervorden, J
hs/ms: hs
+: –
Quelle: H 319

Dr. Weimann, Jena, bittet um Separatum unserer gemeinsamen Arbeit. Hat auch an FA gearbeitet. Sep. auch an Bostroem senden

---

Lfd. Nr.: 1035
Datum: 21.11.1922
von: Bumke, O
an: Kraepelin, E
hs/ms: ms
+: –
Quelle: UNK München

Zur Personalbesetzung der Forschungsanstalt. Zu Spielmeyer und die Zusammenarbeit mit Kraepelin im Fall der Berufung Bumkes als Nachfolger. Will eine Kampfstellung der DFA gegenüber vermeiden. Versucht, Missverständnisse bei den Verhandlungen zwischen Ministerium, DFA und Kraepelin auszuräumen.

Lfd. Nr.: 1036
Datum: 10.12.1922
von: Spatz, H
an: Hallervorden, J
hs/ms: hs
+: –
Quelle: H 316

Arbeit an Spielmeyer weitergegeben. Mit Ergebnissen der Methoden nicht zufrieden. Man sieht zu wenig vom Protoplasma der Glia- und Nervenzellen, auch keine Plasmazellen. Bisher nicht möglich, bestimmte Bestandteile selektiv darzustellen. Hier wird fieberhaft mit der Methode von Rio del Hortega gearbeitet, bei progr. Paralyse kombiniert mit Turnbull-Blau

---

Lfd. Nr.: 1037
Datum: 31.12.1922
von: Arning, E
an: Nonne, M
hs/ms: hs
+: +
Quelle: StAHH

17-seitiger Brief über Tabes, Syringomyelie (eigenes Krankheitsbild?) und vor allem die Symptomatologie und pathol. Anatomie der Lepra. Sehr freundschaftlich-offene Kritik mit Kürzungsvorschlägen des Manuskriptes über die Lepra, verglichen mit den eigenen Erfahrungen von Arning und Neisser zur Pathologie der bazillenreichen Lepromen im Unterschied zum bazillenfreien oder -armen Leprids. Unterstützt Nonnes Auffassung, dass die Syringomyelie nichts mit der Lepra zu tun habe. „Vielleicht wird man noch dazu kommen, die Syringomyelie nicht mehr (als) eine Krankheit aufzufassen, sondern nur als Ausdruck einer bestimmten anatomischen Veränderung des R. M. auf verschiedener aetiologischer Basis".

Lfd. Nr.: 1037a
Datum: 09.01.1923
von: Binswanger, L
an: Hoche, A E
hs/ms: ms
+: –
Quelle: UATü

„Geradezu befreiend wirkt, dass Sie die Fälschung des Bewusstseinsinhaltes in bezug auf das äußere Weltbild aus der Definition der Halluzination ausschließen. Ich stimme aber nicht nur Ihren Definitionen und Unterscheidungen bei, sondern kann auch aus meinen eigenen Traumerfahrungen das Gesagte nur bestätigen. Insbesondere habe ich offenbar dieselben Gehörstraumhalluzinationen wie Sie, d. h. auch ich kann sie im Wachen nicht phänomenologisch, sondern nur nach objektiven äußeren Merkmalen (fehlende Wiederholung etc. oder Überlegung über die objektive Unmöglichkeit) unterscheiden".

Lfd. Nr.: 1038
Datum: 09.03.1923
von: Spatz, H
an: Hallervorden, J
hs/ms: hs
+: –
Quelle: H 349

Melanot. NZ im Pallidum durch Hallervorden große Seltenheit. Geht auf Pall.-Striatumpräparat ein unter Bezug auf Vogt. „Von der allgemeinen Lage will ich gar nicht sprechen. Es lastet auf einem, dass man oft glaubt, man könne es nicht mehr aushalten. Wenn es Krieg gibt – ich wünsche ihn nicht! – dann zieh ich mit". Beigefügter Gruß von Neubürger

---

Lfd. Nr.: 1038a
Datum: 28.04.1923
von: Hoche, A E
an: Binswanger, L
hs/ms: ms
+: –
Quelle: UATü

„Zu der klärenden Darstellung von Husserls Lehre in Binswangers neuem Buch: „Leider hat sich dabei meine innere Ablehnung gegen die Phänomenologie nur verstärkt; ich kann nun auch sagen, worin bei mir der innere Widerstand liegt: es ist ein ganz ähnlicher Widerwille, wie gegen die Psychoanalyse, der ersichtlich nicht am Gegenstand liegt, sondern in der gesamten geistigen Einstellung, und zwar handelt es sich dabei um den unversöhnlichen Gegensatz zwischen Skepsis und Glauben. Ich habe eine dauernd auf der Lauer liegende Neigung zur Opposition gegen jeden Versuch, mich einzuseifen und gegen das, was ich Ihnen gegenüber mehrfach als intellektuelle Unreinlichkeit bezeichnet habe... Es ist sehr einfach, Intuitionen von überzeugender Kraft zu haben, wenn man alle Fehlerquellen der Beobachtung ignoriert. Die Dinge, die wir zu erforschen haben, oder vielmehr die Einsichten über sie, sind uns niemals „gegeben"... Wenn etwas wissenschaftlichen Wert haben soll, muss es verallgemeinert werden können. Was nur subjektive Gültigkeit hat, bleibt trotz aller Energie der Eigenüberzeugung ein Einzelnes, wie religiöse Überzeugungen oder Wahnvorstellungen".

Lfd. Nr.: 1039
Datum: 17.06.1923
von: Vogt, O
an: Forel, A
hs/ms: ms
+: +
Quelle: OVA 276

Bedauern über Forels Abgabe der Ameisensammlung wegen Sehschwäche. „Vom Kommunismus haben wir in Russland nichts mehr gesehen. Er ist dort abgeschafft und wird anscheinend nur noch im Ausland propagiert. Ein Werturteil über die historischen Leistungen der Bolschewisten für den menschlichen Fortschritt wird wohl erst eine künftige Generation abgeben können. Jedenfalls haben uns unsere Erfahrungen in Russland zusammen mit denjenigen in Deutschland und dem, was wir von den übrigen Ländern wissen, davon überzeugt, dass eine höhere Form des sozialen Zusammenlebens einerseits viel mehr Pflichtgefühl und soziales Empfinden zur Voraussetzung hat und dass andererseits die Führerfrage eine weit größere Rolle spielt als es selbst heute in Kreisen der Sozialdemokratie anerkannt wird".

Lfd. Nr.: 1039a
Datum: 06.07.1923
von: Wagner v. Jauregg, J
an: Nonne, M
hs/ms: hs
+: –
Quelle: StAHH

Schickt die ihm geliehene Autobiographie Hoches zurück. „Alfred Adler, der Herausgeber dieser internationalen Zeitschrift für Individualpsychologie, ist ein Jünger Freud's, der von diesem als Ketzer mit dem Bannfluch gestraft wurde und darauf hin eine eigene Sekte gegründet hat, die ihre eigenen Vereine und natürlich auch ihr eigenes Organ haben muss. Persönlich ist dieser eunuchoid aussehende Mensch mir besonders widerwärtig. Man muss diese Leute nur in der praktischen Tätigkeit gesehen haben um sie richtig einzuschätzen. Ich kann die psychoanalytische Bewegung mit ihren Auswüchsen überhaupt nicht für eine wissenschaftliche Lehre sondern für eine Glaubenslehre ansehen. Dem entsprechend haben sie auch ihre Jünger (nicht Schüler), welche die Dogmen weiterverbreiten, die ganze Unduldsamkeit einer Glaubenslehre, die sich aufs Ärgste befehden etc. Allerdings eine Glaubenslehre mit stark geschäftlichem Einschlag. Was sich seit unserem letzten Beisammensein in Deutschland abspielt, erfüllt hier jeden, der deutsch fühlt, mit Schmerz und Niedergeschlagenheit".

Lfd. Nr.: 1040
Datum: 23.10.1923
von: Hoche, A
an: Bumke, O
hs/ms: ms
+: –
Quelle: UNK München

Glückwunsch zur Entscheidung für München. Kritisch zum Entwurf eines neuen Reichs-Irrengesetzes. Widerstand notwendig. „Aschoff war jetzt als Gast der Bolschewisten in Russland und hat darüber allerhand berichtet, was das Gesamtbild doch zu dem des Zuchthauses abrundet; aber der Tee, den er mir mitgebracht hat, (den er von Lenins Leibarzt geschenkt bekam, für den Lenins Schwester einen Reisefresskorb gepackt hatte) war gut".

Lfd. Nr.: 1041
Datum: 04.11.1923
von: Spatz, H
an: Hallervorden, J
hs/ms: hs
+: –
Quelle: H 331

Bericht über Kongressbesuch in Jena. Bonhoeffer ungnädig. Hörte Referat von Kehrer u. Kretschmer. Hinweis auf Arbeiten von Schaffer und Bielschowsky. Depressive Stimmung im Spielmeyer-

Labor. Zur Frage Fibr. arcuat.-Baillargerscher Streifen. Anencephaliefrage harrt einer umfassenden Darstellung. Grobkörniges Eisen bei progress. Paralyse gegenüber Formalin recht resistent. Verweist auf Arbeit von Gans zur Wiederauffrischung abgeblasster Eisenfärbungen. Loblied auf Hallervordens besorgte Krankenpflege. Regt Unterstützung durch Rockefeller-Foundation an

---

Lfd. Nr.: 1042
Datum: 24.11.1923
von: Bielschowsky, M
an: Hallervorden, J
hs/ms: ms
+: –
Quelle: H 1197

Briefkarte mit Bitte um Separatum der Arbeit über Oxazin-Färbungen

---

Lfd. Nr.: 1043
Datum: 27.01.1924
von: Spatz, H
an: Hallervorden, J
hs/ms: hs
+: +
Quelle: H 335

Vorschlag, Jakobs Buch über EPMS zu referieren. Wunderschöne Materialsammlung, „das ist m. E. aber auch alles". Verarbeitung missglückt. Kritk an Einteilung. Hallervordens Schilderung eines Besuches bei Vogt erinnert Spatz an eigenen Besuch „in diesem eigenartigen Haus in der Magdeburger Strasse". Rühmt Hallervordens ärztliche Tätigkeit neben der Laborarbeit. Über derzeitige Besetzung im Spielmeyer Labor, z. B. Hiller, der mit der CO-Arbeit der Pathoklise den Todesstoss versetzen soll („Ich wehre diesen aber ab"). „Die Japsen machen auch für den Chef in Gefässversorgung, – das ist nämlich das Schlagwort, das die „Pathoklise" ablösen soll. Bisher muss ich mich abwartend verhalten". Zur Differentialdiagnose von progr. Paralyse, Enc. epidem. u. Wilson. Angeregt durch Arbeit von Weichbrodt schlägt Spatz Hallervorden den Versuch einer Trypanblautherapie vor.

Lfd. Nr.: 1044
Datum: 11.02.1924
von: Spatz, H
an: Hallervorden, J
hs/ms: hs
+: –
Quelle: H 329

Karte. Über Ergebnisse mit Trypanblaufärbung des Hirns u. der Pia. Technische Empfehlungen zur Anwendung bei Kaninchen

---

Lfd. Nr.: 1045
Datum: 25.02.1924
von: Spielmeyer, W
an: Hallervorden, J
hs/ms: ms
+: –
Quelle: H 633

„Über Tumoren vermag ich selbst Ihnen nicht viel zu sagen. Um darüber etwas Gutes und Neues herauszubringen, muss man doch in der allgemeinen und speziellen Geschwulstlehre zuhause sein". Entschuldigung für verlorenes Nigra-Manuskript. Bielschowsky äußerst sich ungemein warm über Hallervorden und dessen Besuch bei Bielschowsky. Gratulation zur Unterstützung durch die Rockefeller-Foundation.

Lfd. Nr.: 1046
Datum: 10.03.1924
von: Bielschowsky, M
an: Hallervorden, J
hs/ms: hs
+: -
Quelle: H 1200

Briefkarte. Prof. Pick Hallervorden sehr wohlgesonnen, möchte ihn fördern. „Darüber unterhalten wir uns am besten persönlich".

Lfd. Nr.: 1047
Datum: 04.04.1924
von: Bielschowsky, M
an: Hallervorden, J
hs/ms: ms
+: -
Quelle: H 1195

Tuberöse Sklerose mit Augenhintergrundveränderungen wie von Hallervorden beobachtet „von prinzipiellem Interesse, weil sie den blastomatösen Einschlag der tuberösen Veränderungen mit handgreiflicher Deutlichkeit demonstrieren". Tabische Symptome weisen auf spinale Komplikation „Was die kleinen Tumoren im Schläfenlappen anlangt, so ist die Möglichkeit, dass es sich um Neurinome sensibler Fäserchen handelt, natürlich nicht ganz von der Hand zu weisen, dagegen spricht nur die Tatsache, dass in der Hirnsubstanz selbst sensible Fasern nicht existieren und auch vasomotorische Nerven in der Adventitia der Gefässe bisher mit Sicherheit nicht nachgewiesen sind. Es ist ausserordentlich schwer, diese kleinen Neurinome gegenüber Endotheliomen scharf abzugrenzen. Wenn mit Hilfe der Silbermethoden nicht der Nachweis erbracht wird, dass im Zentrum der Geschwülstchen Achsenzylinder vorkommen, dann ist die Differentialdiagnose meines Erachtens überhaupt nicht möglich".

Lfd. Nr.: 1048
Datum: 08.04.1924
von: Spatz, H
an: Hallervorden, J
hs/ms: hs
+: -
Quelle: H 325

Seit 1.4. Assistent der Klinik bei Bumke. Bekommt eigene MTA u. das Brodmannsche Labor. In der Praxis aber keine Trennung zwischen Klinik und Forschungsanstalt. Der erste blaue Paralytiker eingebracht. Jetzt kommt es darauf an, ob man mikroskopisch in Nachbarschaft der infiltrierten Gefäße Farbstoffablagerungen findet oder ob das Gehirn ebenso wie die Pia frei sind. Die klin. Daten von U. an Terplan weitergegeben. Das Manuskript von Hallervorden über melaninhaltige Nervenzellen im Pallidum ist bei Spatz oder Spielmeyer verloren gegangen. Klarfeld kommt nicht. Spielmeyer über diese Lösung erfreut. Hiller untersucht hier CO-Vergiftungsfall mit Schäden in Pallidum und Nigra, Rinde u. Ammonshorn. „Die Subst. nigra wird allmählich populärer". Jakob weiß jetzt schon viel von ihr.

Lfd. Nr.: 1049
Datum: 17.04.1924
von: Bielschowsky, M
an: Hallervorden, J
hs/ms: ms
+: -
Quelle: H 1194

Gliome mit histol. Missbildungen sicher noch bearbeitungswert. „Merkwürdig ist, dass Gliome so häufig bei Epileptikern vorkommen, die intra vitam keine Tumorsymptome geboten haben."

Lfd. Nr.: 1050
Datum: 13.05.1924
von: Bielschowsky, M
an: Hallervorden, J
hs/ms: hs
+: –
Quelle: H 1193

Briefkarte mit Dank für Gastfreundschaft in Landsberg (2 Tage). Bitte um Hirn mit Teleangiektasien

---

Lfd. Nr.: 1051
Datum: 15.05.1924
von: Spatz, H
an: Hallervorden, J
hs/ms: hs
+: –
Quelle: H 365

Hallervorden dritter Anwärter auf den „Thron Ostertags". „Ich bin auch der Überzeugung, dass Bonhoeffer mit Ihnen sehr gut fahren würde. Aber soll ich es Ihnen wünschen? [...] Die akademische Karriere hat abenteuerliche Haken, vor allem für die, welche von vorneherein keine Aussicht haben, „das Ziel", die ordentliche Professur zu erreichen". Möglichkeit, sich von Landsberg aus in Berlin zu habilitieren? „Dann behielten Sie die feste Stellung und das schöne Anstaltsmaterial, das in so vieler Hinsicht dem Klinikmaterial überlegen ist". Hallervorden soll die Mikrogyriefälle einschl. der acht Alzheimer-Fälle selbst bearbeiten. Das Trypanblau-Experiment war negativ. Habe die Vorlesung über Entwicklungsgeschichte des Gehirns gehalten. Es war furchtbar. Kein Mensch hat etwas verstanden. Es liegt an mir. „Ich liebe nichts mehr als dieses Thema"

Lfd. Nr.: 1052
Datum: 28.06.1924
von: Spatz, H
an: Hallervorden, J
hs/ms: hs
+: –
Quelle: H 357

Über Referatauftrag zu Jakobs Buch über das EPMS. Fragezeichen am Rand von Spielmeyer. Keine Einteilung nach aetiologischen Gesichtspunkten bei Jakob. Diesem schwerlich geglückt, dem Kliniker eine Orientierung über die pathophysiologischen Bedingungen zu verschaffen. Entsetzlich ermüdende Ausführlichkeit. Heftige Zweifel von Spatz an der von Hallervorden in seinem Referat übernommenen Auffassung enger Verbindung von Symptomatologie und Lokalisation. Wie ist die Nigraschädigung mit dem variablen Symptomenbild einschl. der Athetosen zu erklären? „Ich will Sie gar nicht gegen Jakob scharfmachen. Sie bräuchten nur einige Worte weglassen, dann steht in dem Referat nichts drin, was zu einem Missverständnis führen könnte". Gamper vermittelte in Innsbruck billige Klinikunterkunft. Zu einigen Präpaten (Diff. Diagnose Encephalitis epidemica? Senile Veränderungen in Nigra?)

Lfd. Nr.: 1054
Datum: 23.07.1924
von: Spatz, H
an: Hallervorden, J
hs/ms: hs
+: –
Quelle: H 355

Spielmeyer hat neuerdings Interesse an funikul. Myelose

Lfd. Nr.: 1055
Datum: 21.08.1924
von: Spatz, H
an: Hallervorden, J
hs/ms: ms
+: –
Quelle: H 353

War bei Möllendorf und Metz. Heidenhain bearbeitet Hallervordens Fall von funikul. Myelose. 3 CO-Fälle unterschiedl. Alters mit Pall.-Schäden, z. T. auch Rindenbeteiligung. Ein Fall von Westphal (Bonn): Chagrinleder-Gehirn. Probleme mit Treffen

Lfd. Nr.: 1056
Datum: 10.09.1924
von: Bielschowsky, M
an: Hallervorden, J
hs/ms: hs
+: –
Quelle: H 1192

Briefkarte über Fall infant. cerebr. Hemiplegie mit Status spongiosus der Lamina pyramid.

Lfd. Nr.: 1057
Datum: 11.10.1924
von: Vogt, O
an: Spatz, H
hs/ms: ms
+: –
Quelle: OVA 37

Zu der Keuchhustenarbeit, in der besonders die Ammonshornthematik interessierte. „Wir haben bei verschiedenen Krankheiten genau dieselbe gesteigerte Vulnerabilität festgestellt… „Wir sind heute geneigt, in dieser Stelle eine scharfe areale Grenze zu sehen im Gegensatz zu der früheren Einteilung in ein dorsales und ventrales Blatt, sodass innerhalb des dorsalen Blattes die schärfste architektonische Trennung liegt".

Lfd. Nr.: 1058
Datum: 14.10.1924
von: Jakob, AM
an: Vogt, O
hs/ms: ms
+: –
Quelle: OVA 36

Schickt Schnitte eines Falles, der von Globus bearbeitet wurde. „Ich freue mich, aus Ihrem Briefe schliessen zu können, dass Sie unsere wissenschaftlichen Auseinandersetzungen so auffassen, wie sie von meiner Seite aus empfunden und gemeint sind, in objektiver aber durchaus freundschaftlicher Weise. Es bedarf von meiner Seite wohl keiner Erwähnung, wie hoch ich Ihre Arbeitsweise einschätze. Dass dabei manche Meinungsdifferenzen bestehen, liegt wohl in erster Linie in der Schwierigkeit der Problemstellungen".

Lfd. Nr.: 1059
Datum: 06.12.1924
von: Spatz, H
an: Hallervorden, J
hs/ms: ms
+: –
Quelle: H 374

Zu Romberg kommandierter Stabsarzt will Stammganglien rekonstruieren an Kalliusschen Präparaten. Hilfe durch Romeis am Edingerschen Zeichenapparat. Will Hochstetter besuchen und bei ihm arbeiten. Nennt Chagrinledergehirn jetzt verrucöse Atrophie als Endstadium verschiedener Prozesse. In Zürich über die Diff. Diagnose Paralyse-Hirnlues gesprochen, wo Hoche, Spielmeyer und Binswanger Referate über Progr. Paralyse hielten. Aus Paris Marie, Mitarbeiter von Levaditi da. „Die Physiologie der Stammganglien geht entsetzlich langsam vom Fleck".

Lfd. Nr.: 1060
Datum: 22.12.1924
von: Spatz, H
an: Hallervorden, J
hs/ms: ms
+: -
Quelle: H 370

Hat PP-Fall mit eitr. Meningitis, malariabehandelt. Keine Granulome gefunden. Angebot, Arbeit von Ferraro zu referieren

---

Lfd. Nr.: 1061
Datum: 05.03.1925
von: Spielmeyer, W
an: Hallervorden, J
hs/ms: ms
+: -
Quelle: H 636

„Dauerzustand von Dankbarkeit Ihnen gegenüber". Vorschlag, im Bumke-Handbuch über schwer klassifizierbare, seltene Prozesse zu schreiben.

Lfd. Nr.: 1062
Datum: 14.07.1925
von: Spielmeyer, W
an: Hallervorden, J
hs/ms: ms
+: +
Quelle: H 637

Bitte um Ammonshornsklerosen „Sie wissen ja, dass ich zusammen mit den Kleinhirn-Veränderungen auch die Erkrankungen des Ammonshornes berücksichtigt und miteinander verglichen habe; und das möchte ich nun vor allen Dingen mit Bezug auf pathogenetische Fragen weiter tun". Beigefügter interessanter Fragebogen zur Ammonshornsklerose

---

Lfd. Nr.: 1063
Datum: 10.08.1925
von: Spielmeyer, W
an: Hallervorden, J
hs/ms: ms
+: -
Quelle: H 640

Dank für 3 pathogenetisch unterschiedliche Präparate von Ammonshorn-Sklerose. „Sie bestärkt mich in der Meinung, dass die eigentlich, wenn ich so sagen darf, „epileptische" Ammonshornveränderung nur bei Fällen von genuiner und symptomatischer Epilepsie vorkommt, und dass sie im Zusammenhang mit den Anfällen stehen muss". Spielmeyers PP-Arbeit von Hallervorden und Metz so freundlich aufgenommen

---

Lfd. Nr.: 1064
Datum: 29.09.1925
von: Spielmeyer, W
an: Ostertag, B
hs/ms: ms
+: +
Quelle: H 842

Freut sich über Nachricht befriedigender Arbeit in Buch. Dank für Kleinhirnstück amaurot. Idiotie. Bittet um Material für sein Kongressreferat über Epilepsie, „außer genuinen Epilepsien ganz besonders auch auf symptomatische bei herdförmigen und bei diffusen Prozessen", besonders vom Ammonshorn, beidseits, von Kleinhirn, Pallidum und Striatum und auch ein paar Rindenstücke. „Besonders wichtig wären mit Rücksicht auf das Problem solche Fälle, die im Status epilepticus gestorben sind oder wo einige Tage vor dem Tode ein oder mehrere Anfälle waren. Denn dann kann man ja annehmen, dass gewisse akute Veränderungen mit dem Anfall im Zusammenhang stehen".

Lfd. Nr.: 1064a
Datum: 16.10.1925
von: Economo, C v.
an: Obersteiner, H
hs/ms: hs
+: -
Quelle: MedhistWien HS 2992/6

Bitte, seine Arbeit über den Zellaufbau der Hirnrinde im Schweizer Archiv unterzubringen.

Lfd. Nr.: 1065
Datum: 20.11.1925
von: Spielmeyer, W
an: Hallervorden, J
hs/ms: ms
+: +
Quelle: H 642

Bitte um Besuch in München. Erörterung eines Falles von Hallervorden mit Striatum- und spongiösen Veränderungen ähnlich Wilson. „Sie werden nach diesen Darlegungen denken, dass ich mich nun restlos der vaskulären Theorie für die Erklärung elektiver Ausfälle verschrieben habe. Aber davon kann - soweit ich ein Urteil über mich habe - keine Rede sein. Ich meine im Gegenteil, dass es daneben selbständige elektive reine Degenerationen gibt, und vor allem glaube ich auch..., dass noch allerhand hinzukommen kann, was ortsbestimmend wirkt und was uns heute noch ganz und gar nicht klar ist: nicht nur Konstellationen verschiedener Faktoren, sondern vielleicht auch ganz neue, uns noch nicht erkennbare pathogene Momente". Besonders wichtig sind Fälle, die im Status epilepticus starben

---

Lfd. Nr.: 1066
Datum: 28.12.1925
von: Spielmeyer, W
an: Hallervorden, J
hs/ms: ms
+: -
Quelle: H 0647

Hoffnung auf baldigen Besuch. Hoffnung auch, dass der Besuch von Kraepelin und Plaut in den USA Früchte trägt und wir ein eigenes Institut bekommen. Neubürger wird Prosektor in Eglfing-Haar werden. Generalregister für Zeitschrift bei Springer vorgesehen

---

Lfd. Nr.: 1067
Datum: 31.12.1925
von: Spatz, H
an: Hallervorden, J
hs/ms: ms
+: -
Quelle: H 382

[Ohne Datum] Interessanter Fall, weder MS noch diff. Skl., sehr zellreich. Fall Gagel ganz anders, gehört zur Gruppe mit Fall Scholz. Entmarkung primär? Ich zweifele.

Lfd. Nr.: 1068
Datum: 10.05.1926
von: Spielmeyer, W
an: Hallervorden, J
hs/ms: ms
+: -
Quelle: H 651

Mahnbrief an Autoren des Bumke-Handbuches mit handschriftl. Zusatz

---

Lfd. Nr.: 1069
Datum: 14.05.1926
von: Spielmeyer, W
an: Hallervorden, J
hs/ms: ms
+: -
Quelle: H 653

Dank für Epi-Fall und Megalencephalie-Fall. Zu Neurinomatosefall. Frage der Metastase. Evtl. Borst zu befragen. Auch in USA verzögernde Bürokratie

---

Lfd. Nr.: 1070
Datum: 14.05.1926
von: Spielmeyer, W
an: Hallervorden, J
hs/ms: ms
+: -
Quelle: H 655

Notgemeinschaft will Hallervorden unterstützen. Sehr warmherzige, persönliche Worte zu Hallervorden

---

Lfd. Nr.: 1071
Datum: 07.07.1926
von: Spatz, H
an: Hallervorden, J
hs/ms: hs
+: -
Quelle: H 310

Bitte um Referat des Buches von Schaffer „Über das morphologische Wesen und die Histopathologie der hereditär-systematischen Nervenkrankheiten"

Lfd. Nr.: 1072
Datum: 10.08.1926
von: Spatz, H
an: Hallervorden, J
hs/ms: ms
+: +
Quelle: H 385

Terminabsprachen. Spielmeyer sah Fall B. mit bemerkenswerten Gliazellen (grosser blasser Kern) in Thal. u. Pallidum. Sollte weiter verfolgt werden. Von Dürck, Oberndorfer oder Neubürger Fälle mit Leberzirrhose zu erhalten. Bei akuten Lebererkrankungen nichts gefunden, aber bei chronischen? Im Striatum Pigmentspeicherung. Lob für Buch von Lotmar. Symptomenkomplexe von Foerster sehr gut, nur die Aufnahme der Anatomie großer Fehler

Lfd. Nr.: 1074
Datum: 22.10.1926
von: Lieck, E
an: Nonne, M
hs/ms: ms
+: –
Quelle: StAHH

Zu seinem Büchlein über die Sendung des Arztes (Unterscheidung Mediziner/Arzt). „Zu den wenigen ärztlichen Führern unserer Zeit, die ich verehre, gehören Sie seit langem". Bittet, Korrekturen zur 2. Auflage vorzuschlagen

---

Lfd. Nr.: 1075
Datum: 02.11.1926
von: Spatz, H
an: Hallervorden, J
hs/ms: hs
+: +
Quelle: H 380

„Eine so unsymmetrische Picksche Atrophie so wie R. habe ich bisher noch nicht gesehen. Es wird Sie interessieren, dass ich soeben einen Fall untersuche, der klinisch sehr eigentümlich war, – luetisches Individuum mit Akinesen und zunehmender Initiativelosigkeit sowie Zeichen der Verwahrlosung (Unsauberkeit) bei ordentlicher Intelligenz. Makroskopisch: Atrophie besonders des Stirnhirns. HS'sche [?] Reaktion negativ. Mikroskopisch:Paralyse mit geringen entzündl. Veränderungen und fast ohne Pigment. Ich nehme jetzt „chronische P. P." an (Pat. hat sich bereits vor 8 Jahren vernachlässigt). Die Atrophie ist aber makroskopisch derjenigen bei Pickscher Krankheit sehr ähnlich!". „Kraepelins Tod war für uns alle ein schrecklicher, unerwarteter Schlag. Ich war im August noch bei ihm in Pallanza; da hat man ihm kaum etwas angemerkt. Trotzdem hat es sich um ein altes Leiden (Coronarsklerose) gehandelt. Offenbar hatte er mit seiner beispiellosen Energie alle Mahnungen unterdrückt. Wann werden wir wieder einen solchen Mann haben? Wir können wohl, um seine Erinnerung zu ehren, arbeiten. Aber damit ihm ähnlich zu werden, vermag niemand". Zu Kraepelins Tochter Toni. „Für mich sind die Tage in Pallanza ein eindrucksvolles Erlebnis wie nicht leicht ein anderes. Das Bild des „alten Löwen" von dort wird mir ein Leben lang vor Augen stehen".

Lfd. Nr.: 1076
Datum: 03.11.1926
von: Spielmeyer, W
an: Hallervorden, J
hs/ms: ms
+: –
Quelle: H 656

Hofft im November auf Bescheid aus NewYork. In Berlin sehr gehetzt durch Besprechungen mit Direktor der KWG und mit Vogt, der Spielmeyer nach seinem Düsseldorfer Referat dringend eingeladen hat, um uns über die Pathoklise und speziell über Ammonshornbefunde zu unterhalten und uns vielleicht zu einigen („Letzteres glaube ich natürlich nicht, denn er verteidigt seine Lehre mit einer solchen Zähigkeit, und ich meinerseits bin so fest überzeugt, recht zu haben, dass wir uns wohl nicht von einander überzeugen lassen oder irgendeinen Kompromiss machen können"). Ende des Monats zu Vorträgen in Holland

---

Lfd. Nr.: 1077
Datum: 06.01.1927
von: Spatz, H
an: Hallervorden, J
hs/ms: hs
+: –
Quelle: H 389

[Karte.] Bleibt Assistent Bumkes. Raum wird genug sein, aber MTAs? Berliner Angelegenheit zerschlagen

Lfd. Nr.: 1078
Datum: 12.04.1927
von: Spielmeyer, W
an: Springer, F
hs/ms: ms
+: –
Quelle: Springer, 129 II

Rückstand bei der Bearbeitung des Henke-Lubarsch-Handbuches. Neue Mitarbeiter nötig

---

Lfd. Nr.: 1079
Datum: 12.04.1927
von: Spielmeyer, W
an: Springer, F
hs/ms: ms
+: –
Quelle: Springer B: S, 129 II

Zum Henke-Lubarsch-Handbuch, für das neue jüngere Mitarbeiter gewonnen werden konnten. Überlegung, Wohlwill als Mitherausgeber zu gewinnen. „Ich hoffe vielmehr, dass ich jetzt nach Erledigung einzelner Zeitschriftenartikel an die Ausarbeitung des experimentellen Bandes kommen werde".

Lfd. Nr.: 1080
Datum: 31.05.1927
von: Spatz, H
an: Hallervorden, J
hs/ms: ms/hs
+: +
Quelle: H 283

Bei M. Pick das bessere Erhaltenbleiben der hinteren Zweidrittel der 1. Temp. Windung ausserordentlich charakteristisch. Schwellungen von NZ im Nisslbild lassen argentophile Kugeln vermuten. Besseres Erhaltenbleiben der unteren Rindenschichten nicht beweisend. Meine Stellung in der Schwebe. Spielmeyer hat seit März kein einziges Wort über meine zukünftige Stellung zu mir gesprochen. Seit Monaten gequält durch fortwährende Extrasystolen. Will in Berlin-Buch über Bindearmatrophie mit Athetose sprechen. Arbeit über Schizophrenie bald fertig.

Lfd. Nr.: 1081
Datum: 25.06.1927
von: Spielmeyer, W
an: Vogt, O
hs/ms: hs
+: –
Quelle: OVA 94

Zu Berufungsfragen von Spatz und zu Interventionen Bumkes. Zu Telegramm von Glum. Verneint eigene Einmischung.

Lfd. Nr.: 1082
Datum: 27.06.1927
von: Spielmeyer, W
an: Vogt, O
hs/ms: ms
+: +
Quelle: OVA 94

Dank für Kraepelin-Nachruf. „Ich hoffe auch, dass Sie bei unserer letzten Berliner Aussprache erkannt haben, dass gewisse Äusserungen in meinen Arbeiten ganz anders gemeint waren, als Sie sie aufgefasst haben, und dass zwischen uns hinfort die beste Harmonie herrschen wird. Jedenfalls seien Sie versichert, dass von meiner Seite auch nie etwas anderes beabsichtigt war".

Lfd. Nr.: 1083
Datum: 04.07.1927
von: Spielmeyer, W
an: Vogt, O
hs/ms: ms
+: +
Quelle: OVA 94

„Sie haben mir mit Ihrem Briefe eine ganz ausserordentliche Freude gemacht. Seit ich Mitte Dezember bei Ihnen war, habe ich immer von neuem die Absicht erwogen, das aber auch wieder verworfen, Ihnen einmal ein Bekenntnis meiner wohl etwas sentimentalen Seele abzulegen. Sie kennen mich vielleicht aus manchen Veröffentlichungen etc. als streitbaren Menschen; das bin ich wohl auch; aber Menschen gegenüber, die ich wirklich verehre, ist mir das Streiten geradezu etwas Schmerzliches. Ich will Ihnen nun hier keine zarte Erklärung machen, über die Sie lächeln müssten; aber ich möchte doch annehmen, dass Sie früher und auch in letzter Zeit bemerkt haben, wie hoch ich Sie und Frau Cécile Vogt schätze. Ich habe deshalb alles, was mit „Vulnerabilität", „örtlich elektiven Erkrankungen" und „Pathoklisen" zusammenhängt, geradezu verwünscht, weil ich mich mit Ihnen nicht einigen konnte. Das klingt ein bischen töricht. Gerade Sie sind ein so unabhängiger und gerader Forscher, dass Sie es verachten würden, wenn andere sich Ihrer Meinung fügten, ohne sie sich wirklich zu eigen gemacht zu haben". Zu Spatz und Bumke, wobei Spielmeyer betont, dass weder er noch Plaut eine Äusserung getan hätten, Spatz eine Abteilungsleiterstelle an der Forschungsanstalt anzubieten.

Lfd. Nr.: 1084
Datum: 25.07.1927
von: Spatz, H
an: Hallervorden, J
hs/ms: ms
+: +
Quelle: H 277

OPCA grosse Sammelgruppe. Zwei Merkmale: Irgendwas am Kleinhirn los, und endogen progressiv. Hörte von Hurstschem Fall mit Myoklonien. Bostroem hat Fall mit Athetosen. Braunmühl berichtet über Dentatum-Olivenatrophie bei Greisen. Für Spatz ein Beleg für seine Ansicht, dass zwischen Heredodegenerationen und Altern Beziehungen bestehen. Die Tumoren der Hirnnerven sind keine Neurinome. Borst hält sie für Metastasen. Gamper wird erwartet. Die Gamperin ist schwer zu ersetzen. Spatz weiß gar nicht, was aus ihm werden soll. Die Enttäuschung in charakterologischen Dinge ist die schwerste. Letzte Woche war Richtfest der Forschungsanstalt. Mit Lange auf Schiffsreise nach Genua

---

Lfd. Nr.: 1085
Datum: 14.10.1927
von: Spielmeyer, W
an: Ostertag, B
hs/ms: ms
+: -
Quelle: JP/O

Zu O.'s Plan einer größeren Pellagraarbeit. „Übrigens arbeitet jetzt gerade bei mir ein bulgarischer Herr [Angel Pentschew] über Pellagraerkrankungen. Es scheint mir, dass es gar nicht leicht ist, die Rückenmarksveränderungen zu beurteilen, und besonders oft steht wohl das verhältnismäßig schwere klinische Symptomenbild in einem gewissen Kontrast zu minimalen Befunden. Was Sie mir über das Vogtsche Institut und über die große Anlage seines Planes mitgeteilt haben, hat mich lebhaft interessiert... Ich glaube, Sie brauchen hier nicht zu fürchten, dass Ihnen irgendwie das Wasser abgegraben werden kann, oder dass Sie sonst irgendwelche Schwierigkeiten finden werden. Ich würde mich auch gegebenenfalls gerne bei Vogt für Sie einsetzen. Trotz aller Pathoklisenstreitigkeiten ist Oscar Vogt gerade im letzten Jahre wieder recht freundlich zu mir und legt wohl auch auf mein Urteil einen gewissen Wert."

Lfd. Nr.: 1086
Datum: 19.10.1927
von: Spatz, H
an: Vogt, O
hs/ms: hs
+: -
Quelle: OVA 94

Zur Ablehnung einer Berufung von Spatz an die DFA. Will nun Stellung an der Münchner Klinik ausbauen. Will als Gast bei Vogt arbeiten. Termin wegen Auszug der DFA aus der Klinik ungewiss.

Lfd. Nr.: 1087
Datum: 20.10.1927
von: Bielschowsky, M
an: Hallervorden, J
hs/ms: ms
+: -
Quelle: H 1188

Beziehungen zwischen Fall I. (ependymäres Gliom) und Ganglioneuromen, die B. mit Henneberg zusammen publizieren will

---

Lfd. Nr.: 1088
Datum: 25.10.1927
von: Bielschowsky, M
an: Hallervorden, J
hs/ms: ms
+: -
Quelle: H 1187

Spielmeyer an einer akuten Perityphlitis operiert. Zu einem Fall W.: „Die Tatsache, dass sich unter den Blastomzellen neuroblastische Elemente finden, die man als solche noch rekognoszieren kann, ist doch von prinzipieller Bedeutung"

Lfd. Nr.: 1089
Datum: 29.10.1927
von: Bielschowsky, M
an: Hallervorden, J
hs/ms: ms
+: -
Quelle: H 1183

Anerkennung für Beschreibung des Falles Werth mit Ventrikeltumor und Rindenanomalien, „die zweifellos in ein genetisches Abhängigkeitsverhältnis von den blastomatösen Vorgängen am Ependym gebracht werden müssen. Offenbar ist infolge der schon sehr frühzeitig, wahrscheinlich schon im Fötalleben einsetzenden Veränderungen an der noch die Eigenschaft der embryonalen Matrix tragenden Ventrikelwand an verschiedenen Stellen die normale Abwanderung der Neuroblasten in die Rinde gehemmt bzw. gestört worden und an ihre Stelle haben sich spongioblastische Elemente, die aber mit derselben Tendenz zu blastomatösem Wachstum wie die Ependymzellen ausgestattet sind, in den Bauplan gedrängt". Auch ich für Gliom mit neurinomatösem Bau. Unterschiede zur Tub. Sklerose

---

Lfd. Nr.: 1090
Datum: 29.12.1927
von: Spielmeyer, W
an: Hallervorden, J
hs/ms: ms
+: -
Quelle: H 666

M. Pick bei nicht rubrizierbaren Fällen mitbehandelt? Da schon in gewisser Weise diagnostizierbarer Prozess, müsste er gesondert vielleicht neben den senilen Psychosen und der Alzheimerschen Krankheit behandelt werden. Hofft auf Einweihung des neuen Hauses im März

Lfd. Nr.: 1091
Datum: 02.01.1928
von: Hallervorden, J
an: Spielmeyer, W
hs/ms: ms/hs
+: –
Quelle: H 668

(z. T. handschriftlicher Entwurf) Arbeitet am Handbuchkapitel, fühlt sich dilettantisch, weil allein und ohne Kontaktmöglichkeit mit Spielmeyer oder Spatz. Wird Kapitel über M. Pick nicht behandeln. „Ich muss aber noch sehr viel damit durchmachen, weil die Abgrenzung dessen, was noch und was nicht rubrizierbar ist, mir endloses Kopfzerbrechen macht".

Lfd. Nr.: 1092
Datum: 05.01.1928
von: Spielmeyer, W
an: Hallervorden, J
hs/ms: ms
+: –
Quelle: H 670

Hallervorden jetzt „Oberprosektor" für die Brandenburger Anstalten. Kein Material mehr aus Nervenklinik. Hofft auf Material von Hallervorden, da im neuen Haus auf Neubürger und Oberndorfer angewiesen

---

Lfd. Nr.: 1093
Datum: 16.01.1928
von: Vogt, O
an: Spielmeyer, W
hs/ms: ms
+: –
Quelle: OVA 94

Zu einem Hirnbefund bei Gehirn eines Hingerichteten und mit Bitte, Präparate von 2 anderen Fällen einsehen zu können.

Lfd. Nr.: 1094
Datum: 28.02.1928
von: Spielmeyer, W
an: Vogt, O
hs/ms: ms
+: –
Quelle: OVA 94

Zu den zwei Fällen, über die Stertz berichtet hatte (Mschr. Psychiatr Neur, 11. Beiheft). Bielschowsky berichtete in München über die interessanten Befunde von Vogt an Gehirnen Hingerichteter. Ist daran interessiert.

Lfd. Nr.: 1095
Datum: 29.02.1928
von: Vogt, O
an: Spielmeyer, W
hs/ms: ms
+: –
Quelle: OVA 94

Zu Missverständnis bei Frage nach Präparaten und Problem der technischen Vorbehandlung bei Hingerichteten-Gehirnen

Lfd. Nr.: 1096
Datum: 03.03.1928
von: Spatz, H
an: Hallervorden, J
hs/ms: hs
+: -
Quelle: H 274

Mitten in der Trennung von Kliniklabor und Deutscher Forschungsanstalt für Psychiatrie. Erhielt für dorthin abgebene Apparate Ersatz durch die Notgemeinschaft.

Lfd. Nr.: 1097
Datum: 03.03.1928
von: Spatz, H
an: Hallervorden, J
hs/ms: ms
+: -
Quelle: H 275

Kommen Sie bald! Das Schreiben ist so fad!

Lfd. Nr.: 1098
Datum: 10.03.1928
von: Spielmeyer, W
an: Vogt,O
hs/ms: ms
+: -
Quelle: OVA 94

Ausdruck der Freude darüber, dass Vogt in das Kuratorium der DFA gewählt wurde. „Ich weiss, dass Sie an der Kraepelinschen Idee hängen, und dass Sie, wo es auch immer gewesen ist, sich rücksichtlos für die Sache eingesetzt haben, die Ihnen richtig und gut erschien. Das gibt uns die feste Zuversicht, dass so kränkende Dinge und Schwierigkeiten, wie sie das letzte Jahr waren, nicht wieder so bedrohlichen Charakter annehmen können. Und wenn Sie einmal anderer Meinung sind als wir, so wird mir das zu denken geben, und ich darf hoffen, mich mit Ihnen aussprechen zu können". Bittet um Architektoniker.

Lfd. Nr.: 1099
Datum: 04.04.1928
von: Vogt, O
an: Spielmeyer, W
hs/ms: ms
+: -
Quelle: OVA 94

„Mögen wir über wissenschaftliche Anschauungen auch einmal verschiedener Ansicht sein, dass je sachliche Differenzen zwischen uns entstehen können, kann ich mir nicht vorstellen, und so hoffe ich auch auf eine gutes Zusammenarbeiten zwischen uns und auch zwischen Herrn Kollegen Plaut und mir". Begrüßt Wahl Spielmeyers in das Kuratorium des Vogtschen Institutes. Zu technischen Problemen (Fixierung) bei Gehirnen Hingerichteter, für die sich Spielmeyer wie Vogt interessieren.

Lfd. Nr.: 1100
Datum: 17.04.1928
von: Spielmeyer, W
an: Hallervorden, J
hs/ms: ms
+: -
Quelle: H 676

Wurden die Fälle von Creutzfeldt u. Jakob berücksichtigt? Im neuen Gebäude wie erlöst.

Lfd. Nr.: 1100a
Datum: 24.05.1928
von: Binswanger, L
an: Hoche, A. E.
hs/ms: ms
+: -
Quelle: UATü

„Im Zentrum unserer Divergenzen liegt hier unsere verschiedene Einstellung zur Psychoanalyse, die Sie in Grund und Boden verdammen, während ich nur verschiedene ihrer Konsequenzen, ihrer Voraussetzungen und ihrer Auswüchse bekämpfe, während ich ihren methodischen Grundgedanken für richtig halte... Für das, was „wir" Psychoanalytiker im Traume sehen oder zu sehen glauben, haben Sie kein Auge, ich darf Sie also mit ruhigem Gewissen als blind für diese Dinge bezeichnen".

Lfd. Nr.: 1100b
Datum: 29.05.1928
von: Hoche, A. E.
an: Binswanger, L
hs/ms: ms
+: -
Quelle: UATü

„Die Tatsache unserer sehr verschiedenen Art, psychologische Dinge zu sehen, wird ja wohl bestehen bleiben, da sie auf angeborenen Strukturverhältnissen beruht; ich werde niemals dazu kommen, die Anwendung des erreichbaren Höchstmaßes von Kritik für entbehrlich zu halten, werde mir niemals intuitiv kommende Meinungen ohne Beweis infiltrieren lassen und bin somit gänzlich außerhalb der Methoden Ihrer Gilde".

Lfd. Nr.: 1101
Datum: 25.06.1928
von: Spatz, H
an: Hallervorden, J
hs/ms: ms
+: -
Quelle: H 273

Labor fertig eingerichtet. In Eglfing Ast neuer Direktor. Ast: Selbständige pathol.-anat. Labor. an Irrenanstalten ohne Wert, da bestenfalls Dilettantenarbeit geleistet. Protestierte mit Neubürger und Plaut. Ausgezeichnetes Referat von Joh. Lange über Entartungsfrage. „Wichtigste Probleme".

Lfd. Nr.: 1102
Datum: 02.07.1928
von: Hallervorden,J
an: Spielmeyer, W
hs/ms: ms
+: -
Quelle: H 680

Versetzung nach Wittenau abgelehnt. Ist in Landsberg durch klinische Tätigkeit überlastet (5 Ärzte auf 1200 Kranke). „Sektionen mache ich nur, wenn ich mir von den Fällen etwas verspreche, im Laboratorium ordne ich nur an, was gemacht werden soll - ich kann wohl sagen, dass ich ziemlich unglücklich bin, weil ich zu keiner verständigen Arbeit kommen kann".

Lfd. Nr.: 1102a
Datum: 03.07.1928
von: Beringer, K
an: Gruhle H W
hs/ms: hs
+: -
Quelle: MPIP Nachlass Gruhle

Langer Brief aus Russland von seiner Expedition nach Sibirien Schilderung seiner Erlebnisse mit Menschen, Tier- und Pflanzenwelt. Der Brief enthält dagegen nur kurze Anmerkungen zum Ziel der epidemiologischen Forschung an unbehandelten Paralytikern und Tabikern. Machte Augenuntersuchungen und entnahm vereinzelt Liquor.

Lfd. Nr.: 1103
Datum: 04.07.1928
von: Meyer, Ad
an: Vogt, O
hs/ms: hs
+: -
Quelle: OVA 33

Baltimore. Möchte für Forel-Denkschrift anatom. Material zusammenstellen, wird aber zeitlich nicht fertig. Beabsichtigt Reise über Berlin mit Ratsuchung bei Vogt zu Pötzl (Wien) über die Sprachstörungstheorie der Prager Schule. Will in Baltimore wieder mehr anatomisch arbeiten.

Lfd. Nr.: 1104
Datum: 05.07.1928
von: Spielmeyer, W
an: Hallervorden, J
hs/ms: ms
+: -
Quelle: H 683

Angebot für längeren Aufenthalt im Herbst, Versuch Geld über Schmidt-Ott für Hallervorden zu bekommen

---

Lfd. Nr.: 1105
Datum: 23.07.1928
von: Spielmeyer, W
an: Hallervorden, J
hs/ms: ms
+: -
Quelle: H 685

Dank für Kapitel und Hinweis auf Spielmeyers Fall mit Hemisphärenatrophie ohne Pyramidenbahnschädigung.

Lfd. Nr.: 1106
Datum: 27.07.1928
von: Hallervorden, J
an: Spielmeyer, W
hs/ms: ms
+: -
Quelle: H 688

Besuchte Ostertag. „Unbeschreiblich schönes Labor“ mit viel Personal und Direktorengehalt. Ergänzungsvorschläge zum Handbuchartikel (puerperale Encephalitis Weimann, Diff. Sklerose Bielschowsky, Gliomatose Bielschowsky u. Jakob, OPCA)

Lfd. Nr.: 1107
Datum: 27.07.1928
von: Meyer, Ad
an: Vogt, Cecile
hs/ms: hs
+: –
Quelle: OVA 33

Gibt zu Forels Festschrift nur einen sehr persönlich gehaltenen brieflichen Beitrag. „Forel wird wohl in seinem Alter etwas weicher und persönlicher gestimmt sein". Will Occipitalarbeit unabhängig hiervon Cecile Vogt und v. Monakow widmen.

Lfd. Nr.: 1108
Datum: 22.08.1928
von: Vogt, O
an: Meyer, Adolf
hs/ms: ms
+: –
Quelle: OVA 33

„Die architektonische Hirnforschung, wie wir sie unternommen haben, hat einerseits wohl heute gezeigt, dass sie eine wichtige Etappe auf dem Wege der Hirnforschung darstellt. Auf der anderen Seite sind aber ihre Probleme so umfangreich, dass sie nicht in einem einzelnen Institut, sondern nur durch eine Reihe in enger Arbeitsgemeinschaft miteinander stehender Institute gelöst werden können. Meine Anfrage an Sie wäre nun die gewesen, ob Sie nicht im Rahmen Ihres psychiatrisch-neurologischen Institutes eine Abteilung für Architektonik begründen könnten". Auch bei St. Cobb hierfür geworben.

Lfd. Nr.: 1109
Datum: 25.08.1928
von: Meyer, Ad
an: Vogt,O
hs/ms: hs
+: –
Quelle: OVA 33

Will mit Dr. Freedom (Jakob-Schüler) und Langworthy über den Vorschlag sprechen. Freedom hat Buch fertig (das Economos unnötig mache) und wolle über Gefäßarchitektonik arbeiten. Möchte v. Monakows Buch nicht besprechen. Hat Aphasiearbeit vor. Über Besuch bei Forel.

Lfd. Nr.: 1110
Datum: 05.10.1928
von: Spatz, H
an: Hallervorden, J
hs/ms: ms
+: –
Quelle: H 271

Interessiere mich für Endotheliome der Hirnbasis der vord. u. mittl. Schädelgrube

---

Lfd. Nr.: 1111
Datum: 12.10.1928
von: Bielschowsky, M
an: Hallervorden, J
hs/ms: ms
+: –
Quelle: H 1181

Verhandlungen mit der KWG fortzusetzen? Von Vogt nichts mehr über die Sache gehört

Lfd. Nr.: 1112
Datum: 12.10.1928
von: Hallervorden, J
an: Spielmeyer, W
hs/ms: ms
+: -
Quelle: H 691

Berufung an das Vogtsche Institut erhalten, wohl durch Bielschowsky vermittelt. Vogt außerordentlich liebenswürdig. Soll 10 Betten mit Elitefällen haben. Teilung in Hemisphären für Vogt und Hallervorden.

Lfd. Nr.: 1113
Datum: 12.10.1928
von: Hallervorden, J
an: Spielmeyer, W
hs/ms: ms
+: -
Quelle: H 692

In Landsberg Befreiung vom Stationsdienst zugesagt, auch Personal, Reisemöglichkeit u. a. wie kleine Beobachtungsabteilung. Neuer Gedanke der Kombination beider Positionen unter Sitz bei Vogt

---

Lfd. Nr.: 1114
Datum: 15.10.1928
von: Spielmeyer, W
an: Hallervorden
hs/ms: hs
+: -
Quelle: H 694

Handschriftlich: Dank für Rat. Nochmals Besprechung mit Provinz und mit Bielschowsky

---

Lfd. Nr.: 1115
Datum: 24.10.1928
von: Hallervorden, J
an: Vogt, O
hs/ms: ms
+: -
Quelle: OVA 32

Dank für Angebot, in Vogts Instituts eintreten zu dürfen, aber Ablehnung des Vorschlags, da personelle Verbesserung für Prosektur durch Provinz zugesagt

---

Lfd. Nr.: 1116
Datum: 29.10.1928
von: Spielmeyer, W
an: Springer F
hs/ms: ms
+: -
Quelle: Springer B: S, 129 II

(Abschrift) Zum Henke-Lubarsch-Handbuch. „Ich habe mir inzwischen von Zeit zu Zeit überlegt, wie man die Sache wohl machen könnte, vor allem auch mit Rücksicht auf den zweiten Band meiner Histopathologie des Nervensystems, an den ich immer noch nicht gekommen bin. Ich selber weiss nicht, wie ich beides neben einander machen könnte. Vor allem aber möchte ich annehmen, dass ein Bedürfnis nicht vorliegen würde für eine bald nach einander erscheinende ausführliche Darlegung des gesamten Stoffes durch mehrere Mitarbeiter und eine ebenfalls ziemlich eingehende Behandlung des speziellen Gebietes durch einen Einzelnen. Ich möchte deshalb den ursprünglichen Plan aufgeben und keinen zweiten Teil zu meiner Histopathologie des Nervensystems schreiben, sondern lieber später die – wie ich fürchte – bald notwendig werdende Neubearbeitung des allgemeinen Teiles übernehmen und eine sehr eingehende Behandlung des Gesamtstoffes im Henke-Lubarsch'en Handbuch mit meinen Mitarbeitern machen". Frägt nach Gültigkeit der alten Verträge „weil ich sehr gerne eine Darstellung bringen würde durch Mitarbeiter, die im grossen und ganzen ähnliche Anschauungen haben wie ich. Insbesondere möchte ich nicht Autoren darunter haben, die wenigstens nach meinem Dafürhalten allzu phantasievoll und unkritisch sind".

Lfd. Nr.: 1117
Datum: 06.11.1928
von: Spielmeyer, W
an: Springer, F
hs/ms: ms
+: –
Quelle: Springer B: S, 129 II

Dank für Verständnis und Einverständnis. „Es hat für mich viel Reiz, den allgemeinen Teil von Grund auf umzugestalten; und das muss geschehen, weil in den vergangenen 6 Jahren ausserordentlich viel Neues hinzugekommen ist und sich uns mancherlei heute ganz anders darstellt als damals". „Ich glaube aber, dass tatsächlich ein sehr grosses Bedürfnis besteht für eine wirklich gründliche Bearbeitung des Gesamtgebietes der speciellen Histopathologie des Nervensystems". Zur Planung des Handbuches

---

Lfd. Nr.: 1118
Datum: 17.11.1928
von: Vogt, O
an: Foerster, O
hs/ms: ms
+: –
Quelle: OVA 32

Anfrage, ob Foerster bereit wäre, an das Vogtsche Institut zu kommen

---

Lfd. Nr.: 1119
Datum: 25.02.1929
von: Bielschowsky, M
an: Hallervorden, J
hs/ms: hs
+: –
Quelle: H 1178

Briefkarte. Auch mir tut das Scheitern des Berliner Planes sehr leid. Buch wäre für Sie keine Verbesserung gewesen.

Lfd. Nr.: 1120
Datum: 19.04.1929
von: Spielmeyer, W
an: Hallervorden, J
hs/ms: ms
+: –
Quelle: H 695

„Überhaupt ist es mit der Anatomie einmal wieder ganz schlimm, und man sollte eigentlich etwas Anderes machen oder vielleicht auch lieber gar nichts". Creutzfeldt mache „auch etwas Elektrisches"

Lfd. Nr.: 1121
Datum: 19.04.1929
von: Vogt, O
an: Jakob, AM
hs/ms: ms
+: –
Quelle: OVA 30

Bemühungen S. Henschens um internation. Vereinigung der Neurologen. Mit F. Krause skeptisch. Zuerst Einigung der deutschen Neurologen nötig

---

Lfd. Nr.: 1122
Datum: 20.04.1929
von: Jakob, AM
an: Vogt, O
hs/ms: ms
+: –
Quelle: OVA 30

Von Henschen geplante Konferenz abgesagt. Grundsätzlich für geplante Vereinigung

---

Lfd. Nr.: 1123
Datum: 22.04.1929
von: Vogt, O
an: Jakob AM
hs/ms: ms
+: –
Quelle: OVA 30

Nur für intern. Neurologenvereinigung, wenn thematisch auf theoretische Fragen konzentriert unter Ausschaltung rein klinischer Fragen

---

Lfd. Nr.: 1124
Datum: 03.05.1929
von: Spielmeyer, W
an: Hallervorden, J
hs/ms: ms
+: –
Quelle: H 699

50. Geburtstag; ausgewichen an Gardasee. „Empfinde mehr und mehr, dass ich fürchterlich viel vergesse". KWG-Etat vermindert wegen Reparationsverhandlungen

---

Lfd. Nr.: 1125
Datum: 15.05.1929
von: Spielmeyer, W
an: Hallervorden, J
hs/ms: ms
+: –
Quelle: H 697

Landrysche Paralyse fast ohne Befund. „Es wäre ja nicht ganz unmöglich, dass eine degenerative Polyneuritis vorliegt, bei der es zunächst zu einer Alteration der Achsenzylinder gekommen ist, ehe man etwas an den Markscheiden usw. sieht". Unklar die Fettfärbungen. Kann nur drei Stunden zu Besuch nach Landsberg kommen wegen schlechter Zugverbindungen

Lfd. Nr.: 1126
Datum: 08.06.1929
von: Spielmeyer, W
an: Hallervorden, J
hs/ms: ms
+: –
Quelle: H 702

Richtige Wahl, in Landsberg geblieben zu sein. „Oftmals wünschte ich, mich für längere Zeit einmal zurückziehen zu können, um still für mich zu mikroskopieren, als das ewige Gerede tagtäglich zu haben und vor allem die unglaubliche Schmiererei, bei der doch gar nichts herauskommt". Mit Frau Grombach gleiche Erfahrung, dass Nisslfärbung mit Toluol-Alkohol nicht haltbar. Bodechtel einziger Assistent, unruhiger Mensch, immer auf dem Sprung. Kaum eine Woche, in der nicht fragt, ob er nun zu v. Müller oder Bergmann, in Neurologie oder Inn. Med. soll. Können Sie jemand vorschlagen? „Natürlich könnte er sich auch von aus habilitieren, aber er ist da in einer so engumgrenzten Teildisziplin, dass die Aussichten für eine „ordentliche" Universitätskarriere äußerst gering sind".

Lfd. Nr.: 1127
Datum: 20.06.1929
von: Wagner v. Jauregg, J
an: Nonne, M
hs/ms: hs
+: –
Quelle: StAHH

Zum deutsch-französischen Wissenschaftler-Verhältnis anlässlich einer Bitte um Unterstützung einer Büste für Sicard. „Ich war dieser Tage selbst in Paris... und ich kann mich nicht über die Franzosen beklagen; sie haben mir alle Ehre getan und waren sehr liebenswürdig. Ich habe den Eindruck, sie suchen wieder die normalen Beziehungen in der wissenschaftlichen Welt aufzunehmen. Aber es gibt anscheinend unter ihnen vereinzelte Chauvinisten, die es den anderen schwer machen". Gegen die Streichung von Ehrenmitgliedern aus den Listen wie es manche deutsch-oesterreichische Gesellschaften getan hatten, nicht aber der Verein deutscher Nervenärzte und die Wiener Verbände. „In Bern soll ja heuer der Versuch gemacht werden, wieder normale internationale Zusammenkünfte anzubahnen. Das wäre das Beste, um kleine Empfindlichkeiten zum Ausgleich zu bringen. Gewisse nationale Rivalitäten haben übrigens auch vor dem Kriege bestanden. Und dass wir uns in politischen Fragen noch lange nicht verstehen werden, und zwar auch wir Oesterreicher, obwohl uns die Franzosen sehr um den Bart gehen, ist sicher".

Lfd. Nr.: 1128
Datum: 29.06.1929
von: Spatz, H
an: Hallervorden, J
hs/ms: ms
+: +
Quelle: H 268

Granulome bei progr. Paralyse. (Spirochaetenanhäufung?). „Hirntumoren beschäftigen mich z. Zeit sehr. Assistent des Pathologen Gruber hier, übersetzt Bailey u. Cushing. Erwähnt H. Cairns, der bei Cushing Fälle zusammenstellte. Sprach in Baden-Baden mit Guttman über Meningeome. Enttäuscht von Veraguth. Traf in Paris Guillain, Lhermitte, de Martel und Vincent. Beobachtete bei ihm neurochirurg. Operationen. „Ich habe den Eindruck bekommen, dass wir Waisenknaben sind". Gibt es Statistik über Mortalität bei Foerster? Creutzfeldt lobt Heymann. Erhielt Brief von Bailey. Dieser legt Wert darauf, dass die pathol.-anatom. Ausführungen Cushings Monographie von ihm stammten. „Also, da menschelt's auch!".

Lfd. Nr.: 1129
Datum: 04.07.1929
von: Foerster, O
an: Nonne, M
hs/ms: hs
+: -
Quelle: StAHH

Zu einem Brief Fr. v. Müllers, der erklärte, dass die meisten Internisten von heute nichts von Neurologie verstünden, der andererseits die Neurologie für die Interne Medizin reklamiere. „Dass dabei die Neurologie in Deutschland ganz aussterben muss, macht er sich scheinbar nicht klar. Es wird eben überall die Sache hinter das Prestige gestellt"

Lfd. Nr.: 1130
Datum: 16.07.1929
von: Spielmeyer, W
an: Hallervorden, J
hs/ms: ms
+: -
Quelle: H 706

Einladung Spielmeyers zu Epilepsie-Meeting in Boston und Beratung zur Einrichtung eines Labors an der Yale-Univ.

Lfd. Nr.: 1131
Datum: 24.07.1929
von: Bielschowsky, M
an: Hallervorden, J
hs/ms: ms
+: -
Quelle: H 1176

Potsdamer Wilson ist eine progressive symmetrische Erweichung des Hemisphärenmarkes, „welches ich als Leukodystrophia progressiva cerebri bezeichnet habe".

Lfd. Nr.: 1132
Datum: 02.08.1929
von: Bielschowsky, M
an: Hallervorden, J
hs/ms: ms
+: -
Quelle: H 1175

Spielmeyer bat um Handbuchartikel-Übernahme. B. sträubt sich noch. „Ich finde, dass man in meinem Alter mit seiner Kraft sehr vorsichtig wirtschaften muss und sie nicht für Handbuchsachen verzetteln darf".

Lfd. Nr.: 1133
Datum: 16.08.1929
von: Bielschowsky, M
an: Hallervorden, J
hs/ms: ms
+: -
Quelle: H 1174

„Aus den „Missbildungen" mache ich mir offen gestanden selbst nicht viel, weil hier zu viel Heterogenes zusammenkommt und die Materie kaum abzugrenzen ist"

Lfd. Nr.: 1134
Datum: 21.10.1929
von: Bielschowsky, M
an: Scholz, W
hs/ms: ms
+: +
Quelle: MPIN Biol

Zu Fall von Torsionsspasmus, ähnlich dem von Cassirer. Lipofuscinspeicherung in Striatum-Glia. „Höchst merkwürdige Sache, dass ein klinisch so ungemein prägnantes Bild ein im Grunde unbefriedigendes anatomisches Substrat hat". Im eigenen, von Thomalla und Vogt verwerteten Fall weit ausgeprägtere Veränderungen mit Einschmelzung weiter Teile beider Putamina. Empfindung, „dass wir mit unserer heutigen Technik noch nicht tief genug in die Struktur der Grundsubstanz der basalen Stammganglien und der Rinde eindringen und dass uns deswegen vielleicht wichtige Veränderungen verborgen bleiben"

Lfd. Nr.: 1135
Datum: 21.11.1929
von: Hoche, A
an: Bumke, O
hs/ms: ms
+: –
Quelle: UNK München

Dank für Zusendung der 3. Auflage des Lehrbuches. „Angenehm berührt hat mich besonders die bescheidene Aufmachung der Malariatherapie; bei dem (gemessen an Wien, Hamburg, München usw.) kleinen hiesigen Material hat man natürlich bei der Abstimmung bescheiden zu sein; aber meine bisherigen Eindrücke sind nicht überwältigend; so lang mich hier auf dem Tram seit Jahren unbehandelte Paralytiker als vollwertige Zeitgenossen begrüßen, ist meine innere Überzeugung von der Sicherheit der Heilwirkung nicht genügend groß; es ist gut, dass Sie auch auf die Gefährlichkeit Wert legen". Stimmt nicht ein in das Lob des Reichsversicherungsamtes. „Es ist sehr scherzhaft, dass ich, der vielleicht radikalste Vertreter von Reformwünschen, in den Geruch eines Gegners gekommen bin. Es ist einfach eine Frage des Rechtsgefühls, ob man sich mit ungenügend fundierten Entscheidungen zufrieden geben kann". Zu Reichardt und Stier.

Lfd. Nr.: 1136
Datum: 25.11.1929
von: Bumke, O
an: Hoche, A
hs/ms: ms
+: –
Quelle: UNK München

Zur Entscheidung des Reichsversicherungsamtes. „Ich kenne keine einzige Partei, die den Mut haben würde, eine gesetzliche Änderung des bestehenden Zustandes vor ihren Wählern zu vertreten. Man darf nicht vergessen, dass die letzte blödsinnige Fassung der Sozialversicherung mit der Arbeitslosenversicherung für Schulkinder u. s. w. von einer Rechtsregierung stammt". Zu Stier und Reichardt „ein guter Kerl, aber total verrannt")

Lfd. Nr.: 1137
Datum: 30.11.1929
von: Bielschowsky, M
an: Hallervorden, J
hs/ms: ms
+: –
Quelle: H 1170

Vogt aus Moskau zurück. Hat nichts gegen gemeinsame Publikation der beiden Wilson-Pseudosklerose-Fälle.
Schon Schnitte von Riesenwuchs der Groß- u. Kleinhirnhemisphäre?

Lfd. Nr.: 1138
Datum: 09.12.1929
von: Bielschowsky, M
an: Hallervorden, J
hs/ms: hs
+: -
Quelle: H 1168

Briefkarte. Dank für Bericht über Lhermitte-Duclos.

Lfd. Nr.: 1139
Datum: 13.12.1929
von: Bielschowsky, M
an: Hallervorden, J
hs/ms: ms
+: -
Quelle: H 1106

Lehnt Auftrag ab, statt Creutzfeldt Handbuchbeitrag über EPMS-Krankheiten zu schreiben. Bittet Hallervorden, den Beitrag zu übernehmen. Spielmeyer und Springer einverstanden. Sonst wahrscheinlich Ostertag „und ich glaube nicht, dass Ihnen dies besonders wünschenswert erscheinen wird"

Lfd. Nr.: 1140
Datum: 18.12.1929
von: Spatz, H
an: Hallervorden, J
hs/ms: ms
+: -
Quelle: H 264

Zur Planung des Handbuchbeitrags zur Encephalitis epidem. Jakob auch hier für einerseits-andererseits. Vogt sah St. dysmyelin. im Pallidum bei Fall von Bindearmchorea. Aufstellung des EPMS im engeren Sinn. Jakob „hat es sich da doch sehr leicht gemacht". „Die Substantia nigra ist bei der Economoschen Krankheit das, was bei der Heine-Medinschen Krankheit das Vorderhorn ist - könnte man sagen. Die Jakobsche Metencephalitislehre muss ich auf das Bestimmteste ablehnen"... „Ich leugne also mit Bestimmtheit das Vorhandensein eines vom Entzündungsprozess unabhängigen Vorganges". Argumente gegen A. M. Jakob. Goldstein öffnete uns die Augen mit seinem Befund an der Subst. nigra. „A. Jakob ist wohl der Hauptschuldige daran, dass durch die Zurechnung der Glia zum Parenchym eine Verwirrung angerichtet wurde, gegen die nun Spielmeyer in seinem Aufsatz „Infektion im Nervensystem" ankämpft". Bielschowsky zweifelt an Gliabruchstücken bei Klasmatodendrose. Erwähnt zahlreiche interessante Einzelfälle.

Lfd. Nr.: 1141
Datum: 19.12.1929
von: Merzbacher, L
an: Nonne, M
hs/ms: ms
+: -
Quelle: StAHH

Aus Buenos Aires. Zu mehreren in Deutschland angenommenen Manuskripten, die sich mit ethnographischen Forschungen befassen

Lfd. Nr.: 1142
Datum: 23.12.1929
von: Hallervorden, J
an: Spatz, H
hs/ms: ms
+: -
Quelle: H 260

Bekam das Handbuch-Kapitel von Creutzfeldt. Spatz in seinem Kapitel gegen die Lokalisiererei mit Erfolg zu Felde gezogen. Unerhört schöner Stammganglienartikel von Spatz. Hat Fälle mit Zerfall der schwarzen Stellen, welche klinisch progressive Versteifung boten, nicht den Eindruck einer Enc. epidem.; „Glaube, dass Erkrankung der Nigra auch ohne Encephalitis vorkommt". 2–3 Lymphocyten kein Beweis für Entzündung. Will pflichtgemäß Bielschowsky wegen Klasmatodendrose zur Rede stellen. Wir machen zusammen in Pseudosklerose.

Lfd. Nr.: 1143
Datum: 30.12.1929
von: Hallervorden, J
an: Spatz, H
hs/ms: ms
+: -
Quelle: H 262

Gibt Frl. Marthen (Tochter seines Direktors) Präparate nach München mit, darunter Kombination von Friedreich und Chorea mit pigmenttragender eigenartiger, Wilsonähnlicher Glia. Dachte beim Fall Jes. an Pelizäus-Merzbachersche Krankheit. Eisenführende Zellen in Markresten. Hat Filmaufnahmen von dem Kind.

Lfd. Nr.: 1144
Datum: 31.12.1929
von: Bielschowsky, M
an: Hallervorden, J
hs/ms: ms
+: -
Quelle: H 1165

Fall gehört zur selben Gruppe wie Fall von Lhermitte und Duclos. Auch Anomalie der Skelettanlage (an beiden Händen 6 Finger). So auch in gemeinsam mit Pick beschriebenen Fall eines Ganglioneuroms der Medulla obl.

Lfd. Nr.: 1145
Datum: 28.01.1930
von: Bielschowsky, M
an: Hallervorden, J
hs/ms: ms
+: -
Quelle: H 1159

Will über eigenartige Ganglioneurome des Kleinhirns in der Neurol. Ges. sprechen und bittet, einen Fall von Hallervorden mitbenutzen zu dürfen. Vor dem Umzug des Vogtschen Institutes nach Buch.

Lfd. Nr.: 1146
Datum: 02.02.1930
von: Spielmeyer, W
an: Hallervorden, J
hs/ms: ms
+: -
Quelle: H 708

USA äußerst interessant u. erfreulich. Dank für Übernahme des EPMS-Kapitels.

Lfd. Nr.: 1147
Datum: 21.02.1930
von: Spielmeyer, W
an: Hallervorden, J
hs/ms: ms
+: -
Quelle: H 709

Bei Formolniederschlägen unterschiedliche Verteilungen. Krankheit u. Todesfälle in Familie u. bei Rockefeller-Foundation.

Lfd. Nr.: 1148
Datum: 23.02.1930
von: Bielschowsky, M
an: Hallervorden, J
hs/ms: hs
+: -
Quelle: H 1156

Briefkarte. Dank für Hinweis auf Arbeit von Rössle und Spiegel.

Lfd. Nr.: 1149
Datum: 24.02.1930
von: Hallervorden, J
an: Spielmeyer, W
hs/ms: ms/hs
+: -
Quelle: H 711

Bei neuem Fall mit Entmarkung und scheinbarem Formolpigment auffallend die Bevorzugung des Putamens. Defekte Lampe nicht ersetzbar (andere Stromstärke, anderer Widerstand), daher Schwierigkeiten bei der Arbeit.

Lfd. Nr.: 1150
Datum: 26.03.1930
von: Spatz, H
an: Hallervorden, J
hs/ms: ms
+: -
Quelle: H 259

Erhielt von Gamper-Stiefler ALS-Fall nach Encephalitis epid.

Lfd. Nr.: 1151
Datum: 24.04.1930
von: Bielschowsky, M
an: Hallervorden, J
hs/ms: hs
+: -
Quelle: H 1153

Sorge, lange nichts gehört zu haben. Möchte Angelegenheiten persönlicher und wiss. Art mit Hallervorden besprechen

Lfd. Nr.: 1152
Datum: 07.05.1930
von: Edinger, Tilly
an: Fischer-Wasels (?)
hs/ms: ms
+: -
Quelle: EdLM

Zur Frage des Wegganges Goldsteins nach Berlin („harter Schlag!") und einer eventuellen Verlagerung des Institutes. Die vergl. neuroanatomische Sammlung muss unbedingt in Frankfurt bleiben. Man rechnet mit Rückkehr Goldsteins.

Lfd. Nr.: 1153
Datum: 20.05.1930
von: Spatz, H
an: Hallervorden, J
hs/ms: ms
+: -
Quelle: H 258

Friedländer noch nicht bei mir. „Nur ein Bedenken: Bumke hat nicht gerne Juden als Assistenten, jedenfalls keine ungetauften"

Lfd. Nr.: 1154
Datum: 31.05.1930
von: Bielschowsky, M
an: Hallervorden, J
hs/ms: ms
+: -
Quelle: H 1148

Bitte um Plaque fibromyelinique in sonst normaler Rinde an Vogt weitergegeben

Lfd. Nr.: 1155
Datum: 31.05.1930
von: Spatz, H
an: Hallervorden, J
hs/ms: ms
+: -
Quelle: H 257

Anencephaliefall recht interessant. Marthen beraten. „Was ist das für ein pathologischer Prozess, der die bereits gebildete und auch differenzierte Anlage zerstört? Kann es nicht ein Cavernom sein oder sonst eine Geschwulst, die von den Blutgefässen ausgeht?

Lfd. Nr.: 1157
Datum: 05.06.1930
von: Spielmeyer, W
an: Hallervorden, J
hs/ms: ms
+: -
Quelle: H 715

Bekommt Material vom Bodechtel-Fall (Pelizäus-Merzbacher-Krankheit). Eigener Merzbacher-Fall wohl zu lange in Formol gelegen. Lubarsch möchte Pigmentfälle von Schwartz behandeln lassen, aber besser „von einem aus unserer Sippe". Scholz bearbeitet Myoklonus-Epilepsie. Neubürger hat neuen Fall von Hallervorden-Spatzscher Krankheit. Spielmeyer fährt nach Oxford

Lfd. Nr.: 1158
Datum: 06.06.1930
von: Spielmeyer, W
an: Springer, F
hs/ms: ms
+: –
Quelle: Springer B: S, 129

„Ich habe nun ernstlich den Entschluss gefasst, die Sache mit dem Nervenband für den Henke-Lubarsch energischer zu betreiben". Bittet um Gliederung des Lewandowskyschen Handbuches

---

Lfd. Nr.: 1159
Datum: 13.06.1930
von: Spielmeyer, W
an: Springer, F
hs/ms: ms
+: –
Quelle: Springer B: S, 129 II

„Diese Neubearbeitung bedeutet die Schaffung eines ganz neuen Buches, da das Meiste von Grund auf umgestaltet werden muss"

Lfd. Nr.: 1160
Datum: 26.06.1930
von: Bielschowsky, M
an: Hallervorden, J
hs/ms: ms
+: –
Quelle: H 1145

Vogts St. dysmyelinisatus eine histopathologisch wenig scharf umgrenzte Sache. Röntgenschäden mit Timoféeff besprochen (Literaturliste liegt bei). Spatz in München besucht. „Ich muss allerdings bekennen, dass meine wissenschaftlichen Ansichten von den seinigen nicht selten erheblich abweichen, was aber meiner Wertschätzung seiner Person nicht im geringsten Abbruch tut". Von Schaffer wieder eine Arbeit zur Frage der Pathogenese der Tay-Sachs-Krankheit und der lipoidzelligen Splenohepatomegalie erschienen. Im Wesentlichen Polemik gegen Bielschowsky.

Lfd. Nr.: 1161
Datum: 18.07.1930
von: Spielmeyer, W
an: Hallervorden, J
hs/ms: ms
+: –
Quelle: H 718

Zu einem Hinweis auf frühere Spielmeyer-Arbeit: „Es geht jetzt vielfach so mit meiner Untersuchung und Behauptung der Zusammengehörigkeit der Wilsonschen Krankheit und der Pseudosklerose, dass die Einen sie als eine Selbstverständlichkeit und von vorneherein bekannte Tatsache behandeln, während die Anderen diese Feststellung Hall zuschreiben. Vor 10 Jahren war die Sache aber keineswegs selbstverständlich, sondern genau das Gegenteil wurde von den Klinikern und sogar von Bielschowsky anatomisch behauptet, und Hall hat seine Mitteilungen erst zwei Jahre später gebracht. Es gibt viel bedeutendere Leute als ich, die viel ängstlicher auf ihren Groschen sind; also will auch ich aus meinem Herzen keine Mördergrube machen"

Lfd. Nr.: 1162
Datum: 15.08.1930
von: Spatz, H
an: Hallervorden, J
hs/ms: hs
+: –
Quelle: H 255

Mittelbachsche Arbeit über Liposiderin erwähnt, enttäuscht. Gratulation zu Handbuchbeiträgen. Sorgen wegen Dresdener Referat. „Man muss viel Insuffizienz der Morphologie eingestehen. Die Plastizität des zarten [?] Zentralorgans ist vom morphologischen Standpunkt aus gar nicht zu verstehen". Ich führe die Plaques fibromyeliniques als Regenerationsprodukt vor, aber die sind wieder für die morphologische Restitution bedeutungslos. Schlimm!". Langes Nachfolge ungeklärt

---

Lfd. Nr.: 1163
Datum: 18.08.1930
von: Krehl, L
an: Brauer, L
hs/ms: ms
+: –
Quelle: StAHH

(Abschrift) Nachdrückliches Eintreten für die Berufung von V. v. Weizsäcker als Nachfolger Nonnes. Warnung vor abweichender Auffassung von Wilmanns

---

Lfd. Nr.: 1164
Datum: 22.08.1930
von: Spielmeyer, W
an: Hallervorden, J
hs/ms: ms
+: –
Quelle: H 719

Bitte um Übernahme einiger Kapitel im Henke-Lubarsch-Handbuch. Chorea-Kapitel sollte Terplan machen, aber er geht nach USA für einige Zeit.

Lfd. Nr.: 1165
Datum: 22.08.1930
von: Brauer, L
an: Nonne, M
hs/ms: ms
+: –
Quelle: StAHH

Vertrauliche, sehr kritische Stellungnahme zu dem Brief Krehls in der Frage der Nonne-Nachfolge mit dem Bestreben, statt Pette V. v. Weizsäcker zu berufen. „Im Wesentlichen will ich eine echte, gute Neurologie und nicht dieses verwaschene Geistreiche, diese halbe Psychiatrie".

Lfd. Nr.: 1166
Datum: 26.08.1930
von: Hallervorden, J
an: Spielmeyer, W
hs/ms: ms/hs
+: –
Quelle: H 721

Würde gerne das Kapitel über cerebr. Kinderlähmung bearbeiten. „Mein Material darüber ist recht gut und ich habe in der letzten Zeit dank meiner guten Beziehungen zu der Idiotenanstalt Lübben allerlei gesehen und bearbeitet. Da würde dann auch das Geburtstrauma, welches übrigens keine unerhebliche Rolle zu spielen scheint, hineingehören, Mikrogyrie, Porencephalie, Hemiatrophia cerebri etc.

Lfd. Nr.: 1167
Datum: 02.09.1930
von: Spielmeyer, W
an: Hallervorden, J
hs/ms: ms
+: -
Quelle: H 724

Geburtstrauma nicht wieder von Schwartz zu behandeln, möchte nicht eine Wiederholung all seiner schon so oft dargelegten Befunde, weitgehenden Deutungen und Verallgemeinerungen.

Lfd. Nr.: 1168
Datum: 13.09.1930
von: Bielschowsky, M
an: Hallervorden, J
hs/ms: ms
+: -
Quelle: H 1143

Vogt geht morgen nach Moskau und Tiflis. Muss ihn 2 Monate lang vertreten

---

Lfd. Nr.: 1169
Datum: 07.10.1930
von: Bielschowsky, M
an: Hallervorden, J
hs/ms: ms
+: +
Quelle: H 1141

Ansichten über Dresdener Tagung unter Collegen verschieden. „Viel wurde von der Diskrepanz zwischen den Auffassungen Foersters und Goldsteins erzählt. In dubio bin ich entschieden für Foerster. Die sich als tiefe Weisheit ausgebenden Ganzheitsspekulationen des Herrn Goldstein, die im Grunde genommen recht banal sind, müssen endlich einmal etwas tiefer gehängt werden... Das Vertrauen, das Herr Wallenberg in mich setzt, ehrt mich; aber zunächst habe ich einmal von „Technik" die Nase voll. Ich habe nachgerade genug Zeit für die Glia verpulvert... man bei jeder neuen Methode eben auch neue Befunde entdeckt, die einen fesseln, ohne dass man sie in ein richtiges System bringen könnte"

Lfd. Nr.: 1170
Datum: 18.10.1930
von: Spatz, H
an: Hallervorden, J
hs/ms: hs
+: -
Quelle: H 253

Hinweis auf Arbeit von Borst über Fluoreszenzmikroskopie. Schenk kann zu Bumke statt Friedländer, der zu Spielmeyer geht

---

Lfd. Nr.: 1171
Datum: 24.10.1930
von: Spielmeyer, W
an: Hallervorden, J
hs/ms: ms
+: -
Quelle: H 726

Wollte Berliner Frage mit Hallervorden erörtern, über die schon Bielschowsky mit Spielmeyer geredet hatte. Nicht gerade dringlich, „weil Lewy mit seinem Optimismus doch nicht ganz so mit den wirtschaftlichen Schwierigkeiten der Zeit gerechnet hatte... Zu dem Resultat gekommen, dass ich mich hier gänzlich zurückhalten möchte"

Lfd. Nr.: 1172
Datum: 03.11.1930
von: Braunmühl, A. v.
an: Ostertag, B
hs/ms: hs
+: -
Quelle: JP/O

Zu Ostertags publiziertem Fall Erna St., der von v. B. in einer neuen Arbeit referiert wurde. „Es wird Sie vielleicht interessieren, dass ich Ihre Beobachtung im Sinne eines „Wilson“ ausdeute. Auch nach Abschluss dieser Arbeit wäre es mir sehr interessant zu erfahren wie Sie heute über den Fall denken und ihn rubrizieren“.

Lfd. Nr.: 1173
Datum: 06.11.1930
von: Ostertag, B
an: Braunmühl, A v.
hs/ms: ms
+: -
Quelle: JP/O

„Wenn ich den Fall damals gesonders herausgehoben habe, so geschah es in erster Linie deshalb, weil ein derartiger Fall von mir provisorisch als Myolyse bezeichneter Vorgang bisher nicht bekannt war, ferner weil ich mich auch heute noch gegen den Missbrauch, der mit der Alzheimer'schen Gliazelle getrieben wird, entschieden wehre und nicht dazu beitragen wollte, etwa Übergangsformen zu schaffen, mit denen dann gewisse Autoren nur zu gern alles beweisen. Schliesslich aber, und das ist der Punkt, mit dem ich mit Ihrer Wiedergabe leider nicht übereinstimmen kann, ist doch durch die damalige Beobachtung eindeutig erwiesen, dass Mutter und Tochter zunächst bei einer gleichartigen exogenen Infektion, nämlich einem Gelenkrheumatismus, an einer symptomatischen Chorea erkranken. Um diese Tatsache kommen wir nun einmal nicht herum. Wir können doch unmöglich die gleichartige Disposition zu der striären Affektion leugnen und dann glaube ich auch noch heute, dass dieser Schädigung, sei es infectiöser oder toxischer Natur, die Bedeutung eines auslösenden Momentes für den wilsonähnlichen Komplex zukommt. Was die Beziehung zwischen Leber und Zentralnervensystem anbetrifft, so sind dieselben noch keineswegs geklärt. Die Pollack'schen Arbeiten halte ich für nicht diskussionsfähig, dagegen bin ich mir und befinde mich dabei in Uebereinstimmung mit Max Bielschowsky, keineswegs darüber im klaren, ob nicht doch die Lebererkrankung, Wilsonsche Krankheit, Hornhautring und die absurde Gliazelle nur der Ausdruck der Manifestation eines pleiotropen Gens sind (oder etwa gekoppelter Gene). Was die Leberzirrhose anbetrifft, so gibt es doch ganz allgemein pathologisch eine Anzahl von Fällen..., bei denen eine infectiös-toxische Schädigung als Ursache nicht abgeleugnet werden kann... Das, was ihn heute der Wilson-Gruppe zuteilen kann, freut mich selbst ausserordentlich, denn ich bin ein grosser Gegner neuer Krankheitsbezeichnungen... Es hat sich also einmal wieder als durchaus berechtigt erwiesen, dass das Schwergewicht unserer Untersuchung in der exakten Darstellung des Befundes liegt“.

Lfd. Nr.: 1174
Datum: 01.12.1930
von: Bielschowsky, M
an: Hallervorden, J
hs/ms: ms
+: -
Quelle: H 1135

Zu Fall von Tub. Sklerose: Zweifel an Nervenfasern in Gefäßen in übersandten Photos (oder Schnitten?). Sehen wie elast. Fasern aus. Auch von Ganglienzellnatur in Ventrikeltumoren nicht ganz überzeugt. Wohl Spongioblasten. Unbestreitbar nervös die Riesenganglienzellen in der Rinde. Physiolog. Abt. unter Fischer in Gang gesetzt

Lfd. Nr.: 1175
Datum: 01.12.1930
von: Spielmeyer, W
an: Hallervorden, J
hs/ms: ms
+: –
Quelle: H 728

Mit Petrolbenzin vergällter Alkohol brauchbar, aber noch nicht absehbar die Haltbarkeit der Nissl-Präparate

---

Lfd. Nr.: 1176
Datum: 06.11.1930
von: Kraepelin, E
an: Obersteiner, H
hs/ms: ms
+: –
Quelle: Medhist Wien 2412

Bitte um Information zum Lebenslauf von Vering für sein Werk über Deutsche Irrenärzte durch Information bei dem in Wien lebenden Urenkel Dr. Friedrich Vering

---

Lfd. Nr.: 1177
Datum: 19.12.1930
von: Bielschowsky, M
an: Hallervorden, J
hs/ms: ms
+: –
Quelle: H 1133

Schickt Arbeit von Pollak, der Hirnveränderungen bei Wilson auf Leberschäden zurückführt. Argumentation höchst anfechtbar.

Lfd. Nr.: 1178
Datum: 29.12.1930
von: Bielschowsky, M
an: Hallervorden, J
hs/ms: ms
+: –
Quelle: H 1132

Schickt Arbeit von Feriz über Tub. Sklerose, der Bielschowsky's Vorarbeiten nicht berücksichtigt hat.

Lfd. Nr.: 1179
Datum: 31.12.1930
von: Bielschowsky, M
an: Hallervorden, J
hs/ms: hs
+: –
Quelle: H 1131

Briefkarte. Kurz zu Braunmühls Arbeit zu Wilson-Pseudosklerose

Lfd. Nr.: 1180
Datum: 03.01.1931
von: Bielschowsky, M
an: Hallervorden, J
hs/ms: ms
+: -
Quelle: H 1125

Bitte, statt B. Artikel über Tub. Sklerose, Recklinghausen und hypertrophische Neuritis im Oppenheim-Lehrbuch zu übernehmen

---

Lfd. Nr.: 1181
Datum: 03.01.1931
von: Bielschowsky, M
an: Hallervorden, J
hs/ms: ms
+: -
Quelle: H 1130

„Die Arbeit von Braunmühl dokumentiert so recht die Insuffizienz der vergleichenden Histopathologie. B. kommt nach meiner Meinung zu ganz falschen Schlüssen, weil er, offenbar unter dem Einfluss Spielmeyers, die Beweiskraft histologischer Einzelbefunde überschätzt. Den richtigen Gesichtspunkt für Pathogenese und Aetiologie der Heredodegenerationen im allgemeinen und des Wilson im speziellen gibt uns nur die Genetik. Auf diese prinzipiell wichtige Stellungnahme komme ich am Schluss unserer Arbeit hinaus".

Lfd. Nr.: 1182
Datum: 05.01.1931
von: Hallervorden, J
an: Bielschowsky, M
hs/ms: ms
+: -
Quelle: H 1123

Pollaks Arbeit ein erstaunliches Machwerk. Der Fall sehr interessant. Wilsonleber und Alzheimer-Glia im Striatum. Warum nicht Wilson? „Selten einen solchen Unsinn gelesen"

Lfd. Nr.: 1183
Datum: 06.01.1931
von: Bielschowsky, M
an: Hallervorden, J
hs/ms: hs
+: -
Quelle: H 1121

Karte. Lehnt die Arbeit von Pollak ebenso ab wie Hallervorden, aber aus anderen Gründen, zweifelt an dem Wilson-Charakter der Hirnveränderungen, hält Leberzirrhose für angiogen. Die in „ihrem deskriptiven Teil gute Arbeit von Braunmühl konnte ich nicht in dem Masse würdigen wie sie es verdient. Seine vergleichend-anatomische Betracht. zur Lösung des aetiol. Problems sind verfehlt. An die kausale und formale Pathogenese kommt man nur mit Hilfe genetischer Forschungsresultate heran".

Lfd. Nr.: 1184
Datum: 09.01.1931
von: Bielschowsky, M
an: Hallervorden, J
hs/ms: ms
+: -
Quelle: H 1120

„Gerade an der Arbeit von Braunmühl, die hier kritisiert wird, lässt sich erweisen, dass mit der vergleichend-histologischen Methode eine tiefere Ergründung pathogenetischer Fragen nicht erzielbar ist. Ich glaube, dass gerade dieser Teil zunächst bei den Leuten vom Fach Befremden erregen wird, dass sich aber die Geister sehr bald von der Notwendigkeit derartiger genetischer Betrachtungen überzeugen werden“

Lfd. Nr.: 1185
Datum: 16.02.1931
von: Bielschowsky, M
an: Hallervorden, J
hs/ms: ms
+: -
Quelle: H 1114

Karte. Arbeit über Am. Id. Bielschowsky's an Epstein

Lfd. Nr.: 1186
Datum: 07.03.1931
von: Hallervorden, J
an: Spielmeyer, W
hs/ms: ms
+: -
Quelle: H 729

Schickt Cysticerkose-Fall mit auffälligem St. spongiosus (Siegelringzellen). Epilepsiehirn mit Heterotopien

---

Lfd. Nr.: 1187
Datum: 11.03.1931
von: Spielmeyer, W
an: Hallervorden, J
hs/ms: ms
+: -
Quelle: H 731

„Ich glaube auch, dass der Status spongiosus sich mindestens zu einem sehr grossen Teil aus diesen Aufblähungen der Ganglienzellen und ihrem eventuellen späteren Untergang erklärt. Allerdings sieht man auch in der obersten Rinde nicht selten Lücken und spongiöse Auflockerung, sodass wohl auch sonst im „Grundgewebe“ sich diese schwammige Umwandlung vollzieht“. Einladung nach Rio de Janeiro. Konnte dank der Rockefeller-Foundation Herrn Scholz engagieren

---

Lfd. Nr.: 1188
Datum: 14.03.1931
von: Spatz, H
an: Hallervorden, J
hs/ms: ms
+: -
Quelle: H 285

Urlaubspläne und Besuch Hallervordens. Arbeitet mit Marchesani über Hirnschwellung und Stauungspapille

---

Lfd. Nr.: 1189
Datum: 16.03.1931
von: Spielmeyer, W
an: Bielschowsky, M
hs/ms: ms
+: -
Quelle: H 1104

Gegen Referat einer Braunmühlschen Arbeit durch Bielschowsky u. Hallervorden. „möchte aber doch bemerken, dass ich Ihre Einwände resp. das, was Sie und Hallervorden Braunmühls vergleichend anatomischen Erklärungsversuchen nun an genetischen Hinweisen entgegenstellen, nicht annehmen kann. Sie schreiben von B.'s Sachen, dass sie recht dubiöser Art seien. Aber finden Sie wirklich nicht, dass die genetischen Dinge, die Sie von O. Vogt übernehmen, in diesem Zusammenhang mindestens so dubiös sind? Wenn Sie und Herr Hallervorden die Sache von Braunmühl nicht akzeptiert hätten, würde mich das nicht wundern. Aber dass Sie nun diesen genetischen so hoch über seinen Erklärungsversuch stellen, frappiert mich sowohl bei Ihnen wie bei Hallervorden - selbst wenn Sie schreiben, Sie wollten nicht behaupten, dass mit dieser Erklärung genetischer Begriffe die Aetiologie der W. P. [Wilsonsche Pseudosklerose] „restlos" geklärt ist! Ich kann Ihnen auch nicht recht geben darin, dass sich niemand dem Eindruck verschliessen wird, dass man durch die von Ihnen und Hallervorden eingeführten Begriffe dem Verständnis der Wilson-Fälle näher gebracht worden ist".

Lfd. Nr.: 1190
Datum: 19.03.1931
von: Bielschowsky, M
an: Hallervorden, J
hs/ms: ms
+: -
Quelle: H 1103

Schickt Brief Spielmeyers. „Ich hätte mich ja viel schärfer gegen seine etwas kaschierten Invektiven wenden können, möchte aber diesen ausgezeichneten und äusserst liebenswürdigen Menschen, dessen wissenschaftliche Qualitäten ich sehr hoch schätze, nicht ärgern".

Lfd. Nr.: 1191
Datum: 19.03.1931
von: Bielschowsky, M
an: Spielmeyer, W
hs/ms: ms
+: +
Quelle: H 982

„Hörte zu meinem grossen Bedauern, dass Sie unsere Stellungnahme zu v. Braunmühls Arbeit über das Wilson-Pseudosklerose-Problem verstimmt hat. „Sie wissen, dass ich die Ergründungsmöglichkeiten pathologischer Zusammenhänge durch anatomische Forschungsmittel für sehr begrenzt halte. Ich habe Ihnen ja schon vor Jahren ganz offen gesagt, dass die Histopathologie, wenn sie nicht durch neue Methoden eine wesentliche Verlängerung ihres Aktionsradius erhält, bald am Ende ihrer Leistungen sein wird... Die Unzulänglichkeit ihrer Forschungsweise macht sich gerade bei der Wilson-Pseudosklerose besonders fühlbar. Dasselbe gilt prinzipiell auch von anderen nicht exogenen Erkrankungen des Nervensystems. Das mag wohl auch ein Grund sein, weshalb radikale Geister, wie z. B. O. V[ogt]., unsere ganze Forschungseinrichtung als quantité negligeable ansehen ... zu meiner Stellungnahme aber nicht durch irgend welche „exogenen" Einflüsse veranlasst.„sondern weil ich die feste Überzeugung habe, dass man besonders bei den Heredodegenerationen mit vergleichend histologischen Betrachtungen nicht weiter kommt"....„Ich glaube, es ist wirklich nicht gesucht, wenn man hier, gestützt auf die Erfahrungen der experimentellen Genetik, genetische Gesichtspunkte zum Verständnis der Dinge heranzieht. Von einer restlosen Klärung der Ätiologie kann nicht die Rede sein, denn eine solche wäre ja erst dann denkbar, wenn wir einen Einblick in die Chromosomen der Keimzellen und in die Mechanik der in ihnen verankerten Gene bekämen. Für die menschliche Pathologie wird das immer eine hoffnungslose Utopie bleiben, aber die experimentell beeinflussbaren Insekten mit ihrer raschen Fortpflanzung haben uns mancherlei gezeigt, was von allgemeiner biologischer Gültigkeit ist, und ich halte es für geradezu notwendig, dass wir an diesen Feststellungen nicht achtlos vorübergehen".

Lfd. Nr.: 1192
Datum: 21.03.1931
von: Hallervorden, J
an: Bielschowsky, M
hs/ms: ms
+: -
Quelle: H 1102

Brief von Spielmeyer zurück. „Ich kenne zwar seine grosse Empfindlichkeit, aber ich habe wirklich nicht im geringsten erwartet, dass ihn dies so erregen würde, zumal wir ja doch ausdrücklich überall Braunmühls Arbeiten anerkannt haben... Die Vermischung wissenschaftlicher Meinungen und persönlicher Beziehungen hat Spielmeyer mir gegenüber einmal bei Vogt als schweren Fehler gerügt. Nun macht er es selbst nicht besser".

Lfd. Nr.: 1193
Datum: 21.03.1931
von: Bielschowsky, M
an: Hallervorden, J
hs/ms: ms
+: -
Quelle: H 1100

Zu Riesenvakuolen in Ganglienzellen. Entzündlicher Reiz der Parasiten (Cysticerkose)?

Lfd. Nr.: 1194
Datum: 23.03.1931
von: Spielmeyer, W
an: Bielschowsky, M
hs/ms: ms
+: +
Quelle: H 1094

[Abschrift] „Darum keine Feindschaft nicht - wie man bei Ihnen in Berlin sagt! Mir wird auf Kongressen vorgeworfen, dass ich das Können der pathol.-anatom. Forschung sehr gering einschätze, - und nun kommt ein guter Freund, um mich darüber zu belehren [...] „Ich glaube auch, dass ich unverdächtig sein sollte, die Bedeutung der genetischen und genealogischen Forschung zu gering einzuschätzen, nicht nur, da in unserem Institut diese Dinge sehr intensiv und extensiv, aber allerdings auch sehr kritisch betrieben werden; sondern ich habe mich ja auch ziemlich viel mit der Heredodegeneration beschäftigt und oft genug betont, wie sehr wir hier nicht nur die Ergänzung, sondern auch die Führung durch die Erbwissenschaften brauchen... Aber nehmen Sie mir nicht übel, wenn ich in Ihren (und Hallervordens?) genetischen Darlegungen lediglich eine Vergleichung sehe zwischen histologischem Befund und genetischen Tatsachen, nicht eine Erklärung".

Lfd. Nr.: 1195
Datum: 24.03.1931
von: Bielschowsky, M
an: Hallervorden, J
hs/ms: ms
+: -
Quelle: H 1098

Reaktion auf Spielmeyers Brief sehr vernünftig. „Spielmeyer ist ein etwas erethischer Herr, dem sein letzter Brief sicherlich schon wieder leid tut". Wies in Postscriptum daraufhin, dass Wohlwill geeigneterer Referent als Braunmühl

---

Lfd. Nr.: 1196
Datum: 24.03.1931
von: Hallervorden, J
an: Spielmeyer, W
hs/ms: ms
+: -
Quelle: H 733

Scholz in Dresden kennengelernt. Gefiel ihm sehr gut.

Lfd. Nr.: 1197
Datum: 25.03.1931
von: Hallervorden, J
an: Bielschowsky, M
hs/ms: ms
+: -
Quelle: H 1099

Nicht erfreut, dass Spielmeyer so aggressiv wurde, „denn seine Verstimmungen pflegen sich auch im persönlichen Verkehr bemerkbar zu machen, aber ich nehme die Sache nicht weiter tragisch".

Lfd. Nr.: 1198
Datum: 26.03.1931
von: Hallervorden, J
an: Bielschowsky, M
hs/ms: ms
+: -
Quelle: H 1096

Schickt Präparate mit auffallenden Vakuolen in Spinalganglienzellen. Im Handbuch Neurologie Kapitel für Hallervorden? Braunmühl wenig erfreut über Referatauftrag, dabei ganz sine ira et studio

---

Lfd. Nr.: 1199
Datum: 28.03.1931
von: Bielschowsky, M
an: Hallervorden, J
hs/ms: ms
+: -
Quelle: H 1092

An Spinalganglienzellen grosse Randvakuolen nichts Ungewöhnliches, von Cajal als Fenestration bezeichnet. Derartige Riesenvakuolen aber im normalen Spinalganglion nie zu beobachten.
Brief von Spielmeyer beigelegt. „Sie sehen, dass meine Prognose ganz richtig war. Die etwas ataktische Art seiner Abwehrbewegungen ist ihm offenbar zu Bewusstsein gekommen und tut ihm schon leid. Immerhin ist seine gegenwärtige Stellungnahme immer noch etwas widerspruchsvoll und seine Ironie etwas erzwungen [...] Lasse die Angelegenheit jetzt begraben [...] Jedenfalls liegt nunmehr keine Veranlassung mehr vor, Spielmeyer irgendwie durch eine schroffe Replik zu ärgern; denn wie ich Ihnen schon sagte, ist er ein ausgezeichneter Mensch, auf dessen Freundschaft man nicht genug Wert legen kann".

Lfd. Nr.: 1200
Datum: 30.03.1931
von: Hallervorden, J
an: Bielschowsky, M
hs/ms: ms
+: -
Quelle: H 1091

Dank für Übersendung des Spielmeyer-Briefes, der zurückgesandt wird. „Ich muss ja nun sagen, dass mir dieser Brief noch weniger gefällt wie der erste und es tut mir leid, dass solche Entgleisungen möglich sind. Aber natürlich ist es richtig, die Sache auf sich beruhen zu lassen. Bis jetzt habe ich von ihm noch nichts direkt gehört, werde ja aber wohl auch noch etwas abbekommen. Dass Braunmühl besonders bissig werden soll, kann ich mir nicht recht vorstellen".

Lfd. Nr.: 1201
Datum: 07.04.1931
von: Hallervorden, J
an: Spatz, H
hs/ms: ms
+: –
Quelle: H 308

Gerücht, dass Sie in allen Körperorganen Hortegazellen fanden

---

Lfd. Nr.: 1202
Datum: 01.05.1931
von: Bielschowsky, M
an: Hallervorden, J
hs/ms: ms
+: –
Quelle: H 1078

Fall Po. rätselhaft mit grotesken Kugelformationen und glasig-hyalinen Massen in Gewebslücken

---

Lfd. Nr.: 1203
Datum: 12.05.1931
von: Nonne, M
an: Foerster, O
hs/ms: ms
+: –
Quelle: StAHH

Abschrift, möglicherweise Entwurf eines Briefes über die Nachfolge mit Erwähnung der in Frage kommenden Wissenschaftler Foerster, Pette und v. Weizsäcker [Namen ausgeklammert und durch Punkte ersetzt, doch eindeutig identifizierbar]. Frage, ob Foerster bereit wäre, Breslau zu verlassen, wobei der Hamburger Chirurg zugesagt habe, ihm hier die Neurochirurgie abzutreten.

Lfd. Nr.: 1204
Datum: 23.05.1931
von: Bielschowsky, M
an: Hallervorden, J
hs/ms: ms
+: –
Quelle: H 1081

Ähnliche Kugeln im Fall von Haemosiderose. Fall stammt von L. Pick. Positive Amyloidreaktion. Nur Meningen und oberflächliche Rindenschichten angefressen. Praedilektion der Kugeln in Hintersträngen und Randzone des Rückenmarkes. Aus zerfallendem Eiweiß stammend. Schickt anderen Fall von spinalem Fibrosarkom der Meningen mit ähnlichen grotesken Kugeln, zweifellos Achsenzylinderauftreibungen. Entstehungsbedingungen derartiger Monstrekugeln ganz verschieden.

Lfd. Nr.: 1205
Datum: 03.06.1931
von: Bielschowsky, M
an: Hallervorden, J
hs/ms: ms
+: –
Quelle: H 1074

Schöner Aktinomykosefall von Hallervorden.

Lfd. Nr.: 1206
Datum: 10.06.1931
von: Bielschowsky, M
an: Hallervorden, J
hs/ms: ms
+: –
Quelle: H 1072

Nichts Entscheidendes in der Institutsangelegenheit wegen Mangel an Geld

---

Lfd. Nr.: 1207
Datum: 29.06.1931
von: Spatz, H
an: Hallervorden, J
hs/ms: hs
+: –
Quelle: H 303

Mit Hortegamethode im Kaninchenpankreas gliaähnliche Zellen gefunden. Die mesodermale Herkunft der Hortegazellen wird nach wie vor geleugnet. Machte in einem württemb. Bauernhaus eine Sektion mit eigenartigen zwiebelschalenförmigen konzentrischen Herden. Erinnert an Abb., weiß nicht mehr, wo. Fall hatte auch Meningitis. Klin. Diagnose Diff. Sklerose u. Meningoencephalitis. Sezierte eine bayer. Pellagra. Guttmann geht leider nach Breslau. Gute Arbeiten von Schenk, den Hallervorden schätzt

---

Lfd. Nr.: 1208
Datum: 01.07.1931
von: Hallervorden, J
an: Spatz, H
hs/ms: ms
+: +
Quelle: H 301

Verweist auf Präparat von Baló über Encephalitis periaxialis concentrica. Erhielt von Baló Material. Markerkrankungen einschl. diffuser Sklerose im weitesten Sinne mein Hauptkapitel im speziellen Teil des Spielmeyer. Konzentrische Anordnung an Achatbildung erinnernd. Las, dass irgendwelche kolloidalen Einflüsse einer Schicht die Diffusion bestimmter Stoffe gestattet. Lobt Zeissschen Mikroprojektionsapparat. Arbeit im Archiv Spielmeyer kränkend, der verstimmt über Bielschowsky

---

Lfd. Nr.: 1209
Datum: 02.07.1931
von: Spatz, H
an: Hallervorden, J
hs/ms: ms
+: +
Quelle: H 299

Ähnliches Bild wie bei Balo. Im Gegensatz zu Wohlwill etwas ganz besonderes. Vergleich mit Achatbildung. Von MS ist diese Encephalitis concentrica scharf zu trennen. Keine periventrikulären Herde

---

Lfd. Nr.: 1210
Datum: 08.07.1931
von: Hallervorden, J
an: Spatz, H
hs/ms: ms
+: –
Quelle: H 296

Gemeinsamer Fall etwas eigenes, weder MS noch diff. Sklerose.

Lfd. Nr.: 1211
Datum: 11.07.1931
von: Schneider, K
an: Hartmann, N
hs/ms: ms
+: –
Quelle: Marbach 83.511/1

„Da auch das Psychopathologische mit mehreren Schichten zu tun hat, mit deren Zusammenhängen wir uns empirisch abquälen, liegt ein unmittelbares Interesse vor. Ich wollte auch schon lange einmal Ihre Arbeit im „Philosophischen Anzeiger" noch einmal genauer unter meinen eigenen Fachgesichtspunkten studieren".

Lfd. Nr.: 1212
Datum: 20.07.1931
von: Hallervorden, J
an: Spatz, H
hs/ms: ms
+: –
Quelle: H 295

In Buch von Bechthold Analogien zu Liesegangschen Ringen. Durch letzte politische Ereignisse Aussicht, nach München zu kommen, stark erschüttert. Kann unter diesen Umständen der Provinz nicht zumuten, erforderliche Gelder zu geben. Was erreicht Brüning in London?

Lfd. Nr.: 1213
Datum: 27.07.1931
von: Hallervorden, J
an: Spatz, H
hs/ms: ms
+: –
Quelle: H 293

Beschreibt Liesegangsche Ringe an Silbernitrat-Chromgelatine-Präparaten. Nahm Celloidin statt Gelatine. Erinnert an Pseudokalkeinlagerungen und Corpora amylacea.

Lfd. Nr.: 1214
Datum: 30.07.1931
von: Spatz, H
an: Hallervorden, J
hs/ms: ms
+: +
Quelle: H 291

Schickt Dias von Contusionen. Experiment mit Liesegangschen Ringen sehr interessant. „Ich bin auch der Überzeugung, dass bei dem Zustandekommen der Veränderungen der „Encephalitis concentrica „kolloidchemische Bedingungen eine Rolle spielen". Bisher keine Erreger gefunden.

Lfd. Nr.: 1215
Datum: 06.08.1931
von: Hallervorden, J
an: Spatz, H
hs/ms: ms
+: –
Quelle: H 288

Könnten von mir untersuchte Idiotengehirne für Sie von Interesse sein? Gefäßabhängige Prozesse an der Konvexität. Narbenzustände. Erinnern an Traumafolgen, aber stets Detritus-ähnliche verkalkte Massen mit reichlich umgebender Glia und wenigen Plasmazellen nachweisbar. Stäbchenzellen nicht alle gliöser Natur. Periventrikuläre Heterotopien in eigenem Fall.

Lfd. Nr.: 1216
Datum: 19.08.1931
von: Hallervorden, J
an: Spatz, H
hs/ms: ms
+: -
Quelle: H 287

Stecke ganz in physikal. Chemie und Liesegangschen Ringen.

Lfd. Nr.: 1217
Datum: 20.08.1931
von: Hallervorden, J
an: Bielschowsky, M
hs/ms: ms
+: -
Quelle: H 1071

Bitte um Arbeit von B. u. Rose über Pathoarchitektonik der mikrogyren Rinde,

---

Lfd. Nr.: 1218
Datum: 12.09.1931
von: Hallervorden, J
an: Spielmeyer, W
hs/ms: ms
+: -
Quelle: H 736

Über die Mühe, die gefährdete Prosektur zu halten. Muss Page zu Einigem fragen

---

Lfd. Nr.: 1219
Datum: 16.09.1931
von: Bielschowsky, M
an: Hallervorden, J
hs/ms: ms
+: -
Quelle: H 1069

Epstein hat „ausgezeichnete Arbeit über die verschiedenen Formen der Lipoidosen in der KliWo publiziert, deren Studium ich Ihnen sehr empfehle"

Lfd. Nr.: 1220
Datum: 19.09.1931
von: Bielschowsky, M
an: Hallervorden, J
hs/ms: hs
+: -
Quelle: H 1067

„Unter der Diktatur des sich immer verrückter gebärdenden Herrn V. wird jede Arbeitslust vernichtet... Ich bin auf dem besten Wege energische Schritte gegen diesen ewigen Ruhestörer zu unternehmen"

Lfd. Nr.: 1221
Datum: 09.11.1931
von: Bielschowsky, M
an: Hallervorden,J
hs/ms: ms
+: -
Quelle: H 1066

Arbeit über diff. u. multiple Sklerose beendet mit Bezugnahme auf die von Marburg, Draganesco und Balo als Substrat der „Sklerose" publizierten Achatherde. Bedeutung für Theorie der Entmarkungsprozesse.

Lfd. Nr.: 1222
Datum: 11.11.1931
von: Hallervorden, J
an: Bielschowsky, M
hs/ms: ms
+: -
Quelle: H 1064

Schickt Manuskript kurzer Arbeit für MMW zur Wahrung der Priorität. Inzwischen dazu bekehrt, dass die entzündl. Diff. Sklerose mit MS verwandt wie auch die konzentr. Sklerose. „Bin auf Grund dieser Dinge tief in die Colloidchemie hineingeraten"

Lfd. Nr.: 1223
Datum: 16.11.1931
von: Hallervorden, J
an: Spielmeyer, W
hs/ms: ms
+: -
Quelle: H 741

Dank für Unterstützungsschreiben Spielmeyers an seinen Direktor. Bittet um gutes Bild einer PMK (Fall Liebers oder Bodechtel). Liste von Dias und übersandten Präparaten

---

Lfd. Nr.: 1224
Datum: 18.11.1931
von: Spielmeyer, W
an: Hallervorden, J
hs/ms: ms
+: -
Quelle: H 748

Schnitte von PMK-Fall Bodechtel u. von Merzbacher (Spielmeyer-Liebers-Fall Rieger) geschickt

---

Lfd. Nr.: 1225
Datum: 20.11.1931
von: Spielmeyer,W
an: Hallervorden, J
hs/ms: ms
+: -
Quelle: H 749

Zu Bestrahlungsabsichten an Schweinen durch Prof. Fischer. Etatsorgen mit Stellenabbau

Lfd. Nr.: 1226
Datum: 24.11.1931
von: Hallervorden, J
an: Spatz, H
hs/ms: ms
+: +
Quelle: H 193

Über Arbeit von Bielschowsky mit MS-Übergang diff. Sklerose. Bielschowsky glaubt, dass durch Steiner die MS-Frage auf ein falsches Gleis kam

---

Lfd. Nr.: 1227
Datum: 26.11.1931
von: Bielschowsky, M
an: Hallervorden, J
hs/ms: ms
+: -
Quelle: H 1061

Fall spätjuven. Am. Id. Mit Stellen, die verdächtig nach praelipoider Seite.

Lfd. Nr.: 1228
Datum: 02.12.1931
von: Hallervorden, J
an: Spielmeyer, W
hs/ms: ms
+: -
Quelle: H 751

Übersetzung von Globus geschickt. Hinweis auf Unklarheiten. Nachweis, dass die für Neuroblasten gehaltenen Zellen auch wirklich welche sind, überhaupt nicht erörtert.

Lfd. Nr.: 1229
Datum: 03.12.1931
von: Spatz, H
an: Hallervorden, J
hs/ms: ms
+: -
Quelle: H 191

Schenk angekommen. Vorträge von Jahnel und Scholz (Röntgenspätschäden) recht interessant

---

Lfd. Nr.: 1230
Datum: 03.12.1931
von: Spatz/Sekret.
an: Hallervorden, J
hs/ms: ms
+: -
Quelle: H 190

Bitte um Gesichtsphoto mit Teilung

Lfd. Nr.: 1231
Datum: 04.12.1931
von: Hallervorden, J
an: Spatz, H
hs/ms: ms
+: -
Quelle: H 188

Bitte um Präparate von Gagels Fall. Schickt solche von Balos Fall. In der Mitte das Blutgefäss, von dem „doch höchst wahrscheinlich die Sache ihren Anfang genommen hat". Arbeit von Globus übersetzt u. an Spielmeyer geschickt. Arbeit oberflächlich und ziemlich schlecht

---

Lfd. Nr.: 1232
Datum: 11.12.1931
von: Spielmeyer, W
an: Hallervorden, J
hs/ms: ms
+: -
Quelle: H 754

Globus überschätzt belanglose Details, zumal wenn es sich um irgendetwas handelt, was mit der Glia zusammenhängt". Unerfreuliche Sparauflagen

---

Lfd. Nr.: 1233
Datum: 16.12.1931
von: Spielmeyer, W
an: Hallervorden, J
hs/ms: ms
+: -
Quelle: H 756

Von Weygandt gehört, dass die Nachfolge Jakob nun an Josephy geht.

Lfd. Nr.: 1234
Datum: 17.12.1931
von: Hallervorden, J
an: Spatz, H
hs/ms: ms
+: -
Quelle: H 186

Vortrag in Berlin lebhaft beifällig aufgenommen. Bielschowsky rührend nett und freundlich. Stimmung in Berlin gedrückt und ohne Hoffnung (Nachfolge von Vogt?)

Lfd. Nr.: 1235
Datum: 18.12.1931
von: Hallervorden, J
an: Bielschowsky, M
hs/ms: ms
+: -
Quelle: H 1058

Spielmeyer schreibt, dass Stelle von Jakob nicht in alter Höhe erhalten bleiben kann. Josephy Nachfolger

Lfd. Nr.: 1236
Datum: 18.12.1931
von: Hallervorden, J
an: Spielmeyer, W
hs/ms: ms
+: –
Quelle: H 757

Besuch bei Bielschowsky und bei der eigenen Behörde in Berlin. Alle tief deprimiert. „Jeder hat das Gefühl, dass wir mit beschleunigter Geschwindigkeit dem Chaos entgegentreiben"

Lfd. Nr.: 1237
Datum: 19.12.1931
von: Spatz, H
an: Hallervorden, J
hs/ms: ms
+: –
Quelle: H 185

Einverstanden, Präparate an Bielschowsky, Spielmeyer und Steiner zu senden

---

Lfd. Nr.: 1238
Datum: 21.12.1931
von: Bielschowsky, M
an: Hallervorden, J
hs/ms: ms
+: –
Quelle: H 1057

Hamburger Entwicklung kein Unglück. Wissenschaftl. Fähigkeiten in Landsberg besser zu entfalten. „Vielleicht bietet sich Ihnen in nicht zu langer Zeit die Möglichkeit, hier in Berlin eine Arbeitsstätte zu finden". Lafora erwähnte zwei Formen juveniler Paralyse

---

Lfd. Nr.: 1239
Datum: 21.12.1931
von: Hallervorden, J
an: Spatz, H
hs/ms: ms
+: –
Quelle: H 183

Weygandts Nachricht, dass Josephy Nachfolger Jakobs wird. Vom Zentrum ausgehende konzentrische Entmarkung. Im Mittelpunkt ein Gefäß. Bestätigung der Diffusion

---

Lfd. Nr.: 1240
Datum: 30.12.1931
von: Hallervorden, J
an: Frl. Dalèn (?)
hs/ms: ms
+: –
Quelle: H 181

Photographien, Rechts-Links-Physiognomie und Händigkeit demonstriert an Bild von Einsenderin

---

Lfd. Nr.: 1241
Datum: 30.12.1931
von: Hallervorden, J
an: Spatz, H/Sekret.
hs/ms: ms
+: -
Quelle: H 180

Zu Halbierungsbildern bei Physiognomien. Bei Linkshändern in linker Hälfte Ausdruck höherer Intelligenz, rechts mehr Ausdruck des Gemüts. Warnung, Hypothesen nicht zu überspannen. Besser innervierte Hälfte pflegt Ausdruck des Verstandes hervorzurufen

---

Lfd. Nr.: 1242
Datum: 10.01.1932
von: Spatz/Sekret.
an: Hallervorden, J
hs/ms: ms
+: -
Quelle: H 177

Zu den Physiognomie-Studien durch Halbierung der Gesichter. „Ich hatte mir offengestanden eine größere Verschiedenheit von rechts und links erwartet. Aber es ist auch... am schwersten, sich selbst richtig zu sehen

---

Lfd. Nr.: 1243
Datum: 11.01.1932
von: Hallervorden, J
an: Spatz, H
hs/ms: ms
+: -
Quelle: H 174

Zu übersandten Präparaten. Im Fall Jes. Meinung geändert nach Einwänden von Spatz und Spielmeyer. Entspricht als M. Pelizäus-Merzbacher dem Fall von Bodechtel. Wie dort seltsame Glia. Klinisch war die Diagnose einer PMK durch Hallervorden gestellt worden. Ungeklärt ist das Pigment. Neben Prälipoiden kommt ein protagonoider Abbau bei diffuser Sklerose vor.

Lfd. Nr.: 1244
Datum: 26.01.1932
von: Hallervorden, J
an: Spatz, H
hs/ms: ms
+: -
Quelle: H 171

Wieviel echte Zentren bei übersandten Konzentrica-Schnitten? Eigenartige grünlich-bräunliche Niederschläge im Mark. Verweis auf Arbeit von Patrassi bei Rössle. Wie heißt das Buch über Blut-Liquorschranke? Von Gellhorn?

Lfd. Nr.: 1245
Datum: 01.02.1932
von: Hallervorden, J
an: Bielschowsky, M
hs/ms: ms
+: -
Quelle: H 1054

Kritik an Lüthys Fall hepatolentikulärer Degeneration. Bitte um schöne Markscheidenpräparate von Am. Id.

Lfd. Nr.: 1246
Datum: 01.02.1932
von: Hallervorden, J
an: Spatz, H
hs/ms: ms
+: -
Quelle: H 169

Rössle gab Paraffinblöcke vom Fall von Patrassi. Wo ist das Zentrum dieser konzentrischen Ringe? Hat vor, ausführlicher auf das Physikalisch-Chemische der Liesegangschen Ringe einzugehen.

Lfd. Nr.: 1247
Datum: 03.02.1932
von: Bielschowsky, M
an: Hallervorden, J
hs/ms: ms
+: -
Quelle: H 1052

Beabsichtigt kritisches Referat über die verschiedenen Formen der amaur. Idiotie: „Bei dieser Gelegenheit kann ich natürlich sehr bequem die Auffassung Schaffers und seiner Schüler widerlegen". Ernennung Josephys als Nachfolger Jakobs war vorauszusehen. Lüthy schickte Arbeit. Hat uns in wichtigem Punkt nicht richtig verstanden.

Lfd. Nr.: 1248
Datum: 05.02.1932
von: Hallervorden, J
an: Bielschowsky, M
hs/ms: ms
+: -
Quelle: H 1051

Obduktion fraglicher juven. Amaur. Id. In Aussicht

Lfd. Nr.: 1249
Datum: 05.02.1932
von: Bielschowsky, M
an: Hallervorden, J
hs/ms: ms
+: -
Quelle: H 1045

v. Braunmühl hat Arbeit über Wilson-Pseudosklerose veröffentlicht, in der er für das Primat der Leberveränderungen eintritt. „Mein eigener Standpunkt wird dadurch nicht erschüttert, ich bin im Gegenteil davon überzeugt, dass unsere Auffassung sich durchsetzen wird".

Lfd. Nr.: 1250
Datum: 08.02.1932
von: Hallervorden, J
an: Spatz, H
hs/ms: ms
+: +
Quelle: H 167

Im Fall Patrassi eigentümliche gliöse Riesenzellen wie von Creutzfeldt beschrieben. Separata an Rössle, Balo, Bielschowsky. Bei im Park gefällten Bäumen an Jahresringen an Diffusionen erinnernde überschneidende zentrale Verfärbungen (nach Botaniker durch Nekrohormone). Diffusion irgendeines Toxins anzunehmen.

Lfd. Nr.: 1251
Datum: 10.02.1932
von: Bielschowsky, M
an: Hallervorden, J
hs/ms: ms
+: -
Quelle: H 1047

Bei Fall W. verdächtige Lipoidspeicherungen im Thymus

Lfd. Nr.: 1252
Datum: 11.02.1932
von: Spatz, H
an: Hallervorden, J
hs/ms: ms
+: -
Quelle: H 162

Zum Fall Patrassi und zu Gellhorn: „Das Permeabilitätsproblem" empfohlen. An Diffusionsversuchen arbeiteten Guttmann und Blum mit. Weist auf Arbeit eines ungar. Gastes über Demarkationszonen (Lückenzone Ströbe und Spatz). Lückenzone bestimmte Frühphase

---

Lfd. Nr.: 1253
Datum: 11.02.1932
von: Hallervorden, J
an: Spatz, H
hs/ms: ms
+: -
Quelle: H 165

Neuer Fall konz. Sklerose von Struwe aus Neustadt. Von Walthardt Brief über seinen Fall von diff. Skl. (Scholz)

Lfd. Nr.: 1254
Datum: 13.02.1932
von: Hallervorden, J
an: Bielschowsky, M
hs/ms: ms
+: -
Quelle: H 1046

Wartet auf Tod einer Pat. mit Am. Idiotie. Besuch daher verzögert.

Lfd. Nr.: 1255
Datum: 13.02.1932
von: Hallervorden, J
an: Spielmeyer, W
hs/ms: ms
+: -
Quelle: H 761

Erweiterung des Kapitels über HSK durch „Seltene Krankheitsprozesse im EPMS" erbeten. Zum Fall J. mit Umarbeitungsarbeiten auf Grund der Ratschläge von Spielmeyer u. Spatz. Glaubt, dass es sich um PMK handelt, sehr ähnlich dem Bodechtel-Fall. Neuer Konzentrika-Fall (Struwe)

Lfd. Nr.: 1256
Datum: 15.02.1932
von: Hallervorden, J
an: Spatz, H
hs/ms: ms
+: -
Quelle: H 158

Zur Demarkationszone bei Zirkulationsstörungen. Borstsche Lichtungsprodukte Kunstprodukte? Nur in altem Formolmaterial. Bielschowsky wollte darin Plaques fibromyeliniques sehen. Hallervorden glaubt an Artefakte. Kleine Herde bei Fettembolien ähneln funikulärer Myelose. Zur konzentr. Sklerose. Fall von Koch. Zu Rotters Arbeit über Chorea Hunt. mit Schädigung vom Liquor aus. Wichtig, neben durch Diffusion entstehenden Entmarkungen solche durch Aufbaumangel des Myelins zu erwähnen. Zu Spatzschen Farbdiffusionsversuchen. Hallervorden machte Versuche mit Pankreatin.

Lfd. Nr.: 1257
Datum: 17.02.1932
von: Hallervorden, J
an: Bielschowsky, M
hs/ms: ms
+: -
Quelle: H 1044

Setzt sich nicht gerne dem Vorwurf aus, ein Paranoiker zu sein. Geschichte will reiflich überlegt sein.

Lfd. Nr.: 1258
Datum: 17.02.1932
von: Hallervorden, J
an: Spielmeyer, W
hs/ms: ms
+: -
Quelle: H 763

Sorge um Verfügung, die offenbar von Vogt initiiert wurde und in Hallervordens Rechte eingreift. Schickt Entwurf eines Entgegnungsschreibens zur Prüfung.

Lfd. Nr.: 1259
Datum: 18.02.1932
von: Bielschowsky, M
an: Hallervorden, J
hs/ms: hs
+: -
Quelle: H 1042

Entwurf der Eingabe an Landesdirektor gelesen. Glaubt, dass Hallervorden unter den gegenwärtigen Verhältnissen die Angelegenheit viel zu ernst nimmt. Keine praktische Bedeutung, da Vogt von seinem Recht bisher kaum Gebrauch machte. Forschungsklinik wegen Geldmangel noch nicht in Betrieb. Rat für Antwort. Bittet, den B. betreffenden Absatz wegzulassen, „denn daraus würde fürmich ganz bestimmt der Vorwurf der latenten Feindseligkeit gegen unser Institut und seine Leitung erwachsen“

Lfd. Nr.: 1260
Datum: 19.02.1932
von: Spielmeyer, W
an: Hallervorden, J
hs/ms: ms
+: -
Quelle: H 765

„Es ist natürlich eine unerhörte Geschichte, dass Herr Vogt, der von der Histopathologie bei Gott nichts versteht, wagt, Ihnen ins Handwerk zu pfuschen, resp. die Fälle, die Sie klinisch untersucht haben, wegzuholen". Wird Hallervorden in der KWG unterstützen. „Etwas anderes ist es, ob das Bielschowsky tut. Sie wissen, dass ich Bielschowsky sehr schätze. Aber er ist ein weicher und in seinen Entschliessungen und Handlungen absolut schlapper Mensch - er hält keine klare Linie inne; es fehlt ihm jede Stärke der Entschliessung... Er verdankt es sich selbst, dass seine Position so schlecht ist...". Schlägt kleine Umformulierungen vor

---

Lfd. Nr.: 1261
Datum: 20.02.1932
von: Hallervorden, J
an: Spielmeyer, W
hs/ms: ms
+: -
Quelle: H 764

Mit Kanonen nach Spatzen geschossen? Bielschowsky hatte auch von Intervention abgeraten, zumal klinische Abt. bei Vogt noch lange nicht fertig.

Lfd. Nr.: 1262
Datum: 22.02.1932
von: Hallervorden, J
an: Spatz, H
hs/ms: ms
+: -
Quelle: H 157

Kolloidchem. Abschnitt der gemeinsamen Arbeit umgearbeitet. Arbeit für MMW. Besetzung in Königsberg (Bostroem?)

Lfd. Nr.: 1263
Datum: 29.02.1932
von: Hallervorden, J
an: Bielschowsky
hs/ms: ms
+: -
Quelle: H 1040

Viel mit Entmarkungen zu tun. MS-Fälle in Serien untersuchen. Bot Rössle Vortrag vor der pathologischen Gesellschaft Berlins an. Zurückhaltende Antwort

---

Lfd. Nr.: 1264
Datum: 01.03.1932
von: Hallervorden, J
an: Spatz, H
hs/ms: ms
+: -
Quelle: H 155

Kolloidchem. Auseinandersetzung bei konzentr. Sklerose. In Bonn an Spatz anschliessend hierüber zu berichten?

Lfd. Nr.: 1265
Datum: 01.03.1932
von: Hallervorden, J
an: Spielmeyer, W
hs/ms: ms
+: –
Quelle: H 767

Antwort auf Sp's Vorschlag. Hat Protest nicht abgeschickt aus eigenem Entschluss.

Lfd. Nr.: 1266
Datum: 07.03.1932
von: Hallervorden, J
an: Spatz, H
hs/ms: ms
+: –
Quelle: H 152

Vortragsanmeldung an Ilberg „Über die Art der Ausbreitung von Krankheitsstoffen im ZNS". Rotter glaubt, dass bei Chorea Noxe vom Liquor aus eindringend. Fasst Speicher-und Entmarkungskrankheiten zusammen (Kaltenbach, Ferraro u. a.). Lässt Phantasie die Zügel schiessen. „Dies in der manischen Phase, in der depressiven kommt dann die Kritik". Liesegang bot Handbuch-Artikel an. Braunmühl krank. Arbeit von Cornwall über Ursprung des Myelins. Hypermyelinisierte Flecke bei Entmarkungsprozessen durch vermehrte Absorption von Myelin aus Gewebsflüssigkeit. Bei der Demarkationszone gefäßbedingter Entmarkungen dieselbe Aerolisierung zu sehen wie bei MS, verweist auf Steiners Buch und auf anaemische Spinalerkrankung. In England Lebertherapie bei Spinalerkrankung (Myelin durch in Leber entstehendes Ferment geschädigt).

Lfd. Nr.: 1267
Datum: 09.03.1932
von: Hallervorden, J
an: Bielschowsky, M
hs/ms: ms
+: –
Quelle: H 1039

Liesegang bot Handbuchartikel über Physiologie und Pathologie des Gehirns in kolloidchemischer Beziehung an. Bin etwas im Schwindel, ob ich annehmen soll. Einerseits sehr interessant, andererseits unerhörte Arbeit.

Lfd. Nr.: 1268
Datum: 16.03.1932
von: Hallervorden, J
an: Bielschowsky, M
hs/ms: ms
+: –
Quelle: H 1035

Schickt Manuskripte, Photos u. Schnitte mit Bitte um Prüfungen (Konzentrische Sklerose, Hypermyelinisierte Flecke).

Lfd. Nr.: 1269
Datum: 23.03.1932
von: Hallervorden, J
an: Spatz, H
hs/ms: ms
+: –
Quelle: H 150

Zum gemeinsamen Manuskript. Neuer Abschnitt über MS und zum Bonner Vortrag, wo die Speicherungskrankheiten und die „Krankheiten mit Fällungsprodukten". Hinweis auf Hirnschwellung u. Altern der Kolloide fehlt. Bitte um Korrekturen. Preußen streicht Beihilfe für Kongressreisen.

Lfd. Nr.: 1270
Datum: 04.04.1932
von: Spatz, H
an: Hallervorden, J
hs/ms: ms
+: -
Quelle: H 147

Hypomanische Phase scheint anzudauern. Zu MMW-Artikel. Meldet sich zu Besuch bei Vogt und bei Hallervorden in Landsberg an. Versteht die Blut-Liquor-Schranke als Schutzvorrichtung gegenüber verschiedenartigen Schädlichkeiten. Was geschieht bei Durchbrechung? Terminologisch sind Art und Ausbreitung zu unterscheiden. Für „Ausbreitungsmodus, wenn ich eine bestimmte Ausbreitung im Auge habe".

Lfd. Nr.: 1271
Datum: 06.04.1932
von: Spatz, H
an: Hallervorden, J
hs/ms: ms
+: -
Quelle: H 144

Aktinomykoseabszess. Separatum an Prof. Knorr, München

Lfd. Nr.: 1272
Datum: 06.04.1932
von: Hallervorden, J
an: Spatz, H
hs/ms: ms
+: -
Quelle: H 145

Zum Bonner Vortrag zur Begründung der Diffusionstheorie bei den Sklerosen. Zu Fehlern im MMW-Artikel über „lecitholytisches Ferment" nach Marburg

---

Lfd. Nr.: 1273
Datum: 22.04.1932
von: Hallervorden, J
an: Spielmeyer, W
hs/ms: ms
+: -
Quelle: H 768

Mündlich mit Landesdirektor gesprochen, einvernehmlich. Hemiatrophie bei Idioten Folge eines halbseitigen Ödems? (Fall Schönfeld). Hemiatrophien stets bei unreifen Gehirnen. 3. Rindenschicht besonders betroffen. Macht diese Überlegungen unabhängig von seinen Diffusionsvorstellungen. Verweist auf Abb. bei Schwartz. „Meine fleißig gepflegten kolloidchemischen Betrachtungen will ich in Bonn vortragen".

Lfd. Nr.: 1274
Datum: 02.05.1932
von: Spatz, H
an: Hallervorden, J
hs/ms: ms
+: -
Quelle: H 142

„Concentrische Sklerose" kein glücklicher Ausdruck. Besser „Ringförmige oder annulläre Sklerose", dann 3 Gruppen: MS, Diff. u. annull. Skl.

Lfd. Nr.: 1275
Datum: 03.05.1932
von: Spielmeyer, W
an: Hallervorden, J
hs/ms: ms
+: –
Quelle: H 771

Fettfärbungen vom Fall Sch. gemacht. Hemiatrophien „(soweit sie nicht geburtstraumatisch sind)" … „Effekte grober Kreislaufstörungen". Ich glaube nicht, dass ein Ödem dabei das Wesentliche ist. „sowohl die pseudolaminären Ausfälle wie die anderen Herde halte ich für sicher gefässbedingt bzw. zirkulatorischen Ursprungs."

Lfd. Nr.: 1276
Datum: 06.05.1932
von: Hallervorden, J
an: Spielmeyer, W
hs/ms: ms
+: –
Quelle: H 774

Zum Problem der laminären u. herdförmigen Ausfälle sowie der Gesamtatrophie der Hemisphäre. Glaubt bei letzterem vorwiegend ein Ödem verantwortlich machen zu können. Massen von Corp. Amylacea vor allem in 3. Rindenschicht. Deshalb auf diese Dinge gekommen, „weil ich jetzt ganz kolloidchemisch eingestellt bin".

Lfd. Nr.: 1277
Datum: 15.06.1932
von: Bielschowsky, M
an: Hallervorden, J
hs/ms: ms
+: –
Quelle: H 1030

Scholz zeigte in München schöne Präparate famil. Diff. Sklerose, dadurch bemerkenswert, „weil sie praelipoide Abbauprodukte in den Gliazellen produziert wie man sie sonst nur bei der infantilen Form der amaurot. Idiotie im Cytoplasma der Ganglienzellen antrifft"

Lfd. Nr.: 1278
Datum: 17.06.1932
von: Hallervorden, J
an: Bielschowsky, M
hs/ms: ms
+: –
Quelle: H 1031

Amaurot. Id. in Sorau obduziert. Eine weitere bei Tbc-Fall. Erhielt auch Präparate des Scholzschen Falles. Steiner zeigte Hallervorden seine MS-Spirochaeten.

Lfd. Nr.: 1279
Datum: 19.06.1932
von: Bielschowsky, M
an: Hallervorden, J
hs/ms: ms
+: –
Quelle: H 1028

Dank für Material von juven. am. Id. und andere am. Id. als Nebenbefund. „Zu bedauern, dass alle diese Fälle nicht intra vitam auf ihren Stoffwechsel hin untersucht wurden. Ich halte es für sicher, dass man bei ihnen aus der Blutbeschaffenheit diagnostisch und pathophysiologisch wertvolle

Hinweise erhalten hätte... Was Sie mir von Steiner und seinen Spirochaeten mitteilen, ist ja sehr interessant. Ich muss Ihnen aber offen bekennen, dass ich an die ätiologische Bedeutung seiner Spirillen nicht recht glaube. Spatz ist offenbar derselben Meinung"

Lfd. Nr.: 1280
Datum: 25.06.1932
von: Hallervorden, J
an: Spatz, H
hs/ms: ms
+: -
Quelle: H 140

Bei Kleist Filme von Herz gesehen und mit Ph. Schwartz über Geburtstrauma u. Tumoren gestritten, Liesegang aufgesucht. In Heidelberg bei Steiner, der bemerkenswerte Spirochaeten bei MS zeigte. Gespräch mit Ernst. Neuer Fall von juven. am. Idiotie. Am 13.6. Vortrag in Berlin über strichförmige Entmarkungen bei Idioten. Ostertag besucht, „etwas gebessert", „nicht mehr so kritiklos und konfus". Von Henneberg Konzentr. MS-Schnitt. Friedemann und Elkeles in Berlin ausgesucht. Arbeiteten nicht histologisch, sondern an Quetschpräparaten. In NZ keine Alizarinspeicherung. Wollen für Diffusionsversuche eine Kaninchenzucht anlegen

---

Lfd. Nr.: 1281
Datum: 27.06.1932
von: Spatz, H
an: Hallervorden, J
hs/ms: ms
+: -
Quelle: H 297

Präparat von Löwenberg mit einseitigem großem Herd mit Ventrikelbeziehungen und Ringherden an der Peripherie. Hört jetzt Kolleg von Fajans über Kolloidchemie. Schwierig, da viel Mathematik. Arbeit über Demarkation frischer Erweichungen mit Lückenzonen abgeschlossen. Schwartz über Schlaganfälle mit sehr guten Abb., mit Ergebnissen aber nicht einverstanden. An von Hiller u. Böhne genanntem Punkt der Unterscheidung von Massenblutung und blutiger Erweichung geht er fast ganz vorbei.

Lfd. Nr.: 1282
Datum: 29.06.1932
von: Hallervorden, J
an: Spatz, H
hs/ms: ms
+: +
Quelle: H 136

Zu Bildern von Loewenberg. Korrespondenz mit ihm wegen Falles von Diff. Sklerose. Darstellung ziemlich unklar. Interessiert an Lückenzone. Hinweis auf „circumfokale Areolierung" Steiners bei MS. Bei Konzentrica „Ausdruck einer Stauung um die in dem Herd verdichtete Hirnsubstanz". Kann Spatz zur Besprechung des gemeinsamen Manuskripts kommen?

Lfd. Nr.: 1283
Datum: 08.07.1932
von: Hallervorden, J
an: Spatz, H
hs/ms: ms
+: -
Quelle: H 134

Erneut konzentr. Herd in alter MS gefunden. Loewenberg verspricht Entmarkungsherd. Zum gemeinsamen Manuskript. Keine schlechte Arbeit geleistet

Lfd. Nr.: 1284
Datum: 15.07.1932
von: Hallervorden, J
an: Spatz, H
hs/ms: ms
+: -
Quelle: H 133

Arbeit von Sjövall zur Ergänzung gemeinsamer Arbeit auf Anregung von Liesegang. Hält Steinersche Myelopholiden für einfache Myelintröpfchen. Will Rydbergsche Arbeit (Fett, nicht Myelin) an Kaninchenembryonen prüfen

---

Lfd. Nr.: 1285
Datum: 16.07.1932
von: Hallervorden, J
an: Spielmeyer, W
hs/ms: ms
+: -
Quelle: H 777

Schickt Schnitte einer Amaurot. Idiotie + Tuberkulomen. Zur Frage der Abgrenzung des Kapitels über seltene EPMS-Komplexe. Bedenken, ob entzündl. Diff. Sklerose von degenerat. Formen in getrennten Kapiteln abzuhandeln ist. Hat von Bonn aus Schwartz und Liesegang in Frankfurt besucht, auch Herz in der Psychiatr. Klinik, ferner in Heidelberg einen Abend mit Steiner verbracht.

Lfd. Nr.: 1286
Datum: 18.07.1932
von: Hallervorden, J
an: Bielschowsky, M
hs/ms: ms
+: -
Quelle: H 1025

Schickt Fall mit Lipoidstoffwechselstörung ohne Pickzellen wie Schob und Kufs. Auch ungewöhnlich rhythmische Strukturen bei MS-Herd

---

Lfd. Nr.: 1287
Datum: 19.07.1932
von: Hallervorden, J
an: Spatz, H
hs/ms: ms
+: -
Quelle: H 132

Konzentrica-Schnitt für gemeinsame Arbeit. Kritik an Arbeit von Denoit über Diff. Sklerose mit einem Konzentrica-Fall. Fand bei juv. am. Id. Fettspeicherung in fast allen inn. Organen, positiv bei Spielmeyer-Färbung

---

Lfd. Nr.: 1288
Datum: 26.07.1932
von: Bielschowsky, M
an: Hallervorden, J
hs/ms: ms
+: -
Quelle: H 1024

Fraglicher Lipoidosefall mit Hepatosplenomegalie mit ungewöhnlich hohem Verfettungsgrad in allen Organen. Keine Pick-Zellen gefunden.

Lfd. Nr.: 1289
Datum: 26.07.1932
von: Hoche, A
an: Nonne, M
hs/ms: ms
+: -
Quelle: StAHH

Ironisch überspitzter Antwortbrief zu einem juristischen Streitfall mit paranoisch klingenden Ausführungen: „Charakteristisch in dieser Hinsicht ist z. B. seine formalistische Stellungnahme in der Katzenfrage; für das natürliche Rechtsgefühl ist es ganz unerheblich, ob die Singvögel im Paragraphensinne mir gehören oder nicht; in jedem Falle ist das Eindringen der Raubtiere in meinen Bezirk ein Einbruch in meine Rechtssphäre; nach der formalen Auffassung würde es einen Unterschied machen, ob die Katzen die mir gehörenden Astern zerrammeln, oder ob sie meine sorgsam gehüteten Grasmücken auffressen... Ihre Eventualabsicht, selber als Referent sich zu bemühen, erkenne ich mit lebhaftem Danke an; ich möchte aber nicht annehmen, dass für Ihre Zeitschrift ein ausgedehntes Referat angebracht wäre; ich möchte vorschlagen, dass Sie die Aufgabe einem Ihrer psychiatrischen Mitarbeiter übertragen –, vorausgesetzt dass er kein Psychoanalytiker ist".

Lfd. Nr.: 1290
Datum: 28.07.1932
von: Hallervorden, J
an: Bielschowsky, M
hs/ms: ms
+: -
Quelle: H 1022

Fetttröpfchen bei Herxheimer und Spielmeyer schwarz gefärbt. Etwas Besonderes. Hat das etwas zu bedeuten? Lehotzky schreibt über lecithiloide Degeneration. Schob und Kufs haben Ähnliches beschrieben

---

Lfd. Nr.: 1291
Datum: 29.07.1932
von: Bielschowsky, M
an: Hallervorden, J
hs/ms: ms
+: -
Quelle: H 1020

„Schwarzfärbung der Fettröpfchen im Spielmeyerpräparat nicht besonders hoch zu bewerten. Die Affinität zu Haematoxylin an gebeizten Schnitten ist eine Eigenschaft derjenigen Lipoide, die sich den Phosphatiden nähern". Wurde Ehrenmitglied der Americ. Neurol. Assoc.; „Dass diese Tatsache nicht überall mit Freuden begrüsst worden ist, werden Sie sich denken können".

Lfd. Nr.: 1292
Datum: 01.08.1932
von: Hallervorden, J
an: Bielschowsky, M
hs/ms:
+: -
Quelle: H 1018

Glückwunsch zur Ehrenmitgliedschaft der amerikan. Gesellschaft. Von schwarzen Lipoiden besessen. Hieran B. nicht unschuldig, „weil Sie auf diese Speicherungen, sowohl bei der amaur. Id. wie bei der hereditären diff. Sklerose so grossen Wert gelegt haben". In der Milz doch Pick-Zellen. Darauf brachte mich Schob (Abb. in Bumkes Handbuch)

Lfd. Nr.: 1293
Datum: 02.08.1932
von: Bielschowsky, M
an: Hallervorden, J
hs/ms: ms
+: –
Quelle: H 1017

In der Milz Fettkörnchenzellen vorhanden, aber echten Pick-Zellen nicht sehr ähnlich. Will Schnitte Pick zeigen. „gehässige Atmosphäre in Berlin".

Lfd. Nr.: 1294
Datum: 13.09.1932
von: Bielschowsky, M
an: Hallervorden, J
hs/ms: ms
+: –
Quelle: H 1016

Fall Kro. juven. amaurot. Idiotie Zufluss zur eigenen Abt. ziemlich spärlich geworden.

Lfd. Nr.: 1295
Datum: 24.09.1932
von: Hallervorden, J
an: Spatz, H
hs/ms: ms
+: –
Quelle: H 247

Korrekturvorschläge. Erwähnt den Fall von Scholz und van Bogaert (Roskam) mit allgem. Entmarkung ohne besondere Berücksichtigung der Ventrikelwände

---

Lfd. Nr.: 1296
Datum: 29.09.1932
von: Spatz, H
an: Hallervorden, J
hs/ms: ms
+: –
Quelle: H 244

Einverstanden mit Nachtrag zur Hexenringbildung

Lfd. Nr.: 1297
Datum: 01.10.1932
von: Hallervorden, J
an: Spatz, H
hs/ms: ms
+: –
Quelle: H 245

Brief van Bogaerts erhalten. Abb. dürfen nicht verwendet werden. 1. Fall einer Konzentrica in Frankreich. Arbeit Braunmühls ausgezeichnet. Liesegang schickt Brief über Polarität. Diese kann nach Hallervorden fehlen

---

Lfd. Nr.: 1298
Datum: 03.10.1932
von: Hallervorden, J
an: Spatz, H
hs/ms: ms
+: -
Quelle: H 243

Schickt Spongioblastom. Bedauert, keinen Traut-Simplex für gute Photos zu haben. Eigentümlich rhythmisch angeordnete Gliazellhaufen aus der A'hornregion eines Kindes von Loewenberg

---

Lfd. Nr.: 1299
Datum: 05.10.1932
von: Hallervorden, J
an: Spatz, H
hs/ms: ms
+: -
Quelle: H 242

Dass Bumke jetzt die Neurologen beherrschen wird, freut mich ungemein. Nun soll er noch das Haupt der Psychiater werden und die beiden durch Personalunion vereinigen

---

Lfd. Nr.: 1300
Datum: 05.10.1932
von: Hallervorden, J
an: Spielmeyer, W
hs/ms: ms
+: -
Quelle: H 781

Glückwünsche zur Erbmedaille. Froh, dass die Neurologen sich entschlossen haben, „einen richtigen Psychiater zum Vorsitzenden zu machen, sodass man nun endlich hoffen kann, dass der ewige Streit zwischen Neurologie und Psychiatrie seinem Ende entgegengeht".

Lfd. Nr.: 1301
Datum: 06.10.1932
von: Spielmeyer, W
an: Hallervorden, J
hs/ms: ms
+: -
Quelle: H 782

Bumkes Bemerkung zu Nonne zu seiner Wahl als Vorsitzender der Neurologen. Bei amaur. Id. (Kro.) auffallende Eigenfärbung der geblähten Zellen in der Nigra.

Lfd. Nr.: 1302
Datum: 06.10.1932
von: Hallervorden, J
an: Spatz, H
hs/ms: ms
+: -
Quelle: H 241

Schickt Eisenschnitte verschiedener Fälle. Stauung des diffusen Eisens an den U-Fasern

Lfd. Nr.: 1303
Datum: 10.10.1932
von: Hallervorden, J
an: Spatz, H
hs/ms: ms
+: +
Quelle: H 237

„Sollten nicht normaler Weise im Stoffwechsel des Gehirns auch Diffusionsvorgänge mitwirken können? [...] Ist es wirklich berechtigt, wenn wir bei der nervösen Leitung immer nur an die vorgeschriebenen Wege des Verlaufes der mikroskopisch erkennbaren Gewebsstrukturen, nämlich die Anordnung der Neurone, denken? Gibt es nicht vielleicht auch noch ganz andere Möglichkeiten der Reizleitung?" Ich würde eher meinen, „dass nicht die eigentliche Reizleitung auf diese Weise möglich ist, sondern mehr eine allgemeine Sensibilisierung eines Hirngebietes, eine leichtere Anregbarkeit oder dergleichen". Alle diese physikalisch-chemischen Vorgänge sind mit elektrischen Erscheinungen verbunden

---

Lfd. Nr.: 1304
Datum: 11.10.1932
von: Hallervorden, J
an: Spatz, H
hs/ms: ms
+: -
Quelle: H 234

Hinweis auf Arbeit von E. Hatschek über CuSO4-Diffusion in Gelatine mit rhythmischen Fällungen. Auch J. Alexander (Berlinerblau in Agar) rechnet mit zeitweiliger Hinderung der Diffusion durch Membranen.

Lfd. Nr.: 1305
Datum: 12.10.1932
von: Spatz, H
an: Hallervorden, J
hs/ms: ms
+: -
Quelle: H 231

Schrieb an Loewenberg wegen Aufnahme einer Abb.; zu den „Hexenringen": „Man könnte höchstens noch an ein ringförmiges Wachstum eines hypothetischen Erregers denken". Zum Problem der nervösen Leitung verweist Spatz auf Gedankengänge von v. Kries in dessen Rektoratsrede 1898, in der dieser sich gegen die Assoziationspsychologie wendet. „Es sei doch gar nicht bewiesen, dass die Leitung nur auf dem Wege der bekannten Faserbahnen vor sich gehe, es käme doch wohl auch mehr eine diffuse Ausbreitung in Betrachtung. Er denkt dabei offenbar auch an gewisse antineuronistische Vorstellungen, obwohl ihm Nissl's Ideen damals noch nicht bekannt sein konnten". Die Rede werde von Bumke häufig zitiert. Präparate des Barré-Falles von van Bogaert zu erwarten?

Lfd. Nr.: 1306
Datum: 19.10.1932
von: Schneider, K
an: Hartmann, N
hs/ms: hs
+: -
Quelle: Marbach 83.511/2

Dank für Buch. „Ich hoffe sehr, dass es mir gelingt, das Buch einigermaßen in einem Anlauf zu packen und so durchzudenken, dass ich Ihnen dann auch Näheres schreiben kann. An der Trennung des Psychologischen [?] und Geistigen im Gegenstand „Mensch", d. h. nicht nur in seiner Betrachtung, werde ich am meisten zu kauen haben, doch sind meine Gedanken darüber natürlich noch nicht reif, geschrieben zu werden"

Lfd. Nr.: 1307
Datum: 25.10.1932
von: Bielschowsky, M
an: Hallervorden, J
hs/ms: ms
+: –
Quelle: H 1013

PP-Fälle mit ausgesprochen exsudativen Erscheinungen weisen keine Spirochaeten auf

---

Lfd. Nr.: 1308
Datum: 25.10.1932
von: Hallervorden, J
an: Spielmeyer, W
hs/ms: ms
+: –
Quelle: H 785

Zu übersandten von amaurotischer Idiotie Schnitten. Herxheimer-Fettfärbung besser kalt wegen der Niederschläge

---

Lfd. Nr.: 1309
Datum: 28.10.1932
von: Spielmeyer, W
an: Hallervorden, J
hs/ms: ms
+: –
Quelle: H 786

Nigrafärbung bei amaurot. Idiotie wohl durch feine Melaninverteilung. Braunmühl sehr krank

---

Lfd. Nr.: 1310
Datum: 29.10.1932
von: Hallervorden, J
an: Bielschowsky, M
hs/ms: ms
+: –
Quelle: H 1012

Spirochaetendarstellung bei Frankowski nicht beweisend.

Lfd. Nr.: 1311
Datum: 29.10.1932
von: Hallervorden, J
an: Spatz, H
hs/ms: ms
+: –
Quelle: H 230

Bild der Kaninchen-Silbernitratbefunde. Wie Liesegangsche Ringe

---

Lfd. Nr.: 1312
Datum: 10.11.1932
von: Hallervorden, J
an: Spatz, H
hs/ms: ms
+: –
Quelle: H 227

Hinweis auf Kaninchenhirn in Silbernitratlösung mit wechselnden dunklen und hellen Streifen parallel zur Oberfläche (an menschl. Hirnschnitt nicht beobachtet). Korrekturvorschläge für Manuskript. Bei diff. Skl. Wie bei MS Diffusion eines myelinschädigenden Stoffes wirksam. Bei amaurot. Idiotie wie bei NPK Lipoide in die Zellen durch Imbibition aufgenommen. Zellen spielen hier eine passive Rolle im Gegensatz zum M. Gaucher mit aktiver Speicherung.

Lfd. Nr.: 1313
Datum: 11.11.1932
von: Hallervorden, J
an: Ostertag, B
hs/ms: ms
+: -
Quelle: H 1202

Zu Fall Meta S. bedarf es Umarbeitung und der Explikation der physikalisch-chemischen Grundlagen

---

Lfd. Nr.: 1314
Datum: 11.11.1932
von: Hallervorden, J
an: Spatz, H
hs/ms: ms
+: -
Quelle: H 222

In Bezug auf Ostertags Fall Hinweis auf Möglichkeit der Entmarkungsausbreitung innerhalb eines Faserzuges (vord. Kommissur). Unbefriedigt mit physikal.-chem. Abschnitt der gemeinsamen Arbeit

---

Lfd. Nr.: 1315
Datum: 16.11.1932
von: Schneider, K
an: Hartmann, N
hs/ms: ms
+: +
Quelle: Marbach 83.511/3

Hat mit Assistenten einen philosophischen Lese- und Diskussionskreis gebildet. Zur Schichten-Theorie Hartmanns. „Sehr problematisch ist für mich nach wie vor die Trennung der seelischen von der geistigen Schicht und Sie sagen ja selbst, dass diese nur vom subjektiven Geist aus schwer zu begreifen ist. Das Psychologische wird doch auf ein Minimum eingeengt; es bleiben eigentlich nur gewisse vitaleTriebarten übrig... Es ist mir auch klar geworden, dass ich in meiner Arbeit über Trieb und Wille Ihre kategorialen Gesetze doch eigentlich nur bildlich und nicht in Ihrem Sinne angewendet habe... Allerdings wüsste ich, abgesehen von Trieb und Wille, augenblicklich nur noch ein Thema, das sich vielleicht auch so betrachten ließe: Die Beziehung der geschlechtlichen Liebe zur Sexualität. Auch hier eine Überformung des in die höhere Schicht aufgenommenen Stoffes, auch hier die Gültigkeit des Gesetzes der Stärke und die Unmöglichkeit, das Obere aus dem Unteren zu erklären, das kategoriale Novum, das Gesetz der Freiheit".

Lfd. Nr.: 1316
Datum: 19.11.1932
von: Hoche, A
an: Nonne, M
hs/ms: ms
+: -
Quelle: StAHH

[Abschrift] Zu Nonnes Buch, das ihn während des Umzugs erreichte. „Sie gehen dem Problem auf eine andere Weise zu Leibe, als sie sonst üblich ist, ich zweifle nicht daran, dass diese Art auf dem Wege subjektiver Einfühlung Einsicht in den Mechanismus hysterischer Störungen zu gewinnen, bessere Aussichten bietet, als die bisherigen, sozusagen, brutalen Versuche, die sich für befriedigt erklärten, wenn sie erkannt zu haben glaubten: Hysterie ist Spekulation auf irgendeinen Gewinn, gleichviel welcher Art, die schematisierende Denkweise ist durch die Unfall-Gutachten auf dem Wege des Kurzschlusses so allgemein geworden"

Lfd. Nr.: 1317
Datum: 28.11.1932
von: Spatz, H
an: Hallervorden, J
hs/ms: ms
+: -
Quelle: H 220

Schickt CO-Intox.-Präparat. Keine Pallidumschäden, aber „Infarkte" an anderen Stellen und im Ammonshorn. Im Mark Gliosen. Unvollständige Erweichung?

Lfd. Nr.: 1318
Datum: 04.12.1932
von: Hallervorden, J
an: Spatz, H
hs/ms: ms
+: -
Quelle: H 219

Jakobi überließ Thorotrastbehandelte Gehirne. Epstein erhielt für chem. Untersuchung Stück amaurot. Idiotie. Dank für CO-Schnitte. Schickt Schnitt von Silbernitrat-Kaninchen und von Casperschem Fall Diff. Sklerose. Frage der Diffusion von Rindengefäßen aus.

Lfd. Nr.: 1319
Datum: 08.12.1932
von: Hartmann, N
an: Schneider, K
hs/ms: ms
+: +
Quelle: Marbach 83.511/2

[Aus hs Brief in ms übertragen]. „Ich bin nicht der Meinung, dass wir innerhalb der aufweisbaren Bewusstseinsakte eine reinliche Grenzscheide zwischen geistigen und seelischen Akten aufweisen könnten. Am wenigsten habe ich mir angemaßt, sie ziehen zu können. Die Grenze – wenn es eine solche ist – geht mitten durch die Akte hindurch, sodass z. B. Wahrnehmung, Sympathie, Wille etc. neben der seelischen auch eine geistige Seite haben.". Zum Problem der Personalität.

Lfd. Nr.: 1320
Datum: 13.12.1932
von: Spielmeyer, W
an: Hallervorden, J
hs/ms: ms
+: -
Quelle: H 787

Syringomyeliekapitel übertragen, da Kirch und Bodechtel, die das Kapitel ursprünglich bearbeiten sollten, die Krankheit als Folge einer Blastombildung auffassen, er aber wie Bielschowsky als Missbildung. „Es geht wohl bei der Syringomyelie... wie bei manchen anderen Krankheiten, bei denen man idiopathische Formen von den symptomatischen oder ähnlichen unterscheiden muss"

Lfd. Nr.: 1321
Datum: 19.12.1932
von: Hallervorden, J
an: Spatz, H
hs/ms: ms
+: -
Quelle: H 216

Glaubt, dass zwischen Hirnschwellung und -ödem Übergänge bestehen wie von Liesegang und Mayr angedeutet. Dies Ostertag erklärt. Beispiel von Gelatine und Wasser. Grosse Analogie zum Gehirn. Unterschiedliche Beschreibungen der Hirnschwellung. Was geschieht bei Injektion hypotoner Lösung in Carotis auf gleicher Seite? Schwellung? Ödem? Wo ist Referat des Spatz-Vortrages in Königsberg über Hirnschwellung und Hirnödem nachlesbar?

Lfd. Nr.: 1322
Datum: 19.12.1932
von: Hallervorden, J
an: Spielmeyer, W
hs/ms: ms
+: -
Quelle: H 789

Dank für Poliomyelitisarbeit. „Wunderhübsch, wie Sie aus den histologischen Veränderungen herleiten, dass das Virus nicht auf dem Gefäß- oder Liquorwege verbreitet werden kann, sondern seinen Weg mit den Nervenfasern nimmt". Ähnliche Beobachtungen bei diffusen Gliomen gemacht. Schlägt für Syringomyeliekapitel Scherer oder noch besser Ostertag vor. „Ich weiss wohl, dass Sie Ostertag nicht so sehr schätzen, aber es ist nicht zu bezweifeln, dass er sich gegen früher sehr wesentlich geändert hat, er ist lange nicht mehr so konfus, ist sehr fleissig, hat ein gutes Material und versteht es, etwas daraus zu machen". Scherer hat Hallervorden auf dessen Wunsch besucht. „Ich mag sein stilles, bescheidenes Wesen gern. Er zeigte mir seine Fälle von olivopontozerebellärer Atrophie, die mir ausgezeichnet gefallen haben". Schob schickte Fälle wahrscheinlicher Speicherkrankheit. Regte Schob an, Material zur chemischen Untersuchung an Epstein (Wien) zu senden.

Lfd. Nr.: 1323
Datum: 21.12.1932
von: Spatz, H
an: Hallervorden, J
hs/ms: ms
+: -
Quelle: H 214

Thorotrastfälle von Tieren durch Dr. Wustmann (Düsseldorf) erhalten. Sind die Fälle von Jakobi vom Menschen? Die Weedschen Versuche wohl Hirnschwellung. Mit Marchesani Versuche an Katzen gemacht. Hatte Paget Arbeit über Hirnschwellung vorgeschlagen. Wurde nichts daraus, weil er nach USA zurückging. Physikalischer Chemiker könnte weiterhelfen.

Lfd. Nr.: 1324
Datum: 31.12.1932
von: Hallervorden, J
an: Spatz, H
hs/ms: ms
+: -
Quelle: H 250

[Ohne Datum. S. 1 fehlt]. Erklärt Thixotropie mit Übergang von Sol zu Gel (Hirnerschütterung). Verweis auf Seeigeleier, durch Schütteln zur Parthenogenese zu bringen. Akute Schwellung (Reichardt)? Reaktion des gesamten Gehirns. Dunkle Vermutung, dass Einwirkung des elektrischen Stromes möglicherweise in diese Zusammenhänge gehört. „Phantasien sind bekanntlich keine Grenzen gesetzt und man soll sie hübsch für sich behalten, besonders auf wissenschaftlichem Gebiet".

Lfd. Nr.: 1325
Datum: 17.01.1933
von: Hallervorden, J
an: Bielschowsky, M
hs/ms: ms
+: -
Quelle: H 1009

Schickt Präparate von zentr. Neurinomatose und von tub. Sklerose. Glaubt, dass bei Hemiatrophie die „halbseitige, gleichmässige Schrumpfung im wesentlichen auf physikalisch-chemische Faktoren zurückzuführen ist". Über Quellungs-Entquellungsprozess

Lfd. Nr.: 1326
Datum: 19.01.1933
von: Bielschowsky, M
an: Hallervorden, J
hs/ms: ms
+: -
Quelle: H 1007

Zu Fall mit zentraler Neurinomatose mit benignen Neubildungen, aber durch Aquaeduktverlegung bösartige Wirkungen ausübend. An Ventrikelwänden überall kleine Knötchen, nicht überall mit Ependym bedeckt. Großer Tumor im Schläfenlappen mit cavernösem Angiom vergesellschaftet. Beteiligt sich gerne an Publikation. Anderer Fall riesenzelliges malignes Gliom. Empfiehlt als Botaniker mit physiol.-chem. Kenntnissen Prof. Brieger, von Prof. Timoféeff gerühmt.

Lfd. Nr.: 1327
Datum: 23.01.1933
von: Hallervorden, J
an: Bielschowsky, M
hs/ms: ms
+: -
Quelle: H 1006

Möchte Sie so gerne von meiner Vorstellung der Pathogenese der Hemiatrophie überzeugen, brieflich nicht möglich

---

Lfd. Nr.: 1328
Datum: 27.01.1933
von: Bielschowsky, M
an: Hallervorden, J
hs/ms: ms
+: -
Quelle: H 1005

Muss zur Pathogenese der Hemiatrophie offen bekennen, „dass die Braunmühlschen colloidalen Gesichtspunkte für dieses Objekt kaum in Frage kommen... Um jedem Missverständnis zu begegnen, möchte ich betonen, dass ich Braunmühls Forschungsrichtung für gewisse Objekte nicht nur billige, sondern als einen Fortschritt begrüsse".

Lfd. Nr.: 1329
Datum: 28.01.1933
von: Spatz, H
an: Hallervorden, J
hs/ms: ms
+: -
Quelle: H 209

Sagt Manuskript Marchesani (Sehnervenschwellung) zu.

Lfd. Nr.: 1330
Datum: 31.01.1933
von: Hallervorden, J
an: Spatz, H
hs/ms: ms
+: -
Quelle: H 207

Recklinghausen mit Spongioblastoma multiforme von mehr neurinomatösem Charakter. Pigmentkugeln in Pallidum und Zona rubra. („Was halten Sie von der neuen Arbeit von Helfant über dieses Thema?"). Ventrikeltumoren wie bei Gamper. Hat interessanten neuen Fall einer Tub. Sklerose, „die ja damit auch verwandt ist". Frage, ob gemeinsame Publikation mit Dr. Lewin möglich ist.

Lfd. Nr.: 1331
Datum: 18.02.1933
von: Schneider, K
an: Hartmann, N
hs/ms: ms
+: –
Quelle: Marbach 83.511/4

Hinweis auf Jaspers und dessen vier Wirklichkeitssphären der Welt in Bd. I der „Philosophie". „Er trennt nun ganz eindeutig unter den Erlebnisweisen seelische und geistige und zwar ist Seele: Empfinden, Gefühl, Trieb, Begierde und Geist: Verstand und Wille. Während ich die Trennung, die Jaspers gibt, nach dem Gesagten für unmöglich halte, würde ich mich ihm im Folgenden (S. 173) restlos anschließen: „Das empirische Studium der Seele, als Psychologie des Menschen, kann nicht umhin, in umfassendstem Maße das geistige Leben zu antizipierten, aber so, dass der Geist nicht als er selbst, sondern in seiner seelischen Gestalt, als unfreier, der Seele unterworfener betrachtet wird"…. So, scheint mir, muss Unsereiner als Psychologe und Psychopathologe auch den „Geist" betrachten wenn ihm nicht die Luft und der Raum ausgehen soll… Ich gebe zu, dass es für uns sehr schwer ist, den Psychologismus abzulegen, aber ich möchte ausdrücklich sagen, dass ich den Unterschied natürlich sehr gut sehe und nicht daran denken würde, die geistige Seite zu verpsychologisieren. An Ihren Arbeiten jedenfalls ist mir der fundamentale Unterschied klar einsichtig. Bei Heideggers Daseinsanalyse dagegen kann ich das Ontologische stellenweise schwer, ja gar nicht sehen, von Jaspers ganz zu schweigen"…. Zu Novalis: „Da wo Psychologie steht, k ö n n e n überhaupt keine echten Götterbilder stehen".

Lfd. Nr.: 1332
Datum: 21.02.1933
von: Spatz, H
an: Hallervorden, J
hs/ms: ms
+: –
Quelle: H 206

Von Marburg Polemik gegen Spatz wegen Ausbreitung der MS. Ausbreitung von den Gefäßen falsch verstanden. Verteilung von Sonderdrucken (Barker-Baltimore, Gärtner-Halle u. a.)

Lfd. Nr.: 1333
Datum: 23.02.1933
von: Hallervorden, J
an: Bielschowsky, M
hs/ms: ms
+: –
Quelle: H 1004

„Es macht mir schweren Kummer, dass Sie die totale Schrumpfung der einen Hemisphäre bei der Hemiatrophie nicht auf kolloidchemische Prinzipien zurückführen wollen".

Lfd. Nr.: 1334
Datum: 24.02.1933
von: Bielschowsky, M
an: Hallervorden, J
hs/ms: ms
+: –
Quelle: H 1000

Bedauern über Absage eines Besuches. Leidet schwer unter mangelnder technischer Unterstützung

Lfd. Nr.: 1335
Datum: 24.02.1933
von: Hallervorden, J
an: Spatz, H
hs/ms: ms
+: –
Quelle: H 205

Las gute Arbeit von Ernst (Chir. Poliklinik Mü). Selbst experimentell sehr wenig versiert. Macht auf Arbeit von Becher über Hirnödem aufmerksam

---

Lfd. Nr.: 1336
Datum: 24.02.1933
von: Hallervorden, J
an: Spielmeyer, W
hs/ms: ms
+: –
Quelle: H 793

Scholz bemüht sich um Anschrift von Helfand

Lfd. Nr.: 1337
Datum: 03.03.1933
von: Hallervorden, J
an: Bielschowsky, M
hs/ms: ms
+: –
Quelle: H 1002

Nigra-Fibrillen sehr interessant. Vor längerer Zeit beschrieb Schaffer bei zwei Brüdern mit heredit. spast. Diplegie Ähnliches.

Lfd. Nr.: 1338
Datum: 04.03.1933
von: Hallervorden, J
an: Bielschowsky, M
hs/ms: ms
+: –
Quelle: H 998

Von Heinrich-Laehr-Stiftung durch Max Laehr, bei dem Hallervorden 3 Jahre Assistent im Haus Schönow war, 200 Mark in Aussicht gestellt. Bonhoeffer stimmte zu. Berichtet über zwei 11-jährige Kinder und fünf jugendliche Patienten mit Parkinsonismus, bei denen er in der Subst. nigra Fibrillenveränderungen fand, „genau in der Ausbreitung des encephalitischen Prozesses, also auch mit Verschonung des roten Kerns und des Brückenfusses. Hierin liegt das anatomische Substrat für den progressiv fortschreitenden Prozess beim Parkinsonismus der Economoschen Krankheit, der klinisch so deutlich ist“.

Lfd. Nr.: 1339
Datum: 04.03.1933
von: Hallervorden, J
an: Spatz, H
hs/ms: ms
+: –
Quelle: H 203

Nigrabefund bei 2 Kindern mit postenceph. Parkinson und Alzheimerschen Fibrillenveränderungen. Ausdruck synhaeretischer Prozesse im Sinne v. Braunmühls.

Lfd. Nr.: 1340
Datum: 05.03.1933
von: Hallervorden, J
an: Spatz, H
hs/ms: ms
+: –
Quelle: H 201

Encephalitisfrage im Zentrum des Interesses. Sucht möglichst junge Parkinsonfälle, um senile Veränderungen ausschließen zu können. Wie steht es damit bei Lyssa, Borna, Poliomyelitis? Probebilder von kindlichen Fällen mit Nigrabefunden

---

Lfd. Nr.: 1341
Datum: 06.03.1933
von: Bielschowsky, M
an: Hallervorden, J
hs/ms: ms
+: –
Quelle: H 997

„Die Fibrillenveränderungen, über die Sie berichten, sind so interessant, dass ich bei meinem Material von Parkinsonismus... nachforschen will, ob sich etwas Ähnliches findet".

Lfd. Nr.: 1342
Datum: 06.03.1933
von: Spatz, H
an: Hallervorden, J
hs/ms: ms
+: –
Quelle: H 199

Fibrillenveränderungen in Nigra bei Parkinson sehr interessant. Liste von Enc. Epid.-Fällen

---

Lfd. Nr.: 1343
Datum: 10.03.1933
von: Hallervorden, J
an: Spielmeyer, W
hs/ms: ms
+: –
Quelle: H 794

Zwei 11-j. Kinder mit Idiotie und Parkinson nach Enzephalitis. Bei beiden Fällen Alzheimersche Fibrillenveränderungen in der Nigra. V. Braunmühlsche Methode ausgezeichnet. Einschlüsse wie argentophile Kugeln bei M. Pick. Vorher von Fenyes beschrieben, aber ohne Bezug zur Enc. epid.; will nun auch Borna und Poliomyelitis daraufhin untersuchen. Synhaeretischer Prozess nach Braunmühl?

Lfd. Nr.: 1344
Datum: 21.03.1933
von: Hallervorden, J
an: Spatz, H
hs/ms: ms
+: –
Quelle: H 198

Fibrillenveränderungen in Nigra bei Parkinson gefunden

Lfd. Nr.: 1345
Datum: 23.03.1933
von: Bielschowsky, M
an: Hallervorden, J
hs/ms: hs
+: –
Quelle: H 995

Briefkarte mit Bitte um Friedreich-Vergleichsmaterial zu einem ungewöhnlichen eigenen Fall.

Lfd. Nr.: 1346
Datum: 23.03.1933
von: Spielmeyer, W
an: Hallervorden, J
hs/ms: ms
+: +
Quelle: H 796

Neubürger berichtete über Drusen bei jungen Krebskranken. „Offensichtlich die verschiedensten Bedingungen, unter denen solche kolloid-chemischen Vorgänge anatomisch in Erscheinung treten können". Skeptisch gegenüber der Deutung der Fibrillenveränderungen als Ausdruck einer „Metenzephalitis"

Lfd. Nr.: 1347
Datum: 23.03.1933
von: Hallervorden, J
an: Spielmeyer, W
hs/ms: ms
+: –
Quelle: H 799 b

Bei Kindern auch Pallidum und Putamen betroffen. Bitte um kindl. Parkinson-Fälle.

Lfd. Nr.: 1348
Datum: 24.03.1933
von: Spatz, H
an: Hallervorden, J
hs/ms: ms
+: –
Quelle: H 197

Schickt Präp. von Wustermann. Hat bei der Arbeit von Ernst Pate gestanden

---

Lfd. Nr.: 1349
Datum: 25.03.1933
von: Hallervorden, J
an: Spielmeyer, W
hs/ms: ms
+: +
Quelle: H 798

Keine Sorge wegen „Metencephalitis". Kurzmitteilung an KliWo verfasst mit Vermutung, dass die entzündlichen und die synhaeretischen Vorgänge im Sinne von Braunmühl vielleicht gleichzeitig durch das unbekannte Virus angeregt werden und nur durch das außerordentlich verschiedene Tempo zu so weit auseinandergelegenen Symptomenkomplexen führen.

Lfd. Nr.: 1350
Datum: 27.03.1933
von: Bielschowsky, M
an: Hallervorden, J
hs/ms: ms
+: –
Quelle: H 980

Das anatomische Substrat der Friedreichschen Krankheit variabel und weit über das Rückenmark hinausgreifend

---

Lfd. Nr.: 1351
Datum: 27.03.1933
von: Spatz, H
an: Hallervorden, J
hs/ms: ms
+: –
Quelle: H 195

Liste von Encephalitisfällen,die Hallervorden erhalten hatte. Nur wenige mit Nigra. Beyer (Breslau) hat klin. Unterlagen und arbeitet über Zwischenhirnbefunde bei Parkinson

---

Lfd. Nr.: 1352
Datum: 30.03.1933
von: Spatz, H
an: Hallervorden, J
hs/ms: hs
+: –
Quelle: H 613

Aus Neapel. Mühe mit Hortegamethode und mit dem Klima. Will die Kanzler-Methode für die Hortegaglia versuchen. Das Aquarium wird zu Ehren des Führer-Empfanges neu gestrichen.

Lfd. Nr.: 1353
Datum: 01.04.1933
von: Hallervorden, J
an: Spatz, H
hs/ms: ms
+: –
Quelle: H 85

„Mittlerweile habe ich vier Paralytikergehirne mit Thorotrast untersucht; ich muss gestehen, dass da herzlich wenig bei herauskommt, da ein rein chemischer Nachweis, wie etwa bei der Eisenrekation, fehlt, ist man auf das Dunkelfeld angewiesen. Das Gehirnparenchym nicht beteiligt. Die ganze Geschichte spielt sich ausserhalb im Bindegewebe ab, wenigstens bei diesem kolloidalen Thorotrast, es soll jetzt aber feinerdisperse Thorotrastpräparate geben, da wird es vielleicht anders sein. Dies alles ist mir aber jetzt sehr nebensächlich, da schon wieder neue kolloidchemische Phantasien mich lebhaft bewegen, in die ich bemüht bin, greifbare Unterlagen zu finden. Einiges möchte ich Ihnen hier schon unterbreiten, da Sie ja ausser Liesegang und Braunmühl der Einzige sind, der Verständnis dafür hat".

Lfd. Nr.: 1354
Datum: 03.04.1933
von: Spielmeyer, W
an: Ast, Fr
hs/ms: ms
+: +
Quelle: MPIN Biol

Zur drohenden Entlassung Neubürgers als Prosektor in Eglfing-Haar. Engagierte Stellungnahme zu Gunsten von Neubürger mit angeheftetem Schreiben der militär. Vorgesetzten Neubürgers im 1. Weltkrieg über dessen Verdienste als Truppenarzt (EK I).

Lfd. Nr.: 1355
Datum: 05.04.1933
von: Bielschowsky, M
an: Hallervorden, J
hs/ms: ms
+: -
Quelle: H 990

Reicht Referatauftrag über Arbeit aus der Schafferschen Schule an Hallervorden weiter, „da ich persönlich jeden Kontakt mit dem Budapester Gremium vermeide".

Lfd. Nr.: 1356
Datum: 13.05.1933
von: Hallervorden, J
an: Spatz, H
hs/ms: ms
+: -
Quelle: H 89

Verglich Fibrillenveränderungen in Nigra an mehreren Fällen aus dem Spatzschen Labor und aus der Forschungsanstalt. Negativ bei klin. Frühfällen, positiv bei älteren Fällen. „Inzwischen habe ich mancherlei gefunden, was für meine etwas phantastische Idee von der kolloidchemischen Bedingtheit der Hirnerschütterung zu sprechen scheint. Die Sache ist aber enorm schwierig".

Lfd. Nr.: 1357
Datum: 15.05.1933
von: Spielmeyer, W
an: Ostertag, B
hs/ms: ms
+: -
Quelle: H 837

Dank für „vertrauensvolle Mitteilungen". „Sehr peinlich berührt, aber ganz und gar nicht überrascht hat mich das, was Sie mir über Vogts Beschwerde bei dem Herrn Kommissar mitgeteilt haben. Ich finde Ihren Brief sehr gut, wundere mich aber sehr, dass Sie nicht sofort einen Durchschlag Ihres Briefes dem Herrn Staatskommissar zugestellt haben. Entgegen meinen ursprünglichen Vermutungen habe ich in der letzten Zeit in Sachen der Forschungsanstalt mich davon überzeugt, wie ausserordentlich segensreich die Tätigkeit eines solchen Kommissars sein kann, wenn er auch sachverständig ist, und ich habe immer mehr Beweise dafür, dass man bestrebt ist, Leute mit ausgezeichnetem Charakter für solche schwierigen Ämter auszuwählen. Deshalb würde ich mich in allen diesen Dingen, wie ich es hier getan habe, vertrauensvoll an den zuständigen Kommissar wenden. Gerade nach den Erfahrungen, die Sie gemacht haben, würde ich das an Ihrer Stelle unbedingt tun, denn Sie haben sich ja selbst überzeugt, wie Herr Vogt versucht, sich hier anzubiedern (wie er es früher bei den sozialdemokratischen Regierungen und Behörden und besonders bei den Sowjets getan hat), und Sie schreiben ja selbst, dass er versucht habe, Sie bei dem Herrn Staatskommissar zu verleumden".

Lfd. Nr.: 1358
Datum: 16.05.1933
von: Scharrer, E
an: Fischer-Wasels, B
hs/ms: ms
+: -
Quelle: EdLM

Aus München. Hat Rigorosum bestanden, arbeitet als Stipendiat bei Spielmeyer. Bewirbt sich um Stelle am Frankfurter Edinger-Institut

Lfd. Nr.: 1359
Datum: 18.05.1933
von: Bielschowsky, M
an: Hallervorden, J
hs/ms: ms
+: –
Quelle: H 979

„Ich bin tatsächlich von der KWG beurlaubt worden, aber nicht aus Gründen der neuen Gesetzgebung, sondern wegen eines schweren Konfliktes mit Herrn V. Herr Zwirner hat ihm einen vertraulichen Brief preisgegeben, und er hat ihn zum Anlass genommen, meine Beurlaubung zu bewirken. Alles Nähere bei Ihrem nächsten Besuch in Berlin persönlich".

Lfd. Nr.: 1360
Datum: 01.06.1933
von: Roemer, H
an: Rüdin, E
hs/ms: ms
+: –
Quelle: MPIP 127

Als Geschäftsführer des Deutschen Verbandes für psychische Hygiene: „Ich bin keineswegs ein grundsätzlicher Gegner der Zwangssterilisierung". „Die Zwangssterilisierung als gesundheitspolizeiliche Maßnahme wird in Bälde durchgeführt sein, einerlei, ob sich manche Leute dagegen sperren oder nicht, aber auch einerlei, ob einige Verbände dafür sind oder nicht. Bei dieser Sachlage ist es doch wirklich überflüssig, die Allgemeinheit mit der Erwähnung der Zwangssterilisierung im jetzigen Augenblick zu beunruhigen… Ich bin überzeugt, die allermeisten der jetzt so laut rufenden Ärzte sind durchaus im Unklaren darüber, wie gering sich die Zahl der absolut sicher zu beurteilenden und zu sterilisierenden Fälle erweisen wird, weil sie die ganze psychiatrische Erbbiologie eben nur vom Hörensagen kennen. Wenn ein Kommissar neulich erklärt hat, man dürfe nicht überängstlich sein und müsse lieber einen Fall zu viel als zu wenig sterilisieren, so ergibt sich hieraus schon, dass unser Verband aus der Überlegung des wirklich Sachverständigen heraus heute unbedingt die Pflicht hat, unklaren Übertreibungen gegenüber in Bälde zu warnen".

Lfd. Nr.: 1361
Datum: 08.06.1933
von: Spielmeyer, W
an: Hallervorden, J
hs/ms: ms
+: –
Quelle: H 801

Lehnt Einladung nach Landsberg ab, da gerade aus Schweden zurück (Opponent bei Habilitationsakt Gellerstedt). „Sorgen um manchen von meinen früheren Mitarbeitern. In diesen Tagen wird wieder die traurige Sache Neubürgers betrieben werden müssen, aber es ist sehr fraglich, mit welchem Erfolge das geschehen wird. Und so geht es weiter".
„Bielschowsky hat sich Blössen gegeben, diese sind von Herrn Vogt mit grossem Erfolg, d. h. in seinem Sinne ausgenutzt worden. In dieser Beziehung war Herrn Bielschowsky nicht zu helfen; er hat schon eine unglaublich unglückliche Art, wenn er sich zur Wehr setzen will. Aber in sachlicher Hinsicht hoffe ich mit aller Höflichkeit und mit noch mehr Deutlichkeit die Sache zu erledigen"

Lfd. Nr.: 1362
Datum: 19.06.1933
von: Spatz, H
an: Hallervorden, J
hs/ms: ms
+: –
Quelle: H 86

Interesse an kolloidchemischer Erklärung für Hirnerschütterung. Vorschlag für Experimente. Commotio eher bei geschlossenen Hirntraumata? Zu viel mit Rickerschen Vorstellungen gearbeitet. Hochzeitsreise in Toskana

Lfd. Nr.: 1363
Datum: 21.06.1933
von: Hallervorden, J
an: Spatz, H
hs/ms: ms
+: +
Quelle: H 95

Traum von Spatzscher Hochzeit. Über Literatur zur Kolloidchemie als Stütze seiner Hypothesen. Tierexperimente nötig. Fibrillenveränderungen bei Boxern (Jockl u. Gutmann). Thixotropie bei Trauma mit irreversibler NZ-Schädigung. Bielschowsky nicht mehr bei Vogt

---

Lfd. Nr.: 1364
Datum: 27.06.1933
von: Weygandt, W
an: Rüdin, E
hs/ms: ms
+: -
Quelle: MPIP 127

Als 2. Vorsitzender des Verbands f. psych. Hygiene. „Er darf mit den Bedenken, wie sie Ebermayer in Bonn 1932 gegen die Zwangssterilisation als unvereinbar mit dem „Selbstbestimmungsrecht" vorbrachte, nicht mehr kommen. Wenn Simon meint, dass uns die Zwangsfrage überhaupt nichts angehe, da sie politisch und nicht ärztlich sei, so ist das eine übertriebene Zurückhaltung; mindestens können wir doch vom psychologischen Standpunkt sagen, dass die Erwartung eines größeren Erfolges bei der Freiwilligkeit der Sterilisation fehl geht und daher Zwang unumgänglich sein wird. Ich möchte noch weitergehen und auch Kastration nicht nur für Geschlechtsverbrecher, sondern auch für degenerative Gewalttätigkeitsverbrecher, auch rückfällige Affektverbrecher, vorschlagen... Sie wissen ja wahrscheinlich besser als ich, dass ein recht weitgehendes Gesetz nahe bevorsteht, an dem Dr. Ruttke und Med. Rat Dr. Gütt vom Reichsinnenministerium beteiligt sind".

Lfd. Nr.: 1365
Datum: 29.06.1933
von: Nitsche, P
an: Rüdin, E
hs/ms: ms
+: +
Quelle: MPIP 127

Zum Zusammenschluss des deutschen Verbandes für psychische Hygiene mit dem Deutschen Verein f. Psychiatrie. Bonhoeffer und Bumke dagegen. Zum schwierigen Sommer als abzulösenden Vorsitzenden. Begrüßt, dass Rüdin zum Reichskommissar für Rassenhygiene ernannt wurde

---

Lfd. Nr.: 1366
Datum: 29.06.1933
von: Hallervorden, J
an: Spatz, H
hs/ms: ms
+: -
Quelle: H 93

Angesichts eines Traumafalles mit massenhaftem Auftreten von Pigmentkugeln Problem der Deutung als Thixotropie-Folge und der Abgrenzung von vaskulär bedingten Schäden.

Lfd. Nr.: 1367
Datum: 01.07.1933
von: Nitsche, P
an: Rüdin, E
hs/ms: ms
+: +
Quelle: MPIP 127

Bestrebungen des Verbandes f. psych. Hygiene: „Bekämpfung der Neurotisierung und Hysterisierung im Gegensatz zur bisherigen Beeinflussung u. Verweichlichung des Volkes, Erziehung zur Weltanschauung auf der Basis der Opferwilligkeit des Volkes, der heroischen Einstellung auf überindividuelle Ziele... richtige Einschätzung des Minderwertigen, Bekämpfung des Fürsorgefimmels." Dagegen im Verein f. Psychiatrie „Dünkelhafte Einstellung im Sinne der sogen. reinen Wissenschaft. Solange die Vorstandsmitglieder sich nicht anders einstellen und solange namentlich Bonhoeffer des Vorsitz hat, ist hier nichts zu ändern... Also Auflösung des Vorstandes, Bestellung eines Kommissars, der für Gleichschaltung sorgt... notwendige weitestgehende Herabsetzung der Kosten für das Irrenwesen unter möglichster Hochhaltung des therapeutischen Niveaus". Rüdin müsste jetzt an die Spitze.

Lfd. Nr.: 1368
Datum: 04.07.1933
von: Rüdin, E
an: Kretschmer, E
hs/ms: ms
+: +
Quelle: MPIP 127

Zur Integration des DVf psych. Hygiene in den DvfPsychiatrie. Vorschläge im Auftrag des RMdInneren durch Rüdin. Bittet Kretschmer um Leitung eines Unterausschusses Psychotherapie neben weiteren Unterausschüssen für klin. Psychiatrie, Anatomie, Serologie, psych. Hygiene, Prophylaxe samt Rassenhygiene, Anstaltswesen und soziale Psychiatrie.

Lfd. Nr.: 1369
Datum: 06.07.1933
von: Roemer, H
an: Weygandt, W
hs/ms: ms
+: -
Quelle: MPIP 127

Rüdin bekam von Reichsregierung Auftrag, die Fusionierung des Vfpsych. Hygiene mit der DGesfRassenhygiene zu prüfen. Er kommt zum Ergebnis, dass dies im Hinblick auf die Verschiedenheit der Aufgaben nicht durchführbar sei. Rüdin ist dagegen bereit, statt Sommer den Vorsitz des Vfpsych. Hygiene zu übernehmen mit dem Ziel der Integration in einen Dachverband mit dem DvfPsychiatrie.

Lfd. Nr.: 1370
Datum: 06.07.1933
von: Kretschmer, E
an: Rüdin, E
hs/ms: ms
+: -
Quelle: MPIP 127

Begrüßt Vorschlag der Integration der Psychotherapie in einen Gesamtverband der Psychiatrie. „Für ein Arbeiten im Geist der Zeit"

Lfd. Nr.: 1371
Datum: 07.07.1933
von: Simon, H
an: Rüdin, E
hs/ms: ms
+: -
Quelle: MPIP 127

Merkblatt-Entwurf des deutschen Verbandes für psychische Hygiene über „Eugenische Maßnahmen als Vorbeugung gegen die Zunahme geistiger und nervöser Krankheiten und Unzulänglichkeiten". Hierin der Passus „"Alles Leben in der Natur hält sich unter Einwirkung dieser beiden Gegenkräfte - überreiche Erzeugung, schonungslose Ausmerzung des Untüchtigen - gesund und stark".

Lfd. Nr.: 1372
Datum: 12.07.1933
von: Simon, H
an: Weygandt, W
hs/ms: ms
+: -
Quelle: MPIP 127

Zum Programm des geplanten Internationalen Kongresses in Paris 1935. „Unter Prophylaxe (der exogenen Schädlichkeiten) vermisse ich das Wichtigste: Die Verweichlichung der Kulturvölker in Kulturfortschritt und Civilisation und den Kotau vor allem Kranken und Minderwertigen".

Lfd. Nr.: 1373
Datum: 31.07.1933
von: Bethe, A
an: Goldstein, K
hs/ms: ms
+: -
Quelle: EdLM

Bestätigung, dass Goldsteins Präparate durch G's Vetter, Max Goldstein, an Bethe als Stiftungsvorsitzender des Neurologischen Institutes geschickt worden sind. Etwas kritisch gefasste Antwort im Hinblick auf offenbare Differenzen über drei Gehirne und Leihgaben der Notgemeinschaft

---

Lfd. Nr.: 1374
Datum: 10.08.1933
von: Hallervorden, J
an: Ostertag, B
hs/ms: ms
+: -
Quelle: JP/O

„Zu dem schönen Erfolge mit Moabit gratuliere ich Ihnen herzlichst. Ich hörte davon bei Henneberg"... Über Treffen mit Chemiker Ettisch: „Mit ihm habe ich über 1 1/2 Stunden gerungen. Vom Standpunkte der reinen Wissenschaft hat er recht, wenn er meint, dass durch Laien auf seinem Gebiet, die wir doch nun einmal sind, an sich klare Begriffe leicht verschwommen gemacht werden. Das Wesentlichste aber, was er gegen Braunmühl einzuwenden hat, ist eine nicht genügende Exaktheit in der Zitierung seiner Arbeiten... Also doch ein wenig verletzte Eitelkeit dabei. Dann habe ich aber gründlich in Liesegangschen Ringen ausgepackt und habe ihm klar gemacht, dass trotz aller physikalisch-chemischen Zweifel über die Entstehung dieser Ringe die Analogie mit den Hirnveränderungen zulässig ist... Hinsichtlich der Gehirnerschütterungen hat er mir die ausserordentlichen Schwierigkeiten klar gemacht, mit welchen die physikalische Chemie bei der Thixotropie und ihren verschiedenen Erscheinungsformen noch zu kämpfen hat".

Lfd. Nr.: 1375
Datum: 24.08.1933
von: Bumke, O
an: Schottmüller, H
hs/ms: ms
+: –
Quelle: StAHH

Zur Nachfolge-Diskussion. Grundsätzliche, lange Stellungnahme zur Bedeutung der Neurologie unter Befürwortung der Weiterführung des Neurologischen Ordinariates in Hamburg. „Die Frage, ob an allen deutschen medizinischen Fakultäten eigene Ordinariate für Neurologie errichtet werden sollen oder nicht, braucht dabei nicht erörtert werden. Wir haben weder das Geld noch die Leute, um einen solchen Plan durchführen zu können, und wir brauchen uns also auch hier nicht den Kopf darüber zu zerbrechen, ob das Krankenmaterial an allen Hochschulen gross genug ist, um neben der Psychiatrischen und Nerven- und der Inneren Klinik noch eine eigene neurologische Klinik zu versorgen. Auf eine Mitbeteiligung an der neurologischen Forschung und Lehre wird nämlich m. E. weder der Internist noch der Psychiater verzichten können. Ihre Aufgabenkreise überschneiden sich mit den neurologischen so sehr, dass reinliche und absolute Scheidung hier vollkommen unmöglich ist. Das heisst aber nicht, dass wir dort, wo ein genügend grosses Krankenmaterial zur Verfügung steht, auf eigene neurologische Kliniken verzichten könnten. Weder der Internist noch der Psychiater ist heute mehr in der Lage, das Gesamtgebiet der Neurologie zu übersehen oder gar zu beherrschen...Neurologische und psychiatrische Dilettanten haben wir gerade genug.... So wie es bei Foerster und Nonne geschehen ist, kann ein neurologisches Material wissenschaftlich nicht ausgenutzt werden, wenn es nicht in eine eigene neurologische Klinik zusammengefasst ist...Wenn es so weiter geht, wird die Neurologie bei uns einfach aussterben...Sind erst keine Ordinariate mehr da, so wird sich erst recht kein Nachwuchs mehr heranbilden können und wollen, und dann werden wir in nicht zu ferner Zeit die Weiterbildung der Neurologie anderen Ländern überlassen müssen".

Lfd. Nr.: 1376
Datum: 30.08.1933
von: Spielmeyer, W
an: Hallervorden, J
hs/ms: ms
+: –
Quelle: H 803

Gleiches Urteil in der Sache Bielschowsky: „Ich habe versucht, was sich für ihn zur Fortsetzung seiner wiss. Tätigkeit erreichen lässt. Es ist aber unmöglich gewesen, irgendwie den Konflikt und seine Folgen zu seinen Gunsten zu mildern... Es ist ja sehr begreiflich, dass er die lange und immer mehr aufgestapelte Wut einmal explodieren liess, als man gegen Vogt vorgehen wollte. Aber das musste ihm natürlich zum Nachteil ausgelegt werden. Mir tut es natürlich im Interesse unserer Wissenschaft, aber noch viel mehr für ihn persönlich ungemein leid, dass er am Abend eines arbeits- und erfolgreichen Lebens etwas so Schweres erdulden muss. Herr Vogt fällt natürlich immer wieder auf die schon oft erprobten Beine. Es ist für ihn ganz gleichgiltig, ob die unabhängigen Sozialisten, das Zentrum, die Kruppsche Industrie oder die Nationalsozialisten regieren. Er ist der grosse „unabhängige" Forscher, und seine Anbiederung an die Russen und seine anatomische Entschuldigung des Verbrechens wird ihm nicht angerechnet. Mir ist es ja recht, wenn Wissenschaftler nicht der Politik geopfert werden müssen. Aber dann sollten auch gerade diese Wissenschaftler nicht aus Hass und Rache anderen Leuten den Garaus machen".
Von Ostertag mit Briefen bombardiert, ich solle mich beim Berliner Staatskommissar für ihn einsetzen. „Wenn er, wie Sie mir schreiben, zu den SS-Leuten gehört, so hätte er doch wirklich Gelegenheit, die betreffenden Instanzen zu bitten, sich Auskunft über ihn zu holen". Im Fall Neubürger Günstiges erreicht. „Schließlich sind jetzt solche Sachen wichtiger als die Entdeckung einer neuen Gliaform".

Lfd. Nr.: 1377
Datum: 31.08.1933
von: Hallervorden, J
an: Bielschowsky, M
hs/ms: ms
+: -
Quelle: H 988

Kontakt mit physik. Chemiker Ettisch aufgenommen. Thixotropie auch für physik. Chemie schwieriges Kapitel. Ostertag äußerte sich kritisch zu Braunmühls Arbeit. Früher merkwürdige Granulome bei juven. Paralyse gezeigt, von Weimann beschrieben. Legt Abb. bei.

Lfd. Nr.: 1377a
Datum: 03.09.1933
von: Stertz, G
an: Nonne, M
hs/ms: hs
+: -
Quelle: Stertz

„Eine Anfrage, ob ich mich für Aufrechterhaltung des neurol. Ordinariats in Hamburg einsetzen könne, ist bisher nicht an mich ergangen. Sie kennen meinen Standpunkt, daß es in Deutschland einige Ordinariate für N. geben sollte, weil kein Psychiater u. Neurologe das letztere Fach mehr übersehen und genügend ausbauen kann. Die Voraussetzung dafür ist natürlich, daß hervorragende Neurologen zur Verfügung stehen mindestens in dem Augenblick, in dem die Frage grundsätzlich entschieden werden soll. Man könnte zweifeln, ob es unbedingt nötig wäre bestimmte Universitäten ein für alle mal mit diesem Ordinariat auszustatten, oder wie in Ihrem oder Foersters Fall das Ordinariat dort zu errichten, wo gerade ein hervorragender Neurologe ist. Dennoch wäre m. E. der erste Modus der bessere und den Gesamtverhältnissen mehr angepasste. Auch ist der Einfluß der Tradition eines Lehrstuhles nicht zu unterschätzen". Weiter zur Nachfolge von Weygandt in Hamburg.

Lfd. Nr.: 1378
Datum: 15.09.1933
von: Nonne, M
an: Loewenstein, K
hs/ms: ms
+: -
Quelle: StAHH

Bescheinigung über neurologische Qualifikation mit Wunsch, „dass es ihm gelingen möge sich auf Grund seiner Fähigkeiten, Kenntnisse und persönlichen Eigenschaften eine neue befriedigende Position zu erwerben"

Lfd. Nr.: 1379
Datum: 30.09.1933
von: Hallervorden, J
an: Bielschowsky, M
hs/ms: ms
+: -
Quelle: H 976

Hat kleinen Wagen gekauft, „um Erblichkeitsverhältnissen meiner Fälle in den schwer erreichbaren Gegenden hier nachzugehen"

Lfd. Nr.: 1380
Datum: 24.10.1933
von: Nonne, M
an: Schottmüller, H
hs/ms: ms
+: -
Quelle: StAHH

An den Dekan zur Nachfolge-Diskussion. Zur Tendenz von Weygandt, den Hamburger Lehrstuhl zu übernehmen. „Selbstverständlich hätte ich nichts dagegen einzuwenden, bei einer Neubesetzung der Professur für Psychiatrie den Wunsch des Herrn [Weygandt] zu prüfen, ob dem Titel „Psychiatrische Klinik" nicht der Titel „Nervenklinik" beigegeben werden solle. Ich habe Herrn W[eygandt] erklärt,dass ich nicht begriffe, warum er gegen ein Ordinariat für Neurologie sei, wo ich doch niemals mich empört hätte, wenn er eine offene Abteilung für Nervenfälle in Friedrichsberg gegründet hätte und wenn er eine Neurochirurgie in F[riedrichsberg] eingeführt hätte. Ich würde nichts dagegen haben, wenn seine Klinik offiziell Psychiatrische und Nervenklinik genannt würde, dabei setze ich aber als selbstverständlich voraus, dass er dann nichts gegen die Aufhebung des Ordinariates für Neurologie in Eppendorf einzuwenden haben würde [...] Oppenheim, Mendel und Cassirer hatten in Berlin sich eigenes poliklinisches Material gezüchtet, aber diese Polikliniken unterhielten sie mit ihrem eigenen Gelde. Das wird heute wohl kaum einem Neurologen mehr möglich sein. Das war den Neurologen Berlins, die in den damaligen reichen jüdischen Kreisen viel Geld verdienten, möglich. Hinzu kommt, dass die Polikliniken jetzt wohl alle eingehen werden bzw. viel weniger Material haben werden, weil die Ärzte sich beschränken sollen auf Stellung der Diagnose und nicht mehr behandeln dürfen, womit den Kranken natürlich nicht gedient ist" [...] Von den von Herrn W[eygandt] angeführten Herren, die ihm beitreten, ist Bonhoeffer der Führer im Streit gegen Foerster und mich."

Lfd. Nr.: 1381
Datum: 24.10.1933
von: Nonne, M
an: Weygandt, W
hs/ms: ms
+: -
Quelle: StAHH

Zur Nachfolge-Diskussion. „Schon heute aber möchte ich betonen, dass ich meine Zustimmung zu dem Titel „Psychiatrische und Nervenklinik" nur unter der Bedingung gegeben habe, dass Sie damit einverstanden wären, dass das Ordinariat für Neurologie in Eppendorf bleibt.... Dass wir uns an einer Malariabehandlung ebenfalls beteiligten, ist für den verständlich, der weiss, dass auch an vielen Inneren Abteilungen Malariatherapie an Paralysen getrieben wird, und ausserdem wurden Sie sicher dadurch nicht geschädigt, da Sie ja selbst in Paralysematerial fast ersticken".

Lfd. Nr.: 1382
Datum: 26.10.1933
von: Hallervorden, J
an: Spielmeyer, W
hs/ms: ms
+: -
Quelle: H 805

Auto gekauft, schon Unfall. Friedländer berichtete auf Durchreise von schlechtem Gesundheitszustand Spielmeyers. Bielschowsky bereitet sich auf größere Reise vor. Ostertag angeblich Pathologe in Moabit. Problem des ermäßigten Bezuges von Springer-Produkten als Autor. Weitergabe an Bibliothek erlaubt? Bittet um Stellungnahme.

Lfd. Nr.: 1383
Datum: 31.10.1933
von: Spielmeyer, W
an: Hallervorden, J
hs/ms: ms
+: -
Quelle: H 808

Krankheitssymptome (Magen-Darm, Kopfschmerz) bei „begreiflichen Emotionen". Keine Gedanken machen wegen Springer. Weygandt hatte wegen Nachfolge Josephy angefragt, Spatz und Hallervorden empfohlen, aber Bedingungen wenig günstig

---

Lfd. Nr.: 1384
Datum: 31.10.1933
von: Bostroem, A
an: Schottmüller, H
hs/ms: ms
+: -
Quelle: StAHH

Ohne Datum, aber zeitlich einordbar. Vertrauliche Stellungnahme zur Nachfolge unter ausführlicher Würdigung der Proff. Foerster, v. Weizsäcker, Gamper, Schaltenbrand, Creutzfeldt.

Lfd. Nr.: 1385
Datum: 31.10.1933
von: Hallervorden, J
an: Spatz, H
hs/ms: ms
+: -
Quelle: H 208

Dr. Lewin Ambitionen auf Veröffentlichung. Bilder von Liesegang von einem Sandstein am Münzenberg. Arbeit Liesegangs über Ringbildungen an Palmwurzeln war Ausgangspunkt der Deutung der Ringbildungen im Fall Balo

---

Lfd. Nr.: 1386
Datum: 07.11.1933
von: Bielschowsky, M
an: Hallervorden, J
hs/ms: hs
+: +
Quelle: H 974

Habe in Holland viel freundliches Entgegenkommen gefunden und arbeite bei Brouwer in Amsterdam und bei Boeke und Boumann in Utrecht. „Brouwer didaktisches Talent ersten Ranges". „Da er auf dem richtigen Standpunkt steht, dass in der Neurologie nicht bloss Diagnosen gestellt, sondern auch therapeutische Leistungen erbracht werden müssen, hat er sich mit dem berühmten Neurochirurgen Oljenik attachiert". Erfolge wie bei Cushing. „Da kann Berlin einpacken". Heringa beschäftigt sich mit kolloidchemischen Problemen. Auch in Kontakt mit Ariens Kappers, „Ein großer Gelehrter und ein herzensguter Mensch!"

Lfd. Nr.: 1387
Datum: 10.11.1933
von: Nitsche, P
an: Rüdin, E
hs/ms: ms
+: -
Quelle: MPIP 127

Fusionierungsverhandlungen scheitern derzeit am Vorstand des Dachverbandes für Psychiatrie, insbesondere an Ilberg und Bonhoeffer

Lfd. Nr.: 1388
Datum: 12.11.1933
von: Spatz, H
an: Hallervorden, J
hs/ms: hs
+: +
Quelle: H 99

Braunmühl als Nachfolger von Jakob im Gespräch. Spielmeyer habe Spatz empfohlen. „Zeiten nicht wissenschaftsfreundlich". Wissenschaft nicht von Zeitströmungen abhängig. „Wir müssen halt – jeder an seinem Platz – versuchen daran zu arbeiten, dass wir Deutsche nicht ins Hintertreffen kommen. Wir haben allerhand zu verlieren. Braunmühl hat Ideen, aber hat er recht? Beschäftige mich mit Zisternen".

Lfd. Nr.: 1389
Datum: 14.11.1933
von: Bielschowsky, M
an: Hallervorden, J
hs/ms: hs
+: –
Quelle: H 972

Briefkarte. Hallervorden wäre der richtige Mann für Hamburg. „Mir geht es hier so, wie es einem Mann mit meiner Vergangenheit auf fremdem Boden gehen kann. Sie wissen, wie sehr ich meine Heimat liebe, und dass mir alle Freundlichkeit und Hilfsbereitschaft der holl. Kollegen das, was ich aufgeben musste, nicht ersetzen kann"

Lfd. Nr.: 1389a
Datum: 16.11.1933
von: Hallervorden, J
an: Spatz, H
hs/ms: ms
+: +
Quelle: H 91

Pentschews Arbeit über Endarteriitis bei Hypoxiereiz ausgezeichnet. Schöne Sammlung gefäßbedingter Prozesse bei Idiotien, auch verbunden mit Entwicklungsstörungen. Granuläre Atrophie nicht immer mit Gliafaservermehrung. Cajal-Buch „reichlich senil und kläglich moralisierend". Absurd als Ratschlag für junge Forscher.

Lfd. Nr.: 1390
Datum: 26.11.1933
von: Bielschowsky, M
an: Ostertag, B
hs/ms: hs
+: –
Quelle: JP/O

Zum Handbuchbeitrag im Henke-Lubarsch: „Mein Verantwortungsgefühl hält mich aber davon zurück, den mir zugesandten Vertrag der Firma Springer zu unterschreiben. Ohne mein Material und ständigen Kontakt mit Ihnen ist die Sache nicht zu machen. Ich müsste da einen Arbeitsplatz in Ihrem Institut haben, was gegenwärtig nicht erreichbar sein dürfte"

Lfd. Nr.: 1391
Datum: 01.12.1933
von: Rüdin, E
an: Nitsche, P
hs/ms: ms
+: +
Quelle: MPIP 127

Zu Carl Schneider. Frage, ob „wir damit rechnen könnten, innerlich und äußerlich Herrn Carl Schneider auch zu den Unsrigen zu zählen". Sucht Vorsitzenden der Ortsgruppe Baden.

Lfd. Nr.: 1392
Datum: 09.12.1933
von: Spielmeyer, W
an: Ostertag, B
hs/ms: ms
+: –
Quelle: JP/O

„Die Absage von Bielschowsky ist ganz außerordentlich bedauerlich... Ich hoffe ja immer noch, dass Prof. Bielschowsky aus Holland zurückkehren wird, und dass ihm sein Material zur Verfügung gestellt werden kann, was ja nach den mit mir gepflogenen Verhandlungen des Präsidenten der Kaiser Wilhelm-Gesellschaft geradezu sicher erscheint. Er braucht also nur noch einen Arbeitsplatz, und den könnten Sie ihm gewiss in Ihrem Institut verschaffen, da es sich doch eben nur um die Gelegenheit zur wissenschaftlichen Arbeit handelt"

Lfd. Nr.: 1393
Datum: 09.12.1933
von: Spielmeyer, W
an: Springer, J
hs/ms: ms
+: –
Quelle: Springer B: H 165,XVI

Zum Beitrag Ostertag und Bielschowsky. „Prof. Bielschowsky schreibt, dass ihn sein Verantwortungsgefühl davon zurückhält, den ihm zugesandten Vertrag der Firma Springer zu unterzeichnen. Ohne sein Material und ohne den ständigen Kontakt mit Ostertag könne er die Sache nicht machen. Er müsse dazu einen Arbeitsplatz in der Prosektur des Moabiter Institutes haben, was gegenwärtig nicht erreichbar sein dürfte... Inzwischen habe ich auch von Professor Globus in NewYork eine Absage erhalten. Die politischen Verordnungen in der deutschen wissenschaftlichen Publizistik halten ihn davon ab, an einem deutschen Handbuch mitzuarbeiten".

Lfd. Nr.: 21.12.1933
Datum: Hallervorden, J
von: Spatz, H
an: ms
hs/ms: 1394
+: –
Quelle: H 104

In Hamburg Weygandt u. Josephy gesprochen. Unentschlossen zurück. Braunmühl auch da. Braunmühls neue Arbeit ausgezeichnet

---

Lfd. Nr.: 1395
Datum: 26.12.1933
von: Bielschowsky, M
an: Hallervorden, J
hs/ms: ms
+: –
Quelle: H 977

„Das Gefühl des Fremdseins wird man in meinem Alter nicht mehr los... Wie ich höre, wühlt Herr V. mit den gemeinsten Lügen und Entstellungen gegen mich. Ich habe nur den Wunsch, diesen Mann einmal zu demaskieren. Noch vor einem Jahr hat er vor dem Volkskommissar eine Übelkeit erregende von Unterwürfigkeit triefende Rede gehalten – die Sache ist in einem Tonfilm fixiert und in diversen Kinos gezeigt worden – und heute markiert er das Gegenteil"

Lfd. Nr.: 1396
Datum: 30.12.1933
von: Bielschowsky, M
an: Ostertag, B
hs/ms: ms
+: -
Quelle: JP/O

Ich habe Ihnen ja bereits versichert, dass ich das betreffende Kapitel sehr gern mit Ihnen bearbeitet haben würde, wenn ich zur Zeit einen bescheidenen Arbeitsplatz in Berlin hätte. Unter den gegebenen Umständen besteht aber nach dieser Richtung keine Aussicht". Arbeitet in Amsterdam und Utrecht. „Sie können sich nicht denken, mit welcher Liebenswürdigkeit und mit welchem Entgegenkommen mich die Collegen in Holland behandeln. Man hat mir sogar den höchst ehrenvollen Auftrag erteilt, einer Sitzung der belgischen Neurologen zu präsidieren, was ich aber aus naheliegenden Gründen bisher offengelassen habe"

Lfd. Nr.: 1397
Datum: 12.01.1934
von: Stertz, G
an: Nonne, M
hs/ms: hs
+: -
Quelle: StAHH

„... unter solchen Bedingungen möchte ich es Ihnen wohl nachmachen, wie ich früher die Wissenschaften und die Kunst, den Tag gut auszufüllen, von Ihnen gelernt habe. Die ganz großen Reisen mögen vielleicht nicht mehr angebracht sein, aber was hindert einen die früheren in der Erinnerung wieder aufleben zu lassen, ohne sich dabei Gefahren auszusetzen! Aber eigentlich gehört, um Erinnerungen bunt und lebendig zu reproduzieren, ein gleichgestimmter, empfängnisbereiter Kreis, ein Kamin und eine interior nota Falerni, das trifft nicht immer zusammen..." Zu Nonnes Absicht, seine Biographie zu schreiben. „Schwer denke ich es mir dabei, Dinge und Mensch in den Scheinwerfer des unbestechlichen Wahrheitswillens zu setzen, während wir doch im aktuellen Leben ohne Kompromiss nicht auskommen. Aber glauben Sie, dass die jüngere Generation noch ein Erleben hat, das für einen größeren Kreis festgehalten zu werden wert wäre? Sind wir nicht in der Pendelbewegung der Zeiten gar zu sehr dahin geworfen, wo vor körperlicher und geistiger Uniformierung das größte Glück: die Persönlichkeit zu verkümmern droht! Es ist daher gut, dass menschliche Zeugnisse der Vergangenheit vorliegen, an die sich später wieder anknüpfen lässt, wenn das Pendel nach ewigen Gesetzen zurückschwingt". A propos „ewige Gesetze": Kennen Sie die populäre Astronomie von Sir James Sanns [?] „Durch Raum und Zeit"? Die dort geschilderten Dinge können einen bescheiden machen, wenn man es noch nicht sein sollte, aber sie können einen auch trösten, wenn einen gerade die Menschen oder Verhältnisse ärgern"

Lfd. Nr.: 1398
Datum: 24.01.1934
von: Gaupp, R
an: Rüdin, E
hs/ms: ms
+: +
Quelle: MPIP 131

„Seit 9 Jahren habe ich für diese Sterilisation gekämpft"... Sieht Diskrepanzen zwischen Gesetz („Kann-Vorschrift") und Durchführungsbestimmungen („Muss"). Min. Rat Dr. Stähle eröffnete den Direktoren „dass er die ärztlichen Sachverständigen ausschließlich und nur aus alten Nationalsozialisten wähle, die schon vor dem 30.1.33 bei der Partei gewesen seien... Ich glaube jetzt schon annehmen zu dürfen, dass nicht psychiatrisches Sachverständnis, sondern nur Parteizugehörigkeit dabei in Betracht kommt.... Sie wissen ja, dass augenblicklich in den Parteikreisen ein fast systematisches Kesseltreiben gegen uns Professoren vor sich geht".

Lfd. Nr.: 1398a
Datum: 25.01.1934
von: Roemer, H
an: Rüdin, E
hs/ms: ms
+: –
Quelle: MPIP-HA:GDA 127

Zurückhaltung zu dem an und für sich begrüßenswerten Angebot der Wiener Psychiater, mit diesen zu tagen. Bedenken „bei der gegenwärtigen unübersichtlichen politischen Lage". Sonst zu einem gemeinsamen Buch „Rassenhygiene", das im Lehmann-Verlag erscheinen soll.

Lfd. Nr.: 1399
Datum: 30.01.1934
von: Spatz, H
an: Hallervorden, J
hs/ms: ms
+: –
Quelle: H 103

Lewin in England

Lfd. Nr.: 1400
Datum: 31.01.1934
von: Hallervorden, J
an: Bielschowsky, M
hs/ms: ms
+: –
Quelle: H 969

Beunruhigt über schlechten Gesundheitszustand Spielmeyers

Lfd. Nr.: 1401
Datum: 01.02.1934
von: Hallervorden, J
an: Spatz, H
hs/ms: ms
+: –
Quelle: H 106

Hamburg ruht. Werde in Berlin Anfang März erbbiologischen Kurs halten

---

Lfd. Nr.: 1402
Datum: 04.02.1934
von: Bielschowsky, M
an: Hallervorden, J
hs/ms: hs
+: –
Quelle: H 968

Karte. „Freuen Sie sich, dass Sie Ihre Arbeiten fortsetzen. Auch mir tut die Lösung des wissenschaftlichen Kontaktes mit Ihnen leid". Hat eben eine große Arbeit über Heredoataxie vollendet.

Lfd. Nr.: 1403
Datum: 05.02.1934
von: Schultze, Fr
an: Nonne, M
hs/ms: hs
+: –
Quelle: StAHH

Übersendung eines Manuskriptes aus der Hallenser Klinik, das er rühmt und gegen die Springer-Weisungen aufgenommen haben möchte. In den letzten Heften mit einer Ausnahme nur Arbeiten Nicht-Deutscher, „trotzdem wir uns ja an der schroffen Ausrottung alles Semitischen in Deutschland nicht beteiligt haben (s. Marburg und Wallenberg) Was mit Goldstein passiert, weiß ich nicht. Sehr sympathisch war er mir nicht. Er hat mich stets geschnitten; warum, weiß ich nicht".

Lfd. Nr.: 1404
Datum: 12.02.1934
von: Nonne, M
an: Schultze, Fr
hs/ms: ms
+: –
Quelle: StAHH

Zur Ablehnung einer Arbeit (Dissertation). „Herr Wartenberg ist mir ein besonders unsympathischer Herr. Er war fast 1 Jahr Volontär auf meiner Abteilung und war so jüdisch, wie man überhaupt nur sein kann. Dieses sollte jedoch mein Urteil über die Annahme oder Nichtannahme der Arbeit keineswegs beeinflussen"

Lfd. Nr.: 1405
Datum: 25.02.1934
von: Nonne, M
an: Weizsäcker, V v.
hs/ms: ms
+: +
Quelle: StAHH

Zur Nachfolge-Diskussion: „Vor etwa 14 Tagen hörte ich gerüchtweise hier in Hamburg, dass Sie, im Gegenteil zu früher, jetzt bei der SA einen Stein im Brett hätten. Heute ist ja vieles unberechenbar". Zum möglichen Nachfolger in Heidelberg [offenbar auf Schaltenbrand bezogen]. „Sie kennen ihn persönlich als vornehmen, durch und durch mustergültigen Menschen und kennen ihn aus seinen Arbeiten. Im August vorigen Jahres war ich in London überrascht, welches Ansehen sich sein Name überall im Ausland erfreut; es war kaum einer von den 17 Vertretern der ausländischen Staaten, der sich nicht speziell nach Herrn ... bei mir erkundigt hat. Sie kennen ja seine komplizierte und ungewöhnlich vielseitige Anamnese und wissen, dass er von fremden Sprachen fließend französisch, englisch und holländisch spricht, das bischen chinesisch spielt natürlich keine Rolle". Zu einer Arbeit von Curtius mit Hinweis auf eine Dissertation, wonach 17–20% der Paralytiker keine nennenswerten Pupillenanomalien haben. „Erlauben Sie mir eine kleine Bemerkung pro domo auf die Gefahr hin, dass Sie mich für senil-eitel halten: In der Einleitung würde ich gern sehen, dass meine vielfachen Bemühungen um die kongenitale Tabes dorsalis sowie meine Ausführungen zur Neurosyphilis in ihren verschiedenen Formen ein kurzes Wort der Berücksichtigung fänden".

Lfd. Nr.: 1406
Datum: 06.03.1934
von: Spielmeyer, W
an: Hallervorden, J
hs/ms: ms
+: –
Quelle: H 810

Scholz schwer krank, auch andere Mitarbeiter. Hamburger Situation nicht sehr günstig. „Hirnpathologie ist eben keine Rassenhygiene". Rät ab, an Universität zu gehen. „Größere Schüler- und Mitarbeiterzahl wohl jetzt kaum zu erwarten, das wissenschaftlich interessierte deutsche Psychiater nur rassenhygienisch und erbbiologisch ausgebildet werden, die Ausländer aber immer weniger Lust haben, nach Deutschland zu gehen". Neue Kapiteleinteilung bei Springer. Entzündl. diff. Sklerose zu MS oder zu degenerativen Formen?

Lfd. Nr.: 1407
Datum: 16.03.1934
von: Hallervorden, J
an: Spielmeyer, W
hs/ms: ms
+: -
Quelle: H 816

Dank für Information über Hamburger Situation. „Unter den augenblicklichen Verhältnissen ist eine Univ. Laufbahn für einen etwas älteren Menschen nicht mehr sehr verlockend". Bei erbbiolog. Kurs in Berlin, „der mich ausserordentlich interessiert hat". Auf Wunsch von Bonhoeffer eigenen Vortrag über Erblichkeit des Schwachsinns gehalten. Möchte HSK mit anderen seltenen EPMS-Krankheiten zusammen behandeln. Ist einverstanden, M. Schilder zu MS zu geben (Wohlwill), aber mit Sorge, dass dieser die konzentr. Sklerose zu stiefmütterlich behandeln werde. „Das Sterilisierungsgesetz und so mancherlei von außen herantretende Anforderung, die man jetzt noch nicht übersehen kann, werden wohl mehr Zeit in Anspruch nehmen als mir für die wissensch. Vertiefung lieb ist, andererseits kann und will ich mich diesen Ansprüchen nicht entziehen".

Lfd. Nr.: 1408
Datum: 24.03.1934
von: Schultze, Fr
an: Nonne, M
hs/ms: hs
+: -
Quelle: StAHH

Zu Nonnes Fraktur und deren schlechte Heilungstendenz. „Dass Sie Baden nicht besuchen wollen, finde ich sehr begreiflich. Für mich knüpfen sich die Erinnerungen an den früheren Glanz dieser Versammlung noch an frühere Zeiten an als bei Ihnen, dem Jüngeren. Ich denke an Friedreich, an Leyden, sodann vor allem an Hitzig, Goltz und Otto Beicker... Jetzt sind, bes. wenn Hoche streikt, die Vorträge wenig interessant, so wenig wie die zuletzt angekündigten in Wiesbaden,. Erbbiologie ohne Erb und vor allem ohne Friedreich! Dass Hoche sich so über eine Diskussionsbemerkung geärgert hat, finde ich, wie Sie, durchaus überflüssig. „Auf einen Klotz ein grober Keil, auf einen Schelmen anderthalb!". Daß er jetzt eine Selbstbiographie schreibt, ist sehr schön!... Ich fürchte nur, Hoche ist etwas zu scharf, mehr à la Lubarsch. Ich wünsche ihm aber guten Erfolg. Daß er nicht mehr nach Baden gehen will, finde ich sehr begreiflich. Aber er tut es am Ende doch. Nur darf er nicht à la Wilmans [sic!] reden. Dazu ist er aber zu klug! Das letzte Heft unserer Zeitschrift steht m. E. mit seinem ersten Artikel zu sehr unter dem Einfluss von Weizsäcker. Ich verstehe seine Sachen nicht mehr. Die Dummheit wird zu groß. Aber klinisch sind sie wichtig".

Lfd. Nr.: 1409
Datum: 01.04.1934
von: Nonne, M
an: Fleck, U
hs/ms: ms
+: -
Quelle: StAHH

„Ich habe mit Befriedigung gesehen, dass Sie der diagnostischen Verwendung der Encephalographie skeptisch gegenüber stehen. Mein Standpunkt ist der, dass man nur ganz hochgradige Veränderungen als pathologisch bewerten kann, und in solchen Fällen ist die Encephalographie diagnostisch meist nicht mehr nötig. Die physiologischen Veränderungen sind so mannigfache, und das Röntgenbild ist so ausserordentlich abhängig von Stellung des Kopfes, des Rumpfes, Verhalten des zu Untersuchenden, dass man mit Schlussfolgerungen mehr als vorsichtig und mehr als skeptisch sein muss"... Zu Flecks Arbeit über die traumatische Neurose: „so sollten Sie nicht vergessen zu erwähnen, dass diesem Ungeheuer der Kopf abgeschlagen wurde auf der Münchener Tagung der Gesellschaft Deutscher Nervenärzte 1916 auf Grund meines eingehenden Referates und auf Grund einer Diskussion, die von etwa 36 Männern betrieben wurde... Ich bin eitel genug (trotz meiner weissen Haare) zu sagen, dass ich mich gefreut hätte, wenn mein Name auf S. 9 Ihres Separatabdruckes erwähnt worden wäre".

Lfd. Nr.: 1410
Datum: 05.04.1934
von: Rüdin, E
an: Glum, F
hs/ms: ms
+: –
Quelle: MPIP 855

Oberbayer. Kreistag entzog Gelder für Forschungsanstalt und Prosektur. Katastrophale Lage für Prosektur und für Spielmeyer. Mangel an Zufluss von Obduktionsmaterial für die Originalforschung.

Lfd. Nr.: 1411
Datum: 10.04.1934
von: Müller, E F
an: Nonne, M
hs/ms: hs
+: +
Quelle: StAHH

Aus New York. Bisher wenig aus Eppendorf gehört. „Meine anderen „Mitarbeiter" ... haben seit dem 1. Juli 1933 jede Gelegenheit vermieden, mit uns zu korrespondieren". Ihre Voraussagen sind eingetroffen. „Wir haben unseren inneren Menschen unverändert herübergebracht und sind froh darüber. Denn das ist die Hauptsache. Äußerlich nimmt alles richtige „Hereinkommen" natürlich Zeit. Besonders wenn man nach New York, der Stadt der besten Ärzte, d. h. der schwierigsten Concurrenz geht. Man kann nicht erwarten, dass man sofort die Stellung einnimmt, die man sich nach 15 Jahren Arbeit in der Heimat unter ziemlich normalen Verhältnissen errungen hat". Alle seine Erwartungen in ungeahnter Weise übertroffen. „Denn nur eins habe ich hier ganz sicher erwartet vorzufinden, was ich in Deutschland zum größten Teil verloren habe. Nämlich die Treue meiner Freunde. Und da bin ich in keiner Weise enttäuscht worden".

Lfd. Nr.: 1412
Datum: 16.04.1934
von: Sommer, R
an: Roemer, H
hs/ms: ms
+: –
Quelle: MPIP 129

Will an Selbständigkeit des Verbands festhalten. Es ist ihm klar, dass er wie Weygandt ausgeschaltet werden soll

---

Lfd. Nr.: 1413
Datum: 10.05.1934
von: Weizsäcker, V v.
an: Nonne, M
hs/ms: hs
+: +
Quelle: StAHH

„Ich kann nicht glauben, dass politische Gründe gegen meine Berufung nach Hamburg sind, weil politisch nichts gegen mich vorliegt. Sonst wäre ich z. B. nicht Vertrauensdozent der Heidelberger Universität auf Vorschlag des Führers der hiesigen Studentenschaft im letzten Sommer geworden und seither geblieben. Dass es trotzdem Leute geben kann, die etwas gegen einen unternehmen – nun dem ist doch jedermann ausgesetzt, da es bei jeder Berufung pro und contra gibt. Aber ich bemerke ausdrücklich, dass ich weder weiss, wer diese angeblichen politischen Gründe aufgebracht hat, noch welche Motive ihn bewegen können. Die hiesige Fakultät hätte mich nicht primo loco für die Innere Medizin vorgeschlagen, wenn ich politisch abzulehnen wäre. Ich habe daher ein gutes Recht an dieser Begründung zu zweifeln und wüsste freilich ganz gerne was dahinter steckt".

Lfd. Nr.: 1414
Datum: 11.05.1934
von: Hallervorden, J
an: Bielschowsky, M
hs/ms: ms
+: -
Quelle: H 966

Bei M. Alzheimer Fibrillen-Veränderungen auch in Medulla und Mittelhirn, selten auch im Striatum. Erbbiolog. Kurs mitgemacht und Beziehungen zu Rüdin geknüpft. Ihm mein anatom. Material als Ausgangspunkt erbbiol. Untersuchungen angeboten

---

Lfd. Nr.: 1415
Datum: 14.05.1934
von: Spielmeyer, W
an: Hallervorden, J
hs/ms: ms
+: -
Quelle: H 820

Von Nachfolge Jakobs in Hamburg abgeraten. Wohlwill bat, Kapitel über M. Schilder nicht behandeln zu müssen. „Außerdem ist er ja jetzt auf dem Wege nach Lissabon". Bitte um Übernahme des Kapitels über diffuse Sklerose.

Lfd. Nr.: 1416
Datum: 16.05.1934
von: Hallervorden, J
an: Spielmeyer, W
hs/ms: ms
+: -
Quelle: H 822

Möchte zur Neurologentagung nach München kommen und Vortrag halten. Konzentr. Sklerose nur Unterkapitel der MS

Lfd. Nr.: 1417
Datum: 20.05.1934
von: Bielschowsky, M
an: Hallervorden, J
hs/ms: ms
+: -
Quelle: H 964

Aus Niederlanden. Sah bei einem Fall, der zum Kreise der cerebellaren Heredodegenerationen gehört, Fibrillenveränderungen beschränkt auf Pyramiden der 3. Schicht. Kommt zu Kongressen „aus naheliegenden Gründen" nicht.

Lfd. Nr.: 1418
Datum: 23.05.1934
von: Holzmann, W
an: Rüdin, E
hs/ms: ms
+: +
Quelle: MPIP 127

Über die Gründe, die zur Pensionierung von Prof. Weygandt führten (humanitäre Freimaurerei, Schlaraffia, Vorliebe für jüdische Assistenten). Handschriftl. Vermerk Rüdins an Ast, dass daraufhin Weygandt dem Vorstand nur noch beratend angehören dürfe

Lfd. Nr.: 1419
Datum: 25.05.1934
von: Hallervorden, J
an: Bielschowsky, M
hs/ms: ms
+: -
Quelle: H 963

Bei van Bogaert Assistent Scherer zu treffen. Scherer schreibt begeistert von van Bogaert. Scheint wirklich ganz ungewöhnlicher Mensch zu sein. „obwohl er ja sehr viel schreibt und man darum nicht alles auf die Goldwaage legen muss, hat er doch stets Bemerkenswertes zu sagen und einen ungewöhnlichen Blick für das Wesentliche".

Lfd. Nr.: 1420
Datum: 28.05.1934
von: Bielschowsky, M
an: Hallervorden, J
hs/ms: ms
+: -
Quelle: H 960

Karte aus Niederlanden. Präparate noch an Grenze zurückgehalten

---

Lfd. Nr.: 1421
Datum: 15.06.1934
von: Bumke, O
an: RmdInneren
hs/ms: ms
+: -
Quelle: MPIP 129

Anfrage als Vorsitzender der Gesellschaft Deutscher Nervenärzte, ob RMdInn mit Satzungsänderung einverstanden wäre (Entscheidungsrecht über Vorstand beim Ministerium)

Lfd. Nr.: 1422
Datum: 16.06.1934
von: Bielschowsky, M
an: Hallervorden, J
hs/ms: ms
+: -
Quelle: H 956

Aus NiederlandenVentrikeltumoren (Fall Str.) atypisch. Neben grossen gliogenen Zellen fortsatzreiche Zellen, neurogene Derivate. Fall juv. am. Id. (Bu.) höchst merkwürdig. Rindenschichtung erhalten. In Holland trotz zahlreicher eingewanderter Juden Tay-Sachs selten. Greenfield bestreitet spätinfantile Form als Sondertyp.

Lfd. Nr.: 1423
Datum: 25.06.1934
von: Hallervorden, J
an: Bielschowsky, M
hs/ms: ms
+: +
Quelle: H 953

„Es freut mich ganz besonders, dass Sie trotz der Vielgestaltigkeit des Bildes nicht zu dem banalen Schluss kommen, es seien alle Erbkrankheiten in einen Topf zu werfen; ich finde, man kann das gar nicht genug betonen". Bei juv. Fall von am. Id. Status spongiosus in ganzer Rinde. Löcher vorwiegend im Gliaplasma. Braunmühl und Neubürger halten sie für Kunstprodukte, was ich nicht glaube. Schob glaubt, dass Achsenzylinder von Lipoideinlagerungen frei seien. Aber gar nicht selten bei

Fettfärbung Einlagerung in Achsenzylindern sichtbar. Sehr merkwürdig, wenn diese verschont blieben. Ostertag ist von Moabit an das Virchow-Krankenhaus gekommen. Genugtuung, dass Sie bei Ventrikeltumoren Neuroplasten zugeben. Wirklich atypische? Bin überzeugt, dass sie zwar nicht Hauptbestandteil, aber doch Bestandteil der Ventrikeltumoren sind. Besuchte Pick, „amüsanter Mensch und von einer rührenden Güte".

Lfd. Nr.: 1424
Datum: 06.07.1934
von: Hallervorden, J
an: Bielschowsky, M
hs/ms: ms
+: –
Quelle: H 948

Dank für Amaurot. Idiotie-Schnitte mit enormer Beteiligung der Glia, „von der man meinen könnte, dass sie vielleicht auch primär beteiligt ist",. "stellenweise in den Gliazellen beginnende Umwandlung der Lipoide in Fett".

Lfd. Nr.: 1425
Datum: 06.07.1934
von: Bielschowsky, M
an: Hallervorden, J
hs/ms: ms
+: –
Quelle: H 947

Karte aus Niederlanden. Status spongiosus der Rinde bei spätinfant. amaurot. Idiotie

---

Lfd. Nr.: 1426
Datum: 16.07.1934
von: Nonne, M
an: Kehrer, F. A.
hs/ms: ms
+: –
Quelle: StAHH

Zur Nachfolge-Diskussion: „Ich kenne und schätze Ihren Oberarzt seit mehreren Jahren. Ich weiche vielleicht von der Tradition ab, wenn ich ganz offen und ehrlich Ihnen erkläre, dass mein Kandidat, für den ich mit allen mir zu Geboten stehenden Mitteln eintrete, Herr ... [offenbar Pette] ist. Ich muss Ihnen allerdings leider verraten, dass die Aussichten bei diesem sachlich überaus qualifizierten Mann getrübt werden, da er nicht Pg. Ist und da er im reinsten Sinne apolitisch ist... Es gibt ja auch eine ganze Reihe von Pg.s, die sich hier und da mit Neurologie etwas beschäftigt haben"

Lfd. Nr.: 1427
Datum: 12.09.1934
von: Spielmeyer, W
an: Hallervorden, J
hs/ms: ms
+: +
Quelle: H 824

Zu Buchbesprechung einer Arbeit von Weil über die Epidemie in St. Louis. Bitte, eine kritischere Schlussbemerkung zu streichen. „Sie wissen ja, dass wir Deutsche uns jetzt keiner besonderen Beliebtheit in der Welt erfreuen... Mit dem Kollegen Weil, den ich von Chicago her gut kenne, und von dem Sie selbst schreiben, dass er ein verdienter Autor sei, hat sich gerade vor kurzem ein für unser Zentralblatt sehr unangenehme Sache zugetragen. Nämlich Herr Ostertag hat ihn ziemlich scharf hergenommen, und darüber hat sich Weil bei mir bitter beklagt... Er hat auch in dem Ton von Ostertag einen persönlichen polemischen Angriff herausgehört. Ausserdem schreibt Weil,dass es sich bei solchen Kritiken um einen Rückfall in „atavistische Referiergewohnheiten" handele, denen man in Amerika dadurch vorbeuge, dass man meist den Autor selbst um ein Autoreferat bitt. Spielmeyer bittet zu verstehen, „dass ich nur ungern den Schlussteil Ihres Berichtes brächte nach den eben genannten Vorkommnissen mit diesem Autor, der sich noch dazu als Jude vom nationalsozialistischen Deutschland nicht gerecht beurteilt glauben wird".

Lfd. Nr.: 1428
Datum: 25.09.1934
von: Bielschowsky, M
an: Hallervorden, J
hs/ms: ms
+: -
Quelle: H 941

Aus Amsterdam. Schnitte diff. Sklerose nicht in Amsterdam. Am besten Coenen fragen

---

Lfd. Nr.: 1429
Datum: 25.09.1934
von: Rüdin, E
an: Aschoff, L
hs/ms: ms
+: -
Quelle: MPIP 131

Für Pflichtobduktionen, aber nur dort für Schaffung von Prosekturen, wo fähige Pathologen zur Verfügung stehen

---

Lfd. Nr.: 1430
Datum: 26.09.1934
von: Aschoff, L
an: Rüdin, E
hs/ms: ms
+: -
Quelle: MPIP 131

Für Zwangsobduktionen zumindest bei Kriegsversehrten u. a. Fällen, in denen z. B. wie bei Berufsgenossenschaften mit Haftungsansprüchen zu rechnen ist. „Jedenfalls hoffe ich, dass jetzt, im Interesse der Erbbiologie, die Leichenöffnungen in größerem Maßstabe ausgeführt werden... Aber ich stoße vielfach auf unsichtbare Kräfte, die sich der Vornahme von Leichenöffnungen entgegenstellen".

Lfd. Nr.: 1431
Datum: 27.09.1934
von: Rüdin, E
an: Schulte
hs/ms: ms
+: +
Quelle: MPIP 132

(Landesrat Münster) Zu Registrierung Geisteskranker auf Karteikarten wie bereits praktiziert zur Registrierung der Fälle für Erbgesundheitsgerichte, ferner durch Astel (Präsident des Landesamtes für Rassewesen Thüringen), Nitsche und Kranz (Abt. f. Erbgesundheit und Rassenpflege Ärztekammer Hessen)

Lfd. Nr.: 1432
Datum: 06.10.1934
von: Bielschowsky, Else
an: Lewy, Frau
hs/ms: ms
+: -
Quelle: JP/O

Aus Amsterdam an die bereits früher emigrierte Berliner Freundin, deren Mann FH Lewy in USA eine Position errungen hatte. Bittet um Vermittlung finanzieller Unterstützung bei Verwandten in

USA. „Sie sind ja so geschickt, dass Sie schon richtig die Sache einfädeln werden und ich würde mich freuen, wenn auch für Sie etwas herauskäme. Leider gibt sie aber Unsummen für Palestina und die jüdischen Wissenschaft und hat für anderes wenig übrig. Mein Mann war sehr interessiert, zu hören wie Sie leben. Leider kommt ja für uns das nicht in Frage, weil wir leider so mit Deutschland verankert sind, dass wir nicht loskommen. Selbst wenn wir all unser Vermögen preisgeben würden, was ja immerhin heute Wahnsinn wäre, so könnten wir es meinem Schwager nicht antun, den wir dann mit zu Grunde richteten... Mein Mann hat hatte bis vor kurzem gehofft eine Stelle in San Franzisco zu erhalten, die man ihm anbieten wollte als pathol. Anatom. Aus welcherm Grunde die Sache zerschlagen wurde, wissen wir nicht... Hier tut keiner was für meinen Mann. Holland ist nur bis an die Tasche gut... Mein Mann ist ja so froh, dass er hier arbeiten konnte... Heringa ist sehr gut zu ihm... aber ich glaube, Heringa hat nicht viel Einfluss, Brouwer, der ihn hätte, rührt nicht einen Finger und ist gänzlich verständnislos, was eigentlich mein Mann ist und kann. Goldstein hatte ganz recht, als er hier sagte „wie sind ihm unheimlich, weil wir so viel mehr wissen". Den Eindruck habe ich ganz. Wissen Sie, dass Goldstein in New York ist und bei Jeliffe Gast im Hause? Er hat vor einigen Wochen Frau Rothmann geheiratet... Schusters klagen sehr".

Lfd. Nr.: 1433
Datum: 11.10.1934
von: Rüdin, E
an: Gütt (RMInn)
hs/ms: ms
+: -
Quelle: MPIP 129

Bonhoeffer als Vorsitzender des DvfPsychiatrie zurückgetreten. Rüdin wahrscheinlicher Nachfolger. Derzeitiger Vorstand noch Ast, Bumke, Ilberg, Koester, Kretschmer, Nitsche, Pötzel, Roemer, Spielmeyer, Stertz. In Ges. D. Nervenärzte setzt sich Foerster für den gewünschten Zusammenschluss ein und bittet Jacobi als Vorsitzenden zu wählen.

Lfd. Nr.: 1434
Datum: 19.10.1934
von: Hallervorden, J
an: Spielmeyer, W
hs/ms: ms
+: -
Quelle: H 825

Schickt Präparate einer fam. amaur. Idiotie. Vakuolisierung der Glia in der Rinde, als ob der Status spongiosus daher seinen Ursprung nimmt.

Lfd. Nr.: 1435
Datum: 20.10.1934
von: Hallervorden, J
an: Spatz, H
hs/ms: ms
+: -
Quelle: H 111

In der DFA Röntgengehirne angesehen. Kolloidartige Massen austretend wie bei der PP, aber ohne Entzündung. Unvollständige Amyloidreaktionen. Verweist auf Gellhorn. Zu Recklinghausen-Fall von Lewin mit Spongioblastom

---

Lfd. Nr.: 1436
Datum: 21.10.1934
von: Weizsäcker, V v.
an: Nonne, M
hs/ms: hs
+: -
Quelle: StAHH

Findet sich ungeeignet, das Buch von Hoche zu besprechen. „Ihre witzigen Worte darüber sind bereits eine Besprechung. Hoche ist mir nie besonders gewogen gewesen; wir verstehen uns nicht. Was ich schreiben würde, das würde ihn ärgern, und das will ich nicht. Die ersten Seiten stehen fast auf der Höhe eines Rabelais oder Lichtenberg. Dann kommen Dinge, die menschlich nicht dasselbe Format haben. Merkwürdig ist dann die eigentümliche Abwesenheit des Inhaltes seiner wissenschaftlichen Überzeugung. Hoche hielt etwas von der Wissenschaftlichkeit, aber nichts von der Wissenschaft... Die Skepsis unseres verehrten Friedrich Schultze hatte einen edleren, wenn auch nicht so penetranten Charakter. Bei ihm lag der Nachdruck auf Vornehmheit und persönlicher stilvoller [geschrieben: stillvoller] Einheitlichkeit". Spatz wird als Herausgeber für Schultze eintreten. „Ich glaube, dass auch Sie um Schultze trauern. Ich habe ihn aufrichtig verehrt, seine Gescheitheit, Nüchternheit, Empfänglichkeit für alle Erscheinungen menschlicher Schwäche bei einem Minimum von Bosheit und einem Maximum von Humor". Im Nachwort zu Schaltenbrand, Vogel und H. R. Müller in der Nachfolge von Pette

---

Lfd. Nr.: 1437
Datum: 24.10.1934
von: Nonne, M
an: Weizsäcker, V v.
hs/ms: ms
+: -
Quelle: StAHH

Nicht verwundert über die Absage der Besprechung des Hoche-Buches. „Ich habe Herrn H. einen 12 Seiten langen Brief geschrieben, dass mir die Lektüre seines Buches ein estethischer [sic!] Genuss gewesen ist, im übrigen mit meiner Kritik über vieles nicht zurückgehalten. Besonders geschmerzt hat mich die Auffassung dieses Mannes, der sein Leben lang mit sich gerungen hat, von der Glücksbilanz. Als ehrlicher Mann musste ich ihm auch schreiben, dass er viele Seiten seines Lebens nicht aufgeschlagen bzw. sie zugedeckt hätte... Er ist und bleibt aber eine ungewöhnliche, überaus interessante und anregende, aber unharmonische, unausgeglichene Persönlichkeit". Zur Nachfolge in St. Georg

---

Lfd. Nr.: 1438
Datum: 25.10.1934
von: Spielmeyer, W
an: Hallervorden, J
hs/ms: ms
+: -
Quelle: H 827

Hält die Löcher für Artefakte, nicht für Vakuolisierung der Glia. Formolfixierung scheint Abrisse an den Zellrändern zu fördern im Gegensatz zur Alkoholfixierung. Unzufrieden mit Referat Scherers über eine Arbeit von Braunmühl und Leonhard. Braunmühl beklagte sich bitter, zu Recht. Will daher zweites Referat durch Hallervorden bringen lassen. Das von Scherer soll nicht in das Register.

Lfd. Nr.: 1439
Datum: 29.10.1934
von: Hallervorden, J
an: Spielmeyer, W
hs/ms: ms
+: -
Quelle: H 826

Neubürger und Braunmühl hatten gleiche Meinung zu den Gliaveränderungen.

Lfd. Nr.: 1440
Datum: 30.10.1934
von: Nitsche, P
an: Rüdin, E
hs/ms: ms
+: -
Quelle: MPIP 128

Entwurf vertraulichen Protokolls einer Sitzung über Zusammenschluss des DvfPsychiatrie und der Ges. D. Nervenärzte. Vorgeschlagener Vorstand: Rüdin, Jacobi, Hoffmann, de Crinis, Nitsche, Roemer, Carl Schneider. Als Referenten des nächsten Kongresses werden abgelöst Stertz und Roemer durch Ast und Hoffmann

---

Lfd. Nr.: 1441
Datum: 31.10.1934
von: Spatz, H
an: Hallervorden, J
hs/ms: ms
+: -
Quelle: H 109

Anmeldung von Krankengeschichten. Spanne zwischen Tod und Sektion groß bei Traumafällen in Gerichtsmedizin

---

Lfd. Nr.: 1442
Datum: 09.11.1934
von: Hallervorden, J
an: Spatz, H
hs/ms: ms
+: -
Quelle: H 128

Suche bei Traumafällen nach Ausscheidungen von Gewebsflüssigkeit, Fibrillen, Silber-affinen Kugeln als kolloidchemischen Veränderungen. Schon immer bei Epilepsie-Gehirnen mit Kontusionsnarben gesucht. Schickt Gehirn mit einseitiger Hemisphärenmissbildung zur Abformung. Sucht bei Traumafällen kolloidchemische Veränderungen (incl. Silberkugeln). Ursache der psychischen Veränderungen, soweit nicht gefäßbedingt? Schickt Fall mit intrauterin einsetzendem Gefäßprozess. Mikrocephalie primär (Spielmeyer, Neubürger?). Embolien bei Endocarditis? Über einen Fall scheinbarer Hysteroepilepsie, die schwere Hirnveränderungen aufwies. Zu Olivenhypertrophie, die Biondi beschrieben hatte. Sucht das Cajalbuch zur normalen Oliven-Anatomie.

Lfd. Nr.: 1443
Datum: 10.11.1934
von: Kornmüller, A E
an: Adrian, E D
hs/ms: ms
+: +
Quelle: MPG-Archiv III, 16, 37

Zur Registrierung bioelektrischer Erscheinungen am Gehirn, die er seit vielen Jahren registriert im Gegensatz zu seinem Kollegen M. H. Fischer, der dies bis 1931 für unmöglich gehalten habe. Verweist auf Arbeiten, die denen von Fischer vorausgingen. Prioritätsstreit zur Klärung gegenüber Adrian.

Lfd. Nr.: 1443a
Datum: 11.11.1934
von: Mayer-Gross, W
an: Gruhle, H W
hs/ms: hs
+: -
Quelle: MPIP
Nachlass Gruhle

Aus London, Maudsley Hospital. Zur Frage der Chance Gruhles, den durch die Entlassung Aschaffenburgs freigewordenen Kölner Lehrstuhl zu erhalten. „Ich denke nach wie vor, dass Sie den Lehrstuhl bekommen, trotz der Nachbarschaft des Herrn DeCrinis und anderer dunkler Einflüsse. Es ist erstaunlich, wie viel über deutsche akademische Verhältnisse über Südamerika, Palästina, Holland usw. zu uns dringt. Man erfährt via Kapstadt, dass Herz in Frankfurt eine große Praxis habe, oder aus New York, dass sich ein Internist irgendwo erschossen habe. Seltsamerweise ist manches davon bei Nachprüfung wahr! Jedenfalls erstreckt sich das deutsche Akademikertum jetzt rings um den Erdball, die Eroberung der Welt durch den jüdischen Intellektualismus hat eingesetzt dank…“

Lfd. Nr.: 1444
Datum: 14.11.1934
von: Nonne, M
an: Fleck, U
hs/ms: ms
+: –
Quelle: StAHH

Zum Beitrag über Impfencephalitis. „Der lange Aufsatz über den Epileptiker zeigt wieder einmal, wie viel geschrieben werden kann, wenn man am Schreibtisch sitzt. Was haben die Forscher und Psychiater spintisiert, und schliesslich kommt es darauf hinaus, was Sie ja ebenfalls betonen und am Schluss noch einmal sagen, dass der Erfahrene es in den Fingerspitzen hat, ob die psychischen Veränderungen eines Menschen epileptische sind oder nicht. Dass es eine idiopathische Epilepsie gibt, bleibt trotz aller neuen Forschung für mich sicher. Ich habe volles Verständnis für die Mühseligkeit Ihrer Untersuchungen. Entspricht aber das Resultat dem Aufwand an Zeit und Mühe?"

Lfd. Nr.: 1445
Datum: 15.11.1934
von: Spatz, H
an: Nonne, M
hs/ms: ms
+: –
Quelle: StAHH

Zum Cajal-Nekrolog, für den Spielmeyer der geeignete Mann wäre, falls Miscolczy absagt. Zu einer Arbeit über v. Winiwarter-Bürger.

Lfd. Nr.: 1445a
Datum: 20.11.1934
von: Gaupp, R
an: Gruhle, H W
hs/ms: ms
+: –
Quelle: MPIP Nachlass Gruhle

„Seit Jahren habe ich mich bemüht, wenn ich gefragt wurde, Sie für ein Ordinariat in unserem Fach zu empfehlen. Es ist mir bisher nicht gelungen, dabei Erfolg zu haben. In der neuen Zeit ist die Lage noch viel ungünstiger geworden, und vor allem ist mein eigener Einfluss gleich null. Ich habe einmal versucht, bei Rüdin eine Sinnesänderung in Bezug auf Sie zu erreichen, weil ich seinen ungeheueren Einfluss auf die Besetzung von Stellen sehr wohl kenne. Ich habe dabei eine Abfuhr erlitten. Solange er diese überragende Bedeutung behält, werden Sie auch weiterhin mit seinem Veto zu rechnen haben"

Lfd. Nr.: 1446
Datum: 27.11.1934
von: Hallervorden, J
an: Bielschowsky, M
hs/ms: ms
+: –
Quelle: H 939

In München über Fibrillenveränderungen beim Parkinson vorgetragen. Ausgiebiges Wiedersehen mit Spielmeyer, Braunmühl, Spatz. Neuen Fall von NP von Letterer. Konnte Pick, der ihn besuchte, Schnitte zeigen.

Lfd. Nr.: 1447
Datum: 27.11.1934
von: Spatz, H
an: Hallervorden, J
hs/ms: ms
+: –
Quelle: H 126

Separata von Stroescus Zisternenarbeit. Sah bei Scholz Röntgenschäden. Gewöhnlich in der perivaskulären Glia, nicht in Gefäßscheiden. Interessiert sich z. Zt. für M. v. Winiwarter-Bürger.

Lfd. Nr.: 1448
Datum: 29.11.1934
von: Bielschowsky, M
an: Hallervorden, J
hs/ms: ms
+: –
Quelle: H 938

O'Brien sagte, dass Vogt zum 1.1.35 gekündigt wurde. Als Grund für seine Verabschiedung sei angegeben, „dass er zu judenfreundlich gewesen sei". Sehr interessant. Mitteilung über neuen Fall (Letterer). „Ich glaube annehmen zu dürfen, dass Sie ebenso wie Spielmeyer an der genetischen und histopathologischen Zusammengehörigkeit der amaurotischen Idiotie mit Niemann-Pick keinen Zweifel hegen" Die Herren aus Budapest werden keine Ruhe geben. „Erst kürzlich hat Herr v. Santha erst wieder das Kriegsbeil geschwungen". An neuem Tay-Sachs-Fall Lipoide auch in den Bindegewebszellen der Gefäßwände. Foerster hielt in Holland hervorragende Vorträge

---

Lfd. Nr.: 1449
Datum: 29.11.1934
von: Bielschowsky, M
an: Hallervorden, J
hs/ms: ms
+: –
Quelle: H 935

Aus Amsterdam. Kapitel mit Ostertag für Henke-Lubarsch gestrichen. Kaum Zeit für Schreiben.

Lfd. Nr.: 1450
Datum: 29.11.1934
von: Hallervorden, J
an: Spatz, H
hs/ms: ms
+: –
Quelle: H 123

Dank für Abformung einiger Gehirne. Zu Bürgerscher Krankheit als Deutung von Arbeit von Bremer (Z. Neur 62:104). Multiple Spasmen unter dem Bild der MS. Schnitte eines M. Wernicke geschickt.

Lfd. Nr.: 1451
Datum: 01.12.1934
von: Bielschowsky, M
an: Hallervorden, J
hs/ms: hs
+: –
Quelle: H 929

Muss nach Holland zurück, hat von Rockefeller-Stiftung finanzierte Stelle erhalten. Bitte um Letterer-Schnitt. „Die Sache mit V[ogt] stimmt, nur sind einflussreiche Persönlichkeiten bemüht, ihn zu halten"

Lfd. Nr.: 1452
Datum: 07.12.1934
von: Spielmeyer, W
an: Hallervorden, J
hs/ms: ms
+: +
Quelle: H 829

„An die Entlassung von Vogt hatte ich erst nicht geglaubt. Ich hatte es hier nur gerüchteweise gehört, und es war mir mitgeteilt worden, dass Planck und Krupp mit ihrem Rücktritt gedroht hätten, wenn die Sache durchgeführt würde. Auch dieses letztere war mir etwas unwahrscheinlich, da Planck sich sicherlich unter gar keinen Umständen gegen die Anordnungen der nationalsozialistischen Regierung stellen würde; denn er betont ja bei jeder Gelegenheit seine volle Ergebenheit, Treue und Bewunderung gegen die neue Regierung". Bestätigung durch Grinker aus Chicago, der Spielmeyer besuchte. O'Brien (Rockefeller-Foundation) sei derzeit in Berlin. „Ich glaube, die Sache wäre nicht so weit gekommen, wenn Vogt sich seinerzeit nicht in die Sache Bielschowsky und Fischer allzu energisch vorgewagt hätte. Das Disziplinarverfahren gegen Fischer hat ihm sicher keine neuen Freunde erworben und hat erneut die Aufmerksamkeit auf seine früher bekundete politische Gesinnung gelenkt… Was Sie mir zu Pick mitteilen, kann ich nur bestätigen… Es ist schade, dass alle solche Leute, die in Deutschland stolz und treu ihre Heimat sehen, und die sie im Kriege verteidigt hatten„ nicht nur als Rasse letzter Ordnung diffamiert, sondern neuerdings als „Tiere" betrachtet werden. Aber wir sind wohl „die Ewiggestrigen", wenn wir uns über solche Sachen noch aufregen, resp. uns überhaupt darüber unterhalten".

Lfd. Nr.: 1453
Datum: 12.12.1934
von: Fleck, U
an: Nonne, M
hs/ms: ms
+: –
Quelle: StAHH

Zu einer Patienten-Familie: „Ich habe pflichtgemäss zur Sterilisation wegen manisch-depressivem Irresein anzeigen müssen und erfahre kürzlich vom behandelnden Arzt…, dass das Sterilisationsverfahren bei Frau X. jetzt auf ein Zeugnis von Ihnen hin eingestellt wurde". Bittet um Auskunft, zumal erneute Schwangerschaft besteht.

Lfd. Nr.: 1454
Datum: 12.12.1934
von: Nonne, M
an: Stiefler, G
hs/ms: ms
+: +
Quelle: StAHH

„Die Ataxie cerebelleuse hereditaire von Pierrre Marie ist ein Jahr vor P. M. von mir beschrieben worden. Ich war jedoch damals noch so töricht und unerfahren, einen sehr unpassenden Titel zu wählen, nämlich den Titel: kongenitale Coordinationsstörung. Ich hatte der Arbeit gleich eine beweisende anatomische Untersuchung beigefügt. Es handelte sich um drei erwachsene Brüder, die alle 3 das gleiche Krankheitsbild boten".

Lfd. Nr.: 1455
Datum: 14.12.1934
von: Rüdin, E
an: RmdInneren
hs/ms: ms
+: +
Quelle: MPIP 127

Vertrauliches Beiblatt zu nicht vorliegendem Bericht über Tagung der Schweizerischen Ges. f. Psychiatrie in Bern. „… dass aber nach dem starken Grad der Beifallskundgebungen zu verschiedenen Darlegungen zu schliessen, die Mehrzahl der Teilnehmer der Versammlung der Art des Vorgehens in Deutschland ungünstig und zum Teil direkt feindlich gegenüberstanden, was sich... zum größten Teil damit erklärt, dass sich die Zuhörer über die Hälfte aus Nicht-Ariern, Emigranten und Psychoanalytikern zusammensetzte".

Lfd. Nr.: 1456
Datum: 19.12.1934
von: Hallervorden, J
an: Spatz, H
hs/ms: ms
+: -
Quelle: H 120

Bei Foerster Präparate mit Gagel durchgesprochen, über Tumoren belehrt worden. Foerster klug und offen für kolloidchemische Hypothesen. Von Pentschew über Verhältnisse bei Spatz informiert. So wenig Verständnis für unsere Wissenschaft. Creutzfeldt wusste wenig Positives über Vogt zu sagen.

Lfd. Nr.: 1457
Datum: 20.12.1934
von: Hallervorden, J
an: Bielschowsky, M
hs/ms: ms
+: -
Quelle: H 931

Berichtet über Breslautagung und Besuch bei Foerster. Creutzfeldt wusste noch nichts über V. Mussten „Nervenarzt" abbestellen auf Weisung der Behörde

---

Lfd. Nr.: 1458
Datum: 28.12.1934
von: Wohlwill, Fr
an: Nonne, M
hs/ms: hs
+: +
Quelle: StAHH

Seit einem halben Jahr in Lissabon. Im Rückblick auf das Jahr „gehört es zu dem Erfreulichsten, was es mir gebracht hat, die warmherzige, tatkräftige und ja auch von greifbarem Erfolge begleitete Anteilnahme, die Sie, verehrter Herr Professor, an meinem und der Meinen Geschick genommen haben.... Mein Bericht würde wohl eine etwas optimistischere Färbung bekommen haben, wenn ich ihn schon nach 1/4 Jahr geschrieben hätte. Damals ließ sich alles so ziemlich hoffnungsvoll an, wenn man, wie ich, von vorneherein mit dem Entschluss hergekommen war, möglichst das Gute zu finden, sich mit den etwa nicht zusagenden Eigenschaften der Menschen und Dinge abzufinden und vor allem nicht zu vergleichen. Denn dass ich für St. Georg nirgendwo auf der Welt einen auch nur annähernden Ersatz finden würde, darüber war ich mir immer klar." Die hiesige Stellung nicht so „wie ich es mir wohl vorgestellt hatte". Keine Möglichkeiten zu wissenschaftlicher Arbeit. Arbeitet aber an seinem Kapitel für das Henke-Lubarsch-Handbuch weiter. Sehr positiv im Urteil über Edgar Moniz. Traf Pinto noch nicht an.

Lfd. Nr.: 1459
Datum: 30.12.1934
von: Hauptmann, A
an: Nonne, M
hs/ms: ms
+: +
Quelle: StAHH

„Als ich in München und vor allem später auf der Zugspitze mit Ihnen zusammen war, da zog endlich wieder ein Gefühl in mir ein, das ich fast 2 Jahre nicht mehr gekannt hatte: das Gefühl ein Mitmensch zu sein, nicht nur ein Schemen mit Menschenantlitz. Dass gerade Sie bei Ihrer bekannten Einstellung mir dieses Gefühl vermittelten, zeugt nur für die Grösse Ihrer Gesinnung. Ich muss doch immer instinktiv das Richtige gefühlt haben, wenn es mir so vorkam, als ob Sie nicht nur in wissenschaftlicher Hinsicht mein Nährvater waren; ich musste Ihnen ja schon oft sagen, dass Ihre Assistenten mit Ihnen zusammen eine Familie bilden, wie ich es bisher von einem anderen Chef noch nicht erlebt habe. Gerade Ihre berüchtigte Strenge bindet uns wohl noch fester aneinander, denn man ist ja nur dort streng, wo man Interesse an der Erziehung hat... Ich war damals nach langer Überlegung nach München gereist und ich hatte zunächst auch auf dem Kongress das Gefühl, es wäre besser für mich gewesen, nicht hingekommen zu sein. Irgendein Ocean trennte mich von den Anderen, auch wenn mir der Eine oder Andere die Hand hinstreckte. Das ist nicht eine paranoische Empfindung, zu der ich gar nicht neige, sondern entspricht den Tatsachen. Und das Schlimmste ist, dass dies Verhalten der Anderen nicht etwa Offenbarung einer ehrenhaften inneren Gesinnung war, sondern nichts Anderes, als die blasse Angst sich zu kompromittieren, wenn sie allzu liebenswürdig zu mir wären. Bei Ihnen war das anders"... „Wie sehr Sie mir damit genutzt haben, das können Sie gar nicht ermessen, da Sie nicht wissen können, wie es manchmal in mir aussieht, wenn man meinen Wunsch mitzuarbeiten mit Füssen tritt"

Lfd. Nr.: 1460
Datum: 31.12.1934
von: Stertz, G
an: Nonne, M
hs/ms: hs
+: –
Quelle: StAHH

„Die früheren [Neujahrsgrüße] handelten wohl immer von irgendeinem Aufstieg in der Lebensbahn wenn auch in immer langsamerem Tempo. Aber von so etwas kann jetzt wohl ernstlich nicht mehr die Rede sein, wenn ich auch manchmal das Gefühl in aller Bescheidenheit hege, dass sich die Anschauung und Erkenntnisse noch vertiefen, dass vielleicht das, was ich anderen noch geben kann, – Studenten und Mitarbeitern – noch nicht nachgelassen hat und dass die tätigsten Tage, wo die Arbeitsstunden nicht genau gezählt werden, mir immer noch die liebsten sind. Ich bin dankbar, dass es mir noch vergönnt ist, hierin ein bescheidenes Glück zu genießen, an dem meine Frau ganz teilnimmt. Dass ich zu dem Zeitgeschehen nur mühsam und mit manchen Vorbehalten ein inneres Verhältnis finden kann, wissen Sie ja. Daran hat sich seit jenen schönen Pfingsttagen, die ich in Ihrem Kreise verleben durfte, nichts geändert, wo wir viel debattierten. Nicht nur im Völkerleben, sondern auch im Einzeldasein giebt es unveräußerliche Güter, wie Gedankenfreiheit und Gerechtigkeit, deren Verlust oder Einengung nicht überwunden werden können... Im Ganzen hat ja wohl Hoche Recht, wenn er meint, dass unsere Glücksbilanz in der Hauptsache von uns selbst abhängig ist..."

Lfd. Nr.: 1461
Datum: 02.01.1935
von: Schneider, C
an: Rüdin, E
hs/ms: ms
+: +
Quelle: MPIP 129

Zur Zuverlässigkeit von V. v. Weizsäcker. „Steht der Bewegung kühl gegenüber, verhält sich aber selbstverständlich vollkommen loyal. Irgendwie tiefer ergriffen ist er offensichtlich nicht. Das hat ja auch dazu beigetragen, dass er trotz seiner unbestreitbaren Bedeutung keinen Ruf nach auswärts erhalten hat"

Lfd. Nr.: 1462
Datum: 03.01.1935
von: Bielschowsky, M
an: Hallervorden, J
hs/ms: ms
+: –
Quelle: H 00928

Bielschowskys Sohn macht auf Klenks Arbeit aufmerksam. Demnach NP-Lipoide Sphingomyelin (also wie beim M. Gaucher)

Lfd. Nr.: 1463
Datum: 07.01.1935
von: Hallervorden, J
an: Bielschowsky, M
hs/ms: ms
+: –
Quelle: H 926

Epstein glaubt, dass Tay-Sachs und NPK chemisch ganz verschieden seien. Kleinhirn-Hamartomarbeit von Barten, ähnlich älterem Fall von Spiegel. Foerster und Gagel beschrieben Gangliocytoma dysplasticum des Kleinhirns

---

Lfd. Nr.: 1464
Datum: 10.01.1935
von: Bielschowsky, M
an: Hallervorden, J
hs/ms: ms
+: –
Quelle: H 923

Aus Amsterdam. Epstein scheint in seiner Meinung über die Lipoide bei Tay-Sachs bzw. Niemann-Pick zu schwanken. Epstein spricht von Phosphatidanreicherung. B. konnte mit Dr. Brahn, Mitarbeiter von Pick, sprechen, der Material in Milz und Leber bei NPK für Phosphatid hält, dem Lecithin nahestehend, beim Gaucher ein Sphingogalaktosid, also eine ganz andere Lipoidart. Aber nach B. Lipoide bei diesen Krankheiten niemals rein vertreten. „Es handelt sich nach meiner Meinung um Gemische von Cholesterin, Cholesterinestern, Sphingomyelin und Lecithin. Das Problem steckt in der Frage, warum treten Splenohepatomegalie und Tay-Sachs (resp. die Spätformen der amaurot. Idiotie) meist gesondert, aber doch in einer weit über den Zufall hinausgehenden Zahl miteinander vereinigt auf…". Klenk hervorragender Chemiker. Durch die Feststellung der chemischen Verwandtschaft „unsere Grundauffassung, dass es sich bei den verschiedenen Formen der amaurotischen Idiotie um eine Stoffwechselkrankheit handelt, (im Gegensatz zur Schafferschen Lehre) nicht das Geringste geändert. Arbeiten von Barten und Spiegel über Hamartoblastome hochinteressant. Dysontogenetischer Faktor mit besonderer Klarheit hervortretend.

Lfd. Nr.: 1465
Datum: 12.01.1935
von: Hallervorden, J
an: Spielmeyer, W
hs/ms: ms
+: –
Quelle: H 831

Untersucht Fall von NPK von Letterer. Bielschowsky schrieb mir kürzlich, dass er bei einem reinen Tay-Sachs ebenfalls eine Speicherung der Lipoide in den Gefässwandzellen beobachtet hat… Wenn sich dies bestätigt, dürfte ja endlich der alte Streit erledigt sein".

Lfd. Nr.: 1466
Datum: 14.01.1935
von: Kranz, H W
an: Rüdin, E
hs/ms: ms
+: –
Quelle: MPIP 129

„Soweit ich orientiert bin, stand Professor Kretschmer vor der nationalen Erhebung besonders auf rassenpolitischem Gebiete in starkem Gegensatz zum Nationalsozialismus. Nach der Machtübernahme hat er sich zurückgehalten und ist weniger in Erscheinung getreten. Er gehört weder der Partei noch dem NSDÄrztebund an. Da er sich jedoch neuerdings bemüht, im Sinne des dritten Reiches zu arbeiten, glaube ich, dass kein Hinderungsgrund besteht, ihn, wie Sie beabsichtigen, in den betreffenden Ausschuss hineinzunehmen".

Lfd. Nr.: 1467
Datum: 15.01.1935
von: Hallervorden, J
an: Bielschowsky, M
hs/ms: ms
+: –
Quelle: H 922

Bitte um Kleinhirnstück. Schickt Schnitte von Letterers Fall.

Lfd. Nr.: 1468
Datum: 16.01.1935
von: Bielschowsky, M
an: Hallervorden, J
hs/ms: ms
+: –
Quelle: H 920

Aus Amsterdam. „Das Lipoidproblem beschäftigt mich andauernd. Dr. Grünbaum hält ebenso wie B's Sohn die Angaben von Brahn und Epstein für unrichtig. „Jedenfalls ist eine genaue Revision der Sache nach physiologisch-chemischen Seite viel wichtiger als unsere histopathologischen Feststellungen, bei denen etwas wesentlich Neues nicht mehr herauskommt". Regt Untersuchung durch Klenk an. „Ich bleibe dabei, dass die Koinzidenz von Niemann-Pick etc. nichts Zufälliges sein kann".

Lfd. Nr.: 1469
Datum: 22.01.1935
von: Bielschowsky, M
an: Hallervorden, J
hs/ms: ms
+: –
Quelle: H 917

Aus Amsterdam: Erhielt Brief von Pick, der die Klenckschen Ergebnisse schon kannte. Pick glaubt sicher an Lecithin-Speicherung. Also 2 Meinungen gegen einander. Pick trotz seiner 67 Jahre wieder offiziell beratender Pathologe des Berliner Krankenkassenverbandes.

Lfd. Nr.: 1470
Datum: 28.01.1935
von: Hallervorden, J
an: Bielschowsky, M
hs/ms: ms
+: –
Quelle: H 890

„Vogt hat neulich von mir 2 Gehirne angefordert, die von Lübben aus Versehen zu mir gelangt sind statt zu ihm. Sie erinnern sich wohl seines Vertrages mit der Provinz". Natürlich stillschweigend geschickt. Hofft auf Vogts Nachfolger, „falls es jemals einen solchen geben wird". Laboratorium nach Potsdam verlegt. Neuer Direktor [Heinze], „... ein Schüler von Schröder aus Leipzig, der die ganze Anstalt vollkommen umgemodelt und einen völlig klinischen Betrieb geschaffen. Um mir zu dem nötigen Material zu verhelfen, wird noch ein grosser Teil der Idioten aus Lübben übernommen. [...] Plage mich mit Handbuchartikel über Friedreichsche Ataxie".

Lfd. Nr.: 1471
Datum: 29.01.1935
von: Bielschowsky, M
an: Hallervorden, J
hs/ms: ms
+: –
Quelle: H 919

Aus Amsterdam. Zwei Kleinhirnpräparate für Hallervorden, nichts dagegen, sie Spielmeyer zu zeigen. Bei dem reinen Tay-Sachs in Milzfollikeln Speicherzellen mit gleicher Farbreaktion wie im ZNS.

Lfd. Nr.: 1472
Datum: 01.02.1935
von: Spielmeyer, Maria
an: Hallervorden, J
hs/ms: ms
+: -
Quelle: H 845

Dankesbrief für Kondolenz

Lfd. Nr.: 1473
Datum: 11.02.1935
von: Braunmühl, A v.
an: Hallervorden, J
hs/ms: hs
+: +
Quelle: H 834

Schilderung der zum Tode führenden kurzen Krankheit Spielmeyers und des traurigen Begräbnisses ohne Reden und einem nur kleinen Trauergefolge: „Bei eisigem Ostwind marschierte ein kleiner Zug von Leuten bis ans hinterste Ende des Nordfriedhofes. Die Leute selbst sahen blass und wie zu Tode erstarrt aus. Keine Reden; es war fast zu trostlos. Ein Heulen des Windes um die Friedhofsmauer, hinter der Buben lustig schrieen und spielten. Er war ja tot – denn sonst hatte ja Schweigen zu herrschen. Sechs Leichenträger über dem Grab den deutschen Gruss. Hinter Spatz gab ich meine drei Schaufeln Erde ins Grab. Möge Spielmeyer wirklich in Frieden ruhen, so dachte ich, und alles vergessen sein, was er mir zu Lebzeiten an Hoffnungen und bitteren Enttäuschungen zu tragen gab".

Lfd. Nr.: 1473a
Datum: 05.02.1935
von: Aschaffenburg, G
an: Gruhle, H W
hs/ms: ms
+: -
Quelle: MPIP Nachlass Gruhle

„Durch einen Brief von Weygandt erfahre ich, dass Sie tatsächlich nach Weissenau gehen. Es gehört schon Ihr Heroismus dazu, so etwas auf sich zu nehmen ohne vorher alle erreichbaren Gegenstände in der Umgebung zu zertrümmern, aber ich kenne ja Ihren Gesichtspunkt, der Sie dazu veranlasst. Seien Sie versichert, dass ich alles aufbieten werde, zu verhindern, dass Sie dort bleiben müssen"

Lfd. Nr.: 1473b
Datum: 07.02.1935
von: Aschaffenburg, G
an: Gruhle, H W
hs/ms: ms
+: -
Quelle: MPIP
Nachlass Gruhle

„Wenn unsere Psychiatrie nicht ganz zu Grunde gehen soll, so müssen Leute wie Sie an die Spitze und deshalb werde ich, und ich weiß in dem Falle sind viele Andere der gleichen Meinung, alles tun, was geschehen muss, um Sie an die richtige Stelle zu bringen".

Lfd. Nr.: 1474
Datum: 11.02.1935
von: Bielschowsky, M
an: Hallervorden, J
hs/ms: ms
+: –
Quelle: H 918

Aus Amsterdam. Erhielt heute Nachricht vom Tode Spielmeyers. „kann mir das Weiterfortbestehen unserer Wissenschaft ohne diesen unvergleichlich tüchtigen Mann zunächst gar nicht denken"

Lfd. Nr.: 1475
Datum: 13.02.1935
von: Hallervorden, J
an: Bielschowsky, M
hs/ms: ms
+: –
Quelle: H 916

Zitiert aus v. Braunmühls Brief über Tod und Beerdigung Spielmeyers (siehe Nr. 1473)

Lfd. Nr.: 1476
Datum: 13.02.1935
von: Spatz, H
an: Hallervorden, J
hs/ms: hs
+: –
Quelle: H 114

Zu Spielmeyers Tod. „Es dünkt mir immer noch unmöglich, dass wir nie wieder zusammen durch ein Mikroskop sehen werden. [...] Ein Stück des eigenen Lebens dahingegangen". Wusste von der Erkrankung nur durch Scholz, auch dieser erst am Vortage des Todes. Beisetzung in kleinem Kreise ohne die üblichen Reden

---

Lfd. Nr.: 1477
Datum: 14.02.1935
von: Bielschowsky, M
an: Hallervorden, J
hs/ms: ms
+: –
Quelle: H 915

Aus Amsterdam. Spielmeyers Tod „hat mich ganz gelähmt". Scholz hat mir geschrieben. „Aus seinen Zeilen fühlt man, wie schwer es ihm ums Herz ist. Auch in seiner Stellung scheint er sich nicht mehr sicher zu fühlen". Wäre im Falle einer Gedenkfeier gerne dabei, „vorausgesetzt, dass mein Erscheinen gewünscht wird".

Lfd. Nr.: 1478
Datum: 14.02.1935
von: Spatz, H
an: Hallervorden, J
hs/ms: ms
+: +
Quelle: H 116

Zu einem Fall: Nach Unterredung mit Spielmeyer, Borst und Duerk zur Überzeugung gelangt, dass man oft nicht unterscheiden kann, ob Endothelzellwucherung primär oder sekundär im Verlauf der Thrombenorganisation. Ich nenne die Erkrankung jetzt Thromb-Endangiitis. Bezug auf Vergleichsfälle. Perivaskuläre Herde Alzheimers jetzt von Pentschew als granuläre Atrophie beschrieben. Möglich, dass frühkindliche Defekte zunächst mehr oder weniger symptomlos bleiben, im späteren Leben aber den Boden abgeben für ein fortschreitendes Leiden? Klinische Progredienz

Lfd. Nr.: 1479
Datum: 18.02.1935
von: Uexküll, J v.
an: Nonne, M
hs/ms: hs
+: –
Quelle: StAHH

Zu einem Buch von Braun. „Im Wesentlichen stimme ich mit dem Autor vollkommen überein. Nur scheinen mir die „inneren Schöpfer" zu sehr dem menschlichen Geist angeglichen zu sein. Sie sind zwar nicht allmächtig, weil sie an das Materielle gebunden sind, in das sie nur ordnend eingreifen. Sie arbeiten aber mit einer uns unverzichtbaren Vollkommenheit und irrlichtern nicht herum wie der menschliche Geist. Sie lernen nicht durch „Versuch und Irrtum" wie wir, sondern sie arbeiten immer richtig. Die Konzession, die der Autor hier aus der Theorie von Herrings [?] macht, kann ich nicht mitmachen. Wir haben es hier mit reinen Naturfaktoren zu tun, die keinen Irrtümern unterliegen"

Lfd. Nr.: 1480
Datum: 27.02.1935
von: Bielschowsky, Else
an: Lewy, Frau
hs/ms: ms
+: –
Quelle: JP/O

„...was Sie mir schreiben, habe ich den Eindruck, dass man drüben viel hilfsbereiter zu den Emigranten ist als sonst irgendwo in der Welt. Wir selbst können nicht klagen, bilden aber wirklich eine seltene Ausnahme. Man ist auch hier den Fremden schlecht gesinnt, weist die Menschen, die schon Jahrzehnte hier lebten und sich, weil es immer über ihren Geldbeutel ging, nicht naturalisieren ließen, rücksichtlos aus. Was sollen diese armen Deutschen und Polen machen, wenn sie hier fort müssen?... In Deutschland sieht es momentan wieder echt schlecht aus... Es geht leider wieder eine neue Welle des Hasses gegen die Juden durchs Land, und es blutet einem das Herz, wenn man an sein einst so geliebtes Vaterland denkt... Mein Mann arbeitet fleißig weiter, nachdem ihm der Tod Spielmeyers, der ihm ein sehr guter und immer hilfsbereiter Freund war, ganz aus der Bahn geworfen hatte".

Lfd. Nr.: 1481
Datum: 28.02.1935
von: Speer, E
an: Rüdin, E
hs/ms: ms
+: –
Quelle: MPIP 129

Zu Bestrebungen von Prof. Göring, aus der Reichsarbeitsgemeinschaft für eine neue Heilkunde herauszukommen und mit der Psychotherapeutengesellschaft in die neue Dachorganisation aufgenommen zu werden. Sehr kritisch zu den Psychotherapeuten Göring und Seif („Adlerianer")

Lfd. Nr.: 1482
Datum: 03.03.1935
von: Schneider, K
an: Hartmann, N
hs/ms: hs
+: –
Quelle: Marbach 83.511/5

Zu H's Arbeit „Sinngebung und Sinnerfüllung". Eingehende, philosophische Erörterung zu Sinnbegriff, zu „ewig", zu Willensfreiheit und teleologischem Determinismus

Lfd. Nr.: 1483
Datum: 15.03.1935
von: Bielschowsky, M
an: Hallervorden, J
hs/ms: ms
+: -
Quelle: H 914

Aus Amsterdam. Frage nach neuen Ergebnissen im Würzburger Fall. In Amsterdam macht Dr. Grünbaum chem. Untersuchungen in Inn. Klinik. Dieser hält Sphingomyelin für sehr wahrscheinlich. „Inzwischen tobt Schaffer in der englischen Presse herum und macht dort für seine Lehre von den Heredodegenerationen Propaganda".

Lfd. Nr.: 1484
Datum: 20.03.1935
von: Spatz, H
an: Hallervorden, J
hs/ms: ms
+: -
Quelle: H 83

Karte mit Poststempel. Berlin wird klappen, aber Haken entdeckt. Tod des Vaters Spatz

---

Lfd. Nr.: 1485
Datum: 21.03.1935
von: Hartmann, N
an: Schneider, K
hs/ms: ms
+: +
Quelle: Marbach 83.512/3

H.'s Brief mit ms Übertragung. Zur Ewigkeit des Sinnes. „Das ist am besten am Wertvollsein zu sehen; Die Sache ist vergänglich, ihr Wert oder Unwert ist zeitlos. Dieses Zeitlossein hat einen ganz schlichten Sinn: Der Unwert des Ephialtes hat seinen Unwert ein für allemal, kann niemals wertvoll werden… Es ist dasselbe mit der Wahrheit und Unwahrheit der Urteile: Ein Urteil, das irgendwann wahr ist, kann nie unwahr werden… Zum teleologischen Determinismus: Also Sie meinen, „Gott" könnte doch zwar allmächtig sein und doch uns Freiheit lassen. Das mag sein (wenn man schon überhaupt Gott bemühen will, was ich nicht gern tue). Aber anders, wenn er Kraft seiner Allmacht teleologisch dafür sorgt, dass unser Tun wieder aufgehoben wird. Damit würde m. E. mit einem Schlage der ganze Ernst der sittlichen Verantwortung hinfallen. Es käme dann im Grunde eben doch nicht sehr darauf an, was wir tun… Eine Freiheit solcher Art… würde ich als sittlich wertlos, eine Spielerei Gottes bezeichnen… Eine wahrhaft teuflische Gottesvorstellung"

Lfd. Nr.: 1486
Datum: 22.03.1935
von: Spatz, H
an: Hallervorden, J
hs/ms: hs
+: -
Quelle: H 80

Karte. Dank für Kondolenz u. Cajal-Bild. Erstaunliche Ähnlichkeit zwischen Cajal und Forel. In Nationalkommitee für London.

Lfd. Nr.: 1487
Datum: 27.03.1935
von: Hallervorden, J
an: Bielschowsky, M
hs/ms: ms
+: –
Quelle: H 912

Zur Nachfolge Spielmeyers. „Es gibt ja überhaupt keine andere Möglichkeit, wenn man sachlich urteilen will, als Spatz zu wählen. Es gibt zwar Leute, die behaupten, Spatz wäre nicht der richtige Mann, weil er zu sehr anatomisch eingestellt sei, aber das ist einfach nicht wahr.... Er ist nicht nur ein ungeheuer anständiger Charakter, völlig frei von Selbstüberheblichkeit, wenn er auch natürlich seine Fähigkeiten sehen muss und ist vor allen Dingen auch frei von jeder Art von Eifersucht, die das Zusammenleben von Wissenschaftlern oft so unangenehm gestaltet". Genannt sonst Scholz, Creutzfeldt, Schob und auch Hallervorden. „Nun ich würde es nicht ablehnen, aber ich glaube doch, dass man gar nicht darauf käme, schon darum, weil Scholz ja habilitiert ist und sich an Ort und Stelle befindet". Noch viel lieber, wenn Spatz Nachfolger von Vogt würde.

Lfd. Nr.: 1488
Datum: 27.03.1935
von: Bielschowsky, M
an: Hallervorden, J
hs/ms: ms
+: –
Quelle: H 910

Aus Amsterdam. Bitte um Sonderdruck von M. B. Schmidt über halbseitigen Riesenwuchs. Brouwer möchte mit Bielschowsky in London darüber reden. Etwas von Henneberg gehört? „Da es sonst gar nicht seine Art ist, Anfragen seines alten Mitarbeiters unbeantwortet zu lassen, bin ich etwas beunruhigt".

Lfd. Nr.: 1489
Datum: 29.03.1935
von: Bielschowsky, M
an: Hallervorden, J
hs/ms: ms
+: –
Quelle: H 909

Aus Amsterdam. Zur Nachfolge Spielmeyer nicht befragt worden. Hallervordens Idee, Spatz nach Buch zu berufen, ausgezeichnet „wie ich alles, was Sie über Spatz als Wissenschaftler und Mensch sagen für richtig halte. Sie dürfen aber eins nicht vergessen, dass Spielmeyer zu Scholz in engen Beziehungen gestanden hat und ihn selbst meines Erachtens an erster Stelle empfohlen hätte".

Lfd. Nr.: 1490
Datum: 29.03.1935
von: Schneider, K
an: Hartmann, N
hs/ms: ms
+: +
Quelle: Marbach 83.511/6

Fortsetzung der Diskussion über Ewigkeit, Sinn, Gott, teleologischen Determinismus. „Ich habe den Eindruck, dass die neuere deutsche Philosophie bei ihrer Betrachtung des Menschen immer von einer irgendwie ausgezeichneten Elite ausgeht. Das Modell des Menschen ist, wie bei Ihnen, jenes seltene Exemplar, das sein Leben überhaupt in sittlicher Verantwortung und Entscheidung lebt. Oder es ist, wie bei Jaspers, das seltene Exemplar des geistigen Menschen, in dem sich der ganze Stand der zeitgenössischen Bildung widerspiegelt.... Es ist sicher kein Wunder, dass unsereiner, der täglich mit Dutzenden von moralisch Minderwertigen, Primitiven, Schwachen, Kranken und Narren zu tun hat, kurz mit dem „Schutt der Weltgeschichte", nicht so leicht den Blick frei bekommt auf die höchsten Möglichkeiten des Menschen. Es scheint mir (trotz allem) ein Vorzug von Heideggers Existentialanalyse, den Menschen umfassender und breiter genommen zu haben".

Lfd. Nr.: 1491
Datum: 10.04.1935
von: Bielschowsky, M
an: Hallervorden, J
hs/ms: hs
+: –
Quelle: H 908

Aus Amsterdam. Ist chem. Untersuchung des Würzburger Falles auch auf Gehirn ausgedehnt worden?

Lfd. Nr.: 1492
Datum: 10.04.1935
von: RMdInneren
an: Univ. Kurator Greifswald
hs/ms: ms
+: –
Quelle: MPIP 128

Zur Absetzung von Prof. Jacobi wegen jüdisch versippter Ehefrau und angeblich falscher Angaben

---

Lfd. Nr.: 1493
Datum: 17.04.1935
von: Probst, F (Bergmann-Verlag)
an: Springer, F
hs/ms: ms
+: –
Quelle: Springer B: H, 165 XVIII

Zu den Autorenproblemen mit Plaut, Wilmanns und zu Rüdin. Dieser „sprach die Vermutung aus, dass wir wohl Anstände bekommen würden". Scholz will die Nachfolge-Entscheidung Spielmeyers abwarten, will jedenfalls nicht als Rüdins „junger Mann" von diesem seine Briefe und die Manuskripte abzeichnen lassen, da Rüdin nichts von Anatomie verstehe. Probleme mit den Spielmeyerschen Kapiteln des Handbuches, von denen wenig vorliege. „Herr Prof. Scholz äußerte übrigens noch Bedenken, ob ein etwaiger stärkerer Ausbau der erbbiologischen Arbeiten in der Zeitschrift nicht auf den Auslandsbezug von nachteiliger Wirkung sein würde, besonders wenn aus verständlichen Gründen etwa Arbeiten zur Aufnahme kämen, deren wissenschaftliche Grundlage vielleicht nicht ganz einwandfrei sei"

Lfd. Nr.: 1494
Datum: 23.04.1935
von: Bielschowsky, M
an: Hallervorden, J
hs/ms: hs
+: –
Quelle: H 905

Einladung zum Essen

Lfd. Nr.: 1495
Datum: 04.05.1935
von: Scholz, W
an: Springer, F
hs/ms: ms
+: –
Quelle: Springer B: H 165, XIII

Bedauert, dass sich Bielschowsky außerstande sieht, das Kapitel über Recklinghausen zu bearbeiten. Von Bielschowsky vorgeschlagener Ludwig Pick auch nach Scholzscher Meinung „hervorragend geeignet"... „Aber es ist eben die Frage, ob man die Zahl der nichtarischen Mitarbeiter in heutiger Zeit noch vermehren soll. Sie sind schätzungsweise mit 25% vertreten... Ich glaube deshalb nicht, dass in diesem Fall unüberwindliche Bedenken geltend gemacht werden können" Statt Pick eventuell Antoni. „Scherer, Antwerpen, der sich in letzter Zeit mit dem Thema eingehender befasst hat, kommt ohnehin nicht in Frage"

Lfd. Nr.: 1496
Datum: 08.05.1935
von: Hallervorden, J
an: Spielmeyer, Frau
hs/ms: ms
+: –
Quelle: H 851

Erwähnt guten Nachruf von Creutzfeldt sowie ein Gespräch mit Bielschowsky über Spielmeyers Tod. Bielschowsky „ist ein guter und sehr weicher Mensch, man möchte sagen zu weich für diese harte Welt, sonst wäre es ihm sicher im Leben besser gegangen".

Lfd. Nr.: 1497
Datum: 13.05.1935
von: Spielmeyer, Maria
an: Hallervorden, J
hs/ms: ms
+: –
Quelle: H 853

Die Nachfolgeliste für Spielmeyer lautete Spatz, Scholz, Hallervorden, Schob. „Herr Spatz hatte und hat wohl die allerbesten Aussichten. Es sind nur – wie ich aus der Stadt hörte – im letzten Augenblick gegen ihn Einwände erhoben worden, was die absolute Reinheit seines Blutes betrifft".

Lfd. Nr.: 1498
Datum: 16.05.1935
von: Bielschowsky, M
an: Hallervorden, J
hs/ms: ms
+: –
Quelle: H 904

Aus Utrecht. Dank für Besuch in Berlin. Fraglicher Markstreifen in der Mikrogyrenrinde weder mit dem Baillargerschen Streifen der normalen Rinde noch mit den Tangentialfasern im Stratum zonale zu identifizieren. „Die Spaltung im Zellband der pathologischen Rinde veranlasst natürlich auch eine ganz atypische Gliederung seiner Markfasern".

Lfd. Nr.: 1499
Datum: 20.05.1935
von: Nonne, M
an: Rüdin, E
hs/ms: ms
+: –
Quelle: MPIP 129

Zur Zusammensetzung der deutschen Delegation für internation. Neurologenkongress in London nach Absage bzw. Ausscheiden von O. Foerster und Jacobi. Schlägt Pette und Weizsäcker vor

---

Lfd. Nr.: 1500
Datum: 26.05.1935
von: Bielschowsky, M
an: Hallervorden, J
hs/ms: ms
+: –
Quelle: H 0902

Aus Utrecht. Versteht die „persönlichen Fragen nicht, die gegen Spatz sprechen könnten. Nekrolog auf Spielmeyer ausgezeichnet „Ich trauere immer noch sehr um diesen tüchtigen und guten Menschen". Herr Zwirner „dessen hinterhältige Aktion gegen meine Wenigkeit Ihnen noch in Erinnerung sein dürfte", hier in Holland mit Vorträgen aufgetreten.

Lfd. Nr.: 1500a
Datum: 31.05.1935
von: Spatz, H
an: Hallervorden, J
hs/ms: ms
+: –
Quelle: H 75

Adresse für Empfänger des Spielmeyer-Nachrufes. Rottenführer des Luftsportverbandes. Hallervorden geworben als förderndes Mitglied des Luftsportverbandes

---

Lfd. Nr.: 1501
Datum: 11.06.1935
von: Hallervorden, J
an: Bielschowsky, M
hs/ms: ms
+: –
Quelle: H 900

Hofft auf Treffen in Berlin am 18. Juni. Gründe für Wahlverzögerung wohl in dem zu suchen, was Frau Spielmeyer einmal äußerte.

Lfd. Nr.: 1502
Datum: 11.06.1935
von: Hoffmann, H
an: Rüdin, E
hs/ms: ms
+: +
Quelle: MPIP 128

Die psychiatrischen Kliniken stehen bei der Bevölkerung mehr „in Verruf" als früher. Zu den Ursachen. Abwanderung in die Medizinischen Kliniken. Gegen die Bezeichnungen „Medizinische Klinik und Nervenklinik". Bittet Rüdin um reichseinheitliche Regelung. „Ich weiß von Tübingen her, wie stark die Konkurrenz der Medizinischen Klinik ist, und gerade die Namengebung gibt dazu noch eine formale und sachliche Rechtfertigung. Das Bestreben der Internisten, die Neurologie ganz zu sich herüber zu ziehen, ist noch nicht zur Ruhe gekommen".

Lfd. Nr.: 1503
Datum: 12.06.1935
von: Bielschowsky, M
an: Hallervorden, J
hs/ms: hs
+: –
Quelle: H 899

Begreift nicht, welche Gründe für die Verzögerung der Nachfolge am Inst. vorliegen. Einladung zum Essen bei sich

---

Lfd. Nr.: 1504
Datum: 15.06.1935
von: Hallervorden, J
an: Spatz, H
hs/ms: ms
+: –
Quelle: H 73

Zum Nachruf auf Spielmeyer. Zu Spatz: „Es ist sehr niedlich und nett von Ihnen, dass Sie mich von München aus für den deutschen Luftsportverband keilen… Ich bin immer gerne bereit, etwas zu tun, worum Sie mich bitten, aber mein Lieber, ich bin jetzt in so vielen Über- und Unterorganisationen, dass ich dafür einen besonderen Geschäftsführer nötig habe, meine Frau hat das dankenswerter Weise übernommen, und mein Geschäftsführer meint, das ginge nun allmählich über unseren Etat. Aber ich will Sie trösten, ich bin wenigstens im Reichsluftschutzbund... Letzthin habe ich etwas in Vererbung gemacht, d. h. nicht wissenschaftlich, sondern in Form von Vorträgen für Juristen und Hilfsschullehrer. Es ist doch ein kolossal interessantes Kapitel und ich könnte mir denken, dass ich auch einmal hätte Genetiker werden können".

Lfd. Nr.: 1505
Datum: 20.06.1935
von: Hallervorden, J
an: Spatz, H
hs/ms: ms
+: -
Quelle: H 71

Bielschowsky getroffen. Guter Mensch, Vorzüge u. Schwächen. Glaubt, dass Spatz ihm böse. Mit Bonhoeffer über Nachfolge und Gamper gesprochen. Zu Creutzfeldt. Rössle einziger Mensch, mit dem Hallervorden heftige Auseinandersetzungen hatte.

Lfd. Nr.: 1506
Datum: 22.06.1935
von: Stertz, G
an: Nonne, M
hs/ms: hs
+: -
Quelle: StAHH

[Jahr im Stempel schlecht lesbar] Karte aus Wessling. Liest viel Timmermanns, der ihm aus dem Herzen spreche. „Unvermeidliches soll man mit Anstand tun und tragen".

Lfd. Nr.: 1507
Datum: 26.06.1935
von: Spatz, H
an: Hallervorden, J
hs/ms: ms
+: +
Quelle: H 69

Bielschowsky maßlose Vorwürfe gegen Vogt. Wohlwill schreibt traurig aus Lissabon. Zerfahrenheit von Creutzfeldt unheilbar.

Lfd. Nr.: 1508
Datum: 26.06.1935
von: Jacobi, W
an: Rüdin, E
hs/ms: hs
+: -
Quelle: MPIP 128

Verzweifelte Bitte um Unterstützung nach der Absetzung. „Wissen Sie keinen Weg für mich, der ins Freie führt? Wenn man mich in Deutschland nicht haben will, besteht vielleicht im Ausland die Möglichkeit". Fühlt nach wie vor national

Lfd. Nr.: 1509
Datum: 01.07.1935
von: Hallervorden, J
an: Spatz, H
hs/ms: ms
+: –
Quelle: H 66

Zur Arbeit Marthen. Zu Sjövalls 21 Fällen von amaurot. Idiotie mit Lipoidzellspeicherung in Milz und Lymphgewebe. Separate an Wohlwill nach Hinweis durch Spatz. Mit Kummer gesehen, dass Rüdin Nachfolger Spielmeyers in Z. Neur.; dafür wird das „Archiv" aufblühen

---

Lfd. Nr.: 1510
Datum: 02.07.1935
von: Hoche, A E
an: Gruhle, H W
hs/ms: hs
+: –
Quelle: MPIP Nachlass Gruhle

Nach einer Psychiater-Versammlung: „Wilmanns Nachfolger [Carl Schneider] ritt eine Attacke gegen mich, fälschte Äußerungen von mir über Sterilisierung bei Schizophrenie und denunzierte mich als Saboteur des neuen Lebens. Ich habe ihn dann unter minutenlang dauerndem Händeklatschen der Versammlung abgemurkst; er wird versuchen, sich zu rächen; diese Wesen sind wie die Wanzen: sie stechen im Dunkeln".

Lfd. Nr.: 1511
Datum: 15.07.1935
von: Hallervorden, J
an: Bielschowsky, M
hs/ms: ms
+: –
Quelle: H 896

Spatz hat Hallervorden ausdrücklich aufgetragen, „dass er nicht das Allermindeste gegen Sie hat". Zusammenarbeit mit Bielschowsky über amaur. Id. wegen anderer Verpflichtungen nicht möglich. Reise nach Holland zu B. diskutiert, derzeit aber nicht realisierbar.

Lfd. Nr.: 1512
Datum: 15.07.1935
von: Bumke, O
an: Rüdin, E
hs/ms: ms
+: –
Quelle: MPIP 131

Klage über die Redaktion der Münchner Med. Wochenschrift, die unqualifizierte Arbeiten speziell aus dem Kreis der Psychoanalytiker bringe und „gerade heute einem wild gewachsenen psychiatrischen Dilletantismus ihre Spalten öffnet. Ich darf doch nur darauf aufmerksam machen, dass die Vertreter der eigentlichen Freudschen Psychoanalyse ebenso wie ihre Abkömmlinge – Adler usw – das Sterilisierungsgesetz in der Praxis notwendig sabotieren müssen, einfach weil sie ja nicht mit der erblichen, sondern mit der psychologischen Entstehung vieler von diesem Gesetz getroffenen Krankheiten rechnen".

Lfd. Nr.: 1513
Datum: 15.07.1935
von: Bumke, O
an: Müller, F. v.
hs/ms: ms
+: -
Quelle: MPIP 131

Klage über Spatz, den Herausgeber der Münchner Med. Wochenschrift, die z. B. eine unqualifizierte Besprechung eines Buches von E. Speer durch G. R. Heyer publiziert habe

---

Lfd. Nr.: 1514
Datum: 30.07.1935
von: Rüdin, E
an: Rundschreiben
hs/ms: ms
+: -
Quelle: MPIP 128

Einladung zur ersten Sitzung der neuen Gesellschaft deutscher Neurologen und Psychiater in Dresden. Es wird angeregt, vor allem die mit erbbiologischen Arbeiten besonders befassten Ärzte abzuordnen.

Lfd. Nr.: 1515
Datum: 24.08.1935
von: Bielschowsky, M
an: Hallervorden, J
hs/ms: ms
+: -
Quelle: H 893

Aus Utrecht. Wird vor holländischen Neurologen über 3 Fälle berichten (inf. amaur. Idiotie ohne Veränderungen am Augenhintergrund, aber Entmarkungen, die an PMK erinnern). Beim Würzburger Fall Letterers hat Klenk Sphingomyelin festgestellt". Zufällig hörte ich in den letzten Tagen etwas über Herrn V. [ogt]. Seine gekündigte Stellung wird fortlaufend prolongiert, weil man offenbar noch keinen Nachfolger für ihn hat und den Verlust des Rockefeller-Stipendiums vermeiden will".

Lfd. Nr.: 1516
Datum: 27.08.1935
von: Hallervorden, J
an: Bielschowsky, M
hs/ms: ms
+: -
Quelle: H 895

Über München scheint „eine dunkle Wolke zu lagern. In Berlin ist es wohl auch nicht anders"

Lfd. Nr.: 1517
Datum: 28.08.1935
von: Spatz, H
an: Hallervorden, J
hs/ms: ms
+: -
Quelle: H 64

In London Hess, Ariens Kappers, Greenfield u. Sherrington (Oxford) getroffen. Foersters Jacksonrede litt unter der fremden Sprache. Zu Arbeit Marthen über amaur. Idiotie. Von Sven Ingvar zu Vorträgen eingeladen

Lfd. Nr.: 1518
Datum: 29.08.1935
von: Bielschowsky, M
an: Hallervorden, J
hs/ms: ms
+: –
Quelle: H 892

Aus Utrecht. Zufrieden, besoldete Stellung zu haben. Damit legitimiert

---

Lfd. Nr.: 1519
Datum: 29.08.1935
von: Bielschowsky, Else
an: Lewy, Frau
hs/ms: ms
+: –
Quelle: JP/O

Aus Utrecht. „Wie grässlich werden diese Wochen für unseren armen Glaubensbrüder dort gewesen sein. Sie werden ja vielleicht Schusters aus Berlin, Guttmann aus Breslau sprechen und sich von ihnen erzählen lassen, was man nicht aus den Zeitungen ersehen kann". Über die in Spanien, England lebenden Söhne.

Lfd. Nr.: 1520
Datum: 29.08.1935
von: Jacobi, W
an: Rüdin, E
hs/ms: hs
+: –
Quelle: MPIP 128

Nochmalige eindringliche Bitte um Hilfe durch Vermittlung eines Arbeitsplatzes

---

Lfd. Nr.: 1521
Datum: 11.09.1935
von: Rüdin, E
an: Hoffmann, H
hs/ms: ms
+: –
Quelle: MPIP 128

Zu K. Kleist. „Von Regierungsseite gehört, dass man mit seiner Gutachtertätigkeit nicht zufrieden ist. Regt Rücksprache mit Gauleiter an, zumal die nächste, für Frankfurt vorgesehene Tagung bei einer Absetzung Kleists gefährdet wäre.

Lfd. Nr.: 1522
Datum: 15.09.1935
von: Reese, H H
an: Nonne, M
hs/ms: hs
+: –
Quelle: StAHH

Aus USA. Im Urlaub in Naturschutzgebiet. Mit Indianerführer im Kanu nach Canada. Bericht über die Abholzungen und Arbeitsdienst auch hier. Kontaktaufnahme mit R. Wartenberg (Milwaukee) und Lewy, Berlin sowie anderen Emigranten, denen es durchwegs schlecht geht, da sie an den grossen Universitäten nicht ankommen. Reese selbst ist als Neuropsychiater anerkannt und kann in Madison lehren, wurde außerdem neben Bailey in den Vorstand der Am. Med. Assoc. und zum Chairman der Section Nerv. a. Mental. Diseases gewählt.

Lfd. Nr.: 1523
Datum: 19.09.1935
von: Klaesi, J
an: Rüdin, E
hs/ms: ms
+: -
Quelle: MPIP 132

Warnung vor Zusammenarbeit mit einem Schweizer Autor. Stark antisemitisch geprägter Brief.

Lfd. Nr.: 1524
Datum: 07.10.1935
von: Rüdin, E
an: Tönnis, W
hs/ms: ms
+: -
Quelle: MPIP 129

Für gleichgestellte Zusammenarbeit von Neuro-Chirurgen und Neurologen. Bittet, mit Schaltenbrand eine gemeinsame Erklärung in diesem Sinne auszuarbeiten

---

Lfd. Nr.: 1525
Datum: 13.10.1935
von: Göring, M H
an: Rüdin, E
hs/ms: ms
+: -
Quelle: MPIP 128

ORR Linden vom RMInn regte an, die Deutsche allgemeine ärztliche Gesellschaft für Psychotherapie als dritte Gruppe in die Deutsche Gesellschaft für Psychiatrie und Neurologie aufzunehmen. Göring lehnt dies ab, möchte in der Reichsarbeitsgemeinschaft für eine neue deutsche Heilweise bleiben. Wünscht Lehrstuhl für Psychotherapie. „Alle meine Bemühungen, es [das psychoanalytische Institut in Berlin] zu Fall zu bringen und dafür ein deutsches tiefenpsychologisches Institut an einer Universität zu erhalten, sind bis jetzt vergeblich gewesen".

Lfd. Nr.: 1526
Datum: 19.10.1935
von: Pette, H
an: Rüdin, E
hs/ms: ms
+: -
Quelle: MPIP 129

Zu einer Dresdner Resolution zum Verhältnis Neurologie - Neurochirurgie, über deren Formulierung ein Dissenz mit Tönnis bestand. Nonne hat einen Vermittlungsvorschlag formuliert, dem Pette zustimme

---

Lfd. Nr.: 1527
Datum: 06.11.1935
von: Kretschmer, E
an: Rüdin, E
hs/ms: ms
+: +
Quelle: MPIP 129

Zum Problem der Psychotherapie mit ihren Randgruppen und zu einem Brief von I. H. Schultz. „Nachdem die psychotherapeutische Restgruppe sich offiziell den Naturheilärzten angeschlossen hat, dürfte die Zusammengruppierung mit unserer Gesellschaft wesentlich erschwert sein. Da sie nur noch wenige Herren enthält, die als wissenschaftliche Persönlichkeiten für uns Interesse haben und da wir auch ohne sie notfalls ein gutes psychotherapeutisches Programm für unsere Kongresse auf die Dauer zu bestreiten in der Lage sind, so können wir hier die Dinge ruhig an uns herankommen lassen... Speziell wären psychotherapeutische Lehrstühle oder Lehraufträge, die außerhalb unserer Wissenschaft vergeben werden, durchaus abzulehnen".

Lfd. Nr.: 1528
Datum: 22.11.1935
von: Rüdin, E
an: Hitler, A
hs/ms: ms
+: -
Quelle: MPIP 8

An den Führer und Reichskanzler mit Bitte um außerordentlich finanzielle Unterstützung des Institutes unter Hinweis auf dessen Bedeutung für die Erbbiologie und Rassenhygiene. Einladung zu einem Besuch des Institutes

---

Lfd. Nr.: 1529
Datum: 25.11.1935
von: Kretschmer, E
an: Rüdin, E
hs/ms: ms
+: -
Quelle: MPIP 129

„Wenn wir in Sachen der Psychotherapie auf der programmatischen Grundlage bleiben, wie ich sie in Münster skizziert habe, nämlich auf der klaren Grundlage des naturwissenschaftlichen Denkens und in den Traditionen des deutschen sittlichen Idealismus, so werden wir sicher auf lange Sicht eine gute Position haben"

Lfd. Nr.: 1530
Datum: 29.11.1935
von: Hallervorden, J
an: Spatz, H
hs/ms: ms
+: -
Quelle: H 62

Prosektur am 1.4.36 nach Potsdam. „Die sogenannte Anstalt für Epileptische und Fürsorgeerziehung in Potsdam wird seit ungefähr zwei Jahren von Priv. Doz. Dr. Heinze aus Leipzig als Direktor umgemodelt in eine Anstalt für bildungsfähige Schwachsinnige. Dieser Mann hat einen geradezu fabelhaften klinischen Betrieb wie an einer Universitätsklinik geschaffen und es ist daher begreiflich, dass wir uns beide magisch anziehen. So ist die Sache zustande gekommen und ich kann bei der zentralen Lage hoffen, mein Laboratorium ganz anders in Schwung zu bringen."

Lfd. Nr.: 1531
Datum: 01.12.1935
von: Spatz, H
an: Hallervorden, J
hs/ms: ms
+: -
Quelle: H 59

Glückwunsch zu Potsdam. Da Bumke Spatz keinen Assistenten zugestand, erhielt dieser jetzt eine Stelle durch die Rockefeller-Stiftung: Stroescu arbeitet über Ependymitisfolgen mit Knötchen durch Hortegazellen u. a. Gliazellen.

Lfd. Nr.: 1531a
Datum: 02.12.1935
von: Lambert, A L
an: O'Brien, D
hs/ms: ms
+: –
Quelle: RFA

Im Brief wird ein Brief von Spielmeyer an A. H. Woods (Univ. Iowa) zitiert, in dem es heißt: „You know too that I have a definite sense of humor, and it was always a great relief to me to be able to make a joke over some serious subject. But now I could not keep humor up for any length of time as I cannot stand the climate any longer and am suffering from it. There were so many scientific plans I should like to have put into effect but either the initiative or endurance always failed me"

Lfd. Nr.: 1532
Datum: 03.12.1935
von: Hallervorden, J
an: Spatz, H
hs/ms: ms
+: –
Quelle: H 61

Zur Mittelhirnarbeit zwei Choreapräparate an Brückenhaube. Ein Fall in Kombination Huntington mit OCAtrophie.

Lfd. Nr.: 1533
Datum: 03.12.1935
von: Rüdin E
an: Nathan, J
hs/ms: ms
+: –
Quelle: MPIP 131

Bitte an den Prälaten und Leiter der Anstalt Branitz, dass Kallmann dort arbeiten könne. Gute Beurteilung von Kallmann.

Lfd. Nr.: 1534
Datum: 05.12.1935
von: Rüdin, E
an: Rodenberg, K H
hs/ms: ms
+: –
Quelle: MPIP 131

Einsatz für Prof. Kallmann, damit dieser in der katholischen Anstalt Branitz dort seine erbbiologischen Arbeiten zur Schizophrenie fortsetzen könne.

Lfd. Nr.: 1535
Datum: 14.12.1935
von: Reese, H H
an: Nonne, M
hs/ms: hs
+: –
Quelle: StAHH

Zur Versorgungssituation der US-Veteranen (zu großzügig). Starke antideutsche Stimmung.

Lfd. Nr.: 1536
Datum: 28.12.1935
von: Wohlwill, Fr
an: Nonne, M
hs/ms: ms
+: –
Quelle: StAHH

Aus Lissabon. Fortschritte im Kleinen, Stillstand im Großen. Hat kleine histol. Untersuchungspraxis. Will einige kleine Arbeiten zur Onkologie publizieren.

Lfd. Nr.: 1537
Datum: 31.12.1935
von: Hallervorden, J
an: Spatz, H
hs/ms: ms
+: –
Quelle: H 63

Ohne Datum. Letterer ein Mann in unserem Sinn. Bei Schob mit Scholz zusammengewohnt. „Beurlaubung von Plaut u. Neubürger musste ja kommen, aber trotzdem hat es mich tief ergriffen"

Lfd. Nr.: 1538
Datum: 18.01.1936
von: Spatz, H
an: Hallervorden, J
hs/ms: ms
+: –
Quelle: H 52

Braunmühl kommt nicht als Neubürger-Nachfolger in Frage, da kein Pathologe. Nachfolge von Hallervorden in Potsdam möglich? Ependymitis spricht für Reizzustand der inn. Liquorräume. Rüdin setzt sich für Braunmühl ein

Lfd. Nr.: 1539
Datum: 20.01.1936
von: Hallervorden, J
an: Spatz, H
hs/ms: ms
+: +
Quelle: H 50

Braunmühl verbittert. Auch Hallervorden fehlt allg.-pathol. Vorbildung, „was ich immer wieder bedauere". Allgemeinpathologen haben unsere Spezialwissenschaft nicht gefördert. Differenz mit Scholz? Kleist forderte zum Vortrag über Leseschwäche u. ä. auf, „obwohl es so etwas, wie er will, gar nicht gibt".

Lfd. Nr.: 1540
Datum: 26.01.1936
von: Spatz, H
an: Hallervorden, J
hs/ms: hs
+: –
Quelle: H 48

Braunmühl als Nachfolger Neubürgers nicht möglich, da er von der allg.-pathol. Richtung nicht viel halte. Würde Grundabsichten Spielmeyers verleugnen. Will zu Kleist etwas über die Bedeutung der Orbitarinde sagen

Lfd. Nr.: 1541
Datum: 08.02.1936
von: Bielschowsky, M
an: Hallervorden, J
hs/ms: ms
+: -
Quelle: H 888

Aus Utrecht. Hallervordens Arbeit über „Erbliche Gliome" gut und prinzipiell von großem Wert. Arbeit über Tub. Sklerose vorgesehen. „Dass wir uns persönlich jetzt kaum noch begegnen, bedauere ich auch sehr". In letzter Klin. Wschr. Fall von Th. Baumann über Splenohepatomegalie. Chemisch gut, in anderer Hinsicht töricht (kirschroter Fleck)

Lfd. Nr.: 1542
Datum: 12.02.1936
von: Hallervorden, J
an: Bielschowsky, M
hs/ms: ms
+: -
Quelle: H 887

Am Fall Bauman völlig unschuldig. Fall stammt von Letterer. Auch Letterer hat „die Möglichkeit erwogen, dass das Sphingomyelin in der Zelle selbst entsteht. Das ist ja doch ein Teiltriumph für Schaffer, wenn es nämlich stimmt"

Lfd. Nr.: 1543
Datum: 12.02.1936
von: Hallervorden, J
an: Spatz, H
hs/ms: ms
+: -
Quelle: H 47

Buch Ostertags wohl aus Bielschowskys Gedankengängen entstanden, Grundideen richtig, Ausführung recht zerfahren wie er ist. Ganze Geschwulstlehre darauf aufzubauen. Histologie mit Lokalisation in Einklang zu bringen

---

Lfd. Nr.: 1544
Datum: 13.02.1936
von: Bielschowsky, M
an: Hallervorden, J
hs/ms: ms
+: -
Quelle: H 885

Aus Utrecht. „Die Publikation von Baumann ist in ihren Konklusionen unsinnig... Erstens ist der rote Fleck bei reinem Niemann-Pick eine aus den Fingern gezogene Behauptung" (nur bei Tay-Sachs), chem. Untersuchungen zeigen, dass Sphingomyelin in allen Körperorganen gespeichert. „Von einer rein ektodermogenen auf das äussere Keimblatt lokalisierten Erkrankung, die nach Schaffer das Wesen der Amaur. Id. bildet, ist also gar keine Rede". Drittens angeblich Zufallskombination. Genetische Berechnung spricht gegen ihn. Von einem Teiltriumph Schaffers also keine Rede. Schaffer wahrscheinlich beim Lesen entsetzt, denn Autor betont, dass die depotbildende Substanz nicht einheitlich ist, sondern aus Sphingomyelin, Lecithin, Cholesterin u. Fett besteht. Für mich Bestätigung, „die Ihnen persönlich gegenüber geäußerte Vermutung, dass die färberischen Differenzen bei den infantilen und den im späteren Leben beobachteten intrazellulären Depotbindungen auf Unterschieden in dem Mixtum compositum des deponierten Materials beruhen". Was Sie über die Arbeit von Ostertag schreiben, interessiert mich natürlich sehr.

Lfd. Nr.: 1545
Datum: 14.02.1936
von: Spatz, H
an: Hallervorden, J
hs/ms: hs
+: -
Quelle: H 45

„Unter Larven sind Sie die einzige fühlende Brust, die ich dort habe, der einzige Mensch, mit dem ich mich rückhaltlos aussprechen könnte". Hatte andere Hoffnungen, die durch Rüdin sehr gestärkt worden waren. Berliner Kultusministerium wünscht Spatz nach Berlin. Für Scholz wäre gesorgt.

Lfd. Nr.: 1546
Datum: 15.02.1936
von: Reese, H H
an: Nonne, M
hs/ms: hs
+: -
Quelle: StAHH

Aus Madison, Wisc. Herzlicher Geburtstagsglückwunsch zum 75. „Im Lande of my adoption ist's ungeheuer wichtig, einen steifen Rücken zeigen zu können, wenn man im Recht ist. „... Wurde Mitglied der Am. Neurol. Society und Chairman der Section for Nervous and Mental Diseases. Hält Antrittsrede über das Scalpieren bei Indianern. Will kurz Deutschland besuchen und in Marburg Kretschmer, in München Rüdin besuchen sowie 2 Wochen bei Nonne neurologisch arbeiten.

Lfd. Nr.: 1547
Datum: 15.02.1936
von: Rüdin, E
an: Kürten,
hs/ms: ms
+: -
Quelle: MPIP 131

Gemeinsam mit O. Bumke verfasstes Schreiben an den Münchner Dekan zugunsten der Einrichtung einer neurochirurgischen Professur für W. Tönnis in den Räumen der Dermatologischen Univ. Klinik. „Nach unserer Überzeugung ist die Frage nicht die, ob die Neurochirurgie selbständig werden wird. Sie ist anderswo schon selbständig, und sie wird es eines Tages auch in Deutschland sein. Es handelt sich um eine Entwicklung, die niemand aufhalten kann, weil die sachlich geboten ist".

Lfd. Nr.: 1548
Datum: 25.02.1936
von: Bielschowsky, M
an: Hallervorden, J
hs/ms: ms
+: -
Quelle: H 884

Arbeit von Ostertag flüchtig durchgesehen. „Ich finde an ihr nichts besonderes, aber wahrscheinlich wird sie immer noch besser sein als die von Hortega, der sich, so viel ich weiss, an der Klassifikation von Cushing-Bailey ziemlich festhält. Sein Werk ist mit demjenigen von Ostertag fast gleichzeitig erschienen. Dass Herr O. mich persönlich kaum erwähnt, habe ich nicht anders erwartet. Wehmütig erinnere ich mich der Worte meines verstorbenen Freundes Spielmeyer".

Lfd. Nr.: 1549
Datum: 26.02.1936
von: Scholz, W
an: Springer, F
hs/ms: ms
+: –
Quelle: Springer B: H 165, XIXa

Umgestaltung des Handbuches durch neue Autoren (Weimann, Hallervorden für neue Kapitel, dagegen nicht Kihn, Wohlfahrt, F. H. Lewy und Schob). – Zu Henschen und Ostertag, bei letzterem Schwierigkeiten mit Rössle zu erwarten

---

Lfd. Nr.: 1550
Datum: 09.03.1936
von: Kretschmer, E
an: Rüdin, E
hs/ms: ms
+: –
Quelle: MPIP 129

Mit Speer für eine dritte Sektion Psychotherapie und med. Psychologie auf dem Psychiatertag, für Neuorganisation dieser Abteilung durch Rüdin und Kretschmer, gegen jeden Anschluss der psychotherapeutischen Gesellschaft in ihrer jetzigen Form.

Lfd. Nr.: 1551
Datum: 10.03.1936
von: Schneider, K
an: Hartmann, N
hs/ms: ms
+: +
Quelle: Marbach 83.511/7

Zu H's Ontologie. „Dasein und Sosein" hat mich ganz besonders gefesselt. Wohl weil ich selbst (natürlich sehr grob) diese Fragen vor Jahren auch auf die Psychose anzuwenden versucht habe. Auch hier kann man das auf die körperliche Noxe zurückzuführende Dasein von dem auf andere Momente (z. B. Konstitution, Erlebniserinnerungen etc.) ursächlich zurückgehenden Sosein der speziellen Symptomatik unterscheiden. Das ist für die Betrachtung des Aufbaues des Bildes einer Psychose von großer Bedeutung. Auch ob man das Dasein einer Psychose „verstehen" kann, oder nur ihr Sosein, hat mich damals stark beschäftigt"… Zu den illusionären Ängsten und zu den „Angstmenschen", zu intentio recta und obliqua.

Lfd. Nr.: 1552
Datum: 17.03.1936
von: Hartmann, N
an: Schneider, K
hs/ms: ms
+: +
Quelle: Marbach 83.512/4

Zu den Angstmenschen und Schneiders Kritik. „Soviel ich sehe, bestreiten Sie das Illusionäre in der Angst nicht. Illusion ist aber nun doch gerade das Gegenteil vom Zugang zum Sein. Ich kann also doch die Angst als daseinsvermittelnden Akt nicht auf gleiche Linie mit anderen, nicht illusionären Akten stellen. Was Kierkegaard und Heidegger anlangt, so wollen Sie aber gerade plausibel machen, dass die Angst den Zugang zum Sein darbiete. Das allein ist es, wogegen ich mich wende".

Lfd. Nr.: 1553
Datum: 21.03.1936
von: Knack, A
an: Nonne, M
hs/ms: ms
+: –
Quelle: StAHH

Aus Peiping. Zum 75. Geburtstag. Arbeitet in kathol. Missionsklinik, kooperierend mit Prof. Lyman vom Rockefeller-Krankenhaus wo vordem Schaltenbrand gearbeitet hatte, von dem die chinesischen Kollegen viel gelernt hätten. Nach seinem vorläufigen Eindruck treten Nerven- und Geisteskrankheiten seltener auf als in Europa. Sah nur wenige spätsyphilitische Erkrankungen trotz starker Verbreitung der Syphilis. Viel Polyneuritiden bei Überschneidung der drei Ursachenbedingungen: Mangelernährung, Infektionen und Witterungsschädigungen. Im argen liege die Frage der Anstaltsbehandlung Geisteskranker... Neues 600-Betten Krankenhaus für Geisteskranke von chinesischem kathol. Mäzen gestiftet, wo Frau Dr. Halpern arbeitet, empfohlen durch Wagner v. Jauregg.

Lfd. Nr.: 1554
Datum: 23.03.1936
von: Scholz, W
an: Springer, F
hs/ms: ms
+: –
Quelle: Springer B: H 165, XIXa

Ausscheiden von Schob, Kihn, Lewy, Wohlfahrt aus den Verträgen. Bodechtel übernimmt von Wohlwill die Blutkrankheiten, van Bogaert die Encephalitis epidemica, Lyssa, Poliomyelitis, Walthard Fleckfieber u. a.; Multiple Sklerose wird Peters an Stelle von Wohlwill übernehmen.

Lfd. Nr.: 1555
Datum: 31.03.1936
von: Spatz, H
an: Hallervorden, J
hs/ms: ms
+: –
Quelle: H 41

Ruf angenommen zum 1.4.1937. Dank für Hinweis auf Arbeit von Sokolowsky und Kowakow für Stroescu

---

Lfd. Nr.: 1556
Datum: 29.04.1936
von: Springer, F
an: Scholz, W
hs/ms: ms
+: –
Quelle: Springer B: H 165, XIXa

„Besonders leid tut mir der Verzicht auf Bielschowsky, der mich vor etwa 8 Tagen besuchte. Er fragte, ob seine Mitarbeit aufrecht erhalten werden könnte, wenn ein angesehener arischer Holländer mit ihm gemeinsam als Verfasser zeichnete. Ich nehme an, dass Sie nicht sehr geneigt sind, nochmals Schritte in dieser Richtung zu unternehmen."

Lfd. Nr.: 1557
Datum: 30.04.1936
von: Spielmeyer, Maria
an: Hallervorden, J
hs/ms: ms
+: –
Quelle: H 857

Leidet unter Verstimmungszuständen und hat keine Entschlusskraft für „Aktion". Scholz hat Nachfolge übernommen, Spatz geht nach Berlin. Zu der Tochter Ruth.

Lfd. Nr.: 1558
Datum: 09.05.1936
von: Springer, F
an: Scholz, W
hs/ms: ms
+: -
Quelle: Springer B: H 165, XICa

„Was nun die Angelegenheit van Bogaert betrifft..., so möchte ich folgenden Weg empfehlen: Herr Professor van Bogaert schreibt dem Verlag einen Brief, in dem er auf die Situation Bezug nimmt, meine eigene Verbundenheit mit der deutschen Wissenschaft betont und sich gleichzeitig bereit erklärt, für das Verhalten des Herrn Dr. Scherer künftig einzustehen, insbesondere dafür zu garantieren, dass die gemeinsam mit ihm veröffentlichten Arbeiten keinerlei Anlass zu irgendwelchen Beanstandungen geben können"

Lfd. Nr.: 1559
Datum: 24.05.1936
von: Hallervorden, J
an: Spatz, H
hs/ms: ms
+: -
Quelle: H 37

Geld aus Laehr-Stiftung. Hallervorden Vorstand neben Ast und Stertz

---

Lfd. Nr.: 1560
Datum: 27.05.1936
von: Spatz, H
an: Hallervorden, J
hs/ms: ms
+: -
Quelle: H 35

Oberpräsident will Hallervorden den Professorentitel verschaffen. Unterstützung durch Spatz. Hofft auf Nachfolge in München durch Beck. Braunmühl kommt aus persönlichen Gründen nicht in Frage

---

Lfd. Nr.: 1562
Datum: 15.06.1936
von: Scholz, W
an: Springer, F
hs/ms: ms
+: -
Quelle: Springer B: H165 XIXa

Weist darauf hin, dass im letzten Heft der Monatsschrift für Psychiatrie eine Arbeit von van Bogaert und Scherer offenbar unbeanstandet erschien.

Lfd. Nr.: 1563
Datum: 29.06.1936
von: Hallervorden, J
an: Bielschowsky, M
hs/ms: ms
+: +
Quelle: H 883

„Im Stillen immer gehofft, dass wir uns einmal in Berlin wiedersehen werden und ich bitte Sie sehr, daran zu denken, mich rechtzeitig davon in Kenntnis zu setzen, wenn dies möglich ist". Keine Vorstellung zu machen, wie sehr sich die Anstalt in Potsdam gegen früher geändert hat. Ein grosser Teil der Schwachsinnigen aus Lübben im Tausch gegen Epileptiker hierher verlegt. „So entsteht ein fabelhaftes Material, das ausserdem klinisch vorzüglich bearbeitet wird... Scholz nun in München seinen Posten bezogen. Ganz besonders freut mich, dass Spatz nach Buch kommt."

Lfd. Nr.: 1564
Datum: 02.07.1936
von: Spatz, H
an: Hallervorden, J
hs/ms: ms
+: -
Quelle: H 32

Geld für Stroescu. „... ist auch Antisemit"

Lfd. Nr.: 1565
Datum: 21.07.1936
von: Page, I H
an: Rüdin, E
hs/ms: ms
+: -
Quelle: MPIP 131

Will sich in den USA für eine angemessene Stellung von Kallmann einsetzen.

Lfd. Nr.: 1566
Datum: 01.08.1936
von: Spatz, H
an: Hallervorden, J
hs/ms: ms
+: -
Quelle: H 28

Stroescu wieder hier. Für Unterstützung Schöpes. „Sehr unglücklich mit dem Kleistschen Buch". Präparat mit Schaltenbrand besprochen. E. d. ? Tu ? Entzündung?

Lfd. Nr.: 1567
Datum: 03.08.1936
von: Hallervorden, J
an: Spatz, H
hs/ms: ms
+: +
Quelle: H 30

Blastomatöse Diff. Sklerose? Diffuses Gliom? Cushing spricht von Medulloblastom. Sehr unreif. Ausbreitung über CSF. Kleistsche Lokalisationslehre auf absolut unzureichender Grundlage aufgebaut. Keine Histologie. Nevin hier zu Besuch

---

Lfd. Nr.: 1568
Datum: 05.08.1936
von: Spatz, H
an: Hallervorden, J
hs/ms: ms
+: -
Quelle: H 25

Gamper zu Besuch. Encephalitis oder Tumor? Giese, Assistent von Aschoff, für Möglichkeit der Tumorentstehung aus Infektion. Schöpe soll bei Spatz Präparate ansehen. „Was wir einst in Landsberg besprachen, beschäftigt mich immer sehr. Wenn es auch nicht eilig ist,möchte ich doch einmal wieder mit Ihnen darüber reden und das kann man nur mündlich"

Lfd. Nr.: 1569
Datum: 06.08.1936
von: Hallervorden, J
an: Spatz, H
hs/ms: ms
+: -
Quelle: H 27

Nunmehr für Encephalitis. Sonderbare große epitheloide Zellen im Adventitialraum. Denkt an seltsame Fälle von Schob. Blastomykose? Lange Korrespondenz mit Schob darüber.

Lfd. Nr.: 1570
Datum: 15.08.1936
von: Hallervorden, J
an: Spatz, H
hs/ms: ms
+: -
Quelle: H 24

„kein Spezialfachmann für allgemeine Pathologie. Nie gehört, dass Blastom aus Infektion entstehen soll. Anders die leukämischen Tumoren

---

Lfd. Nr.: 1571
Datum: 08.09.1936
von: Scholz, W
an: Springer, F
hs/ms: ms
+: -
Quelle: Springer B: H 165 XIXa

Ein Unstern über dem Nervenband, nachdem nun auch Neubürger entlassen werden musste. Versucht Hilfe über die Rockefeller Foundation. Versucht sonst Kufs zu gewinnen, „der ein hervorragender Sachkenner ist und der nach seiner Pensionierung seine anatomischen Arbeiten am Laboratorium der Psychiatrischen Klinik in Leipzig fortsetzen wird“

Lfd. Nr.: 1573
Datum: 01.12.1936
von: Hoche, A
an: Bumke, O
hs/ms: ms
+: +
Quelle: UNK München

Beim Lesen der Neuauflage von Bumkes Lehrbuch: „Ich... habe bei der Befassung..., allerdings ohne Überraschung, festgestellt, wie wenig mir im Grunde genommen alle diese Fragen, um die es sich da dreht, lebenslänglich bedeutet haben; jedenfalls bin ich heilsfroh, dass ich mit der neuen Entwicklung, namentlich mit der unter dem Zeichen von Rüdin, nichts mehr zu tun habe. Auch die Einladungen zu Gutachten in Sterilisierungsverfahren, mit denen ich mich, öfter als mir lieb war, herumschlagen musste, werden jetzt Gott sei Dank seltener. Da Sie meine Anschauungen kennen, werden Sie es nur natürlich finden, dass ich die auch von Ihnen durchgeführte Ausdehnung des Schizophreniebegriffes nicht billigen kann... aber es hat keinen Zweck, darüber Worte zu verlieren; ich stehe abseits, und mich geht es nichts mehr an“. In der Diskussion auf dem Baden-Badener Kongress „stand ein Jüngling auf, von dem ich später hörte, dass er der Nachfolger von Erb und Krehl ist, um mir Vorhaltungen zu machen, dass ich nichts von dem Einfluss des Schmerzes auf „die Erziehung unseres Volkes zum Heroismus“ gesprochen hätte [Siebeck? V. v. Weizsäcker?]; der Heidelberger sogenannte Psychiater, der mich vor einem Jahre attackierte [Carl Schneider], stellte die Ebene gleich von vorneherein fest, indem er den Kongress mit „Volksgenossen“ anredete“.

Lfd. Nr.: 1574
Datum: 06.12.1936
von: Hallervorden, J
an: Spatz, H
hs/ms: ms
+: -
Quelle: H 57

Ependymitis stets auf früheren Reizzustand weisend? Interessanter Fall von Schüller-Christiansen-Krankheit

---

Lfd. Nr.: 1575
Datum: 07.12.1936
von: Thums, K
an: Luxenburger, H
hs/ms: ms
+: +
Quelle: MPIP 131

Abschrift an Rüdin mit vertraulichem Bericht über eine Erbbiologentagung mit scharfen Angriffen gegen den Genetiker Lenz, der die Methoden des Rüdinschen Institutes kritisierte.

Lfd. Nr.: 1576
Datum: 22.12.1936
von: Rüdin, E
an: Gütt, A
hs/ms: ms
+: +
Quelle: MPIP 131

Denunziatorisch klingende Beschwerde über Lenz, die sich auf dessen Methodenkritik an Rüdin bezieht.

Lfd. Nr.: 1577
Datum: 27.02.1937
von: Pinto, G
an: Nonne, M
hs/ms: hs
+: -
Quelle: StAHH

Aus Lissabon. Erinnerung an gemeinsame Heidelberger Assistentenzeit.

Lfd. Nr.: 1578
Datum: 10.03.1937
von: Wallenberg, A
an: Nonne, M
hs/ms: hs
+: +
Quelle: StAHH

Kurzes Blatt aus Danzig. „Sie haben mir mit Ihren herzlichen Abschieds-Worten wohl getan!"

Lfd. Nr.: 1579
Datum: 10.03.1937
von: Schneider, C
an: Rüdin, E
hs/ms: ms
+: –
Quelle: MPIP 129

Unterrichtet über Pläne des Reichsgesundheitsamtsleiters Reiter zur Schaffung einer zentralen Organisation wissenschaftlicher Kongresse. Schägt Formen der Kongressgestaltung und Zusammenführung der verschiedenen fachnahen Verbände vor

---

Lfd. Nr.: 1580
Datum: 07.04.1937
von: Spatz, H
an: Hallervorden, J
hs/ms: ms/hs
+: –
Quelle: H 6

St. marmor.-Demonstration mit Heinze. Friedreich-Hirn von Rosenhagen

---

Lfd. Nr.: 1581
Datum: 27.04.1937
von: Grünthal, E
an: Vogt, O
hs/ms: ms
+: –
Quelle: OVA 99

Anerkennung für Vogts Monographie. „Es war mir besonders wertvoll zu sehen, dass Sie den histopathologischen Methoden hohe Bedeutung für die topistische Forschung zuzuerkennen geneigt sind, eine Ansicht, die ich selber schon vor 10 Jahren praktisch zu verwirklichen gesucht habe. Bei meinen Untersuchungen über die senile Demenz habe ich die Ammonshornformationen daraufhin studiert und hier zellbauliche Einheiten gefunden, die in ihrem Gehalt an neutralem Fett beispielsweise ganz scharf abgrenzbare Sonderstellung haben. Andererseits habe ich derartige Einheiten als besonders widerstandsfähig gegen gewisse senile Veränderungen gefunden". Verweist auf Z. Neur 111:794, 1927.

Lfd. Nr.: 1582
Datum: 21.05.1937
von: Scholz, W
an: Neubürger, K
hs/ms: ms
+: +
Quelle: MPIN Biol

Aus Peiping. Freude darüber, dass Neubürger weiter in München arbeiten darf. Sehr herzliche Worte über die Zusammenarbeit

---

Lfd. Nr.: 1583
Datum: 09.06.1937
von: Schneider, K
an: Hartmann, N
hs/ms: ms
+: –
Quelle: Marbach 83.511/8

„Die Psychopathologie tritt aber hinter physiologischen Forschungen immer mehr zurück. Auch ich selbst treibe, allerdings rein klinisch, mehr „Medizinisches", lese z. B. viel Neurologie"

Lfd. Nr.: 1584
Datum: 10.07.1937
von: Spatz, H
an: Hallervorden, J
hs/ms: ms
+: -
Quelle: H 13

Gehirne zu Abformung erhalten. „Unsere letzte Unterredung beschäftigt mich sehr"

Lfd. Nr.: 1585
Datum: 17.07.1937
von: Nonne, M
an: Hauptmann, A
hs/ms: ms
+: -
Quelle: StAHH

Hörte, dass H. nach Freiburg verzogen sei. „Hoffentlich sagt Ihnen mit der Zeit die alte Musenstadt zu und hoffentlich wird Ihnen der Vergleich zwischen einst und jetzt nicht zu schmerzlich sein. Glauben Sie mir, dass ich mich durchaus in Ihre Stimmung hineindenken kann… Ich weiß nicht, wie Sie zu Ihrem früheren Freiburger Chef stehen, sonst läge es ja nahe, daß Sie diesen ab und zu einmal aufsuchten und über Einst und Jetzt sich unterhielten, umso mehr als er ja in einer ähnlichen Situation war und ist. Es wurde mir erzählt, dass seine „Jahresringe" zurückgehalten werden sollten wegen seiner Gattin, dass das Buch nach dem Tode derselben jedoch wieder freigegeben worden sei. Ich will nicht glauben, was mir als Gerücht zugetragen wurde, dass seine Gattin durch Suizid geendet sei, um ihrem Mann freie Bahn für seine literarischen Spätkinder zu verschaffen… Sie werden gehört haben, dass mein lieber Freund Stertz, einer meiner von mir meist geschätzten Schüler, noch nach 4 Jahren abgesägt worden ist, nachdem jetzt ein Sieb mit noch feineren Löchern in Aktion gesetzt worden ist. Er wird mit seiner Frau, der Tochter Alzheimers, nach Bayern verziehen… Er trägt seinen Kummer mit der ihm angeborenen und ihm selbstverständlichen Würde".

Lfd. Nr.: 1586
Datum: 09.08.1937
von: Schröder, P
an: Rüdin, E
hs/ms: ms
+: +
Quelle: MPIP 132

Zum Pariser Kongress für Kinderpsychiatrie mit gutem Erfolg für die deutschen Teilnehmer. Zum bevorstehenden eigenen Ausscheiden aus dem Amt. „Ich glaube aber auch, dass diese Arbeit, so wie sie in Leipzig betrieben wird, sehr stark im Interesse der Allgemeinheit liegt: rücksichtsloses Ausscheiden alles dessen, was charakterologisch als wertlos erkannt wird, aber alle Hilfe denjenigen Kindern, die entweder aus ihrem Charaktergefüge heraus in die Umgebung nicht passen… oder den Vielen, die lediglich milieugeschädigt sind".

Lfd. Nr.: 1587
Datum: 17.08.1937
von: Hallervorden, J
an: Spatz, H
hs/ms: ms
+: -
Quelle: H 12

Penfields Zellularpathologie dringend anzuschaffen wegen Hortegatechnik nötig. Bittet, alle Hortega-Arbeiten für ihn bereitzulegen.

Lfd. Nr.: 1588
Datum: 10.09.1937
von: Stertz, G
an: Nonne, M
hs/ms: hs
+: -
Quelle: StAHH

Zu der Zeit bei Nonne in Hamburg: „Es sind ja wohl dauernde Prägungen, die ein Mensch gerade in seiner plastisch empfänglichen Zeit durch die Umwelt erhält. Wenn allerdings der Blick aus den Toren der Welt und dann das halbe Jahr in der weiten Welt selbst mich ein wenig „liberal" geformt und für allzu enge Schranken ungeeignet gemacht hat, - wie es ja nicht sein soll - so will ich darüber nicht traurig sein. Bescheiden-latente Keimzellen eines in der Heimat doch zutiefst wurzelnden Weltbürgertums können vielleicht auch einmal ganz nützlich sein"

Lfd. Nr.: 1589
Datum: 10.10.1937
von: Bielschowsky, Else
an: Hallervorden, J
hs/ms: ms
+: -
Quelle: H 882

Dank für Arbeiten. Kürzlich von van Bogaert auf Hallervorden hingewiesen worden.

Lfd. Nr.: 1590
Datum: 02.11.1937
von: Stertz, G
an: Nonne, M
hs/ms: hs
+: +
Quelle: StAHH

„Nun ist es schon 14 Tage her, seit wir in Kiel die Zelte abgebrochen haben. Die letzte Zeit war aufregend genug, aber es war uns doch eine kleine Genugtuung bei dieser Gelegenheit zu erfahren wie viel Sympathien uns gehörten. Die Klinik und vor allem meine Ärzte haben mir und auch meiner Frau so viele Beweise der Zuneigung und Anhänglichkeit dargebracht, dass wir aufs tiefste davon gerührt waren.... Wenn als Überschrift dieser Abhalfterung „Im Namen des Volkes" steht, so vermag ich an die Berechtigung derselben nach allen diesen Erfahrungen nicht zu glauben". Zum neuen Heim in Oberbayern. Liest Horaz und Seneca

---

Lfd. Nr.: 1591
Datum: 10.11.1937
von: Hallervorden, J
an: Spatz, H
hs/ms: ms
+: -
Quelle: H 4

„Unsere Sache noch nicht perfekt geworden"

Lfd. Nr.: 1592
Datum: 25.11.1937
von: Spatz, H
an: Hallervorden, J
hs/ms: ms
+: +
Quelle: H 630

Häufig Verbindungen zwischen Kleinhirnatrophien und Atrophie des Rückenmarkes. Bei typisch ausgeprägter Kombination sprechen wir von Friedreichscher Krankheit. Mit „systematisch" soll wichtigstes Merkmal der Ausbreitung, mit „Atrophie" wichtigstes Merkmal der Art des Prozesses angedeutet werden. Welte wird Manuskript schicken zur Abstimmung. Zusatz „hereditäre Ataxie" auf Wunsch von Rosenhagen

---

Lfd. Nr.: 1593
Datum: 02.12.1937
von: Hallervorden, J
an: Spatz, H
hs/ms: ms
+: –
Quelle: H 629

Ein Dr. Reich bei Curtius hat Stammbäume der beiden Kleinhirn-Atrophien

---

Lfd. Nr.: 1594
Datum: 02.12.1937
von: Rüdin, E
an: Kretschmer, E
hs/ms: ms
+: –
Quelle: Kretschmer

Zur Einbürgerung von Conrad. Regt Kretschmer an, sich auf Kölner Kongress mit Vortrag über Psychotherapie zu beteiligen. „Jung möchte ich bitten, von uns fernzuhalten. Seine Sachen sind doch reichlich mystisch und gelinde gesagt völlig nutzlos. Wir sind ja auch einig, dass wir Leute wie Heyer u. Co. bei uns nicht sprechen lassen können. Diese Leute gehören wirklich nicht zu uns. Auch an Speer bin ich irre geworden, trotzdem er immer so tut, als unterstütze er Ihre Bestrebungen und Ihre Richtung"

Lfd. Nr.: 1595
Datum: 03.12.1937
von: Reese, H. H.
an: Nonne, M
hs/ms: hs
+: –
Quelle: StAHH

Zu den amerikanischen Facharztprüfungen, bei denen R. Prüfer ist. In seinen Kliniken wird Insulin- und Cardiazol-behandelt. R. versucht therapieresistente Epilepsien mit Cardiazolschocks zu behandeln. Zur Tabesbehandlung durch Vit. A und B1

Lfd. Nr.: 1596
Datum: 07.12.1937
von: Spatz, H
an: Hallervorden, J
hs/ms: ms
+: –
Quelle: H 628

Arbeit Ammerbacher über Kleinhirn-Veränderungen bei MS gelesen.

Lfd. Nr.: 1597
Datum: 08.12.1937
von: Kretschmer, E
an: Rüdin, E
hs/ms: ms
+: –
Quelle: Kretschmer

Zu einer Buchsprechung Riedels über Speer. Schlägt vor, „nur eine kurze Inhaltsangabe ohne Stellungnahme zu bringen. Von einer grundsätzlichen Auseinandersetzung bzw. einer scharfen Kritik würde ich mit Rücksicht auf die Pflege der Stimmung bei den praktischen Nervenärzten zur Zeit dringend abraten. Wir dürfen dem heutigen praktischen Nervenarzt keine Vorwürfe machen, wenn er sich seinen psychotherapeutischen Hausbedarf so gut oder so schlecht es ging von Freud, Adler oder von anderen zusammengesucht hat. Wir müssen vielmehr der psychiatrisch-neurologischen Wissenschaft den Vorwurf machen, dass sie bis jetzt mit wenigen Ausnahmen dem ärztlichen Nachwuchs an psychotherapeutischer Ausbildung so gut wie nichts mitgegeben hat, obgleich er dieselbe in der Praxis am allernötigsten braucht."

Lfd. Nr.: 1598
Datum: 08.12.1937
von: Hauptmann, A
an: Nonne, M
hs/ms: ms
+: +
Quelle: StAHH

„Es hat einige Tage gedauert, bis ich Ihre mir dedicierten Separata gelesen habe, nicht weil mir die Zeit hierzu mangelte (denn ich habe immer noch viel zu viel freie Zeit), aber ich wollte mir die Lektüre bis zu einer hierfür günstigen Stimmung aufsparen, sagte ich mir doch, dass hier neben der Freude an wissenschaftlichen Früchten ein Gefühl aufkommen würde, wie man es bei einer Einladung in vertrautem Familienkreise hat. Und diese Erwartung hat mich nicht getäuscht: es umgab mich wirklich wieder der Zauber jener glücklichen Zeit, wo ich an Ihrer Station arbeiten durfte (das „durfte" hat angesichts der jetzigen Verhältnisse seine besondere aktuelle Bedeutung, denn Sie galten ja früher nicht gerade als Philosemit), und wo wir doch so etwas wie eine große Familie waren, was ich von anderen Chefs nicht gerade sagen kann". Zu den beiden Arbeiten von Nonne. „Ich habe Ihnen ganz besonders dafür zu danken, dass Sie es trotz der jetzigen Zeit nicht gescheut haben, meinen Namen zu nennen, ja, ich habe fast den Eindruck, als ob Sie mich über Gebühr genannt hätten (ich habe es ja ebenso wohltuend empfunden, dass Sie mich einmal auch in einer Bemerkung auf einem Kongress nannten, was übrigens auch Anderen ebenso wohltuend auffiel)... Ich freue mich nur, dass ich schon zu einer Zeit, wo man nicht gezwungenermaassen an die Konstitution dachte, für das Zustandekommen der Metalues diesen Weg gegangen bin; ich stehe auch heute noch auf dem Standpunkt, dass dieser Faktor der ausschlaggebende ist, dass aber durch ihn auch eine Aenderung der Biologie der Spirochaetenstämme, die einen solchen Körper passiert und mit ihm gekämpft haben, zustande kommen kann, wobei auch die Art der Behandlung eine Rolle spielen mag, und dass derart veränderte Spirochaeten, wenn sie auf einen weiteren Organismus treffen, in ihm wieder eine Metalues erzeugen können (nicht müssen, da es ja auch wieder auf die Abwehrfähigkeit dieses Organismus ankommt); im übrigen wird diese biologische Aenderung natürlich nicht etwas Dauerndes bleiben, es gibt also sicher keine „Neurotropen Spirochaeten" als feste Exemplare... Wenn ich überhaupt noch aushalte, so tue ich es,weil ich spüre, dass immer noch in meinem Kopf Ideen kommen und gehen, und dass noch nicht das Interesse an der Lösung solcher Fragen erstorben ist."

Lfd. Nr.: 1599
Datum: 15.12.1937
von: Rüdin, E
an: Gütt, A
hs/ms: ms
+: -
Quelle: MPIP 129

Zur finanziellen Förderung der Kliniken und Anstalten für die Einführung der Insulin- und Cardiazol-Krampfbehandlung. Nach einem Bericht von Küppers-Illenau haben zum Stand vom 1.6.1937 30 Kliniken und Anstalten 962 mit Insulin behandelte und 22 Klinien und Anstalten 262 mit Cardiazol behandelte Fälle abgeschlossen. Mit Insulin Erfolge in 79, mit Cardiazol in 78% bei deutlicher Abkürzung der Anstaltsbehandlung. Die Behandlungskosten sollten von den Krankenkassen übernommen werden.

Lfd. Nr.: 1600
Datum: 13.01.1938
von: Nitsche, P
an: Rüdin, E
hs/ms: ms
+: –
Quelle: MPIP 129

Zur Frage der Kostenübernahme für Insulin- und Cardiazol-Therapie mit kritisch-ablehnender Stellungnahme des Kassenvertreters. „Die Erfahrungen an der Nervenklinik der Charité unter Herrn Geh. Rat Bonhoeffer z. B. sind nicht geeignet, die in Frage kommende Behandlungsart allgemein zu empfehlen"

Lfd. Nr.: 1600a
Datum: 05.02.1938
von: Fick, R
an: Spatz, H (?)
hs/ms: hs
+: –
Quelle: MPIP

Erfüllt Bitte um Separata von Hochstetter-Arbeiten. „Ich sende noch einiges andere mit, namentlich grundlegende Arbeiten von His, denen Hochstetter meiner Überzeugung nach viel zu wenig Bedeutung widerfahren lässt. His hatte in seinem kleinen Finger mehr Genialität als Hochstetter in seinem ganzen Hirn! Selbstverständlich anerkenne ich Hochstetters vorzügliche Technik und seinen Fleiss sehr hoch an, nur aergete mich immer seine Hetze gegen His... Hochstetter erwähnt auch zu wenig die Verdienste von Michalkovic; immer nur seine eigenen!"

Lfd. Nr.: 1601
Datum: 15.02.1938
von: Spielmeyer, Maria
an: Hallervorden, J
hs/ms: ms
+: –
Quelle: H 859

Dank für die Übersendung der Arbeit über Geburtstraumata. Über ihre harmonische Beziehung zu ihrem Mann

---

Lfd. Nr.: 1602
Datum: 15.03.1938
von: Hallervorden, J
an: Spatz, H
hs/ms: ms
+: –
Quelle: H 620

Bei Lindenberg im Radio über Einmarsch in Oesterreich informiert. OstA Töppich, früher Prosektor der schlesischen Provinzialanstalten, jetzt in Breslau Wehrmachtspathologe, zu Besuch. In Potsdam Präparate von Pseudosklerose angesehen. Viel Sektionen. Können mit unserem Mann [Eicke] zufrieden sein. Verhältnisse in Oesterreich Grund, keine Nachricht zu erhalten? Am 15.3. im Harnack-Haus mit Telschow und Prof. Süffert („Naturwiss."). Am Mittwoch Belegschaft nach Berlin, „um den Führer würdig zu empfangen". Bei Zeiss über Contax informiert. Korrekturvorschlag zur Arbeit über Kleinhirn-Rückenmark-Atrophien.

Lfd. Nr.: 1603
Datum: 21.03.1938
von: Spatz, H
an: Hallervorden, J
hs/ms: hs
+: -
Quelle: H 626

Arbeitet an Selachiern in Neapel. Wir müssen Beziehungen zu Scharrer aufnehmen. Beck zeigte in München menschl. Embryonen. Alte Liebe zur Entwicklungsgeschichte wieder erwacht. Möchte Haigehirne untersuchen

---

Lfd. Nr.: 1604
Datum: 24.03.1938
von: Spatz, H
an: Hallervorden, J
hs/ms: hs
+: -
Quelle: H 615

Probleme in Neapel mit Hortegaglia. Gozzano hat gute Ergebnisse bei Selachiern. Moderne Gliaarbeiten benutzen nur die Imprägnationsmethoden. Vorbereitungen zu Hitlers Empfang.

Lfd. Nr.: 1605
Datum: 25.03.1938
von: Rüdin, E
an: Wuth, O
hs/ms: ms
+: +
Quelle: MPIP 132

Zur Bedeutung der Psychopathie für die Wehrmacht als Antwort auf eine Frage des Generals von Reichenau und zur problematischen Definition der Psychopathie.

Lfd. Nr.: 1606
Datum: 26.03.1938
von: Hallervorden, J
an: Spatz, H
hs/ms: ms
+: -
Quelle: H 618

Ingvar zu Besuch. Frau Dr. Günther bearbeitet bei Rössle merkwürdige amaurot. Idiotie. Janzen brachte Prof. Bartelasa aus Dortmund (Edinger-Schüler)

Lfd. Nr.: 1607
Datum: 08.04.1938
von: Spatz, H
an: Hallervorden, J
hs/ms: hs
+: -
Quelle: H 611

Bringt Material in Hülle u. Fülle mit. Die Haie haben zu merkwürdige Gehirne! Missverhältnis zu grossem Schädelinhalt, mit öligem Liquor gefüllt. Knorpelartiger Schädel. Holzer kommt für ein paar Tage. Wir werden dann zu Dritt über die liebe Glia reden können, über die so viel phantastische Dinge zusammengeschrieben werden.

Lfd. Nr.: 1608
Datum: 11.04.1938
von: Hallervorden, J
an: Spatz, H
hs/ms: ms
+: –
Quelle: H 8

Tu-Diskussion mit Zülch und Anders-Assistent Krücke. Auflösungsplan für Potsdam. DFG-Filmapparat beantragt. Behörde ohne Verständnis für Arbeit von Heinze

---

Lfd. Nr.: 1609
Datum: 18.04.1938
von: Spatz, H
an: Hallervorden, J
hs/ms: hs
+: –
Quelle: H 608

Eindruck in Rom erschütternd. Vorbereitungen zum Empfang Hitlers. Rückreiseplan.

Lfd. Nr.: 1610
Datum: 04.05.1938
von: Hartmann, N
an: Schneider, K
hs/ms: ms
+: +
Quelle: Marbach 83.512/7

„Vielleicht ist dieses Buch ein böses Beispiel dafür, wohin man kommt, wenn man „so immer weiter macht". Es dürfte dann unter die Gegenstände Ihres Faches gefallen. In der Tat, wenn man es wagt, mit so uralten Anschauungen zu brechen, die auch das Denken der Gegenwart mehr beherrschen als wir wissen, da kann man alle Maßstäbe verlieren. Man erschrickt vor der eigenen Anmaßung, eine Mitwelt zu belehren. Aber kann man eigentlich anders vorgehen? Wieviel rechtfertigt die innere Konsequenz des Gedankens? Vielleicht doch auch gerade so viel, als sie von ihrem Träger verlangt... Oder ist das schon Selbsttäuschung?"

Lfd. Nr.: 1611
Datum: 02.07.1938
von: Bielschowsky, Else
an: Hallervorden, J
hs/ms: ms
+: –
Quelle: H 879

Kisten mit Präparaten und Krankengeschichten an das Institut geschickt. Möglicherweise auch Fälle aus Utrecht u. Amsterdam dabei.

Lfd. Nr.: 1612
Datum: 09.07.1938
von: Bielschowsky, Else
an: Hallervorden, J
hs/ms: ms
+: –
Quelle: H 877

Freut sich Hallervorden u. Spatz bei sich begrüßen zu können

Lfd. Nr.: 1613
Datum: 06.08.1938
von: Hallervorden, J
an: Bielschowsky, M
hs/ms: ms
+: -
Quelle: H 874

Verzeichnis von Bielschowskys Arbeiten zurück. Bitte um ergänzende Separata. Wünscht die wichtigsten Arbeiten Bielschowskys in einigen Bänden als Handbibliothek zu vereinen. Listet gewünschte Bücher auf.

Lfd. Nr.: 1614
Datum: 11.08.1938
von: Bielschowsky, M
an: Hallervorden, J
hs/ms: ms
+: -
Quelle: H 873

Sendet Separata. „... mein physischer Zustand nicht immer sehr erfreulich". Gruß auch an Spatz

---

Lfd. Nr.: 1615
Datum: 17.08.1938
von: Hallervorden, J
an: Bielschowsky, M
hs/ms: ms
+: +
Quelle: H 872

Dank für Separata, die schon historisch eingereiht wurden und die gebunden werden sollen, denn sie werden viel gebraucht. „Ich halte es für eine Ehrenpflicht, diese für uns wertvollen Arbeiten zu besitzen". Prof. Pick hat sich Nachrichten über den Fall Haemosiderose geholt. „Mir ist dieser Befund neu, und ich muss einmal versuchen, wie ich mich damit auseinandersetzen kann". In dieser Zeit die Anstalt nach Görden verlegt

---

Lfd. Nr.: 1616
Datum: 22.08.1938
von: Bielschowsky, M
an: Hallervorden, J
hs/ms: ms
+: -
Quelle: H 881

„Ihr letzter Brief hat mir gezeigt, dass ich Ihr wissenschaftliches und menschliches Gefüge immer richtig beurteilt habe, obgleich ich sonst auf diesem Gebiete grosse Irrtümer begangen habe". Über die Haemosiderose beste Auskünfte von Pick. Ganze Sache höchst unklar. Schon der Name unzutreffend. „Ich bedauere lebhaft, dass ich mich aktiv an keinem Kongress mehr beteiligen kann, sonst würden mich gerade die Störungen des Lipoidstoffwechsels, wie Sie ja wissen, sehr interessieren". „Pick wird am 31.8. 70 Jahre alt; obgleich er sich alle Ovationen verbeten hat, glaube ich doch, dass er sich über ein paar freundliche Zeilen von Spatz und Ihnen freuen würde. Wir sind ja alle nur Menschen."

Lfd. Nr.: 1617
Datum: 31.08.1938
von: Spatz, H
an: Hallervorden, J
hs/ms: hs
+: –
Quelle: H 606

Wenig erfreulicher Schriftwechsel mit Zwirner. Tiefstes Misstrauen gegen diesen Mann. Lindenberg ist von 7.9.–24.10. eingezogen. Also nur Frau Dr. Krücke da. Eicke wohl in Potsdam benötigt.

Lfd. Nr.: 1618
Datum: 01.10.1938
von: Spatz, H
an: Hallervorden, J
hs/ms: hs
+: –
Quelle: H 602

Aus Neuhausen/Ostpreußen. Besuchte Bostroem. Was soll ich fordern, wenn ich einen Ruf nach M. abschlage? Haushaltsüberlegungen.

Lfd. Nr.: 1619
Datum: 03.10.1938
von: Hallervorden, J
an: Spatz, H
hs/ms: ms
+: –
Quelle: H 597

Gespräch mit Schürmann, dass unser Institut in den Dienst des Heeres gestellt wird. Kornmüller im Urlaub. Dr. Bonkalo eingetroffen. Krücke war eingezogen, ist wieder entlassen. In Klinik amaurot. Idiotie aufgenommen. Frau Hasenjäger schickt Korrekturen der Entzündungsarbeit.

Lfd. Nr.: 1620
Datum: 29.10.1938
von: Marburg, O
an: Nonne, M
hs/ms: hs
+: +
Quelle: StAHH

Aus New York. Herzlicher Dank für Teilnahme. Bekam mit Unterstützung durch die Rockefeller Foundation eine Professur an der Columbia Univ. und Möglichkeit zur Mitarbeit im Neuropathol. Labor. Am Montefiori Hospital. Schreibt an einer Pathologie des Nervensystems mit Atlas, hat Hydrocephalus-Buch übersetzt herausgebracht. „Das lässt mich Alles vergessen, was hinter mir liegt" Hatte gehofft, nach 38 Jahren im Staatsdienst anders behandelt zu werden. „glauben Sie mir ich habe immer deutsch gefühlt und die Vereinigung Oesterreichs mit Freuden begrüßt – aber das darf ich nicht. Trotzdem bin ich weder verbittert noch hasserfüllt. Arbeiten und nicht verzweifeln, ist meine Devise".

Lfd. Nr.: 1621
Datum: 05.11.1938
von: Scholz, W
an: Kaldewey, W
hs/ms: ms
+: –
Quelle: Bremen

Beförderungen in Anstalten sollten von wissenschaftlichen Leistungen abhängig gemacht werden.

Lfd. Nr.: 1622
Datum: 08.12.1938
von: Luxenburger, H
an: Kaldewey, W
hs/ms: ms
+: -
Quelle: Bremen

„Ich glaube ebenfalls nicht, dass epileptische Anfälle bei Pick unter das Gesetz fallen (in der Regel wenigstens) sondern als „symptomatisch" anzusehen sind". Wissenschaft an Anstalten besser zu finanzieren.

Lfd. Nr.: 1623
Datum: 29.12.1938
von: Hess, W R
an: Jung, R
hs/ms: ms
+: -
Quelle: UAFR C 92/242

„Ihre Schlussfolgerungen entsprechen auch meiner Auffassung, dass die Physiologie des Nervensystems jetzt an die Reihe kommt. Die Untersuchungen müssen aber noch auf viel breiterer Basis angefasst werden; denn der Probleme sind sind allzu viele, als dass sie von einer kleinen Zahl von Untersuchern bewältigt werden könnten. Eben habe ich einen englischen Artikel zur Publikation nach Amerika abgesandt, um die dort vorhandenen reicheren Mittel in diesem Sinne etwas zu aktivieren. Dies ist nötig, da man sich vielerorts gar nicht darüber im Klaren ist, dass die Physiologie des Gehirns allein eigentlich nicht weniger Arbeit beanspruchen darf, als die Physiologie des übrigen Körpers.... Ihre Ergebnisse bei Parkinsontremor sind in der Tat äußerst interessant und ich teile durchaus Ihre Meinung, dass die unkoordinierten Impulse in tiefer Ebene also wohl in der Medulla spinalis ihren Ursprung nehmen. Die Parallele zu den Befunden bei Fischen fügt sich den geläufigen Vorstellungen zur Erklärung pathologischer Symptome durch „Abbau" an... Schließlich fällt doch auch in Betracht, dass es sich um Ähnliches handelt wie beim Vorhofflimmern, wo nicht eigentlich der Ausfall der Schrittmacherfunktion, sondern eine abnorme Erregbarkeitssteigerung die physiologische Koordination sabotiert". Zu Jungs EEG-Untersuchungen. „Was objektiv zur Darstellung gebracht werden kann, ist wohl die Resultante aus einem Wettstreit verschiedener Funktionsabschnitte. In diesem Sinne bestätigen die Hemmungserscheinungen eine überdosierte Aktivität anderer Gebiete.

Lfd. Nr.: 1624
Datum: 31.12.1938
von: Spatz, H
an: Hallervorden,J
hs/ms: ms
+: -
Quelle: H 599

Ohne Datum. Nachricht über Gesundheitsprobleme. Was macht der Neubau des Verbrennungsofens? Bittet um Sonderdrucke bzw. Bücher von Gozzano, Scharrer und Kuhlenbeck.

Lfd. Nr.: 1625
Datum: 31.12.1938
von: Hallervorden, J
an: Spielmeyer, Frau
hs/ms: ms
+: -
Quelle: H 860

Mitteilung, dass Hallervorden zu Spatz gehen wird und dabei seine alte Arbeit weiterführen kann. Frau Spielmeyer hatte offenbar Bedenken geäußert, die ihm nahegegangen waren, über die er sich aber hinwegsetzen zu müssen glaubte.

Lfd. Nr.: 1625a
Datum: 31.12.1938
von: Nonne, M
an: Reese, H H
hs/ms: ms
+: +
Quelle: StAHH

[Ohne Datum] „Ich komme wieder einmal mit der Anfrage, ob Sie evtl. in der Lage wären und Lust hätten, sich eines nichtarischen Kollegen anzunehmen" (Für Dr. Meyersohn, Schwerin). Im „intelligenten und kultivierten" Elternhause M. hatte der Sohn Nonnes „eine Oase in dem stumpfsinnigen, zeitweilig fast brutalen Wesen des Kasernenhofes" gefunden. Nonne hatte sich erst vor kurzem in NewYork bei F. Müller für einen anderen jüdischen Kollegen Schlomer (Westend-Khs Berlin) eingesetzt.

Lfd. Nr.: 1626
Datum: 16.01.1939
von: Carmichael, E A
an: Jung, R
hs/ms: ms
+: -
Quelle: UAFR C 92/242

[4 S. langer Brief, englisch aus London, Queen Square.]" I reciprocate your feelings to the full and look forward to the time when between interested in sciences there will be no barrier of any sort...To see records of the type which you have sent me has made me feel thar you are one of the few whom I have met who has used to the utmost all that you have learnt at your various places of study...You are doing excellent work.". Zu den psychogalvanischen Reflexen, zu Durchblutung und Schweißdrüsenfunktion der Haut. C. geht ein auf Jungs Arbeit zur famil. period. Lähmung und die Bedeutung des Kaliumspiegels.

Lfd. Nr.: 1627
Datum: 22.01.1939
von: Wohlwill, Fr
an: Nonne, M
hs/ms: ms
+: -
Quelle: StAHH

Aus Lissabon. Beruflich im Laufe des letzten Jahres gut eingefahren und von portugiesischen Kollegen voll akzeptiert. Hält regelmäßig klin.-pathol. Demonstration mit Vorlesung. „Dass trotzdem die sorgenvollen Gedanken an Deutschland, wo wir noch unsere nächsten Verwandten und Freunde haben, alles Übrige überschattet, brauche ich Ihnen gewiss nicht eigens zu sagen."

Lfd. Nr.: 1628
Datum: 30.01.1939
von: Meyer-Pellegrini, C
an: Nonne, M
hs/ms: hs
+: +
Quelle: StAHH

Aus Cordoba/Argentinien. „Das Deutschland, das ich von Kindheit an zu lieben und zu verehren gelernt habe, und das mein Vater mit allen Fasern seines Herzens bis zum Wahnsinn liebte, ist uns plötzlich fremd geworden und wir können es nicht mehr verstehen. Macht ist an sich nichts wert, wenn es die Heiligthümer nicht schützt, die die Größe des Volkes kennzeichnen: Gerechtigkeit, Edelmut - und Gedankenfreiheit. Ich weiß wohl, dass das Volk selbst sich nicht geändert hat und sich einmal nach diesem Winterschlaf wieder finden wird. Aber während des Schlafes können wir uns nicht verstehen"

Lfd. Nr.: 1629
Datum: 06.02.1939
von: Bielschowsky, M
an: Hallervorden, J
hs/ms: ms
+: –
Quelle: H 871

„Gestatten Sie mir, da ich Sie persönlich nicht zu mir bitten darf, eine Anfrage" Frage nach Verwendung seiner Bibliothek

---

Lfd. Nr.: 1630
Datum: 08.02.1939
von: Hallervorden, J
an: Kaldewey, W
hs/ms: ms
+: –
Quelle: Bremen

Lissauersche Paralyse mit Infiltraten in Rinde

Lfd. Nr.: 1631
Datum: 08.02.1939
von: Scholz, W
an: Kaldewey, W
hs/ms: ms
+: +
Quelle: Bremen

„Ich trage Bedenken gegen die hypothetische Annahme einer gesteigerten Empfindlichkeit der Gehirne konstitutionell Schwachsinniger". Bei Tuberöser Sklerose z. B. nicht mehr oder andere Krampfschäden. Mikrozephalie abhängig vom Zeitpunkt der Hirnschädigung. Exogene Faktoren in den Vordergrund zu stellen.

Lfd. Nr.: 1632
Datum: 09.02.1939
von: Hallervorden, J
an: Spatz, H
hs/ms: ms
+: –
Quelle: H 595

War am Dienstag in Görden. Labor dort wunderschön. Eicke und Heinze sehr befriedigt. „Grosse Revue wunderbarer Gehirne" gesehen. Obduktion einer Frau mit a.-v.-Aneurysma und zahlreichen Gefäßmissbildungen durch Anders. Zu Arbeit Hartmann

---

Lfd. Nr.: 1633
Datum: 13.02.1939
von: Hallervorden, J
an: Bielschowsky, M
hs/ms: ms
+: –
Quelle: H 870

Würde gern etwas von der Bibliothek haben

Lfd. Nr.: 1634
Datum: 15.02.1939
von: Hallervorden, J
an: Spatz, H
hs/ms: ms
+: –
Quelle: H 593

Zu Betriebsfest. Otfr. Foerster schickte eigenhändig geschriebenes Manuskript für das Archiv. Interessiere mich für Hydrocephalus. Froboese wünscht enge Zusammenarbeit.

Lfd. Nr.: 1635
Datum: 18.02.1939
von: Hallervorden, J
an: Bielschowsky, M
hs/ms: ms
+: –
Quelle: H 869

Glückwünsche zum 70. Geburtstag. „Ich lege Ihnen mein neuestes Erzeugnis bei, aus dem Sie sehen werden, dass ich auch weiter auf Ihren Wegen wandle. Was ich hier geschrieben habe ist schon wieder überholt. Die Oedemfrage hat mich stark beschäftigt und dabei bin ich auf die laminären Ausfälle gekommen, die Sie bereits 1919 so einleuchtend geschildert haben. Dies wird bei mir auch in einer späteren Arbeit zum Ausdruck kommen. Was Ihre letzten Fragen betrifft, so habe ich Herrn Henneberg darüber instruiert und ich hoffe, dass wir zu einem günstigen Bescheid kommen"

Lfd. Nr.: 1636
Datum: 20.02.1939
von: Bielschowsky, M
an: Hallervorden, J
hs/ms: ms
+: –
Quelle: H 868

„Ich weiss, dass Sie ein guter Neurologe und ein guter Mensch sind. Hoffentlich kann ich mich noch einige Male mit Ihnen unterhalten".

Lfd. Nr.: 1637
Datum: 02.04.1939
von: Bielschowsky, Else
an: Lewy, Frau
hs/ms: ms
+: –
Quelle: JP/O

Aus Berlin, zurück aus Holland. Haus verkauft, aber Geld nicht verfügbar. „Jede Woche verspricht man mir, dass es kommen wird... der Instanzenweg ist lang und man muss sich mit endloser Geduld wappnen... Aber man wird mürbe und gleichgültig und je länger die Warterei dauert, je mehr verliert man seinen Elan"
[Mehrere hier nicht aufgenommene Briefe bezeugen die Bemühungen alter Freunde in den USA – so St. Cobb, F. H. Lewy – um die Kinder Bielschowskys. Der Sohn Franz, Thannhauser-Schüler und Chemiker, ist in Sheffield untergekommen.]

Lfd. Nr.: 1638
Datum: 13.04.1939
von: Bielschowsky, Else
an: Hallervorden, J
hs/ms: ms
+: –
Quelle: H 867

Erlaubt sich in Erinnerung zu bringen, „da die Zeit drängt"

Lfd. Nr.: 1639
Datum: 16.05.1939
von: Kafka, V
an: Nonne, M
hs/ms: hs
+: –
Quelle: StAHH

Aus Hamburg-Ottmarschen. „Da Sie immer so viel Interesse für mein Ergehen zeigten, möchte ich mir doch erlauben, Ihnen mitzuteilen, dass es wieder schief gegangen ist. Washington hat das Visum außerhalb der Quote nicht genehmigt, weil das Krankenhaus, mit dem ich den Kontrakt hatte, eine offiziell anerkannte medizinische Schule nicht besitze! Sie wollen es mir aber sofort geben, wenn eine Universität oder ein gleich gestelltes Institut bereit ist, mit mir einen Vertrag zu schließen. In diesem Sinne sind nun meine Verwandten und Freunde tätig. Es heißt wieder warten. Aber wie lange werden die Nerven meiner Frau und meine noch durchhalten?" Versucht es auch mit Schweden und Norwegen und bitte um Vermittlung von Namen und um Referenzen.

Lfd. Nr.: 1640
Datum: 22.06.1939
von: Bielschowsky, M
an: Hallervorden, J
hs/ms: ms
+: –
Quelle: H 864

Bestätigung für Rückgabe eines Manuskriptes [offenbar aus Bielschowskys Schulzeit] mit roten Korrekturen durch einen „berühmten und gefürchteten Scholarchen, namens Zimpel, zu dessen Lieblingsschülern ich gehörte. Das war ein strenger Mann, besonders was die Praecision des Ausdruckes betrifft, die Spielmeyer so an mir schätzte"

Lfd. Nr.: 1641
Datum: 03.07.1939
von: Jung, R
an: Bremer, F
hs/ms: ms
+: +
Quelle: UAFR C 92/242

Nach Brüssel mit Dank für übersandte Sonderdrucke. Über kortikale Potentialschwankungen. „Wichtig ist vor allem die Korrelation der corticalen Erscheinungen mit dem peripher motorischen. Bei kurzen epileptischen Petit mal-Anfällen habe ich durch gleichzeitige Registrierung des EEG und des Elektromyogramms der Gesichtsmuskeln Kurven erhalten, die Ihren Tierversuchen über Lidschlagbewegungen und corticalen Potentialschwankungen an der stryninisierten Hirnrinde fast genau entsprechen. Ich glaube allerdings, dass für die verschiedenen Manifestationen der zentralen Erregungen in der Peripherie nicht nur die Durchgängigkeit der corticobulbären Synapsen eine Rolle spielt, sondern auch die Characteristica der Erregungs- und Entladungsvorgänge im Cortex selbst. Ich glaube, dass die Herstellung einer Verbindung zwischen der klassischen Reflexphysiologie und den neueren Arbeiten über die Spontantätigkeit des ZNS eine der dringendsten Aufgaben der Neurophysiologie in der nächsten Zeit ist".

Lfd. Nr.: 1642
Datum: 08.08.1939
von: Bielschowsky, Else
an: Hallervorden, J
hs/ms: ms
+: –
Quelle: H 863

Reise nochmals verschoben, nun für 25.8. vorgesehen. Im Keller Kiste mit Büchern u. Separata. Bitte um Rat. „Mein Mann grüsst Sie herzlich. Er trennt sich sehr schwer von seiner Heimat und freut sich über jede Zusammenkunft mit seinen allen Bekannten. Natürlich will er nicht verlangen, dass man seinetwegen Zeit und Mühe opfert. Sollte es nicht möglich sein, Sie noch zu sehen, so verabschiedet er sich auf diesem Wege und wünscht Ihnen das Beste für Ihre Zukunft".

Lfd. Nr.: 1643
Datum: 15.09.1939
von: Spatz, H
an: Hallervorden, J
hs/ms: hs
+: –
Quelle: H 582

Aus Fliegerhorst Neuhausen. Aussichten, an die Front zu kommen, gering. Rechnet mit anderer Verwendung. Sezierte Kopfschuss und einen Höhentod. Die Bonner Sammlung könnte Unterlagen über die mögliche Ausheilung von Kopfverletzungen geben. Krankengeschichten bzw. Versorgungsakten der Bonner Fälle zu beschaffen. Lindenberg hat Liste der Fälle

---

Lfd. Nr.: 1644
Datum: 18.09.1939
von: Hallervorden, J
an: Spatz, H
hs/ms: ms
+: –
Quelle: H 590

Klinik bereits am 28.8. geleert. Rosenhagen auch fort. Sofort Bautätigkeit für 4 Baracken und Op. Raum. Gerlach und Ammermann herkommandiert. Bereits 60 Verwundete und Kopfschussverletzte angekündigt. Patzig Lazarettchef. Institut ist Aussenstelle der Militärärztl. Akademie. Stipendien der Notgemeinschaft gekündigt. Kandidaten abgesagt. Arbeit v. Santha über Problem des pallidären Tremors für das Archiv angekommen. Abberufung der vielen Forscher hier nicht günstig. Frau Soeken in einer Abt. des LuHoHo für ansteckende Krankheiten. Vertrag um ein Jahr zu verlängern? Scholz, Gagel und Bodechtel z. Zt. nach Hause beurlaubt. Bielschowskys Sammlung neu geordnet.

Lfd. Nr.: 1645
Datum: 28.09.1939
von: Hallervorden, J
an: Spatz, H
hs/ms: ms
+: –
Quelle: H 576

Im Hufeland-Krankenhaus sollen 1470 Betten und eine eigene Prosektur eingerichtet werden.

Lfd. Nr.: 1645a
Datum: 02.10.1939
von: Jung, R
an: Toennies J F
hs/ms: ms
+: –
Quelle: UAFR C92/242

Bereitet Arbeit vor. „Sie war damals für das J. of Neurophysiology gedacht, nachdem von den Amerikanern dort behauptet wurde, dass es einen „frontalen Alpharhythmus" auch beim Gesunden gäbe (weil man unipolar frontal etwas davon sieht, obwohl sich eng bipolar an der vorderen Schädelhälfte praktisch niemals Alpha-Wellen finden). Das kann man aber mit der Annahme einer geringen Streuung auf die Ohrelektrode, wie sie bei occipito-temporaler Verlagerung des Fokus ohne Zweifel vorkommt, sehr einfach erklären, denn der frontale Alpha-Rhythmus hat eine ziemlich strenge Phasenbeziehung zum occipitalen, meist als reversal. Ein Anreiz mehr, die Sache fertig zu machen, war, dass ich vor zwei Wochen eine Arbeit von Kornmüller und Janzen fand, in der K. behauptet, dass die physikalische Streuung nur 2 cm betrage, und dass bei der unipolaren Ableitung nur die elektrische Aktivität unter der differenten Elektrode registriert werde. Da K's Arbeit sehr programmatisch abgefasst ist und den Anspuch macht, eine endgültige Klärung des menschlichen EEG zu bringen, verdient sie eine Erwiderung... Gelegentlich sieht man übrigens parietal oder frontal ganz kleine Phasenverschiebungen von 20–900 gegen den occipitalen Alpha-Rhythmus derselben Hemisphäre, und ich vermute, dass solche Interferenzen mit dem nicht ganz synchronen Rhythmus der anderen Seite zustande kommen können."

Lfd. Nr.: 1646
Datum: 05.10.1939
von: Spatz, H
an: Hallervorden, J
hs/ms: hs
+: –
Quelle: H 579

Arbeit Welte in Druck geben. Schließung der Anders schen Abt. zu empfehlen

Lfd. Nr.: 1647
Datum: 10.10.1939
von: Spatz, H
an: Hallervorden, J
hs/ms: hs
+: –
Quelle: H 586

Sparauflagen, zuerst an pathol.-anat. Abt, da Anders als Prosektor Gehalt bezieht. Gruß an Frau Soeken. Kündigungen und Gehaltsfragen. Unbedingt zu halten sind Lindenberg, Gerlach, Frau Krücke und einige Hilfskräfte, von der anderen Abt. Eicke, Krücke. Ich bin böse auf Pette, dass er Kornmüller nicht ermöglicht hat, für mich zu sprechen.

Lfd. Nr.: 1648
Datum: 11.10.1939
von: Pinto, G
an: Nonne, M
hs/ms: hs
+: –
Quelle: StAHH

Aus Lissabon. „Was in Deutschland in der Judenfrage vorgeht, ist geradezu haarsträubend. Man sollte glauben, dass sie die Greuelthaten der französischen Revolution oder die Gehässigkeit der Nordamerikaner gegen die Neger nachahmen wollen. Für Prof. Wohlwill sind hier ... keine Aussichten vorhanden. Die Stellen für pathol. Anatomie sind alle besetzt und zwar durch junge Leute. Aber abgesehen davon dürfen in Portugal keine Ausländer staatlich angestellt werden. Ein geeignetes Feld für so eine hervorragende Persönlichkeit wäre Nordamerika".

Lfd. Nr.: 1649
Datum: 02.11.1939
von: Jung, R
an: Gibbs, F A
hs/ms: ms
+: –
Quelle: UAFR C92/242

„Ihre EEG-Familienbefunde bei Epileptikern mit Dr. Lennox haben mich sehr interessiert, da ich selbst hier mit Dr. Becker, vor 1 1/2 Jahren ähnliche Untersuchungen angefangen hatte... Wir waren von den Ergebnissen nicht sehr überrascht, da wir, wie Sie wohl wissen, die Epilepsie schon länger als eine Erbkrankheit ansehen, die auch seit 1933 unter das Sterilisationsgesetz fällt. Wichtig ist, dass Sie auch bei „symptomatischen" Fällen eine ähnliche Belastung mit abnormen EEG's fanden. Ich nehme an, dass es sich auch nach Ihren Untersuchungen noch lohnen wird, größere Zwillingsserien und Familien zu untersuchen und wir haben vor, sobald ruhigere Verhältnisse eingetreten sind, diese Untersuchungen zu Ende zu führen.
Auf Ihre Resultate mit dem Analyzer bin ich sehr gespannt. Es wäre schön, wenn Sie dabei etwas über das EEG der Schizophrenen herausbringen. Ich selbst habe bisher im EEG bei einer größeren Reihe Schizophrener, ebenso wie die meisten Untersucher, abgesehen von vereinzelten Anomalien nichts Charakteristisches finden können... Die Parallelsetzung von Schizophrenie und psychomotorischer Epilepsie, die Sie in der Arbeit im Am. J. Psych. versucht haben, geht aber doch wohl etwas zu weit"... „Was Bergers's Verdienste anlangt, so glaube ich, dass ich sie in einer allgemeinen Arbeit über das EEG, die in diesen Wochen erscheint, genügend betont habe"

Lfd. Nr.: 1650
Datum: 07.11.1939
von: Beringer, K
an: Rüdin, E
hs/ms: ms
+: –
Quelle: MPIP 132

Seine Assistenten R. Jung und Becker haben EEG-Untersuchungen an gesunden und epileptischen Zwillingspaaren gemacht. Bitte um Vermittlung der Adressen der von Conrad untersuchten Zwillingsserien

---

Lfd. Nr.: 1651
Datum: 21.11.1939
von: Spatz, H
an: Hallervorden, J
hs/ms: hs
+: –
Quelle: H 570

Zu Herrn H. Ich „meine, dass man einen schwierigen Charakter in Kauf nehmen kann, wenn man einen originellen Forscher gewinnen kann". Selbachs Rechte müssten gewahrt bleiben im Falle einer Anstellung von H.

Lfd. Nr.: 1652
Datum: 26.11.1939
von: Spatz, H
an: Hallervorden, J
hs/ms: hs
+: –
Quelle: H 567

Zum Pubertas praecox-Fall Rössle um Sektionsbefund seines Schülers Driggs gebeten. Sucht Literatur zu diesem Thema. Rössle auch Manuskript von Lindenberg versehentlich gleich zu Springer geschickt

---

Lfd. Nr.: 1653
Datum: 28.11.1939
von: Hallervorden, J
an: Spatz, H
hs/ms: ms
+: –
Quelle: H 564

Gewünschte Literatur übersandt. Dr. Eller schickt Grüsse von Pentschew. Patzig kündigt Knothe aus Heidelberg an, der Schnitte aus Diencephalon ansehen möchte

---

Lfd. Nr.: 1654
Datum: 01.12.1939
von: Scharrer, E.
an: Drabik
hs/ms: hs
+: –
Quelle: EdLM

Aus Rockefeller Institut. Beklagt, seine deutschen Freunde nicht mit Päckchen versorgen zu können, da diese in den USA von der Post nicht mehr angenommen werden, nachdem bekannt wurde, dass sie in Deutschland ihre Empfänger nicht mehr erreichen, aber geöffnet werden. Vermisst Antwort von Peters wegen optischer Geräte, die von der Notgemeinschaft zur Verfügung gestellt worden waren.

Lfd. Nr.: 1656
Datum: 04.01.1940
von: Hallervorden, J
an: Spatz, H
hs/ms: ms
+: –
Quelle: H 562

Referat der Schöpeschen Arbeit unbedeutend. Ostertag habe offenbar schlechtes Gewissen. O. wies daraufhin, dass lymphogranulomatöses Gewebe im Hirn und RM öfters vorkomme. Vogtsches Institut vor 25 J. gegründet. Börsenzeitung will Bericht bringen. Sehr guter Aufsatz von R. Jung über EEG

Lfd. Nr.: 1657
Datum: 12.01.1940
von: Spatz, H
an: Hallervorden, J
hs/ms: hs
+: –
Quelle: H 560

Nach Spandau versetzt. Auf Referat Ostertags über Schöpe würde ich nicht reagieren.

Lfd. Nr.: 1658
Datum: 12.02.1940
von: Rüdin, E
an: Wüst, W
hs/ms: ms
+: –
Quelle: MPIP 126

An den Kurator der SS-Forschungs-Organisation „Das Ahnenerbe“ betr. „Forschungen an Volksdeutschen der deutschen deutschen Ostprovinzen und des Gouvernements Polen“ mit dem Vorschlag psychologischer und anthropologischer Untersuchungen zur biologischen Tüchtigkeit

---

Lfd. Nr.: 1658a
Datum: 29.02.1940
von: Stertz, G
an: Nonne, M
hs/ms: hs
+: –
Quelle: Stertz

Zu einem übersandten Aufsatz des Pathologen Siegmund: „Ich stimme Ihnen ganz zu, daß er von hohem Werte sei; ich kenne S. von Kiel her als klugen und sehr kenntnisreichen Mann. Was die „neue“ Betrachtung vieler Vorgänge und Veränderungen der „Systemerkrankungen“ anlangt, so hätten m. E. die Pathologen bzw. Anatomen von den Neurologen etwas lernen können, denen dergl. schon recht lange geläufig ist, – aber wir werden wohl von diesen Herrschern der Wissenschaft [...] ein wenig verachtet“.

Lfd. Nr.: 1659
Datum: 08.03.1940
von: Jung, R
an: Toennies J F
hs/ms: ms
+: –
Quelle: UAFR C92/242

Auf die EEG-Arbeit Jungs erfolgte die Mitteilung von Spatz, dass J. in Berlin-Buch nicht mehr als erwünschter Mitarbeiter gelte, da in dieser Arbeit die Monographie Kornmüller nicht zitiert worden sei. Auf einen durch Beringer vermittelten Brief sei keine Rücknahme erfolgt, vielmehr habe Kornmüller sich bei Beringer über J. beklagt. Eine persönliche Rücksprache in Buch war abgelehnt worden. J. bittet Toennies um Ratschlag, wie vermittelt werden könne.

Lfd. Nr.: 1660
Datum: 11.03.1940
von: Toennies J F
an: Jung, R
hs/ms: ms
+: –
Quelle: UAFR C92/242

Schlägt schriftliche Darlegung der eigenen Gedankengänge und Einberufung eines Schiedsgerichtes vor. Würde dies nicht akzeptiert, sei Kornmüller im Unrecht. T. hatte mit K. ähnliche Erfahrungen hinsichtlich des Zitierens gemacht, nur hier zu Lasten von T., dessen wesentlicher Anteil an den Arbeiten K's nicht ausreichend gewürdigt worden war. T. hatte selbst die Zusammenarbeit mit K. abgebrochen

---

Lfd. Nr.: 1661
Datum: 06.04.1940
von: Spatz, H
an: Hallervorden, J
hs/ms: ms
+: –
Quelle: H 558

Glückwünsche zum 25. Hochzeitstag. „Was würden wir ohne Sie tun? Von wem sollten wir uns in allen Nöten sonst Trost holen?". Sezierte Turmschädel mit Opticusatrophie. 13 Katzen an Epidemie gestorben

---

Lfd. Nr.: 1662
Datum: 17.04.1940
von: Jung, R
an: Hess, W R
hs/ms: ms
+: +
Quelle: UAFR C92/242

Problem, in Deutschland derzeit Fachleute zur neuropathol. Untersuchungen von Katzengehirnen zu finden. Der beste Mann wäre Weißschedel, der aber seit langem in der Chirurgie arbeitet. „Außer Prof. Spatz selbst käme in Buch wohl kaum jemand in Frage, ebenso wenig in München. Dort ist W. Scholz Nachfolger von Spielmeyer und er ist leider ganz darin sein Schüler, dass er sich gar nicht mehr für die physiologischen und normalanatomischen Fragestellungen der Hirnforschung interessiert, sondern wie auch Spielmeyer in den letzten Jahren (nicht früher!), nur noch rein histopathologisch orientiert gewesen ist. Sonst käme noch Vogt und sein Institut in Frage. Er hat zwar zur Zeit keine Leute, würde Ihnen jedoch eine Verbindung zu Herrn Straßburger vermitteln, der vielleicht der geeignete Mann wäre, zuletzt in Amsterdam bei Kappers arbeitete... Ich möchte noch hinzufügen,dass es bei der Eigenheit von Prof. Vogt zweckmäßig ist, gleich Konkretes über die Auswertung auszumachen... Vogt würde sonst bei seinem bekannten Sammeleifer sich das Schnittmaterial in sein Institut kommen lassen".

Lfd. Nr.: 1663
Datum: 27.04.1940
von: Kornmüller, A E
an: Spatz, H (?)
hs/ms: ms
+: –
Quelle: MPG-Archiv III, 16, 37

Kein Adressat angegeben. 9-seitige Darstellung seiner Auseinandersetzung mit Richard Jung als Reaktion auf dessen Bericht mit Vorwürfen gegen Kornmüller wegen der Veröffentlichung von EEG-

Untersuchungen bei Epileptikern, die Jung vorgenommen habe und über die dieser sich habilitieren wollte.

Lfd. Nr.: 1664
Datum: 22.05.1940
von: Toennies J F
an: Jung R
hs/ms: ms
+: -
Quelle: UAFR C92/242

Zur Anwendung des EEG bei Hirnverletzten und im neurochirurgischen Bereich. „Ich habe immer noch das Empfinden, dass die Beziehungen zwischen Alpha-Rhythmus abgenommen an der Kopfhaut und den Erscheinungen an der freigelegten Hirnrinde noch unvollständig sind".

Lfd. Nr.: 1665
Datum: 03.06.1940
von: Bier, A
an: Nonne, M
hs/ms: ms
+: -
Quelle: StAHH

Dank für die Lebenserinnerungen. Kleine Korrekturen zu Nonnes Darlegungen, so „Ich ließ mir die Rückenmarksanaesthesie nicht von Hölscher, sondern von August Hildebrandt ausführen, der damals mit mir zusammen bei Esmarch Assistent war". „Daß der Oberwärter Karsten Silberling als erster die künstliche Blutleere angelegt haben soll, ist meiner Meinung nach eine fromme Sage. Er schrieb sich die Erfindung der künstlichen Blutleere mit den Worten zu: Man nennt sie die Esmarch'sche Blutleere, sie ist aber von mich".
„Was für ein gewaltiger Kerl ist doch unser Hitler! Ich reihe ihn ein unter die paar ganz Großen, die man an den Fingern einer Hand abzählen kann – Alexander von Mazedonien, Cäsar und Friedrich II. von Preußen. Ich hoffe (mit Ihnen), dass er das gewaltige Werk in Bälde krönen wird"

Lfd. Nr.: 1666
Datum: 23.06.1940
von: Schneider, K
an: Hartmann, N
hs/ms: hs
+: -
Quelle: Marbach 83.511/9

Feldpostkarte. „Weitere Fahrten in offenem Wagen durch das üppige, gesegnete, sommerliche Land. Verträumte Schlösser und unerhörte Kathedralen – und dazwischen der Ernst des Krieges"

Lfd. Nr.: 1666a
Datum: 29.07.1940
von: Braunmühl, A v
an: Gruhle, H W
hs/ms: hs
+: -
Quelle: MPIP Nachlass Gruhle

Zu Gruhles Epilepsie-Arbeit. „Die Unklarheiten und Schiefheiten sind beim Namen genannt und vor allem sind die Einseitigkeiten Stauders ins rechte Licht gerückt. Seine Albernheiten Luminal gegenüber verwirren die Praktiker, das musste einmal gesagt werden. Bleiben Sie auch sonst der deutschen Psychiatrie ein Mentor. Kritisch: Solche kritischen Leute sind unbeliebt... Wie oft habe ich Ihre Arbeits- und Forscherkraft auf den Posten eines Direktors in Eglfing gewünscht, – aber ach, die

Psychiatrie, ehedem Exponent der Humanität, entschleiert in furchtbarer Weise den Geist des neuen Abendlandes. Was wir hier sehen, gibt zu denken; man braucht da andere „Psychiater", solche, bei denen dieser schöne Name in verderblicher Weise gebraucht wird".

Lfd. Nr.: 1667
Datum: 08.08.1940
von: Schneider, K
an: Hartmann, N
hs/ms: hs
+: –
Quelle: Marbach 83.511/10

Postkarte aus München: „Nun frägt man auch wieder nach Sinn und Dauer und Ende des Ganzen"

Lfd. Nr.: 1668
Datum: 22.08.1940
von: Bielschowsky, F (Sohn von Max B.)
an: Lewy, F H
hs/ms: ms
+: –
Quelle: JP/O

„A week ago father passed away. After another cerebral hemorrhage which occurred in the early hours of the 13th. In the evening he passed in a coma and never regained consciousness. After 48 hours of coma he died as he always wished to die, without suffering. He was cremated in Golders Green the 19th and his urn will stand beside his friend's, Paul Schuster".

Lfd. Nr.: 1669
Datum: 03.09.1940
von: Hallervorden, J
an: Spatz, H
hs/ms: ms
+: –
Quelle: H 578

Briefe von Bromann und van Bogaert. Eicke hat 2 MTA angeworben

---

Lfd. Nr.: 1670
Datum: 10.09.1940
von: Spatz, H
an: Hallervorden, J
hs/ms: hs
+: –
Quelle: H 554

Aus Brüssel. „Tönnis ist hier durchaus Primadonna. Die „Postmortalen", wie die „Vitalen" uns nennen, blühen im Verborgenen. Der hohe Herr ist abwechselnd bestrickend liebenswürdig und unausstehlich... Ein Genuss war für mich der Aufenthalt Büchners, von dem ich sehr viel gehabt habe... Van Bogaert traf ich in alter Frische. Er hat den Rückzug über Dünkirchen bis Südfrankreich mitgemacht und galt eine Zeitlang als vermisst... Er erzählte uns – Lindenberg war dabei – von vielen interessanten Fällen, darunter einer Leberschen Opticusatrophie, die er zu den Systematrophien zählt und bei der es auch Verbindungen zu anderen Systematrophien gibt".

Lfd. Nr.: 1671
Datum: 20.09.1940
von: Hallervorden, J
an: Spatz, H
hs/ms: ms
+: -
Quelle: H 577

Unmut von Tönnis wegen Gehirnen, die Noetzel beansprucht, die aber zu Eicke gelangt waren.

Lfd. Nr.: 1672
Datum: 21.09.1940
von: Frank, O
an: Bumke, O
hs/ms: ms
+: -
Quelle: UNK München

Dank für Glückwünsche zum 75. Geburtstag und Erinnerungen an Fakultätsdiskussionen anlässlich der Berufung Bumkes. Der Kandidat Kraepelins sei Gaupp gewesen, gegen den Frank wegen seines „Steinerianismus" Bedenken hatte. Er habe der Fakultät einen alten „einfältigen" Aufsatz Gaupps zur Volkshygiene vorgelegt, der die Fakultät gegen Gaupp und damit gegen Kraepelin stimmte.

Lfd. Nr.: 1673
Datum: 22.09.1940
von: Spatz, H
an: Hallervorden, J
hs/ms: hs
+: -
Quelle: H 556

Karte. Was macht die Untersuchung des Herrn Bustamante? Funktioniert die Organisation Schürmann?

Lfd. Nr.: 1674
Datum: 28.09.1940
von: Spatz. H
an: Hallervorden, J
hs/ms: hs
+: -
Quelle: H 548

Verstehe Unwillen über Tönnis. Deutliche Antwort nicht zu umgehen. Auch mir nicht gegeben, jeden Tag einmal mit der Faust auf den Tisch zu hauen. Anderes zu Tönnis. Verteidigte Hallervordens Standpunkt gegenüber Tönnis. „Die Verquickung mit Differenzen zwischen den Inspektionen ist mir peinlich". Den Brief besser nicht Patzig oder Schürmann zeigen.

Lfd. Nr.: 1675
Datum: 30.09.1940
von: Spatz, H
an: Hallervorden, J
hs/ms: hs
+: +
Quelle: H 542

Aus Brüssel. Von sehr einflussreicher Stelle gesagt bekommen, dass in absehbarer Zeit sehr erhebliche Geldmittel für Forschungszwecke zur Verfügung gestellt würden. Ich solle Vorschläge zur Verwendung machen. Hier bei Tönnis sehr wertvolles Material. Voraussetzung ist natürlich, dass der Krieg gewonnen wird. Mit Patzig sprechen... Auch einverstanden mit einer Beobachtungsstelle für

Geisteskranke. Wer soll aber die Untersuchungen an einer solchen „wissenschaftlichen Abteilung“ durchführen? Nicht mit Bender, sondern mit Sütterlin verhandeln. Hat wieder van Bogaert aufgesucht. „Ich kam gerade recht, um ihm zu helfen, da die Absicht bestand, sein Institut mit Soldaten zu belegen“. Mit Tönnis verabredet, dass alle von ihm operierten Fälle auf der Tumorabteilung verarbeitet werden, die übrigen in der anatomischen (Peters).

Lfd. Nr.: 1676
Datum: 28.10.1940
von: Lindsley, D B
an: Jung, R
hs/ms: ms
+: -
Quelle: UAFR C92/242

Aus Emma Pendleton Bradley Home, East Providence, Rhode Island: Dank für J's EEG-Arbeit über den Alpha-Rhythmus. „I am particularly glad to know that you have made some observations with the silent period and reflex activity“.

Lfd. Nr.: 1677
Datum: 02.12.1940
von: Nonne, M
an: Obersteiner, H
hs/ms: ms
+: -
Quelle: Medhist Wien

Ausführlicher Lebenslauf Max Nonnes, insbesondere auch zu seiner Dissertation und den Arbeiten unter W. Erb

---

Lfd. Nr.: 1678
Datum: 05.12.1940
von: Vogt, O
an: Rieth, A
hs/ms: ms
+: -
Quelle: JP

Dank für Totenmaske eines Gorillaweibchens

Lfd. Nr.: 1679
Datum: 30.12.1940
von: Schneider, K
an: Jung, R
hs/ms: hs
+: -
Quelle: UAFR C92/242

„Die Entwicklung der „Psychiatrie“ bedeutet [für] mich in meinem Urteil (neben einigem anderen) das Ende des Faches und des Standes. Es ist fast unwürdig, jetzt noch wissenschaftlich über Psychiatrie zu reden, wenn einem nicht erlaubt ist, von der anderen Seite zu sprechen. Ich jedenfalls gedenke nicht mehr zu veröffentlichen. Aber auch das Rückliegende ist einem wunderbar, – wie eingeklammert mit einem Minus davor ist alles, was man getan und geschrieben hat. Man fühlt sich „gekränkt“, – so seltsam auch dieser Ausdruck anmuten mag. Dabei ist nicht ganz einsichtig, warum durch diese Katastrophe die Psychopathologie zerstört sein soll. Aber wer ist so kalt und autistisch, sie rein als Selbstzweck, als Privatkunst treiben zu wollen? Mit dem ganzen Bau sind eben auch diese Verzierungen zusammengefallen. Es bleibt nur noch das rein Caritative. Wer von jungen Menschen wird sich ihm allein widmen wollen?
Auch von dem allem abgesehen, hat bei mir das Interesse für das Fach in den letzten Jahren deutlich abgenommen und jetzt im Krieg noch mehr. In jedem Krieg wird das psychiatrische Tun problematisch“.

Bericht über seine Kriegserlebnisse in Polen und Frankreich: „Psychiatrisch war nicht viel, neurologisch etwas mehr".

Lfd. Nr.: 1680
Datum: 18.01.1941
von: Hoche, A
an: Bumke, O
hs/ms: hs
+: –
Quelle: UNK München

Dank für neue Bumke-Auflage. „Ich selbst habe diese Schublade, wie andere auch, abgeschlossen, und bin ganz besonders froh, dass ich mit Psychiatrie nichts mehr zu tun habe"

Lfd. Nr.: 1681a
Datum: 06.02.1941
von: Rüdin, E
an: Nitsche, P
hs/ms: ms
+: –
Quelle: Kretschmer

Zu den Problemen mit der Eingliederung der Psychotherapeuten, speziell mit dem Psychotherapeuten Göring, und der Stellung von Ernst Kretschmer. Schlägt eine Kommission aus Linden, Nitsche, Pette, Göring und Rüdin vor, wobei er daran denkt, Göring in der Dachgesellschaft für die Psychotherapie, Kretschmer für Psychologie und Konstitutionspathologie verantwortlich zu machen. „Ich weiß es nicht, möchte aber doch sehr hoffen, dass man Kretschmer mit einem solchen Vorschlag nicht schwer verletzt". Deswegen das Kommissionsgespräch geplant. „Bei dieser Gelegenheit könnte man dann auch die nach dem Kriege sicher ungeheuer aktuell werdende Frage besprechen, wie künftighin die Vorbildung der Psychiater gesteuert werden soll, nachdem doch ihre Aufgaben künftighin in der Praxis wohl anders sein werden als bisher. Sie verstehen mich ja schon. Aber eben deshalb müssen wir meiner Ansicht nach ein solches Steuerungsprogramm einmal beraten und entwerfen

---

Lfd. Nr.: 1682
Datum: 14.06.1941
von: Schneider, K
an: Jaspers, K
hs/ms: ms
+: –
Quelle: Marbach 82.524/2

Ist gerne bereit, Jaspers bei der 4. Auflage der Allgem. Psychopathologie zu unterstützen. „Was nun die Arbeit selbst betrifft, so muss ich gestehen, dass sie sehr schwer zu leisten ist. Wie Sie wissen, habe ich selbst eine kleine „Pathopsychologie im Grundriss" (de Gruyter 1930). Diese Schrift ist seit Jahren vergriffen... Ich habe mich zu dieser 2. Auflage nicht entschließen können und zwar tatsächlich deshalb, weil ich mich der Bearbeitung des ganzen großen Gebietes nicht mehr gewachsen fühle. Mehr und mehr habe ich eine Abneigung dagegen, Dinge zu schreiben, die zum großen Teil „zusammengeschrieben" sind. Das Methodische und die Wahrnehmungspsychopathologie in jener kleinen Schrift ist im wesentlichen von Ihnen, Gefühle und Triebe sind mein Eigentum, – aber ich habe sie in einer kleinen Schrift bei Thieme noch einmal besser bearbeitet. Und der Zwang, zu dem ich Eigenes gesagt habe, steht in meinen „Psychopathischen Persönlichkeiten" wohl endgültig in der 4. Auflage gefasst. Die Psychopathologie des formalen Denkens, auch des Schwachsinns und der Demenz ist außerordentlich schwierig und von mir jedenfalls nicht zu leisten. Nun umfasst jene kleine Psychopathologie nur einen Teil der allgemeinen Psychopathologie, fast nur, was seit Ihnen Phänomenologie heißt. Außerhalb dieses Kreises wird es, jedenfalls für mich, immer schwieriger". Verweist u. a. auf Aphasien, Lokalisationslehre)

Lfd. Nr.: 1683
Datum: 17.06.1941
von: Schneider, K
an: Jaspers, K
hs/ms: ms
+: –
Quelle: Marbach 82.524/3

7-seitiger Brief. Nach Überlesen der 3. Auflage zahlreiche kritische Bemerkungen zum methodischen Aufbau der Jasperschen Psychopathologie. Schlägt vor, nicht die Methode, sondern den Stoff überzuordnen. Verweist auf die Akademierede von Dilthey, der zum ersten Male die beschreibende und die zergliedernde Psychologie getrennt und damit größtes Aufsehen erregt hat. Empfiehlt einen Exkurs über das Leib-Seele-Problem einzuschieben mit differenzierter Betrachtung des Begriffes der Psychose je nach dem philosophischen Grundstandpunkt (cartesianisch, materialistisch, scholastisch, vitalistisch):
„Ich muss gestehen, dass ich mit der Zeit Selbstschilderungen gegenüber etwas misstrauerischer geworden bin. Ich habe erfahren, dass Psychopathen, die einem einen Gefallen machen wollen, schließlich alles erleben, was man von ihnen erwartet". Die Halluzinationslehre sei didaktisch sehr gut, klinisch aber nicht haltbar. „Die pathologische Physiologie der Psychosen hat inzwischen Ergebnisse gezeitigt, die man nicht mehr übersehen kann. Auch bei den Psychopathien gibt es Ansätze zu einer pathologischen Physiologie".
„Noch ein Wort in eigener Sache: Ich kann die meisten meiner früheren Arbeiten nicht mehr gelten lassen. Was mir an ihnen wertvoll und richtig erschien, habe ich im Laufe der Zeit in meine einzelnen Schriften übernommen". Nennt die noch gültigen Arbeiten.

Lfd. Nr.: 1683a
Datum: 13.07.1941
von: Stertz, G
an: Nonne, M
hs/ms: hs
+: –
Quelle: Stertz

Zum Tode von O. Foerster, P. Schröder und Alex. Westphal. „Es sind doch schon recht viele dahin, mit denen ich einst gewirkt habe, und die jetzt im sogen. wissenschaftlichen Leben des 3. Reiches stehen, sind mir zumeist völlig fremd, sodaß ich aus diesem wie aus anderen Gründen keine Neigung zum Kongressbesuch mehr habe. Ich habe mich ja mit Absicht der <Einsamkeit ergeben> und kann nicht einmal sagen, daß die von Goethe gekennzeichnete Wirkung eingetreten wäre".

Lfd. Nr.: 1684
Datum: 19.07.1941
von: Hallervorden, J
an: Spatz, H
hs/ms: ms
+: –
Quelle: H 540

Von Eicke Arbeit über Pseudosklerose Wilson eingegangen. Vor 8 Tagen Besuch von OstA Wentzler, Kinderklinik Frohnau. Erhielt sehr schöne Gehirnmissbildung. Von Peters drei Fälle von CO-Vergiftung für Ossenkopp

---

Lfd. Nr.: 1685
Datum: 24.07.1941
von: Weizsäcker, V. v.
an: Obersteiner, H
hs/ms: ms
+: –
Quelle: MedhistWien HS6120/1–2

Verweist auf in Breslau liegendes vollständiges Schriftenverzeichnis von O. Foerster mit eigenhändig geschriebenem Lebenslauf. Abschrift nur gegen Kostendeckung möglich. „Das Recht der Publikation der beiden Dokumente möchte ich zunächst noch meinem Institut vorbehalten". Unterlagen werden am 16.08.1941 übersandt.

Lfd. Nr.: 1686
Datum: 02.08.1941
von: Hallervorden, J
an: Spatz, H
hs/ms: ms
+: -
Quelle: H 538

Einladung für 11.8.41 in die Tiergartenstr. 4 über Vorbereitungen der Würzburger Tagung. Dazu Brief von Pette wegen Reihenfolge der Referate. Bibliothekskatalog vorbereitet

---

Lfd. Nr.: 1687
Datum: 10.08.1941
von: Spatz, H
an: Hallervorden, J
hs/ms: hs
+: -
Quelle: H 537

Aus dem Osten „am Ende der Welt". Seziert viel frische Fälle

Lfd. Nr.: 1688
Datum: 12.08.1941
von: Hallervorden, J
an: Spatz, H
hs/ms: ms
+: -
Quelle: H 534

Arbeit von Benedek u. Juba eingetroffen (Korsakow-Syndrom bei Geschwülsten des Zwischenhirn). Wilmanns will alten Schizophrenie-Befund. Pette rief an, habe zu viele Vorträge für Würzburg. Peters gab Brief von Spatz zu lesen. Erfreulich, dass Letterer in der Nähe. „Ich habe sehr schöne Gehirne bekommen, aber das wäre zu lang, davon zu erzählen. Jedenfalls bemühe ich mich, möglichst viel zu sammeln für die fernen besseren Zeiten"

Lfd. Nr.: 1689
Datum: 19.08.1941
von: Spatz, H
an: Hallervorden, J
hs/ms: hs
+: -
Quelle: H 532

Aus Russland. Muss alles mit der Hand schreiben. Keine Manuskripte schicken! „Glauben Sie, dass die Würzburger Tagung stattfindet?". Bis zu 6 Sektionen am Tag. Letterer ist schon wieder weg. Hat Noetzel angefordert.

Lfd. Nr.: 1690
Datum: 22.08.1941
von: Hallervorden, J
an: Spatz, H
hs/ms: ms
+: -
Quelle: H 529

Eicke heiratet am 29. August. Liste von Vogt über herauszusuchende Fälle.

Lfd. Nr.: 1691
Datum: 25.08.1941
von: Hallervorden, J
an: Spatz, H
hs/ms: ms
+: –
Quelle: H 527

Briefe von Grimm über Pubertas praecox, von Stroescu, der auf Besuch von Spatz hofft, wenn der Krieg im November zu Ende ist.

Lfd. Nr.: 1692
Datum: 08.09.1941
von: Hallervorden, J
an: Spatz, H
hs/ms: ms
+: –
Quelle: H 525

Unerfreuliche Auseinandersetzung zwischen Kornmüller und Schopf. Schopf wird entlassen. Scholz war hier. Sehr nett, aber nichts Besonderes.

Lfd. Nr.: 1693
Datum: 12.12.1941
von: Schneider, K
an: Hartmann, N
hs/ms: hs
+: –
Quelle: Marbach 83.511/12

Aus München: „Nie hebt sich das Ewige der Philosophie so überzeugend ab, wie mitten im stürmischen Zeitgeschehen".

Lfd. Nr.: 1694
Datum: 18.12.1941
von: Schneider, K
an: Jaspers, K
hs/ms: ms
+: –
Quelle: Marbach 82.524/5

Zur Ein- oder Zweigliedrigkeit des Wahns verweist Schn. auf Arbeit von 1938. Das soziologische Kapitel besser wegzulassen. Empfiehlt jüngere Literatur (Gruhle, Schottky, Weitbrecht, Lange-Eichbaum). „Zu dem Psychoanalyse-Buch von Bumke kann ich mich schwer äußern. Ich halte jede Psychologie, die über das Beschreiben von Erlebnissen hinausgeht, für eine Dichtung. Dichtungen kann man weder beweisen noch widerlegen, man kann sie nur mögen oder nicht. Ich persönlich mag diese psychoanalytischen Dichtungen jeder Variation nicht. Kritisch wäre zu der Schrift von Bumke zu sagen, dass er die Psychoanalyse an einem Wissenschaftsbegriff misst, den sie gar nicht beansprucht... Ich fand es übrigens auch nicht besonders nett, mit dieser 2. Auflage auf eine Leiche noch einmal zu schießen". Zu G. Kloos, den er schätzt. „Kolle hat sich seinerzeit als recht junger Mensch durch ein unglaublich sicheres und allgemein als anmaßend beurteiltes Auftreten gegen Kretschmer auch bei denen unbeliebt gemacht, die die Kretschmersche Lehre ablehnen".
„Zu den Psychotherapeuten habe ich nicht das geringste persönliche oder literarische Verhältnis... Ich habe tatsächlich seit Jahren derartige Bücher und Aufsätze nicht mehr gelesen. Es sind tatsächlich alles Heilslehren, nach denen ich kein Bedürfnis habe". „Die Arbeit von Binswanger über Ideenflucht verstehe ich nicht oder vielmehr: diese Art der Akrobatik ist mir so widerlich, dass ich nach wenigen Seiten schon erliege. Zu der ganzen Interpretationsart, die m. E. außerhalb der empirischen Psychologie und Psychopathologie liegt und die mit den Namen Straus, v. Gebsattel, Binswanger, Kunz zu belegen ist, habe ich mich mehrfach in meinen Referaten in den Fortschritten der Neurologie geäußert". Zu den Arbeiten von Lang über Homosexualität.

Lfd. Nr.: 1695
Datum: 27.02.1942
von: Schneider, K
an: Jaspers, K
hs/ms: ms
+: –
Quelle: Marbach 82.524/7

3-seitiger Brief zu den Begriffen somatische Psychologie, psychologische Physiologie u. a. Kritisch gegenüber der bisherigen Trennung der symptomatischen Psychologie von der Ausdruckspsychologie. Zur Interpretation der vegetativen Reaktionen. Gegen den Begriff Eidologie, den Jaspers vorschlug.

Lfd. Nr.: 1696
Datum: 24.06.1942
von: Schneider, K
an: Jaspers, K
hs/ms: ms
+: –
Quelle: Marbach 82.524/8

„Zuerst muss ich gestehen, dass mir Ihre Anschauung, dass die Krankheitseinheit eine „Idee" sei, nie eingeleuchtet hat. Warum sollte die Krankheitseinheit nicht eine empirische Wirklichkeit sein können?" Kritische Anmerkungen zu den Entwürfen des Inhaltsverzeichnisses.
„Man darf sagen, dass die Kleistsche Lokalisationslehre vollkommen neben der klinischen Psychiatrie steht. Sie wird zwar gelegentlich mit Bewunderung genannt, aber eigentlich nie ausgewertet. Es handelt sich eben um eine richtige Gehirnmythologie... Kleist hat in dieser Beziehung ein völlig röhrenförmiges Gesichtsfeld, d. h. er sieht überhaupt nur das, was er sehen will und was zu seinen Theorien passt... Ich habe gar kein Verhältnis zu Jung. Das „kollektive Unbewusste" erscheint mir, soweit man es gelegentlich kasuistisch illustriert bekommt, ausgesprochen komisch... Ich bewundere Sie, dass es Ihnen möglich ist, sich so intensiv in die Psychopathologie zu vergraben. Ich muss von mir selbst sagen, dass ich eigentlich unter dem Druck der Zeiten jedes Interesse für die psychiatrische Forschung verloren habe".

Lfd. Nr.: 1697
Datum: 30.06.1942
von: Schneider, K
an: Jaspers, K
hs/ms: ms
+: –
Quelle: Marbach 82.524/9

„Das neue Buch von Carl Schneider halte ich für sehr einfallsreich. Dinge, an die noch niemand gedacht hat.... Bei der Seltenheit der unvollständigen Schizophrenien würde man auch Jahre brauchen, bis man ein Urteil hätte. Aus verschiedenen Gründen ist das zur Zeit auch kaum nachprüfbar, – vollends nicht, da ja in keiner anderen Klinik jenes „natürliche" Arbeitsmilieu besteht, dass nach C. S. sein muss, wenn man diese Dinge sehen will. Ich bin niemals eigentlich ein hingerissener Forscher gewesen. An meinem Beruf war mir die ärztlich menschliche, auch organisatorische Seite einer Klinik und auch der Unterricht mehr... Und dann ist eben die Zeit der Humanität vorüber. Man kann einwenden, das habe doch mit der Forschung nichts zu tun. Aber die Trennung kann man nicht machen – ich jedenfalls kann das nicht. Endlich kann man sich der völligen Entwertung der geistig Unzulänglichen und „Nutzlosen" auch nicht ganz entziehen... Soll und kann man überhaupt noch zweckfreie Wissenschaft treiben? Wer es kann, soll es tun, meine ich. Aber ich kann es nicht. Wohl in erster Linie, weil eben die Grundbedingungen der Psychiatrie verhagelt und weggewischt sind, – und die Wissenschaft schwebt eben nicht darüber, sondern es ist e i n Ethos".

Lfd. Nr.: 1698
Datum: 21.07.1942
von: Spatz, H
an: Hallervorden, J
hs/ms: hs
+: -
Quelle: H 523

Sitzt mit Tönnis briefeschreibend im Kasino, Blick auf Meer. Arbeit gibt's noch keine

---

Lfd. Nr.: 1699
Datum: 30.07.1942
von: Hallervorden, J
an: Spatz, H
hs/ms: ms
+: -
Quelle: H 521

Sah Spatz mit Kummer scheiden. Volland abberufen, dafür soll Eicke zurückkommen. Volland will Arbeit über Trichinose in das Archiv geben. Gagel leitet ein Lazarett mit 220 Kopf- u. Hirnverletzten. Hallervorden hatte sich bei Lauche für ihn verwendet. Krücke vor 8 Tagen abgereist. Soll am Kanal sitzen.

Lfd. Nr.: 1700
Datum: 11.08.1942
von: Spatz, H
an: Hallervorden, J
hs/ms: hs
+: -
Quelle: H 519

Sitzen in grosser Stadt, die vor 3 Wochen eingenommen. Bisher nur 3 Sektionen. Morgen geht es weiter vor durch den Staub der Steppe in Richtung Berge. Gestern Besuch von Sioli, dann Conti mit dem Schriftsteller Beumelburg. Tönnis voll Ungeduld. Gegend grundverschieden von Smolensk, wo ich letztes Jahr war

---

Lfd. Nr.: 1701
Datum: 06.09.1942
von: Schneider, K
an: Hartmann, N
hs/ms: hs
+: +
Quelle: Marbach 83.511/13

Zu H's „Metaphysik der Erkenntnis". „Mit nichts kann man den Druck der Zeit besser überwinden und den Druck des eigenen Ichs". Zu Deussens Geschichte der Philosophie. „Wie rührend ist die Sicherheit des Menschens, sein Stolz mit dem „unverlierbaren" Besitz, das erreichte „Wissen" und jetzt nach 25 Jahren ist das schon wieder ganz anders: Nicht mehr selbstverständlich und beschwert mit „Beweislasten". Wissenschaftliche Psychiatrie gibt's kaum mehr. Sie kommt und geht mit der Humanität"

Lfd. Nr.: 1702
Datum: 11.09.1942
von: Hallervorden, J
an: Spatz, H
hs/ms: ms
+: -
Quelle: H 515

Schob am 20.8. gestorben. Arbeit von Frau Luers über Winiwarter-Bürger an Archiv angegeben. Riesenvolumen von Benedek und Juba über Meningeome, von Frau Krücke durchgesehen. Sollte zurückgewiesen werden. Am 30.8. und 1.9. war Scherer hier. Interessant, sich mit ihm über Tumoren zu unterhalten. Manuskript dagelassen über Spontanerkrankungen bei Primaten. Peters meint, es sei nicht zweifelhaft, dass Spatz in absehbarer Zeit zurückkomme.

Lfd. Nr.: 1703
Datum: 18.09.1942
von: Hallervorden, J
an: Spatz, H
hs/ms: ms
+: -
Quelle: H 513

Bezieht sich auf Briefwechsel mit Psychologen Schmidt. Militär ohnehin von Psychologie nicht sehr erbaut, löst Stellen auf. Von Balthasar Arbeit über Panencephalitis Pette. Luftwaffe bereitet Hirnsammlung in Institutsraum vor. Hallervorden hat Kriegsverdienstkreuz mit Schwertern erhalten. „Ich möchte wohl wissen, womit ich das verdient habe, aber da kann wohl nichts machen".

Lfd. Nr.: 1705
Datum: 08.10.1942
von: Hartmann, N
an: Schneider, K
hs/ms: ms
+: +
Quelle: Marbach 83.512/12

[Original hs, ms-Fassung liegt vor und wurde zugrundegelegt wie auch bei den übrigen Briefen von N. Hartmann]. „Ob Sie hinsichtlich der wissenschaftlichen Psychiatrie nicht doch zu schwarz sehen? Und vielleicht sogar hinsichtlich der Humanität?... Nach uns kommt ja nicht die Sintflut, sondern ohne Zweifel irgendwann das Zurückfluten des künstlich Niedergehaltenen und Aufgestauten. Ich muss immer daran denken, dass es dann nicht gleichgültig sein wird, was wir Letzten vom alten Schlage in dieser Zeit gearbeitet haben. Vielleicht ist doch auch die Zeit sehr nahe, wo man in aller Welt auf Deutschland schauen und sich fragen wird, womit die Deutschen ihre errungene Vormachtstellung geistig zu rechtfertigen gedenken. Dann könnte das Zurückgreifen auf unsere Arbeit sehr plötzlich kommen".

Lfd. Nr.: 1706
Datum: 13.10.1942
von: Creutz, W
an: Rüdin, E
hs/ms: ms
+: -
Quelle: MPIP 128

Antwort auf eine Umfrage des Reichsgesundheitsführers über dringliche Forschungsbedürfnisse während des Krieges. Zu Kriegsverletzungen, neurochirurgischen Erfahrungen, Elektroschock-Therapie.

Lfd. Nr.: 1707
Datum: 21.10.1942
von: Spatz, H
an: Hallervorden, J
hs/ms: hs
+: -
Quelle: H 517

Glückwünsche zu Hallervordens 60. Geburtstag. Zu versichern, „dass Sie der einzige Faktor sind, der mich mit meinem Schicksal in Buch aussöhnt". Auch bei allen anderen Angehörigen des Institutes einer ganz besonderen, selten einheitlichen Wertschätzung sich erfreuend

Lfd. Nr.: 1708
Datum: 23.10.1942
von: Rüdin, E
an: Schütz, W (?)
hs/ms: ms
+: +
Quelle: MPIP 8

An Reichsgesundheitsführung zu besonders dringlichen Forschungsprojekten während des Krieges. So unter 1): „Haben die Ausleseberufe, incl. Offiziere seit 1933 und speziell seit Beginn des jetzt bestehenden Krieges in ihrer Geburtenrate etwas aufgeholt wie die Nicht-Ausleseberufe... Die Antwort auf diese Frage ist für Stärke und Kulturbedeutung des künftigen, des „ewigen" Deutschland von grundlegender allererstrangiger Bedeutung"... 2) „Das Problem einer durch die Verluste von Tüchtigen im Krieg sehr akut gewordenen beschleunigten Erb-Auffrischungszucht beim deutschen Menschen"... 10) „Rassenhygienisch von hervorragender Wichtigkeit, weil bedeutsam als Grundlage zu einer humanen und sicheren Gegenwirkung gegen kontraselektorische Vorgänge jeder Art in unserem deutschen Volkskörper wäre die Erforschung der Frage, welche Kinder (Kleinkinder) können, als Kinder schon, klinisch und erbbiologisch (sippenmäßig) so einwandfrei als minderwertig eliminationswürdig charakterisiert werden, dass sie mit voller Überzeugung und Beweiskraft den Eltern bezw. Gesetzlichen Vertretern sowohl im eigenen Interesse als auch in demjenigen des deutschen Volkes zur Euthanasie empfohlen werden können?

Lfd. Nr.: 1709
Datum: 21.10.1942
von: Hallervorden, J
an: Spatz, H
hs/ms: ms
+: -
Quelle: H 513

Arbeiten ausländischer Autoren bedürfen zur Aufnahme in das Archiv der Genehmigung des Presseamtes der Reichsregierung

---

Lfd. Nr.: 1709a
Datum: 07.12.1942
von: Hallervorden, J
an: DFG
hs/ms: ms
+: -
Quelle: BA R 73-14825 (H 1288)

„Der Unterzeichnete hat inzwischen, soweit die vorwiegende Beanspruchung durch militärische Aufgaben dies zuliess, seine Untersuchungen über den angeborenen Schwachsinn und Entwicklungsstörungen fortgesetzt. Es wurden 500 Gehirne Schwachsinniger seziert und zur Untersuchung vorbereitet und ausserdem das reiche Material der Prosektur der Brandenburgischen Landesanstalten in Görden bei Brandenburg fortlaufend kontrolliert und besichtigt".

Lfd. Nr.: 1709b
Datum: 08.12.1942
von: Hallervorden, J
an: DFG
hs/ms: ms
+: -
Quelle: BA R 73 -11449 (H 1273)

„Ausserdem konnte ich im Laufe dieses Sommers 500 Gehirne von Schwachsinnigen selbst hier sezieren und zur Untersuchung vorbereiten"

Lfd. Nr.: 1710
Datum: 04.01.1943
von: Spatz, H
an: Hallervorden, J
hs/ms: hs
+: -
Quelle: H 511

Über Probleme mit der Raumverteilung im Institut. Besuch von v. Bagh angemeldet

---

Lfd. Nr.: 1711
Datum: 08.01.1943
von: Hallervorden, J
an: Spatz, H
hs/ms: ms
+: -
Quelle: H 509

Freut sich über Kommen von v. Bagh. Besprechung mit Curtius über Fall infantiler Muskeldystrophie. Von Krücke Arbeit über neurale Muskelatrophie erschienen.

Lfd. Nr.: 1712
Datum: 12.01.1943
von: Hallervorden, J
an: Spatz, H
hs/ms: ms
+: -
Quelle: H 508

Frage der Unterstützung für ungar. Wiss. durch KWG

Lfd. Nr.: 1712a
Datum: 14.01.1943
von: Hoche, A. E.
an: Binswanger, L
hs/ms: hs
+: -
Quelle: UATü

„Ihr Aufsatz über Forel, dem ich persönlich nie begegnet bin, hat mich lebhaft interessiert und mir eine Menge neuer Einzelzüge vermittelt. Am sympathischsten ist mir seine Ameiserei; seine Abstinenzbemühungen liegen mir nicht, und seine hypnotischen Zeiten nur wenig; es ist vermutlich ein schlechtes Zeichen für mich, dass ich mit ihm (und auch mit Bleuler) bei allem Respekt vor ihrer Persönlichkeit nicht genug anfangen kann; Strukturfrage! – Dies ist auch der Grund, warum ich Schwierigkeiten habe, Ihren Gedankengängen elastisch zu folgen, wie sie jetzt vermutlich in Ihrem großen Buche als Generalniederschlag Ihrer Denkarbeit zu finden sind. Ich bin unheilbarer Skeptiker, absolut antimetaphysisch eingestellt und erkenne mehr und mehr als Philosophie nur die Erkenntniskritik an; alles Andere gehört für mich zum Kapitel „Religion“ (nicht im religiösen Sinne)... An Psychiatrie habe ich kein Interesse mehr (– es war nie groß –); die ganze neuere Entwicklung, die eine Verrohung der Diagnostik bedeutet, ist mir widerwärtig; die neue Generation auf Lehrstühlen (und Machtstühlen) ist mir fremd; ich lese nichts mehr vom „Fache“ und bin wirklich nur noch Mensch“.

Lfd. Nr.: 1713
Datum: 05.02.1943
von: Pette, H
an: De Crinis, M
hs/ms: ms
+: –
Quelle: StAHH

„Wie Sie sich denken können, hat die Bestimmung des Ministeriums, dass die Neurologie nunmehr von den Psychiatern geprüft werden muss, die Neurologen beunruhigt.... Ich möchte Sie sehr herzlich bitten, sich einmal zu überlegen, in welcher Form für die Universitäten mit selbständigen neurologischen Kliniken bzw. Abteilungen eine Sonderregelung getroffen werden kann". Bittet um Termin zu persönlichem Gespräch.

Lfd. Nr.: 1714
Datum: 05.02.1943
von: Pette, H
an: Nonne, M
hs/ms: ms
+: –
Quelle: StAHH

Über vom Korpsarzt genehmigte Arbeit von Janzen. „An Herrn De Crinis habe ich zunächst einmal ganz kurz geschrieben, um ihn nicht gleich die Waffen zur Abwehr auf schriftlichem Wege in die Hand zu geben. Ich habe mich für den 13.2. bei ihm angemeldet. Nun muss er mich wohl mündlich anhören, dabei werde ich Gelegenheit nehmen, recht deutlich zu werden. Vor allem werde ich ihm die Frage vorlegen, wer der Vater der Neuregelung der Prüfungsordnung ist"

Lfd. Nr.: 1715
Datum: 04.04.1943
von: Schneider, K
an: Hartmann, N
hs/ms: ms
+: +
Quelle: Marbach 83.511/16

Bei der Überarbeitung seiner „psychiatrischen Vorlesungen" für Neuauflage. „Zu meiner Verwunderung merkte ich aber, dass ich mit kaum einer Zeile mehr einverstanden war und mich auch der „Ton" durchaus fremd und unsympathisch ansprach... Ist es nicht entmutigend, dass man immer seinen Schriften entwächst und einem so alles entgleitet? Schließlich möchte man ganz schweigen".... Zur Problematik, Philosophie zu lesen und zu lehren bzw. zu erleben. „Ich habe keine Ahnung von wissenschaftlicher Neurologie, vollends nicht von ihren anatomischen und physiologischen Grundlagen – obschon ich auch Prof. für Neurologie genannt werde. Ich kann praktisch einigermaßen diagnostizieren und „Fälle" vorstellen, wenn ich mich vorbereite, aber von „Wissenschaft" keine Rede. Und dann nach der Psychologie hin wird es auch sehr bald dünn... Die Entwicklung in der Psychiatrie hat einen sehr mutlos gemacht. Und dann ist ja richtig: Was soll Psychiatrie in solchen Sturm- und Notzeiten?Alle Jüngeren wenden sich der Neurologie zu, soweit überhaupt noch wissenschaftlicher Trieb besteht".

Lfd. Nr.: 1716
Datum: 03.07.1943
von: Rüdin, E
an: Wiskott, A
hs/ms: ms
+: –
Quelle: MPIP 855

An den Dekan Meldung kriegswichtiger Forschungsaufgaben, an denen die Proff. Scholz (Über die Wirkung allgemeinen Sauerstoffmangels auf das menschliche Gehirn), Jahnel (Rückfallfieber in Nordafrika, Malaria, Die Bedeutung der unspezifischen Luesreaktion für die Wehrmacht), K. Schneider (Das Psychopathenproblem), Rüdin mit Doz. Roeder (Experimentelle Erforschung der Höhenkrankheit) beteiligt sind.

Lfd. Nr.: 1717
Datum: 24.09.1943
von: Klenk, E
an: Hallervorden, J
hs/ms: ms
+: –
Quelle: H 1214

Bestätigt Eingang von Hirnmaterial zu Hurler-Fall

Lfd. Nr.: 1718
Datum: 29.09.1943
von: Rüdin, E
an: Thums, K
hs/ms: ms
+: –
Quelle: MPIP 132

Zu beigefügtem, aber nicht mehr vorhandenem Brief von Max Nonne. „Ich habe den Brief von Nonne nocheinmal gelesen, woraus leider eine gewisse Rankühe gegen die Erbkrankheits-Fanatiker hervorzugehen scheint“

Lfd. Nr.: 1719
Datum: 24.10.1943
von: Nitsche, P
an: Rüdin, E
hs/ms: ms
+: –
Quelle: MPIP 131

Zu Nitsches Erkrankung [aus dem T4-Erholungsheim am Attersee]. Will seinen Mitarbeiter Dr. Borm beauftragen, mit Dr. Schütz [Amt des Reichsforschungsrat bzw. des Reichsgesundheitsführers] Verbindung aufzunehmen wegen der Referentenauswahl für geplante Tagung. Heinze z. Zt. stark belastet.* Empfiehlt Verbindungsaufnahme mit De Crinis und Linden
[* Vgl. hierzu Briefwechsel Nitsche-Heinze in Th Beddies, K Hübener 2003]

Lfd. Nr.: 1720
Datum: 24.10.1943
von: Nitsche, P
an: Rüdin, E
hs/ms: ms
+: –
Quelle: MPIP 131

Aus T4 – Erholungsheim Attersee. Zur eigenen Erkrankung. „Was Ihre Frage bez. Prof. Br[andt] – Ci [De Crinis] anlangt, so möchte ich vertraulich bemerken, dass wohl ersterer der Summus im Med. Wesen ist“.... „Jedenfalls habe ich es für unbedingt nötig gehalten, unsere psychiatrischen Belange auch bei Br. anzumelden und zu vertreten, und de C. hat da sehr gut sekundiert. Er schrieb mir auch auf meine Anfrage noch nach Heidelberg, er werde sich um den Kontakt mit Br. bemühen. Dass dieser, mit dem ich schon früher zweimal zu tun hatte, uns sehr freundlich aufnahm, teilte ich Ihnen ja schon mit“. Conti setzte sich bei den Gauamtsleitern für Krampf- und Insulinbehandlung ein. Linden hat als Reichsbeauftragter für die H.- u. Pfl. Anstalten die Lieferung von Konvulsatoren durch Siemens an die Anstalten in die Wege geleitet... „Wie es bez. des Gesetzes betr. Gemeinschaftsunfähige steht, vermag ich nicht zu sagen“.

Lfd. Nr.: 1721
Datum: 25.11.1943
von: Scholz, W
an: Hallervorden, J
hs/ms: ms
+: -
Quelle: JP

Brief über Riesenzellen an Gefäßen [wohl M. Krabbe], mesenchymaler Herkunft. Inhalt wahrscheinlich schaumige Plasmastruktur. Azan- oder Heidenhain-Methode empfohlen. Abnorme stoffliche Konstitution der unreifen Markscheide? Fermentativer Mangel, der zu abnormen Zerfallsstoffen führt? Verweist auf ähnlichen, 1937 bei Greenfield gesehenen Fall.

Lfd. Nr.: 1722
Datum: 01.12.1943
von: Schneider, K
an: Hartmann, N
hs/ms: ms
+: +
Quelle: Marbach 83.511/19

„Arbeiten“ kann ich auch nicht recht. Das liegt einmal an der verhagelten Lage der Psychiatrie und dann daran, dass ich ihr eigentlich nichts mehr zu sagen habe. Es ist wieder die Stunde der Pathophysiologie“.

Lfd. Nr.: 1723
Datum: 08.01.1944
von: Rüdin, E
an: Nitsche, P
hs/ms: ms
+: +
Quelle: MPIP 131

„Im übrigen wird es ja jetzt wohl kaum einen großen Sinn haben, Berlin aktiv und dringlich mit den Fragen zu befassen, die unseren gemeinsamen Interessenkreis berühren...Ich denke, den Gedanken an eine Sitzung, und wenn es auch nur eine Arbeitstagung der Gesellschaft deutscher Neurologen und Psychiater wäre, müssen wir wohl bis auf Weiteres fallen lassen...Ich habe schon vor längerer Zeit Kollegen Heinze gebeten, mir einen Archiv-Artikel zu schreiben über Tatsache und Begründung eutanatischer [sic!] Maßnahmen bei den von ihm so gründlich untersuchten Kindern. Hat er das vergessen, oder darf das nicht veröffentlicht werden, oder will er es aus irgendeinem Grunde noch nicht?“

Lfd. Nr.: 1723a
Datum: 09.03.1944
von: Hallervorden, J
an: Nitsche, P
hs/ms: ms
+: -
Quelle: BA R 96 I - 2 (HD Dokum. T 1021, Roll 12 Nr. 127898) (H1274)

„Insgesamt habe ich 697 Gehirne erhalten einschl. derer, die ich einmal in Brandenburg selbst herausgenommen habe. Auch die aus Dösen sind mit einberechnet. Ein erheblicher Teil davon ist bereits untersucht, ob ich sie freilich alle histologisch genauer untersuchen werde, steht dahin“.

Lfd. Nr.: 1724
Datum: 15.06.1944
von: Spatz, H
an: Hallervorden, J
hs/ms: ms
+: -
Quelle: H 503

Ostertag wegen Organisation der Hirnpathologie. Will Mikrotome aus Buch haben, auf die Brandt ihn aufmerksam gemacht hatte. Link arbeitet über Pyocephalus. Mit Rössle vermieden, über Entzündung zu sprechen. Riechert, Neurochirurg in Nauheim, möchte Beziehungen zu Dillenburg aufnehmen

---

Lfd. Nr.: 1725
Datum: 23.06.1944
von: Hallervorden, J
an: Spatz, H
hs/ms: ms
+: -
Quelle: H 499

In Giessen Beziehungen zu Herzog und Böning ausgebaut. Bei Paediater Keller Mäuseversuche über Poliomyelitis. Mäuseencephalitis sehr ähnlich. Probleme mit Ostertag und dessen Ansprüchen auf Gehirne in Nauheim. Bustamante schrieb, dass das Institut Cajal Material von Enc. diss. haben möchte.

Lfd. Nr.: 1725a
Datum: 16.06.1944
von: Hallervorden, J
an: Spatz, H
hs/ms: ms
+: -
Quelle: H 501

Bericht über eine Tagung der Militärärztl. Akademie, auf der Wirth über Vergiftungen beim Militär sprach und einen umfangreichen Kampfstoffilm vorführte. Großes Interesse, lange Diskussion. Verbindungsaufnahmen mit dem Pathologen Herzog, dem Pädiater Keller und dem Psychiater Böning. Lob für H's Vortrag durch Generaloberarzt Schreiber.

Lfd. Nr.: 1726
Datum: 27.06.1944
von: Spatz, H
an: Hallervorden, J
hs/ms: ms
+: -
Quelle: H 496

„Bei Ostertag weiss man nie, wie man daran ist". Scheint Erlass weidlich auszunutzen. Hallervorden sagte dem Generalarzt, dass eine Zusamenarbeit mit Ostertag für ihn nicht infrage komme.

Lfd. Nr.: 1727
Datum: 28.06.1944
von: Spatz, H
an: Hallervorden, J
hs/ms: ms
+: -
Quelle: H 498

In Deutscher Forschungsanstalt Dach ausgebrannt. Anfrage Münchn. Mediz. Wsch. wegen Beziehungen zwischen Niemann-Pick-Krankheit, inf. am. Idiotie und Laurence-Moon-Biedl. Soll Hallervorden beantworten. Gruss von Scholz

Lfd. Nr.: 1728
Datum: 05.07.1944
von: Spatz, H
an: Hallervorden, J
hs/ms: ms
+: –
Quelle: H 494

Ostertag versichert, in Nauheim nicht sezieren zu wollen. Im September Dienstbesprechung der Neurologen u. Psychiater in Breslau geplant. Wilmanns wünscht für Nachruf auf Delbrück Arbeit aus Dillenburger Bibliothek. Keine Röntgenaufnahmen mehr erlaubt bei Rippenfrakturen. Mit Tönnis Ritterkreuz gefeiert. Hielt Vortrag zur Geschichte der Hirnforschung. Rössle und Apitz dabei. Kommandierung von Frau Lange zur Fertigstellung einer Sturge-Weber-Arbeit?

Lfd. Nr.: 1729
Datum: 06.07.1944
von: Vogt, O
an: Spatz,H
hs/ms: ms
+: –
Quelle: OVA 45

Angebot, bei Bombenschaden das Neustadter Institut als Ausweichstelle zu nutzen. Fragen: Wo hat Nissl die Worte „Polkörper“, „Kernkappe“, „Kernnapf“ zum erstenmal angewendet? Woher stammt das Wort „Basalkörper“ und vom wem „Kristalloid“ für die Vakuole?“ Bezieht sich auf Spielmeyer, wonach bei Fuchsin-Lichtgrün die Kernkappe rot und nicht wie die Nissl-Substanz grün erscheine.

Lfd. Nr.: 1730
Datum: 21.07.1944
von: Spatz, H
an: Hallervorden, J
hs/ms: ms
+: –
Quelle: H 492

Mahnung wegen Papierverbrauch

Lfd. Nr.: 1731
Datum: 11.08.1944
von: Spatz, H
an: Hallervorden, J
hs/ms: ms
+: +
Quelle: H 489

Dank für Empfang in Dillenburg. In Giessen Lindenberg getroffen, der drei neue Manuskripte hat. Einige phantastische Vorstellungen, die ich zu mildern hoffe. Nicht einverstanden mit Vorstellung, dass im Inneren grosser Herde Gliazellen wiederbelebt werden könnten. Dritte Arbeit über Klasmatodendrose bei 6 Erstickungsfällen (Flugunfall) und Höhentod. Damit nicht zufrieden. Experimentelle Kontrolle an Katzen mit Cajal-Methode nötig. Will mit Noell zusammenarbeiten

---

Lfd. Nr.: 1732
Datum: 08.09.1944
von: Spatz, H
an: Hallervorden, J
hs/ms: ms
+: –
Quelle: H 484

Spatz von Strughold nach München geschickt. Schwierige familiäre Bedingungen (Behelfsheim, 6 Kinder, kranke Frau, 3 Kinder von Grossmutter aus Schweiz zurückgeschickt wegen der dort grossen Gefährdung!). Kornmüller sucht Ausweichstelle in Göttingen bei Rein, für Timoféeff bei Henke.

Arbeit als kriegswichtig an Springerverlag. Schickt Arbeitsprogramm. Vermisst schmerzlich Aussprachen mit Hallervorden. Interessante, bisher nicht gesehene Bilder von Morbus Schüller-Christian

---

Lfd. Nr.: 1733
Datum: 12.09.1944
von: Hallervorden, J
an: Spatz, H
hs/ms: ms
+: -
Quelle: H 480

Welte hat Arbeit modifiziert nach Gespräch mit Hallervorden. Lauche musste 10% des Personals abgeben. Frau J. unentbehrlich als Photographin in Sonderstelle.

Lfd. Nr.: 1734
Datum: 18.09.1944
von: Spatz, H
an: Vogt, O
hs/ms: ms
+: -
Quelle: OVA 45

Bietet seinerseits Berlin-Buch als Ausweichstelle für Neustadt an, falls dies dort erforderlich. („Ehrenpflicht") Filiale in Dillenburg hat schon seit längerer Zeit Arbeit aufgenommen.

Lfd. Nr.: 1735
Datum: 19.09.1944
von: Schneider, K
an: Hartmann, N
hs/ms: ms
+: -
Quelle: Marbach 83.511/20

„Von dem großen Ganzen mag und kann man nicht schreiben. Wie lange wird es brauchen bis der deutsche Geist wieder Wirkung und Luft bekommt"?

Lfd. Nr.: 1736
Datum: 06.11.1944
von: Spatz, H
an: Vogt, O
hs/ms: ms
+: -
Quelle: OVA 45

Schickt Manuskript über Zwischenhirn und Sexualfunktionen zur Aufbewahrung, da Druck derzeit nicht möglich. Bitte um Stellungnahme zu Arbeit von Brockhaus und der Frage, ob es richtig ist, einen Nucleus infundibularis vom Nucl. ventromedialis abzutrennen. Gruner, an Gefangenenlazarett eingesetzt, hat mitgearbeitet (Guillain-Schüler), wird hochgeschätzt. Frage, ob berechtigte Nennung als Mitautor diesem schaden könne.

Lfd. Nr.: 1737
Datum: 11.11.1944
von: Spatz, H
an: Vogt, O
hs/ms: ms
+: -
Quelle: OVA 45

Verweist auf Nissls Nomenklaturarbeit von 1895, aber auch auf frühere Arbeit von 1894 mit Erwähnung der Kernkappen. Antwort auf andere Fragen Vogts zu Kristalloid, Kernfalten, (Spielmeyer),

Kernnapf (=Kernkappe), Basalkörper (=Verzweigungskegel"). Nach Spatz Kernauflagerungen. Besitzt die nicht im Druck erschienene Dissertation Nissls mit Magentarotfärbung der NZ

Lfd. Nr.: 1738
Datum: 23.11.1944
von: Hallervorden, J
an: Spatz, H
hs/ms: ms
+: –
Quelle: H 476

Festschrift für Handloser kann nicht gedruckt werden, soll laut Randerath als Manuskriptsammlung überreicht werden. Darüber gar nicht entzückt. Kommandierung von Gaupp beantragt. „Allerliebster" Artikel von Bostroem über die Pubertätsentwicklung. Hören das Rollen der Fernkampfbatterien. Kann mit der Arbeit von Klaue wenig anfangen, wenn ich sie nicht ganz lesen kann. Neue Dauernekrosen aus Zysten. Nie gesehen. Einzelarbeiten über Kriegsverletzungen sollten als Buch zusammengefasst werden.

Lfd. Nr.: 1739
Datum: 29.11.1944
von: Spatz, H
an: Hallervorden, J
hs/ms: ms
+: –
Quelle: H 474

Kihn erzählte Interessantes über ETA Hoffmann. Fonds gesichert. Erwartet Klaue. Tönnis will Lehrbuch mit Darstellung der Hirn- und Rückenmarks-Verletzungen herausgeben. Hierzu Pathologie durch Spatz u. Hallervorden geplant. Beunruhigt wegen Freiburg nach Gespräch mit Peters. Vortrag in Jena gut gelaufen, mit Kihn und Heinlein gesprochen. Mit Hübner Gaucherfälle erörtert. Idee zu einem interessanten Fall gemeinsam mit Linzbach. Sexualarbeit ungewöhnlich reichhaltig

---

Lfd. Nr.: 1740
Datum: 08.12.1944
von: Jung, R
an: Zülch, K J
hs/ms: ms
+: –
Quelle: UAFR C92/242

Nach Bombenabgriff auf Freiburg. Nervenklinik weitgehend verschont. „Ich habe mit Staunen und Bewunderung aus Ihren Arbeiten ersehen, dass Sie als Regimentsarzt noch wissenschaftlich arbeiten konnten. Wenn ich auch nur Bataillonsarzt war, so habe ich dies nicht fertiggebracht. Ich habe lediglich einmal einen Bericht über nervenärztliche Erfahrungen als Truppenarzt gemacht... [Ihre] Einteilung der Nervenschuss-Schmerzen finde ich gut und brauchbar. Meine Kausalgie-Erklärung scheint sich jetzt nach anfänglichem Widerstreben doch bei den Meisten durchzusetzen. Schade, dass Sie Ihre Selbstversuche mit Histamin nicht ausgebaut haben.... Hier habe ich mit zwei Doktoranden eine Reihe experimenteller und elektrophysiologischer Untersuchungen über die vegetativen Ausfalls- und Reizerscheinungen bei Nervenschussverletzungen und Kausalgien mit meinem Apparat durchgeführt, die recht interessante Ergebnisse ergaben; aber zur Ausarbeitung bin ich nicht gekommen. Das muss für ruhigere Zeiten liegen bleiben".

Lfd. Nr.: 1741
Datum: 08.12.1944
von: Müller, E
an: Jung, R
hs/ms: ms
+: +
Quelle: UAFR C92/242

5-seitiger Brief ausgehend von den Verhältnissen in den Hirnverletzten-Lazaretten. „Von dem einen Extrem, das in München von Wollny betrieben wird – der die Pat. nach einer sehr oberflächlichen, kurzen neurologischen Untersuchung zur Entlassungsstelle entsendet – bis zum Verfahren von

Weizsäcker - der die Leute mindestens zwei Jahre im Lazarett lässt und erst eine Arbeitserprobung von 1 Jahr vorliegen muss, ehe Entlassung erfolgt - sind alle Schattierungen vorhanden". Zum Schicksal von Kleist, v. Stockert u. a. Bay „hat den interessanten Fall von Goldstein - den wir ja in Frankfurt untersuchen wollten - nachuntersucht und als reinen Tressurfall [sic!] entdeckt. Auch Isserlin hat in seinen Nachuntersuchungen über die Goldsteinschen Auffassungen der Denkstörungen bei Sprachgeschädigten ganz andere Ergebnisse bekommen. Man steht doch da plötzlich vor einer sehr argen Enttäuschung. Leute wie Goldstein mit einem enormen wissenschaftlichen Ruf und einer bestechenden Dialektik sind meinetwegen bewusst oder unbewusst irgendwelcher Theorienbildung erlegen. Man erlebt doch immer wieder, wie gerade Neurologen sich der Psychologie zu sehr verschreiben, sodass sie in die Schönrederei hineingeraten, zu sehr ins Theoretisieren kommen und exakte Untersuchungstechnik vernachlässigen... Z. B. halte ich es für einen Irrtum von Goldstein, wenn er bei Occipitalgeschädigten, neben der optischen speziellen Schädigung, eine schwere Grundstörung im Sinne einer allgemeinen Persönlichkeitsstörung fordert, diese sogar in den Vordergrund stellt". Sehr kritisch zu Weizsäcker, seiner Schule und zur Ganzheitspsychologie.

Lfd. Nr.: 1742
Datum: 12.12.1944
von: Hallervorden, J
an: Spatz, H
hs/ms: ms
+: -
Quelle: H 470

Schickt Arbeit. Oligodendrogliom-Besonderheit mit Schleimproduktion. Will dem nachgehen ebenso wie der mukoiden Degeneration Krückes. Besonderer Zerfall der Markscheiden? Merkwürdig ein Tumor mit so wenig tumorartigen Erscheinungen beginnend, eigentlich nur regressiv, später wie ein Krebs das Parenchym auffressend. Schon von Zülch beschrieben, der aber die Beziehung zu den Markscheiden vernachlässigt. Fand bei einem Jungen winziges Oligodendrogliom als Nebenbefund

---

Lfd. Nr.: 1743
Datum: 13.12.1944
von: Hallervorden, J
an: Spatz, H
hs/ms: ms
+: -
Quelle: H 469

Im Buch von Clara melaninhaltige Zellen im N. supraopticus erwähnt. Nie gesehen

---

Lfd. Nr.: 1744
Datum: 18.12.1944
von: Hallervorden, J
an: Spatz, H
hs/ms: ms
+: -
Quelle: H 468

Aufsatz von Riedel (Der Biologe 1940) mit niederträchtigen Äußerungen über Luxenburger gefunden. Ging L. deshalb?

Lfd. Nr.: 1745
Datum: 20.12.1944
von: Spatz, H
an: Hallervorden, J
hs/ms: ms
+: -
Quelle: H 472

Entschieden für Dillenburg, gegen Friedrichsroda. Klaue abgefahren. Marburgs Darstellung durch Klaue verbessert. Arbeit v. Baghs in Abschrift für Luers. Büchner geht es besser. Ausser ihm im Institut niemand verletzt. Schaden gross.

Lfd. Nr.: 1746
Datum: 21.12.1944
von: Hallervorden, J
an: Spatz, H
hs/ms: ms
+: –
Quelle: H 466

Frau Luers referierte gut über Aphasie bei M. Pick. Heberer und Weinert mit Beitrag über Hirnentwicklung einverstanden. Etwas für Spatz? Sonst Grünthal („Aber das geht doch nicht"), und Gerlach? Überarbeitetes Manuskript von Eicke jetzt „recht hübsch". Erleichtert durch die neue Offensive.

Lfd. Nr.: 1747
Datum: 03.01.1945
von: Spatz, H
an: Hallervorden, J
hs/ms: ms
+: –
Quelle: H 461

Machte Clara aufmerksam, dass er den Hypophysenstiel als -gang bezeichnet habe, was er zugab. Zu Heberers Buch über die Evolution der Organismen müsste ein Kapitel über Schädel- und Hirnentwicklung zugefügt werden. Welche Abschnitte sind spezifisch menschlich, was weiss man über ihre Entwicklung bei Frühformen. Dabei Hinweis auf M. Pick, auch auf Arbeiten von Tiedemann und Flechsig. Solche Arbeit läge in der Richtung, die ich mir für die Nachkriegszeit vorgenommen habe. Gerlach kommt während des Krieges nicht in Frage. Schultz zu sehr mit politischen Aufgaben belastet. Bitte um Stellungnahme zur Arbeit Klaue durch Hallervorden, Noetzel und Welte. Hat alte Arbeit über Rückenmarks-Durchschneidung wiedergelesen und gut gefunden. Verweist auf gute Arbeit von Henneberg über Regeneration der Hinterwurzeln. Das Wagenseilsche Institut in Gießen zerstört. Eicke sollte Hallervorden in Dillenburg ablösen, dieser zurück nach Berlin. Noetzel sollte zur Besprechung eines Manuskriptes nach Berlin kommen.

Lfd. Nr.: 1748
Datum: 03.01.1945
von: Hallervorden, J
an: Spatz, H
hs/ms: ms
+: –
Quelle: H 463

Gefahr durch westl. Offensive. Hat Brief von Metz. Ammermann in hirnchirurg. Lazarett. Versorgungsprobleme mit Kartoffeln u. a. Besser, Angehörige aus noch sicheren Gebieten zu beurlauben? Spatz sollte hierher. Timofféef könnte Institut auch allein leiten.

Lfd. Nr.: 1749
Datum: 04.01.1945
von: Schneider, K
an: Hartmann, N
hs/ms: ms
+: +
Quelle: Marbach 83.511/21

„Ich gehöre sicher nicht zu denen, die meinen, aus Wissenschaft müsse immer unmittelbar etwas für das „Leben", vollends für das aktuelle Leben herausspringen"… Zu „Naturphilosophie und Anthropologie". „Ich kann der Gemeinschaft und der Geschichte zum mindesten nicht im gleichen Sinne Realität zuerkennen wie dem Individuum. Was in ihnen real ist, das sind eben die Individuen und das von ihnen Objektivierte. Objektivierter „Geist" möchte ich der idealistischen Tradition wegen nicht sagen. Denn das ist eben selbst kein Geist, es ist „gefrorener" Ausdruck der Individuen, der von anderen Individuen „aufgetaut", d. h. gelesen und verstanden werden kann. Mit dieser Meinung hängt unmittelbar zusammen, dass ich eben im „Geist“ etwas Psychologisches sehe: eine Seite des Seelischen mit besonderen Funktionen und Möglichkeiten. Auch wenn ich die von Ihnen an den geistigen Phänomenen aufgezeigten Kategorien voll anerkenne, so kann ich doch nicht mitmachen, dass Sie in ihnen etwas Reales sehen. Das Reale (in der Welt) geht für mich nicht über die Schicht des Seelischen hinaus“

Lfd. Nr.: 1750
Datum: 15.01.1945
von: Hallervorden, J
an: Spatz, H
hs/ms: ms
+: -
Quelle: H 459

Artikel über Phylogenese des Gehirn für Heberers Buch zu schreiben? Arbeit von Klaue gefällt gut. Keine Absicht, nach Berlin zurückzukehren. „So würde ich es auch für inopportun halten, Herrn Eicke hierher zu dirigieren, weil ich mir vorstelle, dass es dann hier leicht zu ungemütlichen Reibereien kommen könnte“.

Lfd. Nr.: 1751
Datum: 17.01.1945
von: Hallervorden, J
an: Spatz, H
hs/ms: ms
+: -
Quelle: H 456

Nach Klaue ist Spatz der Meinung, dass bei Rindenprellungsherden außer der Zerreißung von Blutgefässen eine mechanische Zerstörung des Hirngewebes eine Rolle spiele und außerdem die Thixotropie. Diese mechanische Zerstörung ist ja nichts anderes als die gesteigerte Thixotropie. Meine Meinung also nicht so abwegig wie Peters meint. Peters hat meine Auffassung missverstanden. Wollte Becker auf eine Bemerkung von Anton über die Carotisunterbindungsversuche von Wagner v. Jauregg hinweisen.

Lfd. Nr.: 1752
Datum: 21.01.1945
von: Schneider, K
an: Hartmann, N
hs/ms: hs
+: -
Quelle: Marbach 83.511/22

Zur Besetzung Münchens und des Schwabinger Krankenhauses sowie zur Flucht Hartmanns in den Westen (Göttingen). Nahm Ruf nach Heidelberg an. „Versuchen wir, die Flamme des deutschen Geistes weiterzugeben, damit sie nicht erlischt“.

Lfd. Nr.: 1753
Datum: 23.01.1945
von: Hallervorden, J
an: Spatz, H
hs/ms: ms
+: -
Quelle: H 454

Sucht Wege, Noetzel zu halten. Finanzierungsfonds ist zu sichern. Erstaunt, im „Völk. Beob.“ den Hirn-Artikel zu finden. Hat selbst ähnliche Gedanken über Leib-Seele-Problem. Schicksal Ostpreußens bewegend. Aufsatz über traumatische Gliome angekommen?

Lfd. Nr.: 1754
Datum: 26.01.1945
von: Spatz, H
an: Hallervorden, J
hs/ms: ms
+: –
Quelle: H 447

Welte glücklich eingetroffen. Stellung in Dillenburg möglichst halten, um Fortbestand des Institutes zu gewährleisten. Von Artikel im „Völk. Beobachter" bringt Welte Separata mit. Oligodendrogliomarbeit mit grossem Interesse gelesen, will mit Rössle sprechen. Bei Rindenprellungsherden nähere ich mich Ihrer Thixotropie-Hypothese. „Hier ist freilich noch vieles unklar und man müsste neue Experimente ausführen... Was wird aus Ostpreußen, was wird aus uns?"

Lfd. Nr.: 1755
Datum: 01.02.1945
von: Spatz, H
an: Hallervorden, J
hs/ms: ms
+: –
Quelle: H 452

Kiste mit Forschungsmaterial abgegangen. Darin Manuskript von v. Bagh. Mit Verlegung nach Dillenburg zu rechnen. Schwere Verantwortung.

Lfd. Nr.: 1756
Datum: 15.02.1945
von: Hallervorden, J
an: Spatz, H
hs/ms: ms
+: –
Quelle: H 450

Bittet um Zustimmung, Frl. Hupfer zu Krücke zu schicken. Sie möchte aus persönlichen Gründen hier weggehen.

Lfd. Nr.: 1757
Datum: 20.02.1945
von: Spatz, H
an: Hallervorden, J
hs/ms: ms
+: –
Quelle: H 445

Krücke sucht in Ischl ausgebildete Kraft. Spatz will Hupfer nicht freigeben. Luftwaffe muss aber einschränken und kann Mitarbeiter abgeben. Link will bei Singer (Luftgaupathologe) oder bei Scholz Ausweichstelle aufmachen. Scholz ist im Chiemgau mit Ausweichstelle. In München nur Jahnel, der Link freundlich aufnahm. Generalverwaltung hat Institut in schmählicher Weise im Stich gelassen („nicht kriegswichtig"). Eicke an der Südostfront als Truppenarzt. Apitz in Berlin bei Bombenangriff umgekommen. Hier nur noch Noell.

Lfd. Nr.: 1758
Datum: 01.03.1945
von: Hallervorden, J
an: Spatz, H
hs/ms: ms
+: –
Quelle: H 441

Sehr betrübt über Tod von Apitz. Wilke meldet glückliche Flucht nach Görlitz, Volland hat Fuss gebrochen, ist aber offenbar herausgekommen. Tieffliegerangriffe. Noch nichts von Rössle über Oligodendrogliomarbeit gehört. Pflegt sonst sofort zu schreiben. Bei Katalogisierung der privaten Spatzbücher auf Lenards Deutsche Physik gestossen. „ein äusserst schnurriges Buch". Nachricht von Herzog. Institut beschädigt.

Lfd. Nr.: 1759
Datum: 05.03.1945
von: Spatz, H
an: Hallervorden, J
hs/ms: ms
+: -
Quelle: H 436

Kornmüller in Göttingen, Noell wird folgen. Gremmler und Biebricher in Ischl. Link mit 3 MTA in München. Ausweichstelle bei Scholz durch Entgegenkommen von Jahnel. Denke, in einiger Zeit dorthin zu gehen. Patzig will Lazarett und Sonderstelle abtransportieren. Genet. Abt. bleibt. Kisten des zivilen Institutes ohne Transporterlaubnis. 3 Kisten mit Manuskripten und wertvollstem Forschungsgut in München bzw. unterwegs. Frau Hoffmann mit Nachrichten von Spatz geschickt. Legt keinen Wert auf Würzburg.

Lfd. Nr.: 1760
Datum: 09.03.1945
von: Gruhle, H W
an: Jaspers, K
hs/ms: ms
+: -
Quelle: Marbach Nachlass Jaspers

Zur Neuauflage der Jasperschen Allgemeinen Psychopathologie. „Es hätte mich natürlich sehr gefesselt, Ihre heutigen Meinungen über psychiatrische Probleme zu hören, über die wir uns vor einem Menschenalter den Kopf zerbrochen haben. Meine Meinungen haben sich inzwischen nicht wesentlich gewandelt, aber Sie selbst werden ja das Manusk. ganz umgestaltet haben, hoffentlich nicht so, dass es in Zukunft für den psychiatrischen Fachmann zu schwierig geworden ist. Wenn ich selbst immer wieder einmal auf das stosse, was man moderne Philosophie nennt, und wofür ausser Ihnen immer Heidegger und Nic Hartmann angeführt werden, so steigert sich leider, wenn sich der Tag geneigt hat, immer mehr meine Hilflosigkeit. Nichts scheint mir verbindlich, nichts förderlich. Augenblicklich stosse ich wieder auf solche Gedanken bei der Lektüre von Bollnows Stimmungen. Literatur!... Ein sich selbst beständig in Frage stellen, wird von mir offenbar missverstanden als eine grundsätzliche Skepsis. Obwohl ich aber ein solches Missverständnis annehme, kann ich keine andern Gedanken an die Stelle setzen. Ich habe immer erstaunt zugehört, wenn etwa Kurt Schneider oder jemand anders, den ich nicht für klüger halte als mich selbst, über Existenzialphilosophie redeten. Ich habe nie verstanden, was das ist. Aber mir ist etwas bange, wie das dann bei Leuten sein soll, die weniger über solche Probleme nachgedacht haben als ich. Ich habe schon mit den Zeiten, in denen ich noch Windelbands Seminar besuchte, immer angenommen, dass es Leute gibt, die sofort alles verstehen und über alles vollkommen fehlerfrei reden können, und die doch von nichts eine Ahnung haben. Aber es kann ja auch sein, dass bei mir da etwas verschüttet ist".

Lfd. Nr.: 1761
Datum: 07.03.1945
von: Spatz, H
an: Hallervorden, J
hs/ms: ms
+: -
Quelle: H 435

Oligodendrogliom-Arbeit an Archiv gegeben, da Rössle durch Tod von Apitz sehr bekümmert. Manuskript „Gehirn und Seele" mit grossem Interesse gelesen. Ein Jammer, dass wir uns über diese Dinge nicht unterhalten können.

Lfd. Nr.: 1762
Datum: 10.03.1945
von: Hallervorden, J
an: Spatz, H
hs/ms: ms
+: –
Quelle: H 434

Bombenalarme u. -schäden auch in Dillenburg. Noetzel hilft sehr. Sorge, dass Noetzel und Welte sowie Hilfspersonal eingezogen werden. Welte große Hilfe. Tönnis unerwartet zu Besuch. Überströmende Vitalität. Wissenschaftlich sehr interessiert. Versuchte, Film vorzuführen. Erschütternde Schilderungen von Flüchtlingen

---

Lfd. Nr.: 1763
Datum: 13.03.1945
von: Hallervorden, J
an: Spatz, H
hs/ms: ms
+: –
Quelle: H 438

„Sie sind der einzige Mensch ausser meiner Familie, an dem ich restlos hänge". Fürchtet, Spatz nicht wiedersehen zu können. In ewiger Abschiedsstimmung. „Gehirn und Seele" schwebt mir in einer neuen Fassung vor. Wo ist Frau Luers geblieben, wo geht Patzig hin? Schwerer Bombenangriff auf benachbarte Adolfshütte.

Lfd. Nr.: 1764
Datum: 14.03.1945
von: DeCrinis, M
an: Nonne, M
hs/ms: ms
+: –
Quelle: StAHH

Dank für anerkennende Worte zu seinem Buch. „Ich erinnere mich an die Tagung 1924 in Innsbruck, wo Hoche und Gruhle vor den Naturforschern, Kleist und Bumke vor den Neurologen über dieses Thema sprachen. Der Vortrag Hoches ein ausgesprochenes Ignoramus und Ignorabimus, das Referat Gruhles nicht viel besser. Kleist stellte damals die Rindenpathologie zu stark heraus und Bumke erging sich in schönen Redensarten. Das Gesamtergebnis war also negativ und für alle Teilnehmer, die sich für das Problem interessierten, deprimierend. Ich habe damals mit Anton Fühlung aufgenommen, und er hatte mich auf Meynert aufmerksam gemacht".

Lfd. Nr.: 1765
Datum: 18.04.1945
von: Jung, R
an: Büchner, F
hs/ms: ms
+: -
Quelle: UAFR C92/242

Im Zusammenhang mit seinen Kausalgieuntersuchungen und neuen Erkenntnissen über die Funktion heller Zellen als Chemorezeptoren Frage nach den vor allem an den Fingerkuppen zahlreichen Glomus cutanés (Masson). Regt Untersuchungen an, wobei er eher Histamin als Acetylcholin als Mittler annimmt.

Lfd. Nr.: 1766
Datum: 25.05.1945
von: Spatz, H
an: Hallervorden, J
hs/ms: ms
+: -
Quelle: H 431

Link und Lindenberg bei Spatz.

Lfd. Nr.: 1767
Datum: 15.06.1945
von: Hallervorden, J
an: Spatz, H
hs/ms: ms
+: -
Quelle: MPGA II 1A Pers. Hallervorden/10

„Das war wohl die größte Überraschung meines Lebens, als ich gestern Abend aus meinem Zimmer geholt wurde und mir Dr. Alexander sagte, dass er einen Brief von Ihnen und Grüße mitbrächte. So weiß ich nun endlich dass es Ihnen gut geht und dass Sie am Leben sind und überdies hinaus, scheint mir ja seine Mission von wesentlicher Bedeutung für die Fortdauer unseres Institutes zu sein.... Eine Überblick über unsere Verhältnisse werde ich in einem Briefe der Kaiser-Wilhelm-Gesellschaft mitteilen, da Herr Alexander nach Göttingen weiterfährt. Es ist ungeheuer wertvoll, dass wir diese Möglichkeit der Kommunikation besitzen und ich habe ihm rückhaltlos unsere Verhältnisse dargelegt. Wir haben uns sehr lange unterhalten gestern und ich erwarte ihn in einer Stunde, um mit ihm weiterzuarbeiten. Es ist eine ganz besondere Freude, in ihm einen sachverständigen Mann zu finden und so können wir uns wieder einmal richtig über Präparate aussprechen

---

Lfd. Nr.: 1768
Datum: 30.07.1945
von: Kornmüller, A E
an: Spatz, H
hs/ms: hs
+: -
Quelle: Ed/Spatz 3425

Aus Göttingen. Selbach in Bad Pyrmont, Noell in Treysa. Keine Nachricht von Strassburger. Besuch von Matthews

---

Lfd. Nr.: 1769
Datum: 15.08.1945
von: Hess, W R
an: Jung, R
hs/ms: ms
+: -
Quelle: UAFR C92/242

Über die Schweiz während der Kriegszeit. Besuch von O'Brien (Rockefeller Foundation), der Hilfe in Aussicht stellte. Schwierigkeiten von Publikationen und beim Austausch von Arbeiten

---

Lfd. Nr.: 1770
Datum: 05.09.1945
von: Hallervorden, J
an: Spatz, H
hs/ms: ms
+: -
Quelle: H 424

Patzig hat Lazarett mit Gerlach u. Rosenhagen in Schleswig. Entlassung von Mitarbeiterinnen, weil Beschränkung auf einen Stock notwendig aus Geldmangel. US-Army will Hotel beschlagnahmen.

Hupfer zu Telschow geschickt, nicht angetroffen. Umzug in benachbarte Villa möglich. Von Noetzel und Welte nichts zu hören. Dr. Koch, Assistent von v. Verschuer, will aus Frankfurt hierher kommen. Hoffe auf Krücke. Vorschlag an Spatz, hierher zu ziehen. Nach Besuch von Lindenberg Besuch von Friedrich; ist vorläufig bei Lauche in Frankfurt. Ein Major der Militärregierung war da. Überlegungen zum künftigen Sitz des Institutes. Gerüchte über Auflösung der Kaiser-Wilhelm-Gesellschaft.

Lfd. Nr.: 1771
Datum: 22.10.1945
von: Selbach, H
an: Hess, W R (Zürich)
hs/ms: ms
+: –
Quelle: Ed/Spatz 3426

Bitte um Intervention zugunsten des in US-Gefangenschaft liegenden Spatz. Hess in der Lage, „die Verdienste und besonders auch die unantastbare innere Haltung meines Lehrers zu würdigen“. Bittet um Anschrift von Hiller in gleicher Absicht.

Lfd. Nr.: 1771a
Datum: 12.11.1945
von: Schwenninger, A
an: Gruhle, H W
hs/ms: hs
+: –
Quelle: MPIP Nachlass Gruhle

Aus Wiesloch. Lernte im amerikan. Gefangenenlager eine Reihe von Feldmarschällen und Männern aus Hitlers engster Umgebung kennen. Zur Krankheit Hitlers auf Grund von deren Angaben: „Z[u] H[itler] steht fest, dass der Symptomenkomplex, dessen Veröffentlichung Wilmanns s. Z. seine Absetzung eintrug, seit Juli 1944 grob sichtbar in Form eines grobschlägigen Tremors im linken Arm zusammen mit einer Parese des re Beines u. d. re. Gesichtshälfte wieder in Erscheinung getreten war. Interessant war auch, dass der Leibarzt tgl. 5 Inj. Testoviron verabreichte, um die für das Auftreten in der Öffentlichkeit notwendigen Lebensgeister zu wecken“.

Lfd. Nr.: 1772
Datum: 18.11.1945
von: Spatz, Frau
an: Hallervorden, J
hs/ms: hs
+: –
Quelle: H 423

Scheussliche Geschichte! Orthner wird Näheres schreiben. Will alles versuchen, Hugo herauszukriegen

---

Lfd. Nr.: 1772a
Datum: 17.12.1945
von: Stertz, G
an: Nonne, M
hs/ms: hs
+: –
Quelle: Stertz

„Schon geht auch das böseste Katastrophenjahr unserer Geschichte zu Ende, die Liquidation dieses beispiellosen Irrwegs, in den ein monomaner und verbrecherischer Pseudoführer ein großes Volk hineingegaukelt hat. Ein Neuanfang nach einer Sintflut wäre wohl leichter als ein Aufbau dieses Ruinenfeldes. Und doch dürfen wir ja nicht aufhören zu hoffen“.

Lfd. Nr.: 1772a
Datum: 27.12.1945
von: Stöhr, Ph
an: Gruhle, H W
hs/ms: hs
+: –
Quelle: MPIP Nachlass Gruhle

Zu dem stark NS-belasteten Psychiater Pohlisch, der sich mit Krankheit Untersuchungen entzog. „Den von Pohlisch vergötterten Rüdin haben die Schweizer, wie mir vor ein paar Tagen Nägeli sagte, das Schweizer Bürgerrecht entzogen und ihn aus dem Schwyzer Freiheitsboden verjagt. Sehr mit Recht!"

Lfd. Nr.: 1773
Datum: 20.01.1946
von: Hartmann, N
an: Schneider, K
hs/ms: ms
+: –
Quelle: Marbach 83.512/18

In Göttingen untergekommen unter Zurücklassen aller Bücher, Möbel usw. „Wichtiger als alles war mir die Freiheit der Lehre, in der allein ich wirken kann" Nur das Manuskript über die „Aesthetik" gerettet.

Lfd. Nr.: 1774
Datum: 24.03.1946
von: Schneider, K
an: Hartmann, N
hs/ms: hs
+: –
Quelle: Marbach 83.511/24

Aus Heidelberg. „So sehr viel Begeisterung habe ich nicht für das Haus: Ich bin schon in dem Stadium des älteren Psychiaters, in dem man übergenug Geisteskranke und Abnorme gesehen und sie eigentlich satt hat"

Lfd. Nr.: 1775
Datum: 30.04.1946
von: Hartmann, N
an: Schneider, K
hs/ms: ms
+: –
Quelle: Marbach 83.512/20

Über den Suizid des Anglisten Herbert Schöttler. Fragt nach dem Besuch des jungen Dr. M. und über dessen Arbeit

---

Lfd. Nr.: 1776
Datum: 04.05.1946
von: Kornmüller, A E
an: Spatz, H
hs/ms: ms
+: –
Quelle: Ed/Spatz 3427

Hess, Hiller und M. Planck setzten sich für Spatz ein. Bemüht, die alte Hirnforschung in Göttingen wieder aufzubauen. Ewald einverstanden. Hallervorden noch in Dillenburg. Patzig noch in Schleswig., Tönnis in Bochum-Langendreer. Kornmüller sprach in Göttingen immer für das ganze alte Institut, was zu Komplikationen mit Orthner führte, der für die Spatzsche Abteilung sprechen wollte. „Das ist natürlich unmöglich und schadet unserem Ansehen".

Lfd. Nr.: 1777
Datum: 04.05.1946
von: Schneider, K
an: Hartmann, N
hs/ms: hs
+: –
Quelle: Marbach 83.511/25

Die Arbeit von M. kann nur den Schwankenden, nicht den Analytiker überzeugen. Und dieser hat ja die infame Handlungsweise der persönlichen Verdächtigung: Wer anderer Meinung ist, verdrängt irgendwelche „Komplexe" und ist eben ein „Neurotiker". Da gibt es eigentlich keine Diskussion... Die theologischeVerunreinigung bis zum „conscientiellen" (constientia) Gottesbeweis behagt mir nicht und zudem ist das nicht neu. Es schadet auch eher der Sache, – man wittert den homo religiosus und denkt „aha!". Nicht als ob mir M's Position nicht liegen würde. Aber er entwickelt eine Scholastik, die das Ontologische direkt auf das Theologische hinführt. Das finde ich peinlich.... Mir ist diese Sache ganz lieb, denn hier ist eine maßlose analytische Bewegung... – entweder die Psychoanalyse oder die schwärmende Existentialmystik.

Lfd. Nr.: 1778
Datum: 06.05.1946
von: Hallervorden, J
an: Spatz, H
hs/ms: ms
+: -
Quelle: Ed/Spatz 3429

Freude über Karte vom 18.4.; Welte hält in Bonn Vorlesungen, Noetzel noch in US-Gefangenschaft. „Die gegen das Institut und gegen mich erhobenen Anschuldigungen im Nürnberger Prozess, von denen Sie gehört haben werden, sind nach einer Mitteilung (mündlichen) der Militärregierung hier als falsch erkannt worden, eine schriftliche Bestätigung habe ich noch nicht". Lindenberg war auf Durchreise hier, ebenso Patzig. Arbeitet in Schleswig mit Rosenhagen und Gerlach. Peters Dozent in Bonn, Eicke und Wilcke noch in russ. Gefangenschaft, Luers in Düsseldorf, Bodechtel abgesetzt, Zülch noch in Hamburg, aber abgesetzt, will später zu Tönnis. Als Mitarbeiter bei Hallervorden Hübner (Pathologe aus Jena) und Koch (von v. Verschuer) Krücke z. Zt. hier mit Frau.

Lfd. Nr.: 1779
Datum: 31.05.1946
von: Hallervorden, J
an: Spatz, H
hs/ms: ms
+: –
Quelle: Ed/Spatz 3430

Hat „soeben vom Gericht in Nürnberg einen Brief bekommen des Inhaltes, dass die Dinge so wie sie in der Nürnberger Zeitung gestanden haben, unrichtig sind. Dass aber das Gericht beim besten Willen sich nicht darauf einlassen könnte, alle nebenbei in diesem Prozess vorkommenden Angelegenheiten genau nachzuprüfen. Insbesondere auch nicht die Missverständnisse, die in der Presse referiert werden". Personalprobleme mit Gehaltszahlungen.

Lfd. Nr.: 1780
Datum: 08.06.1946
von: Hallervorden, J
an: Spatz, Frau
hs/ms: ms
+: –
Quelle: Ed/Spatz 3431

Von Orthner Nachricht, dass sie aus Haus vertrieben. Kurze Information über Situation der KWG und Telschows Verhandlungen mit brit. u. am. Dienststellen. Situation in Göttingen ungeklärt, daher Warnung dorthin zu ziehen. Rat, in München zu bleiben. Institutsverlegung nach Marburg kommt nicht in Frage, weil Kretschmer dort, der kein Interesse an Anatomie hat. Auch Villinger aus Breslau dort.

Lfd. Nr.: 1781
Datum: 10.06.1946
von: Selbach, H
an: Kommandanten des USA-Zivil-Internierungslagers Garmisch-Partenkirchen
hs/ms: ms
+: -
Quelle: Ed/Spatz 3432

Bietet Austausch mit Hugo Spatz an. Habe selbst als Nichtarier seit 1939 durch Spatz großzügige wiss. Förderung erhalten. Durfte auch in schwierigsten Situationen durch meine damals als Belastung und Gefährdung angesehene Abstammung seinen Schutz und Rat geniessen. Unzweideutige Meinungsäusserungen über die politischen und lebensanschaulichen Grundsätze. Wiederholt und inständig gewarnt. Spatz hatte ihn trotz Kenntnis seiner antinazistischen Haltung und seiner Unterstützung verfolgter Juden gedeckt.

Lfd. Nr.: 1782
Datum: 12.06.1946
von: Spatz, H
an: Hallervorden, J
hs/ms: ms
+: -
Quelle: Ed/Spatz 3433

Kurz vor Pfingsten freigekommen. Jetzt in der Kraepelinstr (DFA f. Psychiatrie München). Haus der Mutter beschlagnahmt. Besuch von Löwenthal, einem Bekannten von Alexander. Will Hallervorden besuchen

---

Lfd. Nr.: 1783
Datum: 16.06.1946
von: Spatz, H
an: Welte, Ed
hs/ms: ms
+: -
Quelle: Ed/Spatz 3434

Kurzer Bericht über Gefangennahme. Zweifelhaft, ob das Arch. für Psychiatrie weitergeführt wird. Anfrage wegen „Persilschein". „Jetzt aber beginnt erst die Entnazifizierug, denn ich bin 1938 – im Jahr des Vertrages von München, von dem wir Irrenden den Frieden erwarteten – in die Partei eingetreten. Ich bin in der mir peinlichen Lage, Entlastungszeugnisse sammeln zu müssen

---

Lfd. Nr.: 1783a
Datum: 29.06.1946
von: Gaupp, R
an: Gruhle H W
hs/ms: hs
+: -
Quelle: MPIP Nachlass Gruhle

„Es gibt noch kein freies, offenes und mutiges demokratisches Denken wie es die guten Amerikaner und Engländer haben. Wir sind noch nicht reif, auch moralisch nicht, es gibt bereits eine Korruption auf politischer Grundlage. Wahlschacher, Ämterschacher macht sich bemerkbar... Wir bleiben Menschen, sündige Menschen. Peccatus intra muros et extra".

Lfd. Nr.: 1784
Datum: 13.07.1946
von: Spatz, H
an: Ewald, G
hs/ms: ms
+: -
Quelle: Ed/Spatz 3434a

Dank für Fürsorge. Traf hier Orthner. Sprach in Marburg Villinger. Gewisse Möglichkeiten dort.

Lfd. Nr.: 1785
Datum: 15.07.1946
von: Spatz, H
an: Beringer, K
hs/ms: ms
+: -
Quelle: Ed/Spatz 3435

Dank und Information. Kornmüller in Göttingen, Hallervorden in Dillenburg. Bitte um „Persilschein" über die Jahre 1932–33. Adresse von Spatz unter Strughold, (AAF Aero Medical Center Heidelberg). „Ob wir jemals wieder unsere Herzen öffnen können? Gibt es überhaupt Worte, um das auszudrücken, was wir äusserlich und innerlich erlebten? Wenn mir der Kampf ums Dasein Musse lässt, bewegt mich der Gedanke der progressiven Evolution des menschlichen Gehirns... Es erscheint mir tröstlich, dass es bestimmte Anhaltspunkte dafür gibt, dass dieses so unvollkommene Werkzeug doch noch offenbar den Keim weiterer Vervollkommnung in sich trägt. Freilich – lachen Sie nicht – mit einigen Jahrhunderttausenden muss man rechnen. Kennen Sie Kant's Altersschriften: „Die Religion innerhalb der Grenzen der blossen Vernunft"? „Zur Weiterarbeit bräuchte ich embryonales Material, aber wo?"

Lfd. Nr.: 1786
Datum: 16.07.1946
von: Hallervorden, J
an: Spatz, H
hs/ms: ms
+: -
Quelle: Ed/Spatz 3437

Zülch war zu Besuch. Brief von Telschow, dass nicht mit finanzieller Hilfe zu rechnen ist.

Lfd. Nr.: 1787
Datum: 16.07.1946
von: Spatz, H
an: Vogt, O.
hs/ms: ms
+: -
Quelle: Ed/Spatz 3436

[Nicht abgeschickter Entwurf] Kurze Schilderung des Schicksals des Institutes

---

Lfd. Nr.: 1788
Datum: 23.07.1946
von: Hallervorden, J
an: Spatz, H
hs/ms: ms
+: -
Quelle: Ed/Spatz 3440

Erhält von Dr. Baumann, Potsdam, Brief mit Zeitungsmeldung vom 4.7. zur Wiedereröffnung der Bucher Institute. Das Hirnforschungsinstitut „hatte in der Nazizeit durch verbrecherische Experimente, die dort durchgeführt wurden, mehr und mehr seinen Ruf eingebüsst". „Sollte man dagegen nicht etwas unternehmen?" Am besten gleich beim Kontrollrat.

Lfd. Nr.: 1789
Datum: 23.07.1946
von: Beringer, K
an: Spatz, L
hs/ms: hs
+: -
Quelle: Ed/Spatz

Eidesstattliche Versicherung, dass Spatz kein NS-Anhänger gewesen sei.

Lfd. Nr.: 1790
Datum: 27.07.1946
von: Schaltenbrand, G
an: Vogt, O
hs/ms: ms
+: -
Quelle: OVA 49

Über Auftrag der Militärregierung, Bericht über Forschungsstand in Deutschland zu schreiben (CIOMS). Bitte um Mitarbeit. Hofft auf Einreisegenehmigung in französisch besetzte Zone

---

Lfd. Nr.: 1791
Datum: 06.08.1946
von: Hallervorden, J
an: Spatz, H
hs/ms: ms
+: -
Quelle: Ed/Spatz 3441

Mit Pathologen Herzog in Giessen gesprochen. Vorschlag, nach Giessen zu ziehen. Wegen Zeitungsnotiz aus Russland nichts getan. Durch Brief des Nürnberger Gerichtes widerlegt. Schaltenbrand bat um Arbeitsbericht seit 1933 [wohl für FIAT Review]. Zahlenschätzung der bearbeiteten Fälle ca. 2.400 (ca. 80–90.000 Schnitte)

Lfd. Nr.: 1792
Datum: 01.09.1946
von: Spatz, H
an: Gruhle, H W (Weissenau)
hs/ms: ms
+: -
Quelle: Ed/Spatz 3442

Situation in Göttingen für Institut verschlechtert. Marburg setzt sich für Institut in Anstalt Cappel ein. Heidelberger Angelegenheit nicht weiter verfolgt, insbesondere, da der Rektor zurzeit erkrankt ist. Bitte um Brief an Min. Präs. Gailer [sic! richtig Geiler]. Referenzen bei Rössle, Kleist, Bonhoeffer. „Vogt für längere Zeit im Ausland". Möchte nicht nach Giessen, sondern nach Marburg.

Lfd. Nr.: 1793
Datum: 06.09.1946
von: Hallervorden, J
an: Spatz, H
hs/ms: ms
+: -
Quelle: Ed/Spatz 3442

Antrag auf Fortführung der Forschung an Ministerium gestellt. Eine russische Meldung über Menschenversuche im alten Bucher Institut. Nicht darauf reagiert. Von Schaltenbrand Auftrag für einen Arbeitsbericht seit 1933 erhalten (FIAT). „Werden Sie das tun? Ich muss gestehen, dass ich sehr wenig Lust dazu habe und noch weniger meine Arbeiten an die von ihm angegebene Adresse der Amerikanischen Armee zu senden":

Lfd. Nr.: 1794
Datum: 09.09.1946
von: Rössle, R.
an: Spatz, H
hs/ms: ms
+: -
Quelle: Ed/Spatz

Eidesstattliche Erklärung, dass Spatz ohne NS-Einfluss auf Grund seiner wissenschaftlichen Leistungen als Nachfolger Vogts berufen worden sei.

Lfd. Nr.: 1795
Datum: 23.09.1946
von: Hallervorden, J
an: Spatz, H
hs/ms: ms
+: –
Quelle: Ed/Spatz 343

Zülch wünscht opt. Geräte einer Abteilung bei Tönnis. Möchte der Entscheidung von Spatz nicht vorgreifen

---

Lfd. Nr.: 1796
Datum: 25.09.1946
von: Hallervorden, J
an: Spatz, H
hs/ms: ms
+: –
Quelle: Ed/Spatz 2444

War in Marburg. Anstalt Cappel noch Kaserne. Lange-Lüdicke suspendiert. Verbindungshäuser für Institut?

Lfd. Nr.: 1797
Datum: 28.09.1946
von: Balthasar, H
an: Jung, R
hs/ms: ms
+: –
Quelle: UAFR C92/242

Zur politischen Entlastung seines Bruders, zu dessen Lebenslauf und SS-Tätigkeit

---

Lfd. Nr.: 1798
Datum: 21.10.1946
von: Spatz, H
an: Kornmüller, A E
hs/ms: ms
+: –
Quelle: Ed/Spatz 3445

Aus Aero Medical Center Heidelberg. Bericht über Verhandlungen mit Hess. Landes- und der Militärregierung wegen Marburg. Ein grösserer Teil von Forschern werde Einladungen nach den USA bekommen (angeblich Noell und Spatz). Hat nicht viel Hoffnung, Kornmüller bald ein Angebot zum Zusammenschluss machen zu könen. Pette wieder im Amt. Es gibt Gerüchte, wonach eine neue Forschungsorganisation in der hiesigen Zone vom Kontrollrat ins Leben gerufen werden soll, der auch wir dann allenfalls unterstehen würden.

Lfd. Nr.: 1799
Datum: 30.10.1946
von: Jung, R
an: Spatz, H
hs/ms: ms
+: –
Quelle: UAFR C92/24

Interessiert sich für traumatische Ageusie und Anosmie und fragt nach anatomischen Grundlagen (supramamillare Blutung in der Mittellinie, die sowohl die Geschmacksbahnen vor ihrer Einmündung in den Thalamus wie auch die höheren Geruchsbahnen lädiert?)

Lfd. Nr.: 1800
Datum: 19.11.1946
von: Deuticke, M J
an: Oelemann, C
hs/ms: ms
+: –
Quelle: AMA II 2/112

Dekan der Mediz. Fakultät Göttingen an Hess. Ärztekammer-Präsidenten. „Auch unsere Fakultät hofft, dass durch den bevorstehenden Prozess in Nürnberg gegen deutsche Ärzte geklärt wird, dass nur eine verschwindend geringe Zahl von Ärzten, die in eigener Verantwortung handelten, sich schuldig gemacht hat und demgemäß bestraft werden muss, dass aber die deutsche Ärzteschaft als solche entsprechend ihrer Tradition und ihrer inneren Überzeugung frei von Schuld und nicht mit Vorwürfen zu belasten ist... Wichtig erscheint uns jedoch, dass einem Ausschuss, wie Sie ihn planen, Kollegen angehören, deren Meinung und Stellungnahme Gewicht in der Öffentlichkeit hat und die es verstehen, bei den Regierungen, den Parteien und vor allem der Presse Verständnis für ärztliche Belange und Sorgen zu wecken. Bevor die hiesige Fakultät endgültig Stellung nimmt, bittet sie daher um Mitteilung, welche Herren außer dem bereits genannten Kollegen Dr. Mitscherlich noch dem Ausschuss angehören."

Lfd. Nr.: 1801
Datum: 22.11.1946
von: Hoffmann, P
an: Oelemann, C
hs/ms: ms
+: –
Quelle: AMA II 2/112

Freiburger Dekan Med. Fakultät an Hess. Ärztekammer-Präsidenten: „Wir sind hier mit Ihnen der Ansicht, dass allerdings aus diesem schwerwiegenden Prozess unangenehme Folgen für die Ärzteschaft und auch für den Wissenschaftler entstehen können. Dass die Ärzte sich einschalten, ist jedenfalls berechtigt und notwendig. Es muss eben ganz energisch klargelegt werden, dass doch nur eine äußerst beschränkte naz. sozial. Clique sich hier die Finger verbrannt hat und dass vielmehr der deutsche Arzt im allgemeinen ebenso wie der deutsche Wissenschaftler nicht das allergeringste mit diesen Scheußlichkeiten zu tun hat".

Lfd. Nr.: 1802
Datum: 29.11.1946
von: Froboese, C
an: Jaffé, R
hs/ms: ms
+: –
Quelle: BA Koblenz

Sucht Kontakt zu J., Wohlwill und Gabriel Steiner. „Ich selbst bin ebenso wie Herr Rössle und Herr Koch noch in meiner alten Stellung, fast sämtliche Anderen mussten mehr oder weniger weichen, insbesondere natürlich Leute wie Ostertag, Benoit etc. Trotzdem soll letzterer... in Erlangen den kalt gestellten Kirch vertreten. Diese politischen Unebenheiten wie alles Missgeschick, unter dem wir augenblicklich leiden, sind durch die Zonenabgrenzung bedingt. Die Leute verlassen also einfach ihre alte Wirkungsstätte, wo sie nur allzu bekannt sind und gehen an einen anderen Platz, wo sie sich durchmogeln können".

Lfd. Nr.: 1803
Datum: 27.12.1946
von: Jung, R
an: Weizsäcker, V. v. [?]
hs/ms: ms
+: –
Quelle: UAFR C92/242

„Inzwischen habe ich noch mit Prof. Beringer und Prof. Vogt ausführlich über die Berufungsfragen gesprochen. Auch Vogt, der sein Institut seit Kriegsende nur mit eigenen Mitteln fortführt, war recht pessimistisch über die Zukunft deutscher Forschungsinstitute. Er ist ja immer der Meinung gewesen, dass sich Forschung und Klinik nicht vereinen ließen... Vorläufig habe ich noch keine rechte Lust, Ordinarius zu werden. „Etwa gleichzeitig mit Ihrem Entwurf zur Euthanasie-Frage gab mir Beringer einen von Leibbrand „Um die Menschenrechte der Geisteskranken". Neben einigen neutralen... Aufsätzen... finden sich darin Artikel zur Euthanasie, deren aufgeregter literarischer und „existentieller" Ton mich sehr befremdet... Ihr Aufsatz wirkt dagegen wohltuend sachlich. Ich verspreche mir allerdings von solchen Manifesten nicht viel". Einige Korrekturvorschläge.

Lfd. Nr.: 1804
Datum: 28.12.1946
von: Jung, R
an: Hess, W R
hs/ms: ms
+: +
Quelle: UAFR C92/242

Zu Versuchen mit konzentrischen Nadeln während Ventrikulographien. „Nachdem ich gesehen habe, wie die Neurochirurgen mit ihren Nadeln im Gehirn arbeiten, glaubte ich, dass dabei mit exakterer Methodik auch etwas für die Physiologie herauskommen müsste. Prof. Riechert glaubt auch, dass wir dabei etwas praktisch Brauchbares für die Lokalisation von Tumoren finden. Dieses glaube ich nicht, aber ich bin sicher, dass physiologisch wichtige Ergebnisse zu zeitigen sind, die vielleicht auch für die Pathologie von Bedeutung sind. Ich denke vor allem an die Genese der Epilepsie und die Wechselbeziehungen mit den subkortikalen Zentren, über die so viel geredet wird und über die man so wenig weiß. Das Ganze liegt auf dem Wege meines Zieles einer menschlichen Neurophysiologie, für die ja das Tierexperiment nur ein Nebenweg für sonst nicht lösbare Fragen darstellt". Verweist auf die trophotropen Spareinstellungen des Gesamtkörpers, die jetzt zu beobachten sind.

Lfd. Nr.: 1805
Datum: 31.12.1946
von: Spatz, H
an: Hallervorden, J
hs/ms: ms
+: –
Quelle: Ed/Spatz 3439

Ohne Datum, handschriftlich. „Hier mag der Befund beim Flugzeugüberschlag behandelt werden, obwohl es sich herausgestellt hat, dass dabei Gehirnverletzungen nicht massgeblich sind". Dank für Hallervordens Brief vom 6.9. mit Antrag auf Fortsetzung der Forschung. Der Anatom Hochstetter hat die Kalliussche Embryonensammlung. Stellt 4 Räume in der Anatomie in Aussicht.

Lfd. Nr.: 1805a
Datum: 17.01.1947
von: Stöhr, Ph
an: Gruhle, H W
hs/ms: hs
+: –
Quelle: MPIP Nachlass Gruhle

„Es ist also mit Pohlisch gar nichts geschehen und es wird auch, so viel ich sehen kann, weiterhin nichts geschehen. Wer an dieser Verschleppungstaktik beteiligt ist, ist mir nie recht klar geworden".

Lfd. Nr.: 1806
Datum: 27.01.1947
von: Kranz, H
an: Jung, R
hs/ms: ms
+: +
Quelle: UAFR C92/242

Eine von Jung eingereichte Arbeit ist vom US-amerikanischen Kontrolloffizier abgelehnt worden. Prof. Schneider „hatte bereits erwogen, dass von den beiden von Ihnen herausgestellten Punkten, nämlich erstens: der Sorge des Truppenarztes für Verwundete und Kranke und zweitens: der Verpflichtung des Truppenarztes für die Aufrechterhaltung von Kampfgeist und Kraft alles, was zum zweiten Punkte gehöre, schon ohne weiteres als unzulässig zu streichen sei".

Lfd. Nr.: 1807
Datum: 03.02.1947
von: Mitscherlich, A
an: DMW-Redaktion
hs/ms: ms
+: -
Quelle: AMA II 2/35.1

„Nach Beobachtung der 30 ersten Verhandlungstage hat es sich bestätigt, dass der Prozess sowohl mannigfache Fragen der ärztlichen Ethik aufwirft, wie er überhaupt für die Erkenntnis jener Situation von exemplarischer Bedeutung ist, die dann entsteht, wenn die Position des Arzttums als eines freien Berufes durch Übergriffe bedroht oder durch Unterwürfigkeit verspielt wird, - sei es im Hinblick auf eine politische, eine militärische oder soziale Ideologie. Dabei möchte ich noch betonen, dass wir das Schicksal des deutschen Arzttums in der Diktatur eben nur beispielhaft beobachten, dass die Fragestellung hinter allen brutalen Exzessen in unserem gesamten Zivilisationsbereich Gültigkeit zu haben scheint... Eine Stellungnahme von deutscher Seite sollte nun nicht mehr länger hinausgeschoben werden, etwa bis zum Ende des Prozesses. Bei dem grossen Kreis der „Mitwisser" in hohen und höchsten akademischen Stellen würde ich es zudem für ganz unerwünscht halten, wenn der Prozess in der deutschen Ärzteschaft als eine Angelegenheit der Alliierten und möglicherweise einiger ins Kriminelle entgleister Kollegen aufgefasst würde".

Lfd. Nr.: 1808
Datum: 06.02.1947
von: Hallervorden, J
an: Spatz, H
hs/ms: ms
+: -
Quelle: Ed/Spatz 3447

Gestern Krücke wieder aufgetaucht („Mitläufer"). Patzig zu Besuch. Marburgpläne noch aktuell.

Lfd. Nr.: 1809
Datum: 24.02.1947
von: Spatz, H
an: Lauche, A
hs/ms: ms
+: -
Quelle: Ed/Spatz 3449

Empfehlung für Krücke am Edinger-Institut. Begrüßt Weiterführung des Edingerinstitutes, das Spatz wiederholt besucht habe (Scharrer, Goldstein, Kinder Edinger).

Lfd. Nr.: 1810
Datum: 26.02.1947
von: Spatz, H
an: Glum, F
hs/ms: ms
+: -
Quelle: Ed/Spatz 3450

Bericht über Entwicklung seit dem Verlassen von Buch. Bedauert, dass eine Zusammenlegung in München nicht möglich war. Rechnet mit Einstufung als „Mitläufer". War von 1.7.46-15.2.47 wiss. Mitarbeiter am Aero-Medical Center der AAF in Heidelberg. Bericht über Versuche der Unterbringung in Hessen, Heidelberg und Bamberg.

Lfd. Nr.: 1811
Datum: 26.02.1947
von: Spatz, H
an: Rotter, W
hs/ms: ms
+: –
Quelle: Ed/Spatz 3451

Extraordinariat in Kiel am Pathol. Inst. (Büngeler) abgelehnt wegen der Aussichten des eigenen Institutes. Schlägt Gerd Peters vor, derzeit Bonn. Auch Krücke vorgeschlagen, Eicke und Lindenberg sowie Welte. Von jüngeren Leuten Rauch, Heidelberg.

Lfd. Nr.: 1812
Datum: 08.03.1947
von: Schneider, K
an: Jung, R
hs/ms: ms
+: –
Quelle: UAFR C92/242

Hat Manuskript J's zweimal gelesen. „und bin befriedigt. „Sympathisch" ist mir schon, dass Sie die ganze prachtvolle Weite der Psychiatrie zeigt: Vom Physiologischen bis zum Existenzialphilosophischen. Und ich finde eigentlich alles „schlüssig". Interessiert hat mich auch der „kanonisierte" Abschnitt Heidegger. Man weiß ja eigentlich (außen) seit Jahren nichts mehr von seiner Philosophie und manchmal höre ich, dass Alles, was er drucken ließ, nicht mehr gelte. Nun sehe ich aber, dass im Wesentlichen doch noch von ihm anerkannt wird, was früher als seine Lehre galt". Zur Erlebnisreaktion und zur Schichtenbildung... „Jaspers hätte man weglassen können. Er ist im Vergleich zu den beiden Anderen kein „Philosoph"...

Lfd. Nr.: 1813
Datum: 28.03.1947
von: Jaspers, K
an: Gruhle, H W
hs/ms: ms
+: –
Quelle: Marbach Nachlass Jaspers

„Zu den wunderlichsten Erfahrungen anlässlich der damaligen Arbeit gehört ein Besuch bei Carl Schneider. Ich ging zu ihm, um die Benutzung der Bibliothek zu erbitten, – in den alten Räumen, nun von Nazis bevölkert. Schneider behandelte mich nicht nur mit ausgesuchter Höflichkeit – 1941 –, sondern behielt mich, trotzdem alle auf ihn warteten, eine Stunde da und sprach über die „Symptomenverbände" – damals noch nicht erschienen und über andere psychiatrische Dinge, – ungemein klug, in höchst lebendiger Diskussion, ganz bei der Sache. Ich kam verzweifelt nach Hause und sagte meiner Frau: so gescheite Leute sind Nazis! Der Mann hat wirklich wissenschaftliche Interessen! – Da es mir durch das, was ich wusste, unmöglich war, ging ich nie wieder zu ihm. Aber ich würde nicht gemerkt haben, dass er ein Nationalsocialist war".

Lfd. Nr.: 1814
Datum: 30.03.1947
von: Spatz, H
an: F. Klinghardt (Spandau)
hs/ms: ms
+: –
Quelle: Ed/Spatz 3453

Gagel Praxis in Bayern, nicht mehr in Wien. Archiv in anderer Zeitschrift aufgegangen.

Lfd. Nr.: 1815
Datum: 30.03.1947
von: Spatz, H
an: Gerlach, J
hs/ms: ms
+: -
Quelle: Ed/Spatz 3452

Arbeiten über Selachierhirne Gerlachs publiziert. „Ich beabsichtige, die Pathologie mehr oder weniger ganz Herrn Hallervorden zu überlassen und mich der Entwicklungsgeschichte zu widmen". Bitte um Bericht an Kuhlenbeck.

Lfd. Nr.: 1816
Datum: 01.04.1947
von: Spatz, H
an: Beringer, K
hs/ms: ms
+: -
Quelle: Ed/Spatz 3455

Setzte sich für Sohn Gaupp ein. In Frankfurt Besprechung mit Kleist, Bethe, Lauche wegen Edinger-Institut. Krücke Pathologe am Edinger-Inst., Lindenberg Leiter des Anatom. Labor. an der Psychiatr. Univ. Klinik. An letzten Arbeiten über Tuber cinereum des Kaninchens mit Diepen. Rätselhafte Struktur von Neurohypophyse, Hypophysenstiel und Infundibulum. „Die ungeheure Masse der marklosen Nervenfasern dieses Organes steht in gar keinem Verhältnis zu den spärlichen Gliazellen (Pituizyten), denen man eine sekretorische Funktion evtl. zutrauen kann". Das „Missverhältnis zwischen Zellen und Nervenfasern der Neurohypophyse legt den Gedanken nahe, dass die Masse der Fasern zentripetal sein könnte und dass das Organ neben seiner sekretorischen Funktion (antidiuretisches Hormon) auch eine sensorische Funktion haben könnte „(verweist auf Vazquez-Lopez und chemorezeptorischen oder pressorezeptorischen Apparat. Wichtige Kontaktstelle).

Lfd. Nr.: 1817
Datum: 05.04.1947
von: Spatz, H
an: Noell, W
hs/ms: ms
+: -
Quelle: Ed/Spatz 3456

Schildert günstige Situation in Giessen mit seinem alten Schulfreund Wagenseil, mit Feulgen und Boening

---

Lfd. Nr.: 1818
Datum: 07.04.1947
von: Schneider, K
an: Hartmann, N
hs/ms: ms
+: -
Quelle: Marbach 83.511/26

„Im Senat sehe ich Jaspers fast jede Woche. Er hat als Ehrensenator dauernden Sitz in ihm und großen Einfluss. Ich stehe immer treu zu dem Unvergänglichen, was er für mein Fach und meine fachliche Entwicklung bedeutet, wenn sie auch mit den Jahren sich recht weit von ihm entfernte. Und seine klare und lautere Persönlichkeit, sein Ernst und sein Ethos ist mir auch dann verehrungswürdig, wenn er im Einzelnen anders denkt; vor allem viel „europäischer" als ich, der ich so tief im Deutschen die Heimat habe. Jaspers schrieb und redete in den letzten Jahren fast nur „Ethisch-Politisches" und man kann von Philosophie nicht eigentlich reden. Das gibt es ja hier überhaupt nicht, aber das ist an den meisten Universitäten so... Herr M.... trägt zu einem geistigen Leben erheblich bei und er ist sehr produktiv. Ich glaube allerdings, dass er „Philosoph" bleiben und sich nicht in empirische Einzelheiten verlieren wird. Er sieht alle Phänomene gleich grundsätzlich. Das ist aber kein Fehler und es ist fruchtbar, auch einen solchen Kopf unter anderen zu haben. Vollends, wenn es ein durchaus vertrauenswürdiger und gern gesehener Mensch ist".

Lfd. Nr.: 1818a
Datum: 08.04.1947
von: Stöhr, Ph
an: Gruhle, H W
hs/ms: hs
+: –
Quelle: MPIP Nachlass Gruhle

„Wenn die Leute hier doch nicht alle so freundlich wären! Das ist's, was ich so hasse, dies bis in den Grund hinein Verlogene, was unsere Universitäten heute auszeichnet".

Lfd. Nr.: 1819
Datum: 10.04.1947
von: Spatz, H
an: Jung, R.
hs/ms: ms
+: +
Quelle: Ed/Spatz 3457

Kann Frage nach Lokalisation der Ageusie nicht beantworten. Hirnstammblutungen meist schnell tödlich. „Im übrigen spielen „spurlose Vorgänge" in der Neuropathologie überhaupt eine viel grössere Rolle als man gewöhnlich annimmt".

Lfd. Nr.: 1820
Datum: 12.04.1947
von: Spatz, H
an: Tönnis, W
hs/ms: ms
+: +
Quelle: Ed/Spatz 3458

Bahnen des Sexualzentrums noch völlig ungeklärt. Untersuchung von Rückenmark-Verletzten wichtig. Brütet z. Zt. über der Neurohypophyse. „Vieles scheint dafür zu sprechen, dass die Mehrzahl der ungeheuren Menge markloser Nervenfasern ... zentripetal verlaufen und nicht zentrifugal, wie gewöhnlich ohne weiteres angenommen wird. Dann wäre die Neurohypophyse (samt Hypophysenstiel und Infundibulum) also ein rezeptorisches Organ wie Cajal bereits einmal vermutet hat".

Lfd. Nr.: 1821
Datum: 17.04.1947
von: Jasper, H H
an: Jung, R
hs/ms: ms
+: –
Quelle: UAFR C92/242

Aus Montreal. „I must say that I was very much moved by your letter and saddened to think of the terrific cost of the political nonsense". Fördert Separatenaustausch

---

Lfd. Nr.: 1822
Datum: 19.04.1947
von: Spatz, H
an: Benninghoff, A
hs/ms: ms
+: –
Quelle: Ed/Spatz 3460

Mit Reise nach USA wird nichts. Bitte um Gespräch wegen der Möglichkeiten der Verlegung nach Marburg

Lfd. Nr.: 1823
Datum: 19.04.1947
von: Spatz, H
an: Villinger, W
hs/ms: ms
+: -
Quelle: Ed/Spatz 3459

Bericht über Pläne für Giessen und Frankfurt mit jeweiligen Angeboten. Bittet um Gespräch

---

Lfd. Nr.: 1824
Datum: 05.05.1947
von: Spatz, H
an: Noell, W
hs/ms: ms
+: -
Quelle: Ed/Spatz 3461

Möglichkeiten in Giessen wohl doch besser. Orthner vielleicht zunächst Statthalter für Lindenberg in Frankfurt.

Lfd. Nr.: 1825
Datum: 05.05.1947
von: Glum, F
an: Spatz, H
hs/ms: ms
+: -
Quelle: EdLM

Aus Bayer. Staatskanzlei. „Die drei süddeutschen Staaten wollen eine Reihe von Instituten von hervorragender wissenschaftlicher Bedeutung zusammen finanzieren und dazu wird auch die Deutsche Forschungsanstalt für Psychiatrie in München und das Kaiser-Wilhelm-Institut in Dillenburg gehören. Ein organisatorischer Zusammenschluss ist zunächst jedenfalls nicht vorgesehen, zumal da ja auch das Schicksal des Kaiser-Wilhelm-Institutes noch nicht restlos geklärt ist. Mir schwebt vor, dass jedes Institut seine eigene Rechtspersönlichkeit erwirbt und dass die drei Kultuminister der süddeutschen, später aller deutschen Staaten, einen Verwaltungsrat bilden... Die Zustimmung der Amerikaner liegt bereits vor".

Lfd. Nr.: 1826
Datum: 07.05.1947
von: Weizsäcker, V. v.
an: Mitscherlich, A
hs/ms: ms
+: +
Quelle: LSA

Zur Dokumentation von Mitscherlich und Mielke. „Was die Erwähnung von Herrn Prof. Büchner in der Schrift anlangt, so war mir bis zur Kenntnisnahme von dessen Antrag und Antragsbegründung nicht bekannt, dass er zu den S. 42 erwähnten Tagungsteilnehmern gehört hatte... Überhaupt kommt eine Vermutung gar nicht in Frage, dass gerade Prof. Büchner, dessen Person und Haltung mir und allen Fachgenossen bekannt war und ist, sich anders als oppositionell zu jenen Übergriffen oder Vergehen je verhalten hätte... Ob man in einer Tagung wie der genannten in der Sitzung oder nachher seinen Widerspruch verlautbarte, hing auch nicht nur von der inneren Gesinnung, sondern von der Abschätzung ab, welchen Erfolg solche Schritte haben konnten. Ein öffentlicher Protest konnte die Lage nur noch verschlechtern, ein privater eventuell nützen. Ich sehe keine Anklage in der reinen Feststellung des Verlaufs einer solchen Sitzung... Die Verbreitung der Dokumente zum Nürnberger Ärzteprozess habe ich bereits nach der Kenntnisnahme der Druckfahnen begrüßt... Ich betrachte diese Veröffentlichung also als eine notwendige und nützliche Aufklärung... Schädlich für die Integrität des Bewusstseins der Ärzte erschiene es mir, wenn diese Veröffentlichung, die im Gegensatz zu ihrer Absicht, als Stimmungsbeeinflussung und nicht als Beitrag zur Findung einer Erkenntnis genommen und dadurch als Ganzes diskreditiert würde.... Es handelt sich nämlich darum, klarzustellen, in welcher Gefahr die sachliche wissenschaftliche Forschung schwebt, dass sie infolge der Verkettung in der Benutzung ihrer Ergebnisse unwissentlich und gegen ihre Absicht ein Glied in der Herbeiführung sittlichkeitswidriger Handlungen wird. Über diese Gefahr, über ihren ganzen Umfang und ihre Nähe war sich vor 5 oder 10 Jahren fast niemand klar genug. Es ist also sehr nötig, diese Verkettung und diese Gefahr aufzudecken. Ihre Erkenntnis hat mit Schuld und Anklage überhaupt nichts zu tun, und dies zu begreifen ist im Interesse der Forscher, der Ärzte, der Kranken, der Richter und der Angeklagten. Jeder müsste es bedauern, wenn zwei Männer, die beide dieses Ziel erstreben, durch ein Missverständnis gegen einander wirken würden."

Lfd. Nr.: 1827
Datum: 08.05.1947
von: Weber, Alfred
an: Mitscherlich, A
hs/ms: ms
+: +
Quelle: LSA

„Die Schrift... ist eine mutige, patriotische Tat. Es ist im Interesse Deutschlands auf wärmste zu begrüßen, dass ein deutscher Fachmann den Deutschen die furchtbaren Handlungen exakt bekannt gibt, die angeblich im Namen der medizinischen Wissenschaft, in Wirklichkeit in gedankenloser Rohheit von deutschen Ärzten an Menschen, die zu blossen Sachen herabgewürdigt wurden, begangen worden sind... Es erscheint unverständlich, wie irgendein deutscher Gerichtshof diese so verdienstvolle Aufklärungsschrift durch vorläufige Verfügung verbieten konnte".

Lfd. Nr.: 1828
Datum: 09.05.1947
von: Jaspers, K
an: Mitscherlich, A
hs/ms: ms
+: -
Quelle: LSA

„Gegenüber der sich schon verbreitenden Neigung, von diesen Dingen möglichst wenig zu sprechen, mit Gründen wie etwa dem, man solle den Ärztestand nicht diskreditieren, und der Neigung, dieses Schweigen zu befördern, ist Ihre rückhaltlose Darbietung der Dokumente eine Tat, die, trotz ihrer Selbstverständlichkeit, heute eine ganz besondere Zustimmung verdient. Wir wussten nur einen kleinen Teil und haben geschwiegen. Wir wissen jetzt mehr und dies zugleich mit dem Bewusstsein: hätten wir es gewusst, so hätten wir auch geschwiegen... Dass Sie persönlich Professor Büchner haben böswillig angreifen wollen, ja dass Sie ihm überhaupt eine Beschuldigung haben anhängen wollen, halte ich nach meiner langjährigen Kenntnis Ihrer Persönlichkeit für vollkommen ausgeschlossen... Die Reaktion Professor Büchners auf das Vorkommen seines Namens scheint mir unentsprechend und maßlos... Sollte es aber zu einem gerichtlichen Austrag der Sache kommen, so wird dessen Ausgang der gesamten Öffentlichkeit wichtiges und folgenreiches Zeichen für den Gang unserer Rechtsprechung sein. Der Sinn der Rechtsentscheidung wird dadurch bestimmt, welche sittlichen Kräfte, welche bösen und welche guten, im Herzen der Menschen sich durch sie ermutigt sehen."

Lfd. Nr.: 1828a
Datum: 06.06.1947
von: Spatz, H
an: Gruhle, H W
hs/ms: hs
+: -
Quelle: MPIP Nachlass Gruhle

„Völlig haltlose Gerüchte über Buch werden immer wieder ausgestreut, ohne dass man die Möglichkeit hat, ihnen entgegenzutreten". Sucht Unterstützung für Dr. Girschek, einen Schüler von Gamper, der wegen Euthanasie in einer böhmischen Anstalt angeklagt sei.

Lfd. Nr.: 1829
Datum: 09.05.1947
von: Radbruch, G
an: Mitscherlich, A
hs/ms: ms
+: -
Quelle: LSA

„Es ist ein wesentlicher Eindruck dieses Buches, dass die Urheber der darin geschilderten furchtbaren Unmenschlichkeiten nicht pathologische Naturen sind, sondern psychisch normale Menschen und Ärzte, bei denen unter dem Einfluss der Entwertung aller sittlichen Werte durch die damaligen Machthaber das ärztliche Ethos zum Erliegen kam. Diese grauenerregenden Dokumente stellen deshalb einen eindrucksvollen Appell an das Ethos unserer Ärzteschaft dar, der sowohl die Wichtigkeit wie die stete Gefährdung gesunden Arzttums ins Bewusstsein zu rücken geeignet ist. Die Beschuldigung einzelner Personen liegt tief unter dem Niveau der Absicht dieses Buches; es wäre ein schweres Missverständnis, würde man den Herausgebern solche unlautere Denunziationsabsicht ansinnen."

Lfd. Nr.: 1830
Datum: 20.06.1947
von: Mitscherlich, A
an: Heubner, W
hs/ms: ms
+: -
Quelle: Humboldt

An den Dekan der Med. Fakultät. „Soweit Ihre Person in der Dokumentationspublikation Erwähnung findet, geschieht dies ausschliesslich auf Grund von Gerichtsurkunden. Wenn Sie damit Ihr Verhalten unzulänglich beleuchtet finden, so kann es nicht Aufgabe dieser historischen Schrift sein, die persönlichen Motive des Verhaltens aufzunehmen. Sie würde damit Urteile implizieren, während sie nur Fakten wiederzugeben bemüht ist".

Lfd. Nr.: 1831
Datum: 01.07.1947
von: Hartmann, N
an: Schneider, K
hs/ms: ms
+: -
Quelle: Marbach 83.512/21

Zu seiner Leibniz-Schrift. „Wichtiger aber ist mir, was Sie in Ihrem Brief vom April anlässlich dieser kleinen Schrift über die Frage von Quantenmechanik und Kausalität sagen. Ich kann es nicht in Abrede stellen, dass mir die Art und Weise, wie heute von der theoretischen Physik aus über Kategorien geurteilt wird, Sorge macht. Ernsthafte Köpfe wie Planck, v. Weizsäcker und andere, ziehen sorglos Konsequenzen über Probleme, deren Tragweite sie nicht im mindesten ermessen, wie Freiheit, geistiges Leben, Religion, konstruieren große spekulative Theorien – und das alle vom dem Gesichtspunkt atomarer Prozesse aus

---

Lfd. Nr.: 1832
Datum: 09.07.1947
von: Schneider, K
an: Hartmann, N
hs/ms: hs
+: -
Quelle: Marbach 83.511/27

Zu beliebten Vorlesungen: „Sie haben recht: Diese Erfolge sind billig zu haben. Und die besten hat oft der unterhaltsame Schwätzer. „Wissenschaftlich" habe ich kaum mehr besondere Ziele, doch erscheint Einiges, das dann zu Ihnen kommt... Ihren M. habe ich gern an der Klinik. Er ist ein scharfer Denker. Doch fürchte ich, dass das „Empirische" nie sein eigentliches Zuhause werden wird. Dann ergibt sich leicht die Gefahr der psychiatrischen „Schriftstellerei", die literarische Bearbeitung des „Grundsätzlichen". Das soll der Anfänger nicht zu oft und zu intensiv machen. Man muss sehr viel gesehen und schlicht beobachtet haben".

Lfd. Nr.: 1833
Datum: 28.07.1947
von: Hallervorden, J
an: Mitscherlich, A
hs/ms: ms
+: –
Quelle: MPGA II 1A Pers. Hallervorden/5

„In Ihrem Buche „Das Diktat der Menschenverachtung" haben Sie es für richtig befunden, meiner zu erwähnen, und ich möchte mir dazu eine Bemerkung erlauben, Die Tatsache, dass ich Gehirne von Kranken untersucht habe, die durch das „Euthanasie"-Verfahren getötet wurden, trifft zu, ebenso auch ungefähr die Zahlenangabe. Aber nach der Art der Darstellung und in diesem Zusammenhang muss der Leser den Eindruck gewinnen, als ob ich mit diesem Verfahren einverstanden gewesen sei – und das war ganz und gar nicht der Fall. Ich hatte zuerst nur gerüchteweise davon gehört und es nicht glauben wollen. Als ich dann später erfuhr, dass hier eine systematische Aktion vorlag, war ich entsetzt und habe daraus auch keinen Hehl gemacht; wenn mir dies in meiner Anstaltstätigkeit zugemutet worden wäre, hätte ich ihr wohl entsagt. Im übrigen war durch Protest an den Tatsachen nichts zu ändern, wie Ihnen wohl bekannt sein wird. Es ist dabei unersetzliches wissenschaftliches Material verloren gegangen, und es ist doch wohl begreiflich, dass versucht wurde, dieses so weit als möglich für die wissenschaftliche Erkenntnis auszuwerten. Das ist auch nicht ohne Erfolg geschehen. Ein amerikanischer Fachkollege, der mich besuchte, meinte, er hätte an meiner Stelle wahrscheinlich ebenso gehandelt..."

Lfd. Nr.: 1834
Datum: 21.08.1947
von: Kahn, E
an: Grünthal, E
hs/ms: ms
+: +
Quelle: Bern ST re

Aus Vevey. Ich sehe in Reichardt einen „nach Originalität schwitzenden Arbeiter, der im Lauf der Zeit zwischen zwei Platten etwas abgeflacht wurde, untere Platte der verflixte Schwiegervater, obere Platte „die Ereignisse". Dass solche Abflachbarkeit in erheblichem Masse konstitutionell ist, brauche ich Ihnen... nicht auseinanderzusetzen. Diese Abflachbarkeit – hol mich der Teufel, wenn mir das jetzt grad einfällt – ist vielleicht bei gewissen Menschen, z. B. Homo teutonicus, besonders entwickelt. Da braucht nur gedrückt zu werden und so weiter. Es ist ungemein charakteristisch, dass Jaspers „alleinsteht". Von allem, was ich lesen und hören und sehen muss, sind fast alle unsere früheren Landsleute abflachbar und wohl noch abgeflacht. Niemand hat den geringsten Zweifel, dass alle Deutschen durch und durch sich zum Nazismus „bekannt" hätten, wenn sie den Krieg hätten gewinnen können".

Lfd. Nr.: 1835
Datum: 16.09.1947
von: Gjessing, R
an: Jung, R
hs/ms: hs
+: –
Quelle: UAFR C92/141

Aus Dikemark sykehus, Norge. Forschung durch Krieg stark beeinträchtigt, beschränkte sich auf wesentliche klin.-chemische Parameter. „Immerhin erhielt ich eine sehr klare Antwort auf eine Frage, die von principieller Bedeutung ist. In 5 Monaten auf Eiweißminimum gestellt, zeigten zwei Probanden eine davon unbeeinflusste Periodenlänge, was entschieden gegen meine frühere Vermutung war, dass die Größe des N-Depots die Periodenlänge bestimmt. Schrittmacher ist nicht die Leber. Jetzt bin ich darauf gespannt, ob es die neurosekretorischen Zellen im ZNS (Diencephalon? Area postrema?) sind oder die Hypophyse. Unsere kleine psychiatrische Welt hier in Norwegen ist sonst meist mit Elektroschock beschäftigt. Er wird emsig betrieben, wenn auch nicht so kritiklos wie in einem von den anderen skandinavischen Ländern. Mir gefällt er nicht und ich nehme an, dass Dikemark das einzigste Krankenhaus für Geisteskranke in Skandinavien ist, wo kein diesbezüglicher Apparat angeschafft worden ist. Dafür haben wir aber eine Reihe von mala sanatae anderswo behandelt mit monate- und jahrelang währender Schädigung des Gedächtnisses... Interessant ist, dass Cerletti den El. Sch. nicht sehr schätzt und nur wenig gebraucht. Nun ist die Leucooder Lobotomie an der Reihe, und wir werden schon das entsprechende erleben (vgl. Kalinowsky.). Ich spähe nach Stellen, wo Untersuchungen des somatischen Korrelates der sogen. funktionellen Psychosen vorgenommen werden. Einmal müssen wir, in der Psychiatrie Betätigten, doch soweit kommen, den Kranken erst zu untersuchen und nicht blindlings mit drastischer „Therapie" anzugreifen".

Lfd. Nr.: 1836
Datum: 27.09.1947
von: Spatz, H
an: Beringer, K
hs/ms: ms
+: –
Quelle: Ed/Spatz 3466

Ihr „misanthroper Seitenhieb auf die Entwicklung der basalen Rinde hat mich betrübt." Neulich hat sich die KWG in Göttingen sich unser wieder erinnert und Kornmüller, dessen Anhänglichkeit sich überhaupt bewährt hat, macht grosse Anstrengungen, uns dort hin zu bringen. Der Präsident ist ziemlich gleichgültig, er interessiert sich wohl nur für die exakten Wissenschaften". „Mitläufer"

Lfd. Nr.: 1837
Datum: 30.09.1947
von: Spatz, H
an: Edinger, Tilly
hs/ms: ms
+: –
Quelle: Ed/Spatz 3468

Erschüttert über Schicksal des Bruders, seines Studienkollegen. Er gehörte mit Toni Kraepelin, Eduard Forel, Paul v. Monakow u. Otto v. Gruber mit Spatz zur Heidelberger Assistentenvereinigung. Dasselbe Schicksal habe Fritz Neubürger erlitten. Hofft, am Arbeitsplatz Edingers die entwicklungsgeschichtliche Forschung fortsetzen zu können. Während des ganzen Krieges hingen Bilder von Edinger und Weigert im Treppenhaus des Bucher Institutes. Macht auf den Palaeontologen Klinghardt aufmerksam.

Lfd. Nr.: 1838
Datum: 07.10.1947
von: Hallervorden, J
an: Jung, R
hs/ms: ms
+: –
Quelle: UAFR C92/242

„Seit langem interessiert mich die Frage, was beim Elektroschock im Gehirn vor sich gehen könnte, ob man an eine direkte Einwirkung des elektrischen Stromes auf die Plasmakolloide oder dergleichen denken darf, so wie etwa die mechanische Beeinflussung (Thixotropie) bei der Commotio, welcher das Bild so ähnlich sieht – bis auf den epileptischen Anfall. Wenn dies zuträfe, so wäre im Falle der Irreversibilität, also des Todes, doch an eine Einwirkung des Stromes unmittelbar auf das Hirngewebe zu denken, was ja energisch bestritten wird. Dann aber wäre auch eine Deutung für die Schäden durch elektrisches Trauma möglich, deren Erklärung durch Schäden, die über das Gefäßsystem gehen, mir nie recht einleuchtend erschienen ist... Da das Gesamtbild des Insulinschocks und ähnlicher Methoden dem elektrischen so ähnlich sieht, dürfte man wohl an den gleichen Angriffspunkt – nicht lokalisatorisch, sondern im Zellstoffwechsel – und eine ähnliche Entstehung bei beiden denken.

Lfd. Nr.: 1839
Datum: 14.10.1947
von: Hallervorden, J
an: Jung, R
hs/ms: ms
+: –
Quelle: UAFR C92/242

Hyden „hat festgestellt, dass bei elektrischer Reizung die vom Nucleolus, im Kern erzeugten Eiweißstoffe verschwinden und neuproduziert werden, was man histologisch an den Kernmembranauflagerungen und ihren Veränderungen erkennen kann, wenn es schon nicht möglich ist, die subtilen spektroskopischen Untersuchungen zu machen. Es wäre also zu prüfen, ob im ersten Stadium des Elektroschockes vor dem epileptischen Anfall bereits solche Veränderungen sichtbar werden. Das ließe sich im Tierexperiment wohl machen. Jedenfalls will ich es versuchen... Wahrscheinlich wird es im Insulinschock ähnlich sein"

Lfd. Nr.: 1840
Datum: 24.10.1947
von: Jung, R
an: Stauder, K H
hs/ms: ms
+: –
Quelle: UAFR C92/242

Zuspruch zu St's Schlaf-EEG-Arbeit. „Ich habe... aus dem Gesamtmaterial von 2000 Epileptiker-EEGs 500 Fälle ausgewählt... Die Resultate waren weniger klar als ich erwartet hatte, sodass für den Einzelfall nur statistische Regeln bleiben. Es finden sich deutliche Unterschiede zwischen der traumatischen Epilepsie und der genuinen Epilepsie als Gruppe auf die bei den ersteren sehr viel geringeren EEG-Allgemeinveränderungen.... Anfallshäufigkeit und EEG zeigten deutliche Korrelationen. Jedoch war keine ganz eindeutige Beziehung zwischen Wesensänderung und Grad der EEG-Veränderung herauszuschälen. Ich glaube, dass man bei der Wesensänderung doch zwei ganz verschiedene Dinge unterscheiden muss, die natürlich im Einzelfall schwer zu trennen sind. Einmal die enechetische Konstitution, die sich nicht oder nur in sehr leichten Anomalien im EEG auswirkt. Zweitens die Bewusstseinstrübungen als Anfallsfolgen, die sich sehr deutlich im EEG nachweisen lassen und die bei älteren Epileptikern Dauerfolgen der Anfälle darstellen. Die zweite Art findet sich auch bei der experimentellen Epilepsie (Schockbehandlung) eindeutig als Anfallsfolge, abhängig von Zahl und Dichte der Anfälle, und ist in ihrer Rückbildung im EEG zu erfassen".

Lfd. Nr.: 1841
Datum: 24.11.1947
von: Binswanger, L
an: Jung, R
hs/ms: ms
+: –
Quelle: UAFR C92/242

„Ich möchte übrigens betonen, dass ich völlig mit Scheid einverstanden bin, dass wir uns hüten sollen, Philosophie in die Psychiatrie hineinzutragen. Deswegen nenne ich meine Forschungsrichtung auch absichtlich nicht philosophische, sondern phänomenologische Anthropologie, phaenomenologisch wiederum nicht in dem Sinne der reinen Phaenomenologie, sondern im Sinne der Anwendung der phaenomenologischen Interpretation auf empirische Tatbestände. Worauf es mir in meinen psychiatrischen Arbeiten ankommt – das große Buch ist nicht psychiatrisch, sondern vorpsychiatrisch – ist die durchgängige Bewährung am Einzelfall, die Beleutung des Einzelfalles an der Methode. Alles, was darüber hinaus geht, ist vom Uebel".

Lfd. Nr.: 1842
Datum: 27.11.1947
von: Mayer-Gross, W
an: Jung, R
hs/ms: hs
+: -
Quelle: UAFR C92/242

Kritische Bemerkungen zu einem Referat Jungs [?] über einen Vortrag General Montgomerys. Sein Vortrag sei „ein schlechtes Beispiel für die These, die offenbar augenblicklich überall in Deutschland die Köpfe verwirrt: dass der Rest der Welt kein Jota besser sei als die Nazis. Ganz zu schweigen von meiner Ansicht, dass es nicht die Aufgabe des „Nervenarztes" sein sollte, solche populäre Gefühle zu drucken". MG verteidigt Montgomery und analysiert dessen Sprachstil, der sich grundsätzlich von dem der NS-Generäle abhebe

---

Lfd. Nr.: 1843
Datum: 01.12.1947
von: Hallervorden, J
an: Platen-Hallermund, A. Gräfin von
hs/ms: ms
+: -
Quelle: MPGA II 1A Pers. Hallervorden/7

„In einem Punkt haben Sie mich offenbar missverstanden. Ich habe niemals behauptet, von der ganzen „Euthanasie" nichts gewusst zu haben. Es konnte mir ja nicht verborgen bleiben; ich war entsetzt darüber, konnte jedoch an den Verhältnissen nichts ändern. Was Ihre Ausführungen im einzelnen betrifft, so darf ich mir erlauben, daran zu erinnern, dass dies Problem schon sehr alt ist und auch schon vor dem Erscheinen der Schrift von Hoche und Binding 1911 über die Vernichtung lebensunwerten Lebens in der Fachpresse und in der Öffentlichkeit von Zeit zu Zeit, nicht nur bei uns, sondern auch im Auslande, diskutiert wurde..."

Lfd. Nr.: 1844
Datum: 10.12.1947
von: Jung, R
an: Mayer-Gross, W
hs/ms: ms
+: -
Quelle: UAFR C92/242

„Die Referatenanordnung ist Prof. Zutt's Sache. Mich hatte dieser Artikel, wie andere über die Soldatenpsychologie rein sachlich interessiert, weil ich selbst einen Artikel über nervenärztliche Erfahrungen als Truppenarzt geschrieben habe, dessen Veröffentlichung aber weder das deutsche Militär im Kriege, noch das alliierte nach dem Kriege für opportun hielt... Interessant war mir an der ganzen Sache, wie überhaupt an den Erfahrungen der Kriegs- und Nachkriegszeit, den Einfluss des Kollektivs und der Gruppe auf das individuelle Denken zu sehen. Bis zum Kriege habe ich mich trotz aller politischen Einflüsse als alter Individualist dagegen gewehrt, dass so etwas möglich sei, aber heute glaube ich, dass es überall so ist". Über Wiederaufnahme von Verbindungen zu Grey Walter, Carmichael, Williams.

Lfd. Nr.: 1845
Datum: 04.02.1948
von: Spatz, H
an: Tönnis, W
hs/ms: ms
+: -
Quelle: Ed/Spatz H 3469

KWG will in Göttingen Direktoren zusammenrufen zur Besprechung der Zukunft. Befürwortet Abtrennung der Patzigschen Abteilung von der Hirnforschung. Würde jedenfalls nicht unter ihm arbeiten. Bemüht sich um eine Denkschrift für die Akten der KWG. Befürwortet Wiedereinstellung von Selbach, derzeit Assistent an Psychiatr. Uniklinik Marburg. [Gleichlautender Brief auch an Kornmüller]

Lfd. Nr.: 1846
Datum: 04.02.1948
von: Schneider, K
an: Hartmann, N
hs/ms: hs
+: -
Quelle: Marbach 83511/28

Ganz philosophische Auseinandersetzung über personale Determinanten, den Ort des personalen Seins, Trieb und Wille, Willensfreiheit und „das Ding an sich"

Lfd. Nr.: 1847
Datum: 07.02.1948
von: Hartmann, N
an: Schneider, K
hs/ms: ms
+: -
Quelle: Marbach 83.512/23

Ebenfalls rein philosophisch argumentierende Antwort auf Schneiders Brief zu Wille und Geist, Grenzverhältnis Seele-Geist, Überformung des Triebes im Willen, Kausalität und Freiheit

---

Lfd. Nr.: 1848
Datum: 11.02.1948
von: Schneider, K
an: Hartmann, N
hs/ms: hs
+: -
Quelle: Marbach 83.511/29

Fortsetzung des philosophischen Disputs über Schichtenbildung, Trieb, Wille, Sinn

---

Lfd. Nr.: 1849
Datum: 09.03.1948
von: Spatz, H
an: Schaltenbrand, G
hs/ms: ms
+: -
Quelle: Ed/Spatz 3471

MPG nicht einfach Nachfolgerin der KWG, sondern neue Vereinigung freier Forschungsinstitute. Von Militärregierung bestätigt bekommen, dass Spatz – entgegen einer Vermutung von K. Schneider – nur wegen der formalen Eigenschaft als Direktor eines KWI gefangengesetzt worden sei, nicht aus einem anderen Grunde.

Lfd. Nr.: 1850
Datum: 11.03.1948
von: Spatz, H
an: Cobb, St
hs/ms: ms
+: -
Quelle: Ed/Spatz 3472

Bericht über Arbeitsvorhaben und Neugründung des Institutes

Lfd. Nr.: 1851
Datum: 19.03.1948
von: Zülch, K-J
an: Spatz, H
hs/ms: ms
+: -
Quelle: Ed/Spatz 3473

Bericht über Besuch in Buch mit Auflistung dort noch vorhandener Institutsapparaturen und Hirne

---

Lfd. Nr.: 1852
Datum: 10.05.1948
von: Spatz, H
an: Fischer, E.
hs/ms: ms
+: -
Quelle: Ed/Spatz 3474

Bericht über das Schicksal des alten Institutes. „Zu dem Institut von Vogt in Neustadt unterhalte ich keine Beziehungen mehr, nachdem sich Prof. Vogt, dessen wissenschaftliche Leistungen ich nach wie vor sehr hoch schätze und dessen Arbeitskraft trotz hohen Alters ich restlos bewundere, sich recht unfreundlich über mich geäussert hat. Ich muss immer von neuem wieder feststellen, dass ich mich seinerzeit nur sehr schweren Herzens dazu entschlossen habe, das unheilvolle Erbe in Buch anzutreten. Wenn ich es schliesslich getan habe, so geschah es auf persönliches Zureden von Geheimrat Planck."

Lfd. Nr.: 1853
Datum: 10.05.1948
von: Spatz, H
an: Springer, F
hs/ms: ms
+: -
Quelle: EdLM

Zur Erweiterung der Deutschen Zschr. für Nervenheilkunde. Kornmüller müsste einverstanden sein. Bei der langjährigen Freundschaft mit Tönnis und Kornmüller wird die enge Zusammenarbeit auch weitergeführt werden, wenn auch an verschiedenen Orten. „Wir ergänzen uns gegenseitig. Auch persönlich besteht ein erfreulich gutes Verhältnis und auch Kornmüller hat mir Beweise seiner Zuverlässigkeit geliefert. Im Ausland hat Kornmüller, besonders in England und Amerika,einen sehr guten Namen". Bittet um Werbung bei K., der befürchtet, dass von Seiten von O. Vogt ein ungünstiges Urteil über ihn abgegeben worden ist.

Lfd. Nr.: 1854
Datum: 12.08.1948
von: Spatz, H
an: Fischer, E
hs/ms: ms
+: -
Quelle: EdLM H 3475

„9/10 der einmaligen grossen Bucher Bibliothek wurde nach dem Osten demontiert, ebenso wie alle dort zurückgebliebenen Apparate, nachdem sich die Generalverwaltung an dem Abtransport als uninteressiert erklärt hatte... Endlich haben wir eine Zusammenarbeit mit dem erhalten gebliebenen Neurologischen Institut der Universität Frankfurt (Edinger-Institut) ins Auge gefasst... Da meine pathologischen Sammlungen größtenteils in Buch verloren gegangen sind und zum anderen Teil auf einem Transport nach München (Ende März 1945) schweren Schaden erlitten haben – an der Deutschen Forschungsanstalt in München zeigte man kein Interesse für meine Mitarbeit – habe ich mich entschlossen, der Neuropathologie ganz zu entsagen. Ich bin bereits dabei, mich völlig auf anatomische, vergleichend anatomische und entwicklungs-geschichtliche Probleme zu konzentrieren, die mich bereits seit langem beschäftigen". Zu Vogt keine Beziehungen mehr, „nachdem dieser, „dessen wissenschaftliche Leistungen ich nach wie vor sehr hoch einschätze und derssen Arbeitskraft trotz hohen Alters ich restlos bewundere, sich recht unfreundlich über mich geäussert hat". Auch Timofféef hat „in mir unverständlicher Weise ungünstige Aussagen über mich verbreitet, die absolut unzutreffend sind".

Lfd. Nr.: 1855
Datum: 29.08.1948
von: Edinger, Tilly
an: Grünthal, E
hs/ms: ms
+: –
Quelle: Bern 62/8562

Erste Kontaktaufnahme nach dem Krieg mit Dank für „Entstehung des Menschenhirn". Zu Goethes Befassung mit den Sinus, zur Bedeutung fossiler Hirne für die Evolution. „Alle Separata meiner deutschen Arbeiten wurden mit meinem „Umzugsgut" in Frankfurt beschlagnahmt". Zu v. Economos Arbeiten an rezentem Material und zu Weidenreich. „Warum glauben Sie, ausgerechnet bei Delphinen sei vom Säugerhirn ein zweites Mal seine höchste Stufe erreicht?" Interesse habe Walter Riese (Med. Coll. of Virginia, Richmond), der über Cetaceen-Gehirne gearbeitet habe. Fand Arbeit von Klüver von 1952. „niemand in der Tierwelt hat ein so gutes Gedächtnis, und niemand solchen uhhhngeheuren Schläfenlappen". Corinths Edinger-Portrait, das aus ihrem Umzugsgut gestohlen wurde, tauchte in Stuttgarter Auktion auf, wurde von Stadt Frankfurt gekauft.

Lfd. Nr.: 1855a
Datum: 15.09.1948
von: Ostertag, B
an: Spatz, H
hs/ms: ms
+: –
Quelle: JP/O

4-seitiger Brief über die Neuroanatomie und Entwicklungsgeschichte der Infundibularregion mit Bezugnahme auf Arbeiten aus dem Spatzschen Arbeitskreis (Christ) und zu einem Vortrag von Spatz über die Entwicklung des Großhirnmantels. „Soll man nicht besser auf die Bezeichnung <Vorwachsen des Schläfenlappens> verzichten? Bei der Zunahme des Großhirnmantels beim Menschen ist die Inselrinde am Zwischenhirn fixiert und die übrige Entwicklung geht gewissermassen fächerförmig mit dem Fixpunkt der Substantia perforata anterior als Nabe des Fächers vor sich. Die bsaslen Anteile der Riechrinde behalten dabei ebenfalls prinzipiell ihre Lagebeziehung... Die Formgestaltung des Gehirns ergibt sich aus der Massenzunahme des Palliums auf Grund der oben erörterten Fixpunkte und ist nicht durch das <Vorwachsen einzelner Hirnteile> bedingt".

Lfd. Nr.: 1856
Datum: 24.09.1948
von: Edinger, Tilly
an: Grünthal, E
hs/ms: ms
+: –
Quelle: Bern 62/8562

Dank für Goethe-Arbeit (Kontakt zu Vietor, der ein Goethebuch schreibt). Zu D. O. Hebbs Arbeit (Yerkes Laboratory McGill).

Lfd. Nr.: 1857
Datum: 14.10.1948
von: Frenzel, H F
an: Jung, R
hs/ms: ms
+: –
Quelle: UAFR C92/4

Über Registrierung und Auswertung des Drehnystagmus. Besonders interessant „Ihr Hinweis, dass das Schlagfeld des Drehnystagmus nicht immer vorwiegend in den Orbitalhälften der langsamen Drehphase liegt". Die Dauer auf den peripheren Vorgang zu beziehen. Zur Methodik.

Lfd. Nr.: 1858
Datum: 15.10.1948
von: Edinger, Tilly
an: Hebb, D. O.
hs/ms: ms
+: -
Quelle: Bern 62/8562

Durchschrift an Grünthal. Macht Hebb auf Grünthals Arbeiten zum Delphinhirn aufmerksam.

Lfd. Nr.: 1859
Datum: 16.10.1948
von: Edinger, Tilly
an: Grünthal, E
hs/ms: ms
+: -
Quelle: Bern 62/8562

Höchst anerkennender Dankesbrief für G.s Delphinarbeit. Zu Ovids Bezeichnung „lasziv" = wanton (lüstern). Macht auf Weidenreichs Werk aufmerksam. Ist G.s Abb. über den Eintritt des Rückenmarks in das Hirn richtig und überlappt das Großhirn wirklich das Kleinhirn? Glaubt nicht an Kephalisationsstufe. Zu Goethes Schädelausguss-Arbeiten

---

Lfd. Nr.: 1860
Datum: 18.10.1948
von: Jung, R
an: Grey Walter
hs/ms: ms
+: -
Quelle: UAFR C92/4

„I was somewhat sorry to see, that Germany and the German language will not be represented in your journal. I understand quite will the background of such a decision. You may call it a national bias, but I cannot help feeling that the contributions which have been published by Germans and in the German language have advanced this field of research more than the work in the other languages which are admitted besides the English. Unfortunately science seems still to reflect political tendencies"

Lfd. Nr.: 1861
Datum: 27.10.1948
von: Jung, R
an: Gibbs, F A
hs/ms: ms
+: +
Quelle: UAFR C92/4

Zu neuen Klassifikationsversuchen der Epilepsie und zur neuen Mesantointherapie. Probleme, die fehlenden Kriegsjahrgänge ausländischer Fachzeitschriften zu ergänzen mangels Devisen und Einfuhrproblemen. „Besonders interessiert haben mich Ihre Untersuchungen über die psychomotor attacks und die Beziehungen zu temporalen Herden... Die Ansicht, die ich wohl 1939 zuerst geäussert habe...,dass sich basale und temporale Herde auf die Ohrableitung auswirken, scheint sich doch allmählich durchzusetzen. Wir haben seit längerem Temporaltumoren und Temporalverletzungen durch Ableitungen von Nase gegen Ohr lokalisiert".

Lfd. Nr.: 1862
Datum: 01.11.1948
von: Jung, R
an: Hess, W R
hs/ms: ms
+: -
Quelle: UAFR C92/4

„Die wesentlichen Ergebnisse waren, dass im Caudatum, der motorischen Rinde und im medialen Thalamuskern ähnliche periodischen Potentialschwankungen auftreten, die in zeitlicher Beziehung stehen, und dass sich die symmetrischen Gebiete des Striatum ganz ähnlich verhalten, obwohl Kommissurenfasern nicht bekannt sind".

Lfd. Nr.: 1863
Datum: 06.11.1948
von: Hess, W R
an: Jung, R
hs/ms: ms
+: -
Quelle: UAFR C92/4

„Ich werde die Abtastung des Subcortex nach und nach ins Auge fassen und kann mich nach Ihren Angaben über das bereits Bestehende orientieren. Experimentell werde ich allerdings erst vorgehen können, wenn noch ein anderer Programmpunkt erledigt ist, welcher die Beziehung zwischen Cortex und Hypothalamus betrifft auf Grund von vergleichenden Reizversuchen".

Lfd. Nr.: 1864
Datum: 09.11.1948
von: Grünthal, E
an: Edinger, Tilly
hs/ms: ms
+: -
Quelle: Bern 62/8562

Freut sich über das in USA neue Interesse an Meerestieren. Zum Epitheton Lasciva und zu Weidenreichs Arbeiten. Bei den von G. selbst sezierten Delphingehirnen tritt die Mittelhirn-Medullaaxe wirklich senkrecht aus dem Hirn heraus und das Kleinhirn liegt unter dem Großhirn. „Die Kephalisationsstufen von Dubois sind mir auch höchst verdächtig und zweifelhaft". Verhältnis von Hypothalamuslänge zu Endhirnlänge als Maßstab genommen. (nur erste Seite des Durchschlages erhalten)

Lfd. Nr.: 1865
Datum: 09.11.1948
von: Jung, R
an: Kallmann, F J
hs/ms: ms
+: -
Quelle: UAFR C92/4

Dank für Separate über Vererbung der Epilepsie, vermittelt durch Bruno Schulz. „Wir hatten die Sippenuntersuchungen mit dem EEG etwa gleichzeitig mit Gibbs 1938 angefangen, haben sie dann aber liegen lassen, nachdem aus Boston 1939 schon über eine große Serie berichtet wurde. Die Sache lag ja damals in der Luft. Der Plan, die Conradschen Zwillinge und andere Zwillingspaare durchzuuntersuchen, wurde dann durch den Krieg verhindert... Ich wundere mich, dass man in Amerika nicht die neurologischen Systemerkrankungen mehr von der humoralen Seite klinisch und genetisch angeht... Ich denke, dass sich da sehr viel finden lassen muss. Möglicherweise liegen ganz einfache intermediäre Stoffwechselveränderungen den komplizierten Systemdegenerationen zugrunde. Das Modell sind ja die Systemdegenerationen bei der amaurotischen Idiotie".

Lfd. Nr.: 1866
Datum: 15.11.1948
von: Edinger, Tilly
an: Grünthal, E
hs/ms: hs
+: -
Quelle: Bern 62/8562

Bestätigt an Hand gesandter Photos G.s Ansicht über die Ausdehnung des Delphinhirns. Über Feier zu Goldsteins Geburtstag. Zur Literatur über Vorfahren lebender Fische (u. a. Romer). „Offenbar können im Lauf von Jahrmillionen Dinge geschehen, am Gehirn wie am Körper, die sich heute nicht beobachten, auch nicht aus heutigem Material erraten lassen (Und dabei sagte vorige Woche erst Albert Einstein zu mir: „Was gestern geschehen konnte, geschieht auch heute!" Nein, weil heute winzig kurz ist.)"

Lfd. Nr.: 1866a
Datum: 19.12.1948
von: Nonne, M
an: Stertz, G
hs/ms: hs
+: -
Quelle: Stertz

Vielseitiger Brief mit autobiographischer Darstellung des Werdeganges von Nonne und der gemeinsamen Zeit mit Stertz.

Lfd. Nr.: 1867
Datum: 23.12.1948
von: Jung, R
an: Hess, W R
hs/ms: ms
+: -
Quelle: UAFR C92/4

Hat Ruf nach Köln abgelehnt und planmäßige Professur für Klin. Neurophysiologie in Freiburg angenommen. „Ich glaube, dass dies vor allem in meiner Arbeitsrichtung, die mehr auf die menschliche Neurophysiologie zielt, nur in Zusammenarbeit mit der Klinik zu machen ist... Es ist ja auch möglich, dass man doch noch einmal ganz in die Klinik einschwenkt, wenn man älter geworden ist. Ich habe immer versucht zu vermeiden, nur ein Instrument der Klinik zu sein, das lediglich als Hilfe zur klinischen Diagnose verwendet wird, wie es bei den meisten EEG-Abteilungen der Fall ist, und versucht, der ganzen Sache eine breitere Grundlage zu geben". Besitzt jetzt neuen Direktschreiber aus Einbeck.

Lfd. Nr.: 1868
Datum: 25.11.1948
von: Gjessing, R
an: Jung, R
hs/ms: ms
+: -
Quelle: UAFR C92/4

Aus Oslo. Dank für Klin. Wschr. 1948. Große Freude, „diese Spitzenleistung deutscher Medizin wieder in unserer Bibliothek einbeziehen zu können. Es ist die deutsche Wissenschaft in mehrfacher Hinsicht von der angelsächsischen und transatlantischen verschieden. Ich meinerseits bin so eng an die deutsche verbunden, dass es mir heimatlich vorkommt, die anderen Ausländer mehr fremd".

Lfd. Nr.: 1869
Datum: 27.12.1948
von: Betzendahl, W
an: Kehrer, F
hs/ms: hs
+: –
Quelle: Medhist Münster

Zum Tode Bonhoeffers. „Besonders bedrückend ist dabei der Gedanke, dass hierbei die unleidlichen Verhältnisse in Berlin nicht unbeteiligt gewesen sein werden". Über die wiss. Arbeiten Betzendahls („Der Psychiater und die Physiognomik" und Spätfolgen von Fleckfieber-Enzephalitis)

Lfd. Nr.: 1870
Datum: 27.12.1948
von: Jung, R
an: Spatz, H
hs/ms: ms
+: –
Quelle: UAFR C92/4

„Die „supprimierte" Hirnrinde... interessiert uns hier auch physiologisch. Aber ich kann noch nicht viel darüber sagen, da wir noch mehr Tierversuche machen müssen. Mit der wissenschaftlichen Verbindung mit dem Ausland geht es auch bei uns noch sehr langsam. Wir haben denselben Eindruck wie Sie, dass die Engländer sich vollkommen zurückhalten, die Holländer uns noch sehr böse sind, sodass es keinen Zweck hat, von uns aus irgendwelche Beziehungen aufzunehmen. Mit Amerika läuft der Austausch dagegen ohne Schwierigkeiten... Wir haben... einige neue und etwas kühne Hypothesen über die Dendritenfunktion geäußert. Ich könnte mir denken, dass sie auch für andere Dinge fruchtbar sein werden. Man kann sie z. B. auf die Frage der von Ihnen jetzt wieder aufgegriffenen Verbindung von Hypothalamus und Hypophysenhinterlappen anwenden. Könnte es sein, dass diese feinen Fasern nicht efferente Axone sind, sondern Dendritenaequivalente, welche die jeweilige Tätigkeit „rückmelden", so wie wir uns vorstellen, dass die Vorderhornzelle den Erfolg ihrer Aktivität über die Dendriten in die reizgebenden Strukturen zurückmeldet... ?". Zur neuen Versilberungsmethode von Palmgren.

Lfd. Nr.: 1871
Datum: 29.12.1948
von: Spatz, H
an: Butenandt, A
hs/ms: ms
+: –
Quelle: Ed/Spatz 3476

Bericht über Situation in Dillenburg und die Verluste in Berlin-Buch. Konzentriert sich jetzt auf die Probleme des Hypophysenstiels und dessen Umgebung.

Lfd. Nr.: 1872
Datum: 29.12.1948
von: Spatz, H
an: Lindenberg, R
hs/ms: ms
+: +
Quelle: Ed/Spatz 3477

Über Arbeiten am Hypophysenstiel. „Bezüglich der tatsächlichen Befunde (besonders auf Grund der Bodianmethode) besteht gute Übereinstimmung [mit Arbeiten von Harris und Green], bezüglich der Deutung aber geht es diametral auseinander. Man kann aber mittels unserer Hypothese der chemorezeptorischen Funktion der unendlich zahlreichen perivaskulären Nervenfaseraufsplitterungen in der Neurohypophyse die Tatsachen viel zwangloser erklären. Die Chemorezeptoren sind u. E. eingestellt auf die Produkte der Adenohypophyse, welche in den glomerulusartigen Gefäßen nach unserer Vorstellung zugeleitet werden. bzw. dort zirkulieren". Schildert Situation in Gießen. „Ich stehe in ständiger Korrespondenz mit einer Reihe von Fachkollegen in Amerika: Hiller,

Neubürger, Engel, Tilly Edinger, Wallenberg, Haymaker und Stanley Cobb. Auch in der Schweiz sucht man jetzt an einigen Stellen vorsichtig die Fäden wieder zu knüpfen. Das übrige Ausland schweigt noch bis auf Le Gros Clark in Oxford und unser Bucher Bekannter Gruner".

Lfd. Nr.: 1873
Datum: 03.01.1949
von: Kehrer, F. A.
an: Betzendahl, W
hs/ms: ms
+: -
Quelle: Medhist Münster

Zum Tode Bonhoeffers. Wie stellte er sich in seiner letzten Lebenszeit zu seinem Konzept der exogenen Reaktionstypen?

Lfd. Nr.: 1874
Datum: 04.01.1949
von: Gibbs, F A
an: Jung, R
hs/ms: ms
+: -
Quelle: UAFR C92/5

Will in seinem EEG-Journal eine Hans Berger-Würdigung bringen und bemüht sich um die Übersetzung der Bergerschen Arbeiten

---

Lfd. Nr.: 1875
Datum: 05.01.1949
von: Betzendahl, W
an: Kehrer, F
hs/ms: ms
+: -
Quelle: Medhist Münster

6-seitiger Brief zur Persönlichkeit Bonhoeffers, seinen exogenen Reaktionstypen und seiner Art des Umgangs mit Kollegen und zu Grundfragen der Psychiatrie. „Gerade im Falle von Bonhoeffers wissenschaftlichen Stellungnahmen ist es angebracht, nicht nur nach den literarischen Aeusserungen das Gesamturteil zu bilden. Wie Sie ja auch vermuten, bietet dazu alles das, was in der konkreten klinischen Arbeit zum Ausdruck kommt, eine viel bessere Handhabe. Wer wie ich so viele Jahre... in allen Einzelfragen ihn hat hören können, findet sein Werk keineswegs in seinen Arbeiten zur äusseren Aetiologie, einschließlich der materiellen Zwecke, sowie zur Hirnlokalisation erschöpft. Da nun einmal eine Diagnosentabelle praktisch notwendig ist, so hat er wohl darauf gedrungen, dass gewisse Grenzziehungen bei amtlichen Bekundungen eingehalten wurden [...] Es gab indessen zur Genüge Fälle, wo er deutlich zu erkennen liess, dass er der psychischen Wirklichkeit nicht nur die allbekannten Facetten der des Exogenen, Psychotischen u. ä. abzugewinnen wusste.... Tatsächlich war es bei Bonhoeffer so, dass sein tiefstes Interesse der persönlichen Eigenart in ihrer Genese wie in ihren Manifestationen galt. Er verzweifelte nur daran, hierfür bei allen das Verständnis zu eröffnen oder auch die Preisgabe seiner Ansichten vor Missverständnissen zu sichern... Bei Bonhoeffer war vieles eine blosse Reduktion, um praktisch mit Dingen und Menschen fertig zu werden. Im Grunde wusste er immer noch viel mehr. So glaube ich denn auch mit Bestimmtheit sagen zu können, dass ihn seine exogenen psychischen Reaktionsformen nur als Abbreviaturen galten, hinter denen sich ihm die mannigfaltigsten Perspektiven auftaten"... „Mit aller Vorsicht ist Bonhoeffer immer wieder an die Frage herangegangen, inwieweit nicht doch bestimmte äussere Ursachen auch zu einer bestimmten, und zwar nicht durch die namhaft gemachten exogenen Typen, vollzählig berücksichtigten Reaktion führen".

Lfd. Nr.: 1876
Datum: 10.01.1949
von: Kehrer, F. A.
an: Betzendahl, W
hs/ms: ms
+: +
Quelle: Medhist Münster

Warum hat Bonhoeffer sich später nicht mehr zu den exogenen Reaktionstypen geäußert? „Nach 1913 hat er sich nicht mehr über sie geäussert, auch nicht nachdem Kraepelin und Bumke in einer denkwürdigen Sitzung im Jahre 1925 sich über sie ausführlich geäussert haben, und auch nachdem in den letzten 20 Jahren eine ganze Reihe von klinischen Arbeiten zum Thema erschienen sind. Auch zu Bumkes Auffassung, dass die Schizophrenie schlechthin auf einen exogenen Reaktionstyp hinauslaufe, hat er nie Stellung genommen, obwohl diese in den Kern seiner Lehre hineinreichten.". Resigniert wie Hoche? „Beide stimmten ja im Grundsätzlichen überein, und zwar gegen Kraepelin... Und so muss man wieder Jaspers Recht geben, wenn er... sagt: „durch seine Arbeit geht ein Hauch von Bescheidung vor den ungeheuren Rätseln". Gut – nur hört dann wissenschaftliche Arbeit auf".

Lfd. Nr.: 1877
Datum: 13.01.1949
von: Müller, E
an: Jung, R
hs/ms: ms
+: +
Quelle: UAFR C92/5

Aus Koblenz. Bittere Stellungnahme zu den deutschen Universitätsverhältnissen mit dem Ordinarien-Hochmut. „Die maßlose Eitelkeit unserer Herren, die sich nur sicher hinter ihrem Schreibtisch und in ihren heiligen Hallen fühlen, die ungeheuere Unsicherheit, die ich draußen beim Heer, wo sie Gleiche unter Gleichen waren, erleben durfte, hatte für mich etwas Erschütterndes. Außerdem hatte ich leider die Möglichkeit, in den jetzt laufenden Prozessen (Pohlisch, Kreuz usw.) die Haltung dieser Herren als Mensch und Charakter indirekt zu studieren"

Lfd. Nr.: 1878
Datum: 30.01.1949
von: Mayer-Gross, W
an: Jung, R
hs/ms: hs
+: -
Quelle: UAFR C92/5

Zu Kleist. „Persönlich habe ich alle Hochachtung für ihn und teile Ihren Respekt vor seinen Jahren. Aber er gehörte immer, schon vor 30 Jahren, zur „alten" Generation und weigerte sich, etwas zu lernen. Wenn Sie bedenken, dass Bonhoeffer und Gaupp beide auch Wernicke-Schüler waren, sehen Sie vielleicht, was ich meine. Wie Sie ihn in der historischen Perspektive sehen, das mag richtig sein. Aber was hätte seine Energie, Arbeitskraft und Persönlichkeit für die Psychiatrie sein können, wäre er nicht so unkritisch, verbohrt, starrköpfig und selbstgerecht!... Leo Alexanders Arbeit ist eine bedauerliche Entgleisung in ihrem psychiatrischen Teil. Ich hörte ihn in Amsterdam, wo er seine Beobachtungen auf einer Tagung 1947 vortrug. Leider haben sich ja nicht nur SS-Führer, sondern auch namhafte Wissenschaftler an diesen Experimenten beteiligt, Geisteskranke und Schwachsinnige verschickt und vergast usw. usw. Dieser Verrat der Wissenschaft an die Staatsmacht ist es, was, wenigstens hier, viele Kollegen nicht verzeihen können. Und je näher das Land an Deutschland grenzt, je mehr die Betreffenden mit eigenen Augen gesehen haben, was vorging, umso weniger ist man zum Vergessen bereit. Das Land, zu dem alle in Verehrung aufsahen als das Land der besten Mediziner und Naturwissenschaftler, der best erzogenen und und kultiviertesten Bevölkerung, hat allen gezeigt, wie dünn und äußerlich das Fournier abendländischer und christlicher Kultur ist".

Lfd. Nr.: 1879
Datum: 07.02.1949
von: Jung, R
an: Mayer-Gross, W
hs/ms: ms
+: +
Quelle: UAFR C92/5

„Ich denke, dass wir uns alle drei über das Wesentliche ziemlich einig sind, sowohl über Kleist wie über psychiatrisches Theoretisieren wie über die unheilvolle Rolle der Politik in der Wissenschaft. Aber es ist ganz gut, wenn man mal einiges ausspricht, was sonst nur verhaltenen Ärger macht. Leider ist es von Deutschland aus nun seit langen Jahren immer noch nicht möglich, und darin sehe ich die Hauptgefahr, die wieder zu einem neuen Nationalismus führt".... Zur Frage der Übersetzung ausländischer Arbeiten für die Berger-Festschrift ins Deutsche. „Was wir eigentlich in diesen Nachkriegsjahren neu gelernt haben, ist der große Einfluss der Ernährung und des Nahrungsmangels auf das Nervensystem. Dadurch ist sicher das ungeheuere Anwachsen der Neuritiden und die deutliche, wenn auch nicht so sicher nachweisbare Zunahme hirnatrophischer Prozesse mitbedingt. Dagegen haben die neurotischen Reaktionen wie überhaupt die Psychopathen, die als behandlungsbedürftig in den Klinik kamen, unter der Not der Zeit abgenommen".

Lfd. Nr.: 1880
Datum: 07.02.1949
von: Spatz, H
an: Hiller, F.
hs/ms: ms
+: -
Quelle: Ed/Spatz 3478

Nach Evanston: Über Manuskript mit Korrekturvorschlägen. Aufregend die Gefässknäuel und der Nervenfaserplexus der Neurohypophyse. Jede Gefässschlinge ein Individuum für sich „Ist es nicht notwendig, daraus zu folgern, dass an dieser Stelle im Blute kreisende Stoffe der Adenohypophyse auf den perivaskulären Nervenfaserplexus einwirken und dass die Erregung dann zentralwärts geleitet wird? Es kann gar nicht anders sein. Die Analogien mit dem Glomus caroticum sind bei näherer Betrachtung noch auffälliger als wir vermutet hatten". Rühmt die Briefe von van Bogaert. Kontakte mit Haymaker gefunden.

Lfd. Nr.: 1881
Datum: 23.02.1949
von: Spatz, H
an: Ostertag, B
hs/ms: ms
+: -
Quelle: JP/O

Langer Brief: In einer Arbeit von Diepen und V. Gaupp am Kaninchen um eine Definition des Infundibulums bemüht. Zur Definition der Neurohypophyse. Unter „median eminence" verstehen die Amerikaner bekanntlich das, was wir „Infundibulum" oder mit Romeis „Pars cava infundibularis" nennen... Behalten wir die Bezeichnung Infundibulum bei, was empfehlenswert sein dürfte, so ist dieses also der orale Teil der Neurohypophyse, welcher am Sulcus tubero-infundibularis am Tuber ansetzt. Wie man auch die Bezeichnung wählen möge, wichtig ist, dass an dieser Ansatzstelle ein tiefgreifender Wechsel der Struktur vorliegt,... Auf der einen Seite, nämlich auf der Seite des Tuber, besteht die gewöhnliche Struktur des nervenzellhaltigen ZNS. Dagegen findet im Bereich des Infundibulum, sowie im Bereich der Neurohypophyse überhaupt, eine ganz andersartige Differenzierung der Wand des Neuralrohres statt. Nur im Bereich des zum Plexusepithel gewordenen Wandabschnittes ist eine besondersartige Differenzierung noch auffälliger". Zu den Gefäßschlingen im Infundibulum und Hypophysenstiel. Zu Veränderungen dieser Region nach Traumata und bei hypothalamischer Hyperplasie mit Pubertas praecox. Nucleus supraopticus nicht zum Sexualzentrum gehörig.

Lfd. Nr.: 1882
Datum: 24.02.1949
von: Spatz, H
an: Hiller, F.
hs/ms: ms
+: –
Quelle: Ed/Spatz 3479

Dank für 5 Bände der Arbeiten des Hillerschen Institutes. Bewundernswürdig Ranson und seine Schule. Die Fähigkeit zur Schulenbildung ging Vogt ab. Brockhaus fiel im Krieg. Hassler hat sich von Vogt getrennt, arbeitet jetzt unter Beringer mit Jung zusammen. „Es ist erstaunlich, wie Vogt, der sich jetzt den 80ern nähert, es fertig bringt, sich noch auf einem für ihn völlig neuen Forschungsgebiet (Nucleolarpathologie) zu betätigen. Ich bewundere ihn dabei restlos, aber er ist nun wieder ganz vereinsamt. Alle Mitarbeiter haben sich grollend von ihm zurückgezogen". E. Beck macht Praxis, kann seine grossen architektonischen Erfahrungen nicht nutzbar machen. „Für uns hat der Hypothalamus für keine Funktion eine so ausschlaggebende Bedeutung wie gerade für die Sexualfunktion".

Lfd. Nr.: 1883
Datum: 02.03.1949
von: Jung, R
an: Adrian, E D
hs/ms: ms
+: –
Quelle: UAFR C92/5

„We found, that the same motoneurones were firing rapidly with 2 or 3 msec intervals before any inhibition of the reflex occurs. It seemed difficult to explain that with the classical concept of the refractory phase of reflexes. So we introduced a rather unorthodox hypothesis of Rückmeldung, as Toennies calls it (who is to be credited for this concept). We believed that a discharging motoneurone reports back to the internuncial neurones over the dendrites and that repeated discharge may cause a stronger positive after potential on the dendritic branches similar to a nerve following a tetanus".

Lfd. Nr.: 1884
Datum: 10.03.1949
von: Mayer-Gross, W
an: Jung, R
hs/ms: ms
+: +
Quelle: UAFR C92/5

Zu den sinnesphysiologischen Untersuchungen an Hirnverletzten und zum Diagnosenschema der UN mit 300 psychiatr. Diagnosen. „Ihre Bemerkung über die scheinbare Verminderung von Neurosen und Psychopathen in Deutschland, bestätigt bei Beobachtungen von v. Bayer in einem Artikel im Nervenarzt, interessiert mich sehr. Man versteht ja, dass Neurosen unbeachtet bleiben, wenn Hunger und Not die Aufmerksamkeit auf primitive tägliche Bedürfnisse ablenkt. Während der schweren Luftangriffe gab es wenig Neurotiker in London – und es gab kein Ausweichen. Oder gehen die Neurotiker nicht zum Psychiater in Deutschland, weil sie den Kollegen, die Sterilisierung durchführten, nicht trauen? Sind die Psychopathen in den Gefängnissen – oder betätigen sich als Schwarzmarkthändler und Gauner anderer Art? In Holland sagte man mir, dass die Psychopathen in den Lagern der Collaborateure zu finden sind".

Lfd. Nr.: 1885
Datum: 12.03.1949
von: Grünthal, E
an: Kahn, E
hs/ms: ms
+: +
Quelle: Bern ST re

„Der Vergleich mit dem Bier ist ganz lustig, nur dass es sich hier um das Geniessen, in der Wissenschaft aber um die Richtigkeit handelt. Viele sogenannte geisteswissenschaftliche Psychiater haben die Eigentümlichkeit, dass sich ihr Fähnlein nach dem jeweils gerade vorhandenen Geisteswehen richtet. Dieses blies erst psychoanalytisch, dann phänomenologisch und jetzt bis auf weiteres existentiell. Man muss immer auf der Höhe der Zeit sein, und immer ist die derzeitige Richtung die allein Seligmachende".... „Heideggers Methode ist rein philosophisch-metaphysisch und als solche erstaunlich durchgeführt, aber für die Psychiatrie unanwendbar". Weiter zu Heidegger, Binswanger und Kuhn

---

Lfd. Nr.: 1886
Datum: 14.03.1949
von: Hess, W R
an: Jung, R
hs/ms: ms
+: -
Quelle: UAFR C92/5

„Ich habe nun - ich glaube wohl - das ganze Material beisammen und stelle wirklich fest, dass in Amerika vieles repetiert wurde, was Sie und Herr Kornmüller schon gemacht haben... Wie man mir mitteilt, ist die Einstellung noch nicht so weit, dass die Kollegen aus Ländern, welche unter der Besatzung gelitten haben, sich einer Teilnahme der deutschen Kollegen nicht widersetzen würden. Für die Sache ist es natürlich sehr schade, aber eine Rückfrage meinerseits hat mich überzeugt, dass noch nichts zu machen ist... Es ist eine Angelegenheit des Gefühls und dieses braucht für die Umstellung bekanntlich Zeit. Leider machen es die deutschen Kollegen z. T. sehr schwer, dass man eine Vermittlung wieder einleitet. Es bestehen offenkundige Missverständnisse, welche aus der Vorkriegszeit stammen".

Lfd. Nr.: 1887
Datum: 17.03.1949
von: Spatz, H
an: Henneberg, R
hs/ms: ms
+: -
Quelle: Ed/Spatz 3480

„Ich meine, dass man bei den posttraumatischen Schwindelanfällen und Kopfschmerzattacken doch immer an einen „organischen Kern" denken muss, organisch aber nicht im Sinne einer groben, anatomisch nachweisbaren Veränderung gemeint. Ricker hat m. E. bei seiner Fassung des Kontusionsbegriffes schwer danebengehauen und er dehnt da den Rahmen seiner funktionellen Kreislaufstörungen viel zu weit aus und er unterschätzt das, was direkt mechanisch im Moment der Gewalteinwirkung entsteht, aber Ricker hat auf der anderen Seite recht, wenn er die Bedeutung von funktionellen Kreislaufstörungen in späteren Stadien nach einem Kopfunfall betont". Zur Frage Contusio/Commotio. Verflechtung funktioneller Störungen und psychogener Erscheinungen. „Therapeutisch wird man meistens auf der Seite des Psychogenen einzuhaken haben, aber ich glaube, man tut den Leuten doch unrecht, wenn man diese Seite allein betrachtet". Anisokorie als Hinweis gegen Annahme einer Psychogenese.
„Das Entscheidende bei der Menschwerdung ... ist die Entwicklung des Großhirns, wodurch der Mensch zur Erfindung des Werkzeuges befähigt wurde. Durch das Werkzeug gleicht der Mensch die Mängel seines wenig spezialisierten Organismus aus und wird weitgehend von der Anpassung an die Umwelt unabhängig".
Zu seinem Verhältnis zu Vogt. „Ein sehr wenig objektiver Gegner Vogt's war Ostertag. Charakterologisch hat er mit Vogt viel gemeinsam, aber wissenschaftlich kann er natürlich nicht mit ihm verglichen werden... Fleiss und grosse Erfahrung, ja auch manchen guten Gedanken wird man O. nicht absprechen können".

Lfd. Nr.: 1888
Datum: 18.03.1949
von: Jung, R
an: Mayer-Gross, W
hs/ms: ms
+: -
Quelle: UAFR C92/5

Zur Verminderung der Neurosen. „Ich glaube nicht, dass das Misstrauen gegen den Psychiater eine große Rolle gespielt hat. Denn zur Zeit des Höhepunktes der Sterilisierung in den Jahren 1934–39 war kein wesentlicher Rückgang vorhanden, erst in den letzten Kriegsjahren und nach dem Kriege als die Sterilisierung keine Rolle mehr spielte. Jetzt sieht man allmählich auch positive Seiten dieses Sterilisationsgesetzes, für die man anfangs wegen Zwang und Übertreibung affektiv blind war".

Lfd. Nr.: 1889
Datum: 22.03.1949
von: Spatz, H
an: Bumke, O
hs/ms: ms
+: -
Quelle: EdLM

„Während in Buch die außerordentliche Fülle des Materials zur Zersplitterung verführte, konzentriere ich mich jetzt mit meinen Mitarbeitern auf zwei umschriebene Gebiete. Das eine betrifft die Verknüpfung von Hypophyse und Hypothalamus - hier gibt es erstaunlich viel Neues - und das andere betrifft die Ontogenese und Phylogenese des Zwischenhirns, mit der retardierten Entwicklung des Endhirns verglichen".

Lfd. Nr.: 1890
Datum: 14.04.1949
von: Stoerring, G E
an: Grünthal, E
hs/ms: ms/hs
+: -
Quelle: Bern ST li

Zum Fall B. (Amnesie), den Scheller vorher begutachtet hatte mit dem Eindruck einer hysterischen Pseudodemenz. Das Bild war aber bei Nachuntersuchung dasselbe wie vor 20 Jahren. „Es ist erstaunlich, dass das, was uns längst bekannt und verständlich ist, anderen noch völlig unbekannt ist, nämlich dass es ausser dem Korsakow-Syndrom auch noch einen Symptomenkomplex gibt, der für Merkfähigkeitsdefekte charakteristisch ist". Ähnlicher Fall bei Duensing in Göttingen. Verweist auf Katastrophenreaktion im Sinne Goldsteins. Will Pat. Bürger-Prinz und Ewald gegenüberstellen zur Klärung der Positionen. Zu Reichardt und Zutt

---

Lfd. Nr.: 1891
Datum: 27.04.1949
von: Scholz, W
an: Ostertag, B
hs/ms: ms
+: -
Quelle: JP/O

„Ich bin dieserhalb nur mit Peters-Bonn in schriftliche Verbindung getreten, der auch von der Notwendigkeit überzeugt ist, dass wir auf kleineren Fachkongressen unsere Spezialfragen erörtern und zu den großen allgemeinen Kongressen dann zu den Themen sprechen, die ein weiteres Interesse beanspruchen. Selbstverständlich müssten wir in der Dachorganisation vertreten sein... Von Braunmühl ist es nun in der Tat gelungen, unsere Prosektur nicht nur aus Eglfing herauszusetzen, sondern sie durch Propagierung ihres wissenschaftlichen Unwertes für die Psychiatrie auch wirtschaftlich abzuwürgen"

Lfd. Nr.: 1892
Datum: 27.04.1949
von: Jung, R
an: Gjessing, R
hs/ms: ms
+: -
Quelle: UAFR C92/5

Zur Beschaffung früherer Brain-Hefte. Die Engländer schicken keine Sonderdrucke. „Die Beziehungen sind noch auffallend kühl, während mit Amerika alles weitgehend normalisiert ist. Ich möchte bei dieser Lage auch noch nicht einer persönlichen Einladung zum Pariser EEG-Kongress folgen, solange die Deutschen noch nicht offiziell dort anerkannt sind... Ich verstehe durchaus, dass man von den im Kriege besetzten Ländern aus noch sehr zurückhaltend gegen Deutsche ist, aber ich kann schwer verstehen, wie dies alte persönliche Beziehungen trüben kann. Und das ist vor allem bei den Engländern der Fall".

Lfd. Nr.: 1893
Datum: 29.04.1949
von: Edinger, Tilly
an: Grünthal, E
hs/ms: hs
+: -
Quelle: Bern 62/8562

Über Hirnentwicklung bei untereozänen Huf-und Raubtieren und Varianten der Mittelhirnüberdeckung wie beim Opossum.

Lfd. Nr.: 1894
Datum: 07.06.1949
von: Kahn, E
an: Grünthal, E
hs/ms: ms
+: -
Quelle: Bern ST re

Zu A. Gehlen und H. [sic!] Binswanger mit kritischen Bemerkungen über das zur Besprechung übergebene Buch des Letzteren.

Lfd. Nr.: 1895
Datum: 09.06.1949
von: Bremer, F
an: Jung, R
hs/ms: hs
+: -
Quelle: UAFR C92/5

... «Je suis pleinement d'accord vous sur le fait que la science et la politique doivent toujours être strictement séparées. Mais je me refuse á assimiler á la «politique» la préméditation de deux guerres d'invasion successives (avec toutes leurs horreurs), et la violation des traités et des engangements les plus solennes, en un quart de siécle. Ce guerres et ces violations de traités ont été décidées par des gouvernements responsables, politiquement d'inspirations très différentes et qui se prévalaient de l'appui presqu'unanime de leur peuple. Elles n'ont pas suscité de la part de ce peuple ni avant, ni pendant, ni après les événements, des réactions montrant qu'il avait horreur de ces décisions criminelles qui entrainaient dans la guerre de petetes nations pacifiques»

Lfd. Nr.: 1896
Datum: 06.07.1949
von: Eccles, J C
an: Jung, R
hs/ms: ms
+: -
Quelle: UAFR C92/5

Aus Dunedin/NewZealand. Dank für Separata. „Little work of publishable quality has been produced. As a result I have confined my interests more and more to the more fundamental aspects of neurophysiology, which is after all the field of my choice. Now as regards to your paper I think that you have a very elegant way to establishing the rapid repetitive discharge of neurons in the flexor reflex and that fits in very nicely with some recent work from here on the after effects of activation of motoneurons. However I have some criticisms to make of the theoretical aspects of the paper and that is fairly fully discussed in a couple of papers that will be published in the J. Neurophysiol early next year".

Lfd. Nr.: 1897
Datum: 25.07.1949
von: Kahn, E
an: Grünthal, E
hs/ms: ms
+: -
Quelle: Bern ST re

Über Stirnhirn-Pick. „Die Arbeit von Platen-Hallermund über die Tötung der Geisteskranken in Deutschland hat mich empört, angeekelt und traurig gemacht. Diese feige Verbrecherbande! Ich finde übrigens die Darstellung sehr ruhig und objektiv. Also Herr Nitsche, ein früherer Assistent Kraepelins, war auch dabei. Herr Carl Schneider hat wenigstens den inneren Hausknecht gehabt, der ihn durch Selbstmord hinausgeschmissen hat. Und in Eglfing-Haar haben sie sich parteitreu benommen. Dass die Berliner Hirnanatomen - Spatz, Hallervorden, B. Schulz - in völliger wissenschaftlicher Versunkenheit allerlei Gehirne untersuchten, habe ich vor einigen Jahren einmal irgendwo anders gelesen. Ein gewisser Trost ist es, dass zwei Leute, die ich gut kannte, nämlich Ewald und Römer (früher Illenau, jetzt Stuttgart), der Mitherausgeber des Handbuches der Psychischen Hygiene war. Was die Sache halt so schlimm macht, ist die Gewissheit, dass alle, die dabei waren, es heute mit derselben „Begeisterung" wieder tun würden, und mit demselben „Idealismus" würden sie dann nachher wieder alle Verantwortlichkeit abwälzen".

Lfd. Nr.: 1898
Datum: 29.07.1949
von: Spatz, H
an: Gaupp, Vera
hs/ms: ms
+: -
Quelle: Ed/Spatz 3485

Noch nichts aus Anschluss an Max-Planck-Institute geworden. Parlamente verweigern noch die Zustimmung zu den Beschlüssen ihrer Finanzminister. „Das sind recht bedenkliche Begleiterscheinungen des parlamentarischen Systems". Tönnis, Patzig, Kornmüller und Spatz mussten Angriffe abwehren, warum sie sich noch nicht an einem Ort vereinigt hätten. Unter Vertretern der französischen Zone „auch Herr Butenandt, der mich mit kühler Höflichkeit begrüsste".

Lfd. Nr.: 1899
Datum: 29.07.1949
von: Edinger, Tilly
an: Grünthal, E
hs/ms: ms
+: -
Quelle: Bern 62/8562

Zu schwer erreichbarem Goldstein („Es gibt kaum ein anderes Paar mit so viel Charme - dieser Schatten gehört offenbar dazu!" (waren abgereist, ohne Adresse zu hinterlassen und Manuskripte zurückzugeben). Stellt Liste aller bekannter fossiler Gehirne zusammen. Hierzu auch über Prof. Klinghardt kritische Bemerkungen.

Lfd. Nr.: 1900
Datum: 06.08.1949
von: Edinger, Tilly
an: Grünthal, E
hs/ms: ms
+: -
Quelle: Bern 62/8562

Kritisch zu Klinghardts Arbeit über ein pleistozänes Pferdehirn und zu der Verdeutschungswut von Fachausdrücken während der NS-Zeit

Lfd. Nr.: 1901
Datum: 16.08.1949
von: Spatz, H
an: Diepen, R
hs/ms: ms
+: –
Quelle: Ed/Spatz 2487

Spatz legt größten Wert auf Diepens Mitarbeit und reserviert Assistentenstelle jetzt durch Becker besetzt). Orthner, dem Ewald eine Position zugesagt hat, soll Tuber cinereum des Igel untersuchen. F. Hiller kam in sagenhaftem Auto aus Chicago, sprach in Giessen über Regeneration peripherer Nerven. Besuchten mit Krücke Bethe in Frankfurt. Hiller klagt über mangelnde Pflege der Neurologie in USA, die immer mehr von Neurochirurgen und Psychiatern beansprucht werde. Steht in Kontakt mit Neubürger in Denver. Spatz arbeitete bei Wagenseil mit Schuchardt über Schädelbasis-Indices. Zweifelt nicht mehr an Bedeutung der Gefässe zwischen Hypophysenteilen. Erhielten grosszügige Zeitschriften- und Büchersendungen aus den USA (Hiller, P. Weiss, Haymaker, de Brun). Spuler von der Heidelberger Anatomie arbeitet bei Spatz über Meerschweinchen-Tubera cinerea, zusammen mit Kahle. Wilke hat überraschende Beobachtungen über Hirnödem bei Hungerdystrophie in russ. Gefangenschaft gemacht. Übernimmt die Stelle von Ule, wenn dieser zu Böning geht. Spatz will Nachruf auf Wallenberg schreiben. Zu Verhaart und Weischedel über die zentrale Haubenbahn. Empfiehlt Bücher von Alb. Schweitzer. Von Nachtsheim gehört, dass Lyssenko Timoféeff grösste Schwierigkeiten macht. Frägt nach Reich und Gans, die beide zeitweise in Indonesien gearbeitet hatten.

Lfd. Nr.: 1902
Datum: 18.08.1949
von: Haddenbrock, S
an: Beringer, K
hs/ms: ms
+: +
Quelle: UAFR C92/5

Zu seinem Leukotomie-Manuskript: „Ich habe die Leukotomie nicht rundweg ablehnen wollen…, sondern ich wollte lediglich hinweisen auf die Schwierigkeit und Verantwortungsschwere der Indikationsstellung… Sie, wie auch Herr Prof. Riechert, machen mir den Vorwurf, dass ich mich, ohne persönliche Erfahrung zu haben, kritisch geäußert habe. Ich wüsste aber kaum einen empirischen hirnpsychopathologischen Befund, der von sämtlichen Autoren so übereinstimmend geschildert wird wie die Persönlichkeitsveränderungen nach Leukotomie…. Angesichts der internationalen Erfahrungen „erscheint es mir offengestanden nach wie vor nur zu verständlich und kein schlechtes Zeichen, dass gerade in Deutschland auf die Leukotomie „allergisch" reagiert wird und man das Problem auch unter anderen als behaviouristischen Gesichtspunkten „anvisiert"."

Lfd. Nr.: 1903
Datum: 22.08.1949
von: Jung, R
an: Haddenbrock, S
hs/ms: ms
+: +
Quelle: UAFR C92/5

„Herr Prof. Beringer ist immer der Meinung gewesen, dass man nicht über Dinge schreiben soll, die man nicht selbst kennt und über die man sich nur etwas angelesen hat… Wenn Sie meine Ansicht wissen wollen, so ist es die, dass es sich bei der Leukotomie wie bei allen verantwortungsvollen ärztlichen Eingriffen um etwas handelt, was in jedem Einzelfall individuell nach genauer Abwägung der Vor- und Nachteile entschieden werden muss. Irgend welche allgemein ethischen und weltanschaulichen Fragen können selbstverständlich für die Einzelentscheidung von Bedeutung sein, sollten aber m. E. nicht vor einem großen Forum, das diese Entscheidungen gar nichts angeht, breitgetreten werden, insbesondere nicht dann, wenn jede eigene Anschauung fehlt. Es ist ja glücklicherweise nicht so, dass es sich, wie etwa bei der Sterilisation, um staatliche Zwangsmaßnahmen handelt. Dann würde ich allerdings auch eine allgemeine Erörterung für notwendig halten. Wenn die Philosophen und Literaten jetzt schon mit allgemeinen weltanschaulichen Gesichtspunkten darüber reden, so braucht die medizinische Literatur nicht damit belastet werden".

Lfd. Nr.: 1904
Datum: 08.09.1949
von: Haddenbrock, S
an: Jung, R
hs/ms: ms
+: –
Quelle: UAFR C92/237

Zu einer Rücksendung eines Manuskriptes über die Leukotomie: Man brauche keine eigenen speziellen Erfahrungen mit der L., wenn man breite Erfahrungen mit Stirnhirnverletzten hat und diese mit den Literaturschilderungen und den persönlichen Erfahrungen z. B. von Kalinowsky (New York) vergleiche. „Zweitens ist es allerdings ganz und gar nicht meine Meinung, dass die ärztliche Problematik der Leukotomie das allgemein-ärztliche Forum „ganz und gar nichts“ angehe und vor ihm nicht „breitgetreten“ zu werden brauche. Die Psychiatrie ist doch keine esoterische Wissenschaft, und wenn der Psychiater es wagt und bei der Trostlosigkeit seiner therapeutischen Möglichkeiten wagen musste, zu dem äußersten Mittel einer „Persönlichkeitschirurgie“ zu langen, so hat er das m. E zumindest vor der ärztlichen Öffentlichkeit zu vertreten und einer Diskussion vor breiter Anwendung der Methode nicht auszuweichen“

Lfd. Nr.: 1905
Datum: 09.09.1949
von: Edinger, Tilly
an: Grünthal, E
hs/ms: hs
+: –
Quelle: Bern 62/8562

Ludwig Edinger war Linkshänder, konnte beidhändig zeichnen

Lfd. Nr.: 1906
Datum: 12.09.1949
von: Jung, R
an: Braunmühl, A v.
hs/ms: ms
+: –
Quelle: UAFR C92/237

Bittet für Habilitationsschrift eines Assistenten Beringers über Enzephalitis im Kindesalter um Krankengeschichten aus Eglfing-Haar, von denen sich einige auf Euthanasiefälle beziehen, was bei der Auswertung Schwierigkeiten bereiten könnte. Bittet, Einblick zu gewähren (was laut Brief vom 17.10.49, C92/237 durch v. Braunmühl abgelehnt wird)

Lfd. Nr.: 1907
Datum: 14.09.1949
von: Spatz, H
an: Ostertag, B
hs/ms: ms
+: –
Quelle: JP/O

Zu zwei Fällen von Pubertas praecox mit unterschiedlicher Symptomatologie und Ausdehnung.

Lfd. Nr.: 1909
Datum: 21.09.1949
von: Mayer-Gross, W
an: Jung, R
hs/ms: ms
+: –
Quelle: UAFR C92/237

Zur Nachfolge Beringers, für die J. gewünscht wird. „Heidelberg unter K. Schneider ist ganz vertrocknet – ich hatte jüngst eine Beschreibung des psychiatr. Geistes dort von einem Besucher, die mich erschütterte – psychiatrische Fälle gehen zu Weizsäcker oder Siebeck, wenn sie behandelt werden wollen! S. hat es nicht einmal für nötig gefunden, Steiner oder Straus oder mir unsere Rechte als Privatdozenten etc. wiederherzustellen. Alles was Sie über die anderen Institute in D[eutschland] schreiben, trifft wohl zu, – aber umso mehr sollten Sie versuchen, Freiburg auf der Höhe zu halten"

Lfd. Nr.: 1910
Datum: 23.09.1949
von: Schneider, K
an: Jung, R
hs/ms: ms
+: –
Quelle: UAFR C92/237

Glückwunsch zur Ernennung zum ao. Professor. Zu eigenem kleinen Aufsatz: „In der Tat schicke ich ihn heute meiner Absicht entsprechend an Heidegger zum Geburtstag, zusammen mit einem Sonderdruck, den ich Ihnen auch in den nächsten Tagen schicke. An dieser Arbeit liegt mir einiges, gegen jenen Daseinsaufsatz habe ich aber manche Bedenken. Es ist im Grunde nur ontologisch sich gebende Psychologie. Das Existential, mit dem erst das Ontologische erreicht wird, ist eben „die Angst", die alle diese drei Urängste erst möglich macht. Diese sind immer noch Ontisches, und wenn jemand z. B. auch noch „die Schande" zu ihnen rechnen wollte, könnte man kaum etwas dagegen einwenden. Auch kann man ja fragen, ob die Bevorzugung der einen oder anderen Urangst mit der präpsychotischen Wertwelt zusammenhängt, und so nur zu einer „Enthüllung des Charakters in der Psychose" (Mayer-Gross) kommen. Also zu eindeutiger individualisierender Psychologie". Zu Storch und Binswanger.

Lfd. Nr.: 1911
Datum: 29.09.1949
von: Betzendahl, W
an: Kehrer, F A
hs/ms: hs
+: –
Quelle: Medhist Münster

Schickt Manuskript eines Vortrages, in dem er zu Bonhoeffers letzten Auffassungen Stellung nimmt.

Lfd. Nr.: 1912
Datum: 15.10.1949
von: Spatz, H
an: Orthner, H
hs/ms: ms
+: –
Quelle: Ed/Spatz 3488

Bericht über von Bargmann überlassene Hypothalamus-Hypophysenschnitte mit Nachweis Gomory-positiver Tropfen. Sorge, dass aus Sparbedürfnissen Hessen eine Universität schliessen muss. Muss Orthner absagen aus Geldmangel. Empfiehlt Kontaktaufnahme mit Prof. Asenjo, Chile.

Lfd. Nr.: 1913
Datum: 24.10.1949
von: Jung, R
an: Mayer-Gross, W
hs/ms: ms
+: –
Quelle: UAFR C92/237

„Über Heidelberg ist Ihnen wohl zu pessimistisch und zu sehr im Weizsäckerschen Sinne berichtet worden. Kurt Schneider hat dort einen etwas schwierigen Stand, weil Vogel die Neurologie, Weizsäcker und der mit Vorsicht zu genießende Mitscherlich die Psychotherapie machen, sodass ihm eigentlich nur die reinen Narren bleiben. Dass Ihre Universitätsrechte nicht wiederhergestellt wurden, ist sicher nicht ein Fehler von Kurt Schneider. Die Frage ist bisher von der Fakultät nicht diskutiert worden und es hat auch nie ein Antrag oder eine Anregung dazu vorgelegen. Schn. hat mir jetzt mitgeteilt, dass er mit der Fakultät deswegen Fühlung nehmen wird".

Lfd. Nr.: 1914
Datum: 25.10.1949
von: Schneider, K
an: Jung, R
hs/ms: ms
+: -
Quelle: UAFR C92/237

„Berger hätte gewiss den Nobelpreis verdient, Freud jedoch wäre keinesfalls in Frage gekommen. Die Stiftung denkt im Sinne der Jahrhundertwende ganz ausgesprochen an einen positiven Fortschritt mit exakten Methoden. Für eine Theorie, eine anthropologische Deutung des Menschen kommt der Preis nicht in Frage, jedenfalls nicht der für Physiologie und Medizin... Dass Freud ungefähr den niedrigsten Aspekten vom Menschen sich zusammenfantasiert hat, der bisher in der Geschichte des Geistes auftauchte, sei nur nebenbei vermerkt"... Zum Badenweiler Kongress: „Grundsätzlich bin ich dafür, junge Gelehrte reden zu lassen und ihnen die Möglichkeit zu geben, sich bekannt zu machen. Diese Bonzenpolitik, die bei uns jetzt wieder sehr groß ist, halte ich für schlecht. Es wäre richtig gewesen, wenn ein junger, philosophisch begabter deutscher Psychiater sowohl existentialontologisch wie psychopathologisch kritisch die Lyrik von Binswanger betrachtet hätte".

Lfd. Nr.: 1915
Datum: 30.11.1949
von: Jung, R
an: Gruhle, H
hs/ms: ms
+: -
Quelle: UAFR C92/237

Zum Problem, dass Psychologen sich zunehmend vor Gericht als Gutachter in psychiatrischen Fällen äußern und diagnostische Urteile abgeben, zu denen ihnen die Kompetenz fehlt

---

Lfd. Nr.: 1916
Datum: 22.12.1949
von: Kuhn (?)
an: Jung, R
hs/ms: ms
+: -
Quelle: UAFR C92/237

Zu einer Denkschrift Jungs über die Qualität der psychiatrischen Arbeit in der Anstalt Reichenau. Hierzu „muss ich zunächst pro domo der Reichenau darauf hinweisen, dass sie bis zu der Zeit, da das Unheil des Mordes an den Kranken trotz aller, z. T. riskanten Gegenwehr des Leiters der Anstalt und ihrer Ärzte auch über sie noch hinwegging, immer eine sehr moderne Anstalt gewesen ist..."

Lfd. Nr.: 1917
Datum: 10.01.1950
von: Jaspers, K
an: Gruhle, H W
hs/ms: ms
+: -
Quelle: Marbach Nachlass Jaspers

„Ja, ich spräche gern öfters mit Ihnen: Unsere Generation hat sich manches zu sagen, was mit Jüngeren nicht in gleicher Stimmung gesprochen werden kann. Auch Vorgänge der Zeit möchte man bereden. Was sagen Sie dazu, dass die Mediziner in solchem Umfang der unverschämten Schwindelei der „Psychosomatischen Medizin" auf den Leim gehen? Auf dem Internistenkongress in Wiesbaden scheint – nach Bericht in der „Psyche" – nur Ihr Bonner Martini wirklich vernünftig gesprochen zu haben. Weizsäcker kennen wir ja. Er wirkt anscheinend so, dass andere Mediziner Sorge haben, sie könnten dumm oder befangen erscheinen, wenn sie ihm nicht irgendwie anerkennend folgen. Freud kommt mir angesichts dieses Weizsäcker-Betriebes noch reell vor. Es ist ein erstaunliches Phänomen: dieses Absinken wissenschaftlichen Selbstbewusstseins und natürlicher Kritik bei den Medicinern! Oder irre ich mich? Ich weiss ja jetzt nur durch Lektüre davon."

Lfd. Nr.: 1918
Datum: 12.01.1950
von: Kahn, E
an: Grünthal, E
hs/ms: ms
+: -
Quelle: Bern ST re

Dank für Bumke-Nekrolog. Zu Mikorey. „Stertz hat mir vor kurzem geschrieben, ich solle einmal zu Besuch nach München kommen. Ich habe ihm geantwortet, dass ich innerlich noch nicht so weit sei. Ich könnte es nicht über mich bringen, über die deutsche Grenze zu gehen, – sicher nicht „vorläufig" und „später??"

Lfd. Nr.: 1919
Datum: 30.01.1950
von: Spatz, H
an: Globus, J H
hs/ms: ms
+: -
Quelle: EdLM

„Ich meine, dass man sich bemühen muss, Ereignisse, auf die man doch keinen Einfluss hat, möglichst mit Gleichmut zu ertragen und sich von allen Affekten freizuhalten. Die Erkenntnis vom Bösen, das bei allen Menschen vorkommt, schließt nicht aus, dass auch überall ein guter Kern vorhanden sein kann. Aus Irrwegen der Vergangenheit soll man zu lernen versuchen ohne danach zu fragen, ob andere auf noch schlimmeren Irrwegen wandeln. Ich glaube, dass die progressive Evolution der basalen Rinde zu einer ethischen Vervollkommnung des Menschengeschlechtes führen wird. Noch einige Jahrhunderttausende werden wir uns schon gedulden müssen".

Lfd. Nr.: 1920
Datum: 05.02.1950
von: Reichardt, M
an: Kahn, E
hs/ms: hs
+: -
Quelle: Bern 62/8598

Über eigene Arbeit „Charakter und menschliche Gesellschaft", deren Manuskript Kahn prüfen wollte. „Gleichzeitig drängten sich mir aber mit aller Macht der grauenvolle Betrug der Nazileute in Deutschland und dem Ausland, sowie die Handlungsweise des Gegenwartskommunismus und des Bolschewismus auf". Ausführlich zu Charakter und Ethik. Positiv zu Rud. Degkwitz „Über die Erziehung gesunder Kinder".

Lfd. Nr.: 1921
Datum: 22.02.1950
von: Spatz, H
an: DFG
hs/ms: ms
+: -
Quelle: Ed/Spatz 3490

Gutachten zu Antrag O. Vogt. „Einer der bedeutendsten deutsche Biologen unserer Zeit". Sehr positive Darstellung der Arbeiten des Ehepaars Vogt, Brodmanns, Roses und Kornmüllers. „Bahnbrechend Vogts Untersuchungen über die Topistik der Stammganglien... Es ist für die deutsche Wissenschaft eine Pflicht, dass dieses, z. Zt. von der Finanznot bedrohte einzigartige Institut in Neustadt mit seinen einmaligen Schätzen an Hirnpräparaten, photographischem Material etc. der Forschung erhalten und produktionsfähig bleibt".

Lfd. Nr.: 1922
Datum: 29.03.1950
von: Edinger, Tilly
an: Grünthal, E
hs/ms: hs
+: -
Quelle: Bern 62/8562

Auf dem Corinth-Bild Ludwig Edingers hat Edinger selbst das Gehirn gemalt. Zu Tonaufnahmen Schevills von Tursiopiern. Erhielt Ehrendoktorwürde vom Wellesley College. Stipendium für Europareise zum Besuch palaeontologischer Sammlungen.

Lfd. Nr.: 1923
Datum: 04.04.1950
von: Hahn, O
an: Vogt, O
hs/ms: ms
+: -
Quelle: OVA 240

Glückwunsch zum 80. Geburtstag. „Ich selbst schreibe Ihnen als etwas jüngerer Kollege der anderen Fakultät und nicht im Namen der Max-Planck-Gesellschaft. Vielleicht wäre Ihnen das Letztere nicht erwünscht. Aber trotzdem darf ich Ihnen wohl sagen, dass unsere Gesellschaft, der Sie früher als eine ihrer Zierden angehörten, nicht aufhören wird, stolz auf diese Ihre Zugehörigkeit zu sein".

Lfd. Nr.: 1924
Datum: 17.04.1950
von: Spatz, H
an: Kolbenheyer, EG
hs/ms: ms
+: +
Quelle: Ed/Spatz H 3491

Offenbar Dank für Brief Kolbenheyers zu Arbeiten von Spatz. Langer, grundsätzlicher Brief zum Grenzgebiet Naturwissenschaft-Philosophie. „Dass Naturwissenschaft und Philosophie Hand in Hand gingen, wäre heute nötiger denn je. Als Naturwissenschaftler muss man auf die Probleme hinweisen, deren sich die Philosophie annehmen sollte. Doch die modernen Philosophen (einschliesslich Jaspers) haben bisher nicht viel Interesse an den Fragen der Hirnentwicklung gezeigt, die übrigens auch nur einen merkwürdig kleinen Kreis von Fachleuten beschäftigen". Zu Newton, Darwin, Heberer, Versluys, Shaw. „Die Evolution des Menschenhirns ist aufs engste verbunden mit der Menschwerdung, und sie hat die materiellen Grundlagen geschaffen für das Werden des Menschengeistes…"

Lfd. Nr.: 1925
Datum: 05.05.1950
von: Spatz, H
an: Drigalski, v.
hs/ms: ms
+: -
Quelle: EdLM

v. D. unterstützt Zusammenlegung der Institutsabteilungen in Gießen, möglicherweise im derzeitigen Amerikan. Militärlazarett.

Lfd. Nr.: 1926
Datum: 13.05.1950
von: Jung, R
an: Glees, P
hs/ms: ms
+: –
Quelle: UAFR C92/236

„Die Dendritenfrage hat Toennies beantwortet. Wir wissen aber leider nicht, ob die Dendritenausläufer selber als Endösen endigen und da wir keine Beweise dafür haben, haben wir sie auch nicht dargestellt. Grundsätzlich zu unterscheiden sind unseres Erachtens die dicken Dendritenansätze, die nichts mit Rückmeldung zu tun haben, sondern nur eine Vergrößerung der Zelloberfläche sind und die natürlich ebenso von Endknöpfen besetzt sind wie diese. Das sind ja wohl auch die Regionen, an denen nach Cajal die Schaltneuronen Endösen ansetzen. Dass dagegen synaptische Übertragungen von anderen Neuronen auf den feinen Ausläufer der Dendriten vorkommen, halten wir für sehr unwahrscheinlich. Wir glauben eben, dass diese Dendritenverzweigungen das Substrat der Rückmeldung auf die Schaltneurone darstellen, aber wir können es leider anatomisch nicht beweisen"... Zur Frage über „das nichtadaptierende Endorgan: Es handelt sich um die Maculae im statischen Organ der Fische und wahrscheinlich auch der Säuger" (verweist auf v. Holst). „Ich vermute, dass auch die Bogengangrezeptoren ohne Adaption sind, nur wirken bei ihnen keine länger dauernden Reize, da eine längere Ablenkung der Cristae nicht vorkommt... Alle diese Rezeptoren haben eine Ruheentladung, die sich je nach Richtung des Reizes vermindert oder verstärkt"

Lfd. Nr.: 1927
Datum: 22.05.1950
von: Kahn, E
an: Grünthal, E
hs/ms: ms
+: –
Quelle: Bern ST re

Aus Knonau. Schneiders Aufsatz zum 25. Jubil. der Jaspersschen Psychopathologie muss 1938 erschienen sein. Gespannt auf Heimanns Arbeit

---

Lfd. Nr.: 1928
Datum: 24.05.1950
von: Grünthal, E
an: Kahn, E
hs/ms: ms
+: –
Quelle: Bern ST re

„Sie wollten wissen, was „Dasein" ist. Heidegger sagt Folgendes: „Dasein ist Seiendes, das sich in seinem Sein verstehend zu diesem Sein verhält". Was die Daseinsanalyse mit dieser Definition zu tun hat, ist mir jetzt erst recht nicht klar"

Lfd. Nr.: 1929
Datum: 26.05.1950
von: Kahn, E
an: Grünthal, E
hs/ms: ms
+: +
Quelle: Bern ST re

Aus Knonau. Fragt nach Hans-Werner Janz, verweist auf Arbeit K. Schneiders und auf Wyrsch („klarer, sauberer Arbeiter und hat vielleicht als Gegengewicht gegen die Kretschmerei mehr Bedeutung als man ohne weiteres annehmen würde"). Zahlreiche Heidegger-Zitate zur Frage „Dasein" und eingehende Kritik dieser Begriffsbildung, gleichzeitig an L. Binswanger.

Lfd. Nr.: 1930
Datum: 30.05.1950
von: Grünthal, E
an: Kahn, E
hs/ms: ms
+: -
Quelle: Bern ST re

„Fängt man bei Heidegger mit Zitieren erst einmal an, so ist kein Ende abzusehen. Das Ganze ist ein oft freilich faszinierendes Spiel mit Begriffen und offenbar der scholastischen Methode abgesehen. Immerhin scheint das Wort „Daseinsanalyse" ein Ansporn und Stachel für die empirisch arbeitende Psycho-Pathologie werden zu wollen, mithin anregend zu wirken". Zu Mauz

---

Lfd. Nr.: 1931
Datum: 30.05.1950
von: Szilasi, W
an: Jung, R
hs/ms: ms
+: +
Quelle: UAFR C92/236

Zu Jungs „Gedanken zur psychiatrischen Schockbehandlung": „Ich schätze sehr Ihre maßhaltende Vorsicht in den philosophischen Deutungen... Vielleicht liegt der Zusammenhang zwischen Philosophie und Psychiatrie in derselben Tiefe, wie der Zusammenhang zwischen Philosophie und konkreter Erforschung des Strukturzusammenhanges des Psychischen". Zu Gelb und Goldschmidt [meint wohl Goldstein], zu Agnosien, Beringers Alexie-Untersuchungen.

Lfd. Nr.: 1932
Datum: 08.06.1950
von: Vogt, O
an: Hahn, O
hs/ms: ms
+: -
Quelle: OVA 240

Dank für Glückwunsch. Zur Haltung der MPG und ihrer Verwaltung sowie der Bestimmung der eigenen GmbH, wonach diese bei Auflösung der MPG zufallen solle. „Ich habe diese Bestimmung angenommen, weil ich von jeher auf dem Standpunkt gestanden habe, dass Deutschland nur ein grosses Hirnforschungsinstitut unterhalten kann. Ich habe dabei ganz den Standpunkt Plancks geteilt, dass man bei der Auswahl der Mitarbeiter Race, Religion und politische Anschauung ignorieren müsste. Diesen Standpunkt vertrete ich auch gegenüber ehemaligen Mitgliedern der NSDAP, soweit diese nicht würdelos dem Nazismus gedient haben. Ich glaube, dass ich mit dieser Auffassung der Wiedereingliederung der deutschen Wissenschaftler in den internationalen Kreis am besten diene und bin daher bereit, die aus diesem Standpunkt entspringenden katastrophalen Folgen für unser Institut und unsere Arbeiten in Kauf zu nehmen".

Lfd. Nr.: 1933
Datum: 28.06.1950
von: Edinger, Tilly
an: Grünthal, E.
hs/ms: hs
+: -
Quelle: Bern 62/8562

Aus Paris. Auf Europareise. Zu Wallenberg-Nachruf Grünthals

Lfd. Nr.: 1934
Datum: 28.06.1950
von: Schneider, K
an: Hartmann, N
hs/ms: hs
+: –
Quelle: Marbach 83.511/31

„Welche Genugtuung für Sie, aber auch für uns Leser, dass Sie diesen Band und damit Ihre Ontologie vollendet haben. Möchten Sie recht weithin gehört werden: Dann würde auch der unseligen „Psychogenese" der leiblichen Krankheiten ein Riegel vorgeschoben. Diese Psychologisierung des Lebendigen, der Krankheit in der Schicht des Lebens, ist ja der uns mehr und mehr überwältigende Gegner – gerade hier durch v. Weizsäcker höchst eindrucksvoll vertreten. Hat man im 19. Jahrhundert das Physikalisch-Chemische zu Unrecht auf das Lebendige und das seelische Sein ausgedehnt, so überdehnt man nun (als Reaktion) die... des seelischen Seins „nach unten" auf das Lebendige, ja auf noch andere Seinsweisen"

Lfd. Nr.: 1935
Datum: 03.07.1950
von: Edinger, Tilly
an: Grünthal, E
hs/ms: hs
+: –
Quelle: Bern 62/8562

Über Schevills Tonaufnahmen der Delphin-Gesänge. War fasziniert von Penfield-Vorträgen.

Lfd. Nr.: 1936
Datum: 18.07.1950
von: Spatz, H
an: Vogt, O
hs/ms: ms
+: –
Quelle: OVA 62

Einverstanden, dass alle 1937 in Buch vorgefundenen Gegenstände nach Neustadt transportiert werden. Vermittler Dr. Becker.

Lfd. Nr.: 1937
Datum: 20.07.1950
von: Edinger, Tilly
an: Grünthal, E
hs/ms: hs
+: –
Quelle: Bern 62/8562

Aus Zürich. Hatte 1932 von Wallenberg Unterricht über die intrazerebralen Bahnenverbindungen erhalten. Studierte in Basel Elephantenschädel-Ausgüsse. Zu Riesen-Schläfenlappen und „Elephants never forget"

Lfd. Nr.: 1938
Datum: 28.07.1950
von: Spatz, H
an: Vogt, O
hs/ms: ms
+: –
Quelle: OVA 62

Relativiert Zusage entsprechend dem Abkommen mit v. Bohlen-Halbach 1937 und erwähnt, dass das Verfügungsrecht bei der MPG liege. Betont, dass Vogt ihm zur Annahme des Rufes nach Buch geraten habe. Hätte niemals zugestimmt ohne diese Bitte Vogts, da er lieber in München geblieben wäre. Hätte auch nicht angenommen, wenn er hätte damit rechnen müssen, dass Vogt später wieder Anspruch auf Direktorenstelle erheben würde.

Lfd. Nr.: 1939
Datum: 10.08.1950
von: Kahn, E
an: Grünthal, E
hs/ms: ms
+: –
Quelle: Bern ST re

Zum Grünthal-Stoerringschen Amnesiefall. Etwas kritisch zu Stoerrings Darstellung, speziell zu seiner Nomenklatur und zur Ausklammerung der Sexualität. In den 24 Jahren seit der CO-Vergiftung nicht Neues gelernt?

Lfd. Nr.: 1940
Datum: 11.08.1950
von: Erbslöh, F
an: Jung, R
hs/ms: ms
+: –
Quelle: UAFR C92/239

„Inzwischen habe ich mich mit... den Myopathien befasst, und zwar vorerst ausschließlich von der Stoffwechselseite her. Zur Ergänzung dieser Bemühungen wollen wir... auch elektro-physiologische Muskeluntersuchungen durchführen... Sie wissen ja, dass wir mit Cystein u. ä. Redoxsystemen an die Muskeldystrophiker herangegangen sind und unter dieser Medikation nicht nur eine prompte Verminderung der Kreatin- und Phosphatausscheidung, sondern auch gewisse klinische Besserungen gesehen haben, die allerdings noch keiner sehr strengen Kritik standhalten können, solange die Behandlungsdauer noch relativ kurz ist. Es liegt uns natürlich daran, hier auch mit gleichzeitigen elektrophysiologischen Untersuchungen einzuhaken, ev. auch histochemisch".

Lfd. Nr.: 1941
Datum: 22.08.1950
von: Scheele. H
an: Stoerring, GE
hs/ms: ms
+: –
Quelle: Bern ST li

Abschrift (an Grünthal) des Berichtes über die Nachuntersuchung des vieldiskutierten Amnesiefalles Br.

Lfd. Nr.: 1942
Datum: 31.08.1950 (?)
von: Vogt, O
an: Spatz, H
hs/ms: ms
+: –
Quelle: OVA 62

Offenbar nur Briefentwurf (undatiert). Antwort auf Spatzbrief vom 28.07.50. Kontroverse Stellungnahme zu den Umständen der Entlassung und der Überlassung von Geräten, Büchern usw. in Buch 1937. Habe Spatz seinerzeit vorgeschlagen, aber nicht zur Annahme geraten. „Die Anschauung des Herrn Präsidenten Planck geteilt, dass die Herrschaft der Nazi früher oder später ein Ende nehmen würde".

Lfd. Nr.: 1943
Datum: 06.09.1950
von: Jung, R
an: Gibbs, F A
hs/ms: ms
+: -
Quelle: UAFR C92/235

Zum Gibbsschen EEG-Atlas. „Wir sind gespannt auf Ihre chirurgischen Ergebnisse bei den Psychomotor-Fällen". -

---

Lfd. Nr.: 1944
Datum: 11.09.1950
von: Holst, E v.
an: Jung, R
hs/ms: ms
+: +
Quelle: UAFR C92/235

„Die Strümpellsche Arbeit habe ich mit großem Interesse gelesen... In der Arbeit Adrian's findet sich in der Tat ein Passus, der sehr an unsere Gedanken der Efferenzkopie und Reafferenz erinnert. Allerdings habe ich dieses Mal nicht die fromme Absicht, Adrian in unserem Aufsatz zu zitieren – in Anbetracht der eisernen Hartnäckigkeit, mit der seine Leute und auch er selber, wenn sie von Koordinationsproblemen handeln, meine Untersuchungen unerwähnt lassen und stattdessen lediglich englische Nachuntersucher (Gray und Lissmann z. B.) zitieren. Ansonsten bin ich gewiß immer dafür zu haben, gedankliche Priorität anderer ausdrücklich anzuerkennen"... Zu dem angekündigten Manuskript zum Reafferenzthema: „Hoffentlich nehmen Sie beide nicht zu viel Anstoß an der nach wie vor „Antireflexphysiologischen" Grundeinstellung. Mir wird eigentlich immer deutlicher, dass die Histologie des ZNS alle Physiologen immer wieder zum Gedanken führt, dieses Gebilde müsse gewissermaßen auf einen Generalnenner gebracht werden (Reflex-Zentren-Plastizitätslehre usw., neuerdings die völlig blödsinnige"Synallaxe-Theorie" von Scheit [meint wohl Walter Scheidt], die ja nichts als ein Verzicht auf naturwissenschaftliches Verständnis überhaupt ist, und sich darum in der Medizin zunehmend verbreitet). In Wirklichkeit handelt es sich aber beim ZNS um eine Anzahl distinkter Apparate mit völlig verschiedener Funktionsmechanik!. Wir müssen uns noch viel mehr als bisher vor jeder Verallgemeinerung eines Funktionsprinzips hüten..."

Lfd. Nr.: 1945
Datum: 26.09.1950
von: Jung, R
an: Fischgold, H
hs/ms: ms
+: -
Quelle: UAFR C92/235

Zur Strahlenbehandlung von Hirntumoren. Mangelnde Erfahrung in Deutschland mit Ausnahme von Decker (München). Radiotherapie in Deutschland Sache der Strahlenkliniken

---

Lfd. Nr.: 1946
Datum: 11.10.1950
von: Spatz, H
an: Gaupp, Vera
hs/ms: ms
+: -
Quelle: Ed/Spatz 3493

Kleines Neuropathologentreffen im Edinger-Institut hat „Hoffnungen erweckt,dass diese Arbeitsgemeinschaft entwicklungsfähig ist". Versucht, über die Mainzer Akademie ein Stipendium für Robert Gaupp jun. zu erhalten. Zu den Ausbildungsproblemen der eigenen Söhne. „Wenn ich wieder anfangen würde, so würde ich doch wieder Hirnforschung wählen. Wir arbeiten noch an den Fundamenten im Keller, aber irgend einmal wird da ein stattliches Haus entstehen... Mit der Therapie habe ich mich nie ernstlich beschäftigt; sie schien mir immer problematisch. Ich teile aber doch nicht den Pessimismus des Herrn v. Weizsäcker, der meint, dass durch die Erfolge der Tuberkulosebehandlung letzten Endes nur Unheil geschaffen werde".

Lfd. Nr.: 1947
Datum: 11.10.1950
von: Schneider, K
an: Jung, R
hs/ms: hs
+: –
Quelle: UAFR C92/235

Zur Nachfolge Beringers. Mayer-Gross habe keine Lust. Freiburg muss sich endlich entscheiden

---

Lfd. Nr.: 1948
Datum: 17.10.1950
von: Spatz, H
an: Gaupp, R. sen
hs/ms: ms
+: –
Quelle: Ed/Spatz 3494

„Wenn wir auf dieses Jahr zurückblicken, so dürfen wir – das sind Hallervorden und ich – sagen, dass einiges geschafft worden ist und das gute Aussicht besteht, dass der steckengebliebene Karren nun wieder eine zeitlang läuft". Bitte um Aktion zugunsten der Tochter von Brodman (Ilse Becker, geb. Brodmann, jetzt in Frankenberg/Sachsen). Schrieb an Brodmanns Schwiegermutter, Frau Anna Franke, und schickte Lebensmittel. Wandte sich wegen Brodmann-Tochter an Haymaker mit der Bitte um Hilfe. Toni Schmidt-Kraepelin wird demnächst in der Goddelau pensioniert, aber ohne Anspruch auf Altersversorgung. Was soll man machen?

Lfd. Nr.: 1949
Datum: 23.10.1950
von: Spatz, H
an: Döblin, A.
hs/ms: ms
+: +
Quelle: Ed/Spatz 3495

Ausführlicher Brief und Dank für zwei bei ihm angekommene Bücher Döblins. „Ich war im KZ, – aber auf der falschen Seite". Darf ich hierüber etwas erzählen?" Lange Darstellung seiner Lagerzeit, aber auch seiner Kontakte zu jüdischen Kollegen, darunter Kronenberg, der in Theresienstadt war.

Lfd. Nr.: 1950
Datum: 27.10.1950
von: Kahn, E
an: Grünthal, E
hs/ms: ms
+: –
Quelle: Bern ST re

Kritisch zu Schellers Stellungnahme zu dem Amnesiefall B.; Grünthals Bewertung derselben von Scheller verstanden?

Lfd. Nr.: 1951
Datum: 08.11.1950
von: Scheele, H
an: Grünthal, E
hs/ms: ms
+: –
Quelle: Bern ST li

Beabsichtigt Entgegnung auf die Stellungnahme von Scheller zum Amnesiefall auf Grund einer Nachuntersuchung.

Lfd. Nr.: 1952
Datum: 30.01.1951
von: Kahn, E
an: Reichardt. M
hs/ms: ms
+: +
Quelle: Bern 62/8598

Zu seinem Psychopathologie-Handbuchbeitrag von 1928 und der Möglichkeit, aber auch Schwierigkeit seiner Neubearbeitung. „Der von mir besonders geschätzte Kurt Schneider hat inzwischen seine ausgezeichnete neue Auflage seiner psychopathischen Persönlichkeiten herausgebracht. In unmissverständlicher, ich möchte sagen in weisester Weise ist er immer beim Deskriptiven geblieben und hat ungeachtet der Klarheit seiner Schilderungen seiner kritischen Skepsis stets freien Raum gegeben". Zur Abgrenzung von Neurosen u. a. Kritisch zur Psychoanalyse-Bewegung in USA. Zu der Jaspers-Rezeption und zu Ähnlichkeiten der Totalitarismen von sowjetischer Staatsphilosophie bis zum Freudianismus.

Lfd. Nr.: 1953
Datum: 02.02.1951
von: Spatz, H
an: Nonne, M
hs/ms: ms
+: -
Quelle: StAHH

Bittet um Erlaubnis, eine Arbeit über die Verknüpfung von Hypophyse und Hypothalamus Nonne zum Geburtstag widmen zu dürfen. Zur jetzigen Unterbringung des Institutes in Gießen.

Lfd. Nr.: 1954
Datum: 20.02.1951
von: Hess, W R
an: Jung, R
hs/ms: ms
+: -
Quelle: UAFR C92/239

Information über ein internationales EEG-Symposium, zu dem aber offenbar deutsche Forscher nicht eingeladen wurden. Eine gemeinsame deutsch-schweizerische EEG-Gesellschaft stößt auch noch auf Schwierigkeiten, doch sind alternierende gemeinsame Tagungen denkbar

---

Lfd. Nr.: 1955
Datum: 28.03.1951
von: Kuhlenbeck, H
an: Ostertag, B
hs/ms: ms
+: -
Quelle: JP/O

„Ihr interessantes Buch über die Hirngewächse... ist mir bei meinen weiteren Untersuchungen sehr wertvoll und Ihre Gesichtspunkte erscheinen mir durchaus berechtigt, wenn wir auch bei unserer hiesigen Klassifikation die Erscheinungen von einem etwas verschiedenen Standpunkt aus erfassen".

Lfd. Nr.: 1956
Datum: 04.04.1951
von: Gaupp, R
an: Ostertag, B
hs/ms: ms
+: -
Quelle: JP/O

„Meine anatomischen Mitarbeiter Merzbacher, Brodmann und Scholz haben in ihrem Laboratorium ganz selbständig gearbeitet, zumal ich ja von anatomischen Dingen sehr wenig verstehe... Hoffmann hatte kein Interesse an der anatomischen Arbeit... Merzbacher ging seinerzeit aus Tübingen weg, weil er durch das Erdbeben in Messina sein Vermögen verloren hatte... Brodmann war ein stiller und wortkarger Mann, was seine wissenschaftliche Arbeit anlangte und, da er offenbar zu wissen glaubte, dass ich von der Anatomie nicht viel verstehe, so hatte er auch kein Bedürfnis, mir viel davon zu erzählen. Die letzten Jahre, die er bei mir war, waren Kriegsjahre, in denen wir beide militärisch sehr stark in Anspruch genommen waren, worunter auch seine anatomische Arbeit leiden musste. Er konnte in jener Zeit wenig veröffentlichen, aber sein großes Buch über die Hirnlokalisation ist, wenn ich mich recht entsinne, erst in Tübingen zum Abschluss gekommen... Scholz hatte eine ganz andere Arbeitsrichtung, machte auch keine grossen Hirnschnitte mehr, sondern arbeitete ausschliesslich histopathologisch".

Lfd. Nr.: 1957
Datum: 28.04.1951
von: Kuhlenbeck, H
an: Ostertag, B
hs/ms: ms
+: -
Quelle: JP/O

Zum Schicksal des rostralen Teiles der Ganglien-Leiste im Gebiet der Augenanlage. „Mit Bestimmtheit wird jedenfalls das Ganglion ciliare davon abzuleiten sein. Ob mesodermale Anteile des Bulbus (Hüllen des Nervus opticus, Sclera, Uvea und Iris) unter Mitwirkung des sogenannten Mesectoderms entstehen, ist ein Problem, das noch genauerer Untersuchung bedarf. Mit der Bewertung der Befunde, die zur Theorie des Mesectoderms geführt haben, sollte man recht vorsichtig sein, insbesondere bei der Beurteilung der Ontogenese der Säugetiere. Es ist schwer zu sagen, ob Ganglien-Leisten-Material tatsächlich bei der Bildung der Meningen verwertet wird, oder ob es sich lediglich um eine Induktion handelt".

Lfd. Nr.: 1958
Datum: 05.07.1951
von: Jasper, H H
an: Jung, R
hs/ms: ms
+: -
Quelle: UAFR C92/239

„We have received your reprints... You have certainly done some most interesting work on the spike and wave formation in relation to Ammon's horn and the striatum...We are still puzzeld by the interrelationship between the bifrontal wave and spike and the bitemporal four to six per second mechanism. Have you any information on these two rhythmic systems?"

Lfd. Nr.: 1959
Datum: 10.07.1951
von: Kahn, E
an: Grünthal, E
hs/ms: ms
+: -
Quelle: Bern ST re

Zu Nicolai Hartmanns Buch „Das Problem des geistigen Seins", sehr positiv bewertet. „Es ist mir kein Buch unter die Hände gekommen, in dem diese Probleme mit der Einfachheit und Klarheit behandelt wären wie in diesem. Das „empirische" Vorgehen Hartmanns ist kolossal eindrucksvoll... Gefreut hat es mich, dass er Heideggers „Zeitlichkeit" nicht akzeptiert".

Lfd. Nr.: 1960
Datum: 13.07.1951
von: Ostertag, B
an: Brandt, W
hs/ms: ms
+: –
Quelle: JP/O

Nach Birmingham. Bitte um Beantwortung folgender Fragen: „1) Wie weit ist... die Neuralleiste an dem späteren Mesenchym des Hüllraums beteiligt? 2) In welchem Umfang ist sie die Matrix der pigmentführenden Zellen, z. B. der Melanoblasten? 3) Der rostrale Teil der der Kopfganglienleiste ist segmentiert, der oralste Teil liegt in der Partie des rostralen Diencephalon, der sich über der Fruchtachse umbiegt und reicht beim Menschen in das Gebiet des künftigen Augenbechers hinein. Es ist wahrscheinlich, dass aus ihm das Ganglion ciliare gebildet wird. Ist aber bereits irgend etwas darüber bekannt, dass dieser Teil der Kopfganglienleiste im Gebiet der Augenblase einen wesentlichen Anteil an den pigmentführenden Zellen des Auges hat? Es ist in biologischer Hinsicht ausserordentlich interessant, dass eine ganze Reihe von Gewächsen, die aus dem Gebiet der Ganglienleiste, d. h. also dem dorsalen Winkel der Flügelplatte hervorgehen, sich trotz lokaler verschiedener Differenzierungsmöglichkeiten biologisch weitgehend übereinstimmend verhalten".

Lfd. Nr.: 1961
Datum: 20.07.1951
von: Scholz, W
an: Ostertag, B
hs/ms: ms
+: +
Quelle: JP

Zu früherer Arbeit über protoplasmatische Glia und ihr Verhältnis zu entzündl. Infiltraten in Virchow-Robinschen Räumen. Ferner zu ungewöhnlichem Fall eines postenzephalitischen Parkinsonismus. Spatz brachte Scholz darauf, den Status marmoratus als Narbe und die zahlreichen Markfasern als regeneratives Phänomen zu deuten. Erst später Zuordnung zu Little.

Lfd. Nr.: 1962
Datum: 21.07.1951
von: Kuhn, R
an: Grünthal, E
hs/ms: ms
+: –
Quelle: Bern ST re

Zu einem an Vogt geschickten Gehirn eines nach 300 Cardiazol- und Elektroschocks plötzlich Verstorbenen. „In Neustadt herrschen zunehmend sehr eigentümliche Verhältnisse, die vor allem mit den besonderen Charaktereigentümlichkeiten und gewissen Alterserscheinungen des Leiters des Institutes zusammenhängen. Eine der Folgen dieser Vorgänge liegt nun auch darin, dass gewisse Mitarbeiter Herrn Vogt verlassen haben und die Situation ist nun so, dass das fragliche Gehirn nicht mehr weiter untersucht werden kann". Bittet um Übernahme des Gehirns

---

Lfd. Nr.: 1963
Datum: 24.07.1951
von: Jung, R
an: Grünthal, E
hs/ms: ms
+: –
Quelle: Bern ST re

Zur Deutung des Alpha-Rhythmus. „Bedenken habe ich vor allem auf S. 3 gegen die Formulierung, dass der Alpha-Rhythmus der Mutterboden der bewussten Willensimpulse und affektiven Regungen sei. Sollte man das nicht vorsichtiger ausdrücken? Denn es besteht doch keine direkte Beziehung zwischen dem Auftreten des Alpha-Rhythmus und der psychischen Aktivitätsbereitschaft und Stimmung selbst.... Sollte man nicht eher sagen, dass der Alpha-Rhythmus mit der Fähigkeit zur Entspannung zusammenhängt?"

Lfd. Nr.: 1964
Datum: 26.07.1951
von: Scholz, W
an: Jung, R
hs/ms: ms
+: –
Quelle: UAFR C92/C5

Information über die Bildung der deutschen Neuropathologenvereinigung. Enge Kontakte zu den Klinikern wie zu den Neurophysiologen angestrebt. Wichtig auch zur Vorbereitung der anstehenden internationalen Vereinigung

---

Lfd. Nr.: 1965
Datum: 08.08.1951
von: Brandt, W
an: Ostertag, B
hs/ms: ms
+: –
Quelle: JP/O

„In meinem Lehrbuch der Embryologie habe ich Ganglien- oder Neuralleiste von der Kopfganglienleiste unterschieden, da die Differenzierungsprodukte dieser beiden Leisten ganz verschieden sind. Die Kopfganglienleiste bildet z. B. unter anderem die Knorpel der Visceralbögen, die natürlich von der Neuralleiste niemals gebildet werden können... Was die Beteiligung der Neuralleiste an der Mesenchym-Entwicklung des Hüllraums anbetrifft, so wird von einigen Autoren die Leptomeninx als Differenzierungsprodukt der Neuralleiste aufgefasst. Da aber dieser Ansicht von anderen Autoren widersprochen wird, so habe ich es nicht für opportun gehalten, dies noch umstrittene Problem in meinem Lehrbuch zu erwähnen". Weiter zur Bildung der Melanoblasten. „Da die Kopfganglienleiste die visceralen Anteile einiger Kopfganglien bildet, ist es möglich, dass auch die Ganglien des Trigeminus, also auch das von Ihnen erwähnte Ganglion ciliare, ein Derivat der Kopfganglienleiste darstellt".

Lfd. Nr.: 1966
Datum: 20.11.1951
von: Jung, R
an: Schütz
hs/ms: ms
+: –
Quelle: UAFR C92/239

Information über die geplante deutsche EEG-Gesellschaft, die in erster Linie eine wissenschaftliche Gesellschaft sein solle, aber auch vor dem Problem stehe, Ausbildungsrichtlinien zu entwickeln.

Lfd. Nr.: 1967
Datum: 18.12.1951
von: Kolle, K
an: Grünthal, E
hs/ms: ms
+: –
Quelle: Bern ST re

Dank für Einsatz in München pro Kolle. „Da ich mich nicht rechtzeitig zum Auswandern entschliessen konnte, musste ich feige sein, d. h. die Beziehungen zu meinen ins Ausland abgewanderten Freunden einschlafen lassen. Sonst habe ich mir allerdings, wie Sie mir hoffentlich glauben werden, nichts vorzuwerfen.... Sie erinnern sich vielleicht, dass ich den größten Teil meiner Jugend dort (in Bern) verbracht habe. Für das nächste Frühjahr habe ich Jaspers wieder einen Besuch versprochen".

Lfd. Nr.: 1968
Datum: 20.12.1951
von: Grünthal, E
an: Reichardt, M
hs/ms: ms
+: +
Quelle: Bern 62/8592

Zu Reichardts Ödem-Schwellung-Manuskript und jüngeren Arbeiten zum Bewusstsein (Heimann). „Über Charakter, Moral und Politik zu reden ist immer eine heikle Sache. Jedenfalls glaube ich, dass mit psychologischer Belehrung über den ethischen Charakter nicht viel zu erreichen sein wird. Man überschätzt heute den Wert der Psychologie, glaube ich sehr. Vielmehr notwendig ist es, dass man im praktischen Verhalten bestimmte Werte hochhält, danach handelt und die Kinder im Sinne der Hochhaltung dieser Werte erzieht. Wie leicht derartige in der Tradition des Abendlandes verwurzelte Werte umgestürzt und vergessen werden können, da hat man ja leider mit Entsetzen sehen müssen".

Lfd. Nr.: 1969
Datum: 27.12.1951
von: Nonne, M
an: Reese, H H
hs/ms: hs
+: -
Quelle: StAHH

„Und das Vaterland! Man muss alle Nationen für blind und taub halten und für absolut unfähig, Erfahrungen zu machen. Wilhelm II., der Initiator des ganzen Weltelends, machte alle die Fehler, en petit, die Hitler en gros, qualitativ in manchem gleich, machte, und Hitler's Besieger in den dann folgenden 6 Jahren wieder dieselben Fehler, Einseitigkeit der Sichte, Befriedigung von Hass und Neid und Geschäfts-Sinn, Mischung von Drohung und Angst, vielem Reden, Verelendung der Besiegten bis zur Verzweiflung, Unterbindung der Möglichkeiten des Aufstiegs für die Besiegten usw. Vielleicht ist Stalin der Einzige, der eine Prognose für 1952 erstellen kann. Jedenfalls ist er groß im Schweigen und Anspannen der Nerven der Anderen. Und 1923, als ich 2x 4 Wochen in Moskau bei Lenin war, spielte er keine Rolle, sondern Trotzky war „der kommende Mann" - und fast ein Jahr später auf der „Prinzen-Insel(?) als Gefangener... Ich hatte die Freude, nach meinen Vorträgen in Halle (Berlin-Osten) von der „Freien Universität Berlin" eingeladen zu werden. Auch dort, im „Westen" empfindet man es dankbar, wenn einer aus dem „Westen" der Bundesrepublik zu ihnen kommt.... Wer erzählen konnte, dass er vor Kaiser Wilhelm I., dem Kronprinzen Friedrich Wilhelm und Moltke auf dem Tempelhofer Feld in Parade gestanden und marschiert hat, dass er nachts auf der Terasse des alten Schlüter'schen Schlosses und beim Brandenburger Tor „Wache" gestanden hat, und Frerichs, Virchow, Leyden, E. v. Bergmann gehört hat und im Charlottenburger Mausoleum Wilhelms I. und Augusta vor der Verschandelung durch Wilhelm II. vor den ehrfurchtgebietenden Sarkophagen öfters gestanden hat, der wurde als der vielleicht Einzige in jenem großem Kreise..., der das persönlich erlebte, angehört"... „In Eppendorf arbeitet Pette mit Hochdruck und lässt arbeiten. Ein neues Forschungsinstitut soll erstehen, zum größten Theil auf Kosten von Reemstma"

Lfd. Nr.: 1970
Datum: 31.12.1951
von: Nonne, M
an: Reese, H H
hs/ms: hs
+: -
Quelle: StAHH

[Ohne Datum, da 1. Seite fehlt] „Ich verfolge nach Möglichkeit noch die Neurologie und auch andere Fächer. Ob die Leukotomie in absehbarer Zeit unter die „Verbrechen gegen die Menschlichkeit" fallen wird?? Und die so oft leichtsinnig gestellte Indikation zur Operation bei - so oft nicht gefundenem - Diskus-Prolaps? Und ist die psychosomatische Behandlung nicht eine Neu-Auflage der alten Weisheit von Kant und von Feuchtersleben? Haben wir in Eppendorf nicht immer schon „Ganzheits"-Behandlung getrieben? Doch ich komme in's senile Schwätzen"

Lfd. Nr.: 1971
Datum: 02.01.1952
von: Spatz, H
an: Grünthal, E
hs/ms: ms
+: +
Quelle: Bern 62/8597

Über das Buch von Grünthal und Feremutsch zur Entwicklungsgeschichte und normalen Anatomie des Gehirns. „Ihre Zurückhaltung ist mir verständlich. Ich halte dafür, dass man die furchtbaren Dinge, die geschehen sind, nicht durch Hinweis auf die Schuld anderer verkleinern darf. Nur die volle Erkenntnis kann zu besserer Zukunft führen. Mein Bestreben, gerade denen, welche durch Unrecht gezwungen wurden, unser Land zu verlassen, die Hand zu reichen, haben erfreuliches Entgegenkommen gefunden". Zu den Beziehungen zwischen bestimmten hypothalamischen Abschnitten und der extrasellären Hypophyse.

Lfd. Nr.: 1972
Datum: 11.01.1952
von: Stertz, G
an: Nonne, M
hs/ms: ms
+: +
Quelle: StAHH

Langer Dankesbrief für Glückwunsch zum 73. Geburtstag. Zitiert „entzückenden Rilke-Brief", den er von Kollegen nicht zurückerhalten habe. „Von Vielem muss man ja resigniert sagen: Ich besass es auch einmal, was so köstlich ist. Aber auf der anderen Seite ist es auch wieder ein Gewinn, dass ich meiner Natur entsprechend mich ohne Hass vor der Welt verschliessen kann". Zu Pette

---

Lfd. Nr.: 1973
Datum: 15.02.1952
von: Spatz, H
an: Grünthal, E
hs/ms: ms
+: +
Quelle: Bern

„Ich möchte wiederholen, dass auch ich der Überzeugung bin, dass man die furchtbaren Geschehnisse, die sich hier abgespielt haben, und ihre Ursachen nicht vergessen darf. In diesem Sinne bemühe ich mich zu wirken, soweit ich das vermag. Ob bei mir ganz die Einsicht vorliegt, die Sie wünschen, kann ich nicht wissen"... „In den 11 Monaten meiner K. Z.-Zeit – die Behandlung in den ersten Monaten war unmenschlich und auch Misshandlungen blieben mir nicht erspart – habe ich viel über Probleme von Schuld und Schicksal nachgedacht..."

Lfd. Nr.: 1974
Datum: 17.03.1952
von: Jung, R
an: Kloos, G
hs/ms: ms
+: –
Quelle: UAFR C92/30

Zur Neuauflage des Buches über Intelligenzprüfungen. „In einem Punkt möchte ich widersprechen, nämlich darin, dass Sie das Märchen von der Spezifität der Wesensveränderung bei den genuinen Epilepsien noch konservieren. Die klinischen Erfahrungen an größeren Serien von Epilepsien zeigen doch einwandfrei, dass die epileptische Wesensveränderung und Demenz bei den symptomatischen Epilepsien nach Hirnverletzungen ebenso häufig, wenn nicht noch häufiger ist, auch im Rorschach-Versuch".

Lfd. Nr.: 1975
Datum: 17.03.1952
von: Jung, R
an: Eccles, J C
hs/ms: ms
+: –
Quelle: UAFR C92/30

"I feel, that your records are the most important contributions to general neurophysiology in the last twenty years."

Lfd. Nr.: 1976
Datum: 03.04.1952
von: Kuhlenbeck, H
an: Ostertag, B
hs/ms: ms
+: –
Quelle: JP/O

„Die sogen. Matrixphasen sind meiner Ansicht nach Ausdruck eines ontogenetischen und physiologischen Gradienten wie ich ihn 1930 (Anat. Anz. 69) beim Chordagewebe als axiales Differenzierungsgefälle beschrieben habe. Bei den Matrixphasen handelt es sich jedoch um einen ventro-dorsalen Gradienten, der sich auf das axiale Gefälle superponiert". Weitere grundsätzliche Ausführungen zu Differenzierungsfragen des Gehirns.

Lfd. Nr.: 1977
Datum: 17.04.1952
von: Edinger, Tilly
an: Grünthal, E
hs/ms: ms
+: –
Quelle: Bern 62/8562

Über Dillins Arbeit zum Seelenleben der Delphine.

Lfd. Nr.: 1978
Datum: 30.04.1952
von: Jung, R
an: Eccles J C
hs/ms: ms
+: –
Quelle: UAFR C92/30

"May I point out that a theory of long lasting residuals after synaptic transmission as an explanation of memory has been proposed and discussed in detail by Dr. Toennies in his paper: »Die Erregungssteuerung im ZNS...In as much as Dr. Toennies has made his theory on „synaptic point soldering" independent from Konorsky whom you are citing. May I suggest that Toennies's paper might be added to the bibliography, if you are discussing this point in your book".

Lfd. Nr.: 1979
Datum: 13.05.1952
von: Wagner, W
an: Jung, R
hs/ms: ms
+: –
Quelle: UAFR C92/30

„Ich stimme mit Ihnen überein, dass es sich bei der Wahrnehmung um Eigenschaften der Dinge handeln muss, und dass fernerhin eine philosophische Abgleitung unerwünscht ist. Aber gerade in meinen Ausführungen bin ich streng im psychologischen Bereich geblieben und habe alle philosophischen Fragestellungen außer Acht gelassen... Vielleicht „sagt Ihnen das Beispiel menschlicher Physiognomik etwas mehr? Nehme ich nur die Farbe der Augen oder der Haare, die Form der Nase usw. wahr oder nehme ich auch unmittelbar Freude oder Trauer in einem Antlitz wahr?... „Es gibt selbstverständlich auch erworbene, wenn Sie so wollen, „subjektabhängige" Bedeutungsqualitäten, die nicht Wesenseigenschaften der Dinge sind... Sie sind bei den Wahnwahrnehmungen häufiger als die Wahrnehmung von echten Wesenseigenschaften".

Lfd. Nr.: 1980
Datum: 22.08.1952
von: Grünthal, E
an: Reichardt, M
hs/ms: ms
+: –
Quelle: Bern 62/8592

Glückwunsch zum 75. Geburtstag. Zu Arbeiten von Cairns über Hirnstammschäden und Bewusstseinsstörungen. Cairns (Brain 75: 109, 1952) weist darauf hin, dass Reichardt 1910 erstmals das Bewusstsein an den Hirnstamm gebunden habe. Heimann machte klinische Nachuntersuchung bei dem Amnesie-Fall B. und fand diesen unverändert.

Lfd. Nr.: 1981
Datum: 07.10.1952
von: Goetze, H (Springer-Verlag)
an: Scholz, W
hs/ms: ms
+: –
Quelle: Springer E: 88,8

Bericht über den Besuch des 1. Internationalen Neuropathologenkongresses in Rom. Dort Gespräche mit Scholz, Pette, Kalm, Spatz, Hallervorden, Zülch, Peters, Schaltenbrand, Vogt, Greenfield, D. Russell, van Bogaert und Bertrand über eine internation. Zschr. für Neuropathologie. Bedenken bei Greenfield wegen zweier guter englischer Zeitschriften, hat aber Verständnis dafür, eine europäische Zeitschrift dem schlechter werdenden Am. J. Neuropath. gegenüberzustellen.

Lfd. Nr.: 1982
Datum: 04.11.1952
von: Kahn, E
an: Grünthal, E
hs/ms: ms
+: –
Quelle: Bern ST re

Aus Houston, Texas. „Kolle ist mir recht für München. Nach allem, was ich gehört habe, hat er sich während der allerfinstersten Zeit anständig benommen. Bumkes posthume Selbstbeweihräucherung bitte ich Sie, mir nicht zu schicken. Er hat sich gegen mich einwandfrei benommen, solange ich in München war. Was später kam, bleibt besser begraben. Immerhin hat er mir nie etwas zuleide getan".

Lfd. Nr.: 1982a
Datum: 26.11.1952
von: Mayer-Gross, W
an: Gruhle, H W
hs/ms: hs
+: –
Quelle: MPIP Nachlass Gruhle

Aus Dumfries, England. „Jung wollte mit Rockefeller in Amerika, wo er bis Ende des Jahres bleibt, die Idee eines Forschungs- und Fortbildungsinstitutes für Psychiatrie in Freiburg besprechen, die ihm vor einiger Zeit von Gregg, dem Rockefeller-Oberbonzen, nahegelegt worden war".

Lfd. Nr.: 1983
Datum: 03.12.1952
von: Edinger, Tilly
an: Grünthal, E
hs/ms: ms
+: –
Quelle: Bern 62/8562

Neue Tonaufnahmen Schevills von Delphin-"Gesprächen". Dank für Photos von Manatus-Hemisphären.

Lfd. Nr.: 1984
Datum: 04.12.1952
von: Edinger, Tilly
an: Grünthal, E
hs/ms: hs
+: –
Quelle: Bern 62/8562

Über Seekuh-Schädel-Arbeit (Manatus senegalensis)

Lfd. Nr.: 1985
Datum: 24.02.1953
von: Reichardt, M
an: Kahn, E
hs/ms: hs
+: –
Quelle: Bern 62/8538

7 S. zu 9 an Kahn geschickten Aufsätzen Reichardts über Politik (Hitler, Stalin, Roosevelt)

Lfd. Nr.: 1986
Datum: 07.03.1953
von: Hallervorden, J
an: Wartenberg, R
hs/ms: ms
+: –
Quelle: MPGA II 1A Pers. Hallervorden

„Heute bekam ich Ihren Brief vom 2.3. Leider ist inzwischen schon soviel geschehen, dass die von Ihnen vorgeschlagene Zurückhaltung nicht mehr möglich ist. Am 24.2.erhielt Prof. Spatz von Schaltenbrand, dem Führer der deutschen Delegation für Lissabon, in welchem er uns vertraulich davon unterrichtet, dass die holländische Delegation gegen mein Erscheinen Einspruch erhoben hat. Ich habe daraufhin sofort Schaltenbrand mitgeteilt, dass ich von dem Referat zurücktrete, was er dem Vorsitzenden des Kongresses mitteilen sollte. Ich habe ihm ferner ein kurzes Exposé darüber gegeben, worauf sich diese Anschuldigungen beziehen und was ich dazu zu sagen habe". Zu den Reaktionen L. van Bogaerts.

Lfd. Nr.: 1987
Datum: 11.03.1953
von: Wartenberg, R
an: Hallervorden, J
hs/ms: ms
+: –
Quelle: MPGA II 1A Pers. Hallervorden

„I beseach and entreat you to participate in the Congress – and by all means. You were selected by a duly selected Chairman of the session. A withdrawal on your part certainly means some kind of guilt. I cannot put into words how upset I am by the action of the Dutsch colleagues. If you withdraw, you show that there might be some vestige of reason in the position of the Dutch: certainly there is not. This is not only my position, but is the opinion of all those I have contacted here. You were the first speaker in Rome – and certainly you should speak in Lisbon…“

Lfd. Nr.: 1988
Datum: 16.03.1953
von: Bogaert, L van
an: Welte, E
hs/ms: ms
+: –
Quelle: MPGA/Hallervorden

Mehrseitiger Brief zu den Vorwürfen gegen Hallervorden wegen dessen Teilnahme an der Untersuchung von Gehirnen der Euthanasie-Opfer, weswegen es vor dem Internation. Kongress für Neuropathologie in Lissabon 1954 Proteste verschiedenen nationaler Gesellschaften unter Federführung holländischer Kollegen gegeben hatte. Bitte um Beschaffung von Dokumenten zur Klärung der Vorwürfe und zur evtl. Entlastung Hallervordens.
[Zu diesem Komplex gibt es zahlreiche Briefe im MPGA, darunter von G. H. Monrad-Krohn, W. Haymaker, C. J. Munch-Petersen, K. H. Krabbe, L. Alexander, R. Wartenberg, J. F. Fulton, G. G. J. Rademecker, A. Biemond, H. Verbiest, Ameida Lima. Hierzu auch Peiffer, 1997].

Lfd. Nr.: 1989
Datum: 28.03.1953
von: Spatz, H
an: Seeliger (Generalverwaltung MPG)
hs/ms: ms
+: –
Quelle: MPGA II 1A Pers. Hallervorden/8

Zur Lissabon-Kontroverse. „Richtig ist, dass Hallervorden in seiner Eigenschaft als Prosektor der Irrenanstalten der Provinz Brandenburg – mit meiner Zustimmung als dem damaligen Direktor des Kaiser-Wilhelm-Institutes für Hirnforschung – eine große Anzahl von Gehirnen von Euthanasie-Opfern (meist Gehirnen von schweren Idioten) untersucht hat. Obwohl wir beide damals schon sehr entschieden gegen die Euthanasie-Aktion eingestellt waren, haben uns folgende Gründe dazu bewogen, die Untersuchung der Gehirne nicht zu verweigern: 1. Es war die einzige Möglichkeit einer Kontrolle dieser von Regierungsstellen angeordneten Aktion. 2. Eine Verweigerung hätte unter den damaligen Umständen die Existenz des Institutes bedroht. 3. Die Verweigerung hätte zur Folge gehabt, dass ein Material von einmaligem Wert für die Wissenchaft ungenützt zugrundegegangen wäre. – Ich bin überzeugt, dass die Ankläger von heute in der damaligen Situation nicht anders hätten handeln können…“

Lfd. Nr.: 1990
Datum: 28.03.1953
von: Grünthal, E
an: Kahn, E
hs/ms: ms
+: –
Quelle: Bern ST re

Zum Aufsatz von Freeman und Williams. „Die beiden Verfasser sind hirnanatomisch Säuglinge oder besser Dilettanten. Das Amygdalum gehört unbestreitbar zur Riechrinde und hat mit dem Ammonshorn, in dessen Nähe es nur bei manchen Säugetieren und auch beim Menschen liegt, der Funktion nach und seiner Entstehung nach nichts zu tun. Das Ammonshorn ist, wie Sie ja von mir wissen, kein Riechzentrum.“ Mehr zu Riech- und Hörzentren unter entwicklungsgeschichtlichen Aspekten (Delphin!) „Die Verhaltensänderungen, die Klüver und Bucy nach Herausschneidung des Temporallappens gefunden haben, beruhen auf der beidseitigen Mitentfernung des Ammonshorns. Diese Änderungen fehlen, wenn man den Temporallappen entfernt und das Ammonshorn zurücklässt wie die beiden ebenfalls gezeigt haben. Freeman und Williams sind unwissend, wie Sie sehen“. Aber manchmal findet auch ein blinder Hirnchirurg ein Körnchen, obwohl ich nicht überzeugt bin, dass die vorgeschlagene Entfernung des Amygdalum Ursache zum Verschwinden von Gehörshalluzinationen sind“

Lfd. Nr.: 1991
Datum: 01.04.1953
von: Kahn, E
an: Grünthal, E
hs/ms: ms
+: –
Quelle: Bern ST re

„Freeman ist ein regelrechter Fanatiker der „Psychochirurgie“, der vielzuviele Gefolgsleute hat“

Lfd. Nr.: 1992
Datum: 10.04.1953
von: Alexander, L
an: Jeanty
hs/ms: ms
+: –
Quelle: MPGA II 1A Pers. Hallervorden/5

Zu Hallervorden. „Unfortunately, he is thoroughly compromised by initiating collaboration with the killing centers for the insane, epileptica, and other chronic neuro-psychiatric patients in Germany. His own testimony corroborates this fact. This he freely volunteeres at a time when obviously he did not realize that anyone would take issue with his attitude...Her later chose to simply deny his respondibility, and thus he has never expressed regret or repentance or anything that might re-establish his eligibility to a medical group founded on the common ground of ethical purposes the medical world has been based on for many centuries...“

Lfd. Nr.: 1993
Datum: 21.04.1953
von: Rademecker, G G J
an: Haymaker, W
hs/ms: ms
+: –
Quelle: MPGA II 1APers. Hallervorden/5

„The cerebrae were well conserved. This was only possible by Hallervorden's supply of „Klammern, Gläser, Kästen etc.“. By accepting and examining these cerebrae he has furnished a soi-disant scientific excuse to the medical murderers, to the doctors, murdering the poor insanes and others. By doing so he was a collaborator. Is that not sufficient? Would you not have been disgusted by the projection of the slides of these brains and would you at the end of his communication have applauded Hallervorden instead of protesting vehemently. The excuse of Hallervorden: „weil eine strikte Ablehnung dem Hirnforschungsinstitut hätte schaden können“ is no excuse at all. When the German dismissed our jewish colleagues the whole staff of the Leiden-University resigned and all our laboratories etc. were closed...“

Lfd. Nr.: 1994
Datum: 03.06.1953
von: Spatz, H
an: MPG
hs/ms: ms
+: –
Quelle: MPGA

„Wenn Paul Röthig nicht in die Lage gesetzt worden ist, seine ausgezeichneten wissenschaftlichen Untersuchungen an einer ihm angemessenen Forschungsstätte fortzusetzen, so lag das zweifellos daran, dass er im Sinne der Nazigesetzgebung Mischling gewesen ist (ebenso wie Wallenberg). Ich zweifle nicht daran, dass Paul Röthig ohne diese Diffamierung infolge Rassenzugehörigkeit die besten Aussichten gehabt hätte, Leiter eines Hirnforschungsinstitutes zu werden“. Verweist auf Nachfolgemöglichkeit an Edingers sowie Vogts Institut.

Lfd. Nr.: 1995
Datum: 22.06.1953
von: Hallervorden, J
an: Bogaert, L van
hs/ms: ms
+: +
Quelle: MPGA/Hallervorden

„1. Ich bin, zusammen mit Herrn Spatz und anderen Psychiatern, in die Reichskanzlei, also in den Sitz des Hitler-Regimes, befohlen worden. Hier wurden uns von offizieller Seite Mitteilungen über die Euthanasie-Aktion gemacht und hier wurde die Untersuchung der Gehirne verlangt. Es kann darnach kein Zweifel sein, dass die Initiative von dem damaligen Regime ausgegangen ist, obwohl dasselbe gleichzeitig bemüht war, die Durchführung der Aktion geheimzuhalten. 2. Die Frage, ob man sich ohne großes Risiko der Verpflichtung entziehen konnte, ist nicht mit einem Worte zu beantworten. Es lag in dem politischen Charakter jener Epoche, dass man sich sehr unangenehmen Folgen aussetzte, wenn man sich einer Anordnung zu entziehen suchte. Wir waren jedenfalls damals der Überzeugung, dass eine Weigerung sehr schwerwiegende Folgen für unser Institut haben würde. Meine militärische Dienstverpflichtung hat mit diesen Dingen gar nichts zu tun. Wesentlich ist, dass ich Beamter war. Dass ich die Untersuchung angeregt hätte, ist unrichtig, richtig ist vielmehr, dass mir die Durchführung der Untersuchungen nahegelegt wurde und dass ich mich zu den anatomischen Untersuchungen bereit erklärt hatte".

Lfd. Nr.: 1996
Datum: 02.07.1953
von: Nonne, M
an: Reese, H H
hs/ms: hs
+: -
Quelle: StAHH

Karte. „Erfreulich ist, dass Sie sich ganz vorwiegend an die organische Neurologie halten und die Fahne der Neurologie ohne den schützenden Flügel der Psychiatrie hochhalten".

Lfd. Nr.: 1997
Datum: 09.07.1953
von: Haymaker, W
an: Spatz, H
hs/ms: ms
+: -
Quelle: MPGA II 1A Pers. Hallervorden/5

„I rather doubt that there will be anything ained by writing to Dr. Alexander again. He sought me out at the American Association of Neuropathologists'meeting at Atlanta City, 14 June, and we talked for a long time. He stated that he personally admired Hallervorden and that he thought among all the German scientists he interviewed Herr Hallervorden was probably the most forthrigt and honest. He said that he merely took down what Hallervorden told him and it was his duty to report what was told him.... My feeling would be, like Dr. Wartenberg's, that nothing further can be done by approaching Alexander."

Lfd. Nr.: 1998
Datum: 16.07.1953
von: Ostertag, B
an: Hallervorden, J
hs/ms: ms
+: -
Quelle: JP/O

„Heute teilt mir Herr Letterer mit, dass sämtliche Ordinarien für Pathologie beschlossen hätten, der Einrichtung von ao. Professuren für die Neuropathologie entgegenzutreten. Auch Herr Ceelen würde die Einrichtung der Professur Peters bedauern. Meines Erachtens muss für das Fachgebiet der Hirnforschung doch jetzt endlich einmal etwas geschehen, wenn wir nicht dem Ausland gegenüber weiterhin ins Hintertreffen kommen wollen"

Lfd. Nr.: 1999
Datum: 03.08.1953
von: Edinger, Tilly
an: Grünthal, E
hs/ms: ms
+: –
Quelle: 62/8562

Zu Grünthals neuer Goethe-Arbeit und die Tradition der Goethe-Rezeption in der Familie Edinger. „Der Geist muss nur dem Körper nicht nachgeben" sei Ludwig E.s Lebensprinzip gewesen.

Lfd. Nr.: 2000
Datum: 05.08.1953
von: Spatz, H
an: Grünthal, E
hs/ms: ms/hs
+: –
Quelle: Bern 62/8597

Zur klinischen Beobachtung, „dass bei M. Pick-Kranken im Gegensatz zu Alzheimer-Kranken Reste der Merkfähigkeit selbst in fortgeschrittenen Stadien noch nachweisbar sein können". Erinnerung an gemeinsame Versuche in München an Dementen. Die „unwillkürliche räumliche Orientierung" bei Pick-Kranken erhalten. „Da Hallervorden und ich nicht nach Lissabon gehen, werden wir uns dieses Jahr wohl nicht sehen, was ich bedauere". Friedrich Hiller am 28.6.in Chicago verstorben

---

Lfd. Nr.: 2001
Datum: 13.08.1953
von: Grünthal, E
an: Spatz, H
hs/ms: ms
+: +
Quelle: Bern 62/8597

Erinnert sich an gemeinsame Münchner Versuche. Bei Stirnhirnsyndrom Gedächtnis verhältnismäßig gut erhalten. Zur klinischen Differentialdiagnose zwischen Alzheimer und anderen Demenzen (mit Film und EEG). Frage nach Stellung zu Simmas Ansicht über Striatumveränderungen bei M. Pick.

Lfd. Nr.: 2002
Datum: 13.09.1953
von: Edinger, Tilly
an: Grünthal, E
hs/ms: ms
+: –
Quelle: Bern 62/8562

Zu Manatus- und Tursiops tursio-Gehirnen sowie optimaler Beleuchtungstechnik zu Hirnphotogrammen (Licht von vorne links) bei diesen fast viereckigen Gehirnen, deren Pole selbst ihr schwer zu erkennen seien. Zum Elephanten-Gehirn und Penfields Arbeiten zum Gedächtnis „Niemand in der Tierwelt hat ein so gutes Gedächtnis, und niemand solchnen uhhhngeheuren Schläfenlappen" [sic!]. Hofer bekomme einen ausgewachsenen Bartenwalschädel aus Tübingen zum Ausgießen, „damit man endlich erfährt, ob die intrakranialen Retia Kleinhirn-ähnliche Eindrücke im Schädel machen (I'll be damned if they do!)". Fand Zeitungsnotiz über Verkaufsangebot des Ölbildes Ihres Vaters in Stuttgart. „Was mag mag also noch alles aus meinem Liftvan irgendwo existieren".

Lfd. Nr.: 2003
Datum: 17.10.1953
von: Kolle, K
an: Jaspers, K
hs/ms: ms
+: –
Quelle: Marbach 75.12414/5

„Ich hatte mir für die Ferien die soeben erschienene „Einführung in die Metaphysik“ von Heidegger mitgenommen. Abgesehen davon, dass ich persönlich mit dieser Art Philosophie nur wenig anfangen kann, hat mich ein Satz darin bestürzt. Auf Seite 152 dieser Schrift heißt es: „Was heute vollends als Philosophie des Nationalsozialismus herumgeboten wird, aber mit der inneren Wahrheit und Größe dieser Bewegung (nämlich mit der Begegnung der planetarisch bestimmten Technik und des neuzeitlichen Menschen) nicht das Geringste zu tun hat, das macht seine Fischzüge in diesen trüben Gewässern der Werte und Ganzheiten“. [Am Rand handschriftliche Bemerkung Kolles: „Der Satz in Klammern scheint mir unverständlicher Unsinn!“] Kann man einen Philosophen, der sich Jahre 1953 ausdrücklich zu dieser 1935 vertretenen Ansicht bekennt, noch ernst nehmen? Über dieses Thema Heidegger – sein „wesen“ geht heute wie eine Seuche in der Psychopathologie um – hätte ich auch gern ein Gespräch mit Ihnen gehabt“

Lfd. Nr.: 2004
Datum: 06.11.1953
von: Nonne, M
an: Spatz, H
hs/ms: hs
+: –
Quelle: MPGA

„Die großen Kongresse werden jetzt – wie ich von vielen Seiten höre – immer unbeliebter und werden offenbar durch „Selbstreinigung“ allmählich sanft entschlafen. Das wissenschaftliche Babel bleibt immer eine Unmöglichkeit“. Zum Lissaboner Kongress: „Der Schatten von Holland hat mich sehr betrübt, und die Kapitulation unserer Vertretung mich beschämt. Pette war wenige Wochen vor dem Kongress noch der Meinung, dass „alles sich ausgleiche“, ich blieb skeptisch. Was Sie über Wien schreiben, erfreute mich sehr, denn ich habe sehr liebe Erinnerungen an diese liebenswürdig-leichtsinnige Kulturwelt, und Wagner-Jauregg... ist einer der am hellsten leuchtenden Sterne am Firmament meiner Erinnerungen an wirklich große Menschen... Der alte Obersteiner war ein Prachtmensch“

Lfd. Nr.: 2005
Datum: 08.12.1953
von: Spatz, H
an: Vogt, O
hs/ms: ms
+: –
Quelle: OVA 70

Bitte um Referat über Altern und Krankheit auf dem Internistenkongress. Angehängt Kurzreferat Vogts zu dem Thema „Zur Bekämpfung des Alterns der Hirnzellen“ mit Hinweis auf mögliche Verzögerung der transneuronalen Degeneration im Alterungsprozess. Tätigkeit verzögert Altern. Gibt Beispiele für „Eselsbrücken“ und geistiges Training

---

Lfd. Nr.: 2006
Datum: 25.02.1954
von: Edinger, Tilly
an: Grünthal, E
hs/ms: hs
+: –
Quelle: Bern 62/8562

Karte. Zu Grünthals Aufnahme eines Tursiops-Jomo-Hirnphotos. Über neue Funde von untereozänen Skeletten, darunter Eohippus-Schädel in USA

Lfd. Nr.: 2006a
Datum: 05.03.1954
von: Mayer-Gross, W
an: Gruhle, H W
hs/ms: hs
+: –
Quelle: MPIP Nachlass Gruhle

Aus Dumfries, England. Zu seinem Wiedergutmachungs-Verfahren mit Dank für Hilfe. „Auch ich wurde vom Badischen Kultusministerium abschlägig beschieden und habe jetzt Klage beim Landgericht Stuttgart eingereicht".

Lfd. Nr.: 2007
Datum: 25.03.1954
von: Grünthal, E
an: Zülch, KJ
hs/ms: ms
+: –
Quelle: Bern ST li

Dank für Ödemarbeiten. Wahrscheinlich gibt es mehrere Arten von Hirnschwellung, die vom Hirnödem zu trennen sind. Wandte bei Sektionen in Bern die Reichardtsche Methode an. Bei Hirnschwellung histologisch meist nichts zu finden.

Lfd. Nr.: 2007a
Datum: 03.06.1954
von: Nonne, M
an: Stertz, G
hs/ms: hs
+: –
Quelle: Stertz

„Am wirklichen Fortschritt unseres Wissens und Könnens zweifle auch ich mit dem normalen kritischen Abwartens und manchmal auch Abweisens des Seniums. Wir haben eben zu viele <Hossiannas> und <kreuziget ihn> durchgemacht und durchlitten, und sind wohl beide zu dem Resultat gekommen: Die Technik macht mit ihren objektiv bewiesenen Fortschritten uns Staubgeborenen nicht glücklicher, sondern begehrlicher, anspruchsvoller und unzufriedener".

Lfd. Nr.: 2008
Datum: 03.08.1954
von: Kahn, E
an: Grünthal, E
hs/ms: hs
+: –
Quelle: Bern ST re

Über Kraepelin-Nachrufe, seine Gedichte und persönlichen Erinnerungen. Diese sind „zum Teil ungemein interessant, zum Teil geradezu belämmernd. Kraepelins Bemerkungen über die Juden machen es unzweifelhaft, dass er – trotz Dr. h. c. Loeb etc – ein strammer Nazi geworden wäre".

Lfd. Nr.: 2009
Datum: 05.08.1954
von: Kolle, K
an: Jaspers, K
hs/ms: ms
+: –
Quelle: Marbach 75.12414

Zu Berufungsfragen. „Ganz neuesten Datums hat sich Herr X leider einfangen lassen, auch ein wenig in der geschwollenen Sprache der sog. Daseinsanalytiker zu reden.... Was wir allerdings in Baden-Baden von Herrn Zutt zu hören bekamen, macht verständlich, dass Kurt Schneider... sich nur schüttelte und ausrief, er könne jetzt diesen Aufguss aus fünfter Hand nicht mehr hören"

Lfd. Nr.: 2010
Datum: 11.08.1954
von: Kahn, E
an: Kolle, K
hs/ms: ms
+: -
Quelle: Bern ST re

Muss den Auftrag, über Kraepelin zu schreiben, zurückgeben. Zitiert als Begründung antisemitische Ausführungen in Kraepelins Erinnerungen. Empfiehlt Kurt Schneider als Autor.

Lfd. Nr.: 2011
Datum: 24.08.1954
von: Edinger, Tilly
an: Grünthal, E
hs/ms: ms
+: -
Quelle: Bern 62/8562

Bei Europa-Reise widerlich in Frankfurt das „dortige mir-die-Füße-lecken". Erhielt Einladung nach Paris zu Vortrag über Palaeoneurologie

---

Lfd. Nr.: 2012
Datum: 25.08.1954
von: Grünthal, E
an: Kahn, E
hs/ms: ms
+: +
Quelle: Bern ST re

Von Reise nach Deutschland zurück. Reichardt unverändert rüstig und weltfremd. „Was nun Kraepelin betrifft, so habe ich es kaum anders erwartet, die Töchter waren ähnlich. Ich hätte ebenso wie Sie reagiert. Habe mir aber überlegt, dass man es auch anders machen kann: Kraepelin als Forscher und erstklassiger Wissenschaftler mit den Auswirkungen seines Werkes objektiv darstellen und am Schluss bemerken, dass auch solche Menschen ihre Schwächen und Anfälligkeiten haben; dass auch sie der Dummheit, der zeitbedingten Phrase, Propaganda und Massensuggestion, ja dem Massenwahn zum Opfer fallen, den Hitlerjargon vom „Volksgenossen" mitmachen konnten, und dass es als ein Glück anzusehen sei, dass dieser Mann die Folgen der allgemeinen deutschen Anfälligkeit für solche Dinge nicht mehr zu erleben brauchte". Bemerkungen über das beobachtete Verhalten der Deutschen zur NS-Vergangenheit während der Reise.

Lfd. Nr.: 2013
Datum: 09.10.1954
von: Grünthal, E
an: Heyk, H
hs/ms: ms
+: -
Quelle: Bern ST re

„Wenn Vogt Ihre Arbeit wirklich nicht veröffentlichen will, so ist es deutsch gesagt eine Lumperei. Aber er war von jeher skrupellos, wenn es galt, seinen Willen und seine Ansicht durchzusetzen. Gegen einen 85-jährigen Mann etwas zu unternehmen hat natürlich keinen Sinn. Mit der Zustimmung von Scholz und Bleuler können Sie ja zufrieden sein. Das Journal habe ich durchgelesen. Es ist immer wieder dasselbe ausgefahrene Geleise. Das Ganze kommt mir vor wie eine eisige, leblose Mondlandschaft".

Lfd. Nr.: 2014
Datum: 12.10.1954
von: Edinger, Tilly
an: Grünthal, E
hs/ms: ms
+: –
Quelle: Bern 62/8562

Zu Klaesi und Festschrift-Beitrag. Das Corinth-Portrait in der Hamburger Kunsthalle?

Lfd. Nr.: 2015
Datum: 01.11.1954
von: Grünthal, E
an: Reichardt, M
hs/ms: ms
+: –
Quelle: Bern 62/8592

Zum Ammonshornsyndrom: „Bei einseitigem Ausfall erscheint ein Korsakow-Syndrom mit affektiver Abstumpfung, bei doppelseitigem Ausfall der von mir geschilderte Demenzzustand mit dauernder Bewegungsunruhe, mit Wischbewegungen und extremem Saugreflex. Ich habe aus meiner Sammlung sechs Schläfenlappenfälle mit erhaltenem Ammonshorn gefunden, die dieses Syndrom nicht bieten".

Lfd. Nr.: 2016
Datum: 02.12.1954
von: Edinger, Tilly
an: Grünthal, E
hs/ms: ms
+: –
Quelle: Bern 62/8562

Kritisch zu K. Lorenz, den sie in Boston gehört hatte. Goldsteins halten ihn nach Information durch Portmann für einen ganz üblen Nazi. Freut sich, dass ihr Festschrift-Beitrag in Europa gedruckt wird. „wo nicht das verdammte editing stattfindet, und wo man alles sagen kann, was man auf dem Herzen hat; ich konnte beim Korrekturenlesen vor mir sehen, wo ein amerikanischer editor gestrichen hätte was nicht unbedingt hineingehört. Das ist aber gerade, was mir an deutschen Arbeiten gut gefällt, ein bischen Umblicken"

Lfd. Nr.: 2017
Datum: 20.12.1954
von: Edinger, Tilly
an: Flesch, M
hs/ms: ms
+: –
Quelle: EdLM

Cambridge, Mass. (Harvard) Zu Einladung nach Paris mit Vortrag über fossile Gehirne. Möchte anschließend in Frankfurt arbeiten

---

Lfd. Nr.: 2018
Datum: 07.01.1955
von: Kahn, E
an: Grünthal, E
hs/ms: ms
+: +
Quelle: Bern ST re

Kritische Bemerkungen zu einigen Arbeiten von Ludwig Binswanger und Roland Kuhn sowie Boss „Beim Mittagessen nach der Luzerner Tagung haben Sie seinerzeit mit meiner bescheidenen Unterstützung Binswanger klarzulegen versucht, dass er Psychopathologie, verstehende Psychopathologie treibe, wenn er es auch anders nenne und sich auf die Terminologie Heideggers stütze. Mir scheint, dass das seither mehr und mehr deutlich geworden ist. Es springt geradezu in die Augen in Boss' psychosomatischem Buch, wo die Dinge auf „psychischem Gebiet ausgetragen werden" – damit, dass er das Wort ausgetragen verwendet, glaubt er offenbar, den anderen „gezeigt" zu haben, dass sie Dualisten geblieben sind, und dass er den königlichen Weg zur Wahrheit gefunden hat. Ich bin immer noch der Meinung, dass man von Binswanger und seiner Schule... lernen kann. Aber ich glaube nicht an ihre Anthropologie, Ontologie, Terminologie". Weitere Kritik

---

Lfd. Nr.: 2019
Datum: 22.01.1955
von: Edinger, Tilly
an: Krücke, W
hs/ms: ms
+: –
Quelle: EdLM

Zur Reise nach Frankfurt und der geplanten Edinger-Feier, über die sie nicht offiziell informiert wurde

---

Lfd. Nr.: 2020
Datum: 10.03.1955
von: Pentschew, A
an: Spatz, H
hs/ms: ms
+: –
Quelle: MPGA II 20A/6 Inst. f. Hirnforschg

„Was Deinen Vortrag über die Sonderstellung des Menschen und die Evolution des Menschenhirns anbelangt, habe ich mir heute nacht folgendes darüber gedacht: Die Sonderstellung des Menschen gegenüber dem Tier lässt sich nicht wissenschaftlich, sondern nur symbolisch definieren, und das hat die Bibel in der Szene der Austreibung aus dem Paradies besorgt. Der Mensch-Tier wird zum homo sapiens in dem Augenblick, da ihm die Illusion der Unsterblichkeit oder das Nicht-Wissen um den Tod genommen wird. Ich erinnere mich, vor etwa 30 Jahren während eines Tennisspieles diesen Übergang innerlich erlebt zu haben. Merkwürdigerweise war dieses Erlebnis von einem hochbeglückenden Gefühl begleitet".

Lfd. Nr.: 2021
Datum: 25.04.1955
von: Spatz, H
an: Grünthal, E
hs/ms: ms
+: –
Quelle: Bern 62/8597

Zu Grünthals Arbeit über Gudden und Forels kritische Bemerkung, wonach man bei Gudden lernen konnte, wie ein psychiatr. Asyl nicht zu leiten sei und Guddens Neigung, den Dingen ihren Lauf zu lassen, was zu Unruhe und Störungen führte. Zu Arbeiten von Feremutsch und Stephan (Elephantengehirn). „Besonders interessiert hat mich, was Sie über die Differenz zwischen Schädelinhalt und Hirnvolumen bei ihren Pongiden schreiben. Zunächst erscheint es mir schwer, eine Beziehung zum Windungsrelief an der Endokranialwand zu erkennen. Natürlich ist immer zu bedenken, dass während des Lebens Veränderungen dieser Differenz eintreten können und dass der Endzustand, den man beim Tode vorfindet, u. U. auf einen längere Zeit zurückliegenden Teilvorgang zu beziehen wäre. Zur Zeit kann man nur so viel sagen, dass im Allgemeinen die Impressionen bei Gorilla, Orang-Utan und Schimpanse, verglichen mit dem durchschnittlichen Verhalten beim Menschen, schwach ausgeprägt sind."

Lfd. Nr.: 2022
Datum: 25.04.1955
von: Pentschew, A
an: Spatz, H
hs/ms: ms
+: –
Quelle: MPGA II/20 A/6

„Die Sonderstellung des Menschen gegenüber dem Tier lässt sich nicht wissenschaftlich, sondern nur symbolisch definieren, und das hat die Bibel in der Szene der Austreibung aus dem Paradies besorgt. Der Mensch-Tier wird zum homo sapiens in dem Augenblick, da ihm die Illusion der Unsterblichkeit oder das Nicht-Wissen um den Tod genommen wird".

Lfd. Nr.: 2023
Datum: 26.08.1955
von: Kahn, E
an: Grünthal, E
hs/ms: ms
+: +
Quelle: Bern ST re

Kolle hat grünes Licht gegeben, sodass er zum 100. Geburtstag Kraepelin etwas schreiben werde. „... dass ich trotz allem nie vergessen werde, dass ich ein Schüler Kraepelins bin, und dass mein Respekt vor der Riesenarbeit, die er geleistet hat, mit den Jahren eher gewachsen als gleich geblieben ist". Zu einigen Kollegen: „Ich kann mir nicht helfen: einige der Heidegger-Nachbeter sind einfach nicht ehrlich... ich sehe aber doch, dass wir besser einiges von den D[aseins]-A[analys]-isten übernehmen, anstatt es noch einmal zu dem Entweder-Oder kommen zu lassen, dank dem, wenigstens hierzulande, die „dynamische" Richtung in die Majorität gekommen ist. Dass allem Anschein nach Heidegger längst nicht mehr ganz zu dem steht, was er 1927 im ersten (!!) Teil von „Sein und Zeit" hat drucken lassen, macht die ganze Geschichte nur saftiger". Weiteres kritisch zu Heidegger.

Lfd. Nr.: 2024
Datum: 28.08.1955
von: Mayer-Gross, W
an: Grünthal, E
hs/ms: hs
+: –
Quelle: Bern ST li

Betrübte Reaktion auf die kritische Besprechung eines Psychiatriebuches durch Kahn

---

Lfd. Nr.: 2025
Datum: 04.11.1955
von: Edinger, Tilly
an: Grünthal, E
hs/ms: ms
+: –
Quelle: Bern 62/8562

Zu R. Exner „das Gehirn des Plesianthropus Transvaalensis" und Zuckermanns Werk.

Lfd. Nr.: 2026
Datum: 01.12.1955
von: Edinger, Tilly
an: Grünthal, E
hs/ms: hs
+: –
Quelle: Bern 62/8562

Positiv über die Arbeiten am Spatzschen Institut, insbesondere über die Arbeit Hofers. Bandscheibenprobleme, Evolution und aufrechter Gang.

Lfd. Nr.: 2027
Datum: 06.12.1955
von: Ostertag, B
an: Frauchiger, E
hs/ms: ms
+: –
Quelle: JP/O

„..die Wiedergabe der Arbeiten mit Nachtsheim, den ich nach wie vor wissenschaftlich sehr hoch schätze, nicht ganz richtig ist. Ich habe mich stets gegen die Bezeichnung „spastische Spinalparalyse" gewandt und bitte deshalb, meinen Namen hinter Nachtsheim zu streichen. Die Bezeichnung „spastische Spinalparalyse" war vorschnell von Herrn Curtius gewählt und von Nachtsheim übernommen... Wie häufig bei allen Kaninchen waren bei diesen Tieren die ohnehin nicht sehr umfangreichen Pyramidenstränge recht reduziert. Die Schüttellähmung von Nachtsheim gehört in das Gebiet der sogen. Kerndegeneration, jedoch waren im Gegensatz zum menschlichen Wilson die diencephalen Anteile stärker beteiligt als die neostriären.
Zur Syringomyelie: Sie erhalten noch ohnehin die nächsten 10 Druckbogen meines Syringomyeliekapitels. Ich möchte gegenüber der nicht sachlichen Berichterstattung Scherers nur das wiedergeben, was ich selbst über die endgültigen Befunde zu sagen hatte... Meine erste Stellungnahme zur Syringomyelie des Kaninchens war noch sehr vorsichtig, und erst, als ich auch die Morphogenese genau kennengelernt hatte, konnte ich die wesentliche Übereinstimmung mit den menschlichen Dysraphien feststellen. Die Dysraphie und damit die Syringomyelie definiere ich als eine Schlussstörung mit unterbliebener Vorwanderung des hinteren Ependymkeiles bei einer telokinetischen Insuffizienz des Flügelplattenspongioblastems"

Lfd. Nr.: 2028
Datum: 27.01.1956
von: Edinger, Tilly
an: Grünthal, E
hs/ms: ms
+: –
Quelle: Bern 62/8562

„Ich stamme aus einer Familie von Zitaterichen, Papa zitierte Göthen mindestens 1x täglich". Positives Urteil Herricks über Grünthals Arbeit: „basic comparative anatomy, nach der sich alle rezenten Deutungen zu richten haben". Zu Breathnach, zu Donald Griffin (Ultraschall-Töne der Mikrochiropteren). Fraglich, ob Zahnwale verwandt sind mit Archaeoceti.

Lfd. Nr.: 2029
Datum: 05.03.1956
von: Reichardt, M
an: Grünthal, E
hs/ms: hs
+: –
Quelle: Bern 62/8592

„Was die harte Kritik Riegers an einigen Freudschen Anschauungen betrifft, so darf naturgemäß nicht unerwähnt bleiben, dass Rieger auch sehr zustimmende Zuschriften erhalten hat". Sonst zur eigenen Arbeit

---

Lfd. Nr.: 2030
Datum: 06.03.1956
von: Grünthal, E
an: Kolle, K
hs/ms: ms
+: –
Quelle: Bern ST re

Zu Spoerrys Rieger-Artikel und Scheller sowie zu eigenen Erinnerungen an K. Rieger und dessen Einschätzung durch die Würzburger Fakultät.

Lfd. Nr.: 2031
Datum: 20.03.1956
von: Spatz, H
an: Bogaert, L van
hs/ms: ms
+: -
Quelle: MPGA

Uchimura (Tokyo) hielt Vortrag über Lyssa-Impfungs-Zwischenfälle. War sich mit Hallervorden einig, dass „Veränderungen denen einer Entmarkungskrankheit von Art der Encephalomyelitis disseminata bzw. der akuten Multiplen Sklerose entsprechen"

Lfd. Nr.: 2032
Datum: 07.04.1956
von: Edinger, Tilly
an: Grünthal, E
hs/ms: ms
+: -
Quelle: Bern 62/8562

Zu Schevill. Verweist wegen Mysticeten-Gehirnen an David E. Sargeant, Montreal. Fledermausschädel in Phosphoriten Frankreichs.

Lfd. Nr.: 2033
Datum: 19.04.1956
von: Kahn, E
an: Grünthal, E
hs/ms: ms
+: +
Quelle: Bern ST re

Sehr positive Erinnerungen an Nic. Hartmann. „Gudden war wohl unter den relativ ersten - es ist immer mindestens einer schon vorher dagewesen - der so etwas wie Arbeitstherapie trieb bzw. treiben ließ, in der Ökonomie von Werneck". Zu Simon-Gütersloh und der Occupational Therapy in USA

Lfd. Nr.: 2034
Datum: 19.04.1956
von: Spatz, H
an: Pette, H
hs/ms: ms
+: -
Quelle: Ed/Spatz H 03496

„Die Neuroanatomie, einst so bedeutend, ist zur Zeit bei uns in Deutschland ein kümmerliches Pflänzchen, das man behüten und pflegen muss, damit es nicht völlig zugrunde geht"... Wie Sie vielleicht schon wissen, ist meine Forschungsrichtung bei der Generalverwaltung der Max-Planck-Gesellschaft nicht gut angeschrieben. Man sagt, es sei „veraltete Morphologie". Bitte um Unterstützung bei der Publikation einer Arbeit von Kahle.

Lfd. Nr.: 2035
Datum: 07.05.1956
von: Kahn, E
an: Grünthal, E
hs/ms: ms
+: +
Quelle: Bern ST re

„Die Versyrupung Freuds schreitet hier fort und fort... Nun war in Chicago der jährliche psychiatrische Viehmarkt, bei dem unter anderem Ernest Jones die Himbeersauce über den wehrlosen Sigmund rinnen ließ. Irgendwie muss das dem wohl reputierten Neurochirurgen Percival Bailey zuviel geworden sein. Und er legte los. Ich schicke Ihnen den mir von Freyhan übersandten Zeitungsbericht über Baileys Attacke – fatal ist, dass er trotz Chlorpromazin (Largactil) in vielem recht hat. Die Verantwortung tragen nicht allein die Freudianer alter und neuer Herkunft, sondern auch diejenigen, die sich nie getrauen, etwas zu sagen. Es wird mit der Daseinsanalyse grad so gehen, wenn nicht bald vernehmliche Stimmen laut werden". Noch zu Kraepelin („zufällig auch 1856 geboren"), Eugen und Manfred Bleuler.

Lfd. Nr.: 2035a
Datum: 22.05.1956
von: Nonne, M
an: Stertz, G
hs/ms: hs
+: –
Quelle: Stertz

„Kraepelin war Forscher, von der Natur bestimmt zum Bibliothekar, kein Arzt".

Lfd. Nr.: 2036
Datum: 26.05.1956
von: Grünthal, E
an: Simma, K
hs/ms: ms
+: –
Quelle: Bern ST 1

Zu Manuskript über Thalami bei Menschenaffen. Zu amerikanischen MS-Untersuchungen. „Mit histochemischen Untersuchungen des Markabbaus dürfte nicht viel zu gewinnen sein. Hierzu braucht es chemische Analysen, die sehr kompliziert sind und deren Ergebnisse vieldeutig sein würden. Eine Arbeit über diese ganze Frage wird in einem der nächsten Hefte der Monatsschrift aus Holland erscheinen von Dr. Edgar".

Lfd. Nr.: 2037
Datum: 07.06.1956
von: Orthner, H
an: Spatz, H
hs/ms: ms
+: –
Quelle: MPGA

Gibt „zu bedenken, dass die stereotaktischen Eingriffe nach Ansicht der meisten Neurologen zur Domäne des Neurologen gehören, ähnlich wie die Eingriffe am Sympathicus und am Ganglion Gasseri… Im Gegensatz zu Riechert, der Roeder bereitwillig in die Methodik eingeführt hat und weiterhin tatkräftig unterstützt, soll Tönnis diesen Eingriffen skeptisch gegenüberstehen… Ich habe inzwischen weitere eindrucksvolle Besserungen in Fällen von Parkinsonismus durch die Pallidotomie gesehen… Die stereotaktischen Eingriffe sind, abgesehen von dem Anlegen des Bohrloches, keine neurochirurgischen Eingriffe, sondern angewandte Neurophysiologie in der Hand des Neurologen unter verantwortlicher Mitwirkung des Neuroanatomen".

Lfd. Nr.: 2038
Datum: 21.07.1956
von: Edinger, Tilly
an: Grünthal, E
hs/ms: ms
+: –
Quelle: Bern 62/8562

Über Balaenopteraembryoschädel, Unterschiede Mysti/Denticeti. Corinthbild von Histor. Museum Frankfurt angekauft. Handschriftl. Randbemerkung zu Stirnhirn-Schläfenlappen-Verhältnis im Eozän 1:1,2, im Pleistozän und Gegenwart bis zu 1:2.

Lfd. Nr.: 2039
Datum: 17.09.1956
von: Kahn, E
an: Grünthal, E
hs/ms: ms
+: -
Quelle: Bern ST re

Zu Referatsaufträgen (Hoffsches Lehrbuch und Hoffsche Arbeiten „halb Schlagrahm, halb Gulaschsauce")

Lfd. Nr.: 2040
Datum: 22.11.1956
von: Kahn, E
an: Grünthal, E
hs/ms: ms
+: -
Quelle: Bern ST re

„Je mehr ich mich mit Kraepelin beschäftige, desto verständlicher wird mir manches. Kolle hat in seinem Buch ungeniert von Kraepelins eigenen Aufzeichnungen Gebrauch gemacht. Es sind da Stellen, die wörtlich oder dem Sinne nach anzuführen, sehr wünschenswert wäre. Ich habe aber keine Lust, die F. A. oder gar die Familie um Erlaubnis zu bitten... Glücklicherweise sind Kraepelins Bücher und andere Arbeiten „frei". Er war in vielem von einer beinahe rührenden Harmlosigkeit. Erinnern Sie sich an seine Bemerkung nach dem Hitlerputsch 1923: „Herr von Kahr weiss, was er will". Der arme Teufel war dann einer der ersten, den sie 1933 erschossen und in einen Strassengraben warfen".

Lfd. Nr.: 2041
Datum: 25.09.1956
von: Spatz, H
an: Kolle, K
hs/ms: ms
+: -
Quelle: MPGA

„Allein die schlechte Stimmung gegenüber der Forschungsanstalt bei vielen Mitgliedern der Max-Planck-Gesellschaft macht es notwendig, dass man jetzt einen Mann repräsentiert, dessen wissenschaftliche Bedeutung von niemandem bestritten werden kann. Ebenso wie Sie weiß ich da keinen anderen als Richard Jung... In meiner Gegenwart hat einer der Direktoren der Max-Planck-Gesellschaft ausgesprochen, dass man, wie er sich ausdrückte, die Forschungsanstalt völlig aufgeben soll... Es wird Ihnen bekannt sein, dass auch die Zukunft des Max-Planck-Institutes für Hirnforschung, besonders die der beiden hiesigen morphologischen Abteilungen, schwer bedroht gewesen ist... Es ist aber keineswegs sicher, dass meine neuroanatomische Abteilung auch erhalten bleibt. Im Wissenschaftlichen Rat macht sich bereits eine sehr bedrohliche Gegenbewegung bemerkbar. Dies hängt einerseits mit der durch eine Modeströmung bedingten Geringschätzung der Morphologie (bei den Vertretern der exakten Naturwissenschaft, aber auch bei manchen Genetikern und solchen Biologen, die als Untersuchungsobjekt niedere wirbellose Tiere haben) bemerkbar... Wir Neurologen meinen immer, dass alle Biologen und eigentlich alle Naturforscher an der Hirnforschung interessiert sein müssten. Dies ist aber ein großer Irrtum. Im Grunde ist das Gehirn auch heute noch, wenigstens bei uns, das am meisten vernachlässigte Organ, dem man mit einem gewissen Misstrauen gegenübersteht."

Lfd. Nr.: 2042
Datum: 22.10.1956
von: Grünthal, E
an: Kahn, E
hs/ms: ms
+: -
Quelle: Bern ST re

Zu Kahns Kraepelinarbeit. „Immerhin ist doch manches an Kraepelin verflossen, vor allen Dingen seine rein naturwissenschaftlich gegründete Weltanschauung, wie auch die Abschaffung des Strafmasses, was ja ein ausgesprochenes Jugendwerk ist, heute kaum mehr diskutabel sein wird".

Lfd. Nr.: 2043
Datum: 20.01.1957
von: Reichardt, M
an: Grünthal, E
hs/ms: hs
+: –
Quelle: Bern 62/8592

Zur Technik und Bedeutung der Schädelinnenraum-Messungen

Lfd. Nr.: 2044
Datum: 04.02.1957
von: Grünthal, E
an: Reichardt, M
hs/ms: ms
+: –
Quelle: Bern 62/8592

Zum Buch Rs. „Bisher immer noch viel rätselhafter und unbekannter dagegen ist die eigentliche Hirnschwellung geblieben, die man auch meiner Ansicht nach sicher von dem Hirnödem trennen muss und kann, und bei der man trotz mancher gegenteiliger Ansicht nichts Morphologisches, das typisch wäre, bisher finden kann"

Lfd. Nr.: 2045
Datum: 04.08.1957
von: Edinger, Tilly
an: Grünthal, E
hs/ms: ms
+: –
Quelle: Bern 62/8562

Fand den Grabstein von Spurzheim in Cambridge,Mass. Der US Collection Point fand aus der beschlagnahmten Bibliothek T. E. Soemmerrings „Organ der Seele 1796 mit Widmung von Gundolf.

Lfd. Nr.: 2046
Datum: 03.12.1957
von: Kahn, E
an: Grünthal, E
hs/ms: ms
+: –
Quelle: Bern ST re

Über Besuch beim kranken Reichardt und zum Handbuch der Neurosenlehre. „Ich bin gegen den Viktor Frankl eingenommen. Irgendeine innere Stimme hat mir einmal gesagt, dass er ein nicht ganz ehrlicher Wichtigmacher ist". Freute sich über erneute Kontaktaufnahme mit Kolle. Erhielt reizenden Brief von Stertz

---

Lfd. Nr.: 2047
Datum: 09.12.1957
von: Hoff, H
an: Grünthal, E
hs/ms: ms
+: –
Quelle: Bern ST re

Bitte um Stellungnahme zu grundlegenden Konzeptionen des Obersteiner-Institutes, die durch eine Neuberufung eine andere Richtung erhalten soll. Schlägt anstelle des vorgesehenen Neurophysiologen den Neurologen und Neuropathologen Seitelberger vor.

Lfd. Nr.: 2048
Datum: 09.12.1957
von: Grünthal, E
an: Kahn, E
hs/ms: ms
+: -
Quelle: Bern ST re

Besuch beim kranken Reichardt. „Ich glaube doch, dass Herr Frankl, über den Sie mich fragen, einige Verdienste hat". Zu Kolle

---

Lfd. Nr.: 2049
Datum: 12.12.1957
von: Grünthal, E
an: Hoff, H
hs/ms: ms
+: -
Quelle: Bern ST re

Stimmt völlig mit Hoff überein. Und betont die Bedeutung des Obersteiner Institutes. Nennt als Kandidaten auch Simma, schätzt aber auch Seitelberger.

Lfd. Nr.: 2050
Datum: 15.12.1957
von: Kahn, E
an: Grünthal, E
hs/ms: ms
+: -
Quelle: Bern ST re

Zu Reichardts Krankheit und zu Kolles Persönlichkeit

Lfd. Nr.: 2051
Datum: 26.03.1958
von: Spatz, H
an: Jaspers, K
hs/ms: ms
+: -
Quelle: Marbach DLA Jaspers

Schickt Manuskript seines Beitrags über Nissl in Kolles „Große Nervenärzte" mit der Bitte, ein Zitat von Jaspers über Nissl übernehmen zu dürfen. „Ihre Worte über Nissl haben mich sehr bewegt. Die Zeiten liegen lang zurück, aber man vergisst sie nicht... Die Ausführungen über das Nervöse Grau und die Neuronenlehre sind vielleicht etwas ausführlich geraten... Obwohl ich weiss, dass man damit nicht durchdringen wird, habe ich für meine Person beschlossen, die Bezeichnung „Lokalisation" grundsätzlich zu vermeiden, wenn eine Beziehung zu neurologischen oder psychischen Störungen oder normalen psychischen Erscheinungen gemeint ist. Ich verwende dafür die Bezeichnung „Zuordnung", die ich in Ihrer „Psychopathologie" gefunden habe. „Lokalisation" wird nur dann noch verwendet, wenn es sich um die Verteilung anatomischer Veränderungen im Gehirn handelt. Um das Inkommensurable noch mehr hervorzuheben, spreche ich bei anatomisch Nachweisbarem von „Veränderungen" oder „Schäden", welchen die zuzuordnenden „Störungen" gegenüberstehen. Ich habe mir auch angewöhnt, das Wort „Entwicklung" nur für biologische Vorgänge zu gebrauchen und bei historischen Vorgängen von „Werdegang" zu sprechen. Doch vielleicht ist dies zu pedantisch". Verweist in Nachschrift auf Jaspers Schrift „Die geistige Situation der Zeit", die ihm geholfen habe, „als es mir einmal recht schlecht ging".

Lfd. Nr.: 2052
Datum: 10.04.1958
von: Jaspers, K
an: Spatz, H
hs/ms: ms
+: –
Quelle: Marbach DLA Jaspers

„Mit Bewegung habe ich Ihre Erinnerungen gelesen an diesen einzigartigen Mann und die schönen Jahre in der Heidelberger Klinik. Ausserdem waren mir natürlich Ihre sachlichen Darstellungen der Leistungen und Probleme des Forschers von grossem Interesse. Da kann ich nur zuhören, denn sachkundig bin ich hier leider nicht... Es bringt Wehmut und Freude, über so lange Zeit hinweg zurückzudenken. Wir beide müssten uns doch damals bei Nissl begegnet sein. Leider erinnere ich mich keines Gesprächs, wohl aber natürlich Ihres Namens, der später besonders in Unterhaltungen mit Gruhle genannt wurde

---

Lfd. Nr.: 2053
Datum: 26.04.1958
von: Glees, P
an: Grünthal, E
hs/ms: ms
+: –
Quelle: Bern ST re

Über Buch zum EPMS. „Es wird Sie übrigens zur Psychologie der Familie Vogt interessieren, dass Marthe Vogt, die in England wirkende Tochter, mir ein unfreundliches Referat über das Buch geschrieben hat, in dem sie mehr oder weniger darauf hinweist, dass ich die Vogt'schen Verdienste nicht klar herausstellte"

Lfd. Nr.: 2054
Datum: 30.10.1958
von: Glees, P
an: Grünthal, E
hs/ms: ms
+: –
Quelle: Bern ST re

Starck benahm sich auf dem Anatomentag in Frankfurt „äußerst unangenehm mir gegenüber". Daraufhin vorgezogen, nicht zum gemeinsamen Abendessen mit den „Herrenmenschen" mitzugehen"

Lfd. Nr.: 2055
Datum: 30.11.1958
von: Edinger, Tilly
an: Grünthal, E
hs/ms: ms
+: –
Quelle: Bern 62/8562

Zu Cuvier und Flourens: „Auch bei Lindsley wurde Flourens/Ganzheit erwähnt. Ich hatte eigentlich auf Flourens immer eine Wut gehabt, nämlich seitdem ich in einem paper meines Chefs, einem, das er mit gotzerdank lesen liess, bevor es zum Druck ging, entdeckte, dass sogar er meinte, Cuvier habe die Tierwelt immerzu ganz zugrund gehen und ganz neuschöpfen lassen; Cuvier hat das nie geschrieben, aber Flourens'Gedenkrede hat es C. zugeschrieben und mehr Gehör gefunden". Hocherfreuliche Pläne für Max-Planck- und Edinger-Institut in Frankfurt. Will in der in Bearbeitung befindlichen Bibliographie ihres Institutes nach Altini fahnden, dessen Arbeiten Grünthal suchte.

Lfd. Nr.: 2056
Datum: 25.12.1958
von: Vogt, O
an: Spatz, H
hs/ms: hs
+: –
Quelle: OVA 76

Kondolenz und Stellungnahme zu Mitteilung von Beheim, dass in der Schweiz das Gerücht bestehe, Spatz habe V. dank der Zugehörigkeit zur NSDAP verdrängt. „Das Gerücht ist natürlich vollständiger Unsinn, da Sie ja auch nach Ihrer Übernahme des Bucher Institutes Parteimitglied geworden sind". Würde sich über Besuch freuen.

Lfd. Nr.: 2057
Datum: 02.02.1959
von: Spatz, H
an: Jaspers, K
hs/ms: ms
+: –
Quelle: Marbach DLA Jaspers

Dankt für Brief, schickt Sonderdruck der Nissl-Arbeit und einer weiteren Arbeit („Die vergleichende Morphologie des Gehirns vor und nach LudwigEdinger"). „Diese Dinge werden Ihnen ferne liegen. Ich war bemüht, von der Geschichte her für die vergleichende Morphologie des Gehirns zu werben. Manche haben sie zu Unrecht für abgeschlossen und veraltet erklärt".

Lfd. Nr.: 2058
Datum: 13.04.1959
von: Grünthal, E
an: Goldmann, H
hs/ms: ms
+: –
Quelle: Bern ST re

„Der Fall ist ziemlich typisch für die Verhältnisse bei der deutschen Wiedergutmachung. Die Durchschnittspsychiater sind dort der Meinung, dass psychische Reaktionen nach Aufhören der Ursache auch aufhören müssen. Leute, die aber jahrelang unter den geschilderten, bedrückenden und entwürdigenden Umständen gelebt haben, können durch solche langdauernden Reaktionen auch dauernd in ihrer Persönlichkeit geschädigt sein. Es gibt aber in Deutschland auch einige einsichtige Psychiater, die das anerkennen" (nennt v. Bayer und Kolle)

Lfd. Nr.: 2059
Datum: 13.04.1959
von: Kahn, E
an: Grünthal, E
hs/ms: ms
+: –
Quelle: Bern ST re

Zur Differentialdiagnose der Kraepelinschen Krankheit gegenüber der Stauderschen perniziösen Katatonie.

Lfd. Nr.: 2060
Datum: 21.04.1959
von: Grünthal, E
an: Kahn, E
hs/ms: ms
+: –
Quelle: Bern ST re

„Die Kraepelinsche Krankheit hat, wie ich glaube, mit der Katatonie nichts zu tun". Histologisch bei der tödlichen Katatonie nichts zu finden. „Von der Binswangerschen Daseinsanalyse hört man jetzt bereits viel weniger, es sieht aus, als ob der Höhepunkt bereits überschritten ist".

Lfd. Nr.: 2061
Datum: 10.12.1959
von: Reichardt, M
an: Grünthal, E
hs/ms: hs
+: –
Quelle: Bern 62/8592

Glückwunsch zu der Entscheidung des Bayer. Kultusministeriums (Wiedergutmachung)

Lfd. Nr.: 2062
Datum: 16.12.1959
von: Stoerring, GE
an: Grünthal, E
hs/ms: hs
+: –
Quelle: Bern ST li

Dank für Ammonshornarbeit. Zu Heyde-Sawade. „Gerüchtweise war uns vor Jahren zu Ohren gekommen, dass er hier im Lande untergeschlüpft und sogar Gutachter in Schleswig sein soll". Stoerring wurde am 3.11.59 durch den Gesundheitsreferenten des Ministeriums gefragt, ob er Heyde kenne und 4 Tage später wurde ihm durch den Staatsanwalt ein Photo Sawades vorgelegt, in dem er Heyde erkannte, der steckbrieflich gesucht wurde. „Inzwischen habe ich zu meinem Erstaunen erfahren, dass viele Leute in Deutschland und speziell in Schleswig-Holstein gewusst haben, dass Dr. Sawade in Flensburg in Wirklichkeit Herr H[eyde]. ist!... Ausserdem mag hinzukommen, dass ihn einige alte Nazis, die in einflussreichen Stellen sitzen, ganz bewusst gefördert haben". Übel, dass er in Würzburg den alten Reichardt aufgesucht hat.

Lfd. Nr.: 2063
Datum: 01.04.1960
von: Maase, Doris
an: Spatz, H
hs/ms: ms
+: –
Quelle: Ed/Spatz

Ausschnitt aus Beitrag in Zschr. Ärztl. Fortbildung gegen Spatz

---

Lfd. Nr.: 2064
Datum: 01.04.1960
von: Toennies, J F
an: Spatz, H
hs/ms: ms
+: –
Quelle: Ed/Spatz

Diskussionsbeitrag zu Maase. Pro Vogt und Spatz

Lfd. Nr.: 2065
Datum: 19.08.1960
von: Reichardt, M
an: Grünthal, E
hs/ms: hs
+: –
Quelle: Bern 62/8592

Dank für Glückwunsch. Bericht über sein Manuskript. Zur Frage, wer den Begriff „Hirnmythologie" prägte, verweist R. auf Rieger in einer Diskussionsbemerkung zu Koelliker 1896. Zu Konstitutions- bzw. Allgemeinpathologie unter Bezug auf R. Rössle: „Der Allgemeinpathologe hat am Gehirn ein viel allgemeineres, aber auch unbestimmteres Interesse als der Hirnpathologe und der Psychopathologe, der durch seinen Hirnkranken, wenn sie sterben, vor ganz bestimmte Fragen gestellt wird. Fragestellung und Gesichtspunkte sind also gänzlich andere". Zu Orthners Handbuchartikel über Hirnstamm und Hypothalamus.

Lfd. Nr.: 2066
Datum: 29.09.1960
von: Grünthal, E
an: Reichardt, M
hs/ms: ms
+: -
Quelle: Bern 62/8592

Versuchte vergeblich, den Urheber des Wortes „Hirnmythologie" zu finden (Paul Julius Möbius?)

Lfd. Nr.: 2067
Datum: 26.11.1960
von: Reichardt, M
an: Kahn, E
hs/ms: hs
+: -
Quelle: Bern 62/8538

Freude über ein Bild und eine Würdigung Kahns. Erinnert sich an Vortrag 1923, als er neben K. saß und spontan Vertrauen zu ihm fasste. Herzlicher Brief, auch über eigene Krankheiten.

Lfd. Nr.: 2068
Datum: 07.01.1961
von: Stoerring, GE
an: Grünthal, E
hs/ms: hs
+: -
Quelle: Bern ST li

Über seinen Vortrag „Das Menschenbild in der heutigen Seelenheilkunde". Gegen den Begriff „Gemütskrankheit". Auch zu Heyde-Sawade. Frau Grünthal habe ihn zurecht als schlecht [?] und kaltschnäuzig bezeichnet, der in W. über Leichen geht.

Lfd. Nr.: 2069
Datum: 09.01.1961
von: Beheim-Schwarzbach, D
an: Maase, Doris
hs/ms: ms
+: -
Quelle: EdLM

Stellungnahme zu dem Verhalten von Spatz zu Vogt im Zusammenhang mit der Amtsübergabe in Berlin-Buch. Pro Spatz

---

Lfd. Nr.: 2070
Datum: 19.01.1961
von: Grünthal, E
an: Stoerring, GE
hs/ms: ms
+: -
Quelle: Bern ST li

Zu Catel: „Warum hat man ihn in die Fakultät aufgenommen, wo es doch bekannt sein musste, dass er ein militanter Nazi war? Ich jedenfalls wusste es. Ein solches Verhalten ist menschlich und politisch nicht richtig. Man fragt sich, wie alle diese Affären ausgehen."

Lfd. Nr.: 2071
Datum: 24.01.1961
von: Spatz, H
an: Ballreich, H (MPG)
hs/ms: ms
+: –
Quelle: Ed/Spatz

Lange Stellungnahme gegen Verdächtigungen durch Dr. Maase hinsichtlich einer Verdrängung Vogts durch Spatz mit Hinweisen auf Gerüchte im Ausland gegen Spatz und mit Zeugenaussagen gegen solche unberechtigten Vorwürfe.

Lfd. Nr.: 2072
Datum: 24.01.1961
von: Stoerring, G E
an: Grünthal, E
hs/ms: ms
+: +
Quelle: Bern ST li

Affäre Catel sehr ärgerlich. „Das Ministerium hatte die ganze Berufungsangelegenheit an die Fakultät zurückgegeben mit dem Hinweis, dass bekanntgeworden sei, dass Herr Catel mit der Euthanasie etwas zu tun gehabt habe. Das, was uns aber vom Ministerium mitgeteilt worden war, gab keine genügend sicheren Hinweise, dass er tatsächlich mit der Euthanasie direkt etwas zu tun hatte. Es wurde uns von ihm und dem Ministerium mitgeteilt, dass eine gerichtliche Überprüfung für ihn günstig ausgegangen sei. Nachdem auch von den Kinderärzten Deutschlands nichts Negatives über Herrn Catel mitgeteilt worden war, insbes. auch nicht von seinem Vorgänger, Prof. Rominger, der kein Nazi war, entschloss sich die Fakultät an der eingereichten Liste festzuhalten".

Lfd. Nr.: 2073
Datum: 26.02.1961
von: Edinger, Tilly
an: Krücke, W
hs/ms: ms
+: +
Quelle: EdLM

Zum Wiedergutmachungsverfahren. Dank für Krückes Bemühungen in Frankfurt. „Im rückblickenden Teil erwähnten Sie, dass Sie sich hier das „Verbrechen" unserer Verpflanzung klarmachten (und dachten dabei kaum daran, dass wir mit zehn Mark herausgeworfen wurden). Während des ersten Monats hier war ich ständig versucht, Selbstmord zu begehen; musste mir immer wieder sagen, ich darf es nicht, nachdem mein Chef hier sich solche Mühe gemacht hatte, mich zu retten; als das abklang, merkte ich, dass ich auch noch andere Symptome echter Depression gehabt hatte – der einzigen meines Lebens"

Lfd. Nr.: 2074
Datum: 21.03.1961
von: Gruber, G B
an: Ostertag, B
hs/ms: ms
+: –
Quelle: JP/O

Zum „Kleeblatt-Schädel". „Ich glaube, dass die Hinweise auf frühzeitig gestörte Spannungs-Unstände bei der Prägung und Gestaltung des Schädelraumes bzw. des Schädeldaches richtig sind.... Die Bedeutung vaskulärer Besonderheiten im Sinn von Phakomatosen ist wohl durchaus zu billigen. Die teratogenetische Bedeutung von atypischen Venenknäuelungen, varizenartigen Ausweitungen, netzartigen Hyperplasien scheint mir im Fall von Schädelmissbildungen unbedingt beachtlich.... Ich gebe zu, dass das Problem der monotopen oder der halbseitigen Chondrodystrophie recht problematisch ist. Und ich weiß nicht, ob es nicht besser wäre, zuzugeben, man müsse mit vielfachen, ungleichwertigen chondro-epiphysären Störungen rechnen, von denen die der klassischen Chondrodystrophie (Kaufmann), die ich lieber als „angeborene Chondrodysplasie" benenne, besonders oft angetroffen werde; gleichwohl scheint sie nur eine Species ungleichwertiger Vorkommnisse von polytoper oder oligotoper chondroepiphysärer Störung mit der Folöge von Mikromelie zu sein".

Lfd. Nr.: 2075
Datum: 05.04.1961
von: Scholz, W
an: Hallervorden, J
hs/ms: ms
+: -
Quelle: MPIN Biol

Zu Fall M. L.: Kein M. Merzbacher. Auffallend RM-Entmarkung und Fehlen der Gliareaktion. Biochemiker gefragt. Zu MLD-Fall

---

Lfd. Nr.: 2076
Datum: 16.04.1961
von: Edinger, Tilly
an: Grünthal, E
hs/ms: ms
+: -
Quelle: Bern 62/8562

„Es gibt in der Palaeoneurologie kein auch nur entfernt zu mathematischen Studien geeignetes Material". Spezielle Korrekturen an Manuskript. „Was verstehen wir von tierischer Intelligenz!" „Entwicklungshöhe der Säuger einfach nicht berechenbar".

Lfd. Nr.: 2077
Datum: 18.04.1961
von: Edinger, T
an: Krücke, W
hs/ms: ms
+: -
Quelle: EdLM

Stanley Cobb hat sich nach Emeritierung der vergleichenden Vogel-Neuroanatomie zugewandt. Zu geplantem Arbeitsurlaub in Frankfurt

---

Lfd. Nr.: 2078
Datum: 04.05.1961
von: Grünthal, E
an: Reichardt, M
hs/ms: ms
+: -
Quelle: Bern 62/8592

Zu Scheller

Lfd. Nr.: 2079
Datum: 18.05.1961
von: Edinger, Tilly
an: Grünthal, E
hs/ms: ms
+: -
Quelle: Bern 62/8562

Über Lilly und seine Arbeiten zum Delphin-Gehirn. Kritische Bemerkung über ihn von St. Cobb. Zu Rensch. Zur Fissura rhinica und dem darüberliegenden Cortex. Zitiert sich aus 1948,„dass nur Neoneurologen den Eindruck haben, dass „Wenn der über der F. rhinica sitzende Neocortex sich vergrössert, rutscht die Fissur dann natürlich an die Unterseite des Gehirns"(Grünthal Mai '61). Ich habe das seither an vielen, vielen, frühtertiären Ungulaten-Hirnen gesehen – bekam grad neulich eine in Basel 1950 gemachte Notiz in die Hand betr. eines eozänen Artiodaktylen-Hirns: „Die Windungen sind dicke Würmer!" und trotzdem reicht der Neocortex nicht über die Mitte der Höhe des Grosshirns hinunter. Nein, glatter Palaeocortex (Sie fragten, ob der Windungen besitzt) bildet die untere Hälfte. Es gibt also Stammesgeschichten, in denen eine lange Zeit Einfaltung vor sich geht, bis endlich die Lob. piriformis-Oberfläche auch zur Ausdehnung benutzt wird".

Lfd. Nr.: 2080
Datum: 31.05.1961
von: Spatz, H
an: Ballreich, H (MPG)
hs/ms: ms
+: -
Quelle: Ed/Spatz

Gegen Telschows Ansicht, die Berufung von Spatz sei undurchsichtig gewesen.

Lfd. Nr.: 2081
Datum: 10.06.1961
von: Simma,K
an: Grünthal, E
hs/ms: ms
+: -
Quelle: Bern ST li

Bericht über Thalamuskongress in Löwen mit Einigung über neue Einteilung der Thalamuskerne unter Zustimmung Hasslers, der seine überdifferenzierte Einteilung revidierte.

Lfd. Nr.: 2082
Datum: 28.6.1961
von: Stoerring G E
an: Rohloff, P
hs/ms: ms
+: -
Quelle: Bern ST li

Zur Heyde-Sawade-Affaire an den Ausschussvorsitzenden des Untersuchungsausschusses des Landtages mit Verwahrung dagegen, selbst als „Wissensträger" angegeben worden zu sein. Er habe bis wenige Tage vor offizieller Erklärung keine Information über die Identität Heyde-Sawades gehabt

---

Lfd. Nr.: 2083
Datum: 01.07.1961
von: Stoerring, G E
an: Grünthal, E
hs/ms: ms
+: -
Quelle: Bern ST li

Hatte Sawade dreimal im Jahr ahnunglos über dessen Identität zu Diskussionsabenden in die Klinik eingeladen. Er erschien aber nie. War durch Creutzfeldt nicht informiert, hatte nur durch Reinwein gehört, dass Heyde sich unter falschem Namen in Schleswig-Holstein aufhalte

---

Lfd. Nr.: 2084
Datum: 05.07.1961
von: Grünthal, E
an: Stoerring, G
hs/ms: ms
+: -
Quelle: Bern ST li

Zu Heyde-Sawade. 18 Mitwisser laut Presse. „Derartige unangenehme Affairen wird es immer wieder geben so lange die Generation von Leuten, die Hitler durch dick und dünn gefolgt sind, sich noch in amtlichen Stellen befinden und am Leben sind"

Lfd. Nr.: 2085
Datum: 04.08.1961
von: Stoerring, G E
an: Grünthal, E
hs/ms: hs
+: –
Quelle: Bern ST li

Über Korsakow-Manuskript und zu Kolle

Lfd. Nr.: 2086
Datum: 24.08.1961
von: Reichardt, M
an: Kahn, E
hs/ms: hs
+: –
Quelle: Bern 62/8598

Dank für Glückwunsch u. Bericht über Fortgang der Hirnödem-Arbeit. Nach der alten Griesingerschen Frage: „Wie geht es in dem Hirn zu?". Hat alle Kahnschen Briefe seit 1923 aufgehoben. „Wenn sich früher... die Histopathologie des Gehirns (Nissl) bemüht hatte, den Krankheitsprozess im Hirn als solchen mit dem Mikroskop festzulegen und zu studieren, so gehe ich gerade den umgekehrten Weg, und ich hoffe, dass hiermit ein neuer Antrieb in die Psychiatrie kommt: es ist ein Gesichtspunkt von einer ganz anderen Richtung".

Lfd. Nr.: 2087
Datum: 02.10.1961
von: Ostertag, B
an: Frauchiger,
hs/ms: ms
+: +
Quelle: JP/O

Ich verfüge heute „über eine grosse Anzahl gut erhaltener menschlicher Früchte, mit und ohne Verbildungen, verbildete Früchte bei verfehlter Eieinnistung bzw. ektopischer Gravidität, ferner – nahezu 200 verbildete Foeten mit Familien- und Schwangerschaftsanamnese und Röntgenaufnahmen, die ich nach der Beschlagnahme durch die SS mir selbst wieder gestohlen habe, dazu noch eine Anzahl neuerlichen Materials". Regt an, dass Frauchiger bzw. van Bogaert über eine internationale Organisation eine Autorisierung zur Bearbeitung dieses Materials nach seiner Emeritierung veranlasst.

Lfd. Nr.: 2088
Datum: 30.10.1961
von: Peiffer, J
an: Einarson, L
hs/ms: ms
+: –
Quelle: JP

„Ich hatte vor wenigen Wochen erst... Bedenken wie Sie zum Ausdruck gebracht, die Störung bei den Leukodystrophien bzw. Leukoenzephalopathien allzu sehr auf die anabole Phase zu verlegen. Die Schwierigkeiten, die dadurch entstehen, dass diese Krankheiten auch im erwachsenen Alter auftreten können, wo nach Aussage der Chemiker mit einem nennenswerten turnover der Markscheiden-Lipoide nicht zu rechnen ist, stellt ein ebenso schwer zu deutendes Problem dar wie die Beobachtungen, dass sowohl bei Fällen mit Globoidzellen als auch bei Leukodystrophien vom metachromatischen Typ in bestimmten Regionen neben den abnormen Stoffwechselsubstanzen auch „normale Abbauprodukte" mit sudanophilen Fettkörnchenzellen auftreten können. Ich beobachte dies als Folge von Krampfschädigungen im Ammonshorn, doch kommt es auch bei traumatischen Einwirkungen wie Hirnpunktionen vor. Man muss daraus schließen, dass eine generelle Insuffizienz der Glia auf dem katabolen Schenkel des Stoffwechsels nicht vorliegt, dass die Glia vielmehr dazu in der Lage ist, die beim Gewebsuntergang durch Trauma oder Hypoxie auftretenden Zerfallsprodukte in üblicher Weise zu verarbeiten, während sie z. B. die gehäuften Cerebrosidsulfatide nicht abzuräumen vermag, – möglicherweise deswegen, weil entsprechende Sulfatidasen nicht in ausreichender Menge vorliegen oder auch in krankhafter Weise verringert sind... Ich habe – wie ich in meiner Arbeit 1959 ausgeführt habe – gewisse Zweifel, ob es berechtigt ist, den von Ihnen 1938 beschriebenen metachromatischen Typ von einem praelipoiden Typ, der von Ihnen nach Scholz benannt wird, zu trennen".

Lfd. Nr.: 2089
Datum: 16.11.1961
von: Ostertag, B
an: Peters, G
hs/ms: ms
+: –
Quelle: JP/O

„Was passiert denn wirklich, wenn die Pathologischen Institute neuropathol. Abteilungen einrichten?. Auf jeden Fall werden dann die Leute als Neuropathologen abgestempelt und auf einen toten Posten geschoben. Denn dass ein Neuropathologe nachher einen Lehrstuhl für Allgemeine Pathologie wieder bekommt, dürfte doch ausgeschlossen sein.... Wir müssen deshalb für unseren Nachwuchs einen entsprechenden Ausbildungsgang verlangen. Immer wieder erreichen mich die Klagen von erfahrenen psychiatrischen Gutachtern, warum denn nur die ganzen Sektionen von Hirnverletzungen und Tumorkranken vom Allgemeinpathologen durchgeführt würden". Dringende Bitte, die Dinge bezüglich Neuropathologie voranzutreiben.

Lfd. Nr.: 2090
Datum: 09.12.1961
von: Spatz, H
an: Jaspers, K
hs/ms: ms
+: –
Quelle: Marbach DLA Jaspers

„Noch einmal habe ich die Erinnerung an Franz Nissl zu wecken versucht. Ich sende Ihnen den Aufsatz deswegen, weil er zum ersten Mal etwas von der Familiengeschichte berichtet. Die diesbezüglichen Angaben verdanke ich dem jetzt 84jährigen Studienprofessor a. D. Theodor Nissl, einem 17 Jahre jüngeren Bruder von Franz. Sein Besuch bei uns in Giessen war ein unvergessliches freudiges Erlebnis für mich, denn Theodor sieht Franz nicht nur sehr ähnlich, sondern gleicht ihm auch im Wesen und in der Sprechweise".

Lfd. Nr.: 2091
Datum: 11.12.1961
von: Kahn, E
an: Grünthal, E
hs/ms: ms
+: –
Quelle: Bern ST li

Zu Max Scheler. „Glauben Sie nicht auch, es ist an der Zeit, dass einmal ein Psychiater darauf hinweist, dass alle Götter menschliche Erfindungen sind?"

Lfd. Nr.: 2092
Datum: 19.12.1961
von: Grünthal, E
an: Kahn, E
hs/ms: ms
+: –
Quelle: Bern ST li

„Max Scheler sollte man aber nicht unterschätzen. Er war und ist sehr anregend, voller guter Ideen, anschaulich und lebensnah. Die Stelle, wo ich ihn abgelehnt habe, bezieht sich auf eine Sachlage, die man damals vielleicht nicht so übersehen konnte und wobei sich auch der grosse Max Planck wohl geirrt hat, wie Sie auf derselben Seite lesen können. Zuzugeben ist, dass er in Religionsfragen vielleicht nicht ganz zuverlässig und nicht sehr tiefgehend ist. Die Sache mit den Göttern sollten Sie doch noch überlegen. Ich verweise auf Gotthold Ephraim Lessing"(Ringparabel)

Lfd. Nr.: 2093
Datum: 13.01.1962
von: Kahn, E
an: Grünthal E
hs/ms: ms
+: –
Quelle: Bern ST li

Zu v. Gebsattel: „Ein netter und gütiger Mann, Typus des echten, lächelnden Menschenfreundes mit erheblichem religiösem Einschlag... Er scheint den verewigten v. Weizsäcker (Pathosophie) für Nummer eins zu halten. Aber die v. Gebsattelschen Schriften sind mindestens zur Hälfte blosses Geschwätz (Bis zu einem gewissen Grad lässt sich das freilich auch von L. Binswanger und Erwin Straus sagen)... Was Scheler anlangt, bestreite ich seine Brillanz nicht".

Lfd. Nr.: 2094
Datum: 29.01.1962
von: Edinger, Tilly
an: Grünthal, E
hs/ms: ms
+: –
Quelle: Bern 62/8562

Frage nach Klopstock- oder Goethe-Zitat. „Alle Brentanos, infolgedessen auch Bettina, waren einst gewissermaßen intime Freunde von mir".

Lfd. Nr.: 2095
Datum: 26.02.1962
von: Kolle, K
an: Jaspers, K
hs/ms: ms
+: –
Quelle: Marbach 75.12414/5

Zu Nietzsche: „Wenn ich auf Grund meiner ärztlichen Erfahrung den Verlauf der Krankheit bei Nietzsche überdenke, dann kommen mir doch große Zweifel an der Diagnose Paralyse. Nach dem akuten Zusammenbruch im Januar 1988 hat er doch noch zwölf Jahre lang gelebt – für eine unbehandelte Paralyse ein ganz ungewöhnliches Vorkommnis"

Lfd. Nr.: 2096
Datum: 09.06.1962
von: Erbslöh, F
an: Ostertag, B
hs/ms: ms
+: –
Quelle: JP/O

„Ihren Wunsch, über die Zukunft der Neuropathologie Gedanken zu äußern, greife ich ... dankbar auf. Denn ich bin vom Vorstand der Deutschen Gesellschaft für Neurologie beauftragt worden, ein Referat über die Bedeutung der Neuropathologie für die Neurologie zu halten... Die Vorschläge des Wissenschaftsrates, an jeder Universität einen 2. Lehrstuhl für Pathologie einzurichten mit Schwerpunkt Neuropathologie oder exp. Pathologie finde ich sehr gut. Man soll daran m. E. nur ja nicht rütteln... Darüber hinaus wird es notwendig sein, in großen psychiatrisch-neurologischen Kliniken Abteilungen für Neuropathologie, Neurophysiologie und Neurochemie einzurichten mit selbständigen Abteilungsleitern. Schließlich müssen auch die eigentlichen Hirnforschungsinstitute mit Berücksichtigung von Neuropathologie, Neuroanatomie und Neurophysiologie im Rahmen der Max-Planck-Gesellschaft erhalten, ausgebaut und besetzt werden".

Lfd. Nr.: 2097
Datum: 11.08.1962
von: Erbslöh, F
an: Ostertag, B
hs/ms: ms
+: –
Quelle: JP/O

„Doch fragt sich, ob man nicht einige ordentliche Lehrstühle für Neuropathologie mit der Verpflichtung, das Gesamtfach der Pathologie mitzuvertreten, entsprechend den Empfehlungen des Wissenschaftsrates durchaus befürworten soll... Sehr erstrebenswert sind selbständige Institute mit Extraordinariaten. Diese selbständigen Institute sollen aber entweder in enger Beziehung zur pathologischen Anatomie oder aber in enger Beziehung zur neurologischen Klinik gegründet werden. Sie sollen nicht frei im Raume der medizinischen Fakultät stehen. Unter Hirnforschungsinstitut würde ich nur ein solches Institut verstehen, bei dem über die Neuropathologie hinaus Neurophysiologie und Neurochemie hauptamtlich mitbetrieben wird".

Lfd. Nr.: 2098
Datum: 21.08.1962
von: Erbslöh, F
an: Ostertag, B
hs/ms: ms
+: –
Quelle: JP/O

„Da auch für die Neurologie eine neuropathologische Ausbildung und Weiterbildung, ja ein ständiger aktiver Kontakt, unerlässlich ist, müssen wir mit allen Mitteln versuchen, möglichst viele Neurologen und natürlich auch Psychiater als aktive Mitglieder unseres Vereins zu werben. Wir sind da in einer ganz anderen Situation wie etwa die Neurochirurgen, die sich gern exklusiv halten sollen. Die Zukunft der Neuropathologie hängt nicht allein an den selbständigen neuropathologischen und Hirnforschungsinstituten, sondern vor allem an der Weckung eines breiten Interesses an dieser Grundlagenwissenschaft für alle neurologischen und psychiatrischen Spezialfächer"

Lfd. Nr.: 2099
Datum: 05.10.1962
von: Sanides, F
an: Ostertag, B
hs/ms: ms
+: –
Quelle: JP/O

„Vor allem ist zu sagen, dass die Myelogenese seit Flechsig, soweit ich die Literatur übersehe, nicht mehr bearbeitet worden ist. Auch v. Bonin, der ja ein eifriger Leser auch der deutschen Literatur immerhin ist, bezieht sich in seinem Beitrag zu Bucy's „Precentral Motor Cortex" nur auf Flechsig. Eigentlich bedürfte die Myelogenese dringend der Neubearbeitung; so hat Flechsig selbst auf Lücken hingewiesen, z. B. die Bearbeitung der an sich markarmen Insel. Übrigens möchte ich glauben, dass die Cytodendrogenese von DeCrinis eine glückliche Ergänzung zur Myelogenese darstellen könnte."

Lfd. Nr.: 2100
Datum: 05.11.1962
von: Kahn, E
an: Grünthal, E
hs/ms: ms
+: –
Quelle: Bern ST li

Über Reichardts Werk. Wird er einen Verleger finden? Über die Stuttgarter Liederhalle. Zu dem NewYorker Analytiker Zilboorg.

Lfd. Nr.: 2101
Datum: 30.01.1963
von: Jaspers, K
an: Kolle, K
hs/ms: ms
+: -
Quelle: Marbach Nachlass Jaspers

Zu Gruhle, über den Kolle nach einer Ablehnung des Auftrags in seinen „Große Nervenärzte" berichtet hatte. „Ich habe ihm sehr viel zu verdanken, angefangen damit, dass ich durch ihn Max Weber kennenlernte (was zu erzählen wäre) bis zu den kritischen Prügeln, die mich ungemein schlugen und ermunterten (worüber aber nicht zu berichten wäre). Ich hätte erzählen müssen (und wieder wäre das kaum angängig), wie ich meine Grundgedanken in vielen Gesprächen in der Klinik erprobte, dann, was meine „Psychopathologie" sachlich dem gemeinsamen Geist dieser Klinik verdankt: z. B. die Auffassung „Entwicklung einer Persönlichkeit oder Prozess" hat Wilmann [sic!] in seinen „Gefängnispsychosen" zuerst veröffentlicht. Die Unterscheidung gehört zum täglich verwendeten begrifflichen Rüstzeug aller. Jetzt wird der Gedanke, obgleich ich seine Herkunft angab, mir zugeschoben. Die Ungerechtigkeit der Überlieferung, die gibt, was einem nicht gehört, ist erstaunlich. Bestand hat, hoffe ich, für die historische Erinnerung der Geist der damaligen Heidelberger Klinik ..., dem u. a. mein Buch erwachsen ist"

Lfd. Nr.: 2102
Datum: 02.04.1963
von: Reichardt, M
an: Grünthal, E
hs/ms: ms/hs
+: -
Quelle: Bern 62/8592

Langer Brief zum Problem Hirnschwellung/Hirnödem., chronologisch ab 1903.Ausführlich zu seinen Verdiensten mit der Schädelinnenraummessung. „Der besonders hohe Wert der histopathologischen Untersuchungen des Gehirnes ist selbstverständlich unbestritten, und ich bin der Letzte, der dies bestreiten will... Aber die histopathologische Hirnuntersuchung ist zweifellos schon eine qualitative Untersuchung; und ebenso wie bei allen übrigen wissenschaftlichen Untersuchungen haben vor den qualitativen die quantitativen zu stehen".

Lfd. Nr.: 2103
Datum: 24.4.1963
von: Schaltenbrand, G
an: Nonne, Clara
hs/ms: ms
+: -
Quelle: StAHH

Zu kritischen Bemerkungen über seine biographische Würdigung Nonnes. „Sie müssen aber Verständnis dafür haben, dass eine Biographie keine Apotheose sein darf, die der Familienzensur unterworfen wird, sondern dass eine Biographie den Versuch machen muß, eine Persönlichkeit sub specie aeternitatis zu sehen... Ich möchte meine eigene Biographie nicht lesen, sondern ich hoffe, dass sie erst nach meinem Tode erscheint, falls jemals jemand mich für würdig befinden sollte"

Lfd. Nr.: 2104
Datum: 28.04.1963
von: Kuhlenbeck, H
an: Ostertag, B
hs/ms: ms
+: -
Quelle: JP/O

„Zu den Arbeiten von Kahle über die Matrix-Phasen hatte ich seinerzeit in meiner Monographie über das menschliche Zwischenhirn (1954) Stellung genommen. Ich habe später in Giessen die Originalpräparate durchgesehen, an denen Kahle die Ontogenese des menschlichen Zwischenhirns studiert hat. Ich kann mich seiner Deutung der Phasen, die er in sehr einseitiger und nicht ganz zutreffender Weise beschreibt, nicht anschliessen... Was das Ende der Chorda dorsalis anbelangt, so kann dieses in der Tat bis an das Infundibulum reichen... Dies hängt mit der Ausbildung der embryonalen Kopfbeuge zusammen. Trotzdem bleibt das Prosencephalon mit seinem Derivaten prächordal. Wenn auch Mammillargegend und Infundibulum vom rostralen Ende der Chorda berührt werden, so biegen sie doch um dieses Ende herum und liegen nicht auf der Chorda".

Lfd. Nr.: 2105
Datum: 17.07.1963
von: Petrilowitsch, N
an: Grünthal, E
hs/ms: ms
+: –
Quelle: Bern 62/8596

Zu Buch über die vergleichende Psychiatrie mit Nennung der Probleme unterschiedlicher Nomenklatur. Welche Autoren geeignet?

Lfd. Nr.: 2106
Datum: 21.08.1963
von: Kahn, E
an: Grünthal, E
hs/ms: ms
+: –
Quelle: Bern ST li

„Der Fromm ist ein äusserst intelligenter Mann und mindestens ebenso eingebildet. Übrigens ist das auch eine bemerkenswerte Koinzidenz in Erwin Straus: Schneidende und einfallsreiche Intelligenz plus kolossale Einbildung"

Lfd. Nr.: 2107
Datum: 13.09.1963
von: Kahn, E
an: Grünthal, E
hs/ms: ms
+: –
Quelle: Bern ST li

Las zu Weihnachten Leibbrandts „Wahnsinn" mit wirklichem Interesse und Gewinn. „Was mir immer wieder fehlt, ist der Umstand, dass ich nicht zweimal im Monat mit Ihnen zusammensitzen und richtig herausreden kann".

Lfd. Nr.: 2108
Datum: 18.09.1963
von: Kahn, E
an: Grünthal, E
hs/ms: ms
+: –
Quelle: Bern ST li

„Zutt kann ich nicht recht akzeptieren, weil er sich selber so ernst nimmt". Kolle „spinnt er oder was ist sonst mit ihm los?". „Die deutschen Doktoren fahren fort, Begriffsspielereien zu lieben. Aber etwas Gutes haben sie doch in der deutschen Medizin, nämlich die Historiker, Leibbrand, Schipperges (Heidelberg), wohl auch Ackerknecht, der freilich jetzt in Zürich ist. Hier ist immer wieder die Kardinalfrage: Was kann man damit anfangen? Theorisieren [sic!] ist immer nur sehr begrenzt gestattet. Da ich mich darum nie gekümmert habe, ist mein Leserkreis immer beschränkt (ich meine begrenzt) geblieben. Umsomehr bin ich erstaunt, dass dauernd Separata meines Experiencing-Aufsatzes angefordert werden".

Lfd. Nr.: 2109
Datum: 22.10.1963
von: Spatz, H
an: Scholz, W
hs/ms: ms
+: –
Quelle: MPIN Biol

Dank für Glückwunsch. Beide mussten hart um die Erhaltung der Institute ringen, gegen „horror cerebri" der MPG. Glück mit Nachfolgern („Dass der Vorgänger am Nachfolger manchmal auch etwas auszusetzen hat, liegt an einem unausweislichen psychologischen Gesetz")

Lfd. Nr.: 2110
Datum: 09.12.1963
von: Grünthal, E
an: Petrilowitsch, N
hs/ms: ms
+: –
Quelle: Bern 62/8586

Zu den Autoren des ethnopsychiatrischen Buches. „Prof. Auersperg halte ich nicht für geeignet, in den Kreis unserer Mitarbeiter aufgenommen zu werden. Mir ist bekannt, dass er seinerzeit ein rücksichtsloser Nationalsozialist war, der sich nachher selbst in Oesterreich nicht hat halten können".

Lfd. Nr.: 2111
Datum: 16.12.1963
von: Jaffé, R
an: Ostertag, B
hs/ms: ms
+: –
Quelle: JP/O

Aus Caracas (Venezuela) Antwort auf Brief seines Verbindungsbruders: „Du hast ganz recht, wenn Du vermutetest, dass ich gegen Dich eingenommen war. Ich hatte so viel von Deiner Begeisterung für den Nazismus und zwar von verschiedensten Seiten (Buch, Moabit, verschiedene Kollegen usw.) gehört, dass ich annehmen musste, dass etwas Wahres daran sein musste. So ist mir Deine ausführliche Erklärung von heut sehr lieb, und ich will alles, was ich so gehört habe, vergessen."

Lfd. Nr.: 2112
Datum: 19.12.1963
von: Kahn, E
an: Grünthal, E
hs/ms: ms
+: –
Quelle: Bern ST li

„Ihre Bemerkung über die deutsche Psychiatrie ist mir öfters durch den Kopf gegangen. Ich habe freilich nicht den Überblick, den Sie haben. Aber da sind doch ein paar Kliniken, in denen intensiv gearbeitet wird. Heidelberg (ich lese grad einen langen Aufsatz, den mir Häfner geschickt hat), Bonn (der Schwabe Weitbrecht hat einige Originalität und einen bemerkenswerten Oberarzt Zeh), Wiesenhütter in v. Gebsattels Würzburger Institut und einige mehr. Sie werden sagen, dass das für 20 plus Universitäten nicht aufregend sei. Ich gebe zu, dass es bei Ihnen in der Schweiz besser ist. Aber ich finde den Anklang, den Binswanger mit seinem (sagen wir es laut) Heidegger-Abklatsch bei Ihnen – ich meine in der Schweiz, nicht persönlich – und in den deutschen Zirkeln der Psychiatrie gefunden hat, bedauerlich. Selbst ein so guter Mann wie v. Bayer ist ziemlich existentialistisch angesteckt. Tröstlich ist, dass einem versichert wird: „Wir sind nicht Daseinsanalytiker", sondern übernehmen nur einige existentialistische Ideen" (meine Anführungszeichen). Darf man erwarten, dass der tragend-getragene Leib Zutt allmählich abgebaut oder zum Verschwinden gebracht wird? Oder ist zu befürchten, dass Kuhlenkampff ihn weiterhin tragen wird?"

Lfd. Nr.: 2113
Datum: 16.1.1964
von: Ostertag, B
an: Curtius, F
hs/ms: ms
+: –
Quelle: JP/O

„Bezüglich des Terminalreticulums ist die Gegensätzlichkeit von Stöhr und Herzog schon seit einiger Zeit durch die Elektronenmikroskopie einwandfrei geklärt. Wenn Sie nun nach den grundsätzlichen Gegensätzen in methodologischer Hinsicht fragen, so liegt diese einmal in den unterschiedlichen Imprägnationsmethoden, zum anderen in der Interpretation der Befunde. Es gibt eben immer wieder Leute, die eine einmal vertretene Meinung unbedingt beizubehalten wünschen und die sogar mit allerlei Kunstgriffen ihre These verteidigen". Verweist auf neue Arbeit von Elfin mit Untersuchung präganglionärer Endstrecken und der Synapsen.

Lfd. Nr.: 2114
Datum: 28.01.1964
von: Jaspers, K
an: Kolle, K
hs/ms: ms
+: –
Quelle: Marbach Nachlass Jaspers

Zum Nietzsche-Buch von Podach. „Ihre Erwägung, es brauche sich bei Nietzsches Erkrankung am Ende keineswegs um eine Paralyse zu handeln, überrascht mich. An was für einen atrophischen Hirnprozess denken Sie. Dass es ein organischer Prozess ist, ist zweifellos. Und sind diese organischen Hirnprozesse nicht in den Grundzügen diagnostisch bekannt? Am Ende ist wohl, wie ich schon in meinem Buche schrieb, für die biographische und sachliche Auffassung Nietzsches die Diagnose keine so wichtige Sache. Entscheidend ist, ob es sich um einen biologischen, organischen Vorgang handle. Daran zweifelt doch wohl niemand. Diagnosen sind gebunden an die jeweiligen zeitgenössischen Kategorien. Nur die organischen Diagnosen haben eine Bestimmtheit. Wenn man von Schizophrenie redet, ist doch wohl eine klare Grenzbestimmung schwierig".

Lfd. Nr.: 2115
Datum: 18.03.1964
von: Grünthal, E
an: Kolle, K
hs/ms: ms
+: –
Quelle: Bern ST li

Verständnis für Kolles Ablehnung, ein Buch von Kretschmer zu besprechen... „Dass Bumke im Jahre 1932 sich gegen die Zwangssterilisation ausgesprochen hat, finde ich aber gar nicht so besonders tapfer, denn damals brauchte man noch nicht dafür zu sein. Neulich kamen mir die Habilitationsthesen von Herrn Heyde vom Juli 1932 unter die Augen. Darin heisst es unter Nr. 5: „Die Zwillingspathologie hat für die Psychiatrie die erhoffte weitgehende Aufklärung der erblich bedingten Psychosen nicht erbracht" und Nr. 6: „Für eine gesetzliche, zwangsmässige Sterilisierung Geisteskranker sind die wissenschaftlichen Voraussetzungen noch nicht genügend gesichert". So las man vor Tische. Das Erbärmliche ist, wie die Leute dann prompt umgefallen sind".

Lfd. Nr.: 2116
Datum: 14.07.1964
von: Jilek, WG u. LA
an: Grünthal, E
hs/ms: ms
+: –
Quelle: Bern 62/8586

Über Rorschach-Protokolle und Photos von afrikanischen „Native Healer"

Lfd. Nr.: 2117
Datum: 13.12.1964
von: Spatz, H
an: Scholz, W
hs/ms: ms
+: –
Quelle: MPINBio

Glückwunsch zum 75. Geb.tag. Erinnerung an gemeinsame Zeit mit Scholz und Hallervorden. Befasst sich mit dem Problem „Vergangenheit und Zukunft des Menschenhirns". Gesundheitliche Probleme

---

Lfd. Nr.: 2118
Datum: 23.12.1964
von: Adrian, Lord
an: Jung, R
hs/ms: ms
+: –
Quelle: UAFR C92/141

„I found your article (from the EEG-Symposium) extremely interesting, for I only met Berger once – at the Congress of Psychology in Paris 1937 – and I had no clear impression of him from his letters or from his published papers. I might have learnt much more from his papers if I had been able to read German more fluently"

Lfd. Nr.: 2119
Datum: 29.12.1964
von: Scholz, W
an: Spatz, H
hs/ms: ms
+: –
Quelle: MPIN Biol

Dank für Glückwunsch zum 75. Geb.Tag. „Wenn ich jetzt von meinem Olymp im dritten Stock auf all das niedersehe, was in und mit der Forschungsanstalt geschieht, so bin ich doch mitunter innerlich froh, dass ich die Verantwortung dafür nicht tragen muss"

Lfd. Nr.: 2120
Datum: 19.01.1965
von: Ostertag, B
an: Degenhardt, K. H.
hs/ms: ms
+: –
Quelle: JP/O

Ich darf Ihnen sagen, „dass wir für die Bestrahlung der trächtigen Maus uns einen Käfig konstruiert haben, der es ermöglicht, exakt nur die eine Hälfte bis zur Medianebene oder etwas darüber abgedeckt ist, so dass bei der Röntgenbestrahlung nur die eine Körperseite am Unterleib, d. h. also nur das eine Unterhorn getroffen werden kann... Auch die inzwischen weitergegangenen Untersuchungen sind erfolgversprechend, denn eine solche optimale Vergleichsmöglichkeit, wie wir sie jetzt haben, nämlich von demselben Muttertier gesunde und strahlengetroffene Wurfgeschwister zu haben, war bisher nicht gegeben".

Lfd. Nr.: 2121
Datum: 30.03.1965
von: Jung, R
an: Klüver, H
hs/ms: ms
+: –
Quelle: UAFR C92/175

Absprache über Vorträge auf Wiener Neurologentagung über visuelle und paravisuelle Rindenfelder. Will sich auf tierexperimentelle Neuronenbefunde beschränken, „doch weiss man über die neuronalen Umschaltungen in den para- und perivisuellen Feldern ausserhalb der Area 17 noch zu wenig. Da Gastaut über die Befunde nur beim Menschen berichtet, müsste ich wahrscheinlich auf die Evoked-Potentials und Ausschaltungsexperimente eingehen". Bittet um Nachricht, „ob ich die Ausschaltungsversuche, mit denen ich wenig vertraut bin, ganz Ihnen überlassen kann".

Lfd. Nr.: 2122
Datum: 30.03.1965
von: Akert, K
an: Jung, R
hs/ms: ms
+: -
Quelle: UAFR C92/175

Zu den anatomischen Beziehungen zwischen visuellem und okulomotorischem System habe ich folgende Meinung: 1: Direkte Beziehungen zwischen Area 8 und Area striata oder praestriata können wohl vorhanden sein; ich kenne sie aber nicht im Detail. 2. Eine subkortikale Verbindung könnte folgenden Weg einschlagen: Area 18/19 - Traktus cortico-tectalis - colliculus superior. Diese Bahn ist durch Crosby und viele andere mit Sicherheit nachgewiesen. Vom colliculus superior hat Nauta vor einigen Jahren mit seiner eigenen Methode Verbindungen mit dem Thalamus hergestellt. Insbesondere in die Pars paralamellaris des Nucleus medialis dorsalis. Von dort aus besteht nach meinen eigenen Untersuchungen eine starke Projektion zu Area 8... Zusammengefasst besteht eine cortico-tecto-thalamico-corticale Bahn, die noch physiologisch untersucht werden sollte".

Lfd. Nr.: 2123
Datum: 20.12.1965
von: Kahn, E
an: Grünthal, E
hs/ms: ms
+: -
Quelle: Bern ST li

„Was mir noch aufgestossen ist, ist dass der Umstand, dass wir wohl den Psychopathen zuliebe die Reichweite der sogenannten Normalen mehr als nötig eingeschränkt haben. Wenn ich je noch einmal etwas über die Psychopathen von mir geben würde, wäre das ein Punkt, über den ich mich äussern würde. Auf alle Fälle würde ch den Ersatztitel „Abnorme Persönlichkeiten" ablehnen.... Dann Ihre Besprechung von Reichardts Buch, für deren Zusendung ich Ihnen aufrichtig danke. Das war wirklich ein „work of love". Man muss sehr gut lesen können, um zu bemerken, wie masslos Sie stellenweise gelangweilt waren... Glücklicher Autor, der so von seiner Leistung fasziniert ist, dass ihm wahrscheinlich die Meinung anderer ziemlich gleichgültig ist".

Lfd. Nr.: 2124
Datum: 13.02.1966
von: Edinger, Tilly
an: Grünthal, E
hs/ms: ms
+: -
Quelle: Bern 62/9562

Über Goethe-Zitate und das gemeinsame Sinnen darüber. Zu Graphologie. Arbeitet an Fertigstellung des opus magnum „Annotated Bibliography of Paleoneurology"

Lfd. Nr.: 2125
Datum: 15.02.1966
von: Kolle, K
an: Jaspers, K
hs/ms: ms
+: -
Quelle: Marbach 75.12414/5

„Ihre Grundhaltung führt mich um mehr als 45 Jahre zurück. Nach dem ersten Weltkrieg war ich sehr beeindruckt von dem Sozialpädagogen Friedrich Wilhelm Foerster - er ist vor kurzem 96-jährig in einem Züricher Sanatorium gestorben. Ich glaube, es gibt von ihm ein Buch, das nennt sich

„Politische Ethik". Sein berühmtestes und berüchtigstes Buch „Mein Kampf gegen das militaristische und nationalistische Deutschland", das mir großen Eindruck gemacht hat, habe ich leider in der Panikstimmung des Frühjahrs 1933 verbrannt"....„Ich füge... noch ein kleines Buch des jüngst verstorbenen Ludwig Binswanger bei. Wenn Sie es durchgeblättert haben, dann schmeißen Sie es bitte in den Papierkorb. Dieser gute Mann hat mit seiner Daseinsanalyse doch recht viel Wirrnis über uns gebracht, besonders wenn man jetzt die Epigonen anschaut, die nur den Heidegger aus zweiter und dritter Hand für uns schmackhaft machen wollen".

Lfd. Nr.: 2126
Datum: 25.04.1966
von: Kolle, K
an: Jaspers, K
hs/ms: ms
+: -
Quelle: Marbach 75.12414/5

Zu einem Erlebnis auf dem Internistenkongress in Wiesbaden mit folgendem Gespräch, an die Nachricht einer Urkundenverleihung für 25 jährige Dienstzeit: „Kolle: „Ich beanspruche auch eine solche Urkunde, denn ich bin vor genau fünfzig Jahren in die Preußische Armee eingetreten". Herr X (Name ist unwichtig), ein Ordinarius meines Faches, dem ich selbst dazu verholfen habe: „So, dann sind Sie also Preuße. Und Sie citieren Jaspers!" Kolle: „Sicher. Jaspers ist auch als Preuße geboren". Herr X: „Aber dann hat er in schwerer Zeit sein Vaterland schmählich verlassen". Kolle: „Ich verbitte mir solche Äußerungen. Jaspers musste sich schweren Herzens dazu entschließen, den Ruf nach Basel anzunehmen". Herr X: „Und jetzt beschmutzt er sein eigenes Nest". Kommentar eigentlich überflüssig".

Lfd. Nr.: 2127
Datum: 29.12.1966
von: Erbslöh, F
an: Peiffer, J
hs/ms: ms
+: -
Quelle: JP

Eine Fülle interessanter kasuistischer Beobachtungen lassen „zum wiederholten Male daran denken, dass im deutschen Schrifttum eine Zeitschrift für klinische Neurologie (unter Einschluss der Neuropathologie und des Grenzgebietes zur inneren Medizin) vollständig fehlt, eine Zeitschrift, die der Revue Neurologique ähnlich ist. Ich wollte Dich herzlich einladen, mit mir zusammen dem Plan einer solchen Zeitschrift näherzutreten... Nun kommt es mir darauf an, dass diese Zeitschrift dann nicht von vorneherein in die alten Gleise der Animositäten hineinläuft, sondern dass sie wirklich der klinischen Neurologie in Kasuistik und Übersichtsreferaten dient".

Lfd. Nr.: 2128
Datum: 16.01.1967
von: Peiffer, J
an: Erbslöh, F
hs/ms: ms
+: -
Quelle: JP

Zur Vorbereitung eines internationalen Verbandes. „Wie Du wohl schon in Berlin aus meiner Diskussionsbemerkung entnommen haben wirst, bin ich kein so rigoroser Vertreter des Alleinvertretungsrechtes der BRD wie Herr Krücke, halte es vielmehr für nicht so frevelhaft, einer Regelung zuzustimmen, die auch den Fachvertretern aus der DDR Sitz und Stimme zuerkennt. Ich finde, dass wir Wissenschaftler uns nicht allzu sehr von den doch durchaus variablen politischen Richtlinien der Regierung gängeln lassen sollten. Gerade dann, wenn wir uns mit unseren ostdeutschen Kollegen verstehen, was ja doch der Fall sein dürfte, gewinnen wir gemeinsam mit den Oesterreichern zusätzliches Gewicht in Abstimmungsfragen gegenüber anderen Ländern... Deine Gedanken für die Gründung einer neuen Zeitschrift für klinische Neurologie und deren Grundlagenfächer haben mich in den letzten Tagen öfters beschäftigt. Ich hatte mir an und für sich einmal geschworen, mich angesichts der wie Pilze aus dem Boden schießenden neuen Zeitschriften niemals an einer neuen Zeitschrift zu beteiligen, vielmehr zu versuchen, eher aus den bestehenden Zeitschriften mehr zu machen. Andererseits sehe ich schon seit Jahren die m. E. unglückliche Tendenz der Herausgeber..., kasuistische Beiträge mit leichter Verachtung abzulehnen. Vielleicht hängt dies damit zusammen, dass ein Teil der Herausgeber beruflich zu wenig mit Lehraufgaben beschäftigt ist und damit den beträchtlichen didaktischen Wert ungewöhnlicher Einzelbeobachtungen unterschätzt. Ich habe eigentlich immer aus ungewöhnlichen Sonderfällen das Meiste gelernt und zwar auch hinsichtlich der Schlussfolgerungen auf allgemeine pathogenetische Prinzipien".

Lfd. Nr.: 2129
Datum: 26.01.1967
von: Erbslöh, F
an: Peiffer, J
hs/ms: ms
+: –
Quelle: JP

„Ich glaube, Du hast Krücke falsch verstanden. Er ist im Gegenteil ein Vertreter der selbständigen Vertretung der Ostzone. Ich habe mich seiner Meinung angeschlossen und glaube, man sollte den mitteldeutschen Kollegen die Gelegenheit geben, sich ebenfalls durch 2 Vertreter... zu stellen

---

Lfd. Nr.: 2130
Datum: 09.09.1967
von: Kahn, E
an: Grünthal, E
hs/ms: hs
+: –
Quelle: Bern ST li

„Selbstverständlich ist meine Einstellung zu Adolf Meyer ambivalent. Ich erkenne seine Bedeutung für die amerikanische Psychiatrie an. Aber ich finde ihn langweilig und in mancher Hinsicht farblos. Da ich ihn persönlich gekannt habe, ist mir sein Bild sehr genau erinnerlich. Hierzulande ist er ins Bühnenlicht gekommen, weil niemand anderer da war. Ich will nicht bestreiten, dass ich voreingenommen war und zwar durch Kraepelins vernichtende Anmerkung: „Mein Gott, Herr Meyer!" „Diese Bemerkung galt dem Umstand, dass Meyer sich nicht um Krankheitseinheiten kümmerte, was meiner Ansicht nach sein gutes Recht war. Das Lobenswerte an ihm war seine Frau, die sich gelegentlich in netter Weise über ihn lustig machen konnte". Zu Kolle nach dessen Emeritierung

---

Lfd. Nr.: 2131
Datum: 25.02.1969
von: Hess, W R
an: Jung, R
hs/ms: ms
+: +
Quelle: UAFR C92/141

Grundsätzlich zu den Aufgaben der Physiologie, „aus einer definierten Leistung gewisse Bedingungen abzuleiten, welche auf Grund gesetzlicher Zusammenhänge erfüllt sein müssen, dass ein avisiertes Ziel wirklich erreicht wird".

Lfd. Nr.: 2132
Datum: 16.06.1969
von: Kolle, K
an: Grünthal, E
hs/ms: ms
+: –
Quelle: Bern St li

Depressiver Brief aus der Einsamkeit nach dem Tode seiner Frau. „Es naht der 30. Juni – 1934 war er der schlimmste Tag in der deutschen Geschichte. Viele meiner besten Freunde wurden damals meuchlings ermordet. Aber die junge Generation weiss nichts mehr davon. Ich verzeihe noch heute den damaligen Generälen nicht, dass sie damals Hitler nicht beseitigt haben".

Lfd. Nr.: 2133
Datum: 23.06.1969
von: Kirschbaum, W R
an: Ostertag, B
hs/ms: ms
+: –
Quelle: JP/O

„Es war sehr schwierig, im neuen Land seinen Weg zu machen. In vieler Hinsicht hatte ich völlig umzulernen. Da es mir nie lag, aus vergangenen Erfolgen Nutzen zu ziehen und mit den hiesigen Schulen zu konkurrieren, bin ich meistens ein stiller, kritischer Zuhörer gewesen. Es freut mich, dass Sie meinen Beitrag, Jakob-Creutzfeldt Disease, schätzen. Es hat viele Jahre benötigt, Material zu sammeln, zu ordnen und zu verbinden. Es war nötig, dass ich ein klinischer Neurologe war, der sich in Neuropathologie auskannte".

Lfd. Nr.: 2134
Datum: 30.06.1969
von: Jung, R
an: Penfield, W
hs/ms: ms
+: –
Quelle: UAFR C92/282

Zur 100-Jahrfeier der Experimente von Fritsch und Hitzig mit Bitte um Gedächtnisrede in Wien und in München

---

Lfd. Nr.: 2135
Datum: 08.07.1969
von: Kahn, E
an: Grünthal, E
hs/ms: hs
+: –
Quelle: Bern ST li

„Hugo Spatz war einer der wenigen animae candidae, die man gern in Walhalla wieder träfe, wenn dieser Platz für uns zugänglich wäre"

Lfd. Nr.: 2136
Datum: 25.08.1969
von: Kolle, K
an: Grünthal, E
hs/ms: ms
+: –
Quelle: Bern ST li

„Mit Jaspers habe ich 125 Briefe im Verlauf von mehr als 40 Jahren gewechselt. Ich überlasse jetzt diesen Briefwechsel seinem Assistenten zur beliebigen Verwendung". Berichtet über seine Erinnerungen „100 Semester Psychiatrie – Gelebtes und erlebtes Leben eines Nervenarztes"

Lfd. Nr.: 2137
Datum: 06.12.1969
von: Kuhlenbeck, H
an: Ostertag, B
hs/ms: ms
+: –
Quelle: JP/O

„Die von Herrn Kahle vordem vertretenen Auffassungen beurteile ich mit beträchtlicher Skepsis... Sein Begriff der „Matrix-Exhaustion" und der „Matrixphasen" ist eine Adaptierung meiner Formulierung der Corticogenese, bei welcher ein derartiger „Matrixaufbrauch" zutrifft und beschrieben wurde. Herr Kahle hat dies dann lediglich auf das Zwischenhirn zugeschnitten, wo ein derartiger „Matrixaufbrauch" jedoch nicht stattfindet... So sind z. B. schon innerhalb der Klasse Amphibia die

Zellauflockerungen und Verdichtungen (sog. Matrixphasen) homologer Zwischenhirngebiete durchaus verschiedenartig gestaltet. Noch größer ist dieser Unterschied, wenn man etwa homologe Grundbestandteile, wie beispielweise den „Hypothalamus", bei Fischen, Amphibien, Sauropsiden und Säugetieren vergleicht".

Lfd. Nr.: 2138
Datum: 11.12.1969
von: Meyer, Alfred
an: Scholz, W
hs/ms: hs
+: +
Quelle: MPIN Biol

Glückwunsch zum 80. Geburtstag „Unsere Freundschaft stammt noch von den Tagen Spielmeyers – das ist fast eine Lebensspanne her – und sie hat in ungetrübter und unverminderter Herzlichkeit durch Revolution, Krieg und Alter bis zur Gegenwart gehalten... Viele Beweise Ihrer Hilfsbereitschaft und Ihrer freundschaftlichen Gesinnung" (Mit Photo eines Ölgemäldes von Alfred Meyer)

Lfd. Nr.: 2139
Datum: 19.07.1973
von: Rubinstein, L J
an: Ostertag, B
hs/ms: ms
+: –
Quelle: JP/O

„I am also aware that you were the first to suggest, in 1932, the possible site of origin of the cerebellar medulloblastoma in relation to small foci of embryonal cell nests from residual medullary tube elements... The problem that you raise regarding the angioblastic meningeoma is still a very difficult one and unresolved so far.... An important contribution will be that of electronmicroscopy in identifying the principal cell type.".

Lfd. Nr.: 2140
Datum: 12.09.1974
von: Adrian, Lord
an: Jung, R
hs/ms: hs
+: –
Quelle: UAFR C92/141

Würdigung der Arbeiten Jungs über das visuelle System. „It is fascinating to read of all the treatment which visual pictures get on the way from the rods and cones to the cortex and we are lucky to have you and your team to be working on it – there are so many new names on the papers I read and I am never quite sure wether they are to be trusted with such complex problems".

Lfd. Nr.: 2141
Datum: 23.10.1974
von: Ostertag, B
an: Lindenberg, R
hs/ms: ms
+: –
Quelle: JP/O

„Ich habe niemals gesagt, dass Hirntumoren aus Fehlbildungen entstehen (sie können es natürlich einmal, vor allen Dingen in den jungen Jahren), sondern nur gesagt, dass die Hirngewächse samt und sonders nur zu verstehen sind aus ihrem ontogenetischen Bildungsmaterial. Eklatanteste Beispiele sind: die eklatanten Unterschiede der Bodenplatte und der Flügelplatte im unpaaren Neuralrohr. Zu letzteren gehören auch die nicht von den sogenannten Medulloblastomen ausgehenden Gewächse des Kleinhirns, der Vierhügelplatte und des dorsalen Thalamus... sowie die noch unreiferen Gewächse der Riechhirnausladung, die oft, allerdings mit einer Verbildung, nämlich Offenbleiben der Riechhirnrinde, auf der Gegenseite vergesellschaftet sind oder gar doppelseitig auftreten".